IMUNOLOGIA

8ª EDIÇÃO

David Male PhD MA

Professor of Biology
Department of Life Sciences
The Open University
Milton Keynes, UK

Jonathan Brostoff MA DM DSc FRCP FRCPath FIBiol

Professor Emeritus of Allergy and Environmental Health
School of Biomedical and Health Sciences
King's College London
London, UK

David B Roth MD PhD

Simon Flexner Professor and Chair of Pathology and Laboratory Medicine
Department of Pathology and Laboratory Medicine
University of Pennsylvania
Philadelphia, Pennsylvania, USA

Ivan M Roitt MA DSc (Oxon) Hon FRCP (Lon) FRCPath FRS

Director, Centre for Investigative and Diagnostic Oncology
Middlesex University
London, UK

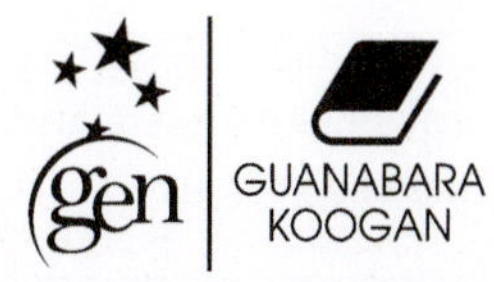

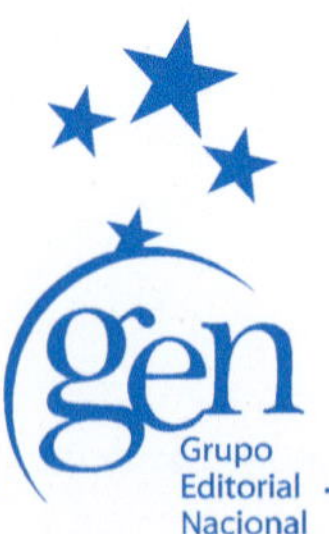

O GEN | Grupo Editorial Nacional – maior plataforma editorial brasileira no segmento científico, técnico e profissional – publica conteúdos nas áreas de ciências da saúde, exatas, humanas, jurídicas e sociais aplicadas, além de prover serviços direcionados à educação continuada e à preparação para concursos.

As editoras que integram o GEN, das mais respeitadas no mercado editorial, construíram catálogos inigualáveis, com obras decisivas para a formação acadêmica e o aperfeiçoamento de várias gerações de profissionais e estudantes, tendo se tornado sinônimo de qualidade e seriedade.

A missão do GEN e dos núcleos de conteúdo que o compõem é prover a melhor informação científica e distribuí-la de maneira flexível e conveniente, a preços justos, gerando benefícios e servindo a autores, docentes, livreiros, funcionários, colaboradores e acionistas.

Nosso comportamento ético incondicional e nossa responsabilidade social e ambiental são reforçados pela natureza educacional de nossa atividade e dão sustentabilidade ao crescimento contínuo e à rentabilidade do grupo.

Revisão Científica e Tradução

REVISÃO CIENTÍFICA

Cleonice Alves de Melo Bento (Caps. 2, 11, 14, 23, 24, 25 e 26)

Mestre e Doutora em Ciências pela Universidade Federal do Rio de Janeiro (UFRJ)
Pós-Doutora em Imunologia pela Faculdade de Medicina Pierre e Marie Curie/Paris (França)
Professora-Associada de Imunologia da Universidade Federal do Estado do Rio de Janeiro (UNIRIO)
Chefe do Laboratório de Imunofisiologia e Imunopatologia dos Linfócitos T (LIILT)

Denise da Silveira Lemos (Caps. 1, 3, 4, 6, 7, 8, 9, 10, 19, 21, Apêndices 1 a 4, Glossário e Índice)

Bióloga pela Pontifícia Universidade Católica de Minas Gerais (PUC-MG)
Mestre e Doutora em Imunologia pela Universidade Federal de Minas Gerais (UFMG)
Pós-Doutora em Imunologia de Parasitos pela UFMG

Rodolfo Giunchetti (Caps. 5, 12, 15 e 18)

Médico Veterinário formado pela UFMG
Mestre em Imunoparasitologia pelo Programa de Pós-Graduação em Parasitologia da UFMG
Doutor em Imunobiologia de Protozoários pelo Programa de Pós-Graduação em Ciências Biológicas da
Universidade Federal de Ouro Preto (UFOP)
Pós-Doutorado na área de vacinologia pelo Centro de Pesquisas René Rachou/FIOCRUZ
Professor Adjunto do Departamento de Morfologia do Instituto de Ciências Biológicas da UFMG

Simone Aparecida Rezende (Caps. 13, 16, 17, 20 e 22)

Professora de Imunologia Básica e de Imunologia e Virologia Clínica – Escola de Farmácia da UFOP
Doutora em Bioquímica e Imunologia pela UFMG
Farmacêutica-Bioquímica pela UFOP

TRADUÇÃO

Douglas Arthur Omena Futuro (Caps. 12 e 13)

Ortopedista, Rio de Janeiro

Edda Palmeiro (Caps. 1 a 4)

Médica pela Faculdade de Medicina da UFRJ
Fellowship em Alergia e Imunologia pela Creighton University, Omaha, Nebraska, EUA

Keila Kazue Ida (Caps. 10, 11, 14 a 26, apêndices 1 a 4, Glossário e Raciocínio Crítico – Respostas)

Doutoranda da Anestesiologia LIM-08 da FM – USP e Departamento de Neuroinflamação do IoN – UCL
Mestre em Ciências pela FMVZ – USP
Médica Veterinária pela UEL

Luciane Helena Gomide (Caps. 5 a 9)

Entrelinhas Editorial

Tatiana Ferreira Robaina (Índice)

Doutora em Ciências pela UFRJ
Mestre em Patologia pela UFF
Cirurgiã-dentista pela UFPEL

- Os autores deste livro e a editora empenharam seus melhores esforços para assegurar que as informações e os procedimentos apresentados no texto estejam em acordo com os padrões aceitos à época da publicação, *e todos os dados foram atualizados pelos autores até a data de fechamento do livro*. Entretanto, tendo em conta a evolução das ciências, as atualizações legislativas, as mudanças regulamentares governamentais e o constante fluxo de novas informações sobre os temas que constam do livro, recomendamos enfaticamente que os leitores consultem sempre outras fontes fidedignas, de modo a se certificarem de que as informações contidas no texto estão corretas e de que não houve alterações nas recomendações ou na legislação regulamentadora.

- Os autores e a editora se empenharam para citar adequadamente e dar o devido crédito a todos os detentores de direitos autorais de qualquer material utilizado neste livro, dispondo-se a possíveis acertos posteriores caso, inadvertida e involuntariamente, a identificação de algum deles tenha sido omitida.

- **Atendimento ao cliente: (11) 5080-0751 | faleconosco@grupogen.com.br**

- Traduzido de
Immunology, 8th edition
Copyright © 2013, 2006, 2001 by Elsevier Ltd.
First edition published by Gower Medical Publishing Ltd., 1985
Second Edition published by Gower Medical Publishing Ltd., 1989
Third Edition published by Mosby-Year Book Europe Ltd., 1993
Fourth Edition published by Mosby, an imprint of Times Mirror International Publishers, 1996
Fifth Edition published by Mosby, an imprint of Times Mirror International Publishers, 1998
All rights reserved.
This edition of Immunology, 8th edition, by David Male, Jonathan Brostoff, David B. Roth and Ivan M Roitt is published by arrangement with Elsevier, Inc.
ISBN: 978-0-323-08058-3
Esta edição de Immunology, 8ª edição, de David Male, Jonathan Brostoff, David B. Roth e Ivan M Roitt, é publicada por acordo com a Elsevier, Inc.

- Direitos exclusivos para a língua portuguesa
Copyright © 2014, 2021 (5ª impressão) by
GEN | Grupo Editorial Nacional S.A.
Publicado pelo selo Editora Guanabara Koogan Ltda.
Travessa do Ouvidor, 11
Rio de Janeiro – RJ – 20040-040
www.grupogen.com.br

- Reservados todos os direitos. É proibida a duplicação ou reprodução deste volume, no todo ou em parte, em quaisquer formas ou por quaisquer meios (eletrônico, mecânico, gravação, fotocópia, distribuição pela Internet ou outros), sem permissão, por escrito, do GEN | Grupo Editorial Nacional Participações S/A.

- Capa: Studio Creamcrackers.

- Editoração eletrônica: Arte & Ideia.

Nota

Esta obra foi produzida por GEN - Grupo Editorial Nacional sob sua exclusiva responsabilidade. Médicos e pesquisadores devem sempre fundamentar-se em sua experiência e no próprio conhecimento para avaliar e empregar quaisquer informações, métodos, substâncias ou experimentos descritos nesta publicação. Devido ao rápido avanço nas ciências médicas, particularmente, os diagnósticos e a posologia de medicamentos precisam ser verificados de maneira independente. Para todos os efeitos legais, a Elsevier, os autores, os editores ou colaboradores relacionados a esta obra não assumem responsabilidade por qualquer dano/ou prejuízo causado a pessoas ou propriedades envolvendo responsabilidade pelo produto, negligência ou outros, ou advindos de qualquer uso ou aplicação de quaisquer métodos, produtos, instruções ou ideias contidos no conteúdo aqui publicado.

- Ficha catalográfica

CIP-BRASIL. CATALOGAÇÃO NA PUBLICAÇÃO
SINDICATO NACIONAL DOS EDITORES DE LIVROS, RJ

I31
8. ed.

Imunologia / David Male ... [et al.] ; tradução Keila Kazue Ida , Douglas Futuro. - [Reimpr.]. - Rio de Janeiro : GEN | Grupo Editorial Nacional. Publicado pelo selo Editora Guanabara Koogan Ltda., 2021.
il. ; 28 cm.

Tradução de: Immunology, 8.ed
Apêndice
Inclui índice
Glossário
ISBN 978-85-352-7308-3

1. Imunologia clínica. 2. Imunidade. I. Male, David.
14-11861 CDD: 616.079
CDU: 612.017

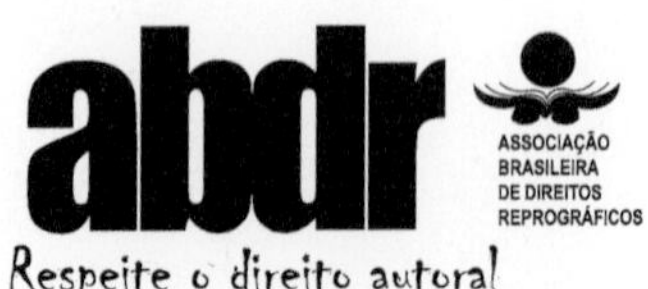

Prefácio

Nas edições anteriores de *Imunologia*, nós utilizamos o prefácio para destacar os principais avanços imunológicos que ocorreram desde a edição anterior. Recentemente, entretanto, os avanços no ensino da ciência biomédica têm sido tão notáveis quanto os avanços na imunologia. Os estudantes agora aprendem a partir de uma variedade de mídias interligadas, incluindo-se livros, DVDs e *sites* da internet. Esta edição de *Imunologia* reflete as mudanças no ensino da ciência. Nós produzimos esta edição como um pacote de ensino integrado, o qual é apresentado em dois formatos. Em ambos os casos, eles podem ser lidos como narrativas contínuas, mas possuem conteúdos ligeiramente diferentes:

- O livro contém o que nós consideramos ser as áreas e conceitos centrais de imunologia
- O pacote de ensino eletrônico inclui animações.

Além disso, a disponibilidade de muita informação essencial *online* indica que agora é melhor fornecer *links* para *sites* da internet que são atualizados regularmente, do que confiar em tabelas impressas, por exemplo, de moléculas CD e citocinas.

Nos últimos 5 anos, têm ocorrido grandes avanços na imunologia, particularmente em nossa compreensão sobre as defesas imunes congênitas e sistemas de reconhecimento imune. Esses mecanismos evolutivamente antigos para o reconhecimento do patógeno têm sido mantidos nos mamíferos e, de fato, têm se desenvolvido em paralelo ao sistema imune adaptativo. Na oitava edição de *Imunologia*, nós expandimos a imunidade congênita ao longo do texto. Isso reflete verdadeiramente a via pela qual o sistema imune opera, com a integração de defesas imunes antigas e as desenvolvidas recentemente.

Outras áreas que recebem maior atenção são as defesas imunes específicas dos tecidos, subclasses de linfócito T e o uso de anticorpos monoclonais no tratamento de doenças. É muito animador ver como os avanços na tecnologia de anticorpos têm se associado agora ao nosso conhecimento do sistema imune, fornecendo tratamentos eficazes para inúmeras doenças, incluindo a esclerose múltipla e artrite reumatoide.

Apesar dessas mudanças, nós mantivemos a organização geral do material com as cinco seções. A seção de abertura descreve a constituição do sistema imune – células, órgãos, complemento e moléculas de receptores principais, incluindo anticorpos, receptores de linfócito T e moléculas do MHC. A segunda seção aborda o início da resposta imune, começando com as defesas inatas e fagócitos mononucleares. O capítulo sobre apresentação de antígeno, coestimulação e vias de ativação celular precede os capítulos sobre os principais eventos da resposta imune, respostas TH2 com produção de anticorpo, respostas TH1 e fagócito mononuclear, células TH17 e inflamação e funções de linfócitos T citotóxicos e linfócitos NK. Os capítulos finais nesta seção abordam a regulação da resposta imune e há um capítulo expandido sobre tipos distintos de resposta imune que se desenvolvem em diferentes tecidos do corpo. Embora há muito tempo tenha sido reconhecido que há variações nas respostas imunes nos tecidos, as razões subjacentes para as diferenças estão apenas sendo elucidadas.

A seção três descreve as respostas imunes que se desenvolvem contra diferentes tipos de infecção e como a imunodeficiência leva ao aumento da suscetibilidade a infecções específicas. De fato, a diversidade e a complexidade do sistema imune podem apenas ser compreeendidas em relação à diversidade dos patógenos, contra os quais promovem proteção. Recentemente, as estratégias de desvio empregadas por patógenos para escapar das respostas imunes têm proporcionado algumas revelações um tanto surpreendentes, tanto na adaptatibilidade dos patógenos quanto na flexibilidade do sistema imune. Por fim, o sistema imune apenas pode ser compreendido em relação à sua função principal – defesa contra patógenos.

A seção quatro descreve as respostas do sistema imune contra tecidos e a seção cinco, a hipersensibilidade. Estas áreas são de grande importância clínica. Um objetivo deste livro é fornecer aos leitores uma compreensão sólida sobre as respostas imunes, as quais embasam áreas clinicamente importantes, incluindo estados de hipersenbilidade e alergia, imunopatologia, imunoterapia tumoral e transplante. Nestas seções, nós mantivemos o que acreditamos ser uma característica importante deste livro: uma descrição clara dos princípios científicos de imunologia clínica, integrada com histologia, patologia e exemplos clínicos.

Uma característica da obra é a inclusão de questões no texto. Estas foram designadas para checar se o leitor entendeu as implicações dos parágrafos precedentes ou para que ele possa relacionar aquele material à informação em unidades anteriores. Outra ajuda útil de aprendizado são as seções de raciocínio crítico ao final de cada unidade. Enfim, nós colocamos muita importância nos resumos, assegurando que eles realmente destilem os aspectos-chave em uma revisão prática. Os resumos constituem um guia de revisão excelente para exames, além de organizar o esqueleto de trabalho para cada assunto da área.

Os colaboradores deste volume incluem muitos especialistas em diferentes áreas da imunologia, compreendendo 14 novos colaboradores que trouxeram novas perspectivas em suas respectivas áreas de conhecimento. Nós também agradecemos enormemente o árduo trabalho de nossos editores e seus colegas, particularmente, Andrea Vosburgh, Lucy Boon e Madelene Hyde da Elsevier.

A imunologia une ciências básicas e medicina e engloba abordagens de inúmeros campos, incluindo bioquímica, genética, biologia celular, biologia estrutural e biologia molecular. No último século, a imunologia tem fascinado e inspirado alguns dos maiores pensadores científicos de nosso tempo. Nós desejamos o melhor aos nossos leitores em seu estudo da imunologia, um assunto que continua a nos animar e surpreender, e o qual sustenta muitas outras áreas da biologia e ciências biomédicas.

David Male
Jonathan Brostoff
David Roth
Ivan Roitt 2012

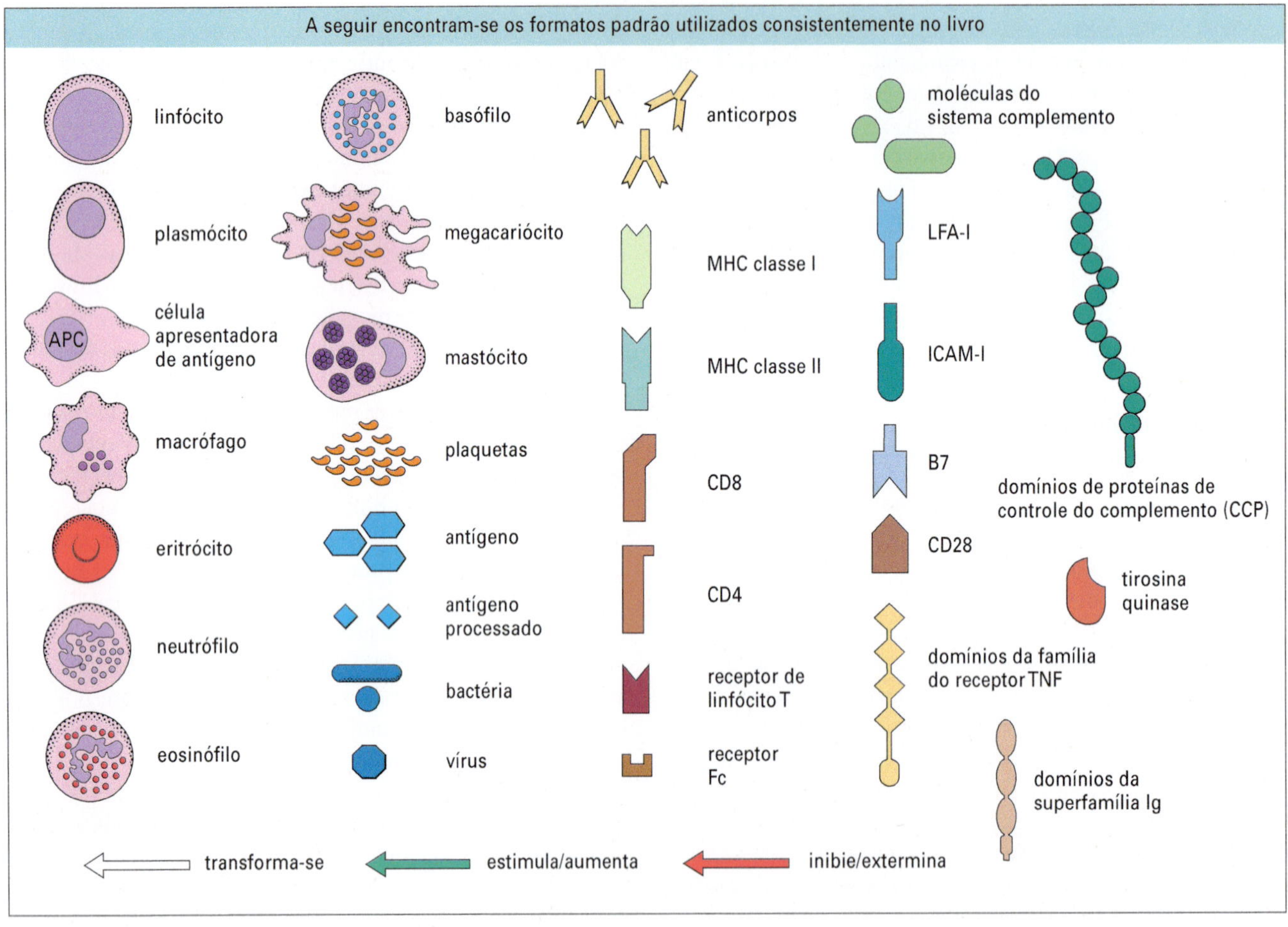

Lista de colaboradores

Gregory J Bancroft BSc(Hons) PhD

Reader
Department of Immunology and Infection
London School of Hygiene and Tropical Medicine
London, UK

David Bending MA PhD

Arthritis Research UK Foundation Fellow
UCL, Institute of Child Health
London, UK

Persephone Borrow PhD

Reader
Nuffield Department of Clinical Medicine
University of Oxford
Oxford, UK

Warwick J Britton PhD MB BS BScMed FRACP

FRCP FRCPA DTM&H
Bosch Professor of Medicine and Professor of Immunology
Department of Medicine
Sydney Medical School
University of Sydney;
Head, Mycobacterial Research Program
Centenary Institute
Sydney, NSW, Australia

Jonathan Brostoff MA DM DSc FRCP

FRCPath FIBiol
Professor Emeritus of Allergy and Environmental Health
School of Biomedical and Health Sciences
King's College London
London, UK

Colin Casimir BSc PhD

Senior Lecturer
Department of Natural Sciences
Middlesex University
London, UK

David P D'Cruz MD FRCP

Consultant Rheumatologist and Reader
The Louise Coote Lupus Unit
St Thomas' Hospital
London, UK

Andrew J T George MA PhD FRCPath FHEA FRSA

Professor of Molecular Immunology
Department of Immunology, Division of Medicine
Imperial College London
London, UK

Siamon Gordon MBDhB PhD

Glaxo Wellcome Professor of Cellular Pathology Emeritus
Sir William Dunn School of Pathology
Oxford University
Oxford, UK

David A Isenberg

The Centre for Rheumatology Research
Department of Medicine
University College London
London, UK

Roy Jefferis BSc PhD FRSC CChem MRCP

FRCPath DSc
Professor Emeritus
School of Immunity and Infection
University of Birmingham
Birmingham, West Midlands, UK

Thomas Kamradt Dr med

Professor
Institute of Immunology
University of Jena
Jena, Germany

Dean H Kedes BSc PhD MD

Associate Professor
Myles H Thaler Center for AIDS and Retrovirology Research
Departments of Microbiology and Medicine
University of Virginia
Charlottesville, Virginia, USA

Peter M Lydyard MSc PhD FRCPath
Emeritus Professor
Division of Infection and Immunity
University College London;
Visiting Professor
School of Biosciences
University of Westminster;
Emeritus Professor
Medical and Healthcare Education
St George's University of London
London; UK

David Male PhD MA
Professor of Biology
Department of Life Sciences
The Open University
Milton Keynes, UK

Victoria Male MA PhD
Faculty of Natural Science
Imperial College London
London, UK

Joseph C Marini PhD
Centocor Research and Development, Inc.
Radnor, Pennsylvania, USA

Luisa Martinez-Pomares BSc PhD
Lecturer
Faculty of Medicine and Health Services
School of Molecular Medical Sciences
University of Nottingham
Nottingham, UK

B Paul Morgan BSc MBChB PhD FRCPath MRCP
Dean of Medicine
School of Medicine
Cardiff University
Cardiff, UK

Anthony A Nash PhD FRSE FmedSci
Professor
The Roslin Institute
University of Edinburgh
Edinburgh, UK

Lisa A Nichols PhD
Research Associate
Department of Microbiology
University of Virginia
Charlottesville, Virginia, USA

Luigi D Notarangelo MD
Professor of Pediatrics and Pathology
Department of Medicine
Children's Hospital Boston;
Harvard Medical School
Boston, Massachusetts, USA

James E Peters MBChB MRCP BSc
Dr, Centre for Rheumatology
Department of Medicine
University College London
London, UK

Thomas A E Platts-Mills MD PhD FRS
Head, Asthma and Allergic Disease Center
Department of Medicine
University of Virginia
Charlottesville, Virginia, USA

Richard J Pleass PhD
Professor
Department of Molecular Parasitology
Liverpool School of Tropical Medicine
Liverpool, UK

Nino Porakishvili PhD
Dr, School of Life Sciences
University of Westminster
London, UK;
Emeritus Professor
Department of Immunology and Microbiology
Javakishvili Tbilisi State University
Tbilisi, Georgia

Ivan M Roitt MA DSC (Oxon) Hon FRCP (Lon)
FRCPath FRS
Director, Centre for Investigative
and Diagnostic Oncology
Middlesex University
London, UK

David B Roth MD PhD
Simon Flexner Professor and Chair of Pathology
and Laboratory Medicine
Department of Pathology and Laboratory Medicine
University of Pennsylvania
Philadelphia, Pennsylvania, USA

Pramod K Srivastava PhD MD
Professor and Chairman
Department of Immunology
University of Connecticut School of Medicine
Farmington, Connecticut, USA

Kalpit A Vora PhD
Vaccine Basic Research
Merck Research Laboratory
West Point, Pennsylvania, USA

Sumário

Material Suplementar

Este livro conta com o seguinte material suplementar:

- Animações

O acesso ao material suplementar é gratuito. Basta que o leitor se cadastre e faça seu login em nosso *site* (www.grupogen.com.br), clique no menu superior do lado direito e, após, em GEN-IO. Em seguida, clique no menu retrátil ( ) e insira o código (PIN) de acesso localizado na primeira orelha deste livro.

O acesso ao material suplementar online fica disponível até seis meses após a edição do livro ser retirada do mercado.

Caso haja alguma mudança no sistema ou dificuldade de acesso, entre em contato conosco (gendigital@grupogen.com.br).

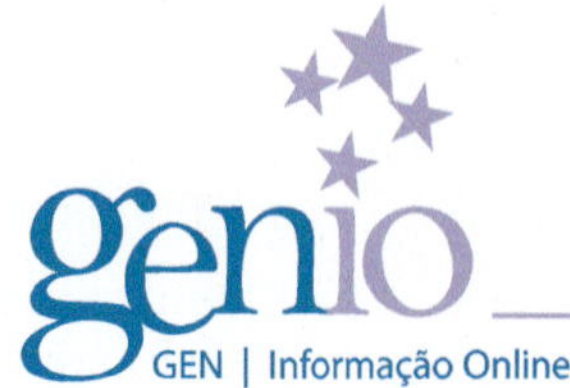

GEN-IO (GEN | Informação Online) é o ambiente virtual de aprendizagem do GEN | Grupo Editorial Nacional

SEÇÃO 1

Componentes do Sistema Imunológico

CAPÍTULO 1

Introdução ao Sistema Imunológico

RESUMO

- **O sistema imunológico evoluiu para nos proteger dos patógenos.** Patógenos intracelulares infectam as células individualmente (p. ex., vírus), enquanto patógenos extracelulares dividem-se do lado de fora das células, no sangue, nos tecidos ou nas cavidades do organismo (p. ex., diversas bactérias e parasitas). Esses dois tipos de patógenos requerem respostas imunes diferentes.
- **Células fagocitárias e linfócitos são mediadores fundamentais da imunidade.** As células fagocitárias ingerem os patógenos e os destroem. Os linfócitos (células B e T) possuem receptores que reconhecem componentes moleculares específicos dos patógenos e apresentam funções especializadas. As células B produzem anticorpos (eficazes contra patógenos extracelulares), linfócitos T citotóxicos (CTLs, do inglês, *cytotoxic T lymphocytes*) matam células infectadas por vírus, e células T auxiliares coordenam a resposta imune por meio de interações diretas entre as células e liberação de citocinas.
- **Especificidade e memória são duas características essenciais das respostas imunes adquiridas.** Como resultado, a resposta imune adquirida (linfócitos B e T) organiza uma resposta mais eficaz no segundo encontro e nos subsequentes com um determinado antígeno. As respostas imunes inatas (mediadas, por exemplo, pelo complemento, fagócitos, e células *natural killer*) não sofrem alterações em exposições repetidas a um agente infeccioso.
- **Antígenos são moléculas que são reconhecidas por receptores nos linfócitos.** As células B geralmente reconhecem moléculas intactas de antígenos, enquanto as células T reconhecem fragmentos antigênicos apresentados na superfície celular.
- **Uma resposta imune ocorre em duas fases – reconhecimento e erradicação do antígeno.** Na primeira fase, a seleção clonal envolve o reconhecimento do antígeno por determinados clones de linfócitos, levando à expansão de clones específicos de células T e B e à diferenciação para células efetoras e de memória. Na fase efetora, esses linfócitos coordenam uma resposta imune que elimina a fonte do antígeno.
- **A vacinação depende da especificidade e da memória da imunidade adquirida.** A vacinação é baseada nos elementos-chaves da imunidade adquirida, ou seja, especificidade e memória. As células de memória permitem que o sistema imune desenvolva uma resposta muito mais forte e rápida em um encontro posterior com o antígeno.
- **Inflamação é uma resposta ao dano tecidual.** Ela permite que anticorpos, moléculas do sistema do complemento e leucócitos entrem no tecido no local da infecção, resultando na fagocitose e destruição dos patógenos. Os linfócitos também são necessários para reconhecer e destruir células infectadas nos tecidos.
- **O sistema imunológico pode falhar (imunopatologia).** Isso pode ser resultado de imunodeficiência, hipersensibilidade ou desregulação que leva a doenças autoimunes.
- **Reações imunes normais podem ser inoportunas na medicina moderna,** como, por exemplo, reações a transfusões de sangue e rejeição aos transplantes.

O sistema imune é fundamental para a sobrevivência, pois protege o organismo de **patógenos** como vírus, bactérias e parasitas que causam doenças. Para tanto, ele desenvolveu diferentes mecanismos de defesa para reconhecer e proteger contra estes patógenos em potencial que poderiam tirar vantagem da rica fonte de nutrientes fornecida pelo hospedeiro vertebrado. Ao mesmo tempo, o sistema imune deve diferenciar entre as células do próprio indivíduo e dos patógenos invasores, enquanto não ataca a flora comensal benéfica que habita o trato intestinal, pele e outros tecidos.

Este capítulo fornece uma revisão da complexa rede de processos que formam o sistema imunológico dos vertebrados superiores. Ele:

- ilustra como os componentes do sistema imunológico se juntam para permitir ao estudante entender a perspectiva geral antes de investigar mais a fundo o material nos capítulos subsequentes;
- introduz os elementos básicos do sistema imunológico e das respostas imunes, que são mediadas principalmente pelos **leucócitos** (do grego para "célula branca") e são detalhadas nos Capítulos 2-12.

Através de milhões de anos, diferentes tipos de defesa imunológica, apropriada aos patógenos infecciosos, evoluíram em diferentes grupos de organismos. Neste livro, nos concentramos no sistema imunológico dos mamíferos, especialmente dos humanos. Como os mamíferos são animais de sangue quente e de vida longa, seu sistema imunológico desenvolveu sistemas particularmente sofisticados para o reconhecimento e destruição de patógenos.

P. Por que os animais de sangue quente e de vida longa precisam de complexa defesa imune?

R. Agentes infecciosos, como bactérias, podem se dividir rapidamente em organismos de sangue quente. Os animais precisam estar saudáveis durante seus anos reprodutivos para cuidar de suas crias.

Muitas das defesas imunológicas que se desenvolveram em outros vertebrados (p. ex., répteis, anfíbios) e em outros filos (p. ex., esponjas, vermes, insetos) também estão presentes nos mamíferos. Consequentemente, o sistema imune dos mamíferos consiste em diferentes mecanismos de defesa que estão interligados e que integram tanto elementos primitivos quanto aqueles desenvolvidos recentemente.

Células e mediadores solúveis do sistema imunológico

Células do sistema imunológico

As respostas imunes são mediadas por uma variedade de células e as moléculas solúveis que essas células secretam (Fig. 1.1). Apesar de os leucócitos desempenharem um papel central em todas as respostas imunes, outras células presentes nos tecidos também participam, sinalizando para linfócitos e respondendo às citocinas (moléculas solúveis de sinalização intercelular) liberadas pelas células T e macrófagos.

As células fagocitárias internalizam antígenos e patógenos, destruindo-os

As células fagocitárias mais importantes e de maior duração pertencem à linhagem **fagocitária mononuclear**. Essas células são derivadas das células-tronco da medula óssea e sua função é ingerir partículas, incluindo agentes infecciosos, internalizando e destruindo-os. Para tanto, os fagócitos mononucleares possuem receptores em sua superfície que permitem que eles reconheçam e se liguem a uma grande variedade de macromoléculas microbianas. Elas, então, podem internalizar e matar o microrganismo (Fig. 1.2). O processo de **fagocitose** consiste na internalização (endocitose) de partículas grandes ou micróbios. As respostas primitivas de fagocitose são muito eficazes, e pessoas com defeitos genéticos nas células fagocitárias geralmente morrem de infecção na infância.

Para impedir os patógenos, os fagócitos mononucleares ficam localizados estrategicamente em locais onde os encontrarão. Por exemplo, as células de Kupffer, do fígado, revestem os sinusoides hepáticos através dos quais o sangue flui, enquanto as células da linhagem sinovial A revestem a cavidade sinovial (Fig. 1.3).

Os leucócitos da linhagem fagocitária mononuclear são chamados de **monócitos**. Essas células migram do sangue para os tecidos, onde se desenvolvem em **macrófagos** teciduais.

Neutrófilos polimorfonucleares (conhecidos como **neutrófilos** ou **PMNs**) representam outro grupo importante de fagócitos. Os neutrófilos representam a maior parte dos leucócitos e se desenvolvem a partir dos mesmos precursores dos monócitos e macrófagos. Assim como os monócitos, os neutrófilos migram para os tecidos, especialmente para os locais de inflamação. Entretanto, os neutrófilos são células de vida curta que fagocitam e destroem o material estranho, morrendo depois de alguns dias.

Células B e células T são responsáveis pelo reconhecimento específico de antígenos

As respostas imunes adquiridas são mediadas por um grupo especializado de leucócitos, os **linfócitos**, os quais incluem os linfócitos T e B (células T e células B) que reconhecem especificamente material estranho ou **antígenos**. Todos os linfócitos são derivados de células-tronco da medula óssea, mas as células T se desenvolvem no timo, enquanto as células B se desenvolvem na medula (nos mamíferos adultos).

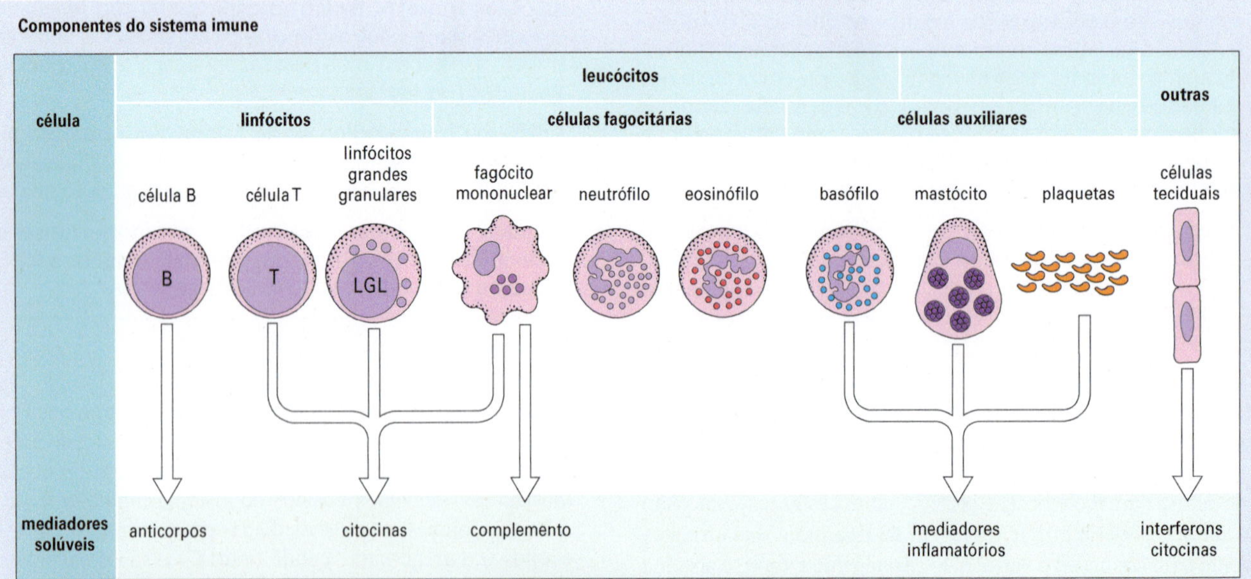

Fig. 1.1 As principais células do sistema imune e os mediadores que elas produzem são mostrados. Neutrófilos, eosinófilos e basófilos são conhecidos coletivamente como granulócitos polimorfonucleares (Cap. 2). As células citotóxicas incluem os linfócitos T citotóxicos (CTLs), as células *natural killer* (NK) (linfócitos grandes granulares [LGLs]) e eosinófilos. O complemento é produzido primariamente pelo fígado, apesar de haver alguma síntese pelos fagócitos mononucleares. Repare que cada célula produz e secreta apenas um determinado conjunto de citocinas ou mediadores inflamatórios.

Fagócitos internalizam e matam organismos invasores

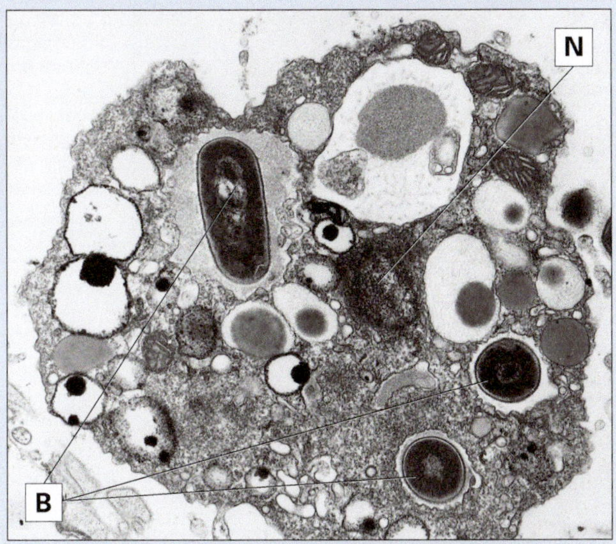

Fig. 1.2 Microfotografia eletrônica do fagócito de um tunicado (ascídia rosa) que endocitou três bactérias (B). (N, núcleo.) (*Cortesia do Dr. A. F. Rowley.*)

Células da linhagem dos fagócitos mononucleares

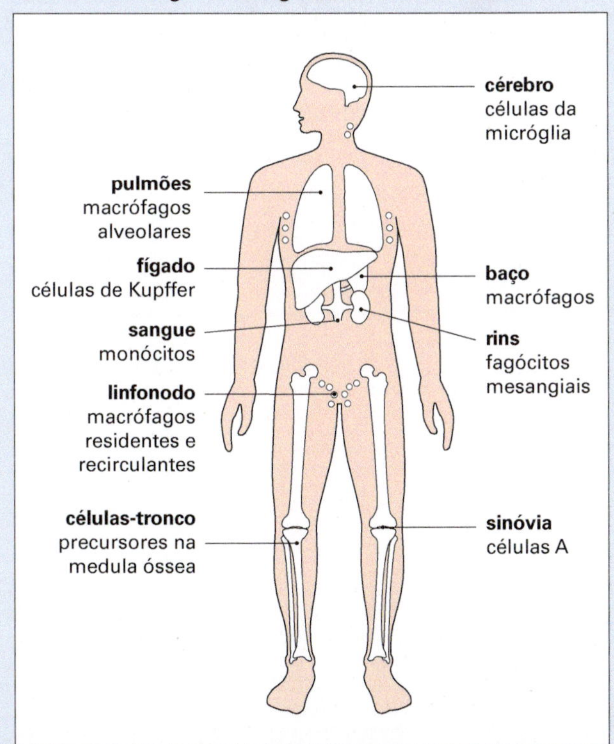

Fig. 1.3 Diversos órgãos contêm células que pertencem à linhagem dos fagócitos mononucleares. Essas células são derivadas dos monócitos do sangue e das células-tronco da medula óssea.

Essas duas classes de linfócitos apresentam funções protetoras muito diferentes:

- As **células B** são responsáveis pela produção de anticorpos que atuam contra patógenos extracelulares
- As **células T** estão envolvidas, principalmente, com as respostas imunes celulares a patógenos intracelulares, como os vírus. Elas também regulam as respostas das células B e a resposta imunológica como um todo.

As células B expressam receptores de antígenos específicos (moléculas de **imunoglobulinas**) em sua superfície durante seu desenvolvimento e, quando maduras, secretam estas moléculas solúveis de imunoglobulinas (também conhecidas como anticorpos) nos fluidos extracelulares. Cada célula B é programada geneticamente para expressar um receptor de superfície específico para um determinado antígeno. Se uma célula B se liga a seu antígeno específico, ela se multiplicará e irá se diferenciar em **plasmócitos**, que produzem e secretam grandes quantidades de anticorpos.

As moléculas de anticorpos secretadas são glicoproteínas grandes encontradas no sangue e fluidos teciduais. Como os anticorpos secretados são uma versão solúvel do receptor original (anticorpo), eles se ligam ao mesmo antígeno que ativou inicialmente as células B. Os anticorpos são um componente essencial de uma resposta imune, e, quando ligados ao seu antígeno, auxiliam os fagócitos a engolfarem os antígenos, um processo conhecido como **opsonização** (do latim *opsono*, "preparar comestíveis para").

Existem diversos tipos diferentes de células T com uma variedade de funções (Fig. 1.4):

- um grupo interage com fagócitos mononucleares, auxiliando-os a destruir patógenos intracelulares – são chamadas de células T auxiliares tipo 1 ou células TH1;
- outro grupo interage com as células B, auxiliando-as a se dividir, diferenciar e produzir anticorpos – são as células T auxiliares tipo 2 ou células TH2;
- um terceiro grupo de células T é responsável pela destruição de células do hospedeiro infectadas por vírus ou outros patógenos intracelulares – esse tipo de ação também é conhecido como citotoxicidade e essas células T são, portanto, chamadas de linfócitos T citotóxicos (CTLs ou células Tc).

Um quarto grupo de células T, as **células T reguladoras** ou **Tregs**, ajudam a controlar o desenvolvimento das respostas imunes e limitam as reações contra tecidos do hospedeiro.

Em cada caso, as células T reconhecem antígenos presentes na superfície de outras células usando um receptor específico – o **receptor de antígenos da célula T (TCR, do inglês, *T cell antigen receptor*)** – que é bem diferente, mas tem relação estrutural com o receptor de antígenos da célula B (anticorpo). As células T geram seus efeitos através da liberação de proteínas solúveis, chamadas de **citocinas**, que sinalizam outras células, ou através de interações diretas entre células.

Células citotóxicas reconhecem e destroem células infectadas

Diversos tipos de células têm a capacidade de matar outras células que estejam infectadas. As células citotóxicas incluem os CTLs, células *natural killer* (NK) (linfócitos granulares grandes) e eosinófilos. Dessas, o CTL é especialmente importante, mas outros tipos de células podem ser ativos contra determinados tipos de infecção.

Todos esses tipos celulares danificam seus diferentes alvos por meio da liberação do conteúdo de seus grânulos intracelulares. As citocinas secretadas pelas células citotóxicas, mas que não são armazenadas em grânulos, contribuem para o dano.

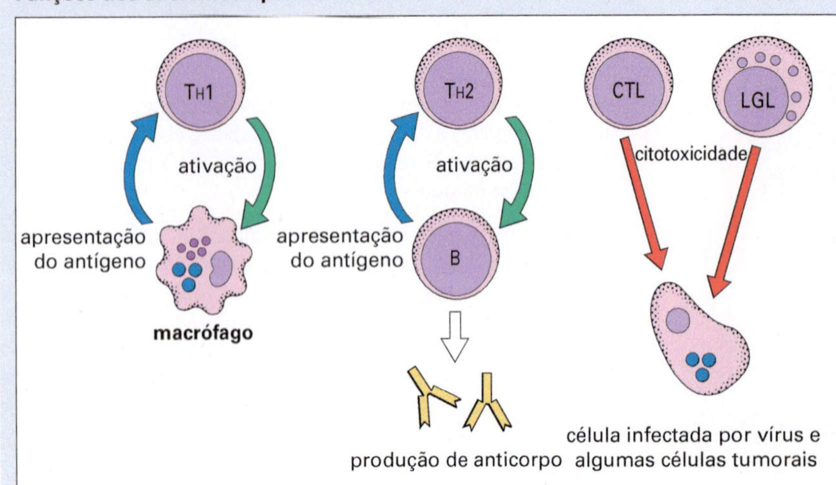

Fig. 1.4 Os macrófagos apresentam os antígenos às células TH1 que, então, ativam os macrófagos para que eles destruam os patógenos que foram fagocitados. As células B apresentam os antígenos às células TH2, que ativam as células B, fazendo com que elas se dividam e se diferenciem. Linfócitos T citotóxicos (CTLs) e linfócitos grandes granulares (LGLs) reconhecem e destroem células infectadas por vírus.

Os linfócitos conhecidos como **linfócitos grandes granulares (LGLs, do inglês, *large granular lymphocytes*)** apresentam a capacidade de reconhecer as alterações na superfície que ocorrem em diversas células tumorais e aquelas infectadas com vírus. Os LGLs danificam essas células, mas utilizam um sistema de reconhecimento diferente dos CTLs. Essa ação é ocasionalmente denominada de atividade de célula NK, portanto essas células também são chamadas de **células NK**.

Os **eosinófilos** são um grupo especializado de leucócitos que possuem a habilidade de participar na eliminação de grandes parasitas extracelulares como os esquistossomos.

Células auxiliares controlam a inflamação

O principal objetivo da inflamação é atrair leucócitos e mediadores solúveis da imunidade para um local de infecção. A inflamação é mediada por outras células, incluindo basófilos, mastócitos e plaquetas.

Basófilos e **mastócitos** possuem grânulos que contêm diversos mediadores, os quais induzem a inflamação nos tecidos circundantes e que são liberados quando as células são estimuladas. Basófilos e mastócitos também podem sintetizar e secretar diversos mediadores que controlam o desenvolvimento das reações imunes. Os mastócitos estão próximos a vasos sanguíneos em todos os tecidos e alguns de seus mediadores atuam em células na parede dos vasos. Os basófilos são funcionalmente semelhantes aos mastócitos, mas são células móveis, circulantes.

As **plaquetas** são pequenos fragmentos celulares essenciais na coagulação do sangue, mas também podem ser ativadas durante as respostas imunológicas para liberar mediadores da inflamação.

Mediadores solúveis da imunidade

Uma grande variedade de moléculas está envolvida no desenvolvimento das respostas imunes, incluindo anticorpos, opsoninas e as moléculas do complemento. A concentração sérica de várias dessas proteínas aumenta rapidamente durante infecções, sendo, consequentemente, chamadas de **proteínas de fase aguda**.

A **proteína C reativa (PCR)**, assim chamada devido à sua habilidade de se ligar à proteína C dos pneumococos, é um exemplo de proteína de fase aguda; ela promove a captura de pneumococos pelos fagócitos. Moléculas, como os anticorpos e a PCR, que promovem a fagocitose são chamadas de **opsoninas**.

Outro grupo importante de moléculas que podem atuar como opsoninas são os componentes do sistema complemento.

Proteínas do complemento fazem a mediação da fagocitose, controlam a inflamação e interagem com os anticorpos na defesa imune

O sistema complemento, um componente importante da imunidade natural, é um grupo da aproximadamente 20 proteínas séricas cuja

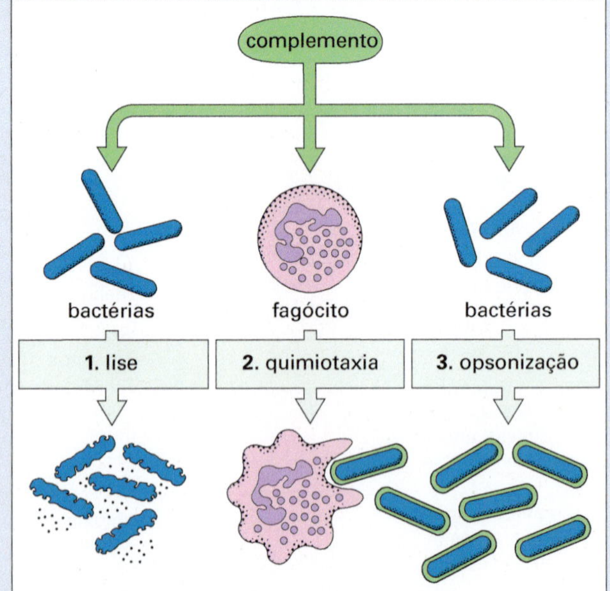

Fig. 1.5 Componentes do sistema do complemento podem destruir diversas espécies de bactérias (**1**). Fragmentos do complemento liberados nessa reação atraem fagócitos ao local da reação (**2**). Componentes do complemento opsonizam as bactérias para que sejam fagocitadas (**3**). Além das respostas mostradas aqui, a ativação do complemento aumenta o fluxo sanguíneo e a permeabilidade vascular no local de ativação. Os componentes ativados também podem induzir a liberação de mediadores da inflamação pelos mastócitos.

função é controlar a inflamação (Fig. 1.5). Os componentes interagem entre si e com outros elementos do sistema imune. Por exemplo:

- diversos microrganismos ativam espontaneamente o sistema complemento por meio da chamada "**via alternativa**", que é uma defesa da imunidade natural – isso resulta na opsonização do microrganismo (*i.e.*, ele é coberto por moléculas do complemento, levando à sua ingestão pelas células fagocitárias);
- o sistema complemento também pode ser ativado por anticorpos ou pela lecitina ligadora de manose ligada à superfície do patógeno pela "**via clássica**".

A ativação do complemento é uma reação em cascata em que um componente atua enzimaticamente no próximo componente da cascata para gerar uma enzima que, por sua vez, é a mediadora da etapa seguinte da reação e assim sucessivamente. (O sistema de coagulação também atua como uma cascata enzimática.)

A ativação do complemento gera moléculas proteicas ou fragmentos peptídicos que possuem os seguintes efeitos:

- opsonização de microrganismos para que sejam capturados pelas células fagocitárias com consequente morte intracelular;
- atração de fagócitos para os locais de infecção (quimiotaxia);
- aumento do fluxo sanguíneo para os locais de ativação e da permeabilidade dos capilares a moléculas plasmáticas;
- dano às membranas plasmáticas nas células, bactérias gram-negativas, vírus encapsulados ou outros organismos que causaram a ativação do complemento. Isso pode resultar em lise da célula ou vírus, reduzindo, assim, a infecção;
- liberação de mediadores inflamatórios pelos mastócitos.

As citocinas fazem a sinalização entre os linfócitos, fagócitos e outras células do corpo

Citocina é um termo genérico empregado para um grande grupo de moléculas secretadas que estão envolvidas na sinalização entre células durante as respostas imunes. Todas as citocinas são proteínas ou glicoproteínas. As diversas citocinas são divididas em diversas categorias e os principais subgrupos são resumidos a seguir.

Os **interferons (IFNs)** são citocinas particularmente importantes para limitar a disseminação de determinadas infecções virais:

- um grupo de interferons (IFN-α e IFN-β ou interferons tipo 1) é produzido por células infectadas por vírus;
- outro tipo, o IFN-γ, é liberado por células TH1 ativadas.

Interferons

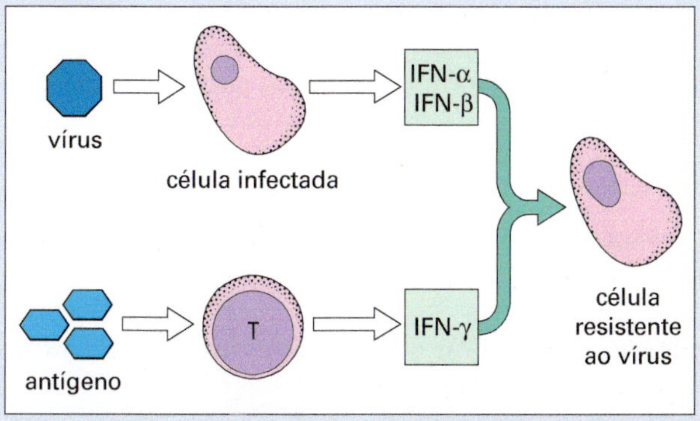

Fig. 1.6 Células do hospedeiro infectadas por vírus secretam interferon-α (IFN-α) e/ou interferon-β (IFN-β). As células TH1 secretam interferon-γ (IFN-γ) após serem ativadas pelo antígeno. Os IFNs atuam em outras células do hospedeiro para induzir resistência à infecção viral. Além disso, o IFN-γ possui outros efeitos.

Os IFNs induzem um estado de resistência antiviral em células não infectadas (Fig. 1.6). Eles são produzidos nos estágios iniciais da infecção e são importantes no retardamento da disseminação de um vírus até que a imunidade adquirida se desenvolva.

As **interleucinas (ILs)** representam um grande grupo de citocinas produzidas principalmente pelas células T, apesar de algumas também serem produzidas por fagócitos mononucleares ou por células nos tecidos. Elas têm várias funções. Diversas interleucinas fazem com que outras células de dividam e se diferenciem.

Os **fatores estimuladores de colônias (CSFs, do inglês, *colony stimulating factors*)** são citocinas envolvidas, primariamente, em direcionar a divisão e diferenciação das células-tronco da medula óssea e dos precursores dos leucócitos. Os CSFs controlam, parcialmente, quantos leucócitos de cada tipo são liberados pela medula. Alguns CSFs também promovem a diferenciação subsequente das células. Por exemplo, o fator estimulador de colônias de macrófagos (M-CSF) promove o desenvolvimento de monócitos, na medula, e de macrófagos, nos tecidos.

As **quimiocinas** representam um grande grupo de citocinas quimiotáticas que direcionam o movimento de leucócitos pelo corpo, do sangue para os tecidos e para os locais apropriados dentro de cada tecido. Algumas quimiocinas também ativam células para determinadas funções.

Os **fatores de necrose tumoral**, TNF-α e TNF-β, apresentam diversas funções, mas são particularmente importantes na mediação da inflamação e reações citotóxicas.

Os **fatores transformadores de crescimento** (p. ex., TGF-β) são importantes no controle da divisão celular e reparo tecidual.

Cada conjunto de células libera uma mistura particular de citocinas, dependendo do tipo de célula e se e como ela foi ativada. Por exemplo:

- as células TH1 liberam um conjunto de citocinas que promove interações das células TH1 com fagócitos mononucleares;
- as células TH2 liberam um conjunto diferente de citocinas que ativa as células B.

Algumas citocinas podem ser produzidas por todas as células T, enquanto outras só são produzidas por um subgrupo específico.

A expressão de receptores de citocinas é igualmente importante. Apenas uma célula que possua os receptores apropriados pode responder a uma determinada citocina. Por exemplo, os receptores para os interferons estão presentes em todas as células nucleadas do organismo, enquanto outros receptores são muito mais restritos em sua distribuição. Geralmente, os receptores de citocinas são específicos para uma determinada citocina, mas isso nem sempre é verdade. Em particular, diversos receptores de quimiocinas respondem a diversas quimiocinas.

Respostas imunes aos patógenos

As respostas imunes eficazes variam de acordo com o patógeno

A função primária do sistema imune é prevenir a entrada e/ou eliminação de agentes infecciosos e minimizar o dano que eles causam, assegurando que a maioria das infecções em indivíduos normais seja de breve duração e deixe um dano permanente mínimo. Entretanto, os patógenos apresentam diversas formas diferentes, com diversos modos de transmissão e ciclos reprodutivos, e, portanto, o sistema imunológico desenvolveu maneiras diferentes de responder a cada um deles.

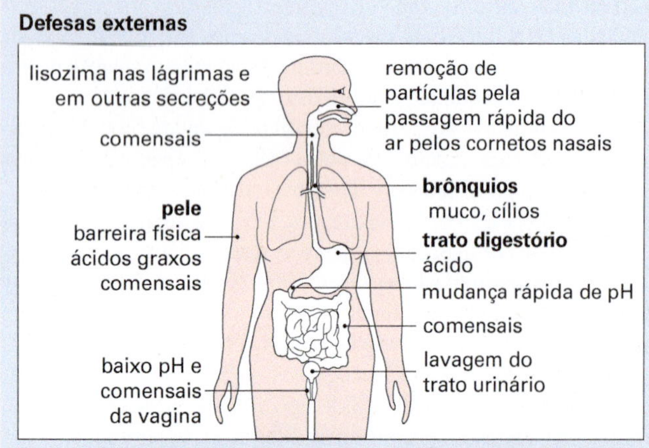

Fig. 1.7 Barreiras físicas e bioquímicas impedem que a maioria dos agentes infecciosos entrem no corpo. O organismo tolera alguns microrganismos comensais que competem de maneira eficaz com muitos patógenos em potencial.

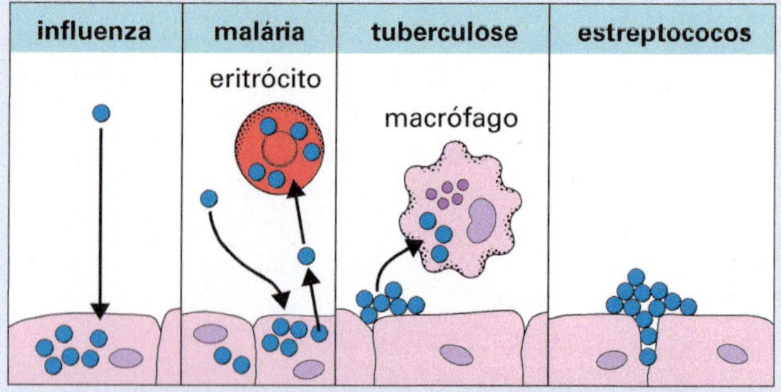

Fig. 1.8 Todos os agentes infecciosos se disseminam para infectar novas células atravessando os fluidos ou tecidos do organismo. Muitos são patógenos intracelulares e devem infectar as células do corpo para se dividir e reproduzir (p. ex., vírus, como o vírus da gripe, e a malária, que tem duas fases separadas de divisão, nas células hepáticas ou nos eritrócitos). A micobactéria que causa a tuberculose se divide fora das células ou no interior de macrófagos. Algumas bactérias (p. ex., os estreptococos que causam dor de garganta e infecção de feridas) geralmente se dividem fora das células, sendo, portanto, patógenos extracelulares.

As defesas externas do organismo (Fig. 1.7) representam uma barreira eficaz contra a maioria dos organismos. Pouquíssimos agentes infecciosos conseguem penetrar na pele íntegra. Em contraste, muitos agentes infecciosos ganham acesso ao organismo através do epitélio do trato digestório ou urogenital; outros, como os vírus responsáveis pelos resfriados comuns, infectam o epitélio respiratório da nasofaringe e pulmões; um pequeno número de agentes infecciosos infecciona o organismo apenas se tiverem acesso direto ao sangue (p. ex., malária e doença do sono).

Uma vez no organismo, o local da infecção e a natureza do patógeno determinam que tipo de resposta imune será induzida – o mais importante (Fig. 1.8) é se o patógeno é:

- um **patógeno intracelular** (*i.e.*, invade a célula do hospedeiro para se dividir e reproduzir) ou
- um **patógeno extracelular** (*i.e.*, não entra nas células do hospedeiro).

Muitas bactérias e parasitas maiores vivem nos tecidos, fluidos corporais ou outros espaços extracelulares, sendo suscetíveis a uma gama de defesas imunes, como **anticorpos** (Cap. 3) e **complemento** (Cap. 4), que estão presentes nessas áreas. Como esses componentes estão presentes nos fluidos corporais (os "humores" da medicina antiga), eles são chamados classicamente de **imunidade humoral**.

Diversos organismos (p. ex., vírus, algumas bactérias e alguns parasitas) escapam dessas defesas extraordinárias por serem patógenos intracelulares, dividindo-se no interior das células do hospedeiro. Para curar essas infecções, o sistema imunológico desenvolveu maneiras de reconhecer e destruir especificamente células infectadas. Esse é o papel da **imunidade celular**.

No entanto, os patógenos intracelulares não conseguem escapar totalmente das defesas extracelulares (Fig. 1.8), pois para chegar às células do hospedeiro, eles precisam se movimentar através do sangue e fluidos corporais. Como resultado, eles são suscetíveis à imunidade humoral durante essa parte do seu ciclo de vida.

Qualquer resposta imune envolve:

- em primeiro lugar, o reconhecimento do patógeno ou outro material estranho e
- em segundo lugar, uma reação para eliminá-lo.

As respostas da imunidade natural são as mesmas a cada encontro com o antígeno

De uma maneira geral, as respostas imunes são classificadas em duas categorias – aquelas que se tornam mais fortes após exposições repetidas ao mesmo antígeno (**imunidade adquirida**) e aquelas que não se tornam mais fortes após exposições repetidas ao mesmo antígeno (**imunidade natural**).

Podemos considerar as respostas da imunidade natural (Caps. 6 e 7) como um sistema simples, porém altamente sofisticado, presente em todos os animais, representando a primeira linha de defesa contra os patógenos e permitindo uma resposta rápida à invasão.

As respostas do sistema imune natural variam de barreiras externas (pele, membranas mucosas, cílios, secreções e fluidos teciduais contendo agentes antimicrobianos; Fig. 1.7) a receptores sofisticados capazes de reconhecer uma ampla gama de organismos patogênicos, como, por exemplo:

- receptores da imunidade natural em determinados leucócitos reconhecem **padrões moleculares associados a patógenos (PAMPs, do inglês, *pathogen-associated molecular patterns*)** que são comuns a muitos invasores e normalmente não estão presentes no hospedeiro (p. ex., constituintes da parede celular bacteriana);
- componentes do sistema complemento podem ser ativados por moléculas na superfície das bactérias.

As defesas naturais estão intimamente ligadas às respostas adquiridas.

As respostas da imunidade adquirida apresentam especificidade e memória

Em contraste com a resposta da imunidade natural, que reconhece padrões moleculares comuns (PAMPs), o sistema imunológico adquirido apresenta uma abordagem altamente discriminatória, com um amplo repertório de receptores de antígenos específicos que podem reconhecer virtualmente qualquer componente de um invasor (Caps. 3 e 5). Esse uso de receptores de antígenos específicos fornece as seguintes vantagens:

- patógenos que não possuem padrões moleculares comuns (que podem evitar o reconhecimento pelo sistema imune natural) podem ser reconhecidos;
- as respostas são bastante específicas para um determinado patógeno;
- a **especificidade** da resposta permite a formação da **memória imunológica** – relacionada ao seu uso de receptores de antígenos altamente individualizados, o sistema imune adquirido tem a capacidade de "lembrar-se" de um patógeno.

Esses atributos são os fundamentos do fenômeno da especificidade imunológica (*i.e.,* doenças como o sarampo e a difteria induzem respostas imunológicas adquiridas que geram uma imunidade que dura toda a vida).

Frequentemente, a imunidade específica pode ser induzida por meios artificiais, permitindo o desenvolvimento de vacinas (Cap. 18).

Reconhecimento do antígeno

Originalmente, o termo **antígeno** era utilizado para qualquer molécula que induzia as células B a produzir um anticorpo específico (gerador de anticorpo). Atualmente, esse termo é utilizado de maneira mais ampla para indicar moléculas que são reconhecidas especificamente pelos receptores de antígenos das células B ou T.

Em uma definição mais ampla, antígenos são moléculas que iniciam respostas do sistema imune adquirido (p. ex., componentes de organismos patogênicos), apesar de, nesse contexto, os puristas preferirem usar o termo **imunógeno**.

Os antígenos não são apenas componentes de substâncias estranhas, como os patógenos. Diversas moléculas do hospedeiro também podem desempenhar o papel de antígenos, provocando respostas autoimunes que podem causar danos graves e até letais (Cap. 20).

Os antígenos iniciam e direcionam as respostas imunológicas adquiridas

O sistema imune evoluiu para reconhecer os antígenos, destruí-los e eliminar a fonte de sua produção – quando o antígeno é eliminado, as respostas imunológicas são descontinuadas.

Tanto os receptores das células T quanto as moléculas de imunoglobulinas (anticorpos) se ligam a seus antígenos naturais com grande especificidade. Esses dois tipos de receptores apresentam uma notável relação estrutural e, do ponto de vista evolucional, são muito próximos, mas se ligam a tipos bem diferentes de antígenos e desempenham funções biológicas distintas.

O anticorpo se liga especificamente ao antígeno

Anticorpos solúveis representam um grupo de moléculas séricas intimamente relacionadas aos e derivadas dos receptores de antígenos das células B. Todos os anticorpos apresentam a mesma estrutura básica em forma de Y, com duas regiões (regiões variáveis) nas pontas do Y que se ligam ao antígeno. O tronco do Y é chamado de região constante e não está envolvido na ligação ao antígeno (Cap. 3).

As duas regiões variáveis contêm sítios de ligação de antígeno idênticos que, em geral, são específicos para apenas um tipo de antígeno. Entretanto, a sequência de aminoácidos das regiões variáveis dos diversos anticorpos varia muito entre anticorpos diferentes. Portanto, as moléculas de anticorpos fornecem um grande repertório de sítios de ligação de antígenos. A maneira como essa grande diversidade de regiões variáveis dos anticorpos é gerada é explicada no Capítulo 3.

Cada anticorpo se liga a uma parte restrita do antígeno chamada de epítopo

Tipicamente, os patógenos possuem vários antígenos diferentes em sua superfície. Cada anticorpo se liga a um **epítopo**, que é uma parte restrita do antígeno. Um determinado antígeno pode apresentar diversos epítopos diferentes ou epítopos repetidos (Fig. 1.9). Os anticorpos são específicos para os epítopos e não para toda a molécula do antígeno.

P. Muitas proteínas evolutivamente relacionadas apresentam sequências conservadas de aminoácidos. Quais são as consequências que isso apresenta em relação à antigenicidade dessas proteínas?

R. Proteínas relacionadas (com um alto grau de similaridade de sequências) podem conter o mesmo epítopo e, consequentemente, ser reconhecidas pelos mesmos anticorpos.

As regiões Fc dos anticorpos atuam como adaptadores para ligar as células fagocitárias aos patógenos

A região constante do anticorpo (a região Fc) pode se ligar a receptores Fc presentes nos fagócitos, atuando como um adaptador entre os fagócitos e os patógenos (Fig. 1.10). Consequentemente, se um anticorpo se liga a um patógeno, ele pode se ligar ao fagócito, promovendo a fagocitose. O processo no qual a ligação específica de um anticorpo ativa uma defesa imune natural (fagocitose) representa um exemplo importante de colaboração entre as respostas imunes natural e adquirida.

Outras moléculas (como proteínas ativadas do complemento) também podem acentuar a fagocitose quando ligadas à superfície microbiana.

A ligação e a fagocitose são mais eficazes quando mais de um tipo de molécula adaptadora (**opsonina**) está presente (Fig. 1.11). Repare que um anticorpo pode atuar como um adaptador em diversas circunstâncias, não apenas na fagocitose.

Antígenos e epítopos

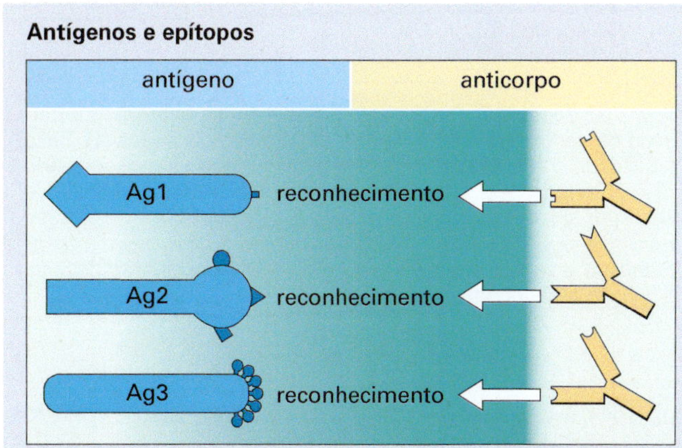

Fig. 1.9 Os anticorpos reconhecem formatos moleculares (epítopos) na superfície dos antígenos. Cada antígeno (Ag1, Ag2 e Ag3) pode ter diversos epítopos, que são reconhecidos por anticorpos diferentes. Alguns antígenos (Ag3) apresentam epítopos repetidos.

Os anticorpos atuam como um adaptador que liga um microrganismo a uma célula fagocitária

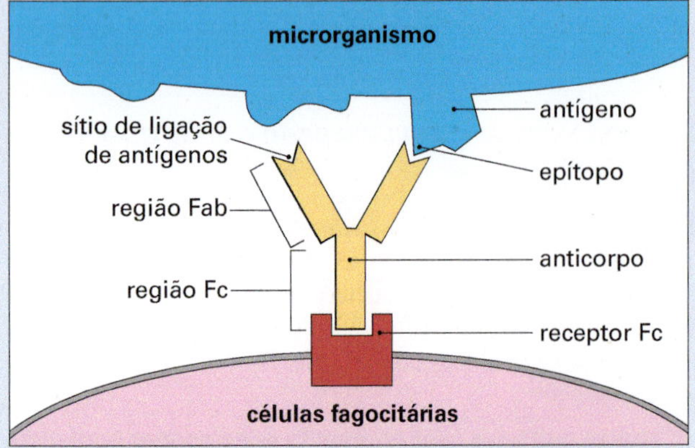

Fig. 1.10 O anticorpo se liga a uma região do antígeno (um epítopo) na superfície do microrganismo usando um dos seus sítios de ligação de antígenos. Esses sítios estão localizados nas regiões Fab do anticorpo. O tronco do anticorpo, a região Fc, pode se ligar a receptores na superfície das células fagocitárias.

Opsonização

fagócito	opsonina	ligação
1	–	±
2	complemento C3b	+ +
3	anticorpo	+ +
4	anticorpo e complemento C3b	+ + + +

Fig. 1.11 As células fagocitárias possuem uma habilidade intrínseca de se ligarem a bactérias e outros microrganismos (**1**). Essa habilidade é acentuada se o microrganismo tiver sido opsonizado pelo componente C3b do complemento (**2**) ou por anticorpos (**3**) e cada um deles faz a ligação cruzada entre a bactéria e receptores na célula fagocitária. Os anticorpos também podem ativar o complemento, e se tanto anticorpos quanto C3b opsonizarem a bactéria, a ligação aumenta acentuadamente (**4**).

Peptídeos de patógenos intracelulares são expostos na superfície de células infectadas

Os anticorpos patrulham apenas os espaços extracelulares e reconhecem e selecionam apenas patógenos extracelulares. Patógenos intracelulares (como os vírus) podem escapar das respostas mediadas por anticorpos quando estiverem abrigados dentro da célula do hospedeiro. Consequentemente, o sistema imune adquirido desenvolveu um método específico de apresentar porções de virtualmente todas as proteínas celulares na superfície de cada célula nucleada do corpo para que sejam reconhecidas pelas células T.

Por exemplo, uma célula infectada por um vírus apresentará fragmentos de proteínas virais (peptídeos) na sua superfície que são reconhecidos pelas células T. Os peptídeos antigênicos são transportados para a superfície celular e são apresentados às células T pelas **moléculas do MHC** (um grupo de moléculas codificadas pelo Complexo Principal de Histocompatibilidade, Cap. 5). As células T usam seus receptores de antígenos específicos (receptores de células T – TCRs) para reconhecer o complexo formado pelo peptídeo antigênico-molécula do MHC (Fig. 1.12).

P. Por que é necessário ter um mecanismo que transporte fragmentos antigênicos para a superfície das células do hospedeiro para que as células T citotóxicas reconheçam células infectadas?

R. A célula T não consegue "ver" o que está acontecendo dentro de uma célula infectada. Seu receptor de antígenos só pode interagir e reconhecer o que está presente na superfície das células. Portanto, os fragmentos antigênicos precisam ser transportados para a superfície da célula para serem reconhecidos, sendo esta a principal função das moléculas do MHC.

As respostas das células T requerem a apresentação adequada do antígeno pelas moléculas do MHC (**apresentação do antígeno**). Para ativar as respostas das células T, a apresentação deve ocorrer na superfície de **células apresentadoras de antígenos (APCs, do inglês, *antigen-presenting cells*)** especializadas, que internalizam o antígeno por fagocitose ou endocitose. Diversos tipos de leucócitos podem atuar como APCs, incluindo as células dendríticas, macrófagos e células B.

As APCs, além de apresentarem complexos de peptídeos antigênicos-MHC em sua superfície, também expressam moléculas coestimuladoras essenciais para iniciar as respostas imunes (Cap. 8). Os

Reconhecimento do antígeno pela célula T

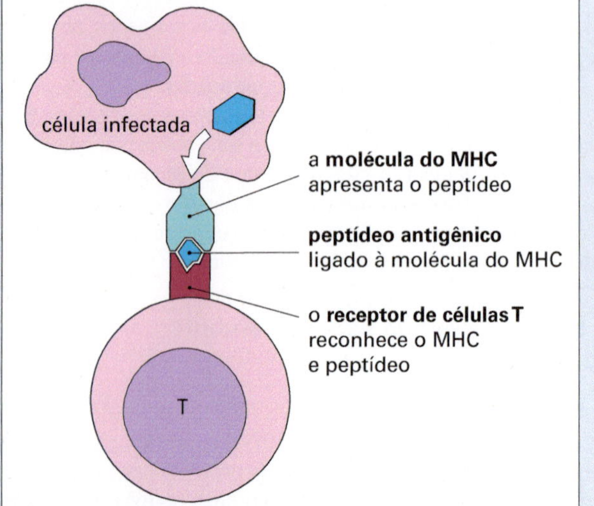

Fig. 1.12 As moléculas do MHC transportam peptídeos para a superfície de células infectadas, onde são apresentados às células T, que podem reconhecer a combinação MHC-peptídeo. Se uma célula estiver infectada, a molécula do MHC apresenta peptídeos derivados do patógeno, assim como as proteínas da própria célula.

sinais coestimuladores são aumentados pela presença de patógenos que podem ser detectados pelo envolvimento dos receptores da imunidade natural que reconhecem PAMPs.

A maioria das respostas imunes a organismos infecciosos é composta de uma variedade de componentes do sistema natural e adquirido:

- nos estágios iniciais da infecção, as respostas do sistema imune natural predominam;
- posteriormente, os linfócitos começam a gerar respostas imunológicas adquiridas;
- após a eliminação do patógeno, a memória imunológica permanece na população de linfócitos, os quais podem, então, desenvolver uma resposta mais eficaz e mais rápida se posteriormente houver uma nova infecção com o mesmo patógeno.

As duas principais fases de qualquer resposta imune são o reconhecimento do antígeno e uma reação para erradicar o antígeno.

O antígeno ativa clones específicos de linfócitos

Nas respostas imunológicas adquiridas, os linfócitos são responsáveis pelo reconhecimento imunológico através da seleção clonal. Cada linfócito é programado geneticamente com a habilidade de reconhecer apenas um determinado antígeno. Entretanto, o sistema imune como um todo pode reconhecer especificamente milhares de antígenos, de modo que os linfócitos que reconhecem qualquer antígeno em particular representam apenas uma pequena proporção do total.

Como então é gerada uma resposta imune adequada a um agente infeccioso? Quando um antígeno se liga aos poucos linfócitos que podem reconhecê-lo, eles são induzidos a se proliferar rapidamente. Em poucos dias existe um número suficiente de linfócitos para iniciar uma resposta imunológica adequada. Ou seja, o antígeno seleciona e ativa os clones específicos aos quais ele se liga (Fig. 1.13), um processo conhecido como **seleção clonal**. Isso ocorre tanto para as células B quanto para as células T.

Como o sistema imunológico pode "saber" que anticorpo específico será necessário durante a vida de um indivíduo? Ele não sabe. O sistema imune gera anticorpos (e receptores de células T) que podem reconhecer uma enorme variedade de antígenos mesmo antes de encontrá-los. Muitas dessas especificidades, que são geradas mais ou menos de forma aleatória (Caps. 3 e 5), nunca serão necessárias para proteger o indivíduo contra uma infecção.

P. Que vantagem existe em ter um sistema imunológico que gera bilhões de linfócitos que não reconhecem nenhum agente infeccioso conhecido?

R. Diversos patógenos sofrem mutação em seus antígenos de superfície. Se o sistema imunológico não conseguisse reconhecer novas variações dos patógenos, ele seria incapaz de montar uma resposta eficaz. Como existe uma grande variedade de receptores de antígenos, pelo menos alguns linfócitos serão capazes de reconhecer qualquer patógeno que entre no corpo.

Os linfócitos que foram estimulados através da sua ligação aos seus antígenos específicos seguem os primeiros passos da divisão celular. Eles:

- expressam novos receptores que lhes permitem responder a citocinas de outras células que sinalizam a proliferação;
- podem, eles próprios, começar a produzir citocinas;
- geralmente passarão por várias divisões antes de se diferenciar em células maduras, outra vez sob a influência de citocinas.

Mesmo quando a infecção já foi finalizada, alguns dos linfócitos recém-produzidos permanecem disponíveis à reestimulação se houver um novo encontro com o antígeno. Essas células são chamadas de **células de memória**, pois são geradas por encontros anteriores com determinados antígenos. As células de memória são responsáveis pela imunidade duradoura a um patógeno em particular.

Seleção clonal das células B

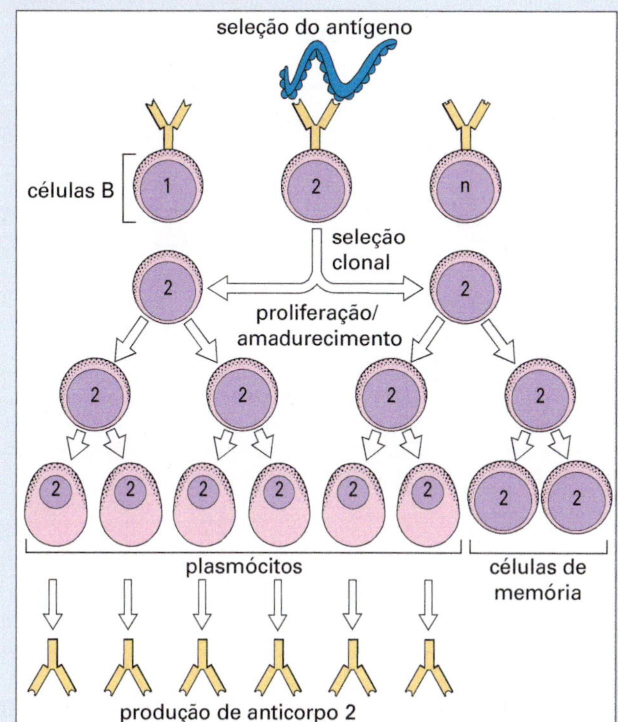

Fig. 1.13 Cada célula B expressa apenas um anticorpo (*i.e.*, com especificidade para um único antígeno), que ela usa como seu receptor de antígenos. O antígeno se liga apenas às células B com o anticorpo específico (nesse exemplo, o número 2), estimulando a divisão e diferenciação dessas células em plasmócitos e células de memória, todas com a mesma especificidade da célula B original. Portanto, um antígeno escolhe apenas os clones de células B que podem reagir contra ele.

Eliminação do antígeno

A eliminação do antígeno envolve sistemas efetores

Existem diversas maneiras pelas quais o sistema imune pode destruir os patógenos, cada uma adequada para um determinado tipo de infecção em uma determinada etapa de seu ciclo de vida. Esses mecanismos de defesa são frequentemente chamados de **sistemas efetores**.

Os anticorpos podem neutralizar diretamente alguns patógenos

Em um dos sistemas efetores mais simples, os anticorpos podem eliminar determinados patógenos simplesmente ligando-se a eles. Por exemplo, anticorpos contra as proteínas da camada externa de alguns rinovírus (que causam o resfriado) podem evitar que as partículas virais se liguem às e infectem as células do hospedeiro.

A fagocitose é estimulada pelas opsoninas

Geralmente, os anticorpos ativam o complemento ou atuam como uma opsonina para estimular a ingestão pelos fagócitos. As células fagocitárias que se ligaram a um micróbio que sofreu opsoni-

Fagocitose

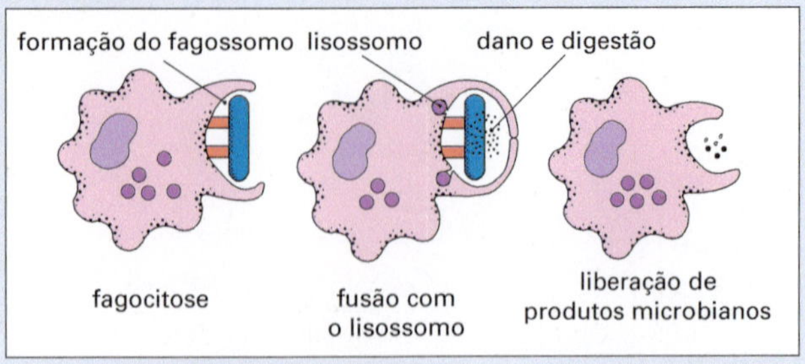

formação do fagossomo lisossomo dano e digestão

fagocitose | fusão com o lisossomo | liberação de produtos microbianos

Fig. 1.14 As células fagocitárias se ligam aos microrganismos por meio de receptores para produtos microbianos localizados na superfície celular, através de anticorpos ou pelo fragmento C3b do complemento. Pseudópodes são estendidos em torno do microrganismo e se fundem para formar um fagossomo. Mecanismos de destruição são ativados e lisossomos se fundem com os fagossomos, liberando enzimas que destroem o microrganismo. Produtos microbianos não digeridos podem ser liberados no meio extracelular.

zação o absorvem estendendo pseudópodes ao seu redor. Eles se fundem e o microrganismo é internalizado (endocitose) em um fagossomo. Grânulos e lisossomos se fundem com o fagossomo, liberando enzimas no fagolisossoma resultante para digerir o seu conteúdo (Fig. 1.14).

Existem diversas maneiras pelas quais os fagócitos lidam com microrganismos opsonizados que foram internalizados. Por exemplo:

- os macrófagos reduzem o oxigênio molecular para formar intermediários reativos do oxigênio (ROIs, do inglês, *reactive oxygen intermediates*) microbicidas, que são secretados no interior do fagossomo;
- os neutrófilos contêm lactoferrinas que fazem a quelação do ferro, evitando que algumas bactérias obtenham esse nutriente vital.

Células citotóxicas matam células-alvo infectadas

Reações citotóxicas são sistemas efetores direcionados contra células inteiras que geralmente são muito grandes para serem fagocitadas.

A célula-alvo pode ser reconhecida por meio de:

- anticorpos específicos ligados à superfície celular ou
- células T usando seus TCRs específicos.

Nas reações citotóxicas, as células de ataque direcionam seus grânulos para as células-alvo (contrastando com a fagocitose, na qual os grânulos são direcionados para o fagossomo). Consequentemente, os grânulos são descarregados no espaço extracelular, próximos da célula-alvo.

Os grânulos dos CTLs e células NK contêm moléculas chamadas **perforinas** que podem perfurar a membrana externa da célula-alvo. (De maneira semelhante, anticorpos ligados à superfície de uma célula-alvo podem direcionar o complemento para fazer perfurações na membrana plasmática da célula.) Algumas células citotóxicas podem sinalizar a célula-alvo para iniciar a morte celular programada – um processo conhecido como **apoptose**.

P. Quais os riscos associados à liberação do conteúdo dos grânulos no espaço extracelular?
R. Outras células, além da célula-alvo, podem ser danificadas. Isso é minimizado pela interação muito próxima entre o CTL e a célula-alvo.

A finalização das respostas imunes limita o dano aos tecidos do hospedeiro

Apesar de ser importante iniciar as respostas imunes rapidamente, também é importante terminá-las uma vez que a ameaça esteja controlada.

Para se livrar dos patógenos, as respostas imunes são geralmente intensas, com:

- milhões de linfócitos ativados;
- proliferação de grandes clones de células T e B específicas;
- ativação de grandes números de células inflamatórias.

Se permanecerem descontroladas, essas respostas também podem danificar os tecidos do hospedeiro.

São empregados diversos mecanismos para minimizar ou terminar as respostas imunes. Um, é um processo passivo – ou seja, o *clearance* do antígeno deve levar à diminuição das respostas imunológicas.

P. Por que a remoção do antígeno levaria a uma redução da resposta imune?
R. É necessária a presença do antígeno para estimular a proliferação e diferenciação das células B, com a consequente produção de anticorpos. A combinação do antígeno com anticorpo ativa diversos sistemas efetores (p. ex., o complemento). A presença do antígeno também é necessária para estimular as células T com a consequente produção de citocinas. Portanto, a remoção do antígeno retira o estímulo primário para a ativação linfocitária.

No entanto, a eliminação do antígeno pode ser lenta e o sistema imunológico também lança mão de diversos mecanismos ativos para atenuar as respostas, de acordo com o que é abordado no Capítulo 11.

As respostas imunológicas aos patógenos extracelulares e intracelulares são diferentes

Ao lidar com patógenos extracelulares, o objetivo do sistema imunológico é a sua destruição e a neutralização de seus produtos.

Ao lidar com patógenos intracelulares, o sistema imunológico tem duas opções:

- as células T podem destruir a célula infectada (p. ex., citotoxicidade) ou
- as células T podem ativar a célula infectada para que ela lide com o patógeno (p. ex., linfócitos T auxiliares liberam citocinas que ativam os macrófagos para que destruam os organismos que eles internalizaram).

Como diversos patógenos apresentam fases de infecção intracelular e extracelular, geralmente mecanismos diferentes são utilizados em momentos diferentes. Por exemplo, o vírus da poliomielite sai do intestino, atravessa a corrente sanguínea e infecta as células nervosas na medula espinal. Os anticorpos são particularmente eficazes no bloqueio da fase inicial da infecção, enquanto o vírus encontra-se na corrente sanguínea, mas para lidar com uma infecção estabelecida, os CTLs devem matar todas as células infectadas.

Consequentemente, os anticorpos são importantes para limitar a disseminação da infecção e prevenir a reinfecção com o mesmo vírus, enquanto os CTLs são essenciais para lidar com as células infectadas (Fig. 1.15). Esses fatores desempenham um papel importante no desenvolvimento de vacinas eficazes.

Vacinação

O estudo da imunologia apresenta sua aplicação mais bem-sucedida na vacinação (Cap. 18), que se baseia nos principais elementos da imunidade adquirida, ou seja, especificidade e memória.

Reação a patógenos extracelulares e intracelulares

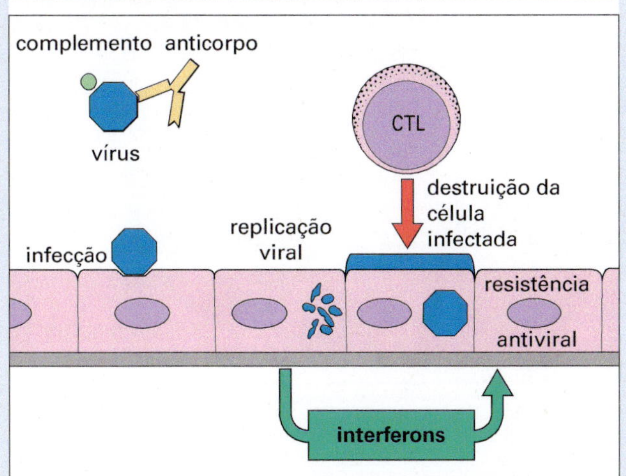

Fig. 1.15 Sistemas imunológicos diferentes são eficazes contra diferentes tipos de infecção, ilustrada aqui como uma infecção viral. Anticorpos e complemento podem bloquear a fase extracelular do ciclo de vida do vírus e promover a sua fagocitose. Interferons produzidos pelas células infectadas sinalizam as células não infectadas e induzem um estado de resistência antiviral. Os vírus só podem se multiplicar no interior de células viáveis; linfócitos T citotóxicos (CTLs) reconhecem e destroem as células infectadas.

Princípio da vacinação

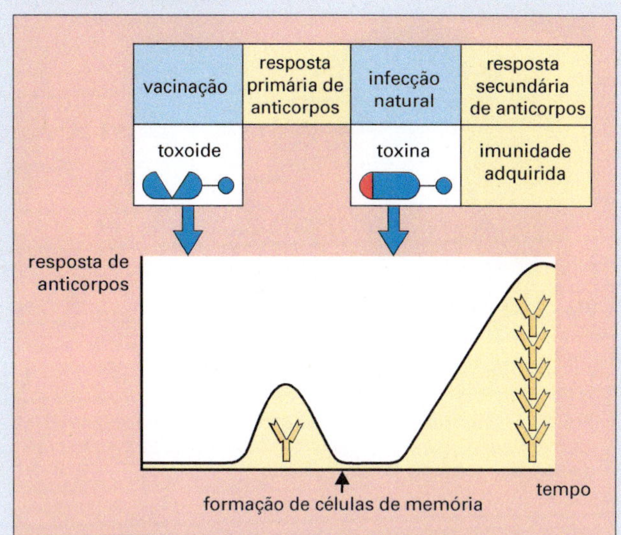

Fig. 1.16 A modificação química da toxina tetânica produz um toxoide que perdeu sua toxicidade, mas mantém diversos epítopos. Após a vacinação com o toxoide é produzida uma resposta primária de anticorpos contra esses epítopos. Se ocorrer uma infecção natural, a toxina estimula novamente as células B de memória que produzem uma resposta secundária mais rápida e mais intensa contra aquele epítopo, neutralizando a toxina.

As células de memória permitem que o sistema imune apresente uma resposta muito mais forte em encontros subsequentes com o mesmo antígeno. Comparada com a resposta primária, a resposta secundária é:

- mais rápida;
- mais eficaz.

O objetivo do desenvolvimento de vacinas é alterar um patógeno ou suas toxinas de modo que se tornem inócuos sem perder a antigenicidade. Isso é possível porque os anticorpos e as células T reconhecem partes específicas dos antígenos (os epítopos) e não todo o organismo ou toxina.

Considere, por exemplo, a vacina contra o tétano. O *Clostridium tetani* produz uma toxina que atua em receptores, causando contrações tetânicas dos músculos. A toxina pode ser modificada por meio do tratamento com a formalina, de modo que ela mantenha seus epítopos, mas perca sua toxicidade. A molécula resultante (conhecida como um toxoide) é usada como uma vacina (Fig. 1.16).

Agentes infecciosos inteiros, como o poliovírus, podem ser atenuados de modo a reter sua antigenicidade, mas perder sua patogenicidade.

Inflamação

O dano tecidual por agentes físicos (p. ex., trauma ou radiação) ou por patógenos resulta em uma resposta tecidual de **inflamação**, a qual apresenta três componentes principais:

- aumento do suprimento sanguíneo para as áreas infectadas;
- aumento da permeabilidade capilar devido à retração das células endoteliais que revestem os vasos, permitindo que moléculas maiores escapem dos capilares;
- migração de leucócitos que saem das vênulas para os tecidos circundantes – nos estágios iniciais da inflamação, os neutrófilos são prevalentes, mas nos estágios avançados, monócitos e linfócitos também migram para o local de infecção ou dano.

P. Que vantagem as respostas inflamatórias apresentam na defesa contra as infecções?

R. As respostas inflamatórias permitem que leucócitos, anticorpos e moléculas do complemento (todos são necessários para a fagocitose e destruição dos patógenos) entrem nos tecidos no local da infecção. Linfócitos também são necessários para o reconhecimento e destruição de células infectadas nos tecidos.

Os leucócitos entram nos tecidos com inflamação atravessando o endotélio venular

O processo de migração leucocitária é controlado por **quimiocinas** (uma classe particular de citocinas) na superfície do endotélio venular nos tecidos com inflamação. As quimiocinas ativam os leucócitos circulantes, fazendo com que eles se liguem ao endotélio e iniciem a migração através do endotélio (Fig. 1.17).

Uma vez nos tecidos, os leucócitos migram para o sítio de infecção por meio de um processo de atração química conhecido como **quimiotaxia**. Por exemplo, os fagócitos migram ativamente através de gradientes crescentes de determinadas (quimiotáticas) moléculas.

O **C5a**, um fragmento ativo de um dos componentes do complemento (Fig. 1.18), é uma molécula quimiotaticamente ativa que atrai neutrófilos e monócitos. Quando C5a purificado é aplicado *in vivo* à base de uma lesão, pode-se ver a adesão dos neutrófilos no endotélio de vênulas próximas. As células se comprimem entre as células endoteliais e se movem através da membrana basal dos microvasos para atingir os tecidos. Esse processo é descrito mais detalhadamente no Capítulo 6.

Três fases da migração do neutrófilo através do endotélio

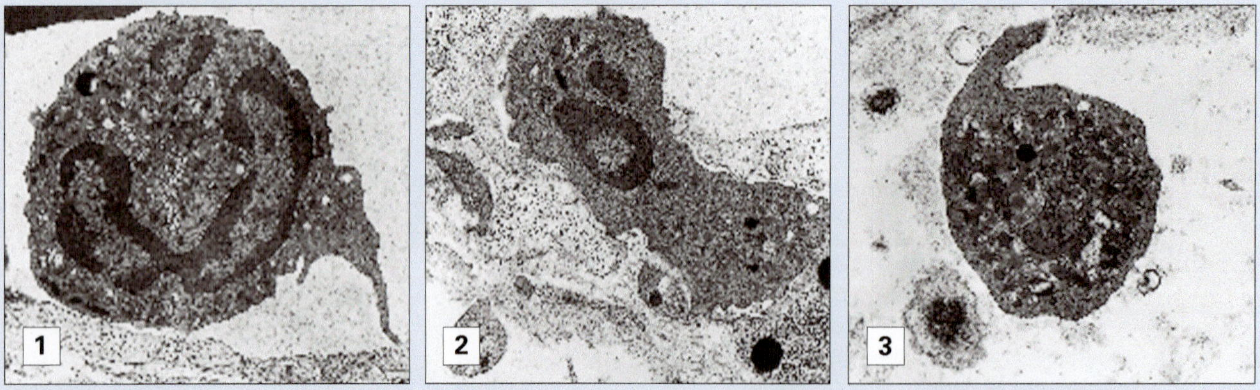

1 2 3

Fig. 1.17 Um neutrófilo adere ao endotélio de uma vênula (**1**). Ele estende seu pseudópode entre as células endoteliais e migra na direção da membrana basal (**2**). Depois que o neutrófilo atravessou até o tecido, o endotélio se fecha atrás dele (**3**). Esse processo é chamado de diapedese. (*Cortesia do Dr. I. Jovis.*)

Quimiotaxia

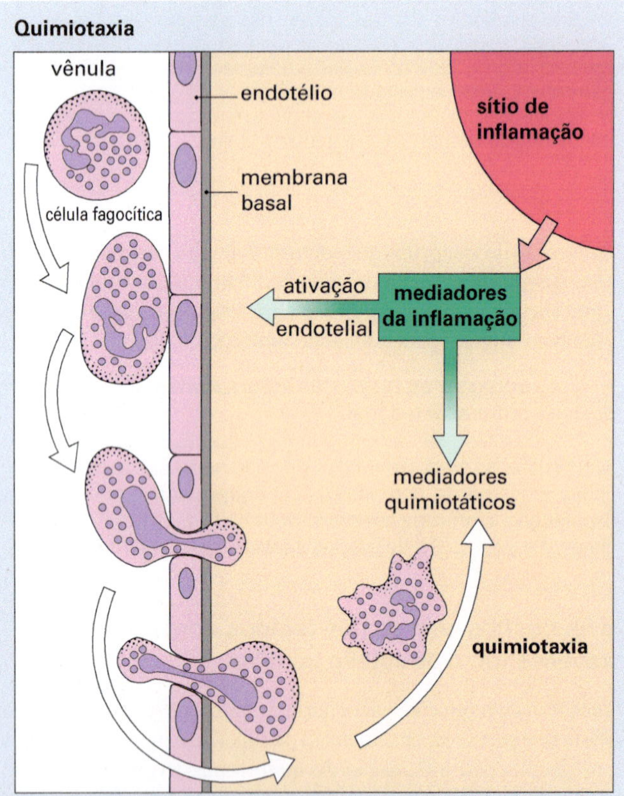

Fig. 1.18 Em um sítio de inflamação, o dano tecidual e a ativação do complemento causam a liberação de peptídeos quimiotáticos (p. ex., quimiocinas e C5a), que se difundem para as vênulas adjacentes e sinalizam as células fagocitárias circulantes. As células ativadas migram através da parede do vaso e se movem contra um gradiente crescente de moléculas quimiotáticas para o sítio de inflamação.

Falha do sistema imune

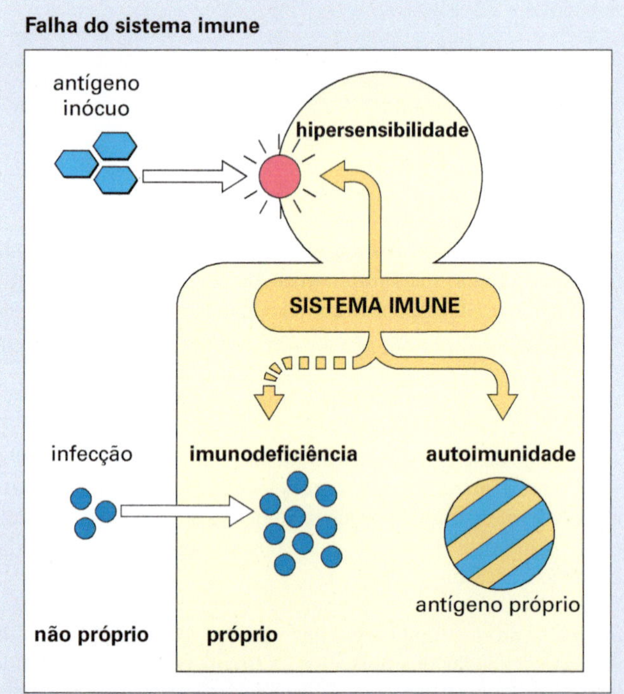

Fig. 1.19 Três maneiras principais pelas quais o sistema imune pode falhar, resultando em hipersensibilidade (uma resposta imunológica exagerada a um antígeno), imunodeficiência (uma resposta imunológica ineficaz a uma infecção) e autoimunidade (o sistema imunológico reage contra os tecidos do próprio corpo).

Imunopatologia

Uma forte pressão evolucionária causada por microrganismos infecciosos levou ao desenvolvimento do sistema imune na sua forma atual. Deficiência em qualquer parte do sistema deixa o indivíduo exposto a um risco maior de infecção, mas outras partes do sistema podem compensar parcialmente essas deficiências. Entretanto, existem ocasiões em que o próprio sistema imunológico é a causa da doença ou de outras consequências indesejadas.

O sistema imunológico pode apresentar uma de três falhas (Fig. 1.19), resultando em autoimunidade, imunodeficiência ou hipersensibilidade.

Reação inapropriada a antígenos próprios – autoimunidade

Normalmente, o sistema imune reconhece todos os antígenos estranhos, reagindo contra eles, enquanto identifica os tecidos do organismo como sendo "próprios", não desenvolvendo qualquer reação contra eles. Os mecanismos pelos quais essa discriminação entre "próprio" e "estranho" estão bem estabelecidos, sendo descritos no Capítulo 19.

Quando o sistema imune reage contra componentes "próprios", resulta em uma **doença autoimune** (Cap. 20) como, por exemplo, a artrite reumatoide ou anemia perniciosa.

Resposta imunológica ineficaz – imunodeficiência

Se qualquer elemento do sistema imune apresenta um defeito, o indivíduo pode não ser capaz de eliminar adequadamente as infecções, resultando em **imunodeficiência**. Algumas condições de imunodeficiência:

- são hereditárias e começam a se manifestar pouco após o parto; são as imunodeficiências primárias (Cap. 16);
- desenvolvem-se mais tardiamente como, por exemplo, a síndrome de imunodeficiência adquirida (AIDS), sendo conhecidas como imunodeficiências secundárias (Cap. 17).

Resposta imunológica aumentada – hipersensibilidade

Algumas vezes, as reações imunológicas são desproporcionais em relação ao dano que pode ser causado por um patógeno. O sistema imune também pode desenvolver uma reação a um antígeno inofensivo como, por exemplo, uma molécula de comida. Tais reações (**hipersensibilidade**) podem causar mais dano do que o patógeno ou antígeno (Caps. 23-26). Por exemplo, moléculas na superfície de grãos de pólen são reconhecidas como antígenos por determinados indivíduos, levando a sintomas de rinite ou asma.

Reações imunológicas normais, mas inconvenientes

P. Você consegue pensar em alguma ocasião em que um indivíduo é tratado para suprimir uma reação imunológica que não se enquadra em uma das três categorias de imunopatologia descritas anteriormente?

R. Imunossupressão para prevenir a rejeição de transplantes.

Os exemplos mais importantes de reações imunológicas normais que são inconvenientes no contexto médico atual incluem:

- reações a transfusões de sangue (Cap. 24);
- rejeição de transplantes (Cap. 21).

Nesses casos, é necessária uma combinação cuidadosa entre os tecidos do doador e do receptor, de modo que o sistema imunológico do receptor não ataque o sangue ou o tecido doado.

RACIOCÍNIO CRÍTICO: ESPECIFICIDADE E MEMÓRIA (VEJA A PÁG. 441 PARA RESPOSTAS)

O esquema de vacinação recomendado contra doenças diferentes apresenta uma enorme diferença. A tabela fornece dois exemplos. Contra o tétano, a vacina é uma forma modificada da toxina liberada pelo *Clostridium tetani*. A vacina contra a gripe (influenza) é uma variante atenuada não patogênica do vírus, aplicada por via intranasal, ou uma preparação do vírus morto, aplicada por via intradérmica. Ambas as vacinas induzem a formação de anticorpos que são específicos para o antígeno indutor.

Esquemas para vacinação contra o tétano e a influenza A

Patógeno	Tipo de vacina	Recomendada para	Vacinação	Efetividade (%)
Tétano	Toxoide	Todo mundo	A cada 10 anos	100
Influenza A	Vírus atenuado	Profissionais da saúde e idosos	Anualmente	Variável, 0-90

1. Por que é necessário vacinar contra o tétano a cada 10 anos apesar de os anticorpos contra o toxoide desaparecerem da circulação em 1 ano?
2. Por que a vacina contra o tétano é sempre eficaz, enquanto a vacina contra a gripe protege em algumas ocasiões e não em outras?
3. Por que a vacina contra o tétano é recomendada para todo mundo, enquanto a vacina contra a gripe é recomendada para um grupo restrito de indivíduos "de risco", apesar de a gripe ser uma doença muito mais comum do que o tétano?

CAPÍTULO 2

Células, Tecidos e Órgãos do Sistema Imunológico

RESUMO

- **A maioria das células do sistema imunológico** é derivada das células-tronco hematopoiéticas. Nos mamíferos, os órgãos linfoides primários, onde os linfócitos se diferenciam, incluem o timo e a medula óssea.
- **As células fagocitárias** na circulação estão sob a forma de monócitos e granulócitos. Os monócitos se diferenciam em macrófagos que residem nos tecidos (p. ex., as células de Kupffer no fígado). Os neutrófilos são células fagocitárias de vida curta presentes em grande número da circulação e em locais de inflamação aguda.
- **Os eosinófilos, basófilos, mastócitos e plaquetas, assim como as citocinas e o complemento, participam da resposta inflamatória.**
- **As células NK reconhecem e matam células infectadas por vírus e determinadas células tumorais** por induzir a apoptose.
- **As células apresentadoras de antígenos** conectam os sistemas imunológicos natural e adquirido, sendo necessárias para que as células T respondam aos antígenos.
- **Os linfócitos** são fenotipíca, funcional e morfologicamente heterogêneos.
- **Os linfócitos B e linfócitos T expressam receptores de antígenos específicos** chamados de receptor de células B (BCR) e receptor de células T (TCR), respectivamente.
- **Existem três populações principais de células T que apresentam funções auxiliar, citotóxica e reguladora (T_H, Tc e Treg).**
- **As células B podem se diferenciar em plasmócitos secretores de anticorpos e células de memória.**
- **As células T que se desenvolvem no timo** estão sujeitas a processos de seleção positiva e negativa.
- **As células B dos mamíferos se desenvolvem, principalmente, no fígado fetal, e a partir do nascimento, na medula óssea.** Esse processo continua durante toda a vida. As células B também estão sujeitas a um processo de seleção negativa no local em que são geradas.
- **Os linfócitos** migram para os órgãos e tecidos linfoides secundários, onde atuam.
- **Os órgãos e tecidos linfoides secundários protegem diferentes áreas do corpo** – o baço responde a organismos presentes no sangue; os linfonodos respondem a antígenos presentes na linfa; e o tecido linfoide associado à mucosa (**MALT, do inglês, *mucosa-associated lymphoid tissue***) protege as superfícies mucosas do corpo.
- **A maioria dos linfócitos recircula pelo corpo:** existe um tráfego contínuo de linfócitos entre a corrente sanguínea e os tecidos linfoides através do ducto torácico e o ducto linfático direito.

Células do sistema imunológico

Existe uma grande heterogeneidade nas células do sistema imune, e a maioria delas se origina das células-tronco hematopoiéticas no fígado fetal e na medula óssea no período pós-natal – especialmente nas vértebras, esterno, costelas, fêmur e tíbia (Fig. 2.1). A heterogeneidade morfológica reflete o fato de que as células do sistema imunológico apresentam uma grande variedade de funções, incluindo:

- fagocitose;
- apresentação de antígenos;
- lise de células infectadas por vírus e
- secreção de anticorpos específicos.

Em geral, as células do sistema imune podem ser divididas em duas categorias funcionais amplas que trabalham em conjunto para fornecer a imunidade natural e a resposta adquirida. A imunidade natural representa um sistema de defesa antigo que evoluiu para reconhecer padrões moleculares conservados que são característicos de diversos patógenos, sendo frequentemente a primeira linha de defesa. A imunidade adquirida, uma inovação evolucionária mais recente, reconhece moléculas novas produzidas pelos patógenos utilizando um grande repertório de receptores de antígenos específicos.

As células do sistema imunológico natural incluem monócitos/macrófagos, granulócitos polimorfonucleares, células NK, mastócitos e plaquetas

As células fagocitárias do sistema imunológico natural pertencem à linhagem mieloide e incluem:

Origem das células do sistema imunológico

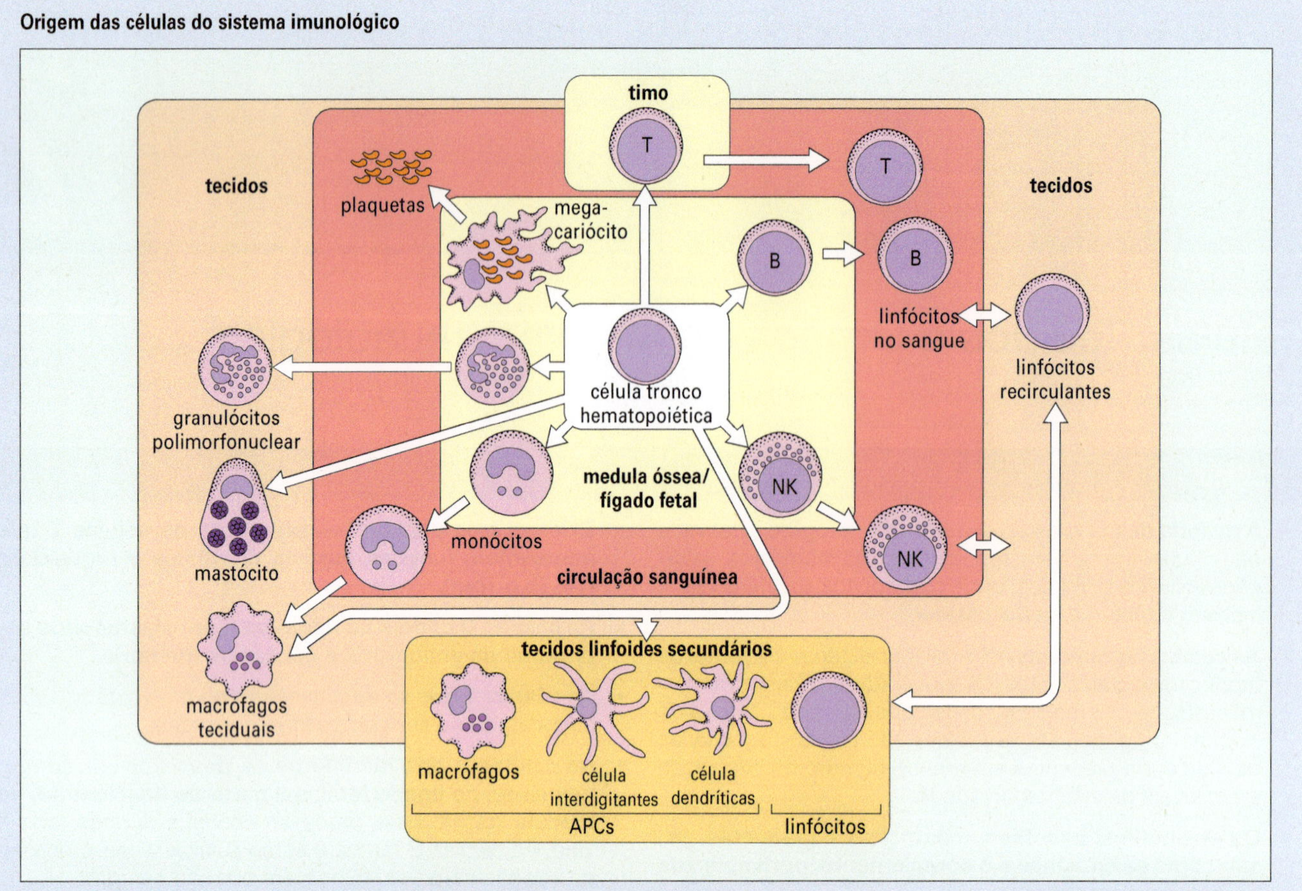

Fig. 2.1 Todas as células mostradas aqui se originam de células-tronco hematopoiéticas. As plaquetas – fragmentos celulares produzidos pelos megacariócitos – são liberadas na circulação. Granulócitos polimorfonucleares e monócitos saem da circulação e se dirigem para os tecidos. Mastócitos são identificados em todos os tecidos. As células B amadurecem no fígado fetal e medula óssea nos mamíferos, enquanto as células T amadurecem no timo. Provavelmente, os linfócitos granulares grandes com atividade *natural killer* (NK) se originam na medula óssea. A recirculação dos linfócitos se dá através dos tecidos linfoides secundários. As células interdigitantes e as células dendríticas atuam como células apresentadoras de antígenos (APCs) nos tecidos linfoides secundários.

- os monócitos: células sanguíneas circulantes;
- os macrófagos: monócitos diferenciados que residem em diversos tecidos;
- **granulócitos polimorfonucleares** (neutrófilos polimorfonucleares [PMN], basófilos e eosinófilos): células sanguíneas circulantes.

Todas as células fagocitárias estão envolvidas, principalmente, na defesa contra organismos extracelulares.

As células *natural killer* (NK) estão envolvidas principalmente na defesa contra microrganismos intracelulares, sendo responsáveis pela destruição de células infectadas por vírus.

Os mastócitos e plaquetas são fundamentais na indução e manutenção da inflamação.

Os microrganismos expressam diversas moléculas em sua superfície e intracelulares chamadas de padrões moleculares associados a patógenos (PAMPs). As células do sistema imunológico natural reconhecem os microrganismos através de seus receptores de PAMPs, chamados de receptores de reconhecimento de padrões (PRR, do inglês, *pattern recognition receptors*). Esses receptores apresentam uma especificidade ampla e distribuição não clonal, características que os diferenciam dos receptores de antígenos específicos do sistema imunológico adquirido (Cap. 6).

As células apresentadoras de antígenos (APCs) conectam os sistemas imunológicos natural e adquirido

Um grupo especializado de células, chamadas de células apresentadoras de antígenos (APCs, do inglês, *antigen presenting cells*), conectam os sistemas imunológicos natural e adquirido ao capturar e processar os antígenos para que possam ser reconhecidos pelas células T e por produzirem citocinas. As APCs aumentam a função das células do sistema imunológico natural, sendo essenciais para a ativação das células T (Fig. 2.2).

Os linfócitos são as células do sistema imunológico adquirido

Os linfócitos (células T e B) reconhecem os antígenos através de seus receptores de antígenos altamente específicos, expressos clonalmente (Caps. 3 e 5). As células T são produzidas no timo (Fig. 2.1) e requerem que o antígeno seja processado e apresentado a eles pelas APCs.

Enquanto as células do sistema imune natural são encontradas na circulação sanguínea e na maior parte dos órgãos, os linfócitos são localizados em órgãos e tecidos especializados.

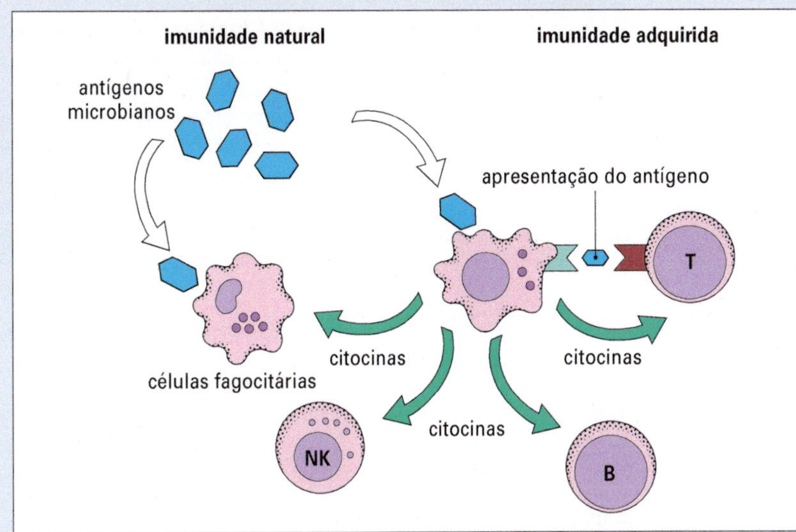

Fig. 2.2 Células apresentadoras de antígenos (APCs) especializadas estão envolvidas na imunidade natural e adquirida contra bactérias e vírus por meio da produção de citocinas e apresentação de antígenos processados para as células T.

Os órgãos linfoides onde os linfócitos se diferenciam e amadurecem são chamados de **órgãos linfoides primários** e incluem:

- o timo – o local de desenvolvimento das células T;
- o fígado fetal e a medula óssea no período pós-natal – locais de desenvolvimento das células B.

É nos órgãos linfoides primários que os linfócitos passam pela fase de diferenciação que é independente de antígenos. Células das linhagens T e B migram dos órgãos linfoides primários para os **órgãos linfoides secundários**, onde exercem suas funções. Esses órgãos podem ser divididos em:

- órgãos encapsulados – o baço e os linfonodos;
- órgãos não encapsulados como, por exemplo, o tecido linfoide associado à mucosa (MALT).

Nos órgãos e tecidos linfoides secundários, os linfócitos sofrem sua diferenciação final, o que ocorre na presença de antígeno. As células B e T efetoras geradas nos órgãos linfoides secundários representam os dois principais tipos celulares que participam nas respostas imunes humorais e celulares, respectivamente, do sistema imunológico adquirido.

Conforme as células do sistema imunológico se desenvolvem, elas adquirem moléculas importantes para suas funções. Essas moléculas específicas e funcionais são conhecidas como "**marcadores de linhagem**", pois identificam a linhagem da célula, como, por exemplo:

- células mieloides – polimorfos e monócitos;
- células linfoides – células T e B.

Outros marcadores moleculares incluem aqueles envolvidos na regulação da diferenciação (amadurecimento e desenvolvimento), proliferação e função celular, assim como aqueles envolvidos na regulação do número de células que participam na resposta imune. Alguns desses marcadores são chamados de "receptores de morte celular", sendo responsáveis por mediar a morte celular programada (apoptose) que ocorre conforme as células alcançam o final de seu ciclo de vida.

Células mieloides

Fagócitos monocelulares e granulócitos polimorfonucleares representam as duas linhagens fagocitárias principais

Células fagocitárias são encontradas na circulação e nos tecidos. Os fagócitos pertencem a duas linhagens principais que se diferenciam de precursores mieloides:

- fagócitos mononucleares – monócitos/macrófagos e
- granulócitos polimorfonucleares.

As células fagocitárias mononucleares consistem em células circulantes (monócitos) e macrófagos, que se diferenciam a partir de monócitos e residem em diversos órgãos (p. ex., baço, fígado, pulmões e rins), onde apresentam características morfológicas distintas e desempenham funções diversas.

A outra família de fagócitos, os granulócitos polimorfonucleares, apresentam um núcleo lobado de formato irregular (polimórfico). Com base na coloração de seus grânulos citoplasmáticos com corantes ácidos e básicos, eles são classificados em neutrófilos, basófilos e eosinófilos, possuindo funções efetoras distintas:

- os neutrófilos, também chamados de granulócitos polimorfonucleares (PMNs), são os mais numerosos, constituindo a maior parte dos leucócitos (células brancas do sangue) na corrente sanguínea (por volta de 60%-70% nos adultos);
- as funções primárias de eosinófilos e basófilos, que podem funcionar como fagócitos, envolvem a liberação de grânulos (exocitose).

Os fagócitos mononucleares e granulócitos polimorfonucleares se desenvolvem a partir de um precursor comum.

Os fagócitos mononucleares estão amplamente distribuídos pelo corpo

Células do sistema fagocitário mononuclear são encontradas virtualmente em todos os órgãos do corpo onde o microambiente determina suas características morfológicas e funcionais, como, por exemplo, nos pulmões como os macrófagos alveolares, nos rins como as células mesangiais glomerulares, e no fígado como as células de Kupffer (Fig. 2.3 e veja a Fig. 1.2).

A remoção de produtos particulados de origem "estranha" (p. ex., microrganismos) ou próprios (p. ex., eritrócitos velhos) representa o papel principal das células fagocitárias mononucleares.

Progenitores mieloides na medula óssea se diferenciam em pró-monócitos e subsequentemente em monócitos circulantes, que migram através da parede dos vasos sanguíneos para os órgãos, onde se tornam macrófagos.

O monócito do sangue humano:

- é grande (diâmetro de 10-18 μm) em comparação com o linfócito;
- apresenta um núcleo em formato de ferradura;
- contém grãos azurófilos (que se coram de azul) primários e
- possui membrana dobrada, um complexo Golgi bem desenvolvido e muitos lisossomos intracitoplasmáticos (Fig. 2.4).

Células de Kupffer

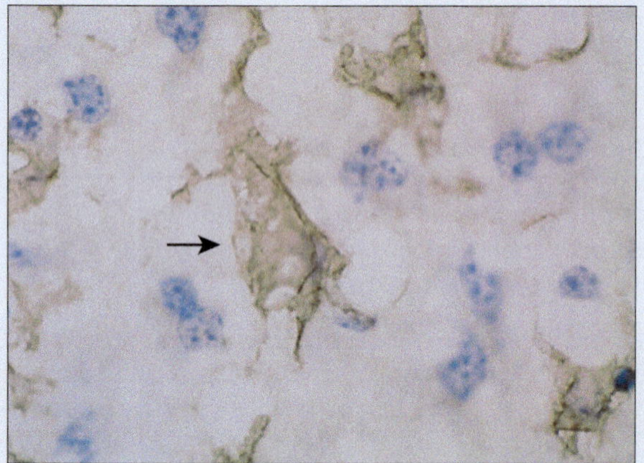

Fig. 2.3 Células de Kupffer no fígado normal de camundongo apresentam forte coloração com o anticorpo contra F4/80 (*seta*). As células endoteliais dos sinusoides e os hepatócitos são negativos para F4/80. (*Cortesia do Professor S. Gordon e do Dr. D. A. Hume.*)

Morfologia do monócito

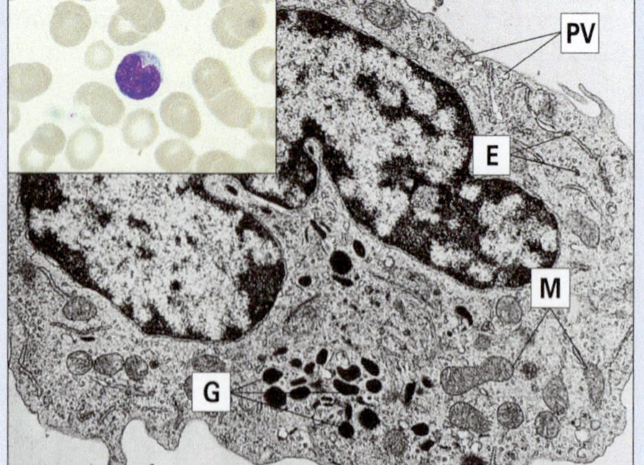

Fig. 2.4 Ultraestrutura de um monócito mostrando o núcleo em formato de ferradura, vesículas de pinocitose (PV), grânulos lisossomais (G), mitocôndrias (M) e uma cisterna isolada do retículo endoplasmático rugoso (E). Aumento de 8.000×. No detalhe, imagem de microscopia óptica de um monócito do sangue. Aumento de 1.200×. (*Cortesia do Dr. B. Nichols.*)

Os lisossomos contêm peroxidase e várias hidrolases ácidas importantes para a destruição dos microrganismos que foram fagocitados. Monócitos/macrófagos fagocitam microrganismos ativamente (principalmente bactérias e fungos), além das células velhas e mortas do próprio corpo, ou até mesmo células tumorais.

A aderência microbiana, que ocorre através de receptores que reconhecem padrões (Caps. 6 e 7), é seguida pela fagocitose. Cobrir os microrganismos com componentes do complemento e/ou anticorpos (opsonização) aumenta a fagocitose pelos monócitos/macrófagos, sendo mediada por receptores do complemento e receptores de anticorpos especializados expressos pelas células fagocitárias (Caps. 3 e 4).

P. Como os macrófagos reconhecem os microrganismos que foram recobertos por anticorpos?

R. Os macrófagos possuem receptores Fc que reconhecem domínios constantes da cadeia pesada da molécula de anticorpo (Figs. 1.10 e 1.11).

Existem três tipos diferentes de granulócitos polimorfonucleares

Os granulócitos polimorfonucleares (frequentemente chamados de **granulócitos**) consistem basicamente em neutrófilos (PMNs). Eles:

- são liberados pela medula óssea a uma taxa de 7 milhões por minuto;
- têm vida curta (2-3 dias) quando comparados aos monócitos/macrófagos, que vivem de meses a anos.

Os PMNs, assim como os monócitos, margeiam (aderem-se às células endoteliais que revestem os vasos sanguíneos) e saem da circulação se espremendo entre as células endoteliais (Fig. 1.17) para chegarem ao local de infecção nos tecidos. Esse processo é conhecido como **diapedese**. A adesão é mediada por receptores, nos granulócitos, e seus ligantes, nas células endoteliais, sendo promovida por proteínas quimioatraentes (**quimiocinas**), como a **interleucinas-8 (IL-8)** (Cap. 6).

Semelhantes aos monócitos/macrófagos, os granulócitos também possuem receptores que reconhecem padrões, e os PMNs desempenham um papel importante na inflamação aguda (geralmente sua ação é sinérgica com a de anticorpos e complemento) ao fornecer proteção contra microrganismos. A fagocitose e a destruição de patógenos são o seu papel predominante.

A importância dos granulócitos é evidente a partir da observação de indivíduos que apresentam um número reduzido de glóbulos brancos ou que têm defeitos genéticos raros que previnem o extravasamento de granulócitos em resposta a estímulos quimiotáticos (Cap. 16). Esses indivíduos apresentam uma suscetibilidade acentuada a infecções bacterianas e fúngicas.

Os neutrófilos representam mais de 95% dos granulócitos circulantes

Os neutrófilos apresentam um núcleo multilobulado característico e medem de 10-20 μm de diâmetro (Fig. 2.5). Agentes quimiotáticos que atraem os neutrófilos para os locais de infecção incluem:

- fragmentos proteicos liberados quando o complemento é ativado (p. ex., C5a);
- fatores derivados dos sistemas fibrinolítico e das cininas;
- produtos de outros leucócitos e plaquetas e
- produtos de determinadas bactérias (Cap. 6).

Morfologia do neutrófilo

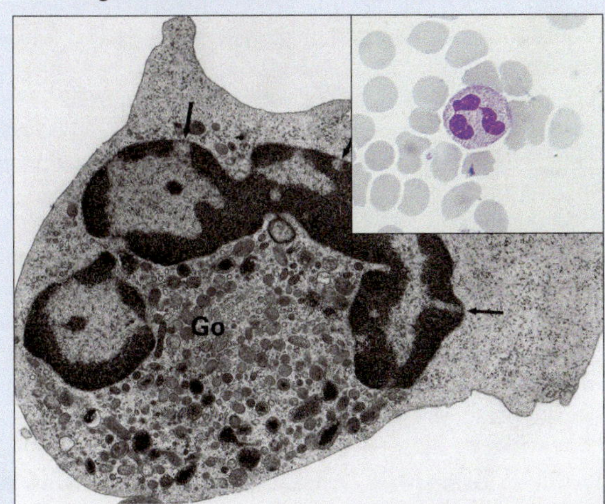

Fig. 2.5 Morfologia do neutrófilo. No nível ultraestrutural, os grânulos azurófilos (primários) são maiores do que os grânulos secundários (específicos), com uma matriz fortemente elétron-densa; a maioria dos grânulos é composta de grânulos específicos, contendo uma variedade de materiais tóxicos para destruir os microrganismos. Um pseudópode (à direita) é desprovido de grânulos. As setas indicam poros nucleares. Go: região de Golgi. No detalhe: um neutrófilo maduro em um esfregaço de sangue mostrando um núcleo multilobado. Aumento de 1.500×. (*De Zucker-Franklin D, Grossi CE, eds. Atlas of blood cells: function and pathology, 3rd edn. Milan: Edi Ermes, 2003.*)

Os neutrófilos possuem um grande arsenal de enzimas e proteínas antimicrobianas armazenadas em dois tipos principais de grânulos:

- os grânulos primários (azurófilos) são lisossomos que contêm hidrolases ácidas, mieloperoxidase e muramidase (lisozima); eles também contêm proteínas antimicrobianas, incluindo as defensinas, seprocidinas, catelicidinas e proteína indutora da permeabilidade bacteriana (BPI) e
- os grânulos secundários (específicos dos neutrófilos) contêm lactoferrina e lisozima (Fig. 2.5).

Durante a fagocitose, os lisossomos contendo as proteínas antimicrobianas se fundem com os vacúolos contendo os microrganismos ingeridos (chamados de **fagossomos**), formando os **fagolisossomas**, onde ocorre a destruição dos organismos.

Os neutrófilos também liberam grânulos e substâncias citotóxicas no meio extracelular quando são ativados por complexos imunes (anticorpos ligados a seus antígenos específicos) através de seus receptores Fc. Esse é um exemplo importante de colaboração entre os sistemas imunes natural e adquirido, sendo um mecanismo importante em doenças de complexos imunes (hipersensibilidade tipo III, Cap. 25).

Granulócitos e fagócitos mononucleares se desenvolvem a partir de um precursor em comum

Estudos *in vitro* nos quais se desenvolveram colônias a partir de células-tronco individuais demonstraram que o progenitor da linhagem mieloide (UFC-GEMM) pode dar origem a granulócitos, monócitos e megacariócitos (Fig. 2.6). Monócitos e neutrófilos se desenvolvem a partir de uma célula precursora em comum, a célula UFC-granulócito macrófago (UFC-GM) (Fig. 2.6). A **mielopoiese** (o desenvolvimento de células mieloides) se inicia no fígado do feto humano por volta da 6ª semana de gestação.

Desenvolvimento de granulócitos e monócitos

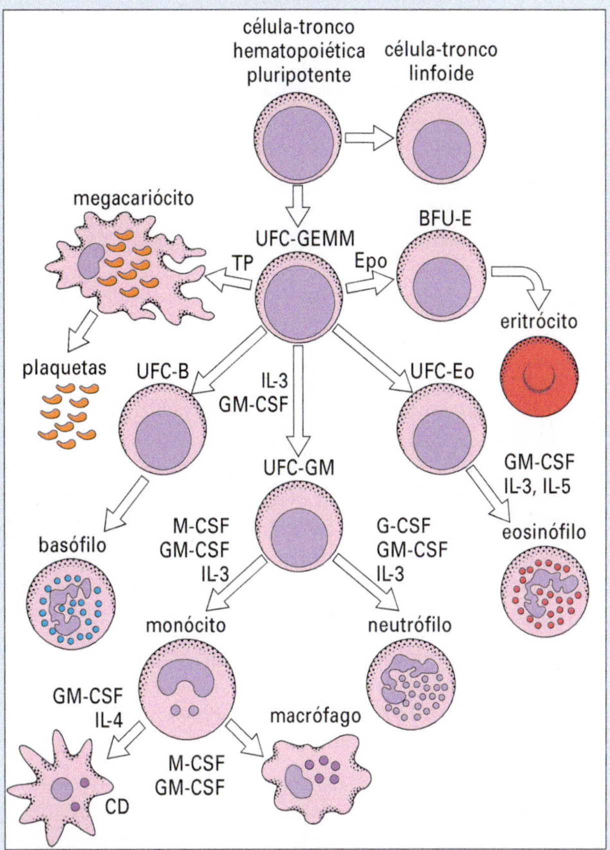

Fig. 2.6 Células-tronco hematopoiéticas pluripotentes geram unidades formadoras de colônias (UFCs) que podem originar granulócitos, eritrócitos, monócitos e megacariócitos (UFC-GEMMs). Portanto, as UFC-GEMMs possuem o potencial de dar origem a todas as células do sangue, exceto linfócitos. A IL-3 e o fator estimulador de colônias de granulócitos e macrófagos (GM-CSF) são necessários para induzir a célula- tronco UFC-GEMM a iniciar um dos caminhos (*i.e.*, a dar origem a megacariócitos, eritrócitos, via unidades formadoras da explosão eritroide, basófilos, neutrófilos ou eosinófilos). A IL-3 e o GM-CSF também são necessários durante a diferenciação de granulócitos e monócitos. A IL-5 promove a diferenciação de eosinófilos (Eo) a partir de UFC-Eo. Os neutrófilos e monócitos são derivados da UFC-GM através dos efeitos de G-CSF e M-CSF, respectivamente. O GM-CSF e M-CSF e outras citocinas (incluindo IL-1, IL-4 e IL-6) promovem a diferenciação de monócitos a macrófagos. A trombopoietina (TP) promove o crescimento de megacariócitos. (B, basófilo; BFU-E, unidade formadora da explosão eritroide; CD, célula dendrítica; Epo, eritropoietina; G, granulócito; M, monócito)

As UFC-GEMMs amadurecem sob a influência de fatores estimuladores de colônias (CSFs, do inglês, *colony-stimulating factors*) e diversas interleucinas (Fig. 2.6). Esses fatores, que são relevantes para a regulação positiva da hematopoiese, são:

- derivados, principalmente, das células do estroma (células do tecido conjuntivo) na medula óssea;
- também são produzidos pelas formas maduras de células mieloides e linfoides diferenciadas.

As células do estroma da medula óssea, da matriz do estroma e citocinas formam o microambiente que dá suporte à diferenciação das células-tronco nas linhagens individuais. As células do estroma produzem uma matriz extracelular muito importante no estabelecimento de interações intercelulares e por aumentar a diferenciação celular. Os principais componentes da matriz incluem os proteoglicanos, fibronectina, colágeno, laminina, hemonectina e trombospondina.

Outras citocinas, como o fator transformador do crescimento-β (TGF-β), podem inibir a hematopoiese. As UFC-GMs, que seguem a via dos monócitos, inicialmente dão origem a monoblastos. Os monoblastos em proliferação se diferenciam em pró-monócitos e finalmente em monócitos maduros circulantes que substituem os macrófagos nos tecidos (p. ex., macrófagos pulmonares).

Os monócitos expressam CD14 e níveis significativos de moléculas do MHC classe II

O marcador da célula tronco hematopoiética não diferenciada, o CD34, como outros marcadores iniciais dessa linhagem, não existe nos neutrófilos e células fagocitárias mononucleares maduras. Outros marcadores também podem ser perdidos ao longo da diferenciação por uma via, mas ser mantidos em outra. Por exemplo, o precursor comum de monócitos e neutrófilos, a célula UFC-GM, expressa **moléculas II do complexo principal de histocompatibilidade (MHC)**, mas apenas os monócitos continuam a expressar níveis significativos desse marcador.

P. Qual o significado funcional da expressão das moléculas do MHC nos monócitos?
R. Os monócitos podem apresentar antígenos às células T, mas geralmente os neutrófilos não podem.

As células fagocitárias mononucleares e os granulócitos possuem moléculas funcionais diferentes. Os fagócitos mononucleares expressam CD14, que é parte do complexo do receptor para o lipopolissacarídeo das bactérias gram-negativas. Além disso, eles adquirem muitas das mesmas moléculas de superfície dos neutrófilos maduros ou ativados (p. ex., moléculas de adesão CD11a e b e receptores Fc que reconhecem as regiões constantes dos anticorpos como, p. ex., CD64 e CD32 – FcγRI e FCγRII, respectivamente).

Os neutrófilos expressam moléculas de adesão e receptores envolvidos na fagocitose

As UFC-GMs passam por diversos estágios de diferenciação até se tornarem neutrófilos. Conforme a UFC-GM se diferencia na via dos neutrófilos, podemos distinguir diversos estágios morfológicos distintos. Os mieloblastos se diferenciam em pró-mielócitos e mielócitos, que amadurecem e são liberados na circulação como neutrófilos.

A via única de diferenciação da UFC-GM em neutrófilos maduros resulta da aquisição de receptores específicos para fatores do crescimento e diferenciação em estágios progressivos do seu desenvolvimento. Os marcadores de superfície de diferenciação desaparecem ou são expressos nas células conforme elas se desenvolvem em granulócitos. Por exemplo, moléculas do MHC classe II são encontradas na UFC-GM, mas não em neutrófilos maduros.

Outras moléculas de superfície adquiridas durante o processo de diferenciação incluem:

- moléculas de adesão (p. ex., as integrinas CD11a, b e c dos leucócitos associadas às cadeias CD18 β_2) e
- receptores envolvidos na fagocitose, incluindo receptores do complemento e Fc dos anticorpos.

Os neutrófilos expressam caracteristicamente FcγRIII e FcγRII, enquanto o FcγRI é induzido quando sob ativação.

É difícil avaliar a atividade funcional dos diferentes estágios do desenvolvimento dos granulócitos, no entanto o mais provável é que apenas quando as células estão maduras o seu potencial funcional está completo.

Existe alguma evidência de que a atividade do neutrófilo, medida pela fagocitose e quimiotaxia, é mais baixa na vida fetal do que na vida adulta. No entanto, isso pode ser parcialmente devido a níveis mais baixos de opsoninas (p. ex., componentes do complemento e anticorpos) no soro do feto e não devido a uma característica das células.

Para se ativarem na presença de opsoninas, os neutrófilos devem interagir diretamente com os microrganismos e/ou citocinas geradas por uma resposta ao antígeno. Essa limitação pode reduzir a atividade dos neutrófilos no início da vida.

A ativação dos neutrófilos pelas citocinas e quimiocinas é um pré-requisito para a sua migração para os tecidos (Cap. 9).

Eosinófilos, basófilos, mastócitos e plaquetas na inflamação

Considera-se que os eosinófilos são importantes na imunidade contra vermes parasitas

Os eosinófilos representam 2%-5% dos leucócitos do sangue em indivíduos saudáveis e não alérgicos. Os eosinófilos do sangue humano geralmente apresentam um núcleo bilobado e diversos grânulos citoplasmáticos que se coram com corantes ácidos, como a eosina (Fig. 2.7). Apesar de não ser sua função primária, os eosinófilos parecem ser capazes de fagocitar e destruir microrganismos ingeridos.

Os grânulos dos eosinófilos maduros são organelas cercadas por uma membrana com núcleos cristaloides que diferem, em sua densidade de elétrons, da matriz que os cerca (Fig. 2.7). O núcleo cristaloide contém a **proteína básica principal (MBP, *major basic protein*)**, a qual:

Morfologia do eosinófilo

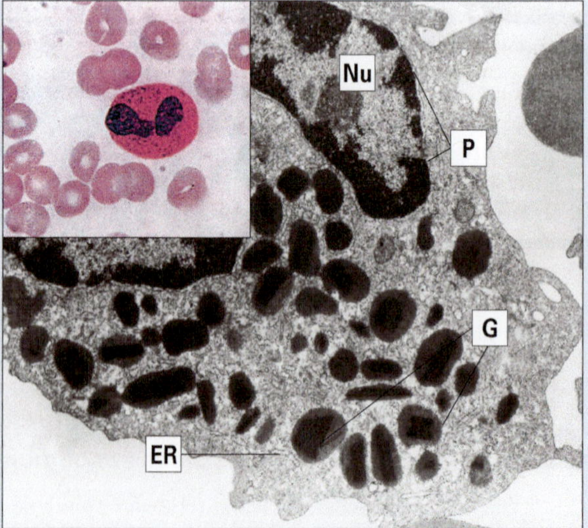

Fig. 2.7 A ultraestrutura de um eosinófilo maduro mostra grânulos (G) com cristaloides centrais. Aumento de 17.500×. (ER, retículo endoplasmático; Nu, núcleo; P, poros nucleares). No detalhe: Um eosinófilo maduro em um esfregaço de sangue com um núcleo bilobado e grânulos eosinofílicos. Aumento de 1.000×. (*De Zucker-Franklin D, Grossi CE, eds. Atlas of blood cells: function and pathology. 3rd edn. Milan: Edi Ermes, 2003.*)

- é uma toxina potente contra os helmintos;
- induz a liberação de histamina pelos mastócitos;
- ativa neutrófilos e plaquetas e
- tem relevância na alergia, pois provoca broncospasmo.

Outras proteínas com efeitos semelhantes são encontradas na matriz do grânulo como, por exemplo:

- a proteína catiônica do eosinófilo (ECP, do inglês, *eosinophil cationic protein*) e
- neurotoxina derivada do eosinófilo (EDN, do inglês, *eosinophil-derived neurotoxin*).

Quando o eosinófilo é ativado, a liberação dos grânulos é a única maneira pela qual os eosinófilos podem matar patógenos grandes (p. ex., *Schistosoma*) que não podem ser fagocitados. Portanto, considera-se que os eosinófilos desempenham um papel especializado na imunidade contra vermes parasitas usando esse mecanismo (Fig. 15.13).

Basófilos e mastócitos também participam na imunidade contra parasitas

Os basófilos representam um número muito pequeno dos leucócitos circulantes, contabilizando menos do que 0,2% dos leucócitos (Fig. 2.8).

Os mastócitos (Fig. 2.9), que estão presentes nos tecidos e não na circulação, não podem ser diferenciados dos basófilos com base em várias características, mas apresentam algumas características morfológicas distintas (Fig. 2.10). Suas funções em comum indicam uma via convergente de diferenciação.

Um **alérgeno** é frequentemente o estímulo para a desgranulação dos mastócitos e basófilos (*i.e.*, um antígeno que causa uma reação alérgica). Para ser eficaz, um alérgeno deve fazer a ligação cruzada de moléculas de IgE na superfície dos mastócitos ou basófilos através de seus receptores Fc de alta afinidade para IgE (FcεRI). A desgranulação de um mastócito ou basófilo resulta na liberação rápida de todo o conteúdo dos grânulos. Isso se dá pela fusão intracitoplasmática dos grânulos seguida pela expulsão de seu conteúdo (Fig. 2.11).

Morfologia do basófilo

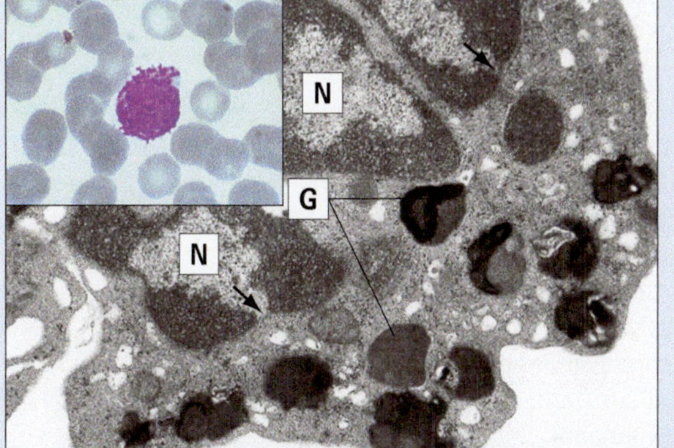

Fig. 2.8 Morfologia do basófilo: análise ultraestrutural mostra um núcleo segmentado (N) e os grandes grânulos citoplasmáticos (G). As setas indicam poros nucleares. Aumento de 11.000×. No detalhe: Esse esfregaço de sangue mostra um basófilo típico com grânulos azul-violeta. Aumento de 1.000x. (*Adaptado de Zucker-Franklin D, Grossi CE. Eds. Atlas of blood cells: function and pathology. 3rd edn. Milan: Edi Ermes, 2003.*)

Aparência histológica do mastócito tecido conjuntivo humano

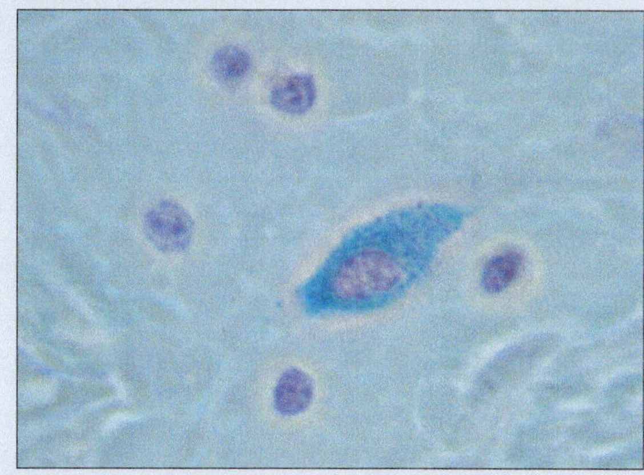

Fig. 2.9 Essa microfotografia de um mastócito mostra um citoplasma azul-escuro com grãos violeta. Corado com *Alcian blue* e safranina. Aumento de 600×. (*Cortesia do Dr. T. S. Orr.*)

Mediadores como a histamina, liberada pela desgranulação, causam os efeitos adversos da alergia, mas, por outro lado, também são importantes na imunidade contra os parasitas por estimularem a inflamação aguda.

As plaquetas participam da coagulação e inflamação

As plaquetas (Fig. 2.12) não são células, mas fragmentos celulares derivados dos megacariócitos na medula óssea. Elas contêm grânulos, microtúbulos e filamentos de actina/miosina envolvidos na contração do coágulo. As plaquetas também participam nas respostas imunológicas, especialmente na inflamação.

O ser humano adulto produz 10^{11} plaquetas a cada dia. Cerca de 30% são armazenadas no baço, mas podem ser liberadas se houver necessidade.

P. Em que circunstâncias pode ser necessária a liberação de plaquetas adicionais na circulação?
R. Perda sanguínea severa.

As plaquetas expressam produtos do MHC classe I e receptores para IgG (CD32; FcγRII) que são importantes na ativação das plaquetas através de complexos imunes de IgG. Além disso, os megacariócitos e plaquetas também possuem:

- receptores para os fatores de coagulação (p. ex., fator VIII) e
- outras moléculas importantes para seu funcionamento, como o complexo GpIIb/IIIa (CD41), responsável pela ligação do fibrinogênio, fibronectina, vitronectina (matriz tecidual) e fator de von Willebrand (outro fator da coagulação).

Tanto os receptores quanto as moléculas de adesão são importantes para a ativação das plaquetas.

Após o dano às células endoteliais, as plaquetas aderem à e se agregam na superfície endotelial danificada. A liberação do conteúdo dos grânulos das plaquetas, que inclui a síntese *de novo* de serotonina e fibrinogênio que foi endocitado, resulta em:

- aumento na permeabilidade capilar, uma característica da inflamação;
- ativação do complemento (e, consequentemente, atração de leucócitos) e
- coagulação.

Algumas características distintas e em comum entre basófilos e mastócitos

	basófilos	mastócitos
origem	medula óssea	medula óssea
local de amadurecimento	medula óssea	tecido conjuntivo
presença na circulação	sim	não
capacidade proliferativa	não	sim
tempo de vida	dias	semanas a meses
expressão de FcεR1 na superfície	sim	sim
conteúdo dos grânulos		
histamina	sim	sim
heparina	?	sim
produção de citocina		
IL-4	sim	sim
IL-13	sim	sim

Fig. 2.10 Algumas características distintas e em comum entre basófilos e mastócitos.

Estudo de micrografia eletrônica de mastócitos de ratos

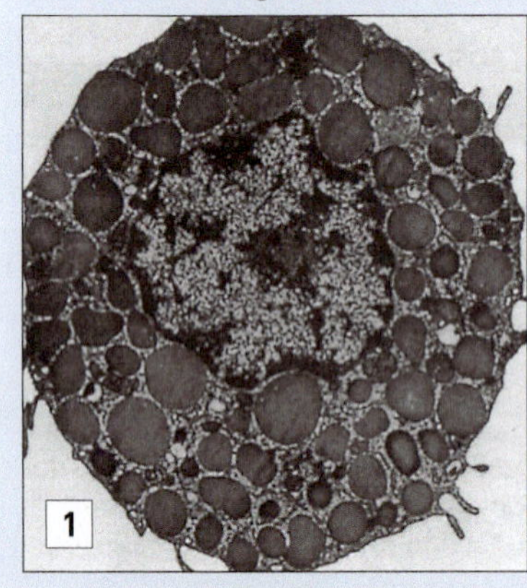

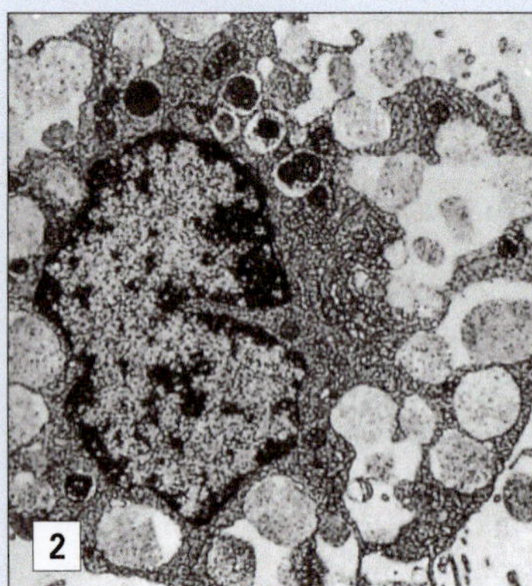

Fig. 2.11 Mastócitos do peritônio de rato mostrando grânulos elétron-densos (**1**). Vacuolização com exocitose do conteúdo dos grânulos ocorreu após a incubação com anti-IgE (**2**). Microfotografia com transmissão de elétrons. Aumento de 2.700×. (*Cortesia do Dr. D. Lawson.*)

Células NK

As células NK representam até 15% dos linfócitos do sangue e expressam receptores de células T ou B. Elas se originam na medula óssea e morfologicamente têm a aparência de linfócitos grandes granulares (Fig. 2.19).

Células NK funcionais são encontradas no baço, e as células encontradas nos linfonodos que expressam CD56, mas não CD16 (a seguir), podem representar células NK imaturas.

Contudo, elas apresentam muitos dos mesmos marcadores de superfície das células T, monócitos/macrófagos ou neutrófilos.

CD16 e CD56 são marcadores importantes das células NK

A presença de CD16 (FcγRIII) é frequentemente usada para identificar as células NK em populações purificadas de linfócitos. CD16 está envolvido em uma das vias de ativação das células NK e também é expresso por neutrófilos, alguns macrófagos e células T γδ (veja a seguir). Entretanto, nos neutrófilos, CD16 está ligado à membrana através de uma ligação de glicoinositol fosfolipídio (GPI), enquanto células NK e células T γδ expressam a forma transmembrana da molécula. A molécula CD56, uma molécula de adesão homofílica da superfamília das imunoglobulinas (NCAM), é outro importante marcador das células NK. Combinados com a ausência do receptor de célula T (CD3), CD56 e CD16 são, atualmente, os marcadores mais confiáveis de células NK nos seres humanos.

As células NK em repouso também expressam a cadeia β do receptor de IL-2 e a cadeia γ comum transdutora de sinal da IL-2 e outros receptores de citocinas (Fig. 8-18). Portanto, a estimulação direta com IL-2 ativa as células NK.

A função das células NK inclui o reconhecimento e destruição de células infectadas por vírus (Fig. 2.13) e determinadas células tumorais por meio de mecanismos descritos no Capítulo 10.

Ultraestrutura de uma plaqueta

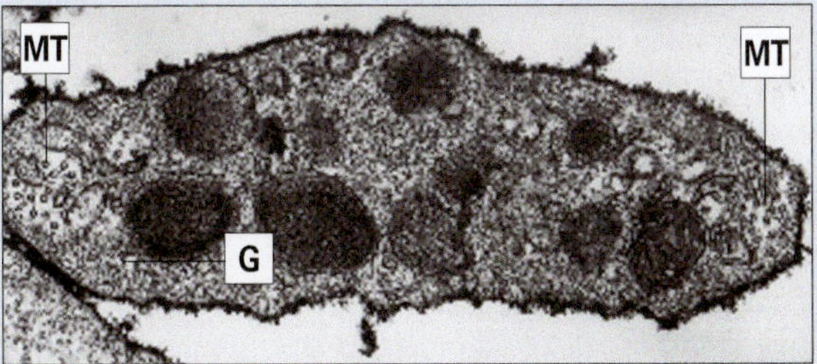

Fig. 2.12 Secção transversal de uma plaqueta mostrando dois tipos de grânulos (G) e feixes de microtúbulos (MT) em cada extremidade. Aumento de 42.000×. *(Adaptada de Zucker-Franklin D, Grossi CE. eds. Atlas of blood cells: function and pathology. 3rd edn. Milan: Edi Ermes, 2003.)*

Uma célula NK ligada a uma célula-alvo

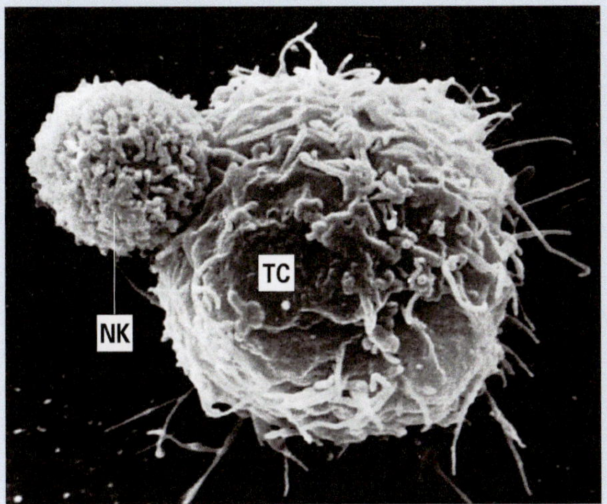

Fig. 2.13 Uma célula NK (NK) ligada a uma célula-alvo (TC). Aumento de 4.500×. *(Cortesia do Dr. G. Arancia e W. Malomi, Roma.)*

Moléculas clássicas e não clássicas do MHC classe I (Fig. 5-15) são ligantes para receptores inibidores nas células NK que previnem a morte, explicando por que células normais do corpo (que expressam moléculas do MHC classe I) não são alvo das células NK.

A inibição ou modificação das moléculas do MHC nas células infectadas por vírus e em alguns tumores as tornam suscetíveis à morte mediada pelas células NK.

P. Qual a vantagem para um vírus causar a perda das moléculas do MHC classe I na célula infectada?

R. A célula infectada não pode mais ser reconhecida pelas células T citotóxicas (Fig. 1.12).

As células NK também são capazes de matar alvos recobertos de IgG através de seus receptores para IgG (FcγRIII e CD16). Essa propriedade é conhecida como **citotoxicidade celular dependente de anticorpo (ADCC, do inglês, *antibody-dependent cellular cytotoxicity*)**.

As células NK liberam interferon-γ (IFN-γ) e outras citocinas (p. ex., IL-1 e GM-CSF), quando ativadas, que podem ser importantes na regulação da hematopoiese e respostas imunes.

Células apresentadoras de antígenos

As APCs representam uma população heterogênea de leucócitos que são importantes na imunidade natural (Fig. 2.2), desempenhando um papel importante na indução da atividade funcional das células T auxiliares (TH).

A esse respeito, as APCs são vistas como uma interface crítica entre os sistemas imunitários natural e adquirido. Existem **APCs profissionais** (células dendríticas, macrófagos e células B) que expressam fundamentalmente moléculas do MHC classe II e coestimuladoras, e **APCs não profissionais**, que expressam moléculas do MHC classe II e coestimuladoras por curtos períodos de tempo durante respostas inflamatórias sustentadas. Esse grupo é formado por fibroblastos, células da glia, células β pancreáticas, células epiteliais do timo, células epiteliais da tireoide e células endoteliais vasculares.

Tanto os macrófagos quanto as células B são ricas em moléculas do MHC classe II em suas membranas, especialmente após serem ativadas, sendo, então, capazes de processar e apresentar antígenos específicos às células T (ativadas) (Cap. 8).

Células somáticas, que não as células do sistema imune, normalmente não expressam moléculas do MHC classe II, mas citocinas, como o IFN-γ e o fator de necrose tumoral-α (TNF-α), podem induzir a expressão de moléculas do MHC classe II em alguns tipos de células, permitindo que elas apresentem antígenos (APCs não profissionais). Essa indução de expressão "inapropriada" de moléculas da classe II pode contribuir para a patogenia das doenças autoimunes e inflamação prolongada (Cap. 20).

As células dendríticas são derivadas de vários tipos diferentes de linhagens celulares

Funcionalmente, as células dendríticas (DC, do inglês, *dentritic cells*) são divididas naquelas que processam e apresentam antígenos proteicos estranhos às células T – **células dendríticas "clássicas" (DCs)** – e um tipo separado que apresenta antígenos estranhos passivamente às células B, nos folículos linfoides, na forma de complexos imunes – **células dendríticas foliculares (FDCs, do inglês, *follicular dentritic cells*)** (Fig. 2.14).

A maior parte das DCs são derivadas de um de dois precursores:

- um progenitor mieloide (DC1) que dá origem a DCs mieloides, também chamadas de derivadas da medula óssea ou **bm-DCs** e
- um progenitor linfoide (DC2) que se desenvolve em DCs plasmacitoides (**pDCs**).

Um resumo das principais propriedades das células dendríticas mieloides e plasmacitoides é apresentado na Figura 2.15.

As DCs mieloides também podem ser divididas em pelo menos três tipos: células de Langerhans (LCs), DCs dérmicas ou intersticiais (CDD-IDCs) e DCs derivadas dos monócitos do sangue (moDCs).

Populações diferentes de DCs podem ser identificadas pelos seus marcadores de superfície. As DCs mieloides, mas não as pDCs, expressam CD1a e CD208, enquanto DDC-CDIs e moCDs também expressam CD11b. As células de Langerhans apresentam grânulos de Birbeck contendo Langerina. Parece que várias populações de DCs mieloides podem representar estágios diferentes de seu amadurecimento e migração no corpo (veja a seguir).

Células dendríticas derivadas da medula óssea expressam diversos receptores envolvidos na captura de antígenos:

- receptores de lecitina tipo C – para grupos glicosilados, por exemplo, a família do receptor de manose de macrófagos (MMR, do inglês, *macrophage manose receptor*);

Tipos diferentes de células apresentadoras de antígeno (APCs)

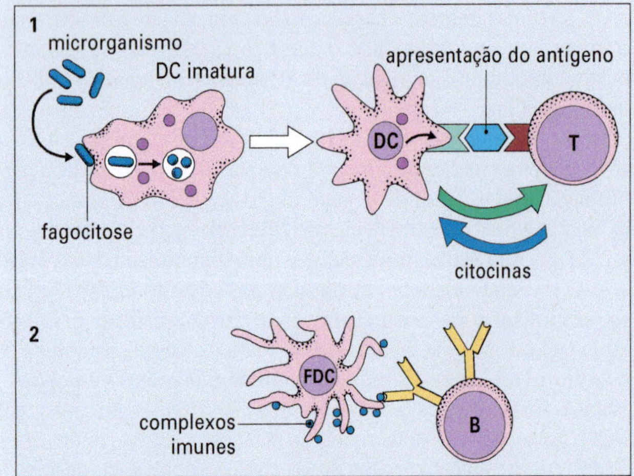

Fig. 2.14 Existem dois tipos principais de células dendríticas - DC clássica e células dendríticas foliculares (FDCs). (1) Células dendríticas imaturas são derivadas da medula óssea e interagem, principalmente, com as células T. Elas são altamente fagocitárias, capturam os microrganismos, processam os antígenos microbianos estranhos a pequenos peptídeos, tornando-se APCs maduras que carregam o antígeno processado (um peptídeo) em sua superfície com moléculas especializadas do MHC. Células T específicas reconhecem o peptídeo apresentado em um complexo com o MHC e, na presença de citocinas produzidas pela DC madura, proliferam e também produzem citocinas. (2) As células dendríticas foliculares não são derivadas da medula óssea e interagem com as células B. Nos folículos de células B dos órgãos e tecidos linfoides elas se ligam a complexos antígeno-anticorpo pequenos (IC, chamados de imunocomplexos). O antígeno dentro do IC é apresentado a células B específicas nos folículos linfoides. Isso protege a célula B da morte celular. A célula B prolifera e, com o auxílio da célula T auxiliar, deixa o folículo, tornando-se um plasmócito ou célula de memória (Fig. 2.48).

- receptores Fc para IgG e IgE;
- receptores para complexos de proteína de choque térmico-peptídeo;
- receptores para corpos apoptóticos;
- receptores depuradores – para açúcares, lipídios etc;
- receptores do tipo toll (TLRs, do inglês, *toll-like receptors*).

Antes de as DCs capturarem o antígeno (se tornarem carregadas), elas são chamadas de DCs imaturas e expressam diversos marcadores característicos desse estágio de descanso, e os receptores de quimiocinas CCR1, CCR5 e CCR6 são os mais importantes. As DCs são atraídas para o local de infecção pelas quimiocinas através desses receptores (Cap. 6).

Células dendríticas maduras com antígeno inibem a expressão de CCR1, 5 e 6 e aumentam a expressão de CCR7. Isso encoraja sua migração de diversos tecidos para os vasos linfáticos periféricos, onde o CCR7 interage com a quimiocina dos tecidos linfoides secundários SLC (CCL21) expressa pelo endotélio vascular (Fig. 6.15).

As células dendríticas estão primariamente na pele, linfonodos e baço e dentro ou abaixo da maioria dos epitélios mucosos. Elas também estão presentes no timo, onde apresentam antígenos próprios às células T em desenvolvimento.

As células de Langerhans e células dendríticas interdigitantes são ricas em moléculas do MHC classe II

As células de Langerhans na epiderme e em outros epitélios escamosos migram pelos vasos linfáticos periféricos para o paracórtex dos linfonodos que drenam a região (Fig. 2.16), onde interagem com células T, sendo chamadas de células interdigitantes (IDCs, Fig. 2.17). Essas DCs são ricas em moléculas do MHC classe II, importantes para apresentar o antígeno às células T auxiliares.

P. Qual a função da migração das células de Langerhans das mucosas e da pele para o linfonodo?

R. A migração das células de Langerhans fornece um mecanismo eficiente para levar o antígeno da pele e mucosas para as células TH nos linfonodos, sendo ricas em moléculas do MHC classe II, importantes na apresentação do antígeno para as células TH. Os linfonodos fornecem o ambiente apropriado para a proliferação linfocitária.

As células dendríticas derivadas da medula óssea também estão presentes nos centros germinativos (CGs) dos folículos linfoides secundários (*i.e.*, elas são as DCs positivas para moléculas do MHC classe II do centro germinativo [DCCGs]). Em contraste com as FDCs, elas são células que migram e que, ao chegarem nos CGs, interagem com as células T do centro germinativo, estando provavelmente envolvidas na troca de classe dos anticorpos (Cap. 9).

O timo é extremamente importante no desenvolvimento e amadurecimento das células T. O timo tem DCs corticais e IDCs que são especialmente abundantes na medula (Fig. 2.16). Elas participam em dois estágios importantes do amadurecimento/diferenciação das células T, na seleção tímica positiva e negativa, respectivamente (veja a seguir).

Células dendríticas (DCs) mieloides e plasmacitoides

	DCs mieloides	DCs plasmacitoides
origem do precursor	mieloide (CD1)	linfoide (CD2)
localização	difusa – epiderme, mucosas, timo e áreas de células T dos órgãos e tecidos linfoides secundários	restrita às áreas de células T dos órgãos e tecidos linfoides secundários
marcadores mieloides	muitos	nenhum
citocinas caracteristicamente produzidas	principalmente IL-8 e IL-12	principalmente interferons tipo I (ao enfrentarem vírus envelopados)

Fig. 2.15 Existem dois tipos de células dendríticas definidas pela sua origem. Eles diferem em seus marcadores de localização e citocinas.

Migração das células apresentadoras de antígeno (APCs) para os tecidos linfoides

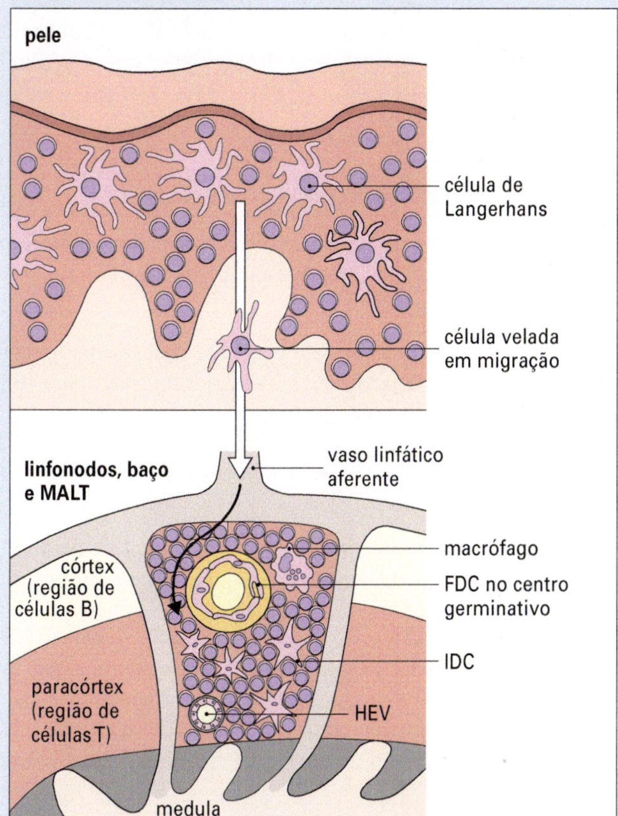

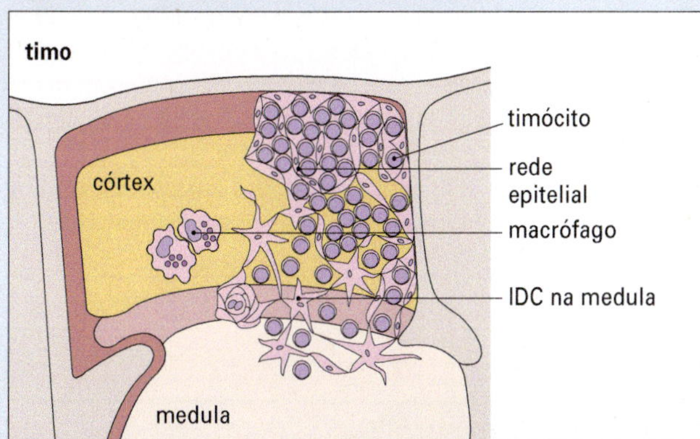

Fig. 2.16 Células dendríticas (DCs) derivadas da medula óssea são encontradas especialmente nos tecidos linfoides, pele e mucosas. Células dendríticas, na forma de células de Langerhans, são encontradas na epiderme e nas mucosas, sendo caracterizadas por grânulos especiais (os grânulos de Birbeck no formato de raquete de tênis, que não são mostrados aqui). As células de Langerhans são ricas em moléculas do MHC classe II e transportam antígenos processados. Elas migram, através dos vasos linfáticos aferentes (onde aparecem como células "veladas"), para o paracórtex dos linfonodos que drenam a região, onde entram em contato com as células T. Essas células dendríticas interdigitantes (IDCs), localizadas nas áreas de células T dos linfonodos, apresentam os antígenos às células T auxiliares. O antígeno é exposto às células B pelas células dendríticas foliculares (FDCs) nos centros germinativos dos folículos de células B. Alguns macrófagos na região externa do córtex e seio marginal também podem atuar como APCs. No timo, as APCs ocorrem como IDCs na medula. (HEV, vênula de endotélio alto.)

Ultraestrutura das células dendríticas interdigitantes (IDCs) na área de células T de um linfonodo de rato

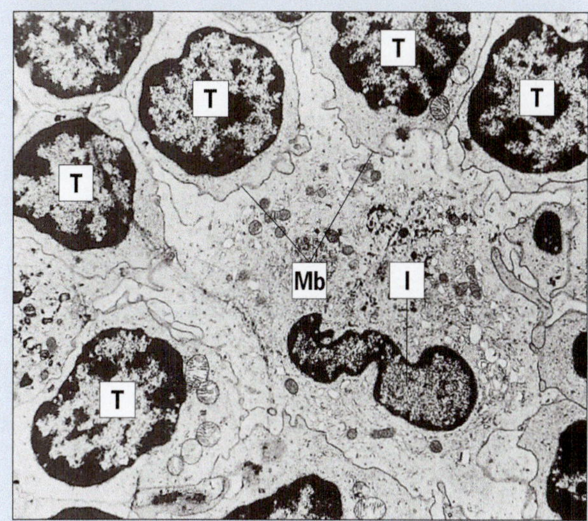

Fig. 2.17 As APCs entram em contato íntimo com as membranas das células T adjacentes. O citoplasma contém um sistema endossomal bem desenvolvido sem os grânulos de Birbeck característicos das células de Langerhans da pele. Aumento 2.000×. (I, núcleo da IDC; Mb, membrana da IDC; T, núcleo da célula T.) *(Cortesia do Dr. B. H. Balfour.)*

As células dendríticas foliculares não possuem moléculas do MHC classe II e são encontradas nas regiões de células B

Ao contrário das APCs que processam e apresentam antígenos proteicos às células T, as FDCs têm um papel passivo na apresentação de antígenos às células B sob a forma de complexos imunes. Portanto, elas são encontradas nos folículos primário e secundário das regiões de células B dos linfonodos, baço e MALT (Fig. 2.16). Elas representam uma população de células não migratórias que formam uma rede estável (uma espécie de teia) estabelecendo uma conexão intercelular forte por meio de desmossomos.

As células dendríticas foliculares não possuem moléculas do MHC classe II, mas ligam antígenos através de receptores do complemento (CD21 e CD35), que se ligam ao complemento associado a complexos imunes (icosomos; Fig. 2.18). Elas também expressam receptores Fc. As FDCs produzem quimiocinas importantes para a migração das células B para as áreas foliculares dos tecidos linfoides. Elas não são derivadas da medula óssea, mas têm origem mesenquimatosa.

Linfócitos

Os linfócitos são fenotípica e funcionalmente heterogêneos

Diariamente, são produzidos grandes números de linfócitos nos órgãos linfoides primários ou centrais (*i.e.,* timo e medula óssea pós-natal). Alguns migram, através da circulação, para os tecidos linfoides secundários (*i.e.*, baço, linfonodos e MALT).

O adulto médio tem cerca de 2×10^{12} de células linfoides e o tecido linfoide representa aproximadamente 2% do peso total. As células linfoides representam cerca de 20% dos leucócitos na circulação do adulto.

Célula dendrítica folicular

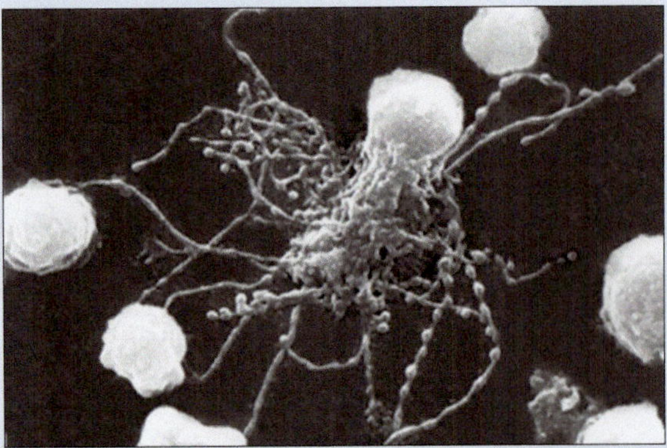

Fig. 2.18 Uma célula dendríticas folicular (FDC) do linfonodo de um camundongo imunizado, 24 horas após a injeção do antígeno. A FDC apresenta maturidade intermediária com dendritos filiformes lisos, típicos de FDCs jovens, que participam na formação de icosomos (complexos imunes) nas FDCs maduras. As células pequenas e brancas adjacentes são linfócitos. *(Microfotografia eletrônica gentilmente cedida pelo Dr. Andras Szkal; reproduzida com permissão do Journal of Immunology.)*

Muitas células linfoides maduras têm vida longa e persistem como células de memória por muitos anos.

P. Considerando-se que existem aproximadamente 10^9 linfócitos/litro de sangue, que um indivíduo tem uma média de 5 litros de sangue, e que são produzidas diariamente aproximadamente 2×10^9 de células novas, qual a sua opinião a respeito da localização e o tempo de vida dos linfócitos em um indivíduo?

R. Isso implica que menos de 1% dos linfócitos de um indivíduo está na circulação. A população altamente seletiva de linfócitos está, em sua maioria, se deslocando entre os tecidos. Esses dados também indicam que muitos linfócitos devem morrer diariamente para manter o balanço do sistema linfoide e que a vida média de um linfócito é de meses a anos. No entanto, dependendo do tipo de linfócito, os valores reais são altamente variáveis.

Os linfócitos são morfologicamente heterogêneos

Em um esfregaço de sangue convencional, os linfócitos variam em tamanho (6-10 μm de diâmetro) e na morfologia.

São vistas diferenças:

- na razão núcleo citoplasma (N:C);
- no formato do núcleo e
- na presença ou ausência de grânulos azurófilos.

De acordo com a microscopia óptica e corantes hematológicos, como o Giemsa, existem dois tipos morfologicamente distintos de linfócitos na circulação (Fig. 2.19):

- o primeiro tipo é relativamente pequeno, tipicamente agranular e apresenta uma razão núcleo-citoplasma (N:C) alta (Fig. 2.19[1]);
- o segundo tipo é maior, tem uma razão N:C menor, contém grânulos azurófilos no citoplasma, sendo conhecido como linfócito grande granular (LGG).

Os linfócitos grandes granulares (LGGs) não devem ser confundidos com granulócitos, monócitos ou seus precursores, que também contêm grânulos azurófilos.

A maior parte das células T expressa o receptor de célula T $\alpha\beta$ (veja a seguir) e, quando em repouso, pode apresentar qualquer um dos dois padrões morfológicos descritos anteriormente.

A morfologia da maior parte das células T auxiliares (T_H) (aproximadamente 95%) e de uma proporção (aproximadamente 50%) das células T citotóxicas (T_C ou CTL) é mostrada na Figura 2.19(1).

O padrão morfológico dos LGGs mostrado na Fig. 2.19(2) está presente em menos de 5% das células T_H e em 30%-50% das células T_C. Essas células apresentam morfologia de LGG com lisossomos primários espalhados no citoplasma e um complexo Golgi bem desenvolvido, como mostrado na Figura 2.19(3).

A maior parte das células B em repouso apresenta morfologia semelhante à vista na Figura 2.19(1) à microscopia óptica.

Heterogeneidade morfológica dos linfócitos

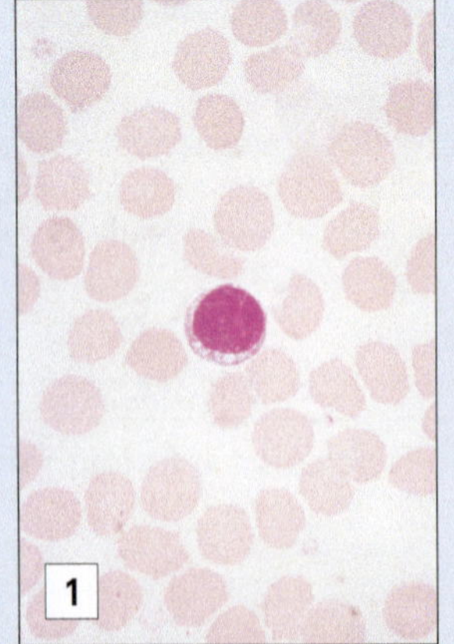

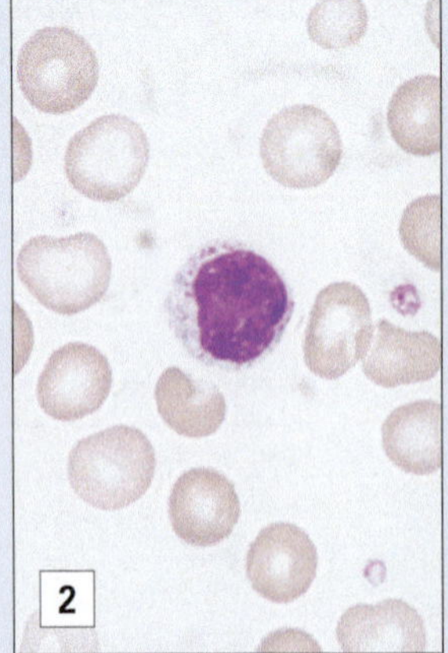

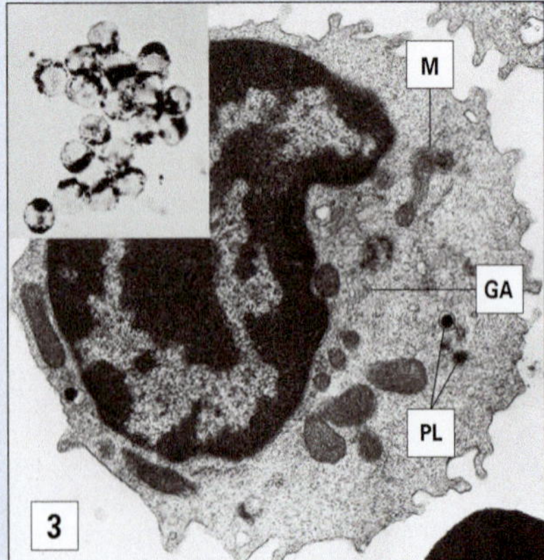

Fig. 2.19 Morfologia dos linfócitos. (**1**) O linfócito pequeno não tem grânulos, apresenta um núcleo redondo e uma razão N:C elevada. (**2**) O linfócito grande granular (LGL) apresenta uma razão N:C menor, núcleo endentado e grânulos azurófilos no citoplasma. Corante Giemsa. (**3**) A ultraestrutura do LGL mostra grânulos elétron-densos negativos para peroxidase característicos (lisossomos primários, PL) espalhados pelo citoplasma, com alguns próximos ao complexo Golgi (GA), e muitas mitocôndrias (M). Aumento de 10.000×. (*(1) Adaptada de Zucker-Franklin D, Grossi CE. eds. Atlas of blood cells: function and pathology. 3rd edn. Milan: Edi Ermes, 2003. (2) Cortesia do Dr. A. Stevens e Professor J. Lowe.*)

Os linfócitos expressam marcadores de superfície e citoplasmáticos característicos

Os linfócitos (e outros leucócitos) expressam uma grande quantidade de moléculas funcionalmente importantes, a maioria na superfície, mas também no citoplasma, que podem ser usadas para distinguir ("marcar") subconjuntos celulares. Diversos desses marcadores celulares podem ser identificados por anticorpos monoclonais específicos (mAb), podendo ser utilizados para distinguir as células T das células B (Fig. 2.20).

Os linfócitos expressam várias moléculas de superfície, que pertencem a diferentes famílias, e que provavelmente evoluíram a partir de alguns genes ancestrais. Essas famílias de moléculas são comuns a outros leucócitos, sendo distinguidas pela sua estrutura. As principais famílias incluem:

- a superfamília das imunoglobulinas;
- a família das integrinas;
- as selectinas;
- proteoglicanos.

A **superfamília das imunoglobulinas** inclui moléculas com características estruturais semelhantes às das imunoglobulinas e inclui CD2, CD3, CD4, CD8, CD28, moléculas do MHC classes I e II e muitas outras.

A família das **integrinas** consiste em moléculas heterodiméricas com cadeias α e β. Existem diversas subfamílias das integrinas e todos os membros de uma determinada família têm uma cadeia β em comum, mas cada um possui uma cadeia α única:

- uma subfamília das integrinas (**as integrinas-β_2**) usa a CD18 como sua cadeia β, que pode ser associada a CD11a, CD11b, CD11c ou αd – essas combinações formam os antígenos associados a função linfocitária LFA-1, Mac-1 (CR3), p150, 95 e moléculas de superfície $\alpha d\beta_2$, respectivamente – e é frequentemente encontrada nos leucócitos;
- uma segunda subfamília (**as integrinas-β_1**) usa a CD29 como sua cadeia β, que também está associada a outros peptídeos, incluindo os marcadores VLA (ativação muito tardia).

As **selectinas** (CD62, E, L e P) são expressas pelos leucócitos (L) ou células endoteliais e plaquetas ativadas (E e P). Elas apresentam especificidade semelhante à lecitina para uma variedade de açúcares expressos em glicoproteínas da membrana altamente glicosiladas (p. ex., CD43).

Os **proteoglicanos**, tipicamente CD44, apresentam diversos locais de ligação para glicosaminoglicanos (GAG) (p. ex., para sulfato de condroitina) e se ligam a componentes da matriz extracelular (tipicamente, ácido hialurônico).

Outras famílias incluem:

- a superfamília de receptores para o fator de necrose tumoral (TNF) e fator de crescimento do nervo (NGF);
- a superfamília da lecitina tipo C;
- a família de receptores com sete segmentos transmembrana (tm7) e
- as tetraspaninas, uma superfamília com quatro segmentos transmembrana (tm4) como, por exemplo, CD20.

Marcadores permitem que os linfócitos se comuniquem com seu ambiente

A principal função das famílias de marcadores descritas anteriormente é permitir que os linfócitos se comuniquem com o seu ambiente. Eles são extremamente importantes no tráfego, adesão e ativação celular.

Principais marcadores que diferenciam as células T das células B

Número CD	Células T	Células B
receptor de antígeno	TCR – ($\alpha\beta$ ou $\gamma\delta$)	imunoglobulina (Ig)
CD1	–	+
CD3	+ (parte do complexo do TCR)	–
CD4	+ (subconjunto)	–
CD8	+ (subconjunto)	–
CD19	–	+
CD20	–	+
CD23	+ (subconjunto)	+
CD40	–	+
CD79a	–	+ (parte do complexo do BCR)
CD79b	–	+ (parte do complexo do BCR)

BCR, receptor de células B; TCR, receptor de células T.

Fig. 2.20 Os principais marcadores que diferenciam as células T das células B.

Os marcadores dos linfócitos podem ser detectados em células de outras linhagens (p. ex., CD44, que é frequentemente encontrado em células epiteliais).

As células T podem ser distinguidas pelos seus diferentes receptores de antígenos

O marcador definitivo da linhagem de células T é o receptor de células T (TCR). Os dois tipos de TCR incluem:

- um heterodímero de dois polipeptídeos ligados por pontes dissulfeto (α e β);
- um heterodímero estruturalmente semelhante consistindo em polipeptídeos γ e δ.

Ambos os receptores estão associados com um conjunto de cinco polipeptídeos (o complexo CD3) e juntos formam o complexo do TCR (complexo TCR-CD3; Cap. 5).

Nos seres humanos, aproximadamente 90%-95% das células T do sangue são células T αβ, e o restante 5%-10% são células T γδ.

Existem três subpopulações principais de células T αβ

- células T auxiliares (TH) que expressam o **marcador CD4 (células T CD4+)**, cuja função principal é "auxiliar" ou "induzir" as respostas imunes, sendo divididas em dois subgrupos (TH1 e TH2);
- células T reguladoras (Tregs) que expressam o **marcador CD4 (células T CD4+)** e regulam a resposta imunológica;
- células T citotóxicas (Tc) que expressam o **marcador CD8 (células T CD8+)** – também chamadas de linfócitos T citotóxicos (CTLs).

As células T CD4+ reconhecem seus antígenos em associação com moléculas do MHC classe II, enquanto as células T CD8+ reconhecem os antígenos em associação com moléculas do MHC classe I (Cap. 7). Portanto, a presença de CD4 ou CD8 limita (restringe) o tipo de célula com a qual a célula T pode interagir (Fig. 2.21).

Subgrupos funcionais de células T

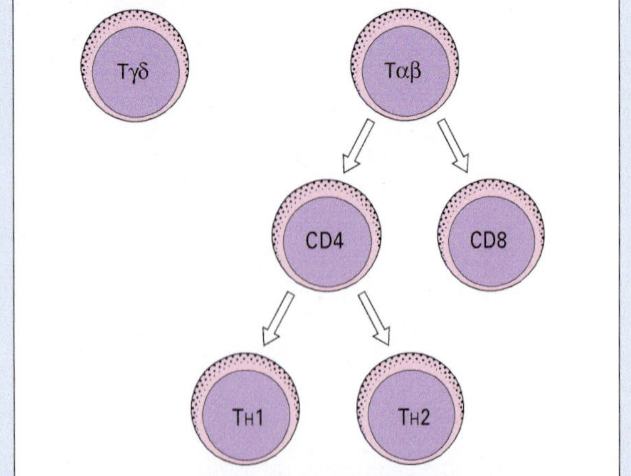

Fig. 2.21 As células T expressam receptores de células T (TCR) γδ ou αβ. As células T são divididas em CD4+ e CD8+ e esses subgrupos determinam se elas são apresentadas a antígenos (peptídeos) associados a moléculas do MHC classe II ou I, respectivamente. As células T CD4+ podem ser subdivididas em TH1 e TH2 com base no seu perfil de citocinas.

Uma pequena proporção de células T αβ não expressa nem CD4 nem CD8; essas células T "duplamente negativas" podem desempenhar uma função reguladora.

Por outro lado, enquanto a maior parte das células γδ circulantes é "duplamente negativa", a maior parte das células T γδ nos tecidos expressa CD8.

As células T auxiliares podem ser identificadas pelo seu perfil de citocinas

Células T auxiliares CD4+ podem ainda ser divididas em subgrupos funcionais com base no espectro de citocinas que elas produzem:

- células TH1 secretam IL-2 e IFN-γ;
- células TH2 produzem IL-4, IL-5, IL-6 e IL-10 (Fig. 11.4).

As células TH1 são mediadoras de diversas funções associadas à citotoxicidade e a reações inflamatórias locais. Elas auxiliam o desenvolvimento dos precursores das células T citotóxicas em células efetoras para matar células infectadas por vírus, e ativam macrófagos infectados por patógenos intracelulares (p. ex., *Mycobacterium, Chlamydia*), estimulando a morte intracelular de patógenos por meio da produção de IFN-γ. Consequentemente, elas são importantes no combate a patógenos intracelulares, incluindo vírus, bactérias e parasitas. Algumas células TH1 também auxiliam as células B para que produzam classes diferentes de anticorpos.

Recentemente, descreveu-se uma célula TH17, semelhante ao subgrupo TH1, mas sua indução a partir de células TH0 é dependente de TGF-β e IL-21e não de IL-12 e IFN-α. Sua indução pelo TGF-β sugere que elas são relacionadas ao subgrupo de células T reguladoras. Elas produzem IL-17 e IL-22 e parecem desempenhar um papel importante na manutenção da integridade das superfícies mucosas e, consequentemente, na proteção contra a entrada de microrganismos no corpo.

P. Com que tipo de célula as células TH1 interagem para auxiliar no combate a patógenos intracelulares?
R. Fagócitos mononucleares.

As células TH2 são eficazes no estímulo à proliferação das células B e na produção de anticorpos de algumas subclasses de IgG e especialmente IgE, e, consequentemente, atuam primariamente na proteção contra microrganismos extracelulares (imunidade humoral).

O número de células que produzem uma determinada citocina pode ser medido usando-se citometria de fluxo e anticorpos que podem penetrar nas células após a permeabilização (veja Método no Quadro 2.1). Pode-se usar a mesma técnica para determinar o número de células B que estão produzindo um determinado tipo de anticorpo.

A determinação de células individuais secretando uma determinada citocina ou anticorpo pode ser feita usando-se um método enzimático, o ELISPOT (veja Método no Quadro 2.1).

Descreveram-se diversas populações de células T reguladoras CD4+ como sendo capazes de suprimir a resposta das células T (veja a seguir).

Outros subgrupos de células T incluem as células T γδ e células NKT

As células T γδ protegem as superfícies mucosas do corpo

As células T γδ são relativamente frequentes nas mucosas, mas representam apenas uma pequena proporção das células T circulantes (cerca de 5%). A maior parte dos linfócitos intraepiteliais (LIEs) são células T γδ que expressam CD8, um marcador que não está presente na maioria das células T γδ circulantes.

As células T γδ possuem um repertório específico de TCRs com preferência por determinados antígenos bacterianos/virais (**superantígenos**, Fig. 14.16). Essas células apresentam especificidade para produtos de micobactérias de baixo peso molecular (p. ex., etilamina e pirofosfato de isopentenilo).

A opinião atual a respeito das células T γδ é de que elas desempenham um papel importante na proteção das superfícies mucosas do corpo. Algumas dessas células podem reconhecer antígenos diretamente (*i.e.*, sem a necessidade da apresentação mediada pelas moléculas do MHC).

As células T γδ apresentam características dos LGLs (Fig. 2.19), enquanto algumas apresentam morfologia dendrítica nos tecidos linfoides (Fig. 2.22). Elas parecem ter uma especificidade mais ampla para o reconhecimento de antígenos não convencionais, como as proteínas do choque térmico, fosfolipídios e fosfoproteínas. Ao contrário das células T αβ, elas geralmente não reconhecem antígenos associados às moléculas clássicas do MHC classes I e II. Evidências indicam que as células T γδ são citotóxicas e reguladoras e alguns subgrupos apresentam localizações teciduais específicas.

Células NKT podem iniciar as respostas das células T

As células NKT apresentam marcadores de células T e alguns das células NK: elas expressam CD3 e possuem um TCR αβ único (que expressa uma Vα e Vβ11 não variante, Cap.5).

P. Que marcadores seriam usados para diferenciar as células T das células NK?

R. Os marcadores CD16 e CD56 são usados para distinguir as células NK. O CD3 é característico das células T.

As células NKT reconhecem antígenos glicolipídicos apresentados pelas moléculas CD1d (Cap. 5), mas não moléculas do MHC convencionais. Em resposta a um antígeno, elas são capazes de produzir grandes quantidades de IFN-γ e IL-4.

Consequentemente, imagina-se que as células NKT atuem como uma interface entre os sistemas imunes natural e adquirido ao iniciar as respostas das células T a antígenos não peptídicos.

Morfologia dendríticas das células T γδ nas amígdalas

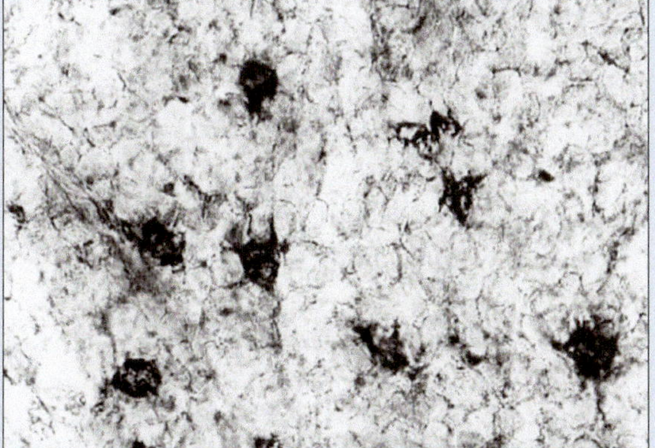

Fig. 2.22 A população de células T γδ se localiza predominantemente nas zonas interfoliculares dependentes de células T. Repare na morfologia dendrítica das células. Anticorpo monoclonal anticélula T γδ e imunoperoxidase. Aumento de 900×. (*Cortesia do Dr. A. Favre, com permissão do Eur J Immunol 1991;21:173.*)

As células NKT também regulam as respostas imunes (especialmente a função das células dendríticas) através da produção de citocinas (p. ex., IL-10).

As células B reconhecem antígenos através do complexo do receptor de células B

As células B, que são definidas pela presença de **imunoglobulina na superfície**, moléculas transmembrana que são produzidas e inseridas na membrana das células B, onde atuam como receptores de antígenos específicos, representam cerca de 5%-15% das células linfoides circulantes.

A maior parte das células B no sangue humano expressa dois isótopos de imunoglobulinas em sua superfície:

- IgM e
- IgD (Cap. 3).

Em qualquer célula B, os locais de ligação de antígenos dessas IgM e IgD são idênticos.

Menos de 10% das células B na circulação expressam IgG, IgA ou IgE, mas células B que expressam IgG, IgA ou IgE estão presentes em maior quantidade em localizações específicas do corpo (p. ex., células que expressam IgA na mucosa intestinal).

As imunoglobulinas associadas a outras moléculas "acessórias" na superfície das células B formam o **"complexo do receptor de antígeno de células B" (BCR)**. Essas moléculas acessórias consistem em heterodímeros conectados por pontes dissulfeto:

- Igα (CD79a) e
- Igβ (CD79b).

Os heterodímeros interagem com segmentos transmembrana do receptor de imunoglobulinas (Fig. 3.1) e, semelhantemente aos componentes moleculares separados do complexo TCR/CD3 (Fig. 5.2), estão envolvidos na ativação celular. Domínios intracelulares do CD79a/b apresentam motivos de ativação do imunorreceptor baseados em tirosina (ITAMs). A interação do BCR com o antígeno desencadeia a fosforilação do ITAM, iniciando uma cascata de eventos intracelulares que levam a alterações na expressão genética relacionadas à ativação.

Outros marcadores das células B incluem os antígenos do MHC classe II e complemento e receptores Fc

A maior parte das células B apresenta antígenos do MHC classe II que são importantes para interações cooperativas (cognatas) com as células T (Fig. 5.18).

Receptores do complemento para C3b (CD35) e C3d (CD21) também são comuns nas células B, estando associados à ativação e, junto com os receptores de quimiocinas, possivelmente, levam as células aos órgãos e tecidos linfoides periféricos. Interações CD19/CD21 com o complemento, associadas ao antígeno, participam da ativação das células B induzida por antígeno através do receptor que liga antígeno.

Os receptores Fc para IgG exógena (FcγRII, CD32) também estão presentes nas células B e participam na sinalização negativa para as células B (Cap. 11).

CD19 e CD20 são os principais marcadores utilizados atualmente para identificar células B humanas. Outros marcadores das células B humanas incluem CD22 e CD72 a CD78.

Células B murinas também expressam CD72 (Lyb-2), além de B220, uma isoforma do CD45 (Lyb-5) de peso molecular elevado (220 kDa).

CD40 é uma molécula importante nas células B, estando envolvida em interações cognatas entre as células T e B (Fig. 9.6), desde que as células T expressam o ligante CD40 (CD40L).

As células B ativadas aumentam a expressão das moléculas B7.1 (CD80) e B7.2 (CD86) que interagem com CD28 expressa pela célula T. Isso fornece um sinal coestimulador para interações cognatas T/B.

Células B-1 CD5$^+$ e células B da zona marginal produzem anticorpos naturais

As células B-1 CD5$^+$ apresentam diversas funções

Muitas das primeiras células B que aparecem na ontogenia expressam CD5, um marcador originalmente encontrado nas células T. Essas células (chamadas de células B-1) são encontradas predominantemente na cavidade peritoneal de camundongos, existindo evidência para uma via de diferenciação separada das células B "convencionais" (chamadas **células B-2**).

As **células B-1 CD5$^+$** expressam suas imunoglobulinas que se originam de genes germinativos sem mutação ou com mutações mínimas (Cap. 3), produzindo principalmente IgM, mas também um pouco de IgG e IgA. Esses anticorpos naturais possuem baixa avidez, mas geralmente são polirreativos, sendo encontrados em alta concentração no soro do adulto. As células B-1 CD5$^+$:

- respondem bem a antígenos TI (independentes da célula T) (*i.e.*, antígenos que estimulam as células B diretamente sem ajuda das células T auxiliares);
- podem estar envolvidas no processamento do antígeno e na apresentação do antígeno às células T e
- provavelmente participam na tolerância e respostas de anticorpos.

As funções propostas para os anticorpos naturais incluem:

- a primeira linha de defesa contra os microrganismos;
- *clearance* de componentes próprios danificados e
- interações reguladoras da "rede de idiótipos" no sistema imune.

Caracteristicamente, os anticorpos naturais reagem contra autoantígenos, incluindo:

- DNA;
- Fc da IgG;
- fosfolipídios e
- componentes do citoesqueleto.

Demonstrou-se que o CD5 é expresso nas células B-2 quando adequadamente ativadas, de modo que existem controvérsias sobre se o CD5 representa um antígeno de ativação nas células B. Portanto, as teorias atuais suportam a noção de dois tipos de células B CD5$^+$.

Apesar de a função do CD5 nas células B humanas ser desconhecida, ele está associado ao BCR, podendo estar envolvido na regulação da ativação das células B.

Imagina-se que as células B da zona marginal protejam contra antígenos polissacarídeos

Aprendeu-se muito sobre as **células B da zona marginal** nos últimos anos. Essas células se acumulam lentamente na zona marginal do baço – um processo que nos seres humanos leva de 1 a 2 anos.

Semelhantemente às células B-1, as células B da zona marginal respondem a antígenos independentes do timo e acredita-se que sejam nossa principal proteção contra antígenos polissacarídeos. Elas também produzem anticorpos naturais e, juntamente com as células B-1, foram recentemente denominadas de "células B semelhantes às naturais".

As células B podem se diferenciar em plasmócitos secretores de anticorpos

Após a ativação das células B, vários blastos de células B amadurecem em **células formadoras de anticorpos (AFCs, do inglês, *antibody-forming cells*)** que, *in vivo*, progridem para **plasmócitos**, enquanto um conjunto de células B permanece na periferia como células B de memória de vida longa.

Alguns blastos de células B não desenvolvem cisternas do retículo endoplasmático rugoso. Essas células são encontradas nos centros germinativos, sendo chamadas de **células do centro dos folículos** ou **centrócitos**.

Na microscopia óptica, o citoplasma dos plasmócitos é basofílico devido à grande quantidade de RNA usado na síntese de anticorpos no retículo endoplasmático rugoso. A nível ultraestrutural, o retículo endoplasmático rugoso é visto em raias paralelas (Fig. 2.23).

A presença de plasmócitos não é comum no sangue, representando menos de 0,1% dos linfócitos circulantes. Normalmente, eles são restritos aos órgãos e tecidos linfoides secundários, mas também são abundantes na medula óssea. Como sua única função é a produção de imunoglobulinas, os plasmócitos possuem poucos receptores de superfície e não respondem a antígenos. Ao contrário das células B em repouso ou de memória, os plasmócitos não expressam BCR ou MHC classe II na superfície.

Os anticorpos produzidos por um único plasmócito apresentam uma única especificidade (idiótipo) e classe de imunoglobulina (isótipo e alótipo, Cap. 3).

As imunoglobulinas podem ser visualizadas no citoplasma de plasmócitos com anticorpos específicos marcados com corantes que fluorescem (Fig. 2.24).

Muitos plasmócitos têm vida curta, sobrevivendo por poucos dias e morrendo por apoptose (Fig. 2.25). Entretanto, descreveu-se, recentemente, um subconjunto de plasmócitos com vida longa (meses) na medula óssea, que pode ser importante para respostas sustentadas de anticorpo.

Ultraestrutura do plasmócito

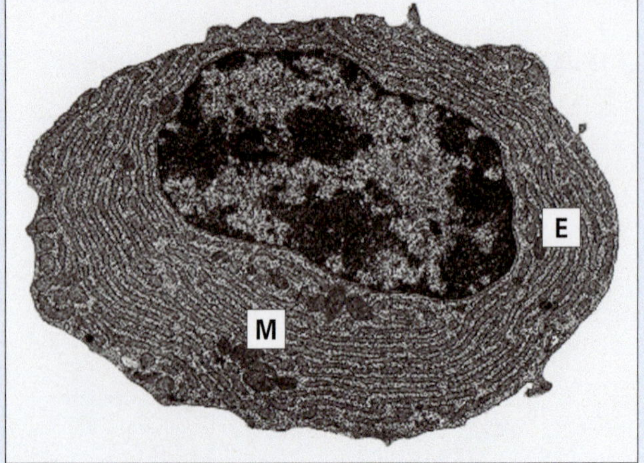

Fig. 2.23 O plasmócito é caracterizado por raias paralelas de retículo endoplasmático rugoso (E). Nas células maduras, essas cisternas se dilatam com imunoglobulinas. Também podemos ver mitocôndrias (M). Aumento de 5.000×. (*Adaptado de Zucker-Franklin D, Grossi DE. eds. Atlas of blood cells: function and pathology. 3rd edn. Milan: Edi Ermas, 2003.*)

Coloração imunofluorescente de imunoglobulina intracitoplasmática em plasmócitos

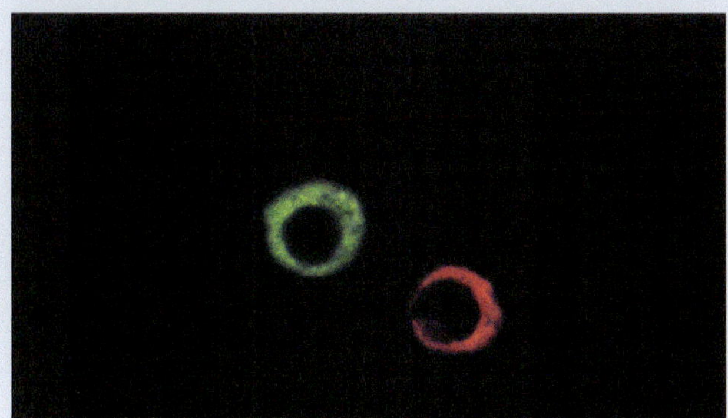

Fig. 2.24 Plasmócitos humanos fixados, tratados com anticorpo anti-IgM humana conjugado à fluoresceína (em verde) e anticorpo anti-IgG humana conjugado à rodamina (em vermelho), mostram extensa coloração citoplasmática. Conforme mostrado pela coloração distinta das duas células, os plasmócitos produzem apenas uma classe ou subclasse (isótipo) de anticorpo. Aumento de 1.500×. (*Adaptada de Zucker-Franklin D, Grossi CE. eds. Atlas of blood cells: function and pathology. 3rd edn. Milan: Edi Ermes, 2003.*)

Morte de um plasmócito por apoptose

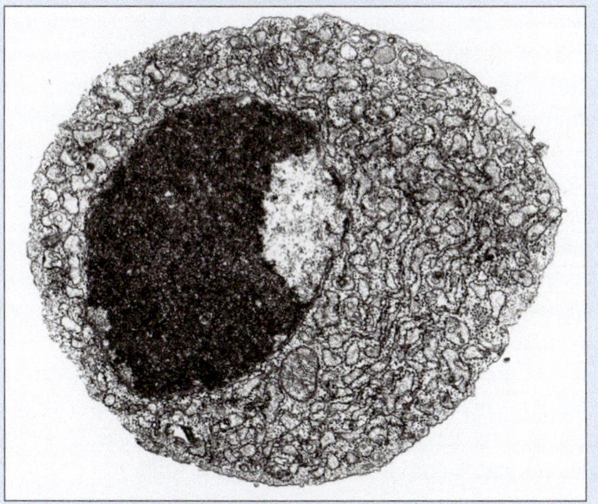

Fig. 2.25 Os plasmócitos têm vida curta, morrendo por apoptose (suicídio celular). Repare nas alterações na cromatina nuclear que são características da apoptose. Aumento de 5.000×.

Desenvolvimento dos linfócitos

Linfócitos, as células efetoras da resposta imune adquirida, representam os principais componentes de órgãos e tecidos que coletivamente formam o sistema linfoide.

Nos órgãos linfoides, os linfócitos interagem com outros tipos de células de origem hematopoiética e não hematopoiética que são importantes para o amadurecimento, seleção, função e descarte de células em diferenciação terminal.

Esses outros tipos de células são chamados de células acessórias e incluem:

- células apresentadoras de antígenos;
- macrófagos;
- células reticulares e
- células epiteliais.

O sistema linfoide está organizado em órgãos encapsulados discretos ou acúmulos de tecido linfoide difuso, sendo classificados como órgãos ou tecidos primários (centrais) e secundários (periféricos) (Fig. 2.26).

Em essência, os linfócitos:

- são produzidos, amadurecem e são selecionados nos órgãos linfoides primários e
- exercem suas funções efetoras nos órgãos e tecidos linfoides secundários.

Tecidos linfoides terciários são sítios anatômicos que, em circunstâncias normais, contêm poucos linfócitos ou nenhum, mas podem ser seletivamente tomados por essas células em condições patológicas (p. ex., pele, sinóvia, pulmões).

As células-tronco linfoides se desenvolvem e amadurecem nos órgãos linfoides primários

Nos órgãos linfoides primários, os linfócitos (células B e T):

- se diferenciam a partir de células-tronco linfoides;
- proliferam-se;
- são selecionadas e
- amadurecem, tornando-se células funcionais.

Principais órgãos e tecidos linfoides

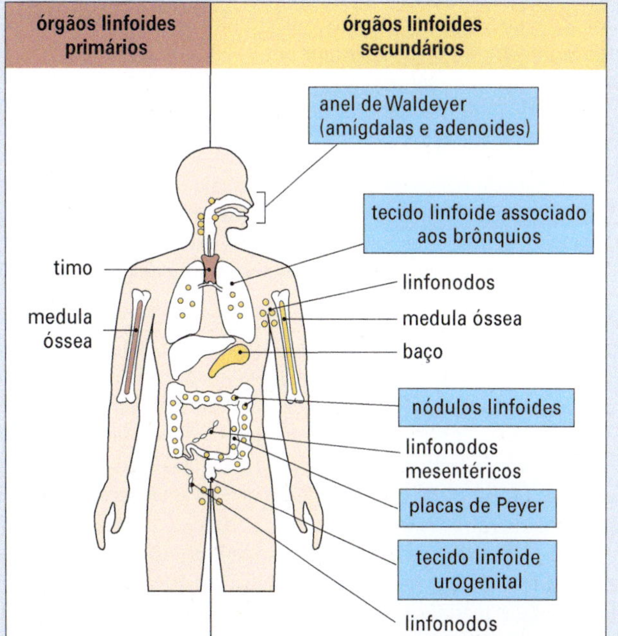

Fig. 2.26 O timo e a medula óssea representam os órgãos linfoides primários (centrais). São os locais de amadurecimento das células T e B, respectivamente. As respostas imunes celulares e humorais ocorrem nos órgãos e tecidos linfoides secundários (periféricos). Os órgãos linfoides secundários podem ser classificados de acordo com as regiões do corpo que eles defendem. O baço responde predominantemente a antígenos presentes no sangue. Os linfonodos desenvolvem respostas imunes a antígenos que circulam na linfa, que entram pela pele (linfonodos subcutâneos) ou através das superfícies mucosas (linfonodos viscerais). As amígdalas, placas de Peyer e outros tecidos linfoides associados à mucosa (MALT) (retângulos azuis) reagem a antígenos que entraram através das barreiras mucosas. Repare que a medula óssea é tanto um órgão linfoide primário quanto secundário porque dá origem às células B e NK, mas é também o local da diferenciação terminal das células B (células plasmáticas de longa duração).

Nos mamíferos, as células T amadurecem no timo e as células B amadurecem no fígado fetal e na medula óssea após o nascimento (Cap. 9). As aves possuem um local especializado para a geração das células B, a bursa de Fabrício.

Nos órgãos linfoides primários:

- os linfócitos adquirem seu repertório de receptores para antígenos específicos capazes de lidar com os desafios antigênicos que os indivíduos encontram durante a vida;
- as células com receptores para **autoantígenos** são eliminadas; e
- no timo, as células T também "aprendem" a reconhecer **moléculas do MHC próprias**.

Existe evidência de que pode ocorrer algum desenvolvimento de linfócitos fora dos órgãos linfoides primários.

P. Por que os linfócitos precisam "aprender" o que constitui MHC próprio e antígenos próprios?
R. Cada indivíduo é diferente e possui um conjunto de moléculas do MHC próprias e variantes particulares das outras moléculas presentes no corpo. O processo do que constitui o "próprio" imunológico é diferente em cada indivíduo, e, portanto, aprender a reconhecer o que é "próprio" constitui um diálogo entre as células T e as APCs, que ocorre em cada indivíduo.

As células T se desenvolvem no timo

Nos mamíferos, o timo é um órgão bilobado localizado na região torácica e que cobre o coração e os grandes vasos. Cada lobo está organizado em lóbulos separados por trabéculas de tecido conjuntivo.

Em cada lóbulo, as células linfoides (timócitos) estão dispostas da seguinte maneira:

- na região do córtex externo compacto encontra-se a maior parte dos timócitos imaturos em proliferação; e
- na medula interna encontram-se células mais maduras, indicando um gradiente de diferenciação do córtex para a medula (Fig. 2.27).

Os principais vasos sanguíneos que regulam o tráfego de células no timo são as vênulas de endotélio alto (HEV, Fig. 2.29) na junção cortico-edular dos lóbulos tímicos. Imagina-se que seja através dessas vênulas que os progenitores das células T formados no fígado fetal e medula óssea entram no **arco faríngeo** e migram para o córtex.

No córtex do timo os progenitores das células T passam por processos de proliferação e diferenciação que levam à geração de células T maduras através de um gradiente corticomedular de migração.

Uma rede de células epiteliais nos lóbulos participa dos processos de diferenciação e seleção de células pré-tímicas derivadas do fígado fetal e medula óssea a células T maduras.

Provavelmente, as células T maduras deixam o timo através das mesmas vênulas pós-capilares na junção corticomedular pelas quais os progenitores das células T entraram (Fig. 2.28).

Três tipos de células epiteliais tímicas desempenham papéis importantes na produção de células T

Podem-se distinguir pelo menos três tipos de células epiteliais nos lóbulos do timo de acordo com sua distribuição, estrutura, função e fenótipo:

- as células *nurse* tímicas estão no córtex externo;
- as células epiteliais tímicas corticais (TECs) formam uma rede epitelial; e
- as TECs medulares estão, em sua maioria, organizadas em grupos (Fig. 2.29).

Esses três tipos de células epiteliais desempenham papéis diferentes na proliferação, amadurecimento e seleção dos timócitos:

- as **células *nurse* (ou células enfermeiras)** na região externa do córtex sustentam a proliferação do progenitor das células T principalmente por meio da produção de citocinas (p. ex., IL-7);
- as **TECs corticais** são responsáveis pela seleção positiva dos timócitos em amadurecimento, permitindo a sobrevivência de células que reconheçam moléculas do MHC classes I e II com peptídeos associados através de TCRs de afinidade intermediária, e
- as **TECs medulares** exibem uma grande variedade de autopeptídeos específicos dos órgãos através de fatores de transcrição como o AIRE (regulador autoimune).

P. Qual o significado da presença, no timo, de peptídeos próprios específicos dos órgãos?
R. Um indivíduo precisa ser tolerante aos antígenos expressos em outros tecidos e não apenas no timo. Ao apresentar uma biblioteca de moléculas próprias, o timo pode eliminar ou tolerar linfócitos que poderiam reagir a moléculas próprias após terem migrado para outros tecidos. Portanto, as TECs, associadas a outras APCs (células interdigitantes e macrófagos), participam da seleção negativa (*i.e.*, a eliminação das células T reativas a antígenos próprios).

Os **corpúsculos de Hassall** (Fig. 2.27) encontram-se na medula do timo. Sua função é desconhecida, mas eles parecem conter células epiteliais degeneradas ricas em citoqueratinas de alto peso molecular.

O timo dos mamíferos involui com a idade (Fig. 2.30). Nos seres humanos, a atrofia se inicia na puberdade e continua por toda a vida. A involução do timo se inicia no córtex e essa região pode desaparecer completamente, enquanto resíduos da medula permanecem.

A atrofia cortical está relacionada a uma sensibilidade dos timócitos corticais aos corticosteroides, e todas as condições associadas a um aumento agudo de corticosteroides (p. ex., gravidez e estresse) promovem a atrofia do timo.

É concebível que a geração de células T no timo continue pela idade adulta, embora a uma taxa baixa. Demonstrou-se evidência de produção *de novo* de células T no timo (emigrantes tímicos recentes) em seres humanos com mais de 76 anos de idade.

Secção do timo mostrando a organização lobular

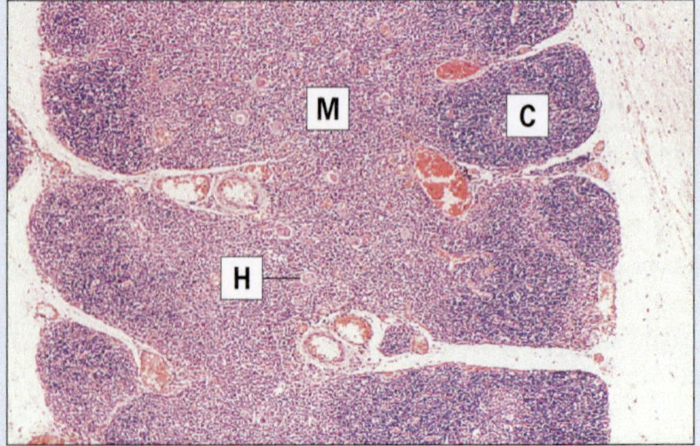

Fig. 2.27 Essa seção mostra as duas principais áreas do lóbulo do timo – um córtex externo de células imaturas (C) e uma medula (M) interna de células mais maduras. Os corpúsculos de Hassall (H) são encontrados na medula. Coloração de H&E. Aumento de 25×. (*Cortesia do Dr. A. Stevens e do Professor J. Lowe.*)

Migração celular para o timo e dentro dele

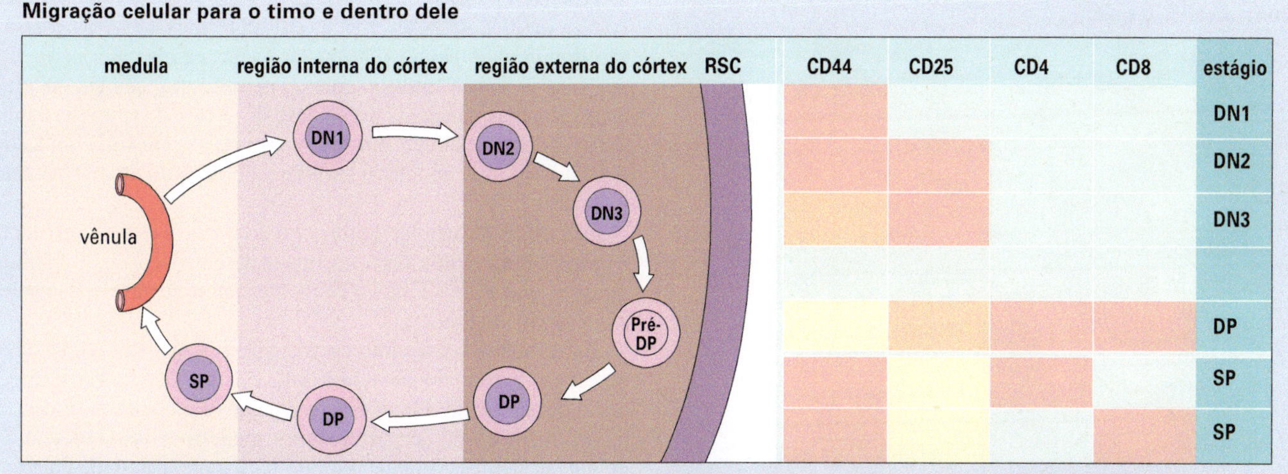

Fig. 2.28 Os progenitores das células T entram no lóbulo do timo através de veias pós-capilares (PCVs) na junção corticomedular. Essas células são duplamente negativas 1 (DN1) para CD4 e CD8, mas também são CD25⁻ e CD44⁺. Elas se movem progressivamente na direção da parte externa do córtex e se diferenciam em células DN2 (CD25⁺, CD44⁺) e DN3 (CD25⁺, CD44^lo). Os timócitos se acumulam na região subcapsular onde proliferam e se diferenciam ativamente em células duplamente positivas (DP, CD4⁺, CD8⁺). Os timócitos DP revertem sua polaridade e se movem na direção da medula. Durante essa migração, os timócitos são selecionados, deixando o timo como células simples positivas (SP, CD4⁺ ou CD8⁺), presumivelmente através das HEVs na junção corticomedular.

Estrutura esquemática do timo

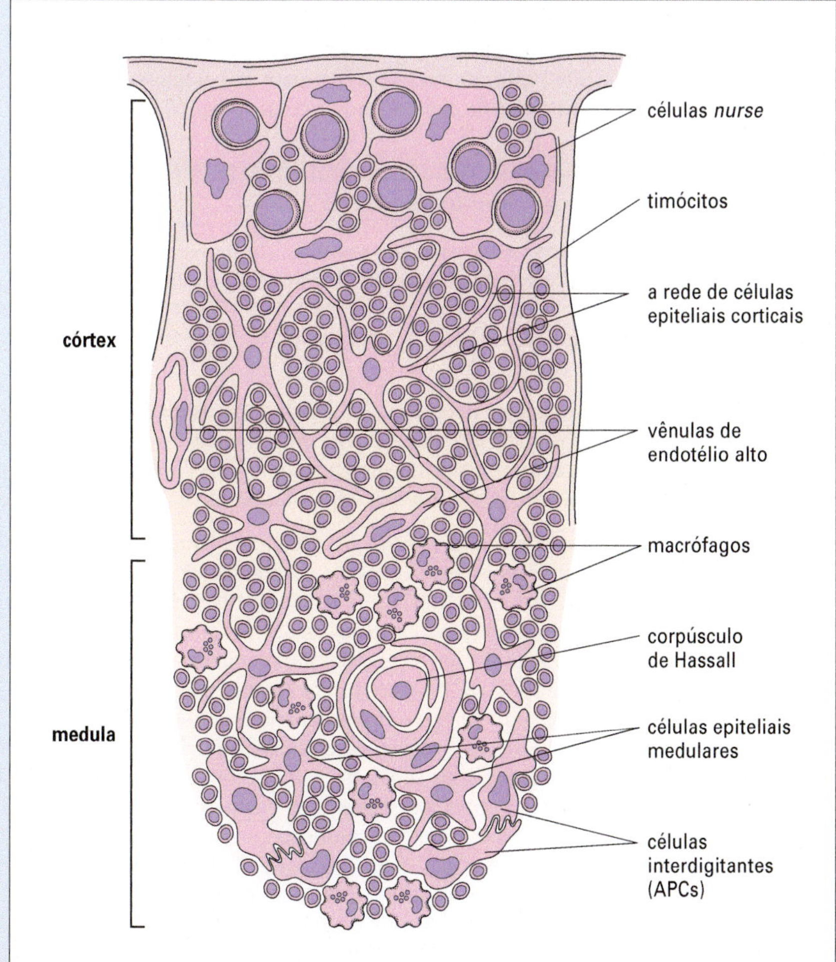

Fig. 2.29 Representação esquemática dos tipos celulares encontrados em um lóbulo tímico bem desenvolvido. Células epiteliais subcapsulares que produzem IL-7 (células *nurse*) sustentam a proliferação do linfoblasto T na região externa do córtex. As células T em desenvolvimento interagem com a rede epitelial cortical onde ocorre a seleção positiva. Células apoptóticas são fagocitadas pelos macrófagos presentes na região profunda do córtex e na medula. Timócitos TCR⁺ que também expressam CD4 e CD8 sofrem seleção negativa ao interagir com uma variedade de células apresentadoras de antígenos (APCs), como as células dendríticas, células interdigitantes, macrófagos e células epiteliais. As células T que sobreviveram ao processo de seleção são exportadas do timo através das vênulas de endotélio alto (HEVs) e vasos linfáticos. *(De Zucker-Franklin D, Grossi CE, eds. Atlas of blood cells: function and pathology. 3rd edn. Milan: Edi Ermes, 2003.)*

Timo atrófico do adulto

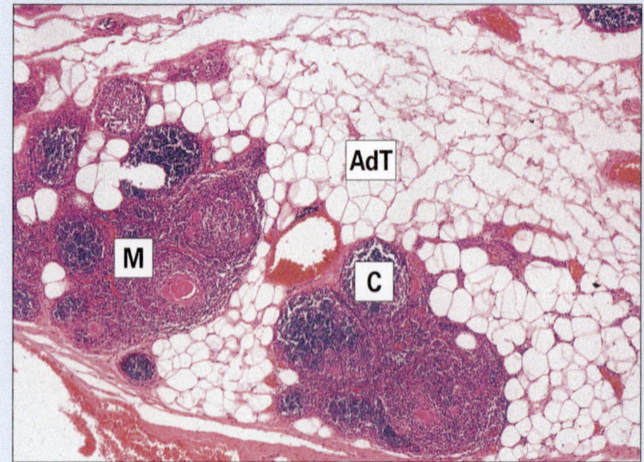

Fig. 2.30 Existe uma involução do timo com substituição por tecido adipose (AdT). O córtex (C) é muito reduzido e a medula (M), menos celular, ainda é aparente. (*Cortesia do Dr. A. Stevens e Professor J. Lowe.*)

A migração de células-tronco para o timo inicia o desenvolvimento das células T

O timo se desenvolve do endoderma do terceiro arco faríngeo como um rudimento epitelial que é semeado com células-tronco originárias do sangue. Parece ser necessária uma quantidade relativamente pequena de células-tronco para dar origem ao enorme repertório de células T maduras com especificidades variadas de receptores de antígenos.

Estudos experimentais demonstraram que a migração de células-tronco para o timo não é um processo aleatório, mas resulta de sinais quimiotáticos emitidos periodicamente pelo timo rudimentar. A microglobulina-β_2, um componente da molécula do MHC classe I, é um dos supostos sinais quimiotáticos.

Nos pássaros, a células-tronco entram no timo em duas ou, possivelmente, em três ondas, mas não se sabe se essas ondas existem nos mamíferos.

Uma vez no timo, as células-tronco começam a se diferenciar em linfócitos tímicos (chamados timócitos) sob a influência do microambiente epitelial.

Se as células-tronco são "pré-células T" ou não (*i.e.*, são comprometidas a se tornarem células T antes de chegarem ao timo) é motivo de controvérsia. Apesar de as células-tronco expressarem CD7, existe evidência substancial de que elas são, de fato, multipotentes. Granulócitos, APCs, células NK, células B e células mieloides foram geradas *in vitro* de precursores hematopoiéticos isolados do timo. Isso sugere que as células pré-tímicas derivadas da medula óssea que entram no timo rudimentar sejam multipotentes.

Comprovou-se que o receptor Notch 1 é essencial para o desenvolvimento das células T, estando envolvido na determinação do destino das células entre células T e B, por meio da interação com as células epiteliais tímicas que expressam ligantes Notch. Nesse nível em particular, o Notch 1 atua como um especificador de linhagem. Progenitores da medula óssea deficientes em Notch 1 migram da medula óssea para o timo, mas não podem se desenvolver na linhagem de células T. Como esses progenitores são ainda bipotenciais, eles se desenvolvem em células B.

Células epiteliais, macrófagos e DCs imaturas derivadas de células da medula óssea e ricas em moléculas do MHC classe II são importantes para a diferenciação das células T a partir dessas células-tronco multipotentes. Por exemplo, células epiteliais especializadas nas áreas periféricas do córtex do timo (as células *nurse* do timo) contêm timócitos com bolsas em seu citoplasma. As células *nurse* apoiam a proliferação de linfócitos produzindo a citocina IL-7.

A região subcapsular do timo é o único local onde ocorre a proliferação de timócitos. Os timócitos se desenvolvem em linfoblastos grandes, que se proliferam ativamente, autorrenováveis, que geram a população de timócitos.

Existem muito mais linfócitos em desenvolvimento (85%-90%) no córtex do timo do que na medula, e estudos de função e marcadores de superfície celular indicaram que os timócitos corticais são menos maduros do que os timócitos medulares. Isso reflete o fato de que as células corticais migram para a medula, onde amadurecem na região medular.

A maioria das células T maduras deixa o timo através das HEVs na junção corticomedular, apesar de existirem outras rotas, incluindo os vasos linfáticos.

O receptor de células T é gerado durante o desenvolvimento no timo

A recombinação do gene do TCR ocorre na região subcapsular e externa do córtex do timo, onde a proliferação celular ocorre ativamente. Por meio de uma seleção aleatória de diferentes segmentos gênicos, uma grande quantidade de TCRs diferentes é produzida, e os timócitos que não conseguem fazer um receptor funcional morrem. Os TCRs se associam a peptídeos do complexo CD3, que converte os sinais de ativação para a célula (Cap. 5).

As seleções positiva e negativa das células T em desenvolvimento ocorre no timo

O processo envolvido na educação das células T é mostrado na Figura 2.31, enquanto a autotolerância é discutida no Capítulo 11. A seleção positiva assegura que apenas os TCRs com afinidade intermediária para o MHC próprio sigam se desenvolvendo.

As células T:

- reconhecem peptídeos antigênicos apenas quando são apresentados por moléculas do MHC próprio na superfície de APCs e
- demonstram "reconhecimento duplo" dos peptídeos antigênicos e da porção polimórfica das moléculas do MHC.

A **seleção positiva** (o primeiro estágio da **educação tímica**) assegura que apenas aqueles TCRs com afinidade intermediária para o MHC próprio continuem a se desenvolver. Evidências indicam que a seleção positiva é mediada pelas TECs, atuando como APCs.

As células T com receptores com afinidade muito alta ou muito baixa para o MHC próprio sofrem apoptose e morrem no córtex. A apoptose é um "suicídio" pré-programado que ocorre após a ativação de endonucleases endógenas que causam a fragmentação do DNA.

As células T com TCRs que exibam afinidade intermediária são resgatadas da apoptose, sobrevivem e continuam o caminho para o amadurecimento. Uma possível exceção inclui algumas células T com receptores $\gamma\delta$, os quais (como as células B) reconhecem conformações antigênicas nativas sem necessidade de APCs.

A **seleção negativa** assegura que apenas as células T que não reconhecem antígenos próprios continuem a se desenvolver. Pode ser que algumas das células T que passaram na seleção positiva

Diferenciação das células T no timo

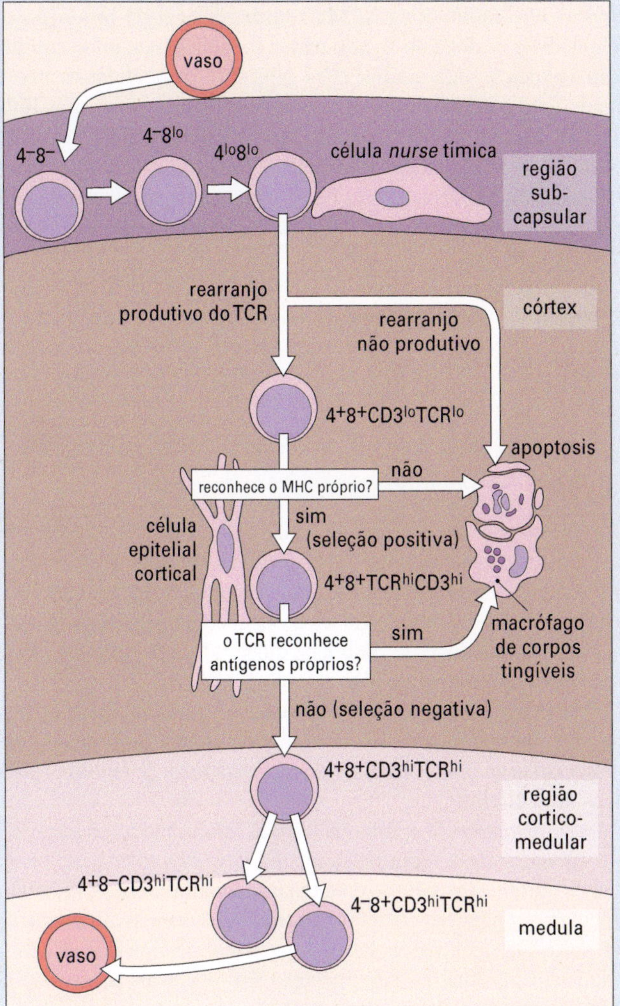

Fig. 2.31 Nesse modelo, células T pré-tímicas são atraídas para o timo rudimentar e entram nele pela junção corticomedular. Elas atingem a região subcapsular, onde proliferam como linfoblastos grandes que dão origem a um conjunto de células que entram na via de diferenciação. Muitas dessas células estão associadas a células epiteliais *nurse* do timo. Células nessa região adquirem primeiramente o CD8 e depois o CD4 em baixa densidade. Elas também rearranjam os genes de seu receptor de células T (TCR) e podem expressar os produtos desses genes na superfície celular em baixa densidade. As células em maturação se deslocam mais profundamente no córtex e aderem às células epiteliais corticais. Essas células epiteliais são alongadas e ramificadas, fornecendo, assim, uma área maior para entrar em contato com os timócitos. Os TCRs nos timócitos são expostos a moléculas do MHC epiteliais através desses contatos. Isso leva à seleção positiva. As células que não são selecionadas sofrem apoptose, sendo fagocitadas pelos macrófagos. Há uma expressão aumentada de CD3, TCR, CD4 e CD8 durante a migração dos timócitos da região subcapsular para a região profunda do córtex. Os TCRs que reagem a antígenos próprios são eliminados através de contatos com antígenos próprios apresentados pelas células epiteliais tímicas medulares, células interdigitantes e macrófagos na junção corticomedular – um processo chamado de seleção negativa. Após esse estágio, células que expressam CD4 ou CD8 aparecem e saem para a periferia através de vasos especializados na junção corticomedular. (*Adaptada de D Zucker-Franklin, CE Grossi. eds. Atlas of blood cells: function and pathology. 3rd edn. Milan: Edi Ermes, 2003.*)

tenham TCRs que reconhecem componentes próprios além do MHC próprio. Essas células são eliminadas por meio de um processo de "seleção negativa", que ocorre:

- na região profunda do córtex;
- na junção corticomedular e
- na medula.

As células T interagem com antígenos apresentados pelas células interdigitantes, macrófagos e TECs medulares. O papel das TECs medulares na seleção negativa foi recentemente enfatizado pela descoberta de que essas células expressam genes para antígenos de todos os tecidos do corpo e que esses genes são ativados por determinados fatores de transcrição (TF) para expressarem esses antígenos (p. ex., AIRE).

Apenas as células T que não reconhecem antígenos próprios podem prosseguir no seu desenvolvimento. O restante sofre apoptose, sendo destruído. Essas e todas as outras células apoptóticas geadas no timo são fagocitadas por macrófagos (corpos tingíveis) (Fig. 2.45) na região profunda do córtex.

Nessa etapa do seu amadurecimento, as células T ($CD4^+CD8^{+-}$ TCR^{lo}) passam a expressar alta densidade de TCR e perdem CD4 ou CD8 para se tornarem células T maduras "simples positivas".

Os subconjuntos separados de células $CD4^+$ e $CD8^+$ possuem receptores de retorno especializados (p. ex., CD44) e seguem para as áreas de célula T dos tecidos linfoides periféricos (secundários), onde têm a função de células T "auxiliares" e "citotóxicas" maduras, respectivamente.

P. Quais subconjuntos de células T atuam como células T_H e como T_c?

R. As células T $CD4^+$ atuam como células T_H, enquanto as células $CD8^+$ são predominantemente células T_c.

Menos de 5% dos timócitos deixam o timo como células T maduras. O resto morre como consequência de:

- processos de seleção ou
- não conseguirem fazer rearranjos produtivos dos genes dos receptores de antígenos.

A adesão dos timócitos em amadurecimento a células epiteliais e acessórias é crucial para o desenvolvimento das células T

A adesão dos timócitos em desenvolvimento a células epiteliais e acessórias é mediada pela interação de moléculas de adesão complementares como:

- CD2 com LFA-3 (CD58) e
- LFA-1 (CD11a, CD18) com ICAM-1 (CD54).

Essas interações induzem a produção das citocinas IL-1, IL-3, IL-6, IL-7 e GM-CSF, que são necessárias para a proliferação e amadurecimento das células T no timo.

Os timócitos iniciais também expressam receptores para IL-2, que junto com IL-7, sustenta a proliferação celular.

A seleção negativa também pode ocorrer fora do timo, nos tecidos linfoides secundários

Nem todas as células T reativas ao próprio são eliminadas durante o desenvolvimento tímico, provavelmente porque nem todos os antígenos próprios são apresentados no timo. A barreira epitelial tímica que cerca os vasos sanguíneos também pode limitar o acesso de alguns antígenos circulantes.

Já que algumas células T que reagem ao próprio sobrevivem, é necessário um mecanismo separado para evitar que elas ataquem o corpo. Experiências com camundongos transgênicos sugerem que a desativação das células T reativas ao próprio (**tolerância periférica**, Cap. 19) pode ocorrer por meio de vários mecanismos listados a seguir:

- redução na expressão de TCR e CD8 (nas células citotóxicas), de forma que as células são incapazes de interagir com os autoantígenos-alvo;
- **anergia**, devido à ausência de sinais coestimuladores cruciais fornecidos pelas células-alvo, seguida pela indução da apoptose após a interação com antígenos próprios;
- células T reguladoras (Tregs).

As células T reguladoras estão envolvidas na tolerância periféricas

As células T reguladoras têm sido alvo de pesquisas intensas nos últimos anos, especialmente nas áreas de autoimunidade e desenvolvimento de vacinas.

Além de as células NKT e células T γδ regularem as respostas imunes, atualmente existe evidência substancial de que subgrupos separados de células CD4+ também apresentam essa função. O consenso geral é de que existem dois tipos principais de Tregs – os que ocorrem naturalmente e aqueles que são induzidos após a ativação por antígenos específicos.

As células Tregs que ocorrem naturalmente:

- expressam constitutivamente CD25 (cadeia α do receptor de IL-2);
- representam cerca de 5%-10% das células T CD4+ periféricas;
- expressam o fator transcricional único FoxP3;
- expressam constitutivamente o marcador CTLA4;
- não proliferam em resposta a desafios antigênicos;
- imagina-se que executem seus efeitos supressores através do contato celular (p. ex., com APCs, células TH1 ou TH2).

As células Tregs induzidas por antígenos:

- também expressam CD25;
- podem se desenvolver a partir de células T CD25−, CD4+;
- acredita-se que exerçam seus efeitos supressores através da IL-10.

Existem evidências do desenvolvimento extratímico das células T

A grande maioria das células T exige a presença de um timo funcional para sua diferenciação, mas encontrou-se um pequeno número de células com marcadores de células T que são, frequentemente, oligoclonais em camundongos atímicos ("nude"). Apesar de não podermos descartar a possibilidade de que esses camundongos tenham remanescentes tímicos, evidências sugerem que precursores da medula óssea podem se dirigir para o epitélio mucoso, onde amadurecem sem a necessidade de um timo para formar células T funcionais com TCR γδ, e provavelmente também células T com TCR αβ.

Atualmente, a importância do desenvolvimento extratímico nos animais eutímicos (*i.e.*, possuem um timo normal) é desconhecida.

As células B se desenvolvem principalmente no fígado fetal e na medula óssea

Ao contrário dos pássaros, que têm um órgão discreto para a geração de células B (a bursa de Fabrício), nos mamíferos as células B se desenvolvem diretamente de células-tronco linfoides no tecido hematopoiético do fígado fetal (Fig. 2.32). Isso ocorre na 8ª-9ª semana da gestação humana e aproximadamente depois de 14 dias nos camundongos. Mais tarde, o local de produção das células B se desloca do fígado para a medula óssea, onde continua durante toda a vida adulta. Essa migração das células-tronco do fígado fetal para a medula óssea também ocorre para outras linhagens de células hematopoiéticas, como os eritrócitos, granulócitos, monócitos e plaquetas. O fator de transcrição PAX5, expresso inicialmente nos precursores de células B, mas também em todos os estágios de seu desenvolvimento, é o determinante da linhagem de células B.

Os progenitores as células B também estão presentes no omento de fetos murinos e humanos, sendo os precursores de um subconjunto de células B autorreplicantes, as células B-1 (veja anteriormente).

A produção de células B na medula óssea não ocorre em domínios distintos

Os progenitores de células B na medula óssea são vistos adjacentes ao endósteo das lamelas ósseas (Fig. 2.33). No estágio do rearranjo dos genes das imunoglobulinas, cada progenitor de células B pode produzir até 64 descendentes. Os descendentes migram para o centro da cada cavidade de osso esponjoso, alcançando a luz de um sinusoide venoso (Fig. 2.34).

Na medula óssea, as células B amadurecem intimamente associadas a **células reticulares do estroma**, encontradas junto ao endósteo e associadas ao seio central, onde são chamadas de **células reticulares adventícias**.

Onde as células B se diferenciam, as células reticulares apresentam características fenotípicas mistas, com algumas semelhanças com os fibroblastos, células endoteliais e miofibroblastos. As células reticulares produzem colágeno do tipo IV, laminina e a actina dos músculos lisos. Experiências *in vitro* demonstraram que as células reticulares sustentam a diferenciação das células B, possivelmente por meio da produção da citocina IL-7.

As células reticulares adventícias são importantes na liberação de células B maduras para o seio central.

Hematopoiese no fígado fetal

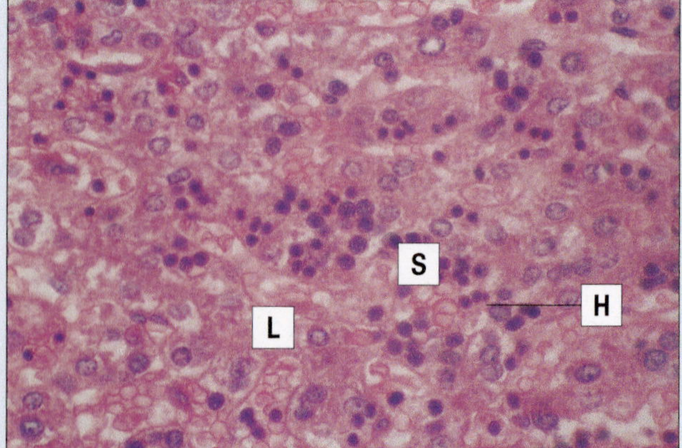

Fig. 2.32 Secção do fígado fetal humano mostrando ilhas de hematopoiese (H). Células-tronco hematopoiéticas são encontradas nos espaços sinusoidais (S) entre placas de células hepáticas (L). (*Cortesia do Dr. A. Stevens e Professor J. Lowe.*)

Organização esquemática do desenvolvimento das células B na medula óssea

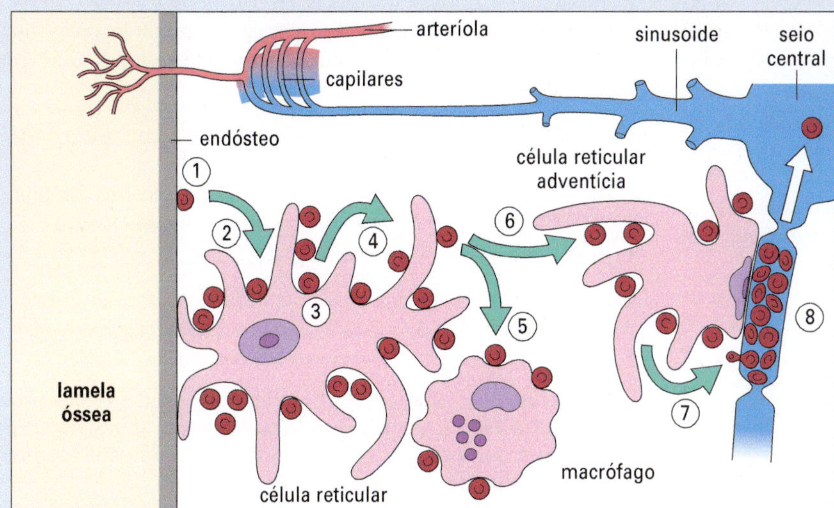

Fig. 2.33 Os primeiros progenitores das células B são encontrados próximos ao endósteo (**1**), onde interagem com células reticulares do estroma (**2**). As células reticulares do estroma estimulam a proliferação e amadurecimento (**3** e **4**) do precursor das células B. Durante esses processos ocorre seleção, o que implica a apoptose de células B e a fagocitose pelos macrófagos das células apoptóticas (**5**). As células B que sobrevivem à seleção continuam a amadurecer e interagem com células reticulares adventícias (**6**), o que pode facilitar seu ingresso (**7**) nos sinusoides da medula óssea (**8**) e finalmente nos seios venosos, a partir do qual elas alcançam a circulação sanguínea. Nesse modelo, os eventos de amadurecimento e seleção seguem um gradiente da periferia do tecido da medula óssea, contido nos espaços ósseos, para o centro.

Medula óssea

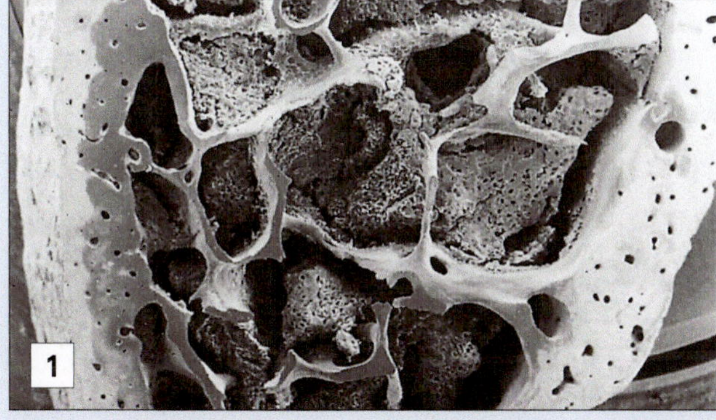

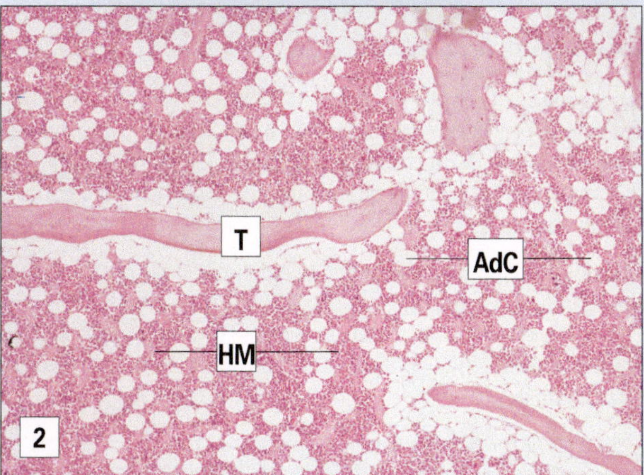

Fig. 2.34 (**1**) Microfotografia eletrônica de baixo aumento mostrando a arquitetura óssea e sua relação com a medula óssea. Nas cavidades do osso esponjoso ocorre a linfopoese das células B, com o amadurecimento ocorrendo em uma direção radial para o centro (do endósteo para o seio venoso central). (**2**) A biópsia abaixo mostra a medula óssea hematopoiética (HM) nos espaços entre as trabéculas ósseas (lamelas) (T). Alguns espaços também estão ocupados por adipócitos (AdC). *(Cortesia do Dr. A. Stevens e Professor J. Lowe.)*

As células B estão sujeitas a processos de seleção

A maioria das células B (> 75%) que amadurecem na medula óssea não chega à circulação, mas (assim como os timócitos) sofrem um processo de morte programada (apoptose), sendo fagocitadas pelos macrófagos da medula óssea.

P. Por analogia com o desenvolvimento das células T, deduza o que determina se uma célula B irá morrer durante seu desenvolvimento na medula óssea.

R. As células B com um rearranjo não produtivo dos genes das imunoglobulinas são também eliminadas por meio da seleção negativa.

As interações células B com as células do estroma aumentam a sobrevivência das células B em desenvolvimento, sendo intermediárias de uma forma de seleção que resgata da morte celular programada uma minoria de células B com rearranjos produtivos dos genes das imunoglobulinas.

Muitas células B reativas ao próprio (autorreativas) com rearranjos produtivos dos genes das imunoglobulinas também são eliminadas por meio da seleção negativa na medula óssea.

A partir de dados cinéticos, estima-se que sejam produzidas cerca de 5×10^7 células B murinas ao dia. Como o baço do camundongo tem aproximadamente $7{,}5 \times 10^7$ células B, uma grande proporção das células B deve morrer, provavelmente no estágio de pré-célula B, devido a rearranjos não produtivos de receptores ou se elas expressam anticorpos autorreativos e não são resgatadas.

As imunoglobulinas são os marcadores definitivos da linhagem de células B

Células-tronco linfoides que expressam desoxinucleotidil transferase terminal (TdT) proliferam, diferenciam-se e sofrem rearranjo dos genes das imunoglobulinas para emergirem como pré-células B (Caps. 3 e 9). Ocorre uma sequência de rearranjos dos genes das imunoglobulinas e alterações fenotípicas durante a ontogenia das células B (Cap. 8), semelhante ao descrito anteriormente para as células T.

Ocorrem rearranjos do gene da cadeia pesada nos progenitores das células B, representando a primeira indicação do comprometimento com a linhagem de células B. A isso se seguem os rearranjos do gene da cadeia leve, que ocorrem nos estágios mais tardios da pré-célula B.

Quando a célula B sintetiza a cadeia leve, ela está comprometida com a especificidade de ligação de antígeno do seu receptor de antígenos de superfície, a IgM (sIgM).

Consequentemente, uma célula B só pode produzir um anticorpo específico – um princípio central da **teoria da seleção clonal** para a produção de anticorpos.

As moléculas Igα e Igβ (CD79a e b) associadas à imunoglobulina de superfície estão presentes no estágio de pré-célula B.

As células B migram para os tecidos linfoides secundários onde exercem sua função

As células B iniciais que imigram para os linfonodos fetais (17 semanas nos seres humanos) são células B-1 com IgM na superfície. Encontraram-se precursores de células B $CD5^+$ no omento fetal.

Algumas células B $CD5^+$ também são encontradas na zona marginal do baço e na zona do manto dos folículos secundários nos linfonodos dos adultos (Fig. 2.42).

Após a estimulação antigênica, as células B maduras podem se desenvolver em células de memória ou células formadoras de anticorpos (AFCs, do inglês, *antibody-forming cells*).

As imunoglobulinas de superfície (sIg) não estão presentes nos plasmócitos (a forma terminal da diferenciação das AFCs), já que a sua função como receptor não é mais necessária. Como qualquer outra célula hematopoiética diferenciada terminalmente, o plasmócito tem uma vida limitada e finalmente morre por apoptose.

Órgãos linfoides

A geração de linfócitos nos órgãos linfoides primários é seguida de sua migração para os tecidos linfoides secundários, que compreendem:

- órgãos encapsulados bem organizados, o baço e linfonodos (órgãos linfoides sistêmicos) e
- acúmulos de tecido linfoide não encapsulados.

O tecido linfoide associado às superfícies mucosas é chamado de tecido linfoide associado à mucosa (MALT).

Os órgãos e tecidos linfoides protegem locais diferentes do corpo

Os órgãos linfoides sistêmicos e o sistema mucoso apresentam funções imunitárias diferentes:

- o baço é responsável por antígenos no sangue, e os pacientes que tiveram seus baços removidos são mais suscetíveis a patógenos que chegam à circulação sanguínea;
- os linfonodos protegem o corpo de antígenos originários da pele e das superfícies internas, sendo transportados pelos vasos linfáticos;
- o MALT protege as superfícies mucosas.

As respostas a antígenos encontrados através do baço ou linfonodos resultam na secreção de anticorpos na corrente sanguínea e respostas celulares locais.

Como a principal porta de entrada de patógenos no corpo, o tecido linfoide associado à mucosa é o local do primeiro encontro (*priming*) das células imunes com antígenos que entram pelas superfícies mucosas, e os tecidos linfoides estão associados ao revestimento do:

- trato intestinal – tecido intestinal associado ao intestino (GALT, do inglês, *gut-associated lymphoid tissue*);
- trato respiratório – tecido linfoide associado aos brônquios (BALT, do inglês, *bronchus-associated lymphoid tissue*) e
- trato urogenital.

O principal mecanismo efetor nas superfícies mucosas é a secreção de IgA secretora (sIgA), que é transportada ativamente, através das células epiteliais, da mucosa para a luz dos tratos.

P. Mais de 50% dos tecidos linfoides do corpo encontram-se no MALT e a IgA é a imunoglobulina mais abundante no corpo. O que poderia explicar essa abundância de defesas imunológicas nos tecidos mucosos?

R. As superfícies mucosas representam uma grande área vulnerável a agentes infecciosos. A maioria dos agentes infecciosos entra no corpo infectando e/ou cruzando essas superfícies.

O baço é composto de polpa branca, polpa vermelha e uma zona marginal

O baço encontra-se no quadrante superior esquerdo do abdome atrás do estômago e próximo ao diafragma. O baço do adulto tem aproximadamente 13 × 8 cm de tamanho e pesa de 180-250 g.

A camada externa do baço consiste em uma cápsula de feixes de fibras colágenas que entram no parênquima como trabéculas curtas. Essas, associadas a uma estrutura reticular, suportam dois tipos principais de tecido esplênico:

- a polpa branca e
- a polpa vermelha.

Um terceiro compartimento, a **zona marginal**, encontra-se no limite externo da polpa branca.

A polpa branca consiste em tecido linfoide

A polpa branca do baço é composta de tecido linfoide, cuja maior parte está disposta em torno de uma arteríola central, formando a bainha linfoide periarteriolar (PALS, do inglês, *periarteriolar lymphoid sheaths*, Fig. 2.35). A bainha linfoide periarteriolar é composta de áreas de células B e T:

- as células T encontram-se em volta da arteríola central;
- as células B organizam-se em folículos primários "não estimulados" (agregados de células B virgens) ou folículos secundários "estimulados" (que possuem um centro germinativo com células de memória).

Os centros germinativos também contêm células dendríticas foliculares (FDCs, do inglês, *follicular dendritic cells*) e macrófagos fagocitários. Os macrófagos e as FDCs apresentam antígenos às células B no baço.

As células B e outros linfócitos são livres para deixar e entrar na PALS através de ramos das arteríolas centrais que entram em um sistema de vasos sanguíneos na zona marginal (veja a seguir). Alguns linfócitos, especialmente os plasmoblastos em processo de amadurecimento, podem cruzar a zona marginal, através de pontes, para a polpa vermelha.

Polpa branca do baço

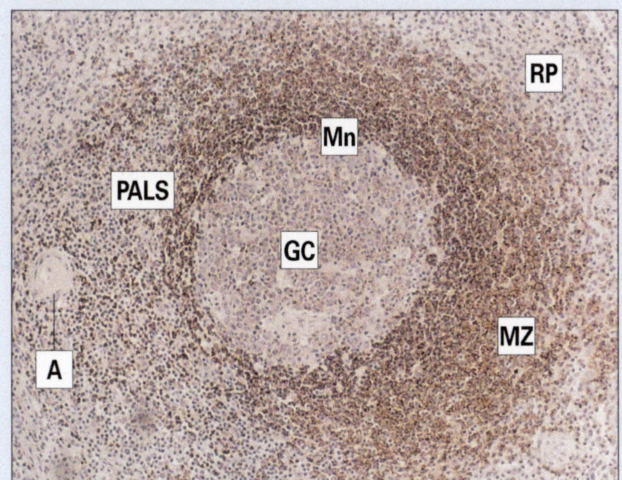

Fig. 2.35 Secção do baço mostrando os agregados linfoides da polpa branca. Um folículo linfoide secundário, com seu centro germinativo (GC) e manto (Mn), é cercado por uma zona marginal (MZ) e polpa vermelha (RP). Adjacente ao folículo, uma arteríola (A) está cercada pela bainha linfoide periarteriolar (PALS), que é formada por células T. Repare que a zona marginal está presente em apenas um lado do folículo secundário. (*Cortesia do Professor I. Maclennan.*)

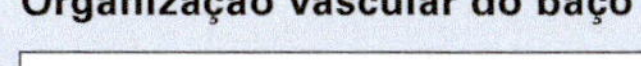

A polpa vermelha consiste em seios venosos e cordões celulares

Os seios venosos e os cordões celulares da polpa vermelha contêm:

- macrófagos residentes;
- eritrócitos;
- plaquetas;
- granulócitos;
- linfócitos e
- numerosos plasmócitos.

Além das funções imunológicas, o baço também é um reservatório de plaquetas, eritrócitos e granulócitos. Plaquetas e eritrócitos velhos são destruídos na polpa vermelha, um processo denominado de "hemocatérese".

As funções do baço são possíveis devido à sua organização vascular (Fig. 2.36). As artérias centrais circundadas pela PALS terminam em capilares arteriais que desaguam livremente nos cordões da polpa vermelha. Portanto, as células circulantes têm acesso a esses cordões, ficando presas. Plaquetas e eritrócitos velhos são reconhecidos e fagocitados pelos macrófagos.

As células sanguíneas que não são ingeridas e destruídas podem reentrar na circulação, espremendo-se através dos buracos na parede endotelial descontínua dos seios venosos, por meio dos quais o plasma flui livremente.

Organização vascular do baço

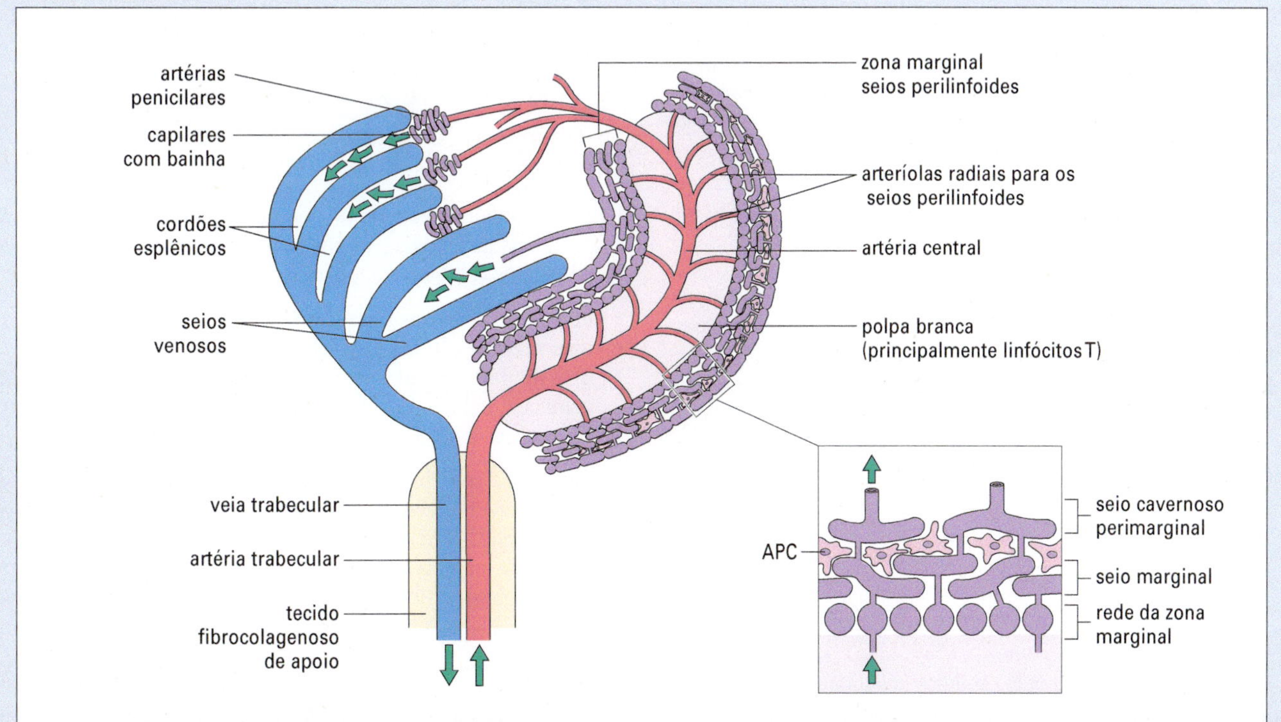

Fig. 2.36 A artéria esplênica se ramifica para formar artérias trabeculares que dão origem às artérias centrais, circundadas pelas bainhas linfoides periarteriolares (PALS), que são as áreas de linfócitos T da polpa branca. Ao deixar a PALS, as artérias centrais continuam como artérias penicilares e capilares com uma bainha e desaguam nos cordões esplênicos da polpa vermelha. Da polpa vermelha (onde ocorre a hemocatérese) o sangue é filtrado através da parede dos seios venosos. As arteríolas centrais cercadas pela PALS se ramificam e seus ramos chegam a uma série de seios na zona marginal. A maior parte do sangue dos seios marginais entra nos cordões da polpa vermelha e drena para os seios venosos, mas uma parte passa diretamente para os seios, formando uma circulação fechada. (*Cortesia do Dr. A. Stevens e do Professor J. Lowe.*)

A zona marginal contém células B, macrófagos e células dendríticas

A zona marginal cerca a polpa branca e exibe duas características principais:

- uma organização vascular característica e
- subgrupos únicos de células residentes (células B, macrófagos e células dendríticas).

Os vasos sanguíneos da zona marginal formam um sistema de seios comunicantes que recebe sangue de ramos da artéria central (Fig. 2.36).

A maior parte do sangue dos seios marginais entra nos cordões da polpa vermelha e depois drena para os seios venosos, mas uma pequena proporção passa diretamente para os seios venosos, formando uma circulação fechada.

As células da zona marginal incluem:

- diversos tipos de APCs – macrófagos metalofílicos, macrófagos da zona marginal e células dendríticas;
- um conjunto de células B com fenótipo e função distintos – elas expressam altos níveis de IgM e reduzidos ou ausentes de IgD, e, nos seres humanos, são células recirculantes de vida longa;
- algumas células B-1.

P. Nos seres humanos, a zona marginal não está completamente desenvolvida antes dos 2 anos de idade. Qual a consequência funcional dessa demora no desenvolvimento da zona marginal?

R. As células B e B-1 da zona marginal apresentam uma forte resposta a antígenos independentes do timo, incluindo polissacarídeos capsulares de bactérias, e a principal função da zona marginal é responder a bactérias na circulação (p. ex., estreptococos). Portanto, lactentes apresentam capacidade reduzida de responder a infecções originárias do sangue com determinadas bactérias (encapsuladas).

Os linfonodos filtram antígenos do fluido do tecido intersticial e da linfa

Os linfonodos são parte de uma rede que filtra os antígenos do fluido intersticial e da linfa durante sua passagem da periferia para o ducto torácico e outros ductos coletores principais (Fig. 2.37).

Linfonodos geralmente são encontrados nos ramos dos vasos linfáticos. Grupos de linfonodos estão localizados estrategicamente em áreas que drenam diversas regiões superficiais e profundas do corpo, como:

- pescoço;
- axila;
- virilha;
- mediastino e
- cavidade abdominal.

Os linfonodos protegem a pele (nódulos subcutâneos superficiais) e superfícies de mucosas dos tratos respiratório, digestório e geniturinário (nódulos viscerais ou profundos).

Os linfonodos humanos medem de 2-10 mm de diâmetro, são redondos ou têm o formato de rim, e apresentam uma endentação, chamada de hilo, por onde os vasos sanguíneos entram e saem do linfonodo.

A linfa chega ao linfonodo através de vários vasos linfáticos aferentes e sai através de um único vaso linfático eferente no hilo.

O sistema linfático

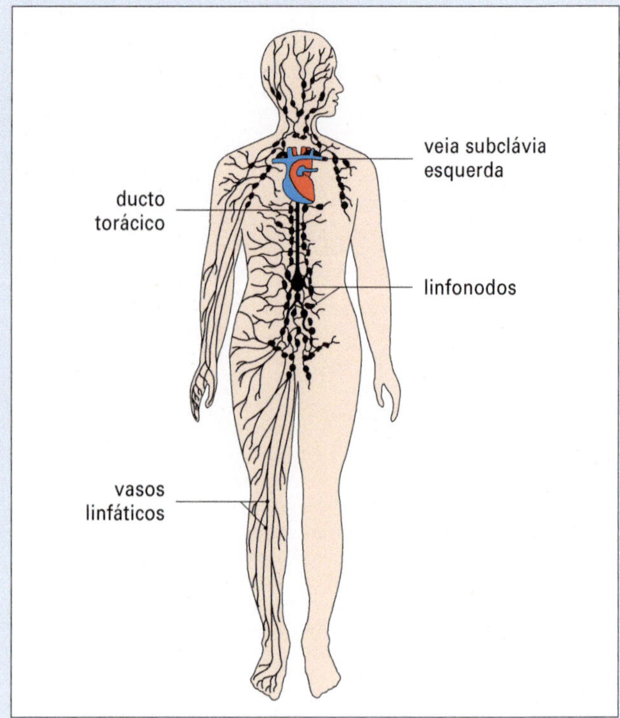

Fig. 2.37 Encontramos os linfonodos nas junções dos vasos linfáticos, formando uma rede que drena e filtra o fluido intersticial dos espaços teciduais. Eles são subcutâneos ou viscerais, sendo que estes drenam os tecidos profundos e órgãos internos do corpo. A linfa finalmente chega ao ducto torácico que deságua na veia subclávia esquerda, voltando à circulação.

Os linfonodos consistem em áreas de células B e T e uma medula

Um linfonodo típico é cercado por uma cápsula colagenosa. Trabéculas radiais, associadas a fibras reticulares, suportam os diversos componentes celulares. O linfonodo consiste em:

- uma área de células B (córtex);
- uma **área de células T (paracórtex)** e
- uma **medula** central, consistindo em cordões celulares contendo células T, células B, plasmócitos em abundância e macrófagos (Figs. 2.38-2.40).

O paracórtex contém muitas APCs (células interdigitantes), que expressam níveis elevados de moléculas do MHC classe II na superfície. São células em migração da pele (células de Langerhans) ou das mucosas (células dendríticas), que transportam antígenos processados, das superfícies externa e interna do corpo, para os linfonodos (Fig. 2.41). A maior parte do tecido linfoide está no córtex e paracórtex.

O paracórtex contém vasos pós-capilares especializados – as **vênulas de endotélio alto (HEVs, do inglês, *high endothelial venules*)** – que permitem o tráfego de linfócitos da circulação sanguínea para o linfonodo (veja "Tráfego de linfócitos" a seguir).

A medula está organizada em cordões separados pelos seios linfáticos (medulares) que drenam para um seio terminal – a origem do vaso linfático eferente (Fig. 2.40).

Células fagocitárias depuradoras encontram-se distribuídas ao longo dos seios linfáticos, especialmente na medula. Conforme a

Secção de um linfonodo

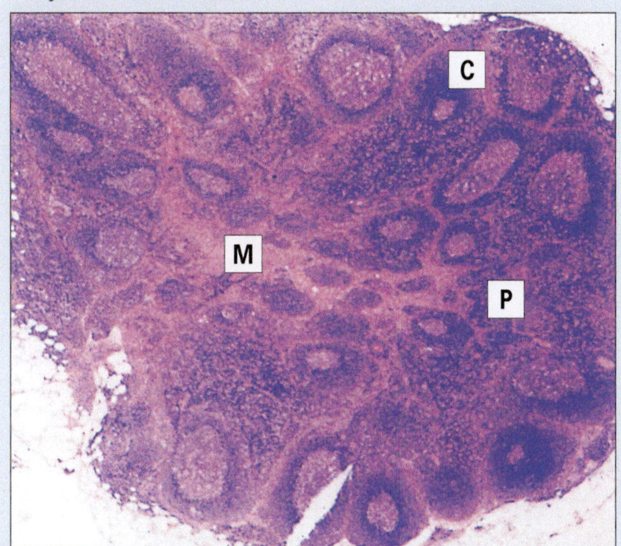

Fig. 2.38 O linfonodo é cercado por uma cápsula de tecido conjuntivo, estando organizado em três áreas principais: o córtex (C), que é a área de células B; o paracórtex (P), a área de células T, e a medula (M), que contém cordões de tecido linfoide (áreas de células T e B ricas em plasmócitos e macrófagos). Coloração H&E. Aumento de 10×. (*Adaptada de Zucker-Franklin D, Grossi CE. eds. Atlas of blood cells: function and pathology. 3rd edn. Milan: Edi Ermes, 2003.*)

Estrutura esquemática do linfonodo

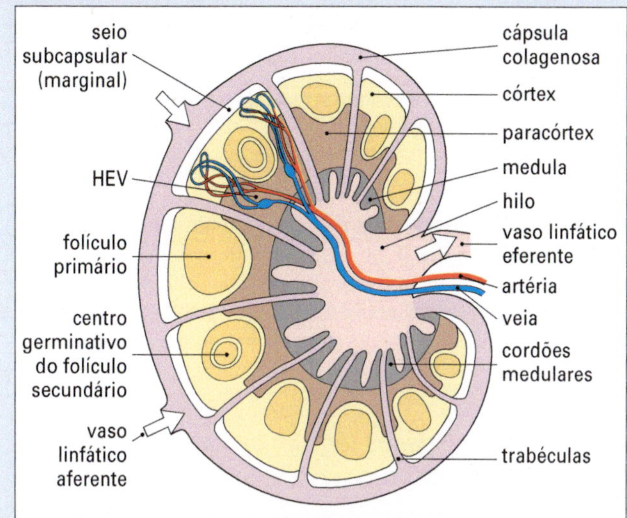

Fig. 2.40 Sob a cápsula de colágeno encontra-se o seio subcapsular, que é revestido por células endoteliais e fagocitárias. Linfócitos e antígenos de espaços teciduais circundantes ou linfonodos adjacentes passam para o seio através dos vasos linfáticos aferentes. O córtex é principalmente uma área de células B. As células B estão organizadas em folículos primários ou, mais comumente, secundários – ou seja, com um centro germinativo. O paracórtex contém principalmente células T. Cada linfonodo tem seu próprio suprimento arterial e venoso. Os linfócitos entram no linfonodo vindos da circulação através de vênulas de endotélio alto (HEVs), altamente especializadas, no paracórtex. A medula contém células T e B, além da maior parte dos plasmócitos do linfonodo, organizadas em cordões de tecido linfoide. Os linfócitos saem do linfonodo através do vaso linfático eferente.

Estrutura histológica do linfonodo

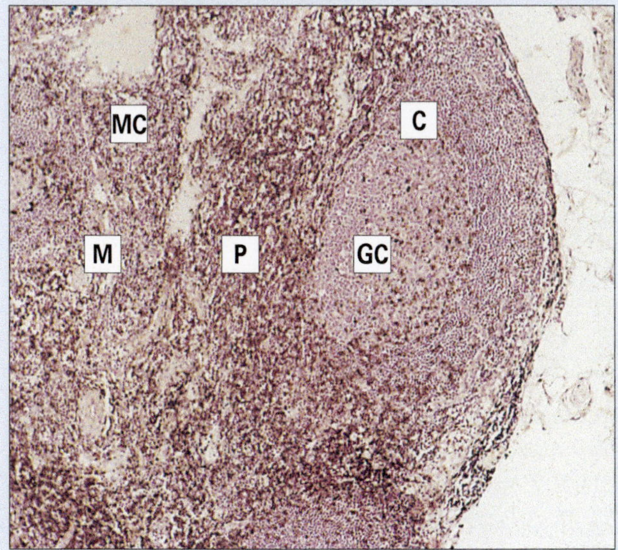

Fig. 2.39 São mostrados o córtex (C), o paracórtex (P) e a medula (M). O corte foi corado para mostrar a localização das células T. Elas são mais abundantes no paracórtex, mas encontramos algumas no centro germinativo (GC) do folículo linfoide secundário, no córtex e nos cordões medulares (MC). (*Cortesia do Dr. A. Stevens e Professor J. Lowe.*)

Células interdigitantes no paracórtex do linfonodo

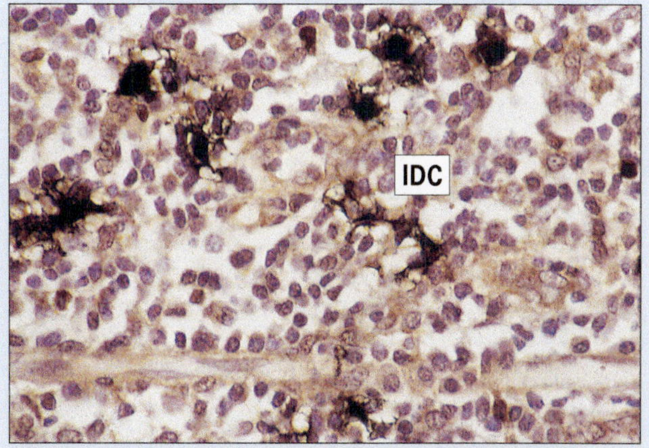

Fig. 2.41 Células dendríticas interdigitantes (IDCs, coradas em marrom-escuro) fazem contato entre si e com as células T do paracórtex (Fig. 2.16). (*Cortesia do Dr. A. Stevens e Professor J. Lowe.*)

linfa passa pelos linfonodos dos vasos aferentes para os eferentes, antígenos particulados são removidos pelas células fagocitárias e transportados para o tecido linfoide do linfonodo.

O córtex contém agregados de células B na forma de folículos primários ou secundários.

Células B também são encontradas na região subcapsular, adjacente ao seio marginal. É possível que essas células sejam semelhantes às células B da zona marginal do baço, que interceptam patógenos que se aproximam primariamente através de uma resposta rápida, baseada na IgM e independente da célula T.

As células T encontram-se principalmente no paracórtex. Portanto, se uma área da pele ou mucosa é desafiada por um antígeno dependente da célula T, os linfonodos que drenam aquela área apresentam proliferação ativa das células T no paracórtex.

P. Como o antígeno é transportado da pele para o paracórtex dos linfonodos regionais?

R. Pelas células de Langerhans/veladas através da linfa aferente.

Pacientes com aplasia tímica congênita (síndrome de DiGeorge), que têm menos células T no paracórtex do que pessoas normais, fornecem mais evidência da localização das células T no paracórtex. Característica semelhante é vista em camundongos ou ratos que foram timectomizados no período neonatal ou são congenitamente atímicos ("nude").

Os folículos secundários têm um centro germinativo e uma zona do manto

Os centros germinativos nos folículos secundários são vistos em linfonodos que foram estimulados por antígenos. Eles são semelhantes aos centros germinativos vistos nas áreas de células B da polpa branca do baço e do MALT.

Os centros germinativos são cercados por uma zona do manto composta de linfócitos (Fig. 2.42). As células B da zona do manto (Fig. 2.43) coexpressam IgM, IgD e CD44 em sua superfície. Isso é considerado evidência de que elas são células B virgens ativamente circulantes.

Na maioria dos folículos secundários, a zona do manto está voltada para a cápsula do linfonodo. Os folículos secundários contêm:

- CDFs (Fig. 2.44)
- alguns macrófagos (Fig. 2.45) e
- algumas células TH foliculares.

Todas as células no folículo secundário, juntamente com macrófagos especializados no seio marginal, parecem participar na geração de respostas das células B e, em particular, no desenvolvimento de células B de memória.

Estrutura do folículo secundário

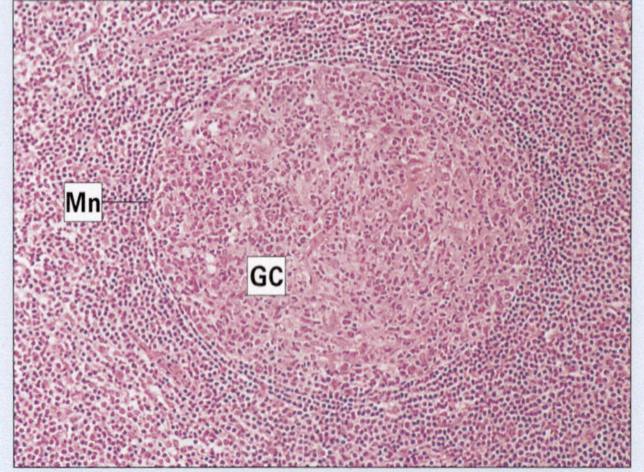

Fig. 2.42 Um centro germinativo grande (GC) cercado pela zona do manto (M).

Distribuição das células B no córtex do linfonodo

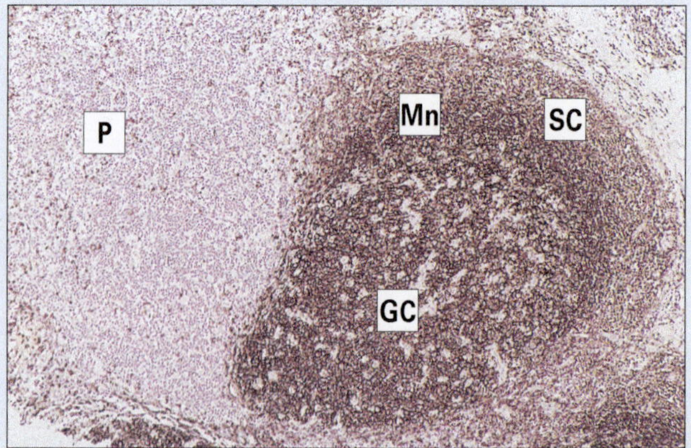

Fig. 2.43 Coloração imuno-histoquímica para imunoglobulinas na superfície das células B mostrando que elas se concentram principalmente no folículo secundário, centro germinativo (GC), zona do manto (M) e entre a cápsula e o folículo – a zona subcapsular (SC). Podem-se ver algumas células B no paracórtex (P), que contém, principalmente, células T (Fig. 2.41).

Células dendríticas foliculares em um folículo linfoide secundário

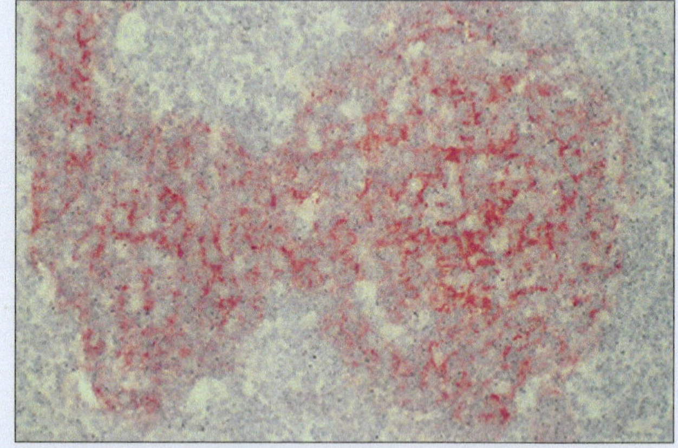

Fig. 2.44 Esse folículo de linfonodo está corado com enzima marcada com anticorpo monoclonal para demonstrar as células dendríticas foliculares.

As células B proliferam, são selecionadas e se diferenciam em precursoras de células de memória nos centros germinativos

O centro germinativo consiste em uma zona escura e uma zona clara:

- a zona escura é o local por onde uma ou algumas células B entram no folículo linfoide primário e proliferam ativamente, levando à expansão clonal – essas células B são chamadas de **centroblastos**. Seus genes de imunoglobulinas sofrem um processo de **hipermutação somática** que leva à geração de células com uma ampla gama de afinidades para antígenos.
- na zona clara, as células B (**centrócitos**) encontram o antígeno nas superfícies das FDCs (Fig. 2.14) e apenas as células com grande afinidade para o antígeno sobrevivem.

As células com receptores de antígenos com mutações de baixa afinidade morrem por apoptose e são fagocitadas pelos macrófagos do centro germinativo.

Macrófagos do centro germinativo

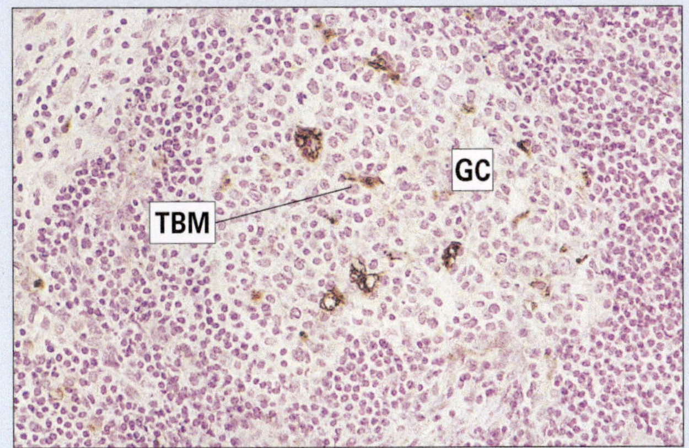

Fig. 2.45 Imunocoloração para catepsina D mostrando diversos macrófagos localizados no centro germinativo (GC) de um folículo secundário. Esses macrófagos, que fagocitam células B apoptóticas, são chamados de macrófagos de corpos tingíveis (TBM). (*Cortesia do Dr. A. Stevens e Professor J. Lowe.*)

Os centrócitos selecionados interagem com células TH CD4+ e seus BCRs sofrem **troca de classe** (*i.e.*, substituição dos genes das regiões constantes de cadeias pesadas das imunoglobulinas expressas originalmente por outra classe – por exemplo, IgM para IgG ou IgA, Cap.9).

As células B do centro germinativo que foram selecionadas se diferenciam em precursores de **células B de memória** ou **plasmócitos**, deixando o centro germinativo (Fig. 2.46).

O MALT inclui todos os tecidos linfoides associados à mucosa

Agregados de tecido linfoide encapsulado e não encapsulado são encontrados especialmente na lâmina própria e submucosa dos tratos digestório, respiratório e geniturinário (Fig. 2.26).

As amígdalas contêm uma quantidade considerável de tecido linfoide, frequentemente com folículos secundários grandes e zonas de células T intervenientes com HEVs. Os três principais tipos de amígdalas que constituem o anel de Weldeyer incluem:

- amígdala palatina;
- amígdala faríngea (chamadas de adenoides quando doentes) e
- amígdala lingual (Fig. 2.47).

Também são vistos agregados de tecido linfoide revestindo os brônquios e o trato geniturinário.

As mucosas digestória, respiratória e geniturinária contêm células dendríticas para capturar, processar e transportar antígenos para os linfonodos que drenam a região.

Os tecidos linfoides vistos na lâmina própria da parede do trato digestório frequentemente se estendem até submucosa e são encontrados como:

- nódulos solitários (Fig. 2.48) ou
- nódulos agregados como no apêndice (Fig. 2.49).

O epitélio associado aos folículos é especializado para transportar patógenos para o tecido linfoide

As placas de Peyer são encontradas no íleo terminal. O epitélio intestinal que recobre as placas de Peyer (epitélio associado ao folículo – FAE, do inglês, *follicle-associated epithelium*) e outros agregados linfoides associados às mucosas (p. ex., amígdalas) são especializados em permitir o transporte de antígenos para o tecido linfoide. Essa função em particular é responsabilidade de células epiteliais chamadas de **células M**, que estão espalhadas entre outras células epiteliais, sendo assim chamadas porque apresentam inúmeras micropregas na sua superfície luminal.

As células M contêm invaginações profundas na membrana plasmática basolateral, que formam bolsas contendo linfócitos B e T, células dendríticas e macrófagos (Fig. 2.50). Os antígenos e micror-

Estrutura e função do centro germinativo

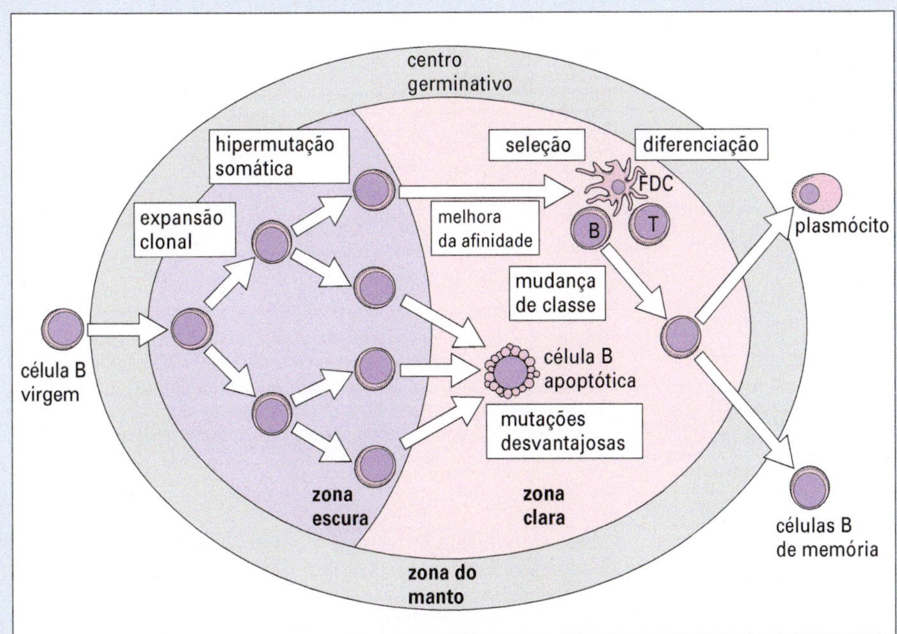

Fig. 2.46 Uma ou algumas células B (células fundadoras) na zona escura proliferam ativamente. Essa proliferação leva à expansão clonal, sendo acompanhada pela hipermutação somática dos genes da região V da imunoglobulina. São geradas células B com a mesma especificidade, mas afinidade diferente. Na zona clara, as células B com mutações não vantajosas ou com baixa afinidade sofrem apoptose, sendo fagocitadas pelos macrófagos. Esse processo também é chamado de "maturação de afinidade". Células com afinidade apropriada encontram o antígeno na superfície das células dendríticas foliculares (FDCs) e, com o auxílio de células T CD4+, sofrem mudança de classe, deixando o folículo como precursoras das células B de memória ou plasmócitos.

Estrutura da amígdala lingual

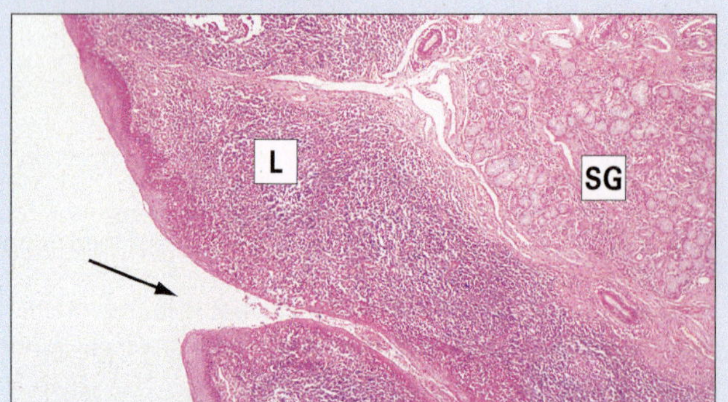

Fig. 2.47 A amígdala lingual, situada no terço posterior da língua, consiste em acúmulos de tecido linfoide (L) com folículos secundários grandes associados a uma mucosa que forma invaginações profundas semelhantes a fissuras (seta). Glândulas salivares (SG) contendo muco são vistas ao redor da amígdala. Essas características são comuns a todos os tipos de amígdalas. (*Cortesia do Dr. A. Stevens e Professor J. Lowe.*)

Nódulos linfoides no apêndice humano

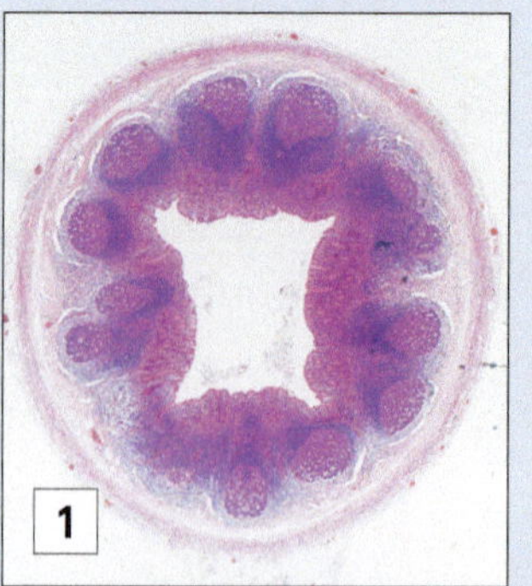

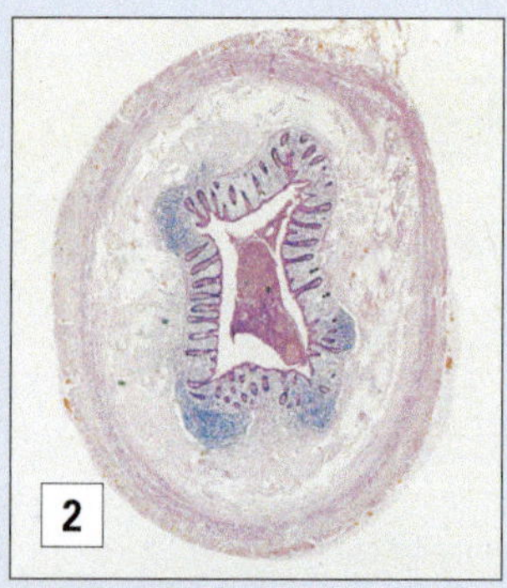

Fig. 2.49 (**1**) Apêndice de uma criança de 10 anos de idade mostrando grandes nódulos linfoides que se estendem até a submucosa. (**2**) Apêndice de um homem de 36 anos de idade. Repare na redução acentuada do tecido linfoide com o virtual desaparecimento dos folículos linfoides. Isso ilustra a atrofia dos tecidos linfoides, que não se limita ao apêndice, com a idade. (*Cortesia do Dr. A. Stevens e do Professor J. Lowe.*)

Um nódulo linfoide solitário no intestino grosso

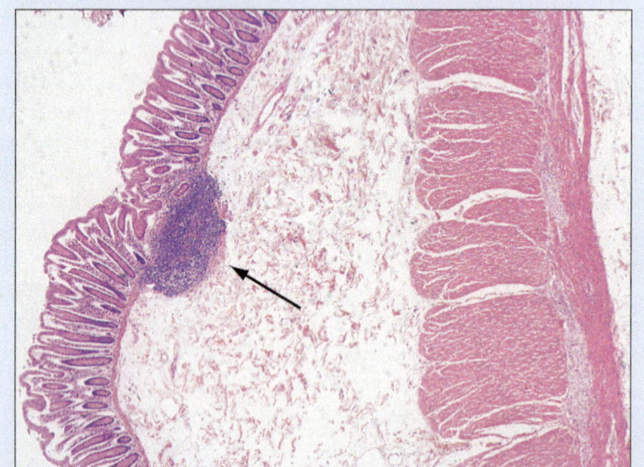

Fig. 2.48 Esse nódulo está localizado na mucosa e submucosa da parede intestinal (seta). (*Cortesia do Dr. A. Stevens e Professor J. Lowe.*)

Localização das células M

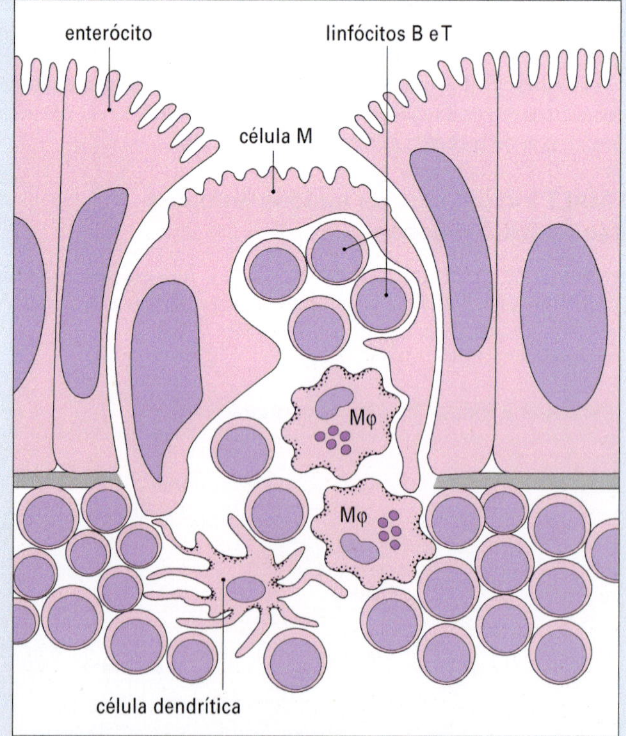

Fig. 2.50 O epitélio intestinal associado ao folículo contém células M. Repare nos linfócitos e macrófagos (Mφ) ocasionais na bolsa formada pela invaginação da membrana basolateral da célula M. Os antígenos que foram endocitados pela célula M são passados para os tecidos subepiteliais através dessa bolsa (não mostrados).

ganismos sofrem transcitose para o interior da bolsa e para o tecido linfoide organizado sob o epitélio (Fig. 2.51) sendo, então, capturados pelas células dendríticas.

As células M não são exclusivas das placas de Peyer, mas também são encontradas no epitélio associado a acúmulos de células linfoides em áreas de "amostragem de antígenos" em outras mucosas.

A área do domo das placas de Peyer e as regiões subepiteliais das amígdalas contêm células B com fenótipo e função semelhantes aos vistos nas células B da zona marginal do baço (veja anteriormente).

P. Os anticorpos do isótipo IgA representam a principal defesa nas superfícies mucosas. Quais as características desse anticorpo que seriam benéficas nesse caso?

R. Anticorpos IgA produzidos nas mucosas representam uma forma secretora específica que pode atravessar membranas epiteliais, ajudando a prevenir a entrada de microrganismos infecciosos. A resistência à digestão pelas enzimas do intestino também representa uma característica importante da IgA secretora do GALT. O transporte da IgA através do epitélio mucoso está descrito em detalhes no Capítulo 3 (Fig. 3.8).

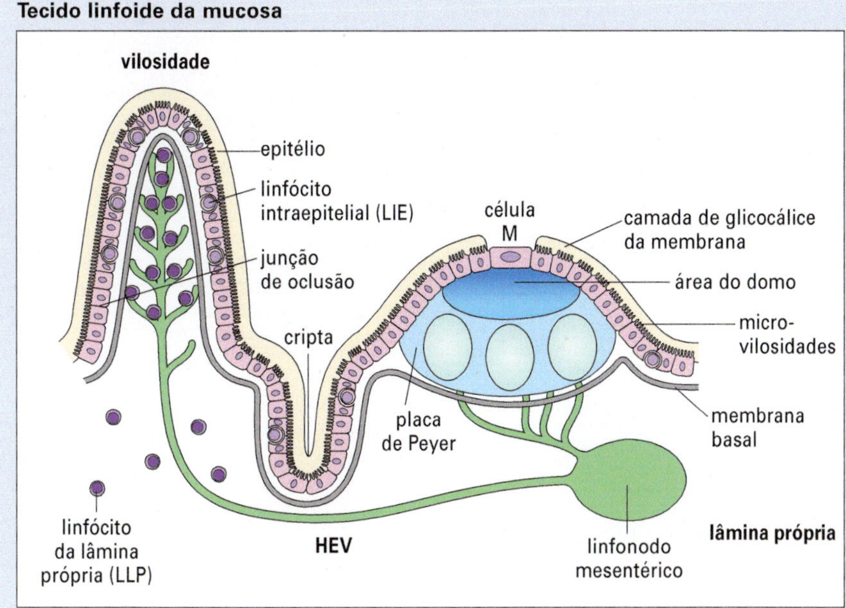

Fig. 2.51 As placas de Peyer, assim como as amígdalas e outras áreas linfoides do MALT, são locais de *priming* de linfócitos pelos antígenos internalizados pelas células M no epitélio associado ao folículo (FAE). A região subepitelial, o domo, é rica em APCs e também contém um grupo de células B semelhantes às encontradas na zona marginal do baço. Os folículos linfoides e as zonas dependentes de células T intervenientes estão localizados sob a região do domo. Os linfócitos ativados pelos antígenos nesses locais de iniciação da mucosa intestinal migram para os linfonodos mesentéricos e a seguir para os sítios efetores (as vilosidades intestinais), onde são encontrados tanto na lâmina própria (LLPs) quanto epitélio superficial (LIEs).

Linfócitos da lâmina própria e epiteliais são encontrados na mucosa

Além do tecido linfoide organizado que forma o sistema MALT, é encontrado um grande número de linfócitos e plasmócitos na mucosa:

- do estômago;
- dos intestinos delgado e grosso;
- dos tratos respiratórios superior e inferior e
- de outros órgãos.

São encontrados linfócitos no tecido conjuntivo da lâmina própria e na camada epitelial:

- os linfócitos da lâmina própria (LLPs) são predominantemente células T ativadas, mas numerosas células B ativadas e plasmócitos também são detectados – esses plasmócitos secretam especialmente IgA, que é transportada através das células epiteliais e liberada na luz;
- linfócitos intraepiteliais (LIEs) são, em sua maioria, células T – a população difere das LLPs porque inclui uma proporção elevada de células T $\gamma\delta$ (10%-40%) e células $CD8^+$ (70%).

A maior parte das células T LLP e LIE pertence ao grupo de células de memória $CD45RO^+$. Elas apresentam uma resposta pobre ao estímulo com anticorpos para o TCR (CD3), mas podem ser ativadas por outras vias (p. ex., através de CD2 e CD28).

A cadeia αE da integrina HML-1 (CD103) não está presente nas células T circulantes em repouso, mas é expressada após estimulação com fito-hemaglutinina (PHA). Anticorpos contra CD103 são mitogênicos e induzem a expressão da cadeia α do receptor IL-2 (CD25) de baixa afinidade nas células T no sangue periférico. A cadeia αE está acoplada à cadeia β_7 para formar um heterodímero $\alpha E/\beta_7$, que é uma integrina que os LIE e outros leucócitos ativados expressam. Nas células epiteliais, a E-caderina é o ligante para o $\alpha E/\beta_7$. A ligação do $\alpha E/\beta_7$ com a E-caderina pode ser importante para o retorno e retenção dos linfócitos que expressam $\alpha E/\beta_7$ no epitélio intestinal.

Sabe-se que os LIEs liberam citocinas, incluindo IFN-γ e IL-5. A vigilância imunológica contra células com mutação ou infectadas por vírus é uma função sugerida dos LIEs.

Recirculação dos linfócitos

Uma vez nos tecidos secundários, os linfócitos simplesmente não permanecem aí; muitos se movem de um órgão linfoide para outro através do sangue e da linfa (Fig. 2.52).

Os linfócitos saem do sangue através das vênulas de epitélio alto

Apesar de os linfócitos deixarem o sangue através de vênulas não especializadas, a principal rota de saída nos mamíferos é através de uma seção especializada conhecida como vênulas de endotélio alto (HEVs, Figs. 2.53 e 2.54). Nos linfonodos, elas se localizam principalmente no paracórtex, com uma quantidade menor no córtex e nenhuma na medula.

Alguns linfócitos, primariamente as células T, chegam da área de drenagem do linfonodo através de aferentes linfáticos e não através das HEVs – essa é a rota principal pela qual os antígenos entram nos linfonodos.

Além dos linfonodos, também encontramos HEVs no MALT e no timo (Fig. 2.29).

P. Que tipos de moléculas necessárias para o movimento dos linfócitos espera-se que sejam expressas nas HEVs?
R. As HEVs expressam um conjunto distinto de quimiocinas que sinalizam os linfócitos para que migrem para o tecido linfoide. Elas também têm um conjunto especializado de moléculas de adesão que permitem que as células se liguem às células endoteliais enquanto migram.

As HEVs são características permanentes dos tecidos linfoides secundários, mas também podem se desenvolver a partir do endotélio normal nos locais de inflamação crônica (p. ex., na pele e na

Padrões do tráfego de linfócitos

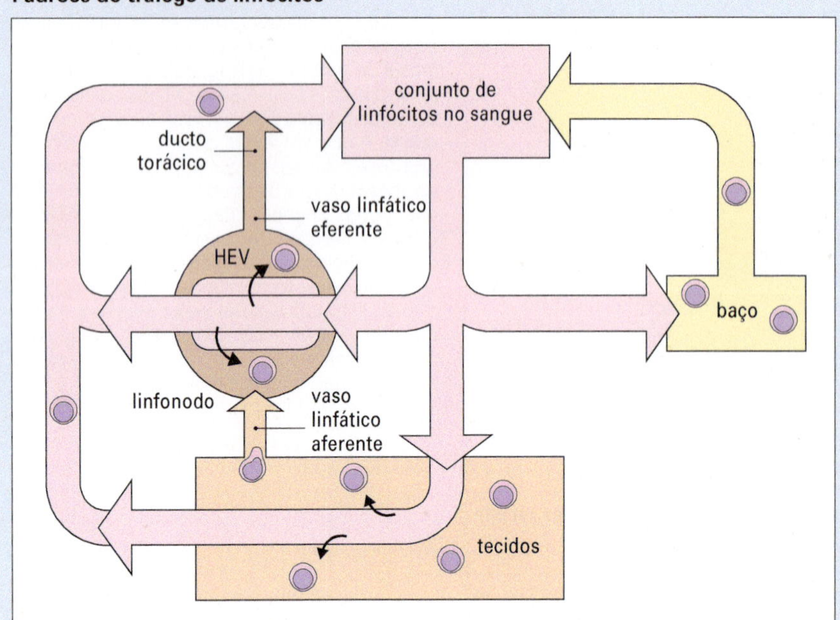

Fig. 2.52 Os linfócitos se movem pela circulação, entrando nos linfonodos e MALT através de células endoteliais especializadas de vênulas pós-capilares (*i.e.*, vênulas de endotélio alto [HEVs]). Eles saem dos linfonodos e MALT através dos vasos linfáticos eferentes, passando por outros linfonodos até, finalmente, entrarem no ducto torácico, que drena para a circulação através da veia subclávia esquerda (nos seres humanos). Os linfócitos entram nas áreas de polpa branca do baço nas zonas marginais, passam para os sinusoides da polpa vermelha e saem através da veia esplênica.

Paracórtex de um linfonodo mostrando vênulas de endotélio alto (HEV)

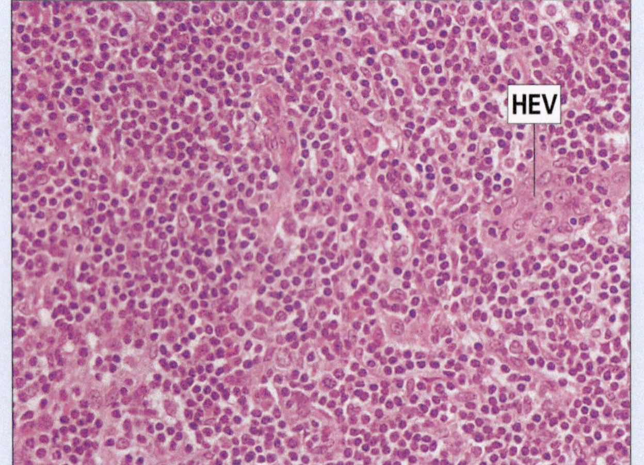

Fig. 2.53 Os linfócitos saem da circulação através das HEVs, entrando no linfonodo. Coloração H&E. Aumento de 200×. (*Cortesia do Dr. A. Stevens e Professor J. Lowe.*)

Microfotografia eletrônica mostrando uma vênula de endotélio alto (HEV) no paracórtex de um linfonodo

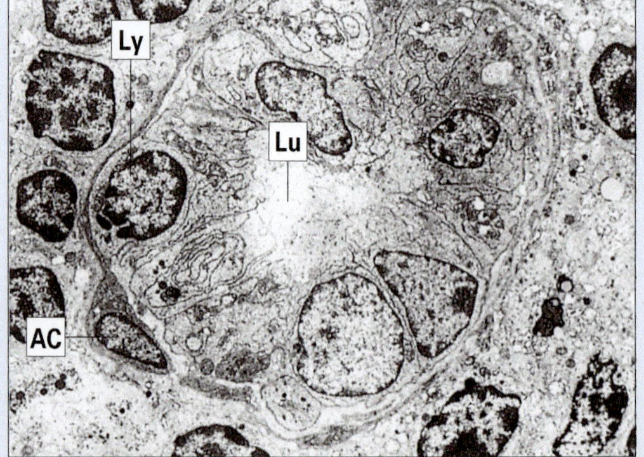

Fig. 2.54 Pode-se ver um linfócito (Ly) em trânsito da luz (Lu) da HEV próximo da lâmina basal. A HEV está parcialmente cercada por uma célula adventícia (AC). Aumento de 1.600×.

sinóvia). Por sua vez, isso direciona conjuntos específicos de células T para a área em que as HEVs se formaram.

O movimento dos linfócitos através do endotélio é controlado por moléculas de adesão e quimiocinas (Caps. 6 e 12). Por exemplo:

- a molécula de adesão MadCAM-1 se expressa nas células endoteliais do tecido intestinal;
- a VCAM-1 está presente nas células endoteliais dos pulmões e da pele.

Moléculas de retorno nos linfócitos direcionam os linfócitos seletivamente para determinados órgãos por meio de interações com essas moléculas de adesão (Cap. 6). No caso do intestino, um papel crítico é desempenhado pelas integrinas-$\alpha_4\beta_7$, que fazem a mediação da aderência dos linfócitos às HEVs das placas de Peyer que expressam MadCAM-1.

O tráfego de linfócitos expõe o antígeno a um grande número de linfócitos

As células linfoides no linfonodo retornam para a circulação através dos vasos linfáticos eferentes, que passam pelo ducto torácico para a veia subclávia esquerda. Cerca de 1%-2% dos linfócitos recirculam a cada hora. Em geral, o processo permite que um grande número de linfócitos específicos para determinado antígeno entre em contato com seu antígeno no microambiente dos órgãos linfoides periféricos.

P. Por que é importante que o antígeno entre em contato com muitos linfócitos?

R. As células linfoides são monoespecíficas e apenas um número limitado de linfócitos é capaz de reconhecer um antígeno em particular. A recirculação dos linfócitos e o movimento do antígeno e das APCs aumentam as oportunidades para que o linfócito encontre seu antígeno específico logo após a infecção.

Em condições normais, existe um tráfego contínuo de linfócitos através dos linfonodos, mas quando o antígeno entra nos linfonodos de um animal sensibilizado para aquele antígeno, ocorre uma parada temporária no tráfego destas células, que dura aproximadamente 24 horas. Assim, linfócitos específicos para o antígeno são retidos nos linfonodos que drenam a área de onde o antígeno se origina. Em particular, os blastócitos não recirculam, mas parecem permanecer em um lugar,

A estimulação de uma área de mucosa por um antígeno desencadeia uma resposta de anticorpos restrita ao MALT

As células linfoides associadas à mucosa recirculam, principalmente, dentro do sistema linfoide da mucosa, sendo essa uma razão para se considerar o MALT um sistema distinto dos órgãos linfoides sistêmicos. Portanto, as células linfoides estimuladas nas placas de Peyer passam para a corrente sanguínea através dos linfonodos regionais e depois retornam para a lâmina própria intestinal (Fig. 2.55 e veja a Fig. 2.51).

A recirculação específica é possível porque as células linfoides, que expressam receptores de retorno, ligam-se a moléculas de adesão expressas especificamente nas células endoteliais das vênulas da mucosa, mas estão ausentes nas HEVs dos linfonodos (veja anteriormente).

Assim, a estimulação pelo antígeno em uma área de mucosa desencadeia uma resposta de anticorpos principalmente, mas não exclusivamente, restrita às mucosas.

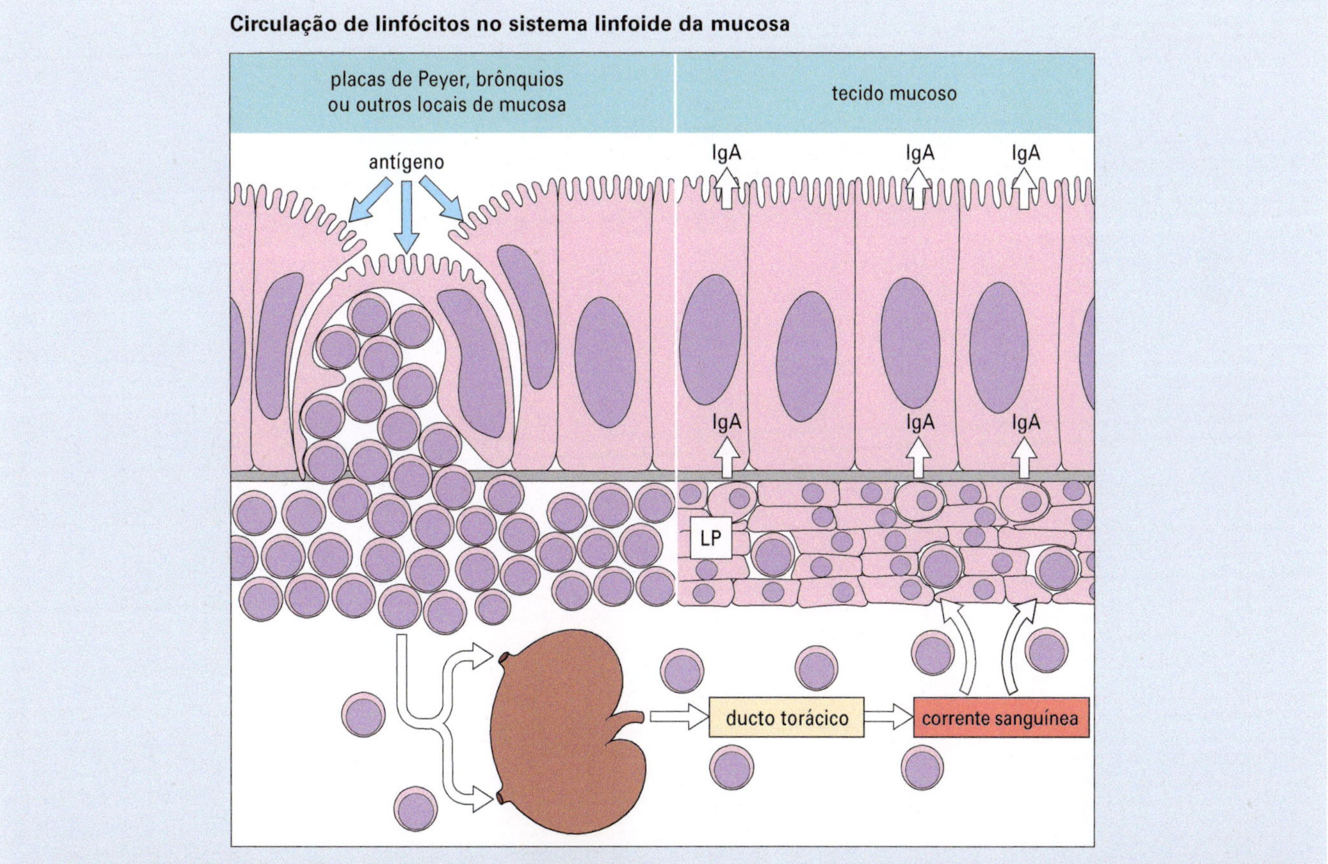

Circulação de linfócitos no sistema linfoide da mucosa

Fig. 2.55 Células linfoides que são estimuladas por antígenos nas placas de Peyer (ou nos brônquios ou em outro local de mucosa) migram, através dos linfonodos regionais e ducto torácico, para a circulação sanguínea e, consequentemente, para a lâmina própria (LP) do intestino ou outra superfície mucosa, que pode ser próximo ou distante do local de ativação. Portanto, os linfócitos estimulados em uma superfície mucosa podem ser distribuídos seletivamente através do sistema MALT. Isso é mediado por moléculas de adesão específicas nos linfócitos e HEV da mucosa.

RACIOCÍNIO CRÍTICO: DESENVOLVIMENTO DO SISTEMA IMUNE (VEJA PÁG. 441 PARA RESPOSTAS)

1 Que efeito você esperaria que esse defeito tivesse sobre o número e tipos de linfócitos no sangue? Como isso iria afetar a estrutura dos linfonodos? Que efeito isso teria na habilidade dos camundongos de combater infecções?

Ocasionalmente, pacientes adultos desenvolvem um tumor no timo (timoma), sendo necessária a remoção completa da glândula.

2 Qual o efeito que você esperaria que a timectomia tivesse na habilidade desses pacientes de combaterem infecções?

Com o desenvolvimento de técnicas modernas em biologia molecular, é possível produzir animais com ausência completa de determinados genes. Tais animais são chamados de "*knockout* genes". As vezes, esses *knockouts* podem ter efeitos surpreendentes no desenvolvimento, enquanto outras vezes os efeitos são mínimos. Outros, como as imunodeficiências, são muito esclarecedores. Com base nas informações dadas no Capítulo 2, que efeitos você esperaria que os seguintes "*knockouts*" tivessem no desenvolvimento dos linfócitos e/ou órgãos linfoides?

3 RAG-1? (Os genes *RAG-1* e *RAG-2* estão envolvidos no processo de recombinação que gera receptores de antígenos nas células B e T.)

4 Interleucina-7?

5 A cadeia da integrina-β_7?

Leituras sugeridas

Kindt TJ, Osborne BA, Goldsby RA. Kuby Immunology, 6th edn. Oxford: WH Freeman; 2006.

Lamm ME, Strober W, McGhee JR, Mayer L, eds. Mestecky J, Bienenstock J. Mucosal Immunology. San Diego: Academic Press; 2005.

Steinman RM, Odoyaga J. Features of the dendritic cell lineage. Immunol Rev 2010;234:5–17.

Lydyard PM, Whelan A, Fanger MW. Instant Notes in Immunology, 2nd edn. London: Garland Science/Bios Scientific Publishing; 2004.

Playfair JHL, Chain BM. Immunology at a Glance, 9th edn Wiley-Blackwell; 2009.

Reddy KV, Yedery RD, Aranha C. Antimicrobial peptides: premises and promises. Int J Antimicrob Agents 2004;24:536–547.

Roitt IM, Delves P. Essential Immunology, 10th edn. Oxford: Blackwell Scientific Publications; 2001.

Shevach E. Regulatory/suppressor T cells in health and disease. Arthritis Rheum 2004;50:2721–2724.

Von Andrian UH, Mempel TR. Homing and cellular traffic in lymph nodes. Nat Rev Immunol 2003;3:867–878.

CAPÍTULO 3

Anticorpos

RESUMO

- Anticorpos circulantes (também chamados de imunoglobulinas) são glicoproteínas solúveis que reconhecem e se ligam especificamente a antígenos. Eles estão presentes no soro, fluidos teciduais ou nas membranas celulares. Sua função é ajudar na eliminação de microrganismos que carregam esses antígenos. Os anticorpos também atuam como receptores de antígenos na membrana dos linfócitos B e desempenham papéis fundamentais na diferenciação desses linfócitos B.
- **Existem cinco classes de anticorpos nos mamíferos** – IgG, IgA, IgM, IgD e IgE. Nos seres humanos, também foram identificadas quatro classes de IgG e duas de IgA. Assim, no total, existem nove **isótipos**: IgM, IgA1, IgA2, IgG1, IgG2, IgG3, IgG4, IgD e IgE.
- **Os anticorpos têm uma estrutura básica formada de quatro cadeias de polipeptídios** – duas cadeias leves idênticas e duas cadeias pesadas idênticas. Os ~110 aminoácidos da extremidade N-terminal das cadeias leve e pesada apresentam uma sequência altamente variável; são chamadas de regiões variáveis, V_L e V_H, respectivamente. A sequência única de um par VL/VH forma o sítio de ligação específico de antígenos ou **paratopo**. As regiões C-terminais das cadeias leve e pesada formam as regiões constantes (C_L e C_H, respectivamente), que determinam as funções efetoras de um anticorpo.
- **Os sítios de ligação de antígenos dos anticorpos são específicos para o formato em três dimensões (conformação) de seu alvo** – o determinante antigênico ou **epítopo**.
- **A afinidade do anticorpo** é medida pela força da interação entre o sítio de ligação do anticorpo (paratopo) e seu epítopo. A avidez (ou afinidade funcional) de um anticorpo depende do número de sítios de ligação (dois para a IgG) e de sua habilidade de se ligar a múltiplos epítopos no antígeno – quanto mais epítopos ele liga, maior a avidez.
- **Receptores para as regiões constantes (receptores de Fc) das cadeias pesadas dos anticorpos** são expressos por células mononucleares, neutrófilos, células *natural killer*, eosinófilos, basófilos e mastócitos. Eles interagem com as regiões Fc de diferentes isótipos de anticorpos, promovendo atividades como a fagocitose, destruição de células tumorais e desgranulação de mastócitos.
- **Um vasto repertório de sítios de ligação de antígenos** é conseguido **pela seleção aleatória e recombinação** de um número limitado de genes dos segmentos V, D e J que codificam as regiões (domínios) variáveis (V). Esse processo é conhecido como recombinação V(D)J e gera o repertório primário de anticorpos.
- **Ciclos repetidos de hipermutação somática e seleção** atuam no repertório primário para gerar um repertório secundário de anticorpos com maior especificidade e afinidade para o antígeno.
- **A mudança de classe** combina os genes VDJ rearranjados com genes diferentes da região constante da cadeia pesada, de modo que o mesmo receptor de antígeno possa ativar diferentes funções efetoras.

Os anticorpos reconhecem e se ligam a antígenos

O reconhecimento altamente específico de antígenos é essencial para a resposta imune adquirida. Duas principais moléculas estão envolvidas nesse processo:

- anticorpos (imunoglobulinas) e
- receptores de antígenos de células T (TCR).

A diversidade estrutural e funcional representa a característica dessas moléculas.

Os genes dos anticorpos se diversificaram em diferentes espécies por meio de duplicações genéticas múltiplas e subsequente divergência. Em muitas espécies, incluindo os seres humanos, a diversidade é aumentada ainda mais por vários rearranjos e mutação somática dos genes durante a vida do indivíduo.

Os anticorpos funcionam como receptores de antígenos na membrana dos linfócitos B e anticorpos solúveis circulantes

Os anticorpos são glicoproteínas expressas como:

- receptores nas membranas dos linfócitos B ou
- moléculas solúveis (secretadas pelos plasmócitos) presentes no soro e fluidos teciduais.

O contato entre o receptor de linfócitos B, em um determinado linfócito B, e o antígeno resulta na ativação e diferenciação do linfócito B para gerar um clone de **plasmócitos** que secreta grandes quantidades de anticorpos. Cada clone secreta apenas um tipo de anticorpo com especificidade única. O anticorpo secretado tem a mesma especificidade de ligação do receptor do linfócito B original (Fig. 3.1).

Anticorpos de superfície e secretado

receptor de antígeno de linfócito B	anticorpo secretado
H, L, Igβ, Igα	Fab, H, L, Fc

Fig. 3.1 O receptor de antígeno dos linfócitos B (à esquerda) consiste em duas cadeias pesadas (H) idênticas e duas cadeias leves (L) idênticas. Além disso, componentes secundários (Igα e Igβ) estão associados ao receptor primário e ligam-se a ele através das vias de sinalização intracelular. Anticorpos circulantes (à direita) são estruturalmente idênticos ao receptor dos linfócitos B primário, exceto por não apresentarem as porções transmembrana e intracitoplasmática. Diversas enzimas proteolíticas clivam a molécula de anticorpo em três fragmentos – dois fragmentos Fab idênticos (fragmento de ligação de antígeno) e um fragmento Fc (cristalizável).

Os anticorpos pertencem a uma família de glicoproteínas

Cinco **classes distintas de anticorpos** são encontradas na maioria dos mamíferos, denominadas IgG, IgA, IgM, IgD e IgE. Elas diferem em:

- tamanho, por exemplo, o número de cadeias polipeptídicas;
- carga;
- sequência de aminoácidos e
- conteúdo de carboidrato.

Nos seres humanos, existem quatro subclasses de IgG e duas de IgA. Assim, existem nove isótipos de anticorpos: IgM, IgA1, IgA2, IgG1, IgG2, IgG3, IgG4, IgD e IgE. Cada isótipo é definido pela sequência de aminoácidos da região constante da cadeia pesada e codificado por um gene único. Os anticorpos presentes no sangue (soro) são policlonais, ou seja, estruturalmente heterogêneos, refletindo sua habilidade de reconhecer e se ligar a antígenos diferentes; eles são os produtos de clones diferentes de plasmócitos.

Todos os isótipos de anticorpos, com exceção da IgD, são bifuncionais

Os anticorpos são moléculas bifuncionais. Eles:

- reconhecem e se ligam ao antígeno e
- promovem a destruição e/ou remoção de complexos imunes formados por meio da ativação de mecanismos efetores.

Uma parte da molécula do anticorpo determina a sua especificidade, enquanto outra determina que funções efetoras serão ativadas. As funções efetoras incluem a ligação das regiões constantes da cadeia pesada (Fc) com:

- receptores expressos nos tecidos do hospedeiro (p. ex., FcγRI nas células fagocitárias) e
- o primeiro componente (C1q) do sistema do complemento para iniciar a via clássica do complemento (Fig. 3.2).

Os anticorpos funcionam como moléculas adaptadoras para mecanismos imunes efetores

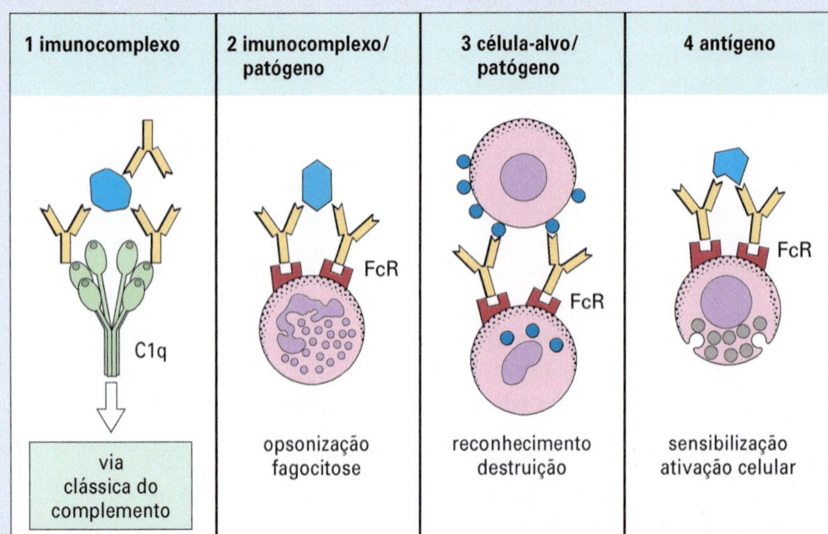

Fig. 3.2 Os anticorpos atuam como moléculas adaptadoras para diferentes mecanismos imunes efetores, ligando o antígeno a receptores (C1q e FcR) do sistema imunológico. (**1**) Imunocompplexos podem ativar a via clássica do complemento. (**2**) Anticorpos ligados na superfície de patógenos atuam como opsoninas, facilitando a fagocitose. (**3**) Anticorpos ligados a células promovem seu reconhecimento e destruição pelas células NK. (De maneira semelhante, o reconhecimento de alguns parasitas pelos eosinófilos, mediado pelos anticorpos, os torna alvos para serem destruídos.) (**4**) anticorpos ligados a receptores Fc sensibilizam as células para que reconheçam o antígeno, e a célula é ativada se o antígeno se liga ao anticorpo de superfície.

A classe e subclasse dos anticorpos são determinadas pela estrutura da cadeia pesada

A estrutura básica de cada molécula de anticorpo é uma unidade que consiste em:

- duas cadeias polipeptídicas leves (~25 kDa) e
- duas cadeias polipeptídicas pesadas (~55 kDa).

Em uma molécula de anticorpo, a sequência de aminoácidos das duas cadeias leves é idêntica, assim como a sequência das duas cadeias pesadas. Tanto as cadeias leves quanto as pesadas são dobradas, formando uma série de domínios discretos. A sequência da região constante da cadeia pesada determina a classe e a subclasse, ou isótipo, do anticorpo. As cadeias pesadas são designadas:

- μ (IgM);
- γ1, γ2, γ3 e γ4 (IgG1, IgG2, IgG3 e IgG4);
- α1 e α2 (IgA1, IgA2);
- δ (IgD);
- ε (IgE).

A IgM, IgD e IgE não possuem subclasses (Fig. 3.3).

Isótipos diferentes de anticorpo ativam diferentes mecanismos efetores

As subclasses da IgG humana (IgG1-IgG4), que estão presentes no corpo nas seguintes proporções: 66%, 23%, 7% e 4%, respectivamente, surgiram após a divergência de linhas evolutivas que levam aos seres humanos e camundongos. Consequentemente, apesar da nomenclatura semelhante, não existe correlação direta, estrutural ou funcional, entre as quatro moléculas de IgG humanas e as do camundongo, apesar de serem identificadas pela mesma nomenclatura (IgG1, IgG2 etc.).

As proporções relativas de IgA1 e IgA2 variam entre o soro e secreções externas, onde a IgA está presente na forma secretora (Fig. 3.3).

P. Qual a vantagem de se ter tal variedade de classes diferentes de anticorpos?

R. Cada isótipo de anticorpo atua como uma molécula adaptadora, formando uma ponte entre o antígeno e as moléculas efetoras. O sistema imunológico pode responder individualmente a cada patógeno com a geração de isótipos de anticorpo mais eficazes na sua imobilização e eliminação.

A IgG é o isótipo predominante no soro humano normal

A IgG representa 70%-75% do total de anticorpos no soro, consistindo em uma molécula monomérica de quatro cadeias. Sua concentração normal varia de 6,0-16 g/L.

A IgM representa cerca de 10% dos anticorpos no soro

A IgM representa aproximadamente 10% dos anticorpos no soro. Ela é um pentâmero de uma estrutura básica de quatro cadeias, com uma massa de ~970 kDa; a polimerização para o pentâmero é auxiliada pela presença da cadeia polipeptídica J (*joining*), com massa de ~15 kDa. Variação normal de concentração: 0,5-2,0 g/L. Uma forma monomérica transmembrana (mIgM) está presente como um receptor de antígeno específico nos linfócitos B maduros.

A IgA é o isótipo predominante nas secreções seromucosas

A IgA representa aproximadamente 15%-20% dos anticorpos no soro. Nos seres humanos, 80% da IgA presente no soro é um monômero de quatro cadeias. Concentração normal: 0,8-4,0 g/L. No soro da maioria dos mamíferos, a IgA é polimérica, principalmente sob a forma de um dímero.

A IgA é o anticorpo predominante nas secreções seromucosas como a saliva, colostro, leite e secreções traqueobrônquica e geniturinária.

A IgD é um receptor antigênico específico (mIgD) nos linfócitos B maduros

A IgD, um monômero de quatro cadeias, representa menos de 1% dos anticorpos no soro. Concentração normal: 2,0-100 mg/L.

Propriedades físico-químicas das classes de imunoglobulinas humanas

propriedade	tipo de imunoglobulina									
	IgG1	IgG2	IgG3	IgG4	IgM	IgA1	IgA2	sIgA	IgD	IgE
cadeia pesada	γ_1	γ_2	γ_3	γ_4	m	α_1	α_2	α_1/α_2	δ	ε
concentração sérica média (mg/mL)	9	3	1	0,5	1,5	3,0	0,5	0,05	0,03	0,00005
constante de sedimentação	7s	7s	7s	7s	19s	7s	7s	11s	7s	8s
peso molecular (kDa)	146	146	170	146	970	160	160	385	184	188
meia-vida (dias)	21	20	7	21	10	6	6	?	3	2
% distribuição intravascular	45	45	45	45	80	42	42	traço	75	50
carboidrato (%)	2-3	2-3	2-3	2-3	12	7-11	7-11	7-11	9-14	12

Fig. 3.3 Cada classe de imunoglobulina tem uma cadeia pesada característica. Assim, a IgG possui cadeias γ; IgM, cadeias μ; IgA, cadeias α; IgD, cadeias δ, e IgE, cadeias ε. Variação na estrutura da cadeia pesada dentro de uma classe dá origem a subclasses. Por exemplo, A IgG humana consiste em quatro subclasses, refletindo quatro tipos distintos de cadeia pesada. As propriedades das imunoglobulinas variam entre as diversas classes. Nas secreções, a IgA está presente na forma dimérica (sIgA) associada a uma cadeia proteica chamada de componente secretor. A concentração sérica de IgA é muito baixa, enquanto o nível nas secreções intestinais pode ser muito alto.

Os basófilos e mastócitos estão continuamente saturados com IgE

Os níveis séricos de IgE são muito baixos (0-90 UI/mL) em relação aos outros isótipos. Entretanto, basófilos e mastócitos expressam um receptor de alta afinidade específico para IgE; consequentemente, eles estão continuamente saturados com IgE.

Os anticorpos apresentam uma estrutura básica com quatro cadeias

A estrutura básica com quatro cadeias e os domínios das moléculas de anticorpo estão ilustradas para a IgG (Fig. 3.4).

As **cadeias leves** (25 kDa) estão ligadas às cadeias pesadas por pontes dissulfeto e múltiplas interações não covalentes.

As **cadeias pesadas** também estão conectadas entre si por pontes dissulfeto e múltiplas interações não covalentes.

Cada segmento de ~110 aminoácidos se dobra para formar um domínio compacto que é estabilizado por intermédio de múltiplas ligações não covalentes na cadeia. Assim:

- a cadeia leve tem dois domínios e uma ligação dissulfeto intracadeia em cada um dos domínios V_L e C_L;
- a cadeia pesada tem quatro domínios e uma ligação dissulfeto intracadeia em cada um dos domínios VH, CH1, CH2 e CH3.

Cada ponte dissulfeto inclui uma alça peptídica de 60-70 resíduos de aminoácidos.

Existe uma homologia significativa na sequência de aminoácidos entre os domínios da molécula de anticorpo, refletida em um motivo conformacional em comum, chamado de **dobra da imunoglobulina**. Essa alça característica define os membros da superfamília das imunoglobulinas.

Os anticorpos são os protótipos da superfamília das imunoglobulinas

A estrutura tridimensional de cada região homóloga de ~110 aminoácidos (domínio) de um anticorpo é chamada de dobra da imunoglobulina, que também está presente em diversas proteínas, fornecendo estabilidade e multiplicidade de variantes estruturais e funcionais, que podem ter ou não uma função imune. Exemplos incluem:

- as moléculas de adesão ICAM-1 e VCAM-1 (Cap. 6);
- o TCR (Cap. 5);
- moléculas do MHC (Cap. 5);
- receptores celulares para anticorpos.

Essas moléculas pertencem à **família dos supergenes das imunoglobulinas (IgSF)**.

Os principais elementos do domínio são duas folhas β-pregueadas opostas, estabilizadas por uma ou mais ligações dissulfeto, entre as folhas β-pregueadas. Essa estrutura pode ser chamada de **barril β**.

A estrutura total de um anticorpo depende de sua classe e subclasse

A cristalografia de raio X forneceu dados estruturais de moléculas de IgG completa (Fig. 3.5). A mobilidade da região de dobradiça da IgG permite a geração das estruturas no formato de Y e T visualizadas na microscopia eletrônica.

A estrutura básica da IgG1

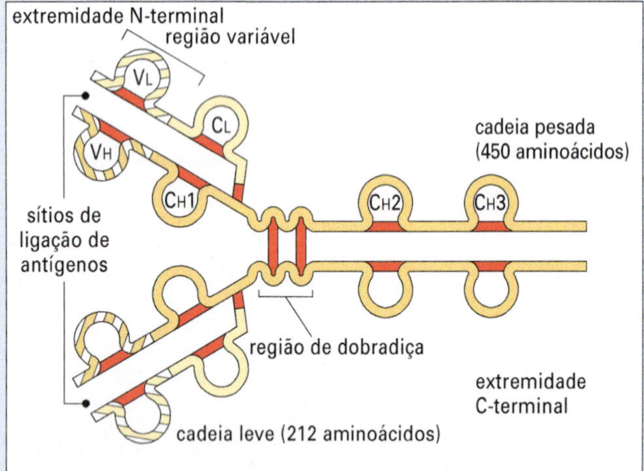

Fig. 3.4 A extremidade N-terminal da IgG1 é caracterizada pela variabilidade (V) da sequência nas cadeias pesada e leve, chamadas de regiões V_H e V_L, respectivamente. O restante da molécula tem uma estrutura relativamente constante (C). A porção constante da cadeia leve é chamada de região C_L. A porção constante da cadeia pesada é subdividida em três regiões estruturalmente discretas: C_H1, C_H2 e C_H3. Essas regiões globulares, estabilizadas por ligações dissulfeto intracadeias, são chamadas de "domínios". Os sítios de ligação de antígenos estão localizados nos domínios variáveis. A região de dobradiça é um segmento da cadeia pesada entre os domínios C_H1 e C_H2. A flexibilidade nessa região permite que os dois sítios de ligação de antígenos operem independentemente. Existe um pareamento dos domínios, exceto na região C_H2 (Fig. 3.8). Moléculas de carboidratos estão ligadas aos domínios C_H2.

Modelo de uma molécula de IgG

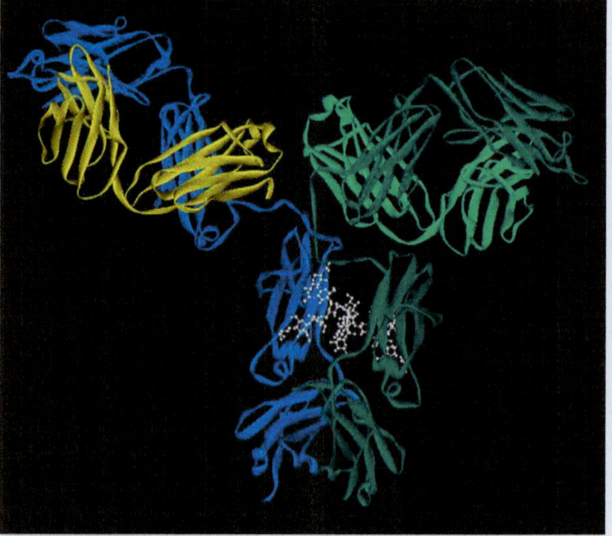

Fig. 3.5 Um modelo de uma molécula de IgG mostrando a estrutura de polipeptídeo das quatro cadeias como uma fita. As cadeias pesadas são mostradas em azul-escuro e verde- escuro. Os locais de ligação de antígenos estão nas pontas da molécula no formato de Y, sendo formados por domínios das cadeias pesada e leve. A região de dobradiça ampliada, não dobrada, encontra-se no centro da molécula. Unidades de carboidratos são mostradas como bolas e estruturas no formato de bastão, ligadas covalentemente à região Fc.

Em todos os isótipos de anticorpos existe um emparelhamento entre os domínios V_H/V_L e C_H1/C_L através de interações não covalentes extensas para formar a região de ligação de antígeno (Fab).

A ligação do antígeno é uma característica comum das regiões Fab da IgG em cada uma das quatro subclasses da IgG humana; entretanto, apesar de haver uma homologia de sequência > 95% entre as regiões Fc da IgG, cada subclasse de IgG exibe um perfil único de atividades efetoras.

A região de dobradiça é estruturalmente distinta, determinando a mobilidade relativa das regiões IgG-Fab e IgG-Fc na molécula intacta. O equivalente da região de dobradiça da IgG está presente em todos os isótipos, exceto na IgM.

Além do pareamento dos domínios VL/VH e CL/CH1, os domínios C_H3 da IgG-Fc também é pareado através de interações não covalentes.

Os domínios C_H2 não são pareados e apresentam, potencialmente, uma superfície hidrofóbica a solventes. Essa propriedade desfavorável é evitada por meio de interações com uma molécula hidrofílica de oligossacarídeo ligada à extremidade N-terminal.

O oligossacarídeo ligado à extremidade N-terminal do domínio C_H2, apesar de representar apenas 2%-3% da massa da molécula de IgG, é crucial para a expressão das funções efetoras. A conformação do domínio C_H2 e, basicamente, da IgG-Fc, resulta de interações recíprocas entre a proteína C_H2 e o oligossacarídeo. O oligossacarídeo tem heterogeneidade estrutural e as funções efetoras podem ser moduladas dependendo da estrutura do oligossacarídeo (glicoforma) ligado.

As moléculas de IgM montadas apresentam uma conformação em "estrela"!

A IgM está presente no soro humano como um pentâmero de estrutura básica de quatro cadeias. Cada cadeia pesada é formada por um domínio V_H e quatro C_H. Uma vantagem dessa estrutura em pentâmero é o fornecimento de 10 sítios de ligação idênticos, o que pode aumentar muito a avidez com a qual a IgM se liga a seu antígeno. Levando-se em consideração que a função da IgM sérica é a eliminação de bactérias contendo antígenos polissacarídeos de baixa afinidade, o aumento da avidez fornecida pela estrutura em pentâmero fornece uma vantagem funcional.

Ligações covalentes de dissulfeto entre os domínios C_H2 e C_H3 adjacentes, a sequência C-terminal de 18 aminoácidos, chamada de "cauda", e a cadeia J unem as subunidades do pentâmero.

A cadeia J é sintetizada pelos plasmócitos, tem uma massa de ~15 kDa e se dobra para formar um domínio de imunoglobulina. Cada cadeia pesada tem quatro oligossacarídeos N-ligados; entretanto, os oligossacarídeos não são parte integral da estrutura da proteína da mesma maneira que a IgG-Fc. Os oligossacarídeos presentes na IgM ativam a cascata do complemento por meio da ligação da lecitina de ligação à manose (Cap. 4).

Em microfotografias eletrônicas, a molécula montada de IgM tem uma configuração em "estrela", com uma região central densa e braços radiantes (Fig. 3.6); entretanto, microfotografias eletrônicas de anticorpos IgM que se ligam ao poliovírus mostram as moléculas adotando uma configuração de "grampo" ou "semelhante a um caranguejo" (Fig. 3.6), sugerindo que ocorre flexão entre os domínios C_H2 e C_H3, apesar de essa região não ser estruturalmente homóloga à região de dobradiça da IgG. A distorção dessa região, referida como **deslocação**, resulta na configuração em "grampo" da IgM necessária para ativar o complemento.

Microfotografias eletrônicas de moléculas de IgM

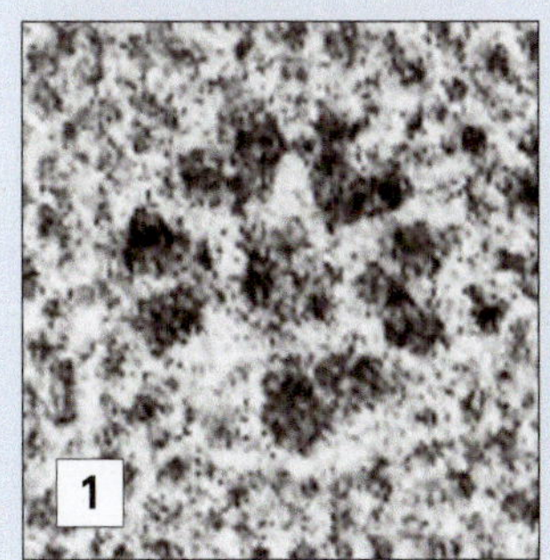

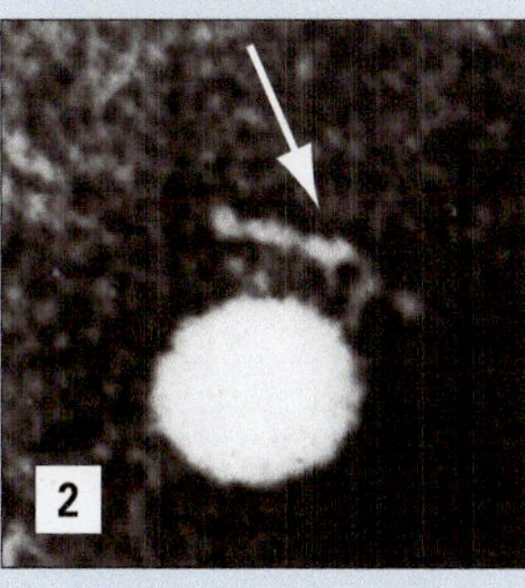

Fig. 3.6 (**1**) Em solução, a IgM de veado adota a configuração característica em estrela. Aumento de 195.000×. (**2**) IgM de coelho (seta) em configuração no formato de "caranguejo" com uma estrutura central no formato de anel, parcialmente visível, ligada ao virion do vírus da pólio. Aumento de 190.000×. (*(1) Cortesia dos Drs. E. Holm Nielson, P. Storgaard e Professor S-E Svehag. (2) Cortesia do Dr. B. Chesebro e Professor S-E Svehag.*)

A IgA secretora é um complexo de IgA, cadeia J e componente secretor

A IgA presente no soro é produzida pelos plasmócitos na medula óssea, sendo secretada como um monômero com a estrutura básica de quatro cadeias. Cada cadeia pesada é formada de um domínio V_H e três domínios C_H.

As subclasses IgA1 e IgA2 diferem substancialmente na estrutura da região de dobradiça:

- a região de dobradiça da IgA1 é estendida e apresenta oligossacarídeos O-ligados;
- a região de dobradiça da IgA2 é truncada em comparação com a IgA1.

Um *deficit* na adição de açúcares O-ligados na região de dobradiça da IgA1 tem sido associado com a doença nefropatia por IgA.

A IgA é o isótipo predominante nas secreções externas, mas está presente em uma forma secretora complexa. IgA é secretada pelos plasmócitos do intestino como um dímero no qual a "cauda" da cadeia pesada apresenta uma ligação covalente com a cadeia J através de uma ponte dissulfeto.

Microfotografias eletrônicas de dímeros de IgA mostram estruturas solúveis duplas no formato de Y, sugerindo que as subunidades monoméricas estão ligadas por meio de uma extremidade a outra através das regiões Cα3 do terminal C (Fig. 3.7).

A forma dimérica da IgA se liga a um **receptor poli-Ig** (Fig. 3.8) expresso na superfície basolateral das células epiteliais. O complexo é internalizado, transportado para a superfície apical onde o receptor poli-Ig é clivado, dando origem ao componente secretor (CS), que é liberado ainda ligado ao dímero de IgA. A forma secretora da IgA liberada é relativamente resistente à clivagem pelas enzimas presentes no intestino, sendo formada por:

- duas unidades de IgA;
- cadeia J e
- um componente secretor (massa de 70 kDa) (Fig. 3.8).

IgD sérica apresenta especificidade antigênica, mas não tem funções efetoras

A IgD sérica representa menos de 1% das imunoglobulinas séricas. Apesar de ter sido demonstrado que a IgD sérica tem atividade de

Microfotografia eletrônica de moléculas diméricas de IgA humana

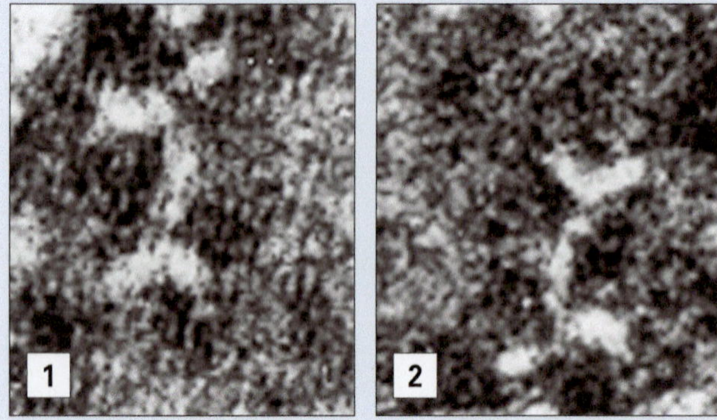

Fig. 3.7 A aparência de um duplo Y sugere que as unidades monoméricas apresentam uma ligação terminoterminal através do domínio Cα3 na extremidade C-terminal. Aumento de 250.000×. *(Cortesia do Professor S-E Svehag.)*

Transporte da IgA através do epitélio mucoso

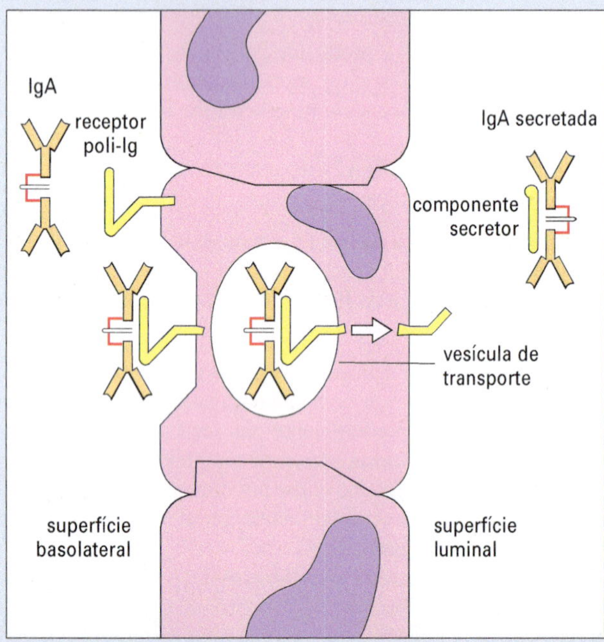

Fig. 3.8 Dímeros de IgA secretados pelos plasmócitos na lâmina própria intestinal ligados a receptores poli-Ig na superfície interna (basolateral) das células epiteliais. O complexo receptor-sIgA sofre endocitose e é transportado através da célula ainda ligado à membrana das vesículas de transporte. Essas vesículas se fundem com a membrana plasmática na superfície luminal, liberando dímeros de IgA ligados ao componente secretor derivado da clivagem do receptor. A IgA dimérica está protegida contra as enzimas proteolíticas presentes na luz intestinal pela presença do componente secretor.

ligação específica de antígenos, não identificou-se nenhuma função efetora. Cada cadeia pesada é formada de um domínio V_H e três domínios C_H com uma região de dobradiça ampliada. Junto com a IgM, a IgD também age como um receptor de antígenos nos linfócitos B, e como tal, também exibe a mesma diversidade de especificidade antigênica.

A cadeia pesada da IgE é composta de quatro regiões constantes

Estima-se que ~50% da IgE total do organismo encontra-se no sangue, enquanto o restante está ligado a mastócitos e basófilos através de seu receptor $F_{C\varepsilon}$ de alta afinidade ($F_{C\varepsilon}$RI). A IgE também se liga a receptores de baixa afinidade ($F_{C\varepsilon}$RII) expressos nos linfócitos B e células da linhagem mieloide.

Cada cadeia pesada é composta de um domínio V_H e quatro domínios C_H, além de seis oligossacarídeos N-ligados. Um oligossacarídeo N-ligado, presente no domínio C_H3, e equivalente ao C_H2 da IgG, influencia a ligação ao $F_{C\varepsilon}$RII, mas não ao $F_{C\varepsilon}$RI.

Interações antígeno-anticorpo

As conformações do epítopo e paratopo são complementares

As moléculas de proteína não são estruturas rígidas, mas existe um equilíbrio dinâmico entre estruturas que difere na sua habilidade de formar uma **interação primária** com **ligantes** específicos.

Após a interação primária, cada "parceiro" pode influenciar a **conformação** final no complexo. Esse conceito aproxima o modelo de "ajuste induzido" das interações proteína-proteína.

Uma análise da interação entre o fragmento Fab do anticorpo monoclonal D1.3 de camundongo e a lisozima da clara de ovo de galinha (HEL) mostra as superfícies complementares do epítopo e do sítio de ligação do anticorpo (paratopo); esta interação é composta de 17 aminoácidos do anticorpo e 16 da molécula de lisozima (Fig. 3.9). Todas as regiões hipervariáveis das cadeias pesada e leve participam, apesar de a terceira região hipervariável na cadeia pesada ser a mais importante.

Pode-se considerar o paratopo do anticorpo monoclonal D1.3 como "clássico". As estruturas de outros complexos de lisozima-anticorpo foram identificadas, mostrando diferença no envolvimento das regiões hipervariáveis e aminoácidos estruturais.

Esses estudos estruturais são essenciais para a engenharia de moléculas de anticorpo (p. ex., ao "humanizar" um anticorpo murino para gerar um anticorpo terapêutico, veja o quadro sobre Método 3.1).

A afinidade do anticorpo é uma medida da força da interação entre um paratopo e seu epítopo

A afinidade da interação proteína-proteína é uma medida definida pela termodinâmica da força de interação entre sítios de ligação recíprocos, ou seja, entre o paratopo do fragmento Fab e o epítopo de um antígeno. Como um anticorpo tem dois fragmentos Fab, ele pode formar complexos múltiplos ou tridimensionais; assim, a afinidade aparente é aumentada, sendo chamada de avidez.

Anticorpos formam múltiplas ligações não covalentes com o antígeno

A interação antígeno-anticorpo resulta da formação de múltiplas ligações não covalentes. Essas forças de atração consistem em:

- ligações de hidrogênio;
- ligações eletrostáticas;
- forças de van der Waals e
- forças hidrofóbicas.

Cada ligação é relativamente fraca em comparação com as ligações covalentes, mas juntas elas geram uma interação de alta afinidade.

O complexo Fab-lisozima

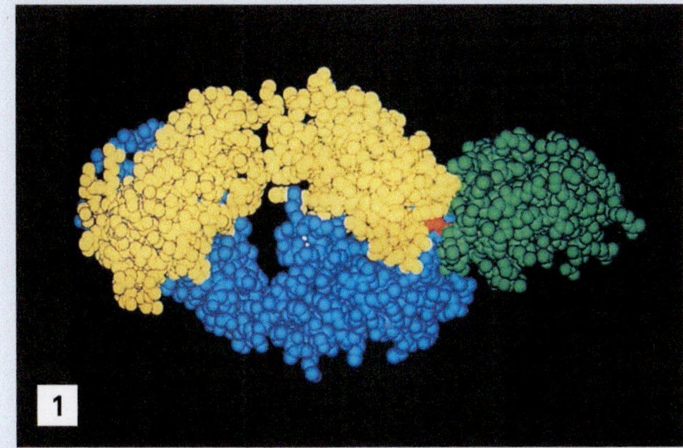

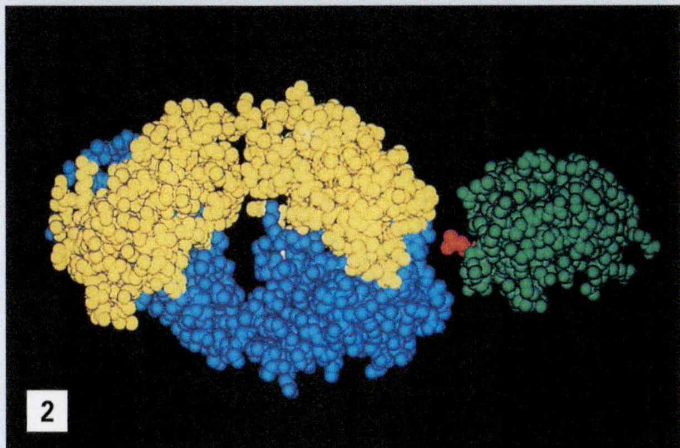

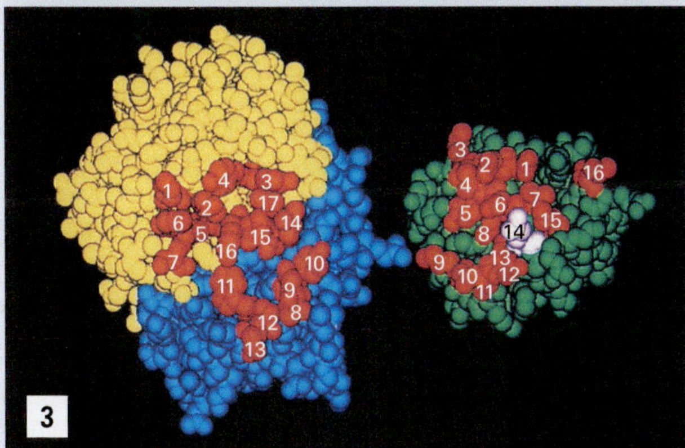

Fig. 3.9 (1) A lisozima (verde) se liga às regiões hipervariáveis das cadeias pesada (azul) e leve (amarela) do fragmento Fab do anticorpo D1.3. (2) O complexo separado com Glu121 visível (vermelho). Esse resíduo se encaixa no centro da fenda entre as cadeias pesada e leve. (3) As mesmas moléculas rodadas em 90° mostrando os resíduos de contato que contribuem para a ligação antígeno-anticorpo. *(Reimpressa com permissão de Poljak RJ. Science 1986;233:747-753. Direitos autorais 1986 AAAS e reimpressa com permissão de Garcia KC et al. Science 1986;274:209-219. Direitos autorais 1986 AAAS.)*

A força de uma ligação não covalente é dependente da distância (d) entre os grupos que interagem, sendo proporcional a $1/d^2$ para as forças eletrostáticas, e $1/d^7$ para as forças de van der Waals.

Assim, deve haver um contato íntimo entre os grupos que interagem antes que essas forças de atração entrem em ação.

Para um paratopo combinar com seu epítopo (Fig. 3.9), os sítios de interação devem ser complementares em relação ao formato, distribuição de carga e hidrofobicidade e, em termos de doador e receptor de grupos, capazes de formar ligações de hidrogênio.

A aproximação de duas proteínas de superfície também pode criar forças de repulsão (proporcionais a $1/d^{12}$) se houver sobreposição de nuvens de elétrons.

Combinadas, as forças de atração e de repulsão apresentam um papel essencial na determinação da especificidade da molécula de anticorpo e em sua habilidade de discriminar entre moléculas estruturalmente semelhantes.

A grande especificidade da interação antígeno-anticorpo é explorada por meio de inúmeros ensaios amplamente utilizados (veja o quadro sobre Método 3.2).

As interações antígeno-anticorpo são reversíveis

A afinidade do anticorpo é a soma das forças de atração e repulsão resultantes da ligação entre o paratopo de um fragmento Fab monovalente e seu epítopo. Essa interação é reversível, de maneira que, no equilíbrio, pode-se aplicar a Lei da Ação de Massas, podendo-se determinar uma constante de equilíbrio, K (a constante de associação) (Fig. 3.10). Na prática, devido à bivalência do anticorpo e à expressão de múltiplos epítopos no antígeno, pode ocorrer a formação de complexos tridimensionais grandes que não se dissociam facilmente; quando uma interação paratopo-epítopo é quebrada, tanto o anticorpo quanto o antígeno permanecem próximos devido a outras interações paratopo-epítopo e, portanto, a reassociação é favorecida.

É provável que a avidez seja mais importante do que a afinidade

Pelo fato de cada anticorpo ter quatro cadeias polipeptídicas e dois sítios de ligação de antígenos, eles são potencialmente multivalentes na sua reação com o antígeno.

Além disso, o antígeno pode ser:

- monovalente (p. ex., pequenos grupos químicos, haptenos) ou
- multivalente (p. ex., microrganismos).

A força pela qual um anticorpo multivalente se liga a um antígeno multivalente é chamada de **avidez** para diferenciá-la da **afinidade**, que é determinada pela ligação de um fragmento do anticorpo monovalente a um único determinante antigênico.

Cálculo da afinidade do anticorpo

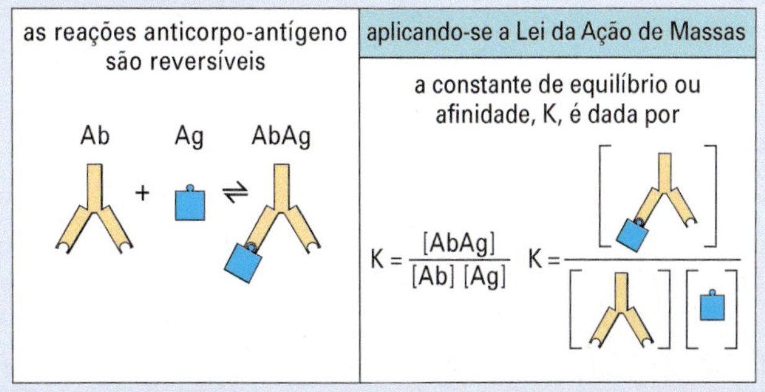

Fig. 3.10 Todas as reações antígeno-anticorpo são reversíveis. A Lei da Ação de Massas pode, portanto, ser aplicada, podendo-se calcular a afinidade do anticorpo (dada pela constante de equilíbrio, K) . (Os colchetes se referem à concentração dos reagentes.)

Afinidade e avidez

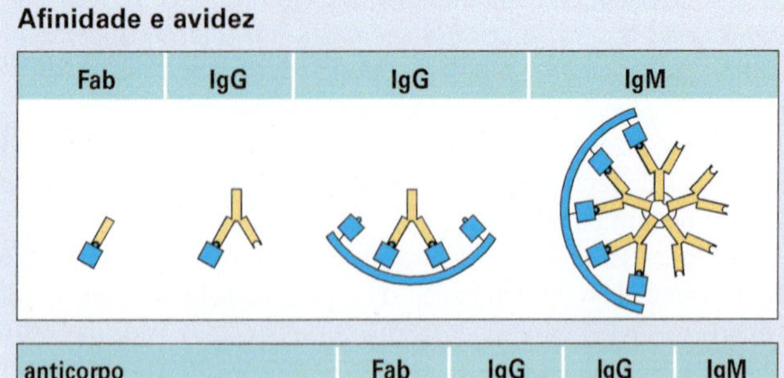

anticorpo	Fab	IgG	IgG	IgM
valência efetiva do anticorpo	1	1	2	Até 10
valência do antígeno	1	1	n	n
constante de equilíbrio (L/mol)	10^4	10^4	10^7	10^{11}
vantagem da multivalência	–	–	10^3-vezes	10^7-vezes
definição da ligação	afinidade	afinidade	avidez	avidez
	afinidade intrínseca		afinidade funcional	

Fig. 3.11 A ligação multivalente entre anticorpo e antígeno (avidez ou afinidade funcional) resulta em um aumento considerável na estabilidade, medida pela constante de equilíbrio, se comparada à ligação monovalente (afinidade ou afinidade intrínseca, aqui designada arbitrariamente no valor de 10^4 L/mol). Isso é algumas vezes chamado de "efeito bônus" da multivalência. Assim, pode haver um aumento de 10^3 vezes na energia de ligação da IgG quando ambas as valências (sítios de combinação) são usadas e um aumento de 10^7 vezes quando a IgM se liga a um antígeno de forma multivalente.

Especificidade, reação cruzada e não reatividade

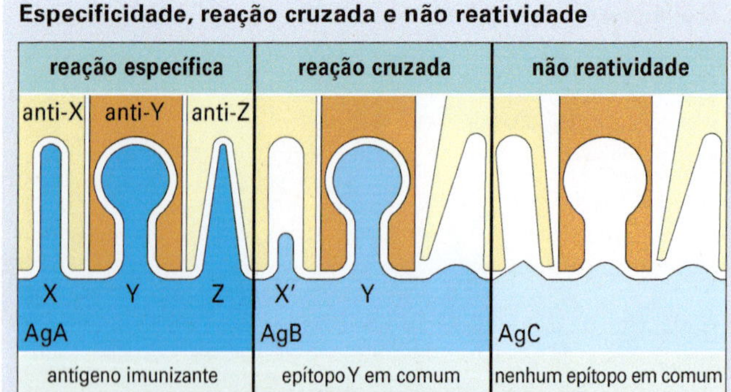

Fig. 3.12 A especificidade do antissoro é resultante da ação de uma população de moléculas de anticorpos (anti-X, anti-Y e anti-Z) contra diferentes epítopos (X, Y, Z) na mesma ou em diferentes moléculas do antígeno. O antígeno A (AgA) e o antígeno B (AgB) apresentam o epítopo Y em comum. O antissoro contra AgA (anti--XYZ) reage especificamente com o AgA, mas também apresenta uma reação cruzada com o AgB (através do reconhecimento dos epítopos Y e X'). O antissoro não reage com AgC porque não há epítopos em comum.

A avidez de um anticorpo por seu antígeno depende da afinidade do sítio de ligação individual do antígeno para os epítopos no antígeno. A avidez será maior do que a soma da avidez de cada sítio se ambos os sítios de ligação de antígenos se ligarem ao antígeno, pois todas as ligações antígeno-anticorpo teriam que ser quebradas simultaneamente para que o complexo se dissociasse (Fig. 3.11).

Em situações fisiológicas, a avidez é mais relevante do que a afinidade, pois os anticorpos são, pelo menos, bivalentes, e na maioria das vezes os antígenos são multivalentes.

Na prática, determinamos a constante de associação de equilíbrio, quando a taxa de formação do complexo (ka) é igual à taxa de dissociação espontânea (kd). A constante de associação ou equilíbrio é definida como K = ka/kd.

Tem sido sugerido que a seleção e estimulação dos linfócitos B durante a maturação do anticorpo dependem da seleção para a habilidade dos anticorpos para se ligarem ao antígeno de maneira:

- rápida (seleção cinética) e
- firme (seleção termodinâmica).

Anticorpos com reatividade cruzada reconhecem mais de um antígeno

As reações antígeno-anticorpo podem mostrar um alto nível de especificidade, mas também podem apresentar **reação cruzada**, através da ligação do anticorpo a uma estrutura semelhante, mas de um antígeno diferente (Fig. 3.12). Portanto, anticorpos monoclonais contra a lisozima do ovo de galinha (HEL) também podem se ligar à lisozima do ovo de pato (DEL), que é estruturalmente homóloga. Um antissoro policlonal contra a HEL conterá anticorpos específicos para a HEL e outros que apresentam reação cruzada contra a DEL.

Os anticorpos reconhecem a conformação dos determinantes antigênicos

A análise de anticorpos contra antígenos proteicos mostra que a especificidade pode ser para os epítopos:

- consistindo em uma única sequência de aminoácidos adjacentes (**um epítopo contínuo**);
- dependente da conformação nativa do antígeno e formada por duas ou mais sequências separadas na estrutura primária (**epítopos descontínuos ou conformacionais**).

Epítopos contínuos são estruturas tridimensionais únicas, enquanto epítopos descontínuos podem ser formados por um peptídeo flexível que assume uma conformação única quando ligado a um paratopo, ou seja, o paratopo pode influenciar a conformação do epítopo por um mecanismo de ajuste induzido.

P. Como as características do antígeno podem ser relevantes na produção de anticorpos para ensaios imunológicos?
R. Os anticorpos específicos para epítopos descontínuos podem não se ligar a antígenos desnaturados, por exemplo, nos imunoblastos (veja o quadro sobre Método 3.3), enquanto anticorpos contra epítopos contínuos podem se ligar a antígenos desnaturados.

Os anticorpos são capazes de expressar uma grande especificidade, sendo hábeis em distinguir pequenas diferenças em formato e propriedades químicas (p. ex., carga, hidrofobia) dos epítopos. Pequenas alterações no epítopo, como a posição de um único grupamento químico, podem impedir a ligação (Figs. 3.13 e 3.14).

P. Considere um anticorpo que reconheça um antígeno no envelope externo de um vírus. Se houver mutação do antígeno, qual seria o efeito na sua habilidade de se ligar ao anticorpo?
R. Depende da natureza da mutação. Apenas as mutações que afetam a estrutura do epítopo poderiam afetar a ligação. Entretanto, se a mutação causar uma alteração radical na estrutura do epítopo (p. ex., alterar a carga ou a inserção de um aminoácido volumoso), a habilidade de ligação pode ser perdida ou a afinidade da ligação pode ser drasticamente reduzida.

Especificidade e reatividade cruzada

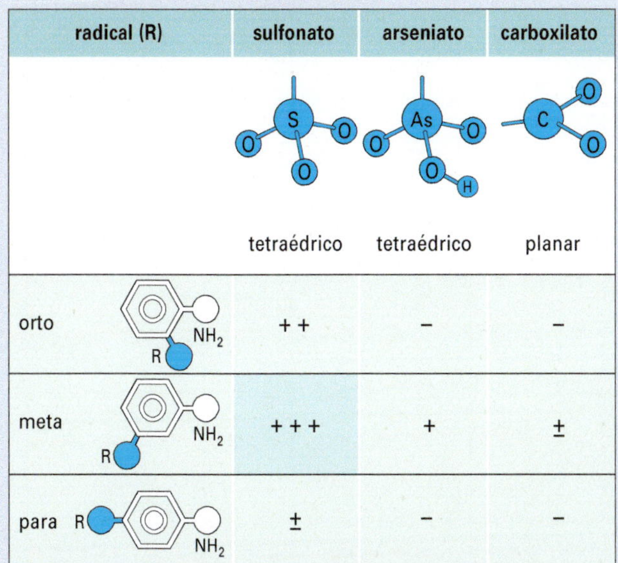

radical (R)	sulfonato	arseniato	carboxilato
	tetraédrico	tetraédrico	planar
orto	+ +	–	–
meta	+ + +	+	±
para	±	–	–

Fig. 3.13 Antissoro contra o isômero meta do sulfonato de aminobenzeno (o hapteno imunizador) é misturado aos isômeros orto e para do sulfonato de aminobenzeno e também aos três isômeros (orto, meta e para) de dois antígenos diferentes, mas relacionados: arseniato de aminobenzeno e carboxilato de aminobenzeno. O antissoro reage especificamente com o grupo sulfonato na posição meta, mas apresenta reação cruzada (porém mais fracamente) com o sulfonato na posição orto. Além disso, reações cruzadas mais fracas são possíveis quando o antissoro reage com o grupo arseniato ou o carboxilato na posição meta, mas não na posição orto ou para. O arseniato é maior do que o sulfonato e tem um átomo extra de hidrogênio, enquanto o carboxilato é o menor dos três grupos. Esses dados sugerem que a configuração de um antígeno é tão importante quanto os grupos químicos individuais que ele contém.

Especificidade da configuração

antissoro	antígeno		
	lisozima	peptídeo em "alça" isolado	"alça" reduzida
antilisozima	+ +	+	–
antipeptídeo em "alça"	+	+ +	–

Fig. 3.14 A molécula de lisozima possui uma ligação intracadeia (vermelho) que produz uma alça na cadeia do peptídeo. O antissoro contra a molécula inteira de lisozima (antilisozima) e a alça isolada (antialça) são capazes de distinguir entre as duas. Nenhum dos dois antissoros reage com a alça isolada em sua forma linear reduzida. Isso demonstra a importância da estrutura terciária na determinação da especificidade do anticorpo.

P. Que efeito teria no vírus se a mutação do epítopo evitasse que ele fosse reconhecido pelo anticorpo?

R. Os vírus que sofrem mutações e evitam o reconhecimento pelos anticorpos apresentarão uma vantagem seletiva, pois não serão destruídos pelo sistema imune nem impedidos de se ligarem às células do hospedeiro. Muitos vírus, incluindo o vírus influenza e o HIV, sofrem mutações em suas moléculas de superfície para evitar o reconhecimento pelos anticorpos.

Funções efetoras dos anticorpos

Os anticorpos são bifuncionais porque:

- se ligam a antígenos específicos para formar grandes complexos, limitando, assim, a disseminação de patógenos *in vivo*; e
- os complexos imunes formados desencadeiam respostas no hospedeiro para facilitar sua remoção e destruição.

A natureza da região constante determina a função efetora do anticorpo, bem como as respostas do hospedeiro como, por exemplo, ativação do complemento, fagocitose.

Nos complexos antígeno-anticorpo, as moléculas de anticorpo são agregadas de forma que múltiplas regiões Fc são capazes de se ligar, fazer ligação cruzada e ativar ligantes ou receptores (p. ex., FcγR e C1q) (Fig. 3.15). O anticorpo é considerado uma **opsonina**; ele **opsoniza** o antígeno (bactéria, vírus); opsonizar significa tornar o antígeno mais "apetitoso" ou "atraente" para as células fagocitárias, ou seja, elas ingerem ou "comem" os complexos.

A IgM predomina na resposta imune primária

A IgM é o primeiro anticorpo produzido na resposta imune primária, ficando retida ao espaço intravascular. Esta imunoglobulina está frequentemente associada à resposta imune a organismos infecciosos antigenicamente complexos transmitidos pelo sangue.

Uma vez ligada ao seu alvo, a IgM é uma ativadora potente da via clássica do complemento.

Apesar de a molécula de IgM pentamérica consistir em cinco regiões Fcμ, ela não ativa a via clássica do complemento em sua forma não complexada. Entretanto, quando ligada a um antígeno com epítopos idênticos repetidos, ela forma uma estrutura "em grampo" (Fig. 3.6), sofrendo uma alteração conformacional, chamada de **deslocação**, e as múltiplas regiões Fcμ apresentadas nessa maneira são capazes de ativar a via clássica da cascata do complemento.

A IgG é o anticorpo predominante das respostas imunes secundárias

As quatro subclasses de IgG apresentam uma estrutura altamente homóloga, mas cada uma exibe um perfil único de funções efetoras; assim, ao ativar a via clássica da cascata do complemento, os complexos formados com:

- IgG1 e IgG3 são eficazes;
- IgG2 são menos eficazes;
- IgG4 são inativos.

As subclasses da IgG também interagem com uma gama complexa de receptores Fc celulares (FcλR) expressos em diversos tipos de células (Fig. 3.15 e veja a seguir). A IgG apresenta um equilíbrio entre os espaços intravascular e extravascular, fornecendo proteção sistêmica ampla.

Propriedades biológicas das imunoglobulinas humanas

Isótipo	IgG1	IgG2	IgG3	IgG4	IgA1	IgA2	IgM	IgD	IgE
ativação do complemento									
via clássica	++	+	+++	–	–	–	+++	–	–
via alternativa	varia com a densidade do epítopo e a razão anticorpo/antígeno								
via da lectina	varia com o estado de glicosilação								
ligação do receptor Fc									
FcγRI (monócitos)	+++	–	+++	++	–	–	–	–	–
FcγRIIa (monócitos, neutrófilos, eosinófilos, plaquetas)	+	±*	+	–	–	–	–	–	–
FcγRIIb (linfócitos)	+	?	+	–					
FcγRIII (neutrófilos, eosinófilos, macrófagos, LGLs, células NK, células T)	+	–	+	±	–	–	–	–	–
FcεRI (mastócitos, basófilos)	–	–	–	–	–	–	–	–	+++
FcεRII (monócitos, plaquetas, neutrófilos, linfócitos B e T, eosinófilos)	–	–	–	–	–	–	–	–	++
FcαR (monócitos, neutrófilos, eosinófilos, linfócitos T e B)	–	–	–	–	+	+	–	–	–
FcμR (células T, macrófagos)	–	–	–	–	–	–	+	–	–
FcδR (linfócitos T e B)	–	–	–	–	+	–	–	+	–
pIgR, receptor poli-Ig; transporte na mucosa	–	–	–	–	+	+	+	–	–
FcRn, transporte e catabolismo placentário	+	+	+	+	–	–	–	–	–
produtos de microrganismos									
SpA, proteína A dos estafilococos	+	+	–	+					
SpG, proteína G dos estreptococos	+	+	+	+	–	–	–	–	–

*dependente do alótipo do FcγRIIa; LGLs, linfócitos grandes granulares; células NK, células *natural killer*

Fig. 3.15 As funções biológicas de diferentes classes e subclasses de anticorpos dependem de quais receptores eles se ligam, bem como sua distribuição celular que atuam como adaptadores que se ligam através de sua região Fc a receptores Fc em tipos celulares diferentes.

Nos seres humanos, o recém-nascido não é imunologicamente competente, sendo o feto protegido pela IgG que foi transportada passivamente através da placenta (Fig. 3.16). O transporte é mediado pelo receptor Fc neonatal (FcRn) – todas as classes de IgG são transportadas, mas a razão entre o sangue no cordão umbilical/materno é diferente, sendo de aproximadamente 1,2 para IgG1 e de 0,8 para a IgG2.

P. Como você interpreta essas razões a respeito do transporte da IgG através da placenta?
R. A IgG1 é transportada mais eficientemente do que a IgG2. Como a razão da IgG1 é >1, o anticorpo está se movendo contra um gradiente crescente e, portanto, deve ter um transporte ativo.

Em algumas espécies (p. ex., o rato), a imunoglobulina materna, presente no colostro ou no leite, é transferida para os filhotes no período pós-natal, pelo transporte seletivo da IgG através do trato gastrointestinal via um receptor FcRn homólogo.

A IgA sérica é produzida durante uma resposta imune secundária

A IgA sérica é um produto de uma resposta imune secundária. Imunocomplexos de IgA opsonizam os antígenos e ativam a fagocitose através de receptores Fc (FcαR) celulares.

Um papel predominante da IgA, na sua forma secretora está relacionado à proteção dos tratos respiratório, digestório e reprodutor.

A subclasse IgA1 predomina:

- no soro humano (aproximadamente 90% da IgA total) e
- nas secreções como mucosa nasal, lágrimas, saliva e leite (70%-95% da IgA total).

No colón, a IgA2 predomina (aproximadamente 60% da IgA total). Diversos microrganismos que podem infectar os tratos respiratório superior e digestório se adaptaram ao seu ambiente liberando proteases que clivam a IgA1 na região de dobradiça ampliada, enquanto a região de dobradiça curta da IgA2 não é vulnerável a essas enzimas.

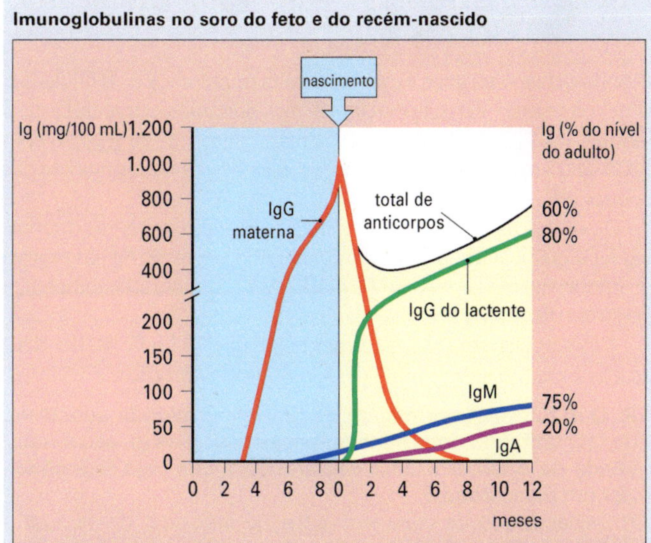

Fig. 3.16 A IgG no feto e no recém-nascido deriva unicamente da mãe. Aos 9 meses de idade, quando o lactente está sintetizando sua própria IgG, a IgG materna desaparece. O recém-nascido produz suas próprias IgM e IgA; essas classes de imunoglobulina não cruzam a placenta. Aos 12 meses de idade, o lactente produz 80% dos níveis de IgG do adulto, 75% dos níveis de IgM do adulto e 20% dos níveis de IgA do adulto.

A IgD é um receptor de antígenos nos linfócitos B

A IgD não possui nenhuma função efetora conhecida como uma proteína sérica. Ela atua como um receptor transmembrana de antígenos nos linfócitos B maduros.

A IgE pode ter evoluído para proteger contra infecções intestinais por helmintos

Apesar de sua baixa concentração sérica, a IgE:

- é caracterizada por sua habilidade em se ligar com alta avidez a basófilos circulantes e mastócitos teciduais através do receptor FcεRI de alta afinidade (veja a seguir);
- sensibiliza as células nas superfícies mucosas, como da conjuntiva, nasal e brônquica.

A IgE pode ter evoluído para fornecer imunidade contra os helmintos, mas nos países desenvolvidos, atualmente ela é mais comumente associada com doenças alérgicas, como a asma e a sensibilidade a amendoim, ovos, peixe etc.

Receptores Fc

Os anticorpos, algumas vezes, nos protegem apenas por se ligarem ao patógeno, evitando, assim, que ele se ligue às células do corpo e infecte-as. Frequentemente, as funções biológica e protetora dos anticorpos são mediadas por sua atuação como adaptadores que se ligam ao antígeno, através do paratopo, e através de sua região Fc para receptores Fc (FcR) expressos nas células mencionadas anteriormente. Foram identificadas três classes de FcR que reconhecem as regiões Fc da IgG (FcγR), IgA (FcαR) e IgE (FcεR); cada classe de FcR possui vários tipos diferentes, por exemplo, FcγRI, FcγRII e FcγRIII.

Os três tipos de receptores Fc para a IgG incluem FcγRI, FcγRII e FcγRIII

Três tipos de receptores para a IgG (FcγR) foram descritos em humanos:

- FcγRI (CD64);
- FcγRII (CD32); e
- FcγRIII (CD16).

Cada receptor é caracterizado por uma cadeia de glicoproteína α com um domínio extracelular, homólogo aos domínios das imunoglobulinas, que se liga ao anticorpo (Fig. 3.17) – ou seja, eles pertencem à superfamília das imunoglobulinas, assim como os receptores para IgA (FcαR) e a IgE (FcεR).

Os receptores FcγR são expressos constitutivamente em vários tipos de células e podem aumentar sua expressão ou ser induzidos por diferentes fatores ambientais (p. ex., citocinas).

A ativação biológica resulta da agregação (ligação cruzada) do FcγR na superfície da célula, com a consequente transdução do sinal e ativação subsequente dos motivos de **ativação do imunorreceptor baseado em tirosina (ITAM)** e de **inibição do imunorreceptor baseado em tirosina (ITIM)** nas sequências citoplasmáticas.

A fosforilação do motivo ITAM desencadeia atividades como:

- fagocitose;
- citotoxicidade celular dependente de anticorpo (ADCC);
- apoptose;
- liberação de mediador;
- intensificação da apresentação de antígeno.

Em contraste, a fosforilação do ITIM bloqueia a ativação celular.

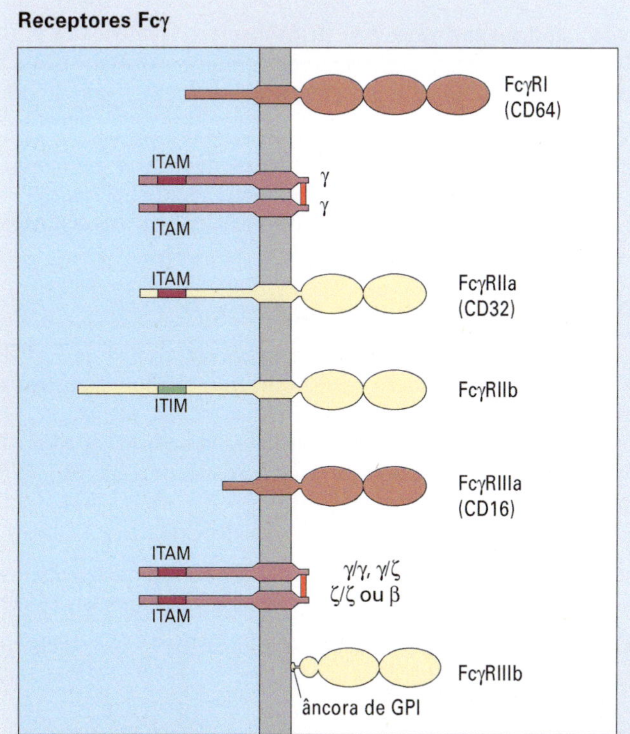

Fig. 3.17 Os receptores Fcγ nos seres humanos pertencem à superfamília das imunoglobulinas, possuindo dois ou três domínios extracelulares. Os motivos (ITAM, ITIM) nos segmentos intracelulares ou em polipeptídeos associados são alvos das tirosina quinases envolvidas no início das vias de sinalização intracelular.

O FcγRI está envolvido na fagocitose de imunocomplexos e liberação de mediador

É comum referir-se ao FcR como tendo uma afinidade alta, média ou baixa. Entretanto, essas descrições são imprecisas e relativas; os valores de afinidade variam consideravelmente, dependendo dos métodos de determinação.

O FcγRI (CD64) liga:

- IgG1 e IgG3 monoméricas de alta afinidade; em relação a
- IgG4, baixa afinidade;
- a IgG2 não tem afinidade de ligação detectável.

O FcγRI tem uma distribuição celular restrita, mas é expresso em todas as células da linhagem fagocitária mononuclear, estando envolvido na fagocitose de imunocomplexos, liberação de mediador etc.

A região extracelular da cadeia α é composta de três domínios de imunoglobulinas; o domínio citoplasmático está associado a uma cadeia γ que apresenta um motivo ITAM.

O FcγRII é expresso em duas formas

O FcγRII (CD32a, CD32b) é expresso estrutural e funcionalmente de modo diferente, FcγRIIa e FcγRIIb, com ampla mas diferente distribuição celular.

A cadeia α do FcγRIIa:

- tem afinidade moderada para IgG1 e IgG3 monoméricas;
- liga-se à IgG em complexos (multivalente, agregada) com grande avidez;
- expressa um motivo ITAM em sua cauda citoplasmática; e
- pode ser produzida como uma forma polimórfica que liga à IgG2 monomérica.

O polimorfismo no gene do FcγRIIA resulta na presença de histidina ou arginina na posição 131 nos domínios extracelulares – o alótipo His^{131} se liga a imunocomplexos de IgG2, sendo ativado por eles.

A molécula FcγRIIb:

- expressa um motivo ITIM em sua cauda citoplasmática; e
- ao sofrer ligação cruzada, inibe a ativação celular, especialmente nos linfócitos B (Fig. 11.13).

O FcγRIII é expresso como FcγRIIIa e FcγRIIIb

O FcγRIIIa (CD16a) é estruturale funcionalmente distinto do FcγRIII (CD16b), com distribuição celular diferente. Ambos são extensamente glicosilados.

O FcγRIIIa é uma proteína transmembrana (semelhante a FcγRI, FcγRIIa e FcγRIIb), enquanto FcγRIIIb apresenta uma âncora de GPI (glicosil fosfatidil inositol) (Fig. 3.17).

As cadeias α do FcγRIIIa:

- apresentam uma afinidade moderada para a IgG monomérica; e
- podem estar associadas a cadeias γ/ξ e/ou β com motivos ITAM.

Monócitos, macrófagos, células NK e uma fração das células T expressam o FcγRIIIa.

O FcγRIIIb:

- é expresso seletivamente nos neutrófilos e basófilos; e
- apresenta baixa afinidade para a IgG monomérica.

A ligação e a reação cruzada do FcγRIIIb podem resultar na ativação celular devido à formação de uma balsa lipídica pela associação com proteínas da membrana com motivos de sinalização.

Polimorfismo no FcγRIIIa e FcγRIIIb pode afetar a suscetibilidade a doenças

O polimorfismo no gene *FcγRIIIA* resulta na presença de fenilalanina (Phe) ou valina (Val) na posição 158 nos domínios extracelulares; o alótipo Val^{158} está associado a uma maior afinidade de ligação com IgG1/IgG3 e, consequentemente, a uma ativação mais eficiente das células NK.

O polimorfismo no gene *FcγRIIIB* resulta em inúmeras diferenças na sequência de aminoácidos, incluindo a geração de um motivo de glicosilação N-ligado no FcγRIIIb-NA2 e, consequentemente, a extensão da glicosilação.

A expressão relativa das formas FcγRIIIb-NA1 e FcγRIIIb-NA2 está associada a suscetibilidades a diferentes infecções.

P. Que fatores determinam se uma determinada subclasse de IgG terá uma determinada função biológica (p. ex., a habilidade de opsonizar uma bactéria para que seja fagocitada por um macrófago)?

R. A habilidade de cada subclasse de anticorpo de se ligar a receptores Fc, a afinidade da ligação e a distribuição dos receptores Fc em diferentes células efetoras.

Sítios de ligação para diversos ligantes na IgG Fc já foram identificados

A aplicação de mutagênese sítio-específica, cristalografia de raios X e espectroscopia de ressonância nuclear magnética ajudou a elucidar a topografia dos sítios de interação da IgG Fc para vários ligantes que se ligam sobrepondo-se a sítios não idênticos na interface C_H2/C_H3, como, por exemplo:

- a proteína A estafilocócica;
- a proteína G estreptocócica;
- FcRn e
- FcγRIIIB.

Estudos usando alta resolução mostram as interações entre a IgG materna e o FcRn semelhante à molécula do MHC classe I expressa no epitélio intestinal do rato recém-nascido (Fig. 3.18) e acredita-se

Receptor FcRn para Fc do intestino de rato neonatal

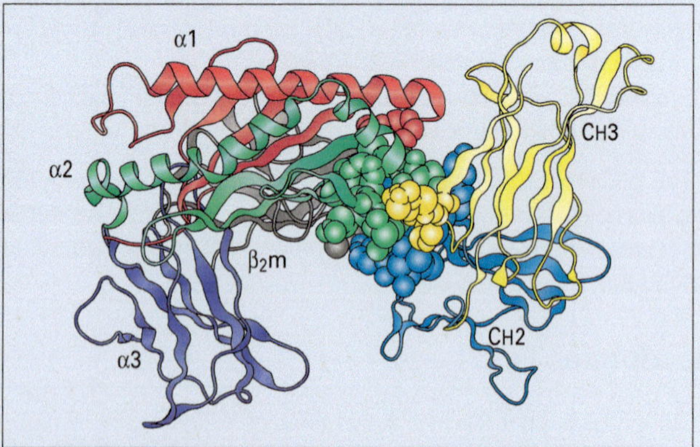

Fig. 3.18 Principais interações entre o FcRn do intestino de rato neonatal e a Fc da IgG materna (derivada do leite) são ilustradas como diagramas de fitas do FcRn (domínios α1, α2, α3 e $β_2$m são mostrados em vermelho, verde-claro, roxo e cinza, respectivamente) e do Fc (os domínios C_H2 e C_H3 são mostrados em azul e amarelo). Os principais resíduos de contato do FcRn (domínio α1, 90; α2, 113-119 e 131-135 e $β_2$m, 1-4 e 86) são representados como estruturas preenchendo espaços. *(Reproduzida de Ravetech JV, Margulies DH. New tricks for old molecules. Nature 1994;372:323-324.)*

que se pareçam muito com a ligação do equivalente na placenta humana, hFcRn, com a IgG materna. A titulação de resíduos de histidina no sítio de ligação da IgG para o FcRn pode explicar a sua:

- sensibilidade ao pH;
- habilidade de se ligar em um pH de 6,5 (o pH dentro dos vacúolos); e
- dissociação em um pH de 7,4 (o pH do sangue).

Dada a simetria da região Fc, os fragmentos utilizados nos ensaios mencionados são funcionalmente divalentes, podendo formar complexos multiméricos.

Entretanto, se a IgG monomérica fosse divalente para o FcγR e C1q, ela não funcionaria adequadamente porque a IgG monomérica circulante poderia formar multímeros ativadores. Os sítios de interação para esses ligantes (p. ex., FcγR e C1q) no domínio C_H2, próximo à região de dobradiça, têm sido mapeados. A estrutura cristalina de um complexo IgGFc/FcγRIIIb revela um sítio de interação assimétrico envolvendo os domínios C_H2 de ambas as cadeias pesadas, garantindo a monovalência.

Complexos antígeno-IgM são ativadores eficazes da via clássica do complemento, mas o mecanismo pelo qual a IgM se liga ao C1q parece ser diferente daquele da IgG. A mudança de conformação em "estrela" para "grampo" ao se ligar a um antígeno multivalente revela um anel oculto de sítios de ligação de C1q que não é acessível na configuração em estrela (Fig. 3.6).

A glicosilação é importante para a ligação do receptor à IgG

A glicosilação N-ligada do domínio Cγ2 da IgG é essencial para a ligação e ativação do FcγRI, FcγRII, FcγRIII e C1q. O oligossacarídeo é do tipo complexo e heterogêneo, gerando diversas glicoformas. Além da ligação covalente à asparagina 297, são formadas inúmeras interações não covalentes com os domínios C_H2, de modo que ele parece ter sido sequestrado para o interior da estrutura da proteína, não estando acessível para interações com os ligantes FcγRI, FγRII, FcγRIII e C1q.

A fidelidade da glicosilação se tornou um assunto importante na produção de anticorpos monoclonais para tratamentos, pois a glicosilação é uma modificação pós-translação específica da espécie e do tecido (veja o quadro de Método 3.1).

O FcR para a IgA é o FcαRI

O FcαRI (CD89) é o receptor para a IgA:

- ele é composto de dois domínios da superfamília das Ig;
- está associado à cadeia γ;
- é expresso nas células mieloides;
- pode desencadear a fagocitose, lise celular e liberação de mediadores inflamatórios; e
- pode ligar IgA1 e IgA2.

Os receptores FcεRI e FcεRII são os dois tipos de receptor Fc para IgE

Dois tipos de receptor Fc para a IgE (FcεR) em humanos são definidos (Fig. 3.19):

- o receptor de alta afinidade, FcεRI, expresso nos mastócitos e basófilos, é o receptor "clássico" da IgE; e
- o receptor de baixa afinidade, FcεRII (CD23), expresso nos leucócitos e linfócitos.

Modelos para FcεRI e FcεRII

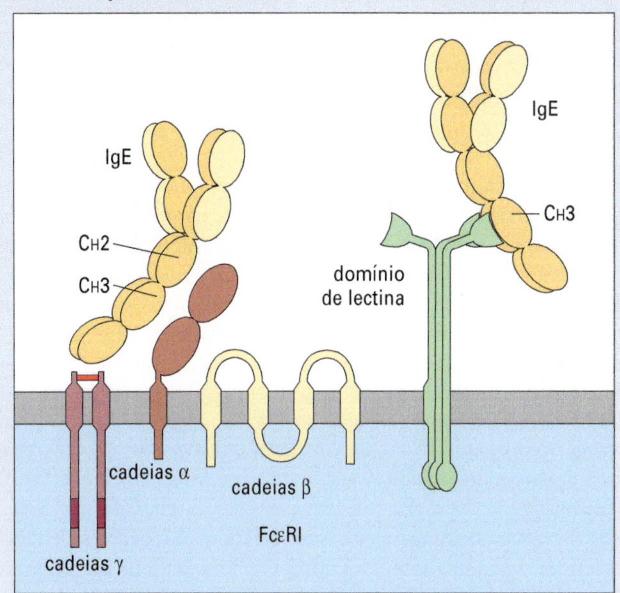

Fig. 3.19 Modelos para o receptor de alta afinidade de IgE (FcεRI), que se liga à IgE através de sua cadeia α, e o receptor de baixa afinidade (FcεRII), que se liga usando seus domínios de lectina. Ambos os receptores são mostrados ligados à IgE na ativação e liberação de histamina e outros mediadores vasoativos e inflamatórios.

A cadeia α do FcεRI é uma glicoproteína com dois domínios extracelulares homólogos aos domínios das imunoglobulinas, sendo um membro da superfamília das imunoglobulinas.

O receptor de baixa afinidade, FcεRII, não é membro da superfamília das imunoglobulinas, mas apresenta homologia estrutural considerável com diversas lectinas animais tipo C (p. ex., lectina de ligação à manose [MBL]).

A ligação cruzada da IgE ao FcεRI resulta na liberação de histamina

O receptor de alta afinidade (FcεRI) está presente na superfície de mastócitos e basófilos como um complexo com uma cadeia β (33 kDa) e duas cadeias γ (99 kDa) para formar a unidade $\alpha\beta\gamma_2$ do receptor (Fig. 3.19).

O FcεRI apresenta uma ligação de alta afinidade com a IgE de aproximadamente 10^{10} L/mol, de maneira que, apesar de a concentração sérica da IgE ser muito baixa, os receptores estão permanentemente saturados. A ligação cruzada da IgE a esses receptores resulta na ativação e liberação de histamina e outros mediadores vasoativos.

O FcεRII é uma molécula transmembrana tipo 2

O FcεRII é o receptor de baixa afinidade (CD23), sendo uma molécula transmembrana tipo 2 (*i.e.*, uma na qual as porções C-terminais do polipeptídeo são extracelulares, Fig. 3.19). As duas formas do CD23 humano incluem:

- **CD23a**, expresso nas células B ativadas por antígeno e influencia na produção de IgE;
- **CD23b**, cuja expressão é induzida em uma grande variedade de células pela IL-4.

CD23a e CD23b diferem em seis ou sete aminoácidos em suas porções citoplasmáticas N-terminais, contendo diferentes motivos de sinalização que modificam sua função.

Os receptores de IgE se ligam à IgE por meio de diferentes mecanismos

Décadas de pesquisa e controvérsias cercam a identificação do sítio de interação da IgE no receptor de alta finidade FcεRI.

Estruturas cristalinas recentes do fragmento Cε2Cε3Cε4 e do complexo Cε3Cε4-FcεRI parecem ter resolvido esse problema, havendo uma homologia estrutural notável entre esse sítio e o sítio Fc da IgG que se liga ao FcγRIII. Uma característica distinta é que, ao contrário da ligação da IgG ao FcγR, a ligação da IgE ao seu receptor FcεRI não parece depender da glicosilação da imunoglobulina; no entanto, a ligação ao FcεRII depende, devido à sua lectina. Esses estudos devem ser interpretados com cautela, pois os fragmentos de anticorpo não foram produzidos por células de mamíferos.

Possíveis modelos da interação da IgE com os receptores FcεRI e FcεRII são apresentados na Figura 3.19. O receptor de IgE de baixa afinidade, o FcεRII (CD23), é uma lectina tipo C, sendo, portanto, sensível ao estado de glicosilação.

Desenvolvimento do repertório de anticorpos pela recombinação gênica

Como um genoma finito pode fornecer a informação necessária para o vasto repertório de moléculas de anticorpo que um indivíduo pode sintetizar? Essa questão representou um desafio intelectual e prático por várias décadas.

A teoria da cadeia lateral de Ehrlich, introduzida no início do século XX (Fig. 3.20), propôs a seleção induzida pelo antígeno. Seu modelo é muito parecido com a visão atual da seleção clonal, exceto pelo fato de que ele colocou receptores de especificidades diferentes na mesma célula, não abordando a questão de como eram gerados os diversos receptores.

Mais tarde, foi demonstrado que as cadeias leves eram formadas de uma metade N-terminal variável e uma região C-terminal constante. Isso fez com que Dreyer e Bennett propusessem a teoria "dois genes, uma cadeia polipeptídica", ou seja, a sequência da cadeia leve é codificada por pelo menos dois genes diferentes, contrário ao dogma central da biologia molecular da época ("um gene, uma proteína").

Pouco depois, Tonegawa conseguiu provar a teoria de Dreyer e Bennett ao demonstrar que o DNA que codificava as regiões variável e constante estava localizado em sítios distantes no mesmo cromossomo. Subsequentemente, demonstrou-se que as regiões variáveis das cadeias leve e pesada eram formadas pelo produto de dois (VL, JL) ou três (VH, DH e JH) genes de bibliotecas separados de sequências de DNA, respectivamente, que eram rearranjadas em um gene completo do receptor de antígenos através de eventos de recombinação (denominados de "recombinação V(D)J") que ocorriam em momentos específicos da diferenciação da célula B. A combinação dos genes do receptor de antígenos a partir dessas bibliotecas de segmentos genéticos, descrita em maiores detalhes a seguir, permite que uma quantidade limitada de material genético gere o amplo repertório de receptores de antígenos necessário para a proteção imune humoral. Um processo semelhante é utilizado para montar os genes que codificam os domínios de ligação de antígenos dos receptores de células T.

A teoria da cadeia lateral de Ehrlich

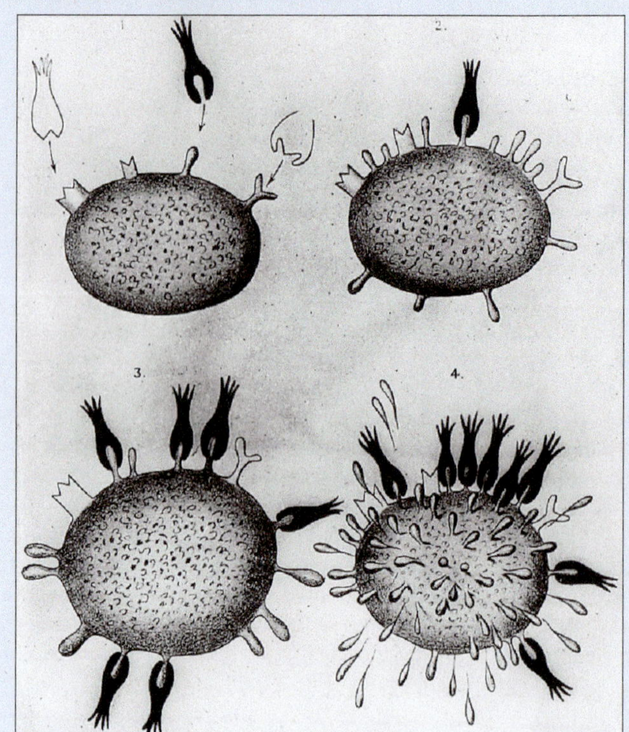

Fig. 3.20 Ehrlich propôs que a combinação do antígeno com um receptor do linfócito B pré-formado (atualmente conhecido por ser um anticorpo) fazia com que a célula produzisse e secretasse mais receptores. Apesar de o diagrama indicar que ele pensava que uma única célula produzisse anticorpos que pudessem se ligar a mais de um tipo de antígeno, é evidente que ele antecipou tanto a teoria da seleção clonal quanto a ideia de que o sistema imune pudesse gerar receptores antes do contato com o antígeno.

P. Levando-se em consideração que um ser humano pode produzir mais cadeias pesadas e leves do que o número de genes em todo o genoma humano, qual(is) o(s) mecanismo(s) que poderia(m) levar à presença da grande variedade de genes de imunoglobulinas vista em diferentes linfócitos B, cada um codificando um anticorpo específico?

R. Os genes dos anticorpos podem ser produzidos pr meio do processamento de segmentos genéticos diferentes, com uma combinação diferente de segmentos usados por diferentes linfócitos B. Outro mecanismo poderia envolver a mutação do(s) gene(s) original(is) com diferentes mutações ocorrendo em diferentes linfócitos B. De fato, os dois mecanismos ocorrem nas células B humanas.

Os dois mecanismos descritos anteriormente ocorrem em cada célula B – a recombinação de segmentos de genes e a mutação de genes – sendo denominados **recombinação somática** e **mutação somática** para diferenciá-los de processos semelhantes que ocorrem nas células-tronco.

Além da diversidade gerada pela recombinação somática e a mutação somática, o emparelhamento de um domínio V_L único com um domínio V_H único gera um sítio de ligação de antígeno único. Isso é conhecido como **pareamento combinado**.

Uma exceção a essa regra está presente na família Camelidae, na qual uma grande proporção dos anticorpos circulantes é composta apenas de uma cadeia pesada funcional. Isso sugere possibilidades para se usar apenas os domínios V_H como terapia, o que pode ser vantajoso para penetrar em tumores sólidos.

A recombinação dos genes da cadeia pesada precede a recombinação da cadeia leve

Dados do genoma dos mamíferos invalidam o dogma inicial de "um gene, uma cadeia de polipeptídeo", sendo substituído por "genes em pedaços" como sequências codificadoras (éxons) e não codificadoras (íntrons) de DNA. Geralmente:

- uma janela de leitura aberta é transcrita para um RNA nuclear;
- os íntrons são "removidos" do RNA nuclear para produzir um RNA mensageiro (mRNA) contínuo;
- a proteína é traduzida a partir do mRNA contínuo.

O DNA da linhagem germinativa que codifica as cadeias polipeptídicas das imunoglobulinas apresenta mais um nível de complexidade. A informação para os domínios variáveis está presente em duas ou três bibliotecas contendo inúmeras versões dos **segmentos genéticos V, D e J**. Essas famílias de segmentos de genes são amplamente separadas dos éxons que codificam as regiões constantes. Eventos de recombinação durante a diferenciação da célula B escolhem um segmento genético em particular de V, D e J de cada biblioteca e os une em uma sequência contínua de DNA que codifica o domínio V. Entretanto, na transcrição inicial do RNA nuclear, a informação para os domínios V e C ainda está muito separada.

O DNA que codifica o peptídeo líder até o final do gene C, incluindo os íntrons, é transcrito em um RNA heterogêneo (hnRNA). O hnRNA é processado com a "remoção" dos íntrons, resultando no mRNA que codifica os domínios polipeptídicos V e C em uma sequência contínua de RNA que é traduzida em uma proteína.

O repertório primário de anticorpos:

- é gerado por meio da recombinação de segmentos dos genes da linhagem germinativa, com seleção para eliminar as células B que produzam autoanticorpos;
- está presente na população de células B, sendo expresso como IgM e IgD ligadas à membrana atuando como receptores de antígenos.

Os genes dos anticorpos passam por rearranjos durante o desenvolvimento das células B

O rearranjo dos genes dos anticorpos se inicia no *locus* da cadeia pesada. Se ocorre um rearranjo "produtivo" (*i.e.*, que gere um produto genético funcional), inicia-se o rearranjo do *locus* κ:

- se o rearranjo de κ é produtivo, o anticorpo resultante é expresso como um receptor na membrana;
- se a recombinação do *locus* κ não é produtiva, o rearranjo do *locus* λ se inicia.

Diversos **pseudogenes** (genes não funcionais que apresentam uma grande homologia com os genes da cadeia pesada) e **genes órfãos** foram identificados (supostos genes que não apresentam homologia com genes funcionais conhecidos) como relacionados aos genes das cadeias pesada e leve. Por exemplo, o *locus* da cadeia pesada inclui 78 pseudogenes, enquanto genes órfãos estão presentes nos outros cromossomos além do 14.

Os rearranjos no locus da cadeia pesada V_H precede o rearranjo nos loci da cadeia leve

O *locus* da cadeia pesada na linhagem germinativa humana, no cromossomo 14 (Fig. 3.21), contém uma biblioteca de 38 a 46 genes V_H funcionais que codificam os 95 aminoácidos N-terminais da região V_H.

Os aminoácidos C terminais da região V_H são codificados por 23 genes D_H e seis genes J_H (Fig. 3.21).

O rearranjo produtivo do *locus* V_H é um evento obrigatório e inicial na geração das células B que precede o rearranjo dos *loci* da cadeia leve.

O primeiro evento é a recombinação entre um gene J_H e os genes D_H, seguida pela recombinação com um gene V_H

Os segmentos D_H:

- são altamente variáveis, tanto no número de códons quanto na sequência de nucleotídeos;
- podem ser lidos em três possíveis fases de leitura sem a geração de um códon de terminação; e
- podem ser usados sozinhos ou em combinações.

A recombinação produtiva entre os genes D_H e J_H sinaliza a recombinação dessa sequência DJ com um gene V_H, formando uma sequência contígua de DNA que codifica toda a proteína V_H (Fig. 3.21).

Os genes recombinados V_H, D_H e J_H geram sequências Hv3 (CDR3) hipervariáveis, que contribuem imensamente para a diversidade do repertório primário de anticorpos.

Os rearranjos resultam em um gene $V_κ$ contíguo com um gene $J_κ$

O *locus* da cadeia leve κ humana no cromossomo 2 (Fig. 3.22) contém uma biblioteca de 31-35 genes $V_κ$ funcionais que codificam os 95 aminoácidos N-terminais da região $V_κ$.

A recombinação do VDJ da cadeia pesada nos seres humanos

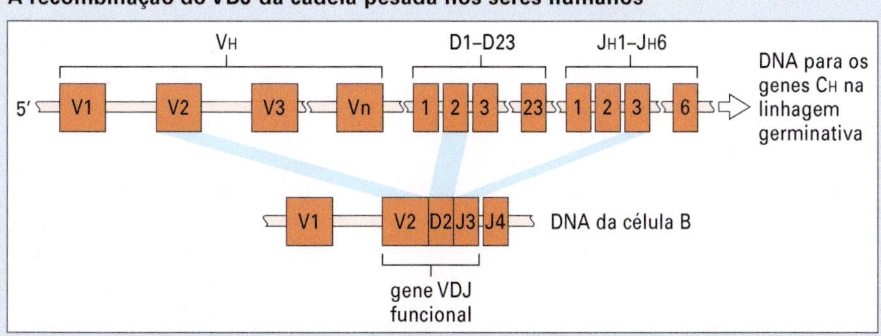

Fig. 3.21 Os *loci* da cadeia pesada recombinam três segmentos para produzir um gene VDJ que codifica o domínio V_H. De aproximadamente 80 genes V, cerca de 50 são funcionais e os outros são pseudogenes. O gene V se recombina com um dos 23 segmentos D_H e um dos seis segmentos J_H para produzir um gene VDJ funcional na célula B.

Produção da cadeia κ humana

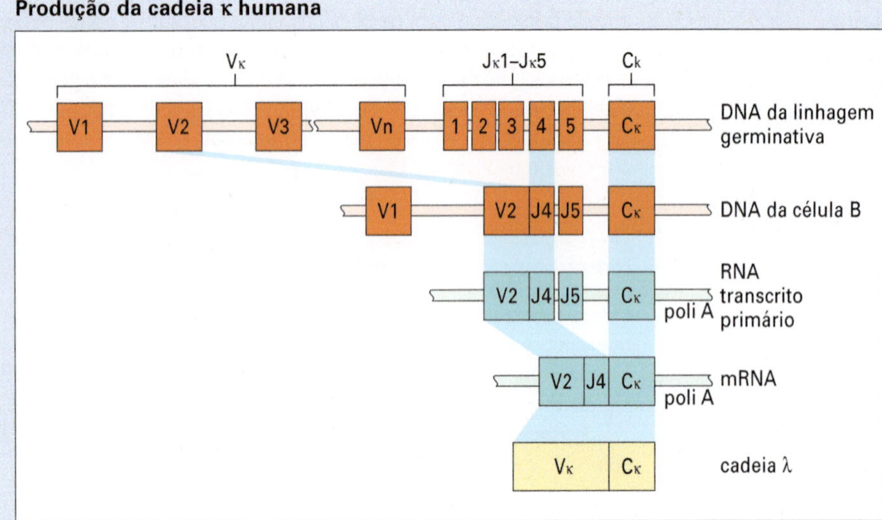

Fig. 3.22 Durante a diferenciação da pré-célula B, um dos diversos genes $V_κ$ no DNA da linhagem germinativa (V1-Vn) é recombinado e unido a um segmento $J_κ$ ($J_κ$1-$J_κ$5). A célula B transcreve um segmento de DNA em um transcrito primário de RNA que contém uma longa sequência interveniente de segmentos J adicionais e íntrons. O transcrito é processado em mRNA retirando-se os éxons, sendo traduzido nos ribossomos em cadeias κ. O rearranjo ilustrado é apenas uma das recombinações possíveis (o DNA da célula B aparece em marrom-claro; o RNA em verde, e os peptídeos de imunoglobulina, em amarelo.)

Os aminoácidos C-terminais da região $V_κ$ são codificados pelos cinco genes $J_κ$ (Fig. 3.22).

Durante o desenvolvimento da célula B, o rearranjo do DNA ocorre de tal maneira que um dos genes $V_κ$ se torna contíguo com um dos cinco genes $J_κ$.

P. Se existem 31 genes $V_κ$ e cinco $J_κ$, em teoria, qual o número máximo de rearranjos que poderia ocorrer nesse *locus*?
R. 155 (ou seja, 31 × 5), mas a junção imprecisa introduz diversidade adicional (veja a seguir).

O *locus* κ também inclui mais de 30 pseudogenes, enquanto genes órfãos estão presentes em outros cromossomos.

Peptídeos líderes ou sinais (um segmento hidrofóbico curto responsável por direcionar a cadeia para o retículo endoplasmático) precede cada segmento $V_κ$. Os peptídeos líderes são clivados no retículo endoplasmático e a molécula de anticorpo é processada através da via secretora intracelular.

A recombinação resulta em um gene Vλ que se torna contíguo com um gene Jλ funcional

O *locus* da cadeia leve λ humana (Fig. 3.23) na linhagem germinativa no cromossomo 22 contém uma biblioteca de 29-33 genes Vλ funcionais que codificam os 95 aminoácidos N-terminais da região Vλ.

Existem 7-11 genes Jλ, cada um ligado a uma sequência Cλ (Fig. 3.23) – o número de sequências JλCλ depende do haplótipo.

Durante a geração das células B, rearranjos improdutivos no *locus* κ levam à recombinação do *locus* λ, de forma que um gene Vλ se torna contíguo com um de quatro ou cinco genes Jλ funcionais.

O número possível de regiões variáveis da cadeia λ que poderia ser produzida dessa maneira é de aproximadamente 120-160. A junção imprecisa introduz diversidade adicional (veja a seguir).

O *locus* λ também inclui mais de 35 pseudogenes, enquanto genes órfãos estão presentes em outros cromossomos.

Produção da cadeia λ humana

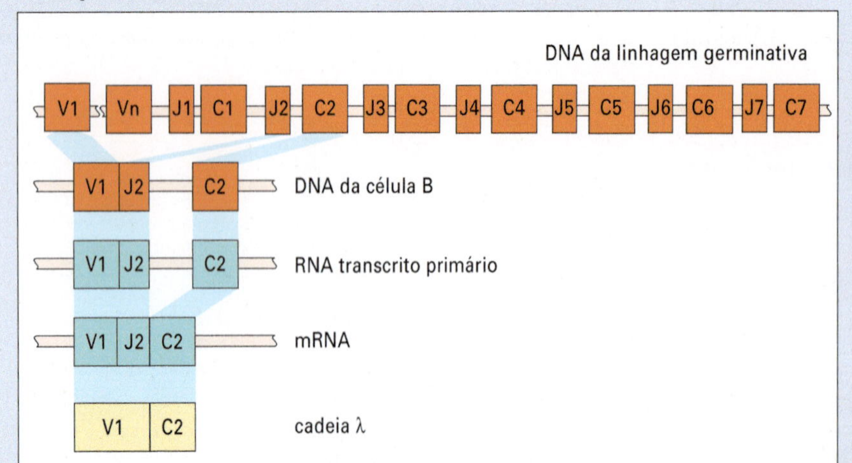

Fig. 3.23 Durante a diferenciação da célula B, um dos genes Vλ da linhagem germinativa se recombina com um segmento J para formar uma combinação VJ. O gene rearranjado é transcrito em um RNA primário, completo com íntrons (segmentos não codificadores localizados entre os genes), éxons (que codificam uma proteína) e uma cauda poli A. Isso é retirado para formar um mRNA, com a perda dos íntrons, que é depois traduzido em uma proteína.

Após a recombinação dos genes Vλ e Jλ, ainda existe um íntron (uma sequência interveniente não codificadora) entre o gene VλJλ recombinado e o éxon que codifica a região C.

A recombinação envolve o reconhecimento de sequências sinalizadoras pela recombinase V(D)J

A recombinação dos genes da linhagem germinativa é um processo importante na geração do repertório primário de anticorpos. Como é feita a recombinação?

Cada segmento V, D e J é flanqueado por **sequências sinais de recombinação (RSS)**:

- uma sequência sinal, a jusante (3') dos genes V_H, V_L e D_H, consiste em um heptâmero CACAGTG, ou seu análogo, seguido de um espaçador composto de uma sequência não conservada (12 ou 23 bases), seguido de um nonâmero ACAAAAACC, ou seu análogo (Fig. 3.24);
- imediatamente a montante (5') dos genes J_L, D_H e J_H na linhagem germinativa, encontra-se uma sequência sinal correspondente de um nonâmero e um heptâmero separados por uma sequência não conservada (12 ou 23 bases).

As sequências de heptâmero e nonâmero após um gene V_L, V_H ou D_H são complementares àquelas que precedem os genes J_L, D_H ou J_H (respectivamente) com os quais elas se recombinam.

Os espaçadores de 12 e 23 bases correspondem a uma ou duas voltas da hélice de DNA (Fig. 3.24).

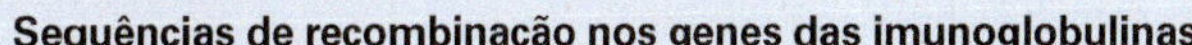
Sequências de recombinação nos genes das imunoglobulinas

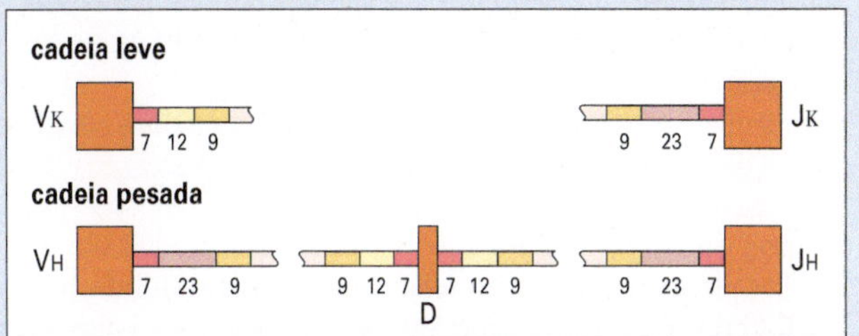

Fig. 3.24 As sequências de recombinação dos genes da cadeia leve (em cima) e dos genes da cadeia pesada (embaixo) consistem em heptâmeros (7), 12 ou 23 bases não conservadas e nonâmeros (9). As sequências de heptâmeros e nonâmeros são complementares, sendo que os nonâmeros atuam como sinais para os genes ativadores da recombinação para formar uma sinapse entre éxons vizinhos. Sequências de recombinação semelhantes estão presentes nos genes V, D e J do receptor de células T (Cap. 5).

O processo de recombinação é mediado pelos produtos proteicos dos **genes ativadores da recombinação (RAG-1** e **RAG-2)**:

- um complexo RAG-1–RAG-2 reconhece a RSS, unindo uma RSS-12 ou RSS-23 em um complexo sináptico (Fig. 3.25);
- as proteínas RAG iniciam a clivagem introduzindo uma incisão na área vizinha da terminação 5' do heptâmero sinal e a região codificadora;

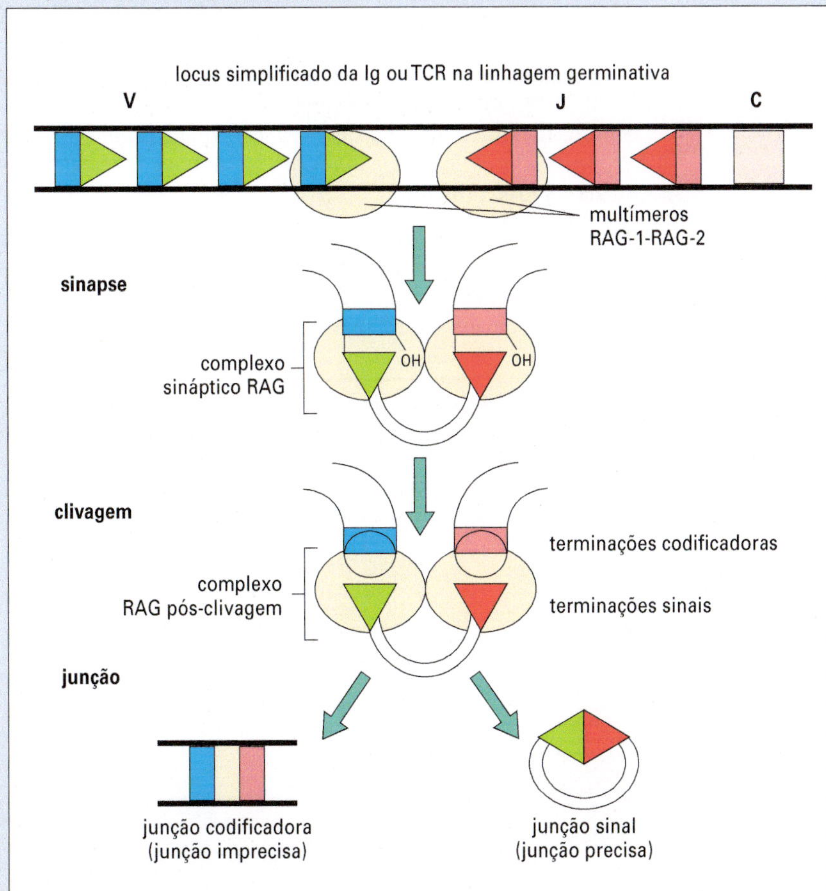

Fig. 3.25 Os genes ativadores da recombinação (RAG-1-RAG-2) se ligam a duas sequências sinais de recombinação (RSS) – uma RSS-12 e uma RSS-23 – unindo-as em um complexo sináptico. A sinapse estimula a clivagem: em primeiro lugar, uma fita de DNA sofre uma incisão e o grupo 3' OH resultante ataca a fita oposta, deixando duas terminações codificadoras em formato de grampo e duas terminações sinais obtusas. Após a clivagem, essas terminações ficam seguras no complexo RAG pós-clivagem, sendo ligadas por fatores não homólogos de junção de extremidades (NHEJ). A junção de código forma um novo éxon da região variável, as terminações sinais são unidas, formando uma junção sinal, frequentemente (mas nem sempre) como um produto circular separado que é perdido da célula. A junção sinal não tem função imunológica conhecida.

- as proteínas RAG convertem, então, essa incisão em uma quebra da cadeia dupla, gerando um grampo no terminal codificador e um corte rombudo na sequência sinal, resultando em uma terminação sinal obtusa;
- a terminação codificadora em forma de grampo deve ser aberta antes da etapa de união, e geralmente é mais processada (a adição ou retirada de nucleotídeos), resultando em uma junção imprecisa. A perda ou adição de nucleotídeos durante a formação da união de código (chamada de "**diversidade juncional**") cria mais diversidade, que não é codificada pelos genes V, D ou J, e também contribui para a geração de uniões não produtivas, já que algumas das modificações criam códons de terminação.

Em contraste, os sinais de terminação são geralmente unidos precisamente para formar as junções circulares de sinais que não têm nenhuma função imunológica conhecida, sendo perdidos da célula (Fig. 3.25).

Diversificação adicional é fornecida pela enzima desoxinucleotidil transferase terminal, que pode adicionar nucleotídeos ao acaso às pontas expostas do DNA. Portanto, nucleotídeos podem ser inseridos entre D_H e J_H e entre V_H e D_H sem a necessidade de um molde (Figs. 3.26 e 3.27).

A diversidade da cadeia leve é criada pela recombinação variável

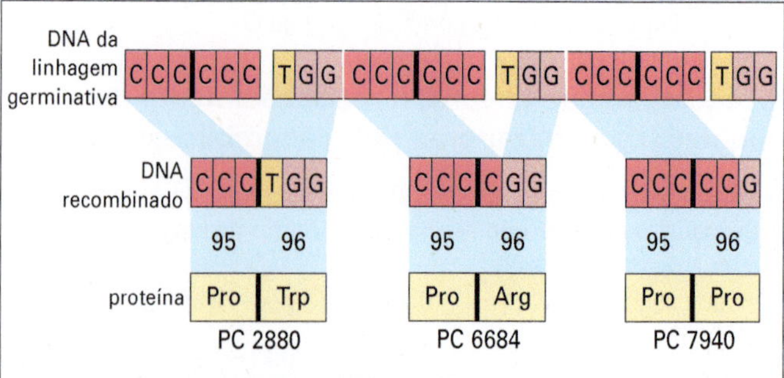

Fig. 3.26 As mesmas sequências Vκ21 e J1 da linhagem germinativa criam três sequências diferentes de aminoácidos nas proteínas PC2880, PC6684 e PC7940 através da recombinação variável. A PC2880 tem prolina e triptofano nas posições 95 e 96, devido à recombinação no final do códon CCC. A recombinação de uma base a jusante produz prolina e arginina na PC6684. A recombinação de duas bases a jusante da terminação da sequência Vκ21 produz prolina e prolina em PC7940.

Hipermutação somática dos genes dos anticorpos

O tamanho enorme e a grande variabilidade de sequências do repertório de anticorpos específicos para antígenos não podiam ser acomodados na teoria de "um gene, uma cadeia polipeptídica". Portanto, contemplaram-se modelos de herança da linhagem germinativa, "genes em pedaços" e mutação somática para justificar a diversidade observada.

Estabeleceu-se que a natureza emprega os três tipos de processos para formar o repertório de anticorpos. Bibliotecas de sequências de genes da linhagem germinativa se recombinam, com certo grau de diversidade juncional, para gerar o repertório primário de anticorpos, mas esse processo não justifica a diversidade de sequência observada nos anticorpos gerados durante a resposta secundária.

A resposta secundária é caracterizada pelo aparecimento de centros germinativos no baço, medula óssea e linfonodos, dentro dos quais o DNA recombinado que codifica as sequências variáveis das cadeias leve e pesada passa por rodadas repetidas de mutações aleatórias (**hipermutação somática**) para gerar células B que expressam receptores estruturalmente distintos (Fig. 3.28). A sobrevivência e expansão dessas células B exigem que seu receptor se ligue a antígenos apresentados a elas pelas células dendríticas foliculares nos tecidos linfoides:

- a maioria obterá uma mutação deletéria e, na ausência de um sinal de sobrevivência, morrerá;
- uma minoria se ligará ao antígeno com grande afinidade e competirá com os de menor afinidade (*i.e.*, anticorpos característicos da resposta primária).

Esse processo, chamado de **maturação de afinidade**, depende das células T e dos centros germinativos.

Camundongos atímicos, que não possuem células T, não formam centros germinativos e não apresentam maturação de afinidade.

Diversidade da cadeia pesada criada pela recombinação variável e diversidade na região N

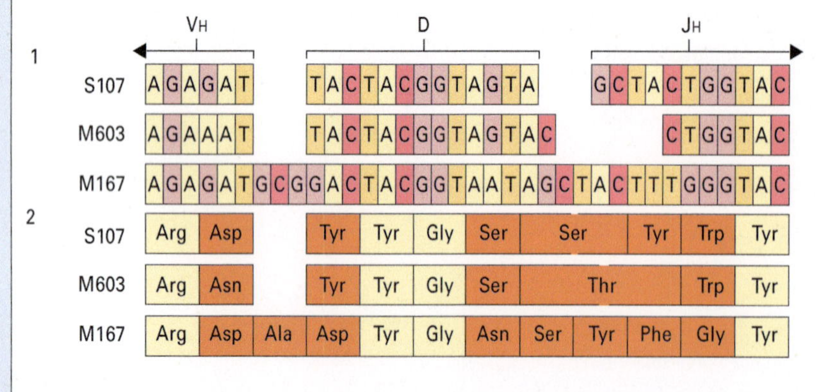

Fig. 3.27 Sequência de DNA (**1**) e de aminoácidos (**2**) de três cadeias pesadas da antifosforilcolina. A recombinação variável entre as regiões V, D e J na linhagem germinativa e a inserção na região N causam uma variação (laranja) na sequência de aminoácidos. Em alguns casos (p. ex., M167) parece que códons adicionais foram inseridos. Entretanto, eles são em múltiplos de três, não alterando as janelas de leitura.

Mutações no DNA de dois genes de cadeias pesadas

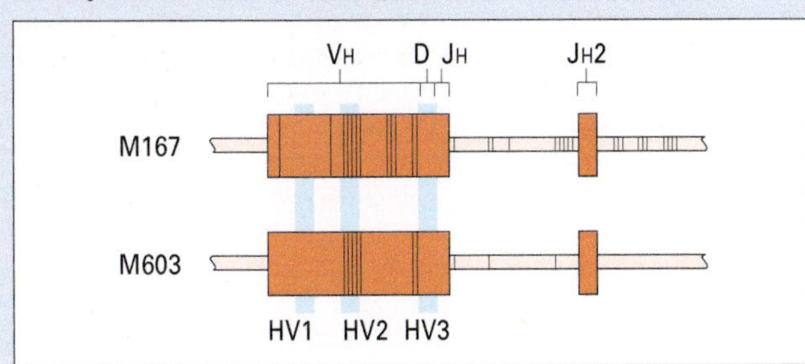

Fig. 3.28 DNA de dois anticorpos IgG contra a fosforilcolina. Os dois anticorpos apresentam o idiótipo T15 em comum. As linhas pretas indicam posições onde houve mutação na sequência da linhagem germinativa. Existe um grande número de mutações nos dois íntrons e éxons dos dois genes, mas particularmente na segunda região hipervariável (HV2). Em comparação, não existem mutações nas regiões que codificam os genes das regiões constantes, indicando que o mecanismo de mutação é altamente localizado.

A diversidade é gerada em diferentes níveis

Portanto, a diversidade de anticorpos surge em níveis diferentes:

- existem diversos genes V que se recombinam com genes D e J;
- recombinação VJ e VDJ;
- irregularidades na recombinação e adição de nucleotídeo N;
- conversão do gene (em algumas espécies);
- a combinação de cadeias pesadas e leves diferentes; e
- mutação pontual somática.

As estruturas da primeira e segunda regiões hipervariáveis (CDR-1 e CDR-2) do repertório primário de anticorpos são inteiramente codificadas pelos genes da linhagem germinativa, enquanto a diversidade da CDR-3 é gerada por eventos de recombinação.

RACIOCÍNIO CRÍTICO: A ESPECIFICIDADE DOS ANTICORPOS (VEJA PÁG. 441 PARA RESPOSTAS)

O rinovírus humano, HRV14, é formado por quatro polipeptídeos diferentes: um deles (VP4) está associado ao RNA viral no cerne do vírus, enquanto os outros três (VP1-VP3) são parte do envelope do vírus – o capsídeo.

1 Quando o vírus se propaga na presença de soro antiviral neutralizante, desenvolvem-se formas do vírus com mutações. Detectaram-se mutações em VP1, VP2 ou VP3, mas nunca no VP4. Por que isso ocorreria? Os anticorpos neutralizantes mais eficazes são direcionados contra a proteína VP1 – que é chamada de antígeno imunodominante. Desenvolveram-se dois anticorpos monoclonais contra a VP1 que foram usados para induzir formas mutantes do vírus. Quando as sequências das variantes com mutações foram comparadas ao vírus original, descobriu-se que a mutação afetou apenas alguns aminoácidos (veja a tabela a seguir).

2 O que você pode nos dizer sobre os epítopos reconhecidos pelos dois anticorpos monoclonais?

3 Quando a ligação do anticorpo VP-1 é medida contra os diversos vírus mutantes, foi observado que ele se liga com alta afinidade com a variante da glicina (Gly) na posição 138, com baixa afinidade à variante da Gly na posição 95, e não se liga à variante com a Lisina (Lys) na posição 95. Como você pode explicar essas observações?

Anticorpo	Número do aminoácido	Aminoácido da cepa selvagem	Mutações observadas
VP1-a	91	Glu	Ala, Asp, Gly, His, Asn, Val, Tyr
VP1-a	95	Asp	Gly, Lys
VP1-b	83	Gln	His
VP1-b	85	Lys	Asn
VP1-b	138	Glu	Asp, Gly
VP1-b	139	Ser	Pro

Leituras sugeridas

Arnold JN, Wormald MR, Sim RB, et al. The Impact of Glycosylation on the Biological Function and Structure of Human Immunoglobulins. Annu Rev Immunol 2007;25:21–50.

Gould HJ, Sutton BJ. IgE in allergy and asthma today. Nat Rev Immunol 2008;8:205–217.

Jefferis R. Glycosylation as a strategy to improve antibody-based therapeutics. Nat Rev Drug Discov 2009;8:226–234.

Jefferis R, Lefranc M-P. Human immunoglobulin allotypes: possible implications for immunogenicity. MAbs 2009;1:332–338.

Litman GW, Rast JP, Fugmann SD. The origins of vertebrate adaptive immunity. Nat Rev Immunol 2010;10:543–553.

Monteiro RC. Role of IgA and IgA Fc receptors in inflammation. J Clin Immunol 2010;30:1–9.

Neuberger MS. Antibody diversification by somatic mutation: from Burnet onwards. Immunol Cell Biol 2008;86:124–132.

Reichert JM. Antibody-based therapeutics to watch in 2011. MAbs 2011;11:3.

Schroeder HW Jr., Cavacini L. Structure and function of immunoglobulins. J Allergy Clin Immunol 2010;125:S41–S52.

Shukla AA, Thömmes J. Recent advances in large-scale production of monoclonal antibodies and related proteins. Trends Biotechnol 2010;28:253–261.

Woof JM, Burton D. Human antibody-Fc receptor interactions illuminated by crystal structures. Nat Rev Immunol 2004;4:89–99.

Woof JM, Kerr MA. The function of immunoglobulin A in immunity. J Pathol 208:270–282.

Referências da internet

IMGT, the International ImMunoGeneTics Information System®. http://www.imgt.org/. An integrated knowledge resource for the immunoglobulins (IG), T cell receptors (TR), major histocompatibility complex (MHC), immunoglobulin superfamily and related proteins of the immune system of human and other vertebrate species.

Mike Clark's Immunoglobulin Structure/Function Home Page. http://www.path.cam.ac.uk/mrc7/mikeimages.html. Provides a wealth of information, of his own generation and through access to many other related sites.

National Center for Biotechnology Information (NCBI). http://www.ncbi.nlm.nih.gov/. Established in 1988 as a national resource for molecular biology information, NCBI creates public databases, conducts research in computational biology, develops software tools for analyzing genome data, and disseminates biomedical information – all for the better understanding of molecular processes affecting human health and disease.

CD antigens. http://www.uniprot.org/docs/cdist.txt. Human cell differentiation molecules: CD nomenclature and list of entries.

Summary of Antibody Structures in the Protein Databank. http://acrmwww.biochem.ucl.ac.uk/abs/sacs/index.html.

CAPÍTULO 4

Complemento

RESUMO

- **O complemento é um componente central no desenvolvimento de reações inflamatórias**, formando uma das principais defesas imunológicas do corpo. O sistema complemento atua como uma das ligações entre a resposta imune natural e adquirida do sistema imunológico.
- **As vias de ativação do complemento evoluíram para identificar os patógenos que serão eliminados.** A via clássica se liga ao sistema imune adquirido através dos anticorpos. As vias alternativa e da lectina fornecem imunidade "natural" independente de anticorpos, enquanto a via alternativa está ligada à via clássica, amplificando-a.
- **O sistema complemento é cuidadosamente controlado para proteger o organismo de respostas inflamatórias excessivas ou inapropriadas.** O inibidor C1 controla as vias clássica e da lectina. A atividade da C3 e C5 convertases é controlada pelo decaimento e degradação enzimática. O ataque à membrana é inibido nas células do hospedeiro pelo CD59.
- **A via de ataque à membrana resulta na formação de um poro lítico transmembrana.** A regulação da via de ataque à membrana pelo CD59 reduz o risco de dano às células do hospedeiro.
- **Muitas células expressam um ou mais receptores na membrana para produtos do complemento.** Receptores para fragmentos de C3 são amplamente distribuídos em diferentes populações de leucócitos. Receptores para C1q estão presentes nas células fagocitárias, mastócitos e plaquetas. Receptores para o fragmento C5 estão presentes em vários tipos de células. O fator regulador do complemento fH se liga à superfície dos leucócitos.
- **O complemento tem várias funções.** Suas principais funções incluem a opsonização, quimiotaxia e ativação celular, lise de células-alvo e desencadeamento da resposta imune adquirida.
- **As deficiências do complemento ilustram o seu papel homeostático.** As deficiências na via clássica resultam na inflamação do tecido. Deficiências na lectina ligante de manose (MBL, do inglês, *mannan-biding lectin*) estão associadas com infecções em lactentes e imunossuprimidos. Deficiências na via alternativa e C3 estão associadas com infecções bacterianas. Deficiências na via terminal predispõem a infecções com bactérias gram-negativas. A deficiência no inibidor C1 causa angioedema hereditário. Deficiências nos reguladores da via alternativa produz uma perda secundária de C3.

Complemento e inflamação

O sistema complemento foi descoberto no final do século XIX como um componente do soro, sensível ao calor, e que aumentava (ou "complementava") sua propriedade bactericida.

Sabe-se, atualmente, que o complemento é formado por 16 proteínas plasmáticas que, juntas, representam quase 10% do total de proteínas do soro, formando um dos principais sistemas de defesa imune do organismo (Fig. 4.1). Além de ser um componente importante da resposta imune natural, o complemento também interage com a resposta imune adquirida, acentuando-a. Mais de uma dúzia de proteínas reguladoras estão presentes no plasma e nas células para controlar o complemento. As funções do sistema complemento incluem:

- desencadeamento e aumento das reações inflamatórias;
- migração de células fagocitárias através da quimiotaxia;
- eliminação de imunocomplexos e células apoptóticas;
- ativação celular para a destruição de patógenos;
- destruição direta de patógenos e
- um papel importante no desenvolvimento das respostas de anticorpos.

Em termos evolutivos, o sistema complemento é muito antigo, precedendo o desenvolvimento do sistema imune adquirido: até mesmo a estrela-do-mar e os vermes possuem um sistema complemento funcional.

A importância do complemento na defesa imune é evidente em indivíduos que não possuem um determinado componente – por exemplo, crianças que não possuem o componente central, **C3**, estão sujeitas a infecções bacterianas devastadoras.

Assim como a maioria dos componentes do sistema imunológico, quando o sistema do complemento é hiperativo ou ativado no local errado, ele pode ser danoso.

O complemento está envolvido na patologia de diversas doenças, provocando uma busca por tratamentos que controlem a sua ativação.

O papel do complemento na inflamação

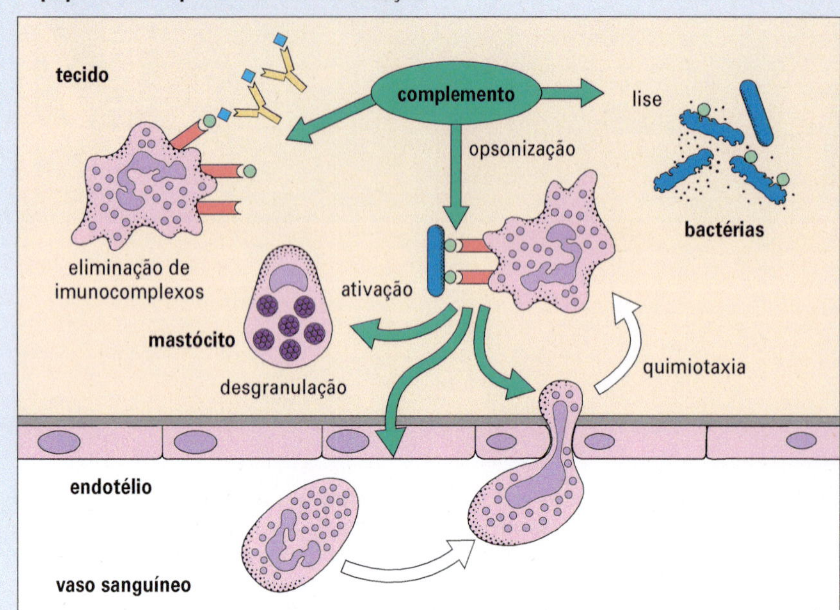

Fig. 4.1 O complemento apresenta um papel central na inflamação, causando quimiotaxia de fagócitos, ativação de mastócitos e fagócitos, opsonização e lise de patógenos e eliminação de imunocomplexos.

Vias de ativação do complemento

Identificar os patógenos e outros corpos estranhos ou tóxicos para que sejam eliminados do hospedeiro é uma das principais funções do complemento. As vias de ativação do complemento evoluíram para desempenhar essas funções, e as várias vias pelas quais pode-se desencadear essa ativação, juntamente com mecanismos intrínsecos de amplificação, garantem reconhecimento e eliminação eficientes.

Além disso, existem diversas maneiras de ativar o sistema complemento, fornecendo uma resposta com um grau elevado de flexibilidade (Fig. 4.2).

A primeira via de ativação a ser descoberta, chamada de **via clássica**, é iniciada por anticorpos ligados à superfície do alvo. Apesar de ser uma eficiente via de ativação, ela requer uma resposta imune adquirida: ou seja, o hospedeiro deve ter encontrado o microrganismo anteriormente para que uma resposta de anticorpos seja gerada.

A **via alternativa**, descrita nos anos 1950, fornece um mecanismo independente de anticorpos para a ativação do complemento na superfície do patógeno.

A **via da lectina**, a via de ativação descrita mais recentemente, também não depende dos anticorpos, fornecendo uma ativação eficaz nos patógenos.

Todas as três vias – clássica, alternativa e da lectina:

- envolvem a ativação de C3, que é a proteína do complemento mais abundante e importante;
- compreendem uma cascata proteolítica na qual complexos de proteínas do complemento criam enzimas que clivam outras proteínas do complemento, de uma maneira ordenada, para gerar novas enzimas, amplificando e perpetuando a cascata de ativação.

Assim, um pequeno estímulo inicial pode gerar rapidamente um grande efeito. A Figura 4.3 resume como cada uma das vias é ativada.

Todas as vias de ativação convergem para uma **via terminal** comum – um sistema não enzimático que leva à ruptura da membrana e à morte dos patógenos.

Vias de ativação do complemento

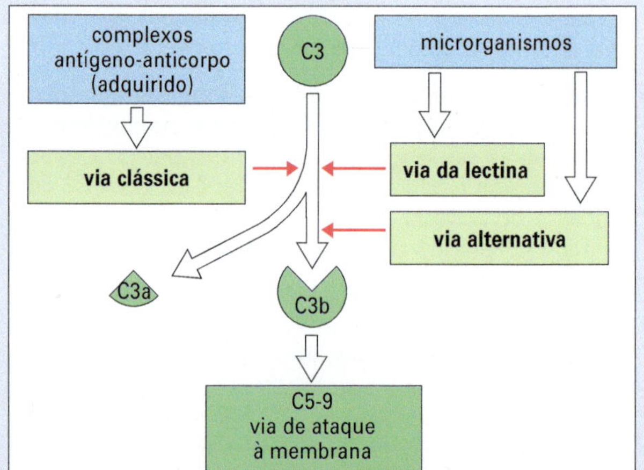

Fig. 4.2 Cada uma das vias de ativação gera uma C3 convertase, que converte C3 em C3b, o evento central da via do complemento. Por sua vez, C3b ativa a via lítica terminal de ataque à membrana. A ligação do antígeno com o anticorpo é a primeira etapa da via clássica. A via alternativa não requer anticorpos, sendo iniciada pela ligação covalente de C3b a grupos hidroxila e amino na superfície de diversos microrganismos. A via da lectina também é iniciada pelos microrganismos, na ausência de anticorpos, com resíduos de açúcar na superfície dos patógenos fornecendo os sítios de ligação. As vias alternativa e da lectina fornecem imunidade "natural" independente de anticorpos, enquanto a via clássica representa uma ligação desenvolvida mais recentemente com a resposta imune adquirida.

A defesa imune e os efeitos patológicos da ativação do complemento são mediados pelos fragmentos e complexos gerados durante a ativação:

- os pequenos fragmentos quimiotáticos e inflamatórios, **C3a** e **C5a**;

Resumo dos ativadores das vias clássica, da lectina e alternativa

	imunoglobulinas	microrganismos			outros
		vírus	bactérias	outros	
via clássica	imunocomplexos contendo IgM, IgG1, IgG2 ou IgG3	HIV e outros retrovírus, vírus da estomatite vesicular		*Mycoplasma* spp.	poliânions, especialmente quando ligados a cátions PO4-3 (DNA, lipídio A, cardiolipina) SO4-2 (sulfato de dextrano, heparina, sulfato de condroitina)
via da lectina		HIV e outros retrovírus	vários organismos gram-positivos e gram-negativos		coleções de grupos de açúcares acetilados na manose terminal
via alternativa	imunocomplexos contendo IgG, IgA ou IgE (menos eficaz do que a via clássica)	algumas células infectadas por vírus (p. ex., vírus Epstein-Barr)	vários organismos gram-positivos e gram-negativos	tripanossomas, *Leishmania* spp., diversos fungos	sulfato de dextrano, eritrócitos heterólogos, carboidratos complexos (p. ex., zymosan)

Fig. 4.3 Resumo dos ativadores das vias de ativação clássica, da lectina e alternativa do complemento.

- os grandes fragmentos de opsonização, **C3b** e **C4b** e
- o **complexo de ataque à membrana (MAC, do inglês, *membrane attack complex*)**, que é lítico.

Os detalhes da ativação do complemento, a nomenclatura e as formas de controle das diferentes vias são mostrados na Figura 4.4.

A via clássica é dependente da resposta imune adquirida

A via clássica é ativada por anticorpos ligados ao antígeno e necessita de Ca^{2+}

Apenas anticorpos IgG e IgM ligados à membrana podem ativar o complemento, fazendo-o pela via clássica. A ligação à superfície é fundamental:

- a IgM é o ativador mais eficiente, mas a IgM não ligada à superfície, no plasma, não ativa o complemento;
- entre as subclasses de IgG, a IgG1 e IgG3 são fortes ativadores do complemento, enquanto a IgG4 não ativa o complemento, pois é incapaz de se ligar ao primeiro componente da via clássica.

P. O que ocorre quando a IgM se liga à superfície de uma bactéria que permite que ela ative o complemento?
R. Ocorre uma transição de uma molécula plana para uma forma semelhante a um grampo, que expõe seus sítios de ligação ao primeiro componente do sistema complemento, C1 (Fig. 3.6).

O primeiro componente da via, **C1**, é uma molécula complexa que inclui uma unidade de reconhecimento grande, com seis cabeças, chamada de **C1q**, e duas moléculas de **C1r** e duas de **C1s**, as unidades enzimáticas do complexo (Fig. 4.5). A montagem do complexo C1 é dependente de Ca^{2+} e, portanto, a via clássica é inativa na ausência de íons Ca^{2+}.

A ativação de C1 só ocorre quando várias cabeças de C1q estão ligadas ao anticorpo

O componente C1q do complexo C1 se liga às regiões Fc do anticorpo imobilizado através de seus grupos de cabeças globulares, sofrendo alterações em seu formato que desencadeiam a ativação autocatalítica da unidade enzimática C1r. A C1r ativada cliva C1s em um único sítio para ativá-la.

Já que a ativação de C1 só ocorre quando várias das seis cabeças de C1q estão ligadas ao anticorpo, apenas superfícies que estão densamente cobertas de anticorpos desencadearão o processo. Essa limitação reduz o risco de ativação inapropriada nos tecidos do hospedeiro.

A enzima C1s cliva C4 e C2

A enzima C1s tem dois substratos – C4 e C2 – que são as duas próximas proteínas na sequência da via clássica. (Repare que os componentes do complemento foram nomeados cronologicamente, de acordo com a ordem de sua descoberta, e não de acordo com sua posição na reação.) C1s cliva a abundante proteína plasmática **C4** em um único local na molécula:

- liberando um fragmento pequeno, **C4a**, e
- expondo um grupo tioéster lábil no fragmento maior, **C4b**.

Através do grupamento tioéster altamente reativo, C4b se liga covalentemente à superfície ativadora (Fig. 4.6).

C4b se liga ao próximo componente, **C2**, em um complexo dependente de Mg^{2+}, apresentando-o para ser clivado pelo C1s em um complexo C1 adjacente:

- o fragmento **C2b** é liberado e
- **C2a** permanece associado a C4b na superfície.

C4b2a é a C3 convertase da via clássica

O complexo de C4b e C2a (chamado de **C4b2a** – a C3 convertase da via clássica) é a próxima enzima de ativação. A C2a no complexo C4b2a cliva C3, a proteína do complemento mais abundante:

- liberando um fragmento pequeno, **C3a**, e
- expondo um grupo tioéster lábil no fragmento maior, **C3b**.

Conforme descrito anteriormente para C4b, C3b se liga covalentemente à superfície ativadora.

Revisão das vias de ativação do complemento

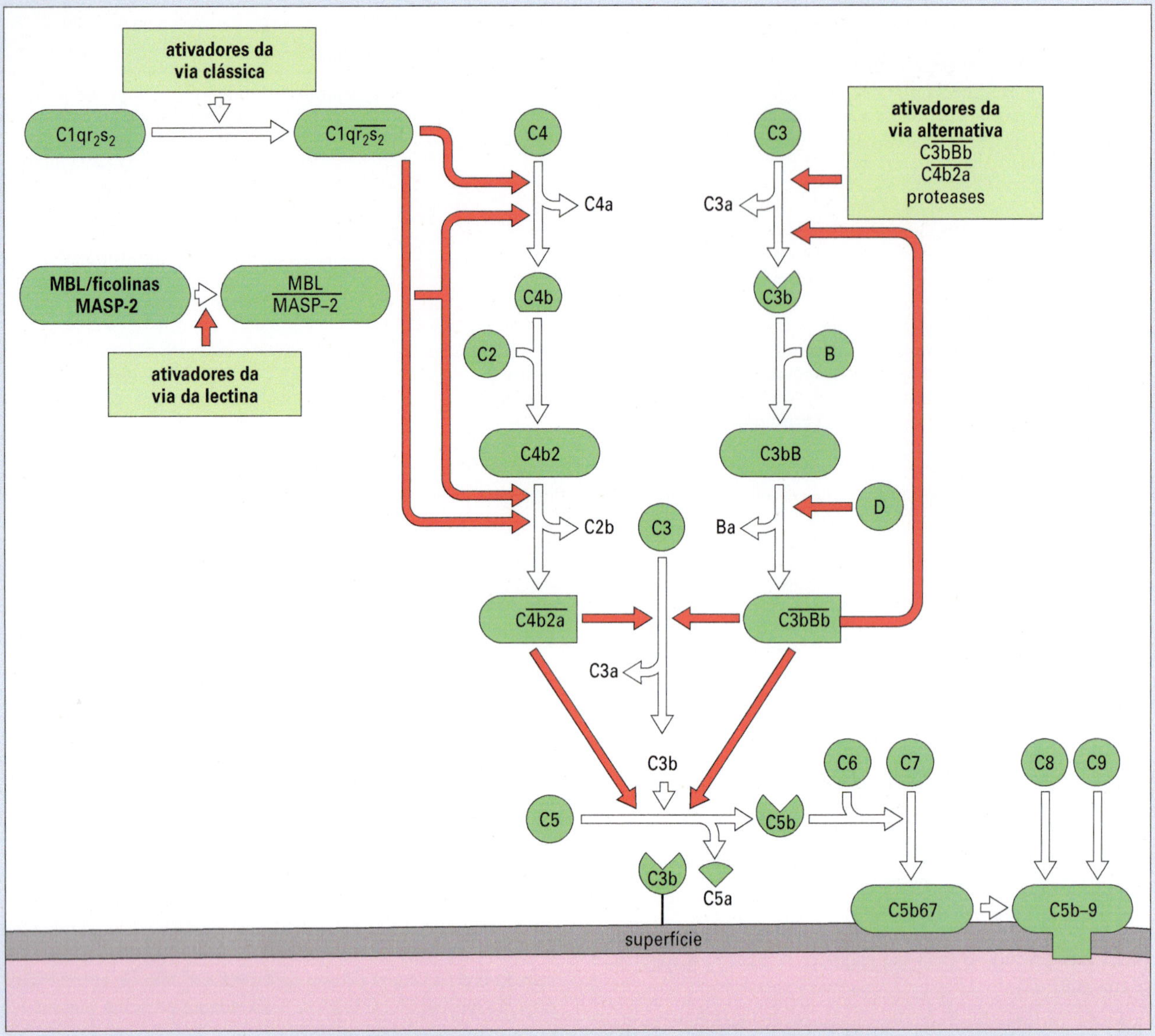

Fig. 4.4 As proteínas das vias clássica e alternativa são numeradas (p. ex., C1, C2). Muitas são zimogênios (*i.e.*, pró-enzimas que requerem clivagem proteolíticas para se tornarem ativas). Os produtos da clivagem das proteínas do complemento são diferenciados da molécula-mãe por sufixos de letras (p. ex., C3a, C3b). As proteínas da via alternativa são chamadas de "fatores", sendo identificadas por letras simples (p. ex., fator B, que pode ser abreviado como fB ou simplesmente "B"). Os componentes são mostrados em verde, as etapas de conversão como setas brancas, e as etapas de ativação/clivagem como setas vermelhas. A via clássica é ativada pela clivagem de C1r e C1s após a associação $C1qr_2s_2$ com ativadores da via clássica (Fig. 4.3), incluindo imunocomplexos. O C1s ativado cliva C4 e C2, formando a C3 convertase da via clássica C4b2a. A clivagem de C4 e C2 também pode ser feita pela MASP-2 da via da lectina, que está associada à lectina ligante de manose (MBL) ou ficolina. A via alternativa é ativada pela clivagem de C3 a C3b, que se associa ao fator B, que é clivado pelo fator D para gerar a C3 convertase da via alternativa C3bBb. A ativação inicial de C3 é, de alguma maneira, espontânea, mas essa etapa também pode ser feita pela C3 convertase da via clássica ou alternativa e outras proteases séricas ou microbianas. Observe que a C3b gerada na via alternativa pode se ligar a mais fator B e gerar uma alça de *feedback* positivo para amplificar a ativação na superfície. Observe, também, que as vias de ativação são funcionalmente análogas e o diagrama enfatiza essas similaridades. Por exemplo, C3 e C4 são homólogas, assim como C2 e o fator B. MASP-2 é homólogo a C1r e C1s. Tanto a C3 convertase da via clássica quanto a da via alternativa podem se associar a C3b ligado a uma superfície celular para formar C5 convertases, C4b2a3b ou C3bBbC3b, que quebram C5. O fragmento maior, C5b, se associa a C6 e C7, que pode se ligar a membranas plasmáticas. O complexo C5b67 se une a C8 e a várias moléculas de C9, formando o complexo de ataque à membrana (MAC), C5b-9.

C4b2a3b é a C5 convertase da via clássica

Uma parte do C3b formado se ligará diretamente ao C4b2a, e o complexo trimolecular formado, **C4b2a3b** (a C5 convertase da via clássica), pode ligar **C5** e apresentá-lo para ser clivado pela C2a:

- um fragmento pequeno, **C5a**, é liberado e
- um fragmento maior, **C5b**, permanece associado ao complexo C4b2a3b.

A clivagem de C5 é a etapa enzimática final na via clássica.

Estrutura de C1

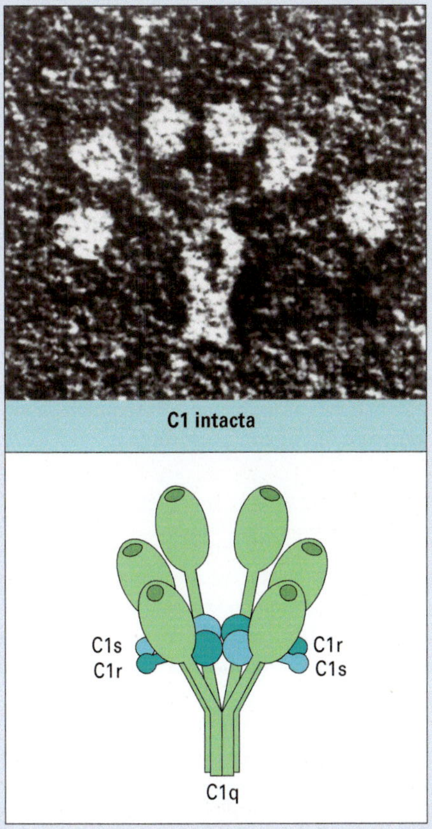

C1 intacta

Fig. 4.5 Microfotografia eletrônica da molécula C1q humana demonstra seis subunidades. Cada subunidade contém três cadeias de polipeptídeos, perfazendo um total de 18 em toda a molécula. Os receptores para as regiões Fc da IgG e IgM encontram-se nas cabeças globulares. A haste de ligação contém uma tripla-hélice e a região central contém uma tripla-hélice semelhante ao colágeno. O painel inferior mostra um modelo da C1 intacta com duas pró-enzimas C1r e duas C1s no anel. As cabeças catalíticas de C1r e C1s estão muito próximas, e alterações conformacionais induzidas na C1q após a ligação à imunoglobulina complexada causam ativação/clivagem mútua de cada unidade C1r seguida de clivagem das duas unidades C1s. A coesão de todo o complexo depende do Ca^{2+}. *(Microfotografia eletrônica reproduzida por cortesia do Dr. N. Hughes-Jones.)*

Ativação da ligação tioéster de C3

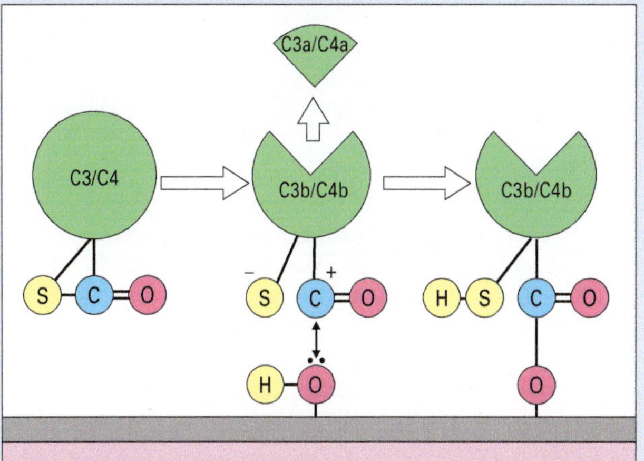

Fig. 4.6 A cadeia α de C3 contém uma ligação tioéster entre uma cisteína e uma glutamina, com eliminação de amônia. Após a clivagem de C3 em C3a e C3b, a ligação se torna instável e suscetível a ataque nucleofílico por elétrons nos grupos -OH e $-NH_2$, permitindo que o C3b forme ligações covalentes com proteínas e carboidratos – o grupo ativo decai rapidamente por hidrólise se essa ligação não é formada. C4 também contém uma ligação tioéster idêntica, que é ativada quando C4 é dividido em C4a e C4b.

A habilidade de C4b e C3b de se ligarem a superfícies é fundamental para a função do complemento

C3 e C4 são moléculas homólogas que contêm uma característica estrutural incomum – uma ligação tioéster interna entre uma glutamina e uma cisteína que, na molécula intacta, está escondida dentro da proteína.

Quando C3 ou C4 é clivado pela enzima convertase, ocorre uma alteração conformacional que expõe a ligação tioéster interna no C3b e C4b, tornando-a instável e altamente suscetível ao ataque por nucleófilos como os grupos hidroxila (-OH) e grupos amina ($-NH_2$) nas proteínas e carboidratos da membrana. Essa reação cria uma ligação covalente entre o fragmento do complemento e o ligante na membrana, trancando C3b e C4b na superfície (Fig. 4.6).

O tioéster exposto permanece reativo por apenas alguns milissegundos, pois está suscetível a hidrólise pala água. Essa labilidade restringe a ligação de C3b e C4b à vizinhança imediata da enzima ativadora, prevenindo dano às estruturas circundantes.

As vias alternativa e da lectina fornecem imunidade natural independente de anticorpos

A via da lectina é ativada por carboidratos microbianos

A única diferença entre as vias da lectina e clássica está nas etapas iniciais de reconhecimento e ativação. De fato, pode-se argumentar que a via da lectina não deveria ser considerada uma via separada, mas uma rota de ativação da via clássica que não necessita de anticorpos.

O complexo C1 é substituído por um complexo multimolecular estruturalmente semelhante, que inclui uma unidade de reconhecimento semelhante ao C1q, a **lectina ligante de manose (MBL, do inglês, *mannan-binding lectin*)** ou **ficolina** (na realidade, uma família de três proteínas no homem) e diversas **serina proteases associadas à MBL (MASPs, do inglês, *MBL-associated serine proteases*)**. A MASP-2 fornece a atividade enzimática. Assim como ocorre na via clássica, a montagem desse complexo inicial é dependente de Ca^{2+}.

A C1q e a MBL são membros da família das colectinas, proteínas caracterizadas por cabeças globulares com atividade de ligação e uma longa cauda colagenosa que possuem papéis diferentes. As ficolinas são estruturalmente semelhantes, mas a região da cabeça inclui domínios semelhantes ao fibrinogênio.

A MBL se liga a carboidratos simples, manose e *N*-acetilglicosamina, enquanto as ficolinas se ligam a açúcares acetilados e outra moléculas; esses ligantes são abundantes nas paredes celulares de diversos patógenos, incluindo bactérias, leveduras, fungos e vírus, tornando-os alvos para a ativação da via da lectina. A ligação induz mudanças na MBL e ficolinas que, por sua vez, induzem a ativação autocatalítica da MASP-2. Essa enzima pode, então, clivar C4 e C2 para continuar a ativação, exatamente como na via clássica.

A via da lectina não é a única maneira de se ativar a via clássica na ausência de anticorpos. Células apoptóticas, DNA liberado, mitocôndrias e outros produtos relacionados ao dano celular podem se ligar diretamente com C1q, desencadeando a ativação do complemento e auxiliando na eliminação do tecido morto ou que está morrendo.

A ativação da via alternativa é acelerada por superfícies microbianas e requer Mg^{2+}

A via alternativa de ativação do complemento também oferece ativação independente de anticorpos na superfície de patógenos. Essa via encontra-se em um estado constante de ativação de baixo nível (chamado de "ocioso").

O C3 é hidrolisado a uma taxa lenta no plasma e seu produto, **C3(H_2O)**, tem muitas das propriedades de C3b, incluindo a capacidade de se ligar ao **fator B de proteína plasmática (fB)**, que é muito próximo da proteína C2 da via clássica. A formação do complexo entre C3 (ou C3[H_2O]) e fB é dependente de Mg^{2+}, de modo que a via alternativa está inativa na ausência de íons de Mg^{2+}. (As diferenças nas necessidades de íons entre as vias clássica e alternativa são exploradas em exames laboratoriais sobre a atividade do complemento.)

O complexo C3bBb é a C3 convertase da via alternativa

Uma vez ligado a C3(H_2O) ou C3b, o fB se torna um substrato para uma enzima plasmática intrinsecamente ativa chamada **fator D (fD)**. O fD corta o fB no complexo C3bB:

- liberando um fragmento, **Ba**;
- enquanto a porção residual, **Bb**, se torna uma protease ativa.

O complexo **C3bBb** é a enzima que cliva C3 (C3 convertase) da via alternativa. O resíduo C3b gerado por essa convertase pode ser inserido novamente na via para criar mais C3 convertases, formando assim uma alça de *feedback* positivo (Fig. 4.7). A ativação pode ocorrer no plasma ou, mais eficientemente, nas superfícies.

P. Quais as vantagens e problemas fisiológicos você pode perceber em um sistema com uma alça de *feedback* positivo (*i.e.*, em que a presença de C3b leva à produção de uma enzima C3bBb que gera mais C3b)?

R. As características do *feedback* positivo e de estar "sempre ligada" da via alternativa satisfazem as necessidades da vigilância de patógenos. Por exemplo, um pequeno estímulo inicial poderia produzir a deposição de grandes quantidades de C3b na superfície de um patógeno, facilitando sua fagocitose. Entretanto, se não for controlado, o sistema continuará se ativando até que todo o C3 disponível tenha sido consumido. As células do hospedeiro também estariam sujeitas à ativação do complemento, podendo ser danificadas ou destruídas.

Atributos específicos da superfície das células do hospedeiro, incluindo seus carboidratos e a presença de reguladores do complemento (veja a seguir), protegem as células da ativação da via alternativa e do risco de serem destruídas, sendo chamadas de não ativadoras.

Em uma superfície ativadora, como uma membrana bacteriana, a amplificação ocorrerá livremente e a superfície ficará rapidamente coberta por C3b (Fig. 4.7). De maneira análoga à vista na via clássica, a ligação das moléculas de C3b com a C3 convertase alterará a especificidade do substrato do complexo, criando uma enzima que cliva C5, a C3bBbC3b.

A clivagem de C5 é a última etapa proteolítica da via alternativa, ficando o fragmento C5 ligado à convertase.

A via alternativa está ligada à via clássica

A via alternativa está inevitavelmente ligada à via clássica, já que o C3b gerado na via clássica irá alimentar a via alternativa para amplificar a ativação. Portanto, não importa se o C3b inicial é gerado pela via clássica, da lectina ou alternativa – a alça de amplificação pode ajustar as reações se elas ocorrerem próximas a uma superfície ativadora.

Sistemas de proteção contra o complemento

O controle do sistema do complemento é necessário para evitar o consumo dos componentes, através da amplificação descontrolada, e para proteger o hospedeiro. A ativação do complemento representa um risco para as células do hospedeiro, pois poderia levar à opsonização ou mesmo à lise celular. Para defender contra essa ameaça, uma família de reguladores foi desenvolvida juntamente com o sistema do complemento para evitar a ativação descontrolada e proteger as células de um ataque.

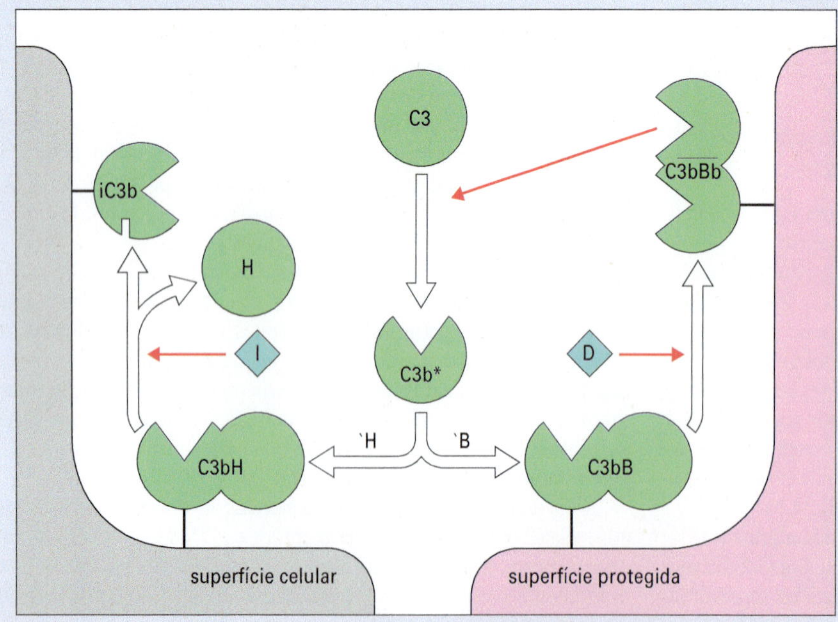

Fig. 4.7 A ativação da via alternativa depende da presença de superfícies ativadoras. C3b ligado a uma superfície ativadora recruta o fator B, que é clivado pelo fator D, produzindo C3bBb, que direciona a alça de amplificação clivando mais C3. Entretanto, nas superfícies celulares, a ligação do fator H é favorecida e o C3b é desativado pelo fator I. Assim, a ligação do fator B ou fator H controla o desenvolvimento das reações da via alternativa. Além disso, proteínas como a proteína cofator de membrana (MCP, do inglês, *membrane cofactor protein*) e o fator acelerador de decaimento (DAF, do inglês, *decay accelerating factor*) também limitam a ativação do complemento nas membranas das células do hospedeiro (Fig. 4.9).

O inibidor C1 controla as vias clássica e da lectina

Nas vias de ativação, os reguladores são dirigidos contra as enzimas amplificadoras:

- o C1 ativado é controlado por um inibidor plasmático da serina protease (**serpina**), chamado de **inibidor C1 (C1inh)**, que remove C1r e C1s do complexo, desligando a ativação da via clássica;
- o C1inh também regula a via da lectina de maneira semelhante, removendo a enzima MASP-2 do complexo da MBL ou ficolina, desativando a ativação.

A atividade das C3 e C5 convertases é controlada pelo decaimento e degradação enzimática

As enzimas C3 e C5 convertases são controladas por inibidores plasmáticos e na membrana celular que controlam a ativação:

- o **fator H (fH)** e uma proteína relacionada **proteína 1 semelhante ao fator H (fHL-1)** destroem as convertases da via alternativa;
- a **proteína de ligação de C4 (C4bp)** desempenha o mesmo papel na via clássica.

Nas membranas, duas proteínas, a **proteína cofator de membrana (MCP)** e o **fator de aceleração do decaimento (DAF)**, colaboram para destruir as convertases das duas vias (Fig. 4.8).

Os reguladores das C3 e C5 convertases são moléculas estruturalmente relacionadas que surgiram, na evolução, através da duplicação de genes. Esses genes duplicados estão intimamente agrupados no cromossomo 1, chamados de ***locus* dos reguladores da ativação do complemento (RCA, do inglês, *regulators of complement activation*)**. Esse *locus* também codifica vários receptores do complemento (veja a seguir).

O controle das convertases é mediado por duas maneiras complementares

Aceleração do decaimento

Os complexos de convertases são instáveis, com uma propensão a se dissociarem poucos minutos após sua criação. Os reguladores fH, fHL-1 e C4bp, da fase fluida, e DAF, nas membranas celulares, se ligam ao complexo da convertase, acelerando acentuadamente a sua decomposição, deslocando:

- C2a da convertase da via clássica e
- Bb da enzima da via alternativa (Fig. 4.9).

Os dois processos pelos quais os reguladores da C3 convertase inativam as enzimas

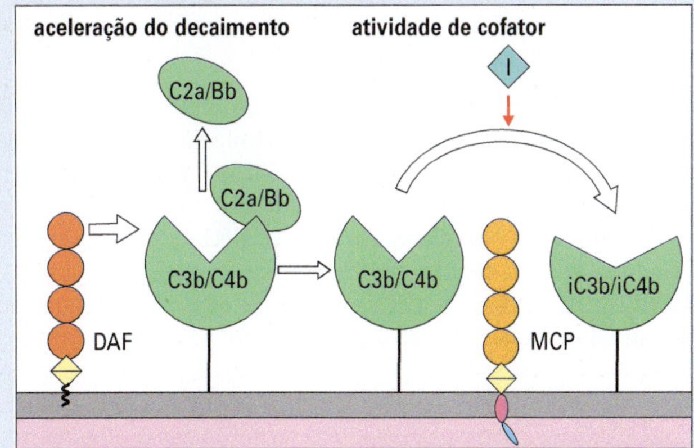

Fig. 4.9 O DAF se liga ao complexo da enzima, deslocando o componente enzimaticamente ativo (C2a ou Bb). A proteína cofator de membrana (MCP) se liga à unidade C3b/C4b liberada após o decaimento, agindo como um cofator para a clivagem de C3b ou C4b pelo fator I (fI), resultando na inativação irreversível da convertase.

Reguladores das C3 e C5 convertases

	número de domínios SCR*	dissociação das C3 e C5 convertases		cofator para o fator I no		localização
		via clássica	via alternativa	C4b	C3b	
proteína de ligação C4b (C4bp)	52 ou 56 em 7 ou 8 cadeias	+	–	+	–	plasma
fator H (fH)	20	–	+	–	+	plasma
fator de aceleração do decaimento (DAF) (CD55)	4	+	+	–	–	na maioria das células, incluindo células sanguíneas, endoteliais e epiteliais
proteína cofator de membrana (MCP) (CD46)	4	–	–	+	+	na maioria das células, incluindo células sanguíneas (mas não nos eritrócitos), endoteliais e epiteliais
receptor do complemento tipo 1 (CR1) (CD35)	30	+	+	+	+	eritrócitos, células B, células dendríticas foliculares, macrófagos

*SCR, consenso curto de repetição

Fig. 4.8 As cinco proteínas listadas são amplamente distribuídas e controlam aspectos da dissociação ou quebra de C3b e C4b. Cada uma dessas proteínas contém vários domínios de consenso curto de repetição (SCR, do inglês, *short consensus repeat*). Eles atuam aumentando a dissociação das C3 e C5 convertases ou como cofatores para a ação do fator I no C3b ou C4b.

Atividade de cofator –

O **fator I (fI)** é uma enzima da fase fluida que, na presença de um cofator apropriado, pode clivar e desativar irreversivelmente C4b e C3b (Fig. 4.9). A MCP é um cofator para a clivagem de C4b e C3b pelo fI, enquanto:

- a C4bp catalisa especificamente a clivagem de C4b;
- fH/fHL-1 catalisam a clivagem de C3b.

Observe que, enquanto os reguladores plasmáticos contêm ambas as atividades em uma única molécula, os dois reguladores de membrana contêm, cada um, apenas uma atividade.

Portanto, a regulação eficiente das convertases nas membranas requer a ação conjunta de:

- DAF, para dissociar o complexo e
- MCP, para desativá-las irreversivelmente catalisando a clivagem do componente central.

A via alternativa também tem um regulador positivo único, a **properdina**, que estabiliza a C3 convertase, aumentando acentuadamente sua meia-vida. Evidências recentes sugerem um papel adicional para a properdina como um catalisador da ativação da via alternativa.

O **receptor do complemento tipo 1 (CR1)** é frequentemente incluído na lista de reguladores de membrana da atividade da C3 convertase, e, de fato, o CR1 é um regulador potente que tem tanto atividade de aceleração do decaimento quanto de cofator em ambas as vias. Apesar disso, ele foi excluído da discussão anterior porque ele é primariamente um receptor para partículas cobertas de complemento, não participando da proteção das células do hospedeiro.

A via de ataque à membrana

A ativação da via resulta na formação de um poro transmembrana

A **via terminal ou de ataque à membrana** envolve um conjunto distinto de eventos, em que um grupo de cinco proteínas plasmáticas globulares se associa e, no processo, obtém a capacidade de se ligar à membrana e de formar poros, formando o complexo de ataque à membrana (MAC).

O MAC é um poro transmembrana (Fig. 4.10). A clivagem de C5 desencadeia a montagem do MAC. O C5b, ainda preso à convertase, se liga primeiro a **C6** e depois a **C7** presentes no plasma. As alterações conformacionais que ocorrem durante a montagem do complexo trimolecular **C5b67**:

- causam a liberação da convertase e
- expõem um sítio hidrofóbico lábil.

O complexo pode se associar de maneira estável a uma membrana através do sítio hidrofóbico lábil, apesar de o processo ser ineficiente e a maior parte do C5b67 formado ser inativada na fase fluida.

O C5b67 ligado à membrana recruta **C8** do plasma e, finalmente, múltiplas cópias de **C9** são incorporadas ao complexo, formando o MAC.

Os últimos estágios da montagem são acompanhados por alterações conformacionais nos componentes com proteínas plasmáticas hidrofóbicas globulares, desdobrando-se para revelar regiões hidropáticas que penetram na bicamada lipídica, atravessando-a.

O MAC completamente formado cria um poro rígido na membrana cujas paredes são formadas por inúmeras cópias de C9 (até 12), arrumadas como vigas de barril em torno de uma cavidade central.

O MAC é claramente visível em microfotografias eletrônicas de células destruídas pelo complemento como poros semelhantes a rosquinhas revestidos de proteínas, observados inicialmente por Humphrey e Dourmashkinh há 40 anos (Fig. 4.10). O poro tem um diâmetro interno próximo de 10 nm:

- permitindo o fluxo de solutos e eletrólitos através da membrana celular e
- devido à pressão osmótica interna elevada, faz com que a célula inche e às vezes exploda.

Alvos metabolicamente inertes, como eritrócitos velhos, são prontamente lisados por um pequeno número de lesões do MAC, enquanto células nucleadas viáveis resistem à destruição através de uma combinação de atividade de bombas de íons e processos de recuperação que removem as lesões do MAC e tampam vazamentos na membrana.

Mesmo na ausência de morte celular, lesões do MAC podem comprometer severamente a função celular ou causar ativação celular.

A via de ataque à membrana

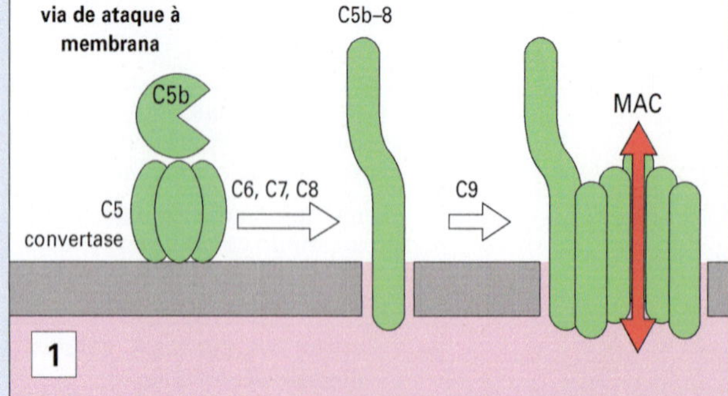

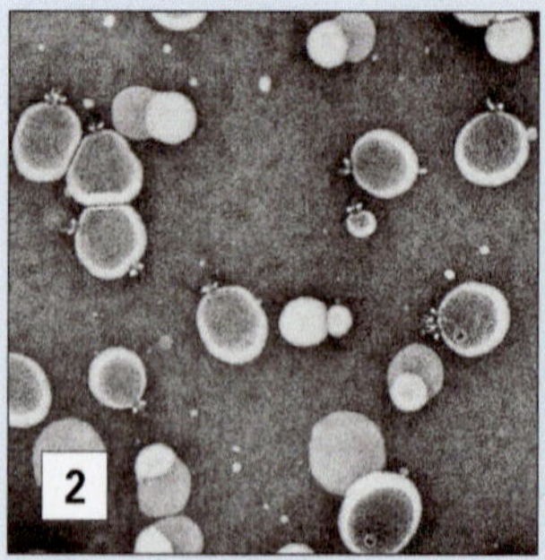

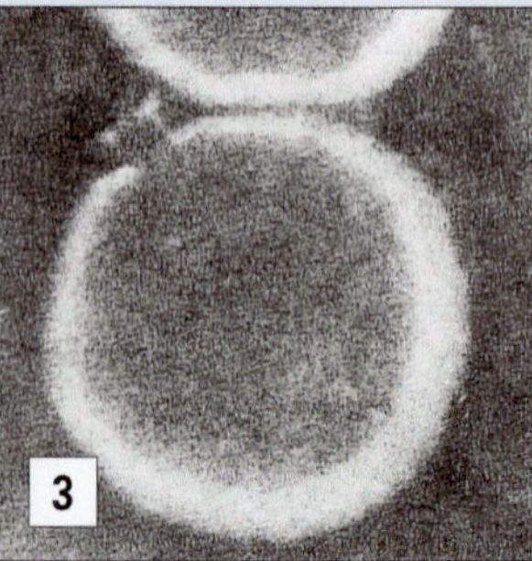

Fig. 4.10 (1) O C5b, ainda ligado à C5 convertase, liga-se a C6 e C7 da fase fluida. O complexo trimolecular C5b-7 se dissocia da convertase, ligando-se à membrana celular alvo. A ligação de C8 e múltiplas cópias de C9 originam um canal transmembrana rígido forrado por proteínas, o complexo de ataque à membrana (MAC). (2 e 3) Microfotografias eletrônicas do MAC. O complexo consiste em um poro cilíndrico no qual as paredes do cilindro, formadas por C9, atravessam a membrana celular. Nessas microfotografias, o complexo C5b-9 humano foi incorporado a uma membrana de lipossoma de lectina. Aumento de 234.000×. (*Cortesia do Professor J. Tranum-Jensen e do Dr. S. Bhakdi.*)

A regulação da via de ataque à membrana reduz o risco de dano do "espectador" nas células adjacentes

Apesar de a regulação das vias de ativação ser a principal forma de controle do complemento, existem outros mecanismos para proteger as células do dano e lise pelo MAC.

Em primeiro lugar, o sítio de ligação de C5b67 à membrana é instável. Se o complexo não encontra uma membrana em uma fração de segundo após sua liberação da convertase, o sítio se perde através de:

- hidrólise ou
- ligando-se a um dos reguladores da fase fluida da via terminal – a **proteína S** (também chamada de **vitronectina**) ou **clusterina** – que são proteínas plasmáticas multifuncionais com diversas funções na homeostasia.

C8, um componente essencial do MAC, também se comporta como um regulador, já que sua ligação a C5b-7 na fase fluida bloqueia o sítio de ligação à membrana, prevenindo a formação do MAC.

O efeito líquido de todos esses controles plasmáticos é a limitação do depósito do MAC nas membranas na vizinhança imediata do sítio de ativação do complemento, reduzindo o risco de dano às células vizinhas.

CD59 protege as células do hospedeiro do dano mediado pelo complemento

Complexos que se ligam sofrem regulação adicional pelo **CD59**, uma proteína da membrana que se entrelaça com o MAC enquanto ele é montado, inibindo a ligação de C9 e prevenindo a formação do poro (Fig. 4.11). CD59 é uma proteína ancorada por um glicolipídio de expressão ampla que não apresenta relação estrutural com os reguladores do complemento descritos anteriormente.

A importância do CD59 na proteção das células do hospedeiro contra o dano causado pelo complemento está bem ilustrada na desordem hemolítica hemoglobinúria paroxística noturna (HPN), na qual eritrócitos e outras células circulantes são incapazes de fazer âncoras glicolipídicas e, consequentemente, não possuem CD59 (e também DAF). A ativação do complemento que ocorre em todas as células desregradamente é o suficiente, na ausência de CD59, para causar hemólise de baixo grau e crises hemolíticas.

O papel de CD59 na proteção das células do hospedeiro contra o dano causado pelo complemento

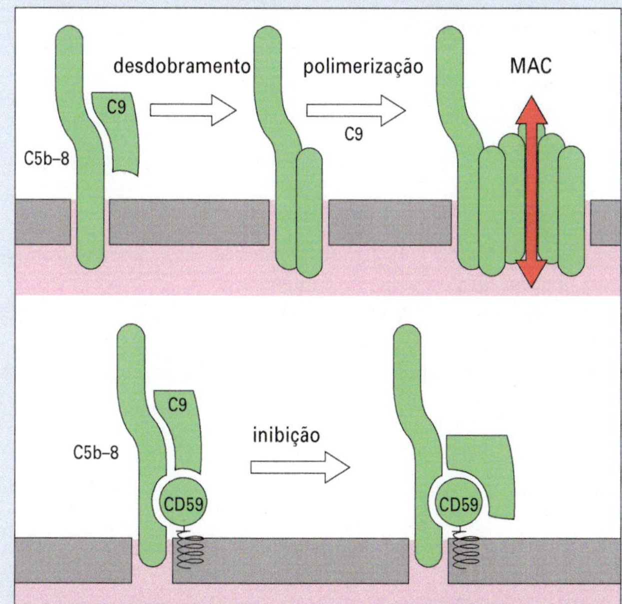

Fig. 4.11 O diagrama superior mostra um modelo da montagem do MAC na ausência do regulador CD59 – o C9 se liga ao complexo C5b-8, desenrola-se e atravessa a membrana, recrutando mais moléculas de C9, que, por sua vez, desdobram-se e se inserem para formar o MAC. No diagrama inferior, o CD59 se liga ao complexo C5b-8, prevenindo seu desenrolar e a inserção de C9, que é essencial para o início da formação do poro MAC.

Receptores de membrana para produtos do complemento

Os receptores para os fragmentos de C3 são amplamente distribuídos em diferentes populações de leucócitos

Muitas células expressam um ou mais receptores para produtos do complemento (Fig. 4.12). Uma compreensão dos receptores é essencial, pois a maioria dos efeitos do complemento é mediada através dessas moléculas. Os receptores do complemento que foram mais bem caracterizados são os que ligam fragmentos de C3.

CR1, CR2, CR3 e CR4 ligam fragmentos de C3 ligados a superfícies ativadoras

Quatro receptores diferentes, chamados de receptores do complemento 1, 2, 3 e 4 (CR1, CR2, CR3 e CR4), ligam-se a fragmentos de C3 ligados a superfícies ativadoras:

- **CR1**, expresso em eritrócitos e leucócitos, liga o maior fragmento, C3b (e também C4b), uma interação crucial para o processamento de imunocomplexos (veja adiante);
- **CR2**, expresso principalmente nas células B e células dendríticas foliculares (FDCs), liga fragmentos derivados da proteólise de C3b mediada pelo fI – iC3b e C3d.

Essas interações auxiliam a resposta das células B a partículas cobertas por complemento.

Tanto o CR1 quanto o CR2 são estruturalmente relacionados aos reguladores da C3 convertase fH, C4bp, MCP e DAF, sendo codificados no conglomerado RCA (Reguladores da Ativação do Complemento) no cromossomo 1.

CR3 e **CR4**:

- pertencem à família das integrinas de moléculas de adesão celular;
- expressam-se na maioria dos leucócitos;
- ligam o fragmento iC3b, auxiliando a adesão de leucócitos a partículas cobertas de complemento e facilitando a fagocitose dessas partículas.

Os receptores para C3a e C5a são mediadores da inflamação

C3a, o pequeno fragmento liberado durante a ativação de C3, se liga a um receptor (**C3aR**) expresso abundantemente em eosinófilos e basófilos e, em níveis muito menores, nos neutrófilos e diversas outras células.

O fragmento C5a liberado de C5 durante a ativação apresenta uma relação estreita com C3a e se liga a um receptor distinto, mas estruturalmente relacionado, o receptor C5a (**C5aR**), que está pre-

Receptores celulares para componentes e fragmentos do complemento

ligante	receptor	estrutura	função	localização
C1q	cC1qR (receptor de C1 que aumenta a fagocitose	glicoproteína transmembrana ácida de 100 kDa	liga-se à cauda colagenosa do C1q, aumenta a fagocitose	células mieloides, endotélio, plaquetas
	C1qRp (receptor para as cabeças globulares de C1q)	glicoproteína ácida de 33 kDa	liga-se às cabeças globulares de C1q, possível papel na fagocitose	todas as células sanguíneas
fragmentos de C3, C4 e C5	CR1 (receptor de complemento 1 – CD35)	glicoproteína transmembrana contendo SCR, 30 SCRs	liga-se a C3b e C4b, atividades de cofator e acelerador do decaimento, participa no manejo de imunocomplexos	eritrócitos, células B, FDCs, macrófagos
	CR2 (receptor do complemento 2 – CD21)	glicoproteína transmembrana contendo SCR, 15 ou 16 SCRs	liga-se a C3d e iC3b, participa na regulação da resposta das células B ao antígeno	células B, FDCs, algumas células T, basófilos, epitélios
	CR3 (receptor do complemento 3 – CD11b/CD18)	membro da família das integrinas, heterodímero	liga-se a iC3b, participa na adesão celular	células mieloides, algumas células B e células NK
	CR4 (receptor do complemento 4 – CD11c/CD18)	membro da família das integrinas, heterodímero	liga-se a iC3b, participa na adesão celular	células mieloides, FDCs, células B ativadas
	C3aR (receptor para a anafilatoxina C3a)	receptor com 7 domínios transmembrana acoplado à proteína G	liga-se a C3a, faz a mediação da ativação celular	amplamente distribuído em células sanguíneas e teciduais
	C5aR (receptor para a anafilatoxina C5a – CD88)	receptor com 7 domínios transmembrana acoplado à proteína G	liga-se a C5a, faz a mediação da ativação celular e quimiotaxia	células mieloides, músculo liso, endotélios, epitélios
	C5L2	receptor com 7 domínios transmembrana não acoplado à proteína G	liga-se a C3a, C3a-desArg, C5a, função desconhecida	leucócitos, tecido adiposo

Fig. 4.12 Resumo dos receptores celulares para os componentes e fragmentos do complemento e seus papéis biológicos. (FDC, célula dendrítica folicular.)

sente em uma grande variedade de células, incluindo todos os leucócitos.

Os receptores para C3a e C5a são membros de uma grande família de receptores com sete domínios transmembrana associados a proteínas G heterotriméricas. Os receptores para quimiocinas pertencem à mesma família, e C3a e C5a se comportam como quimiocinas.

Juntos, C3aR e C5aR são importantes na montagem das respostas inflamatórias, na modulação da apresentação de antígenos e na ativação das células T (veja adiante).

Um terceiro receptor, chamado C5L2, expresso por leucócitos e tecido adiposo, apresenta atividade de ligação de C3a, seu produto de inativação, C3a-desArg (veja adiante) e C5a; entretanto, esse receptor não é acoplado à proteína G e seu papel funcional é, atualmente, sujeito a intenso debate.

Receptores para C1q estão presentes nas células fagocitárias, mastócitos e plaquetas

Os receptores para C1q são menos caracterizados do que os receptores de C3, mas são reconhecidos como sendo importantes para a homeostasia.

Os receptores para a cauda colagenosa (**cC1qR**):

- podem reconhecer C1q ligado, através de suas cabeças globulares, a partículas cobertas de complemento;
- estão presentes nos leucócitos, plaquetas e alguns outros tipos de células e
- provavelmente aumentam a fagocitose de partículas marcadas com C1q.

Os receptores para as cabeças globulares (**C1qRp**):

- ligam C1q em uma orientação que mimetiza a ligação de anticorpos;
- são expressos principalmente nas células fagocitárias, mastócitos e plaquetas e
- podem colaborar com o C1qR para mediar eventos de ativação celular.

Entretanto, a maior parte do C1q na circulação já está complexada com C1r e C1s para formar C1 intacto, e esse complexo C1q não interage com seus receptores. Isso garante que os receptores C1q só são ativados em circunstâncias específicas, como durante a ativação do complemento quando C1q livre está disponível.

O regulador plasmático do complemento, fH, se liga a superfícies celulares

O regulador plasmático do complemento, fH, se liga às membranas das células do hospedeiro através de sítios de ligação de heparina (ou açúcares) na molécula. O fH ligado à superfície desempenha um papel importante na proteção das células do hospedeiro contra um ataque do complemento. De fato, uma doença rara, mas fascinante, a síndrome hemolítico-urêmica atípica (SHUa), composta de hemólise, destruição de plaquetas e dano renal, que pode prosseguir para insuficiência renal, é causada, em muitos casos, por mutações na extremidade C-terminal do fH que removem um sítio importante de ligação de heparina, causando a perda da capacidade de ligação à superfície do fH. Ativação descontrolada do complemento devido à incapacidade do fH mutante, que apresenta a ausência do sítio de ligação à membrana, de se ligar às células nos pacientes, foi demonstrada. Outros pacientes com SHUa apresentam mutações no componentes C3 ou fB do complemento ou no regulador de membrana MCP, demonstrando de que se trata de uma doença de desregulação da via alternativa.

Algumas células também ligam o fH através receptores de superfície – por exemplo, CR3 nos polimorfonucleares se liga a fH, podendo contribuir para o reconhecimento de patógenos por essas células.

Muitas bactérias e outros patógenos expressam receptores específicos para fH, permitindo que eles sequestrem o fH para protegê-los de ataques do complemento no plasma.

Ações das anafilatoxinas

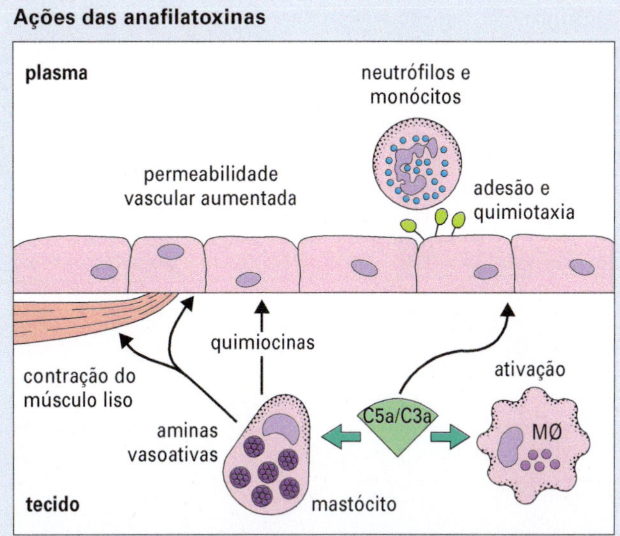

Fig. 4.13 C5a e C3a atuam nos mastócitos, causando desgranulação e liberação de aminas vasoativas, incluindo histamina e 5-hidroxitriptamina, que aumentam a permeabilidade vascular e o fluxo sanguíneo local. A liberação secundária de quimiocinas dos mastócitos causa acúmulo celular, e C5a age diretamente nos receptores de monócitos e neutrófilos, induzindo sua migração para locais de inflamação aguda e subsequente ativação.

Funções do complemento

As principais funções do complemento incluem:

- quimiotaxia;
- opsonização e ativação celular;
- lise de células-alvo e
- ativação da resposta imune adquirida.

C5a é quimiotático para os macrófagos e células polimorfonucleares

As células polimorfonucleares e os macrófagos expressam receptores para C3a e C5a. Esses pequenos fragmentos (~10 kDa) (*i.e.*, C3a e C5a) se difundem do local de ativação, criando um gradiente químico ao longo do qual as células circulantes migram para se reunirem no local de ativação (Fig. 4.13).

A ligação de C3a e C5a a seus receptores causa ativação celular:

- aumentando as propriedades de adesão;
- desencadeando o extravasamento e
- ativando fagócitos para que liberem moléculas inflamatórias, incluindo enzimas, aminas vasoativas, intermediários reativos de oxigênio e citocinas inflamatórias.

C3a e C5a também aumentam a expressão de moléculas de adesão nas células fagocitárias, aumentando a adesividade celular, podendo aumentar a expressão de receptores de fragmentos de C3, CR1 e CR3.

P. Qual o efeito que a expressão aumentada de CR1 e CR3 teria nos fagócitos?

R. Ela aumentaria sua habilidade de fagocitar partículas cobertas com C3b e iC3b.

C3a e C5a ativam os mastócitos e basófilos

Os mastócitos e basófilos teciduais também expressam C3aR e C5aR, e a junção do ligante desencadeia a liberação maciça de:

- histamina
- citocinas (Fig. 4.13).

Juntos, esses produtos causam contração do músculo liso local e aumento da permeabilidade vascular para gerar o edema, calor e dor característicos da resposta inflamatória. Esses efeitos refletem, em uma escala local, as reações mais generalizadas e severas que ocorrem nas reações alérgicas severas ou anafiláticas, e, por essa razão, C3a e C5a são, às vezes, chamados de **anafilatoxinas**.

As ações de C3a e C5a são limitadas temporal e espacialmente pela atividade de uma enzima plasmática, a carboxipeptidase-N, que cliva o aminoácido carboxiterminal, a arginina, de ambos os fragmentos. Os produtos, denominados de C3a-desArg e C5a-desArg (-desArg = sem arginina), respectivamente, apresentam atividade de anafilatoxina muito reduzida (C5a-desArg) ou ausente (C3-desArg).

A retenção de alguma atividade quimiotática no C5a-desArg permite o recrutamento de células fagocitárias até mesmo de sítios distantes, tornando o C5a e seu metabólito o fator quimiotático mais importante derivado do complemento.

Um papel importante do C3a-desArg na manipulação lipídica vem sendo mostrado. Tem sido demonstrado que a proteína estimulante de acilação humana (ASP), um mediador da captação aumentada de lipídio e síntese de gordura, é idêntica a C3a-desArg, ligando a ativação do complemento à rotatividade lipídica. De fato, o tecido adiposo é o sítio primário da síntese de fD e também produz C3; portanto, uma via completamente alternativa pode ser montada localmente para gerar C3a-desArg/ASP.

C3b e iC3b são opsoninas importantes

A ativação e amplificação do complemento fazem com que os fragmentos do complemento cubram eficientemente as superfícies ativadoras de alvos como bactérias ou imunocomplexos, aumentando

Opsonização, ligação e fagocitose

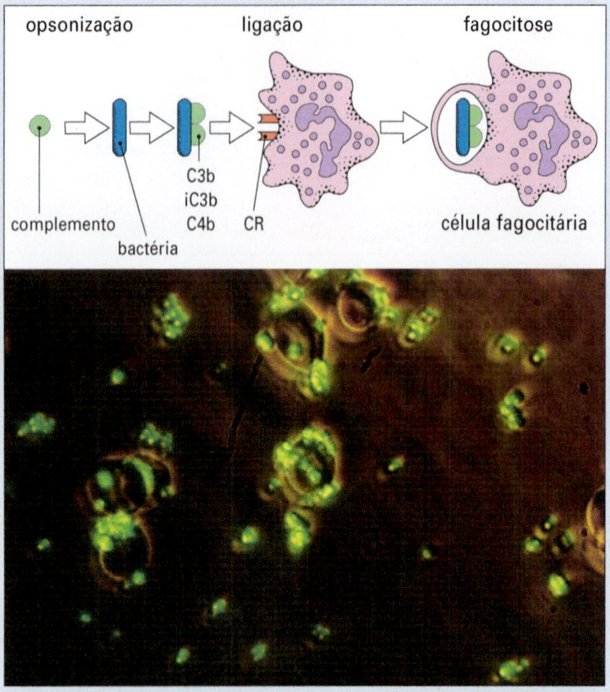

Fig. 4.14 Uma bactéria é sensibilizada pela ligação covalente de C3b, iC3b e C4b, permitindo que seja reconhecida pelos receptores do complemento (CR) nos neutrófilos e fagócitos mononucleares. Isso promove a fagocitose e ativação do fagócito. Nos primatas, os eritrócitos também expressam CR1, permitindo que se liguem a bactérias opsonizadas e imunocomplexos. No painel inferior, bactérias com fluoresceína que foram opsonizadas com anticorpo e complemento são vistas aderindo aos eritrócitos humanos. (*Cortesia do Professor G. D. Ross.*)

seu reconhecimento pelas células fagocitárias (Fig. 4.14). Fagócitos e outras células, que têm receptores para esses fragmentos do complemento, são capazes de se ligar ao alvo, desencadeando a ingestão e ativação celular. Os principais desencadeadores são os fragmentos de C3 ligados à superfície e a família de receptores de fragmentos de C3 descritos anteriormente.

A amplificação inerente ao sistema assegura que as bactérias e outras superfícies ativadoras se tornem rapidamente cobertas com C3b e o produto de seu metabolismo, **iC3b**, que aumentam a fagocitose.

Os fagócitos atraídos pelos fatores quimiotáticos derivados do complemento, descritos anteriormente, e ativados para aumentar a expressão de CR1 e CR3 (receptores para C3b e iC3b, respectivamente), se ligam à partícula ativadora, engolfando-a para que seja destruída no sistema dos fagossomos.

P. Além de C3b e iC3b, quais os outros componentes do complemento podem agir como opsoninas?
R. C1q, através de sua interação com os receptores para C1q, e C4b, através de sua ligação com CR1.

A importância da opsonização pelo complemento para a defesa contra patógenos está ilustrada em indivíduos com deficiência nos componentes do complemento. Em particular, a deficiência de C3 está sempre associada a infecções bacterianas severas de repetição, que, sem a profilaxia adequada, inevitavelmente levam à morte precoce.

C3b desagrega os imunocomplexos, promovendo a sua eliminação

Imunocomplexos contendo antígenos derivados de patógenos ou da morte de células do hospedeiro se formam continuamente, tanto em indivíduos saudáveis quanto em doentes. Como eles tendem a crescer por agregação e aquisição de mais componentes, eles podem causar doenças ao se precipitarem nos leitos capilares na pele, rins e outros órgãos, onde são responsáveis pela inflamação.

A ativação do complemento nos imunocomplexos, através da via clássica, opsoniza esses complexos, ajudando a evitar sua precipitação nos tecidos:

- em primeiro lugar, cobrir-se com C3b mascara os antígenos estranhos no centro do complexo imune, bloqueando a continuação do crescimento;
- em segundo lugar, recobrir-se com C3b desagrega os imunocomplexos grandes ao quebrar as interações entre antígeno e anticorpo;
- em terceiro lugar, C3b (e C4b) nos imunocomplexos interage com CR1 nos eritrócitos, retirando o complexo imune do plasma – o **fenômeno da imunoaderência**.

A aderência do complexo imune aos eritrócitos fornece uma maneira eficiente de lidar e transportar a carga perigosa até os locais de descarte (*i.e.*, os macrófagos residentes no baço e fígado). Aqui, o complexo imune é:

- liberado do eritrócito e
- capturado pelos receptores de complemento e imunoglobulinas nos macrófagos, internalizado e destruído.

O MAC danifica algumas bactérias e vírus encapsulados

A montagem do MAC cria um poro através da bicamada lipídica, rompendo a membrana (Fig. 4.10). As consequências do ataque do MAC variam conforme o alvo:

- para a maioria dos patógenos, a opsonização é a ação antibacteriana mais importante do complemento;
- para as bactérias gram-negativas, principalmente organismos do gênero *Neisseria*, o ataque do MAC representa o principal mecanismo de defesa do hospedeiro, e os indivíduos com deficiência nos componentes do MAC (p. ex., indivíduos com deficiência de C6, que é a segunda deficiência mais comum do complemento) são suscetíveis a infecções por *Neisseria*.

As bactérias gram-negativas são protegidas por uma membrana celular dupla separada por uma parede de peptidoglicano. Precisamente como o MAC atravessa essas estruturas de proteção para danificar a membrana bacteriana interna, causando a lise osmótica desses organismos, permanece desconhecido. O MAC:

- também participa na resolução eficiente de outros patógenos, incluindo alguns vírus;
- também pode danificar ou destruir células do hospedeiro – em alguns casos, como na autoimunidade, a célula do hospedeiro é o alvo e o complemento é ativado diretamente na célula, levando ao ataque do MAC.

P. Que termo é utilizado para a deposição do MAC nas células próximas, mas que não são a causa da ativação do complemento, e que mecanismos normalmente limitam esse processo?
R. Esse evento é chamado de lise do espectador, sendo normalmente limitado pela presença de CD59 e reguladores da fase fluida, e pela ineficácia da deposição de C5b6.

Os eritrócitos possuem capacidade limitada de resistir e reparar o dano, podendo ser lisados, como visto em anemias hemolíticas autoimunes e algumas outras desordens hemolíticas. Apesar de as células nucleadas do hospedeiro poderem escapar da lise pelo MAC, a inserção de poros na membrana tem suas consequências. Íons, especialmente o Ca^{2+}, entram na célula e ativam eventos que apresentam resultados diversos que podem contribuir para o estabelecimento de doenças.

Imunocomplexos ligados a C3b são muito eficazes na ativação das células B

O complemento é um componente importante da resposta imune natural. Entretanto, tornou-se recentemente aparente que o complemento também tem papéis importantes na imunidade adquirida. Esse reconhecimento veio de estudos realizados em camundongos com depleção e deficiência de complemento, nos quais a resposta de anticorpos a partículas estranhas apresentavam uma redução importante. Pelo menos três mecanismos relacionados contribuem para esse efeito (Fig. 4.15):

- em primeiro lugar, as células B imaturas se ligam diretamente a partículas estranhas através do receptor de células B (BCR), reconhecendo antígenos específicos na partícula e, através do CR2, reconhecendo o C3d conectado – essa coligação desencadeia o amadurecimento das células B e as células maduras migram para os órgãos linfoides;
- em segundo lugar, nos linfonodos, as células B maduras encontram os antígenos opsonizados e, na presença de células T auxiliares, são induzidas a se ativarem e a proliferarem-se;
- finalmente, nos órgãos linfoides, as FDCs capturam o antígeno através de fragmentos C3 anexados, usando isso como isca para selecionar as células B ativadas corretas e desencadear o aumento da maturação e proliferação para formar plasmócitos e células de memória (Caps. 9 e 11).

O princípio fundamental desse efeito "adjuvante" da opsonização pelo C3 é o engajamento simultâneo do CR2 e BCR na célula B, recrutando moléculas de sinalização para formar um complexo de ativação na superfície da célula B, desencadeando uma resposta dessa célula. Consequentemente, as partículas opsonizadas pelo complemento são 1.000 vezes mais ativas para desencadearem uma resposta de anticorpos do que a partícula que não foi opsonizada.

Mais recentemente, tem sido discutido a participação de C3a e C5a como modificadores da apresentação de antígenos pelas FDCs e outras DCs; a relevância fisiológica dessas interações ainda não está clara.

O complemento tem um papel importante na imunidade adquirida

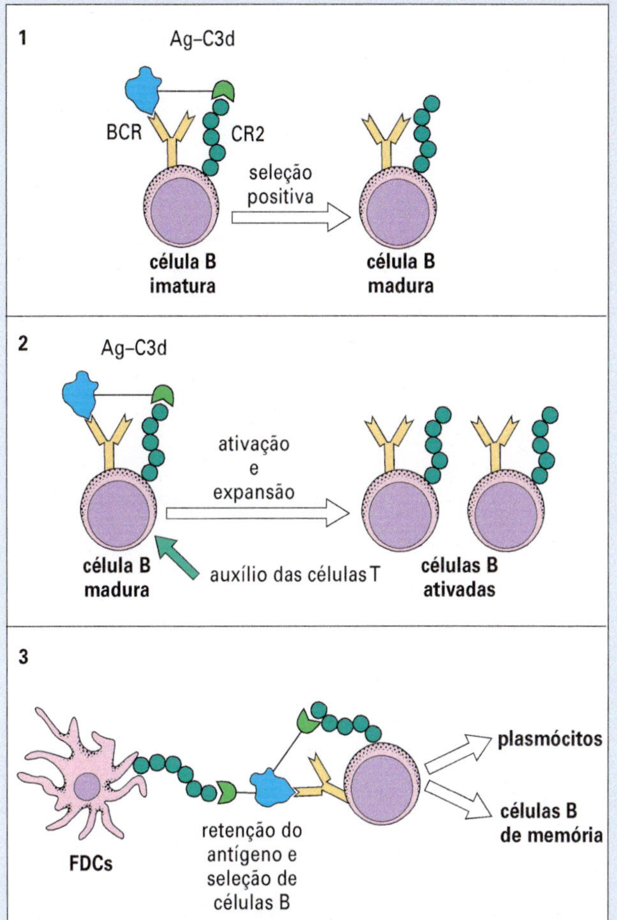

Fig. 4.15 Fragmento de C3 ligados ao antígeno (Ag) se ligam a receptores do complemento nas células B e células dendríticas foliculares (FDCs), acentuando o desenvolvimento das células B em múltiplos estágios do processo. (**1**) As células B se ligam ao Ag através do receptor de células B (BCR) e ligam o Ag unido a C3d através do CR2. Os sinais combinados, desencadeados por esses receptores e seus correceptores, acentuam a seleção positiva de células B reativas ao antígeno e seu amadurecimento subsequente. (**2**) A ligação de Ag opsonizado por C3d a células B maduras nos folículos linfoides (com a ajuda das células T) desencadeia a ativação e proliferação das células B. (**3**) No baço e medula óssea, o Ag opsonizado por C3d se liga a receptores do complemento nas FDCs para reter o Ag nessas células, onde é apresentado às células B ativadas. A ligação do BCR e C3d nas células B ativadas desencadeia a sua diferenciação em plasmócitos e células B de memória.

Deficiências do complemento

Deficiências genéticas de cada um dos componentes do complemento e diversos reguladores têm sido descritas, e fornecem um material valioso de "pesquisas da natureza", ilustrando os papéis homeostáticos do complemento. Em geral, as deficiências do complemento são raras, apesar de algumas deficiências serem muito mais comuns em determinados grupos raciais.

Diversos ensaios (veja o quadro Método 4.1) estão disponíveis para detectar:

- a atividade das diferentes vias do complemento;
- a atividade funcional dos componentes individuais;
- a quantidade total dos componentes individuais (funcionais e não funcionais).

As consequências de uma deficiência em parte do sistema do complemento depende da(s) via(s) afetada(s) (Fig. 4.16).

As deficiências na via clássica resultam em inflamação tecidual

A deficiência de qualquer componente da via clássica (C1, C4 e C2) predispõe a uma condição que se parece com a doença autoimune lúpus eritematoso sistêmico (LES), na qual imunocomplexos são depositados nos leitos capilares, especialmente nos rins, pele e cérebro.

Deficiências do sistema complemento

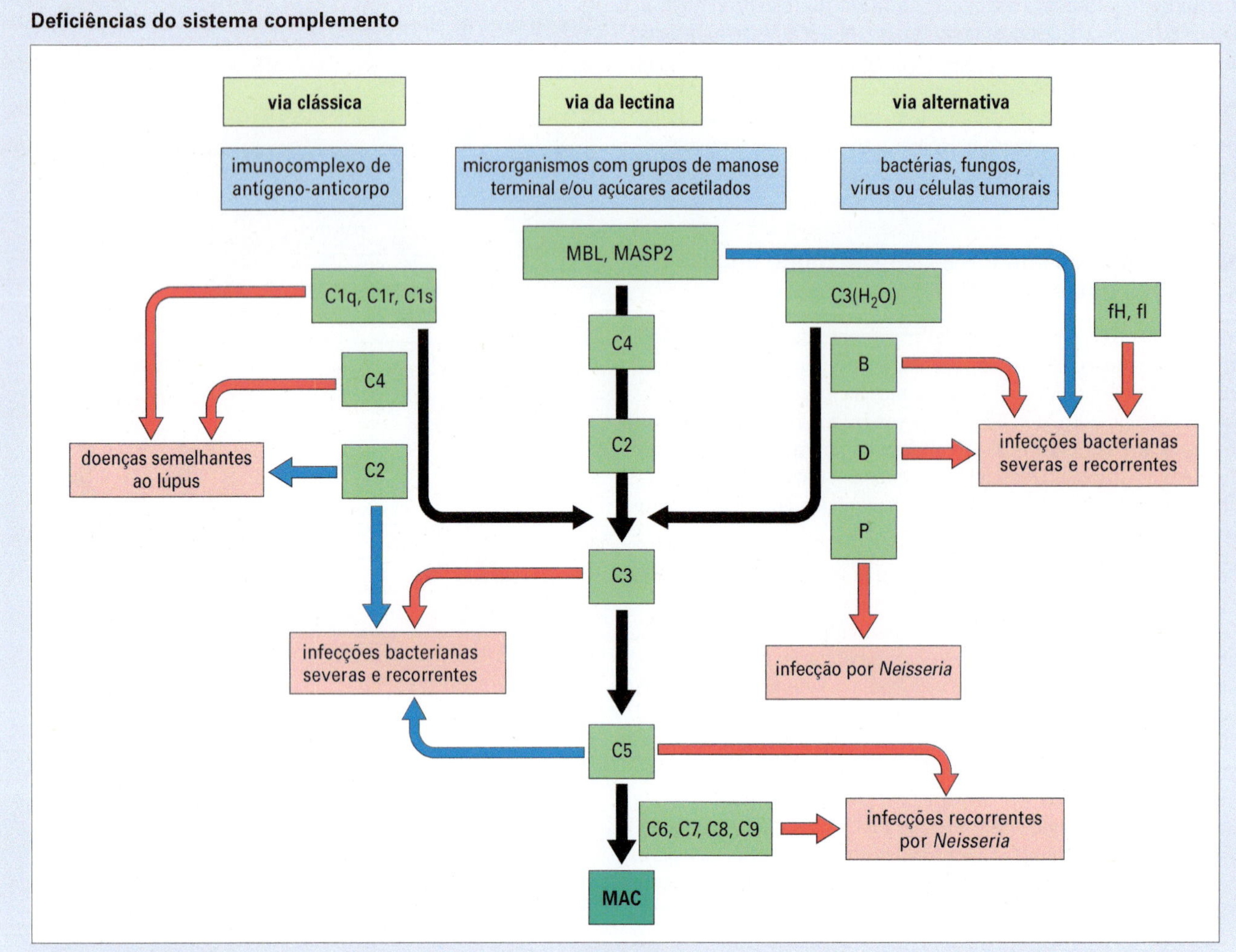

Fig. 4.16 Um resumo das consequências clínicas das diversas deficiências do complemento. As setas pretas indicam vias, setas vermelhas mostram efeitos fortes e setas azuis indicam efeitos fracos.

A deficiência de qualquer das unidades de C1 (C1q, C1r ou C1s) causa, invariavelmente, uma doença severa com características típicas de LES, incluindo lesões cutâneas e dano renal. A doença geralmente se manifesta precocemente na infância e poucos pacientes atingem a idade adulta.

A deficiência de C4 também causa LES severo. A deficiência total de C4 é extremamente rara, pois C4 é codificado por dois genes separados (*C4A* e *C4B*), mas deficiências parciais de C4 são relativamente comuns, estando associadas com um aumento na incidência de LES.

A deficiência de C2 é a deficiência mais comum em caucasianos. Apesar de predispor ao desenvolvimento de LES, a maioria dos indivíduos com essa deficiência é saudável.

No entanto, a grande maioria dos casos de LES não está associada a deficiências do complemento e o LES autoimune é discutido no Capítulo 20. A visão histórica da doença de imunocomplexos nas deficiências da via clássica foi baseada na manipulação de imunocomplexos deficientes.

P. Por que uma deficiência na via clássica levaria a uma manipulação defeituosa dos imunocomplexos?

R. A ativação da via clássica e opsonização de imunocomplexos ajudam a evitar a precipitação nos tecidos e auxiliam o carregamento dos imunocomplexos pelos eritrócitos. Portanto, as deficiências da via clássica resultariam em uma falha para manter a solubilização e permitiriam a precipitação desses complexos nos tecidos onde eles estimulam a inflamação.

Apesar desses mecanismos de controle de imunocomplexos contribuírem indubitavelmente, uma nova perspectiva desenvolveu-se recentemente, com uma nova visão do papel do complemento na manipulação de resíduos.

Células morrem continuamente por apoptose nos tecidos, sendo removidas silenciosamente pelos macrófagos teciduais. O complemento contribui com esse processo essencial, pois as células apoptóticas ligam C1q e ativam a via clássica. Nas deficiências de C1, células apoptóticas se acumulam nos tecidos, terminando por sofrer necrose que libera o conteúdo tóxico das células, causando inflamação.

Essa observação recente que surgiu de estudos sobre deficiências do complemento alterou a maneira de entendimento do controle de resíduos no corpo, movendo o complemento para o centro desse papel essencial de "serviço doméstico".

As deficiências de MBL estão associadas com infecções em lactentes

A lectina ligante de manose (MBL) é uma **colectina** complexa de múltiplas cadeias. Cada cadeia é composta de um tronco colagenoso ligado a um domínio globular de reconhecimento de carboidrato.

O nível plasmático de MBL é extremamente variável na população, sendo governado por uma série de polimorfismos de nucleotídeos únicos no gene *MBL*, na região promotora ou no primeiro éxon, que codifica parte do tronco colagenoso:

- mutações na região promotora alteram a eficiência da transcrição do gene;
- mutações no primeiro éxon alteram a estrutura regular do tronco colagenoso, desestabilizando os complexos que contêm cadeias com mutações, talvez por alterar a associação às enzimas MASP.

Pelo menos sete diferentes haplótipos surgem da mistura dessas mutações, quatro das quais apresentam níveis plasmáticos muito baixos de MBL. Consequentemente, pelo menos 10% da população apresenta níveis de MBL menores do que 0,1 μg/mL, sendo considerada como apresentando deficiência de MBL.

A deficiência de MBL, em lactentes, está associada a uma suscetibilidade aumentada a infecções bacterianas. Essa tendência desaparece conforme o indivíduo envelhece e os outros componentes do sistema imunológico amadurecem.

Nos adultos, a deficiência de MBL não é importante, a não ser que seja acompanhada de imunossupressão – por exemplo, indivíduos com infecção pelo HIV e que também tenham deficiência de MBL parecem ter mais infecções do que aqueles com níveis elevados de MBL.

As deficiências na via alternativa e de C3 estão associadas a infecções bacterianas

A deficiência de fB ou fD evita a amplificação do complemento pela alça da via alternativa, reduzindo acentuadamente a eficiência da opsonização de patógenos. Consequentemente, indivíduos com essas deficiências são suscetíveis a infecções bacterianas, apresentando uma história de infecções severas de repetição com uma variedade de bactérias piogênicas (que formam pus). Identificaram-se poucas famílias com cada uma dessas deficiências, mas a gravidade da condição torna imperativa a identificação das famílias afetadas para que a antibioticoterapia profilática seja iniciada.

O C3 é a pedra fundamental do complemento, essencial para todas as vias de ativação e a montagem do MAC, sendo também a fonte dos maiores fragmentos de opsonização, C3b e iC3b. Os indivíduos com **deficiência de C3** se apresentam na infância com história de infecções bacterianas severas recorrentes afetando o sistema respiratório, o intestino, a pele e outros órgãos. Se não forem tratados, todos morrem antes de atingir a idade adulta. Quando tratados profilaticamente com antibióticos de amplo espectro, os pacientes se saem razoavelmente bem e a sobrevivência até a idade adulta é a norma.

A deficiência total do regulador da via alternativa, fH, resulta em desregulação da via alternativa nos rins, causando doença de depósito denso (DDD), que leva à insuficiência renal.

As deficiências da via terminal predispõem a infecções por bactérias gram-negativas

As deficiências de qualquer um dos componentes da via terminal do complemento (C5, C6, C7, C8 ou C9) predispõem a infecções com bactérias gram-negativas, especialmente as do gênero *Neisseria*. Esse gênero inclui os meningococos, responsáveis pela meningite meningocócica, e os gonococos, responsáveis pelas gonorreias.

P. Por que essas deficiências estão associadas especificamente a bactérias gram-negativas e não com todas as infecções bacterianas?

R. As bactérias gram-negativas possuem uma membrana externa de fosfolipídios que é o alvo da via lítica. As bactérias gram-positivas têm uma parede celular grossa no exterior.

Os indivíduos com deficiência na via terminal geralmente se apresentam com meningite que é frequentemente recorrente e acompanhada de septicemia. Qualquer paciente com um segundo ou terceiro episódio de infecção meningocócica deve ser estudado, sem uma causa física óbvia, para a presença de deficiências do complemento, pois a antibioticoterapia profilática pode salvar vidas. Os pacientes com deficiências na via terminal também devem ser intensamente imunizados com as melhores vacinas antimeningocócicas disponíveis.

É provável que, na maioria dos países, as deficiências da via terminal são relativamente comuns e subnotificadas:

- nos caucasianos e na maioria dos outros grupos investigados, a deficiência de C6 é a mais comum;
- na população japonesa, a deficiência de C9 é muito comum, com uma incidência de mais de uma em 500 pessoas.

A deficiência do inibidor C1 causa angioedema hereditário

A deficiência do regulador da via clássica, o inibidor C1, é responsável pela síndrome de **angioedema hereditário (HAE, *hereditary angioedema*)**. O C1inh regula C1, na via clássica, e MBL/MASP-2 (ou ficolina-MASP-2), na via da lectina, e também controla a ativação na via das cininas. A condição e as vias responsáveis estão delineadas no Capítulo 16 (Figs. 16.14 e 16.15) e detalhes adicionais são dados adiante.

Deficiências nos reguladores da via alternativa causam uma perda secundária de C3

A deficiência de fH ou fI predispõe a infecções bacterianas

O fH e o fI colaboram no controle da ativação da alça de amplificação da via alternativa. A deficiência de qualquer um deles leva à ativação descontrolada da alça e ao consumo de todo o C3, que é o substrato da alça. A **deficiência adquirida de C3** resultante predispõe a infecções bacterianas, originando um quadro clínico idêntico ao visto na deficiência primária de C3.

A deficiência de properdina causa meningite meningocócica severa

A properdina é um estabilizador da C3 convertase da via alternativa que aumenta a eficiência da alça de amplificação. A **deficiência de properdina** é uma doença ligada ao X e, portanto, é vista exclusivamente em homens. Meninos com deficiência de properdina se apresentam com meningite meningocócica severa, frequentemente associada a septicemia. O primeiro episódio é frequentemente fatal e os sobreviventes geralmente não apresentam infecções recorrentes, pois a produção de anticorpos antimeningocócicos permite uma resposta através da via clássica num próximo encontro com o microrganismo. Não obstante, o diagnóstico é importante para identificar parentes afetados antes que eles adoeçam – a administração da vacina meningocócica e a profilaxia com antibióticos evitarão a infecção.

Autoanticorpos contra componentes reguladores e complexos do complemento também causam doença

Mencionou-se anteriormente a associação de autoanticorpos anti-C1inh em alguns casos de HAE. Autoanticorpos contra fH são frequentemente encontrados em crianças (e menos frequentemente em adultos) com glomerulonefrite, provavelmente pelo bloqueio da atividade de fH. Autoanticorpos contra a enzima C3 convertase, chamados de fatores nefríticos, são também encontrados em raros pacientes com doença renal (uma condição chamada de "doença de depósitos densos" ou DDD); esses anticorpos estabilizam a convertase, aumentando seu tempo de vida e causando a desregulação do complemento e doença.

Polimorfismos do complemento e doença

Polimorfismos comuns são encontrados em quase todas as proteínas e reguladores do complemento; associações com doenças inflamatórias e infecciosas têm sido relatadas, especialmente com proteínas e reguladores da via alternativa. O mais impressionante é a forte associação de um polimorfismo comum no fH (fH_{Y402H}) com a doença ocular comum que leva à cegueira, a degeneração macular relacionada à idade (DMRI), homozigoto para o alelo H, aumentando o risco de desenvolver a doença em até sete vezes. Polimorfismos em C3 e fB também estão ligados à DMRI, sugerindo que a desregulação da via alternativa é a base da patologia dessa doença.

RACIOCÍNIO CRÍTICO: DEFICIÊNCIA DO COMPLEMENTO (PÁG. 442 PARA RESPOSTAS)

Uma família na qual três de sete crianças apresentaram infecções repetidas do trato respiratório superior desde a tenra infância foi identificada. Dentre elas, uma desenvolveu meningite bacteriana e outra, uma septicemia fatal. Os níveis de anticorpos no soro estão normais em todas as crianças. Entretanto, ao fazer uma determinação do complemento hemolítico (CH50), todas as três crianças afetadas apresentaram deficiência nesse ensaio funcional.

1 Por que uma deficiência do complemento causaria nas crianças suscetibilidade a infecções bacterianas? Os níveis dos componentes individuais das vias clássica e alternativa do complemento foram medidos para determinar que componentes estão defeituosos. Os resultados são mostrados na tabela.

Componente do complemento	Concentração normal (μg/mL)	Níveis nas crianças afetadas (μg/mL)
C4	600	480-520
C2	20	15-22
C3	1300	10-80
fator B (fB)	210	não detectável
fator H (fH)	480	200-350
fator I (fI)	35	não detectável

2 Utilizando o conhecimento das vias de reação do complemento, como você pode explicar a aparente deficiência combinada de C3, fB e fI?

3 Qual é a deficiência fundamental nessa família e como você trataria as crianças afetadas?

Leituras sugeridas

Barrington R, Zhang M, Fischer M, Carroll MC. The role of complement in inflammation and adaptive immunity. Immunol Rev 2001;180:5–15.

Botto M, Kirschfink M, Macor P, et al. Complement in human diseases: lessons from complement deficiencies. Mol Immunol 2009;46:2774–2783.

Cole DS, Morgan BP. Beyond lysis: how complement influences cell fate. Clin Sci 2003;104:455–466.

Colten HR, Rosen FS. Complement deficiencies. Annu Rev Immunol 1992;10:809–834.

Davis AE 3rd. The pathogenesis of hereditary angioedema. Transfus Apher Sci 2003;39:195–203.

De Cordoba SR, de Jorge EJ. Genetics and disease associations of complement factor H. Clin Exp Immunol 2008;151:1–13.

Dodds AW, Ren XD, Willis AC, et al. The reaction mechanism of the internal thioester in the human complement component C4. Nature 1996;379:177–179.

Frank MM, Fries LF. The role of complement in inflammation and phagocytosis. Immunol Today 1991;12:322–326.

Gerard C, Gerard NP. C5a anaphylatoxin and its seven transmembrane-segment receptor. Annu Rev Immunol 1994;12:775–808.

Holmskov U, Malhotra R, Sim RB, et al. Collectins: collagenous C-type lectins of the innate immune defense system. Immunol Today 1994;14:67–74.

Hourcade D, Holers VM, Atkinson JP. The regulators of complement activation (RCA) gene cluster. Adv Immunol 1989;45:381–416.

Jack DL, Klein NJ, Turner MW. Mannose-binding lectin: targeting the microbial world for complement attack and opsonophagocytosis. Immunol Rev 2001;180:86–99.

Kavanagh D, Richards J, Atkinson J. Complement regulatory genes and hemolytic uremic syndromes. Annu Rev Med 2008;59:293–309.

Kemper C, Atkinson JP. T cell regulation: with complements from innate immunity. Nat Rev Immunol 2007;7:9–18.

Lambris JD, Reid KBM, Volanakis JE. The evolution, structure, biology and pathophysiology of complement. Immunol Today 1999;20:207–211.

Lambris JD, Ricklin D, Geisbrecht BV. Complement evasion by human pathogens. Nat Rev Microbiol 2008;6:132–142.

Liszewski MK, Farries TC, Lublin DM, et al. Control of the complement system. Adv Immunol 1996;61:201–283.

Manderson AP, Botto M, Walport MJ. The role of complement in the development of systemic lupus erythematosus. Annu Rev Immunol 2004;22:432–456.

Moffitt MC, Frank MM. Complement resistance in microbes. Springer Semin Immunopathol 1994;15:327–344.

Morgan BP. Complement regulatory molecules: application to therapy and transplantation. Immunol Today 1995;16:257–259.

Morgan BP. Complement in inflammation. In Rey K, ed. Physiology of inflammation, Oxford: Oxford University Press; 2001:131–145.

Morgan BP. Hereditary angioedema: therapies old and new. N Engl J Med 2010;363:581–583.

Morgan BP, Harris CL. Complement therapeutics; history and current progress. Mol Immunol 2003;40:159–170.

Morgan BP, Meri S. Membrane proteins that protect against complement lysis. Springer Semin Immunopathol 1994;15:369–396.

Morgan BP, Walport MJ. Complement deficiency and disease. Immunol Today 1991;12:301–306.

Muller-Eberhard HJ. The membrane attack complex of complement. Annu Rev Immunol 1986;4:503–528.

Nonaka M, Yoshizaki F. Evolution of the complement system. Mol Immunol 2004;40:879–902.

Norris M, Remuzzi G. Atypical hemolytic-uremic syndrome. N Engl J Med 2009;361:1676–1687.

Ricklin D, Hajishengallis G, Yang J, Lambris JD. Complement: a key system for immunosurveillance and homeostasis. Nat Immunol 2010;11:785–797.

Walport MJ. Complement: first of two parts. N Engl J Med 2001;344:1058–1066.

Walport MJ. Complement: second of two parts. N Engl J Med 2001;344:1140–1144.

Zipfel PF, Skerka C. Complement regulators and inhibitory proteins. Nat Rev Immunol 2009;9:729–740.

CAPÍTULO 5

Receptores de Célula T e Moléculas de MHC

RESUMO

- **O receptor de antígeno de célula T (TCR) localiza-se na superfície das células T e desempenha um papel crítico no sistema imune adaptativo.** Sua principal função é a de reconhecer o antígeno e transmitir um sinal para o interior da célula T, o que normalmente provoca a ativação de respostas da célula T.
- **Os TCRs são em muitos aspectos similares às moléculas de imunoglobulina.** Ambos são compostos de pares de subunidades (β ou γ e δ), os quais são membros da superfamília das imunoglobulinas, e ambos reconhecem uma grande diversidade de antígenos através de regiões N-terminais variáveis. Estas subunidades de reconhecimento do antígeno associam-se com as cadeias invariáveis do receptor de célula T, o complexo CD3, que desempenha funções críticas de sinalização.
- **Os dois tipos de TCR podem ter funções distintas.** Em humanos e camundongos, o TCR αβ é predominante na maioria dos tecidos linfoides periféricos, enquanto as células que carregam o TCR γδ são abundantes em superfícies mucosas.
- **Assim como as imunoglobulinas, os TCRs são codificados por diversos conjuntos de genes**, e um vasto repertório de sítios de ligação do antígeno no TCR é gerado pela recombinação V(D)J durante a diferenciação de célula T. Diferentemente das imunoglobulinas, os TCRs nunca são secretados e não sofrem mudanças de classe ou hipermutação somática.
- **O reconhecimento do antígeno pelo TCR αβ requer que o antígeno seja ligado a uma estrutura apresentadora de antígeno especializada, conhecida como molécula do complexo principal de histocompatibilidade (MHC).** Ao contrário das imunoglobulinas, os TCRs reconhecem o antígeno apenas no contexto de uma interação célula-célula.
- **As moléculas de MHC classes I e II ligam-se a peptídeos derivados de diferentes fontes.** As moléculas de MHC classe I ligam-se a peptídeos derivados de proteínas citosólicas (intracelulares), conhecidas como **antígenos endógenos**. As moléculas de MHC classe II ligam-se a peptídeos derivados de proteínas extracelulares que tenham sido introduzidos à célula por fagocitose ou endocitose (**antígenos exógenos**).
- **O MHC classes I e II apresenta antígenos peptídicos ao TCR em uma interação célula-célula** entre uma célula apresentadora de antígeno (APC) e uma célula T.
- **Em humanos, os genes dos *loci* HLA-A, HLA-B e HLA-C codificam as moléculas de MHC classe I.**
- **Os genes HLA-DP, HLA-DQ e HLA-DR codificam as moléculas de MHC classe II.**
- **O haplótipo MHC de um indivíduo afeta a suscetibilidade a doenças.**
- **O CD1 é uma molécula tipo MHC classe I que apresenta antígenos lipídicos.**

Receptores de células T

Conforme discutido no Capítulo 1, o sistema imune de vertebrados superiores pode ser dividido em dois componentes – imunidade humoral e imunidade mediada por células.

A **imunidade humoral**, da qual os anticorpos são um componente-chave, fornece proteção via fluidos extracelulares. Os anticorpos lidam de forma bastante eficiente com patógenos extracelulares:

- identificando-os para a fagocitose ou para a lise mediada pelo complemento;
- neutralizando receptores na superfície de bactérias e vírus; e
- inativando toxinas circulantes.

Caso os anticorpos fossem nossa única defesa, no entanto, os patógenos poderiam escapar à vigilância imunológica simplesmente escondendo-se dentro das células. De fato, muitos patógenos – todos os vírus, algumas bactérias, e certos parasitas – fazem justamente isto, transportando porções substanciais de seus ciclos de vida para dentro de células hospedeiras. Algumas bactérias podem, surpreendentemente, se desenvolver no interior de macrófagos após serem fagocitadas. Essas considerações ressaltam a necessidade de um segundo braço da resposta imune – **imunidade mediada por células** – da qual as células T são importantes operadoras.

As células T reconhecem o antígeno via receptores especializados de antígeno da superfície da célula – receptores de células T (TCRs) – estrutural e evolutivamente relacionados aos anticorpos.

Os TCRs reconhecem o antígeno via regiões variáveis geradas através da **recombinação V(D)J** (Cap. 3), como as imunoglobulinas, mas que são muito mais restritas em suas capacidades de reconhecimento de antígenos.

Os TCRs reconhecem peptídeos apresentados por moléculas de MHC

As células T geralmente reconhecem fragmentos de proteínas degradadas (peptídeos), que devem ser ligadas a ("apresentadas por") moléculas apresentadoras de antígeno codificadas pelo **complexo principal de histocompatibilidade (MHC)**. Em humanos, o MHC foi identificado pela primeira vez como *locus* do **antígeno leucocitário humano (HLA, do inglês, *human leucocyte antigen*)**; logo, as moléculas também podem ser chamadas de moléculas HLA.

As moléculas de MHC podem apresentar uma vasta gama de peptídeos, estes derivados de proteínas intracelulares, da superfície da célula, alertando, assim, o sistema imune da presença de invasores intracelulares.

Uma vez que as moléculas de MHC se expressam apenas na superfície da célula, o acoplamento do TCR ocorre somente no contexto das interações célula-célula.

Quando uma célula T sensibilizada, transportando um TCR apropriado (capaz de reconhecer, por exemplo, um peptídeo viral específico), entra em contato com uma célula infectada, pode rapidamente matar essa célula, e, assim, limitar o alcance da infecção viral.

O requisito para uma interação célula-célula também permite que as células T desempenhem importantes funções reguladoras. As células T, por exemplo, podem acoplar sinais do sistema imune inato, tais como os provenientes de APCs "profissionais" (p. ex., células dendríticas), com respostas adaptativas (células T e B), proporcionando uma importante interface de integração, coordenação e regulação.

Os TCRs são semelhantes às moléculas de imunoglobulina

O TCR foi identificado muito posteriormente à imunoglobulina, embora antigas considerações teóricas sugerissem que as células T transportassem os receptores de antígeno de superfície celular. Agora é claro que há duas variedades de TCR, nomeados αβ e γδ, e que ambas as moléculas:

- assemelham-se a imunoglobulinas em diversos aspectos significativos (Fig. 5.1);
- são compostas de heterodímeros (que apresentam subunidades α e β ou subunidades γ e δ) associadas por ligação dissulfeto;
- são são proteínas integrais de membrana, com vastos domínios extracelulares, e caudas citoplasmáticas curtas. As porções extracelulares são responsáveis pelo reconhecimento do antígeno, e contêm regiões N-terminais variáveis, como os anticorpos. Ambas as subunidades α e β (ou γ e δ) contribuem para os sítios de ligação ao antígeno.

Os dois tipos de TCR tendem a ocupar diferentes tecidos, e teoricamente desempenham funções diferentes.

O heterodímero αβ é a unidade de reconhecimento do antígeno do TCR αβ

O TCR αβ é o receptor predominante encontrado no timo e órgãos linfoides periféricos de camundongos e humanos. É um heterodímero associado por ligação dissulfeto nas subunidades α (40-50 kDa) e β (35-47 kDa), e suas características estruturais têm sido determinadas por cristalografia de raio X (Fig. 5.2).

Cada cadeia polipeptídica do TCR αβ contém dois domínios extracelulares do tipo imunoglobulina com aproximadamente 110 aminoácidos, ancorados na membrana plasmática por um domínio transmembrana de cauda citoplasmática muito curta.

P. Como os receptores desprovidos de domínios intracitoplasmáticos podem enviar sinais à célula? Dê exemplos.

R. Eles enviam sinais pela associação a outras moléculas da membrana que possuem domínios intracitoplasmáticos. Por exemplo, a imunoglobulina se associa ao Igα e Igβ (Fig. 3.1), e o FcgRI se associa a seu dímero de cadeia γ (Fig. 3.17).

As porções extracelulares das cadeias α e β dobram-se em uma estrutura que se assemelha à porção de ligação ao antígeno (Fab) de um anticorpo (Fig. 3.9). De fato, bem como os anticorpos, a variabilidade da sequência de aminoácidos do TCR reside nos domínios N-terminais das cadeias α e β (e também γ e δ).

As regiões de maior variabilidade correspondem às regiões hipervariáveis de imunoglobulina, também conhecidas como **regiões determinantes de complementaridade (CDRs, do inglês, *complementarity determining regions*)**. Elas são agrupadas juntas para formar um sítio de ligação de antígeno análogo ao sítio correspondente em anticorpos (Fig. 5.2). Perceba, porém, que:

- Os alças do CDR3 (que são as regiões mais altamente variáveis do TCR, uma vez que são geradas por recombinação V(D)J tanto da cadeia α como da β situam-se no centro do sítio de ligação do antígeno e estabelecem contatos extensivos com o antígeno.

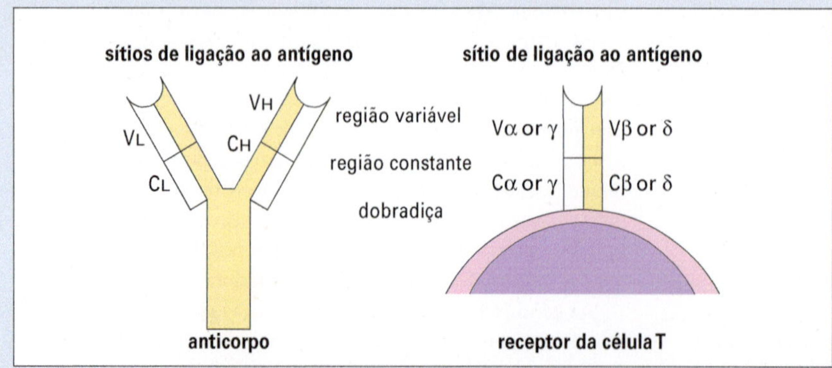

Fig. 5.1 Os TCRs são muito semelhantes à porção Fab dos receptores de células B. Ambos os tipos de receptores são compostos por duas cadeias diferentes de peptídeo, e possuem regiões variáveis para a ligação do antígeno, regiões constantes, e regiões de dobradiça. As principais diferenças são que os TCRs permanecem ligados à membrana e possuem um único local de ligação ao antígeno.

O receptor de antígeno da célula T

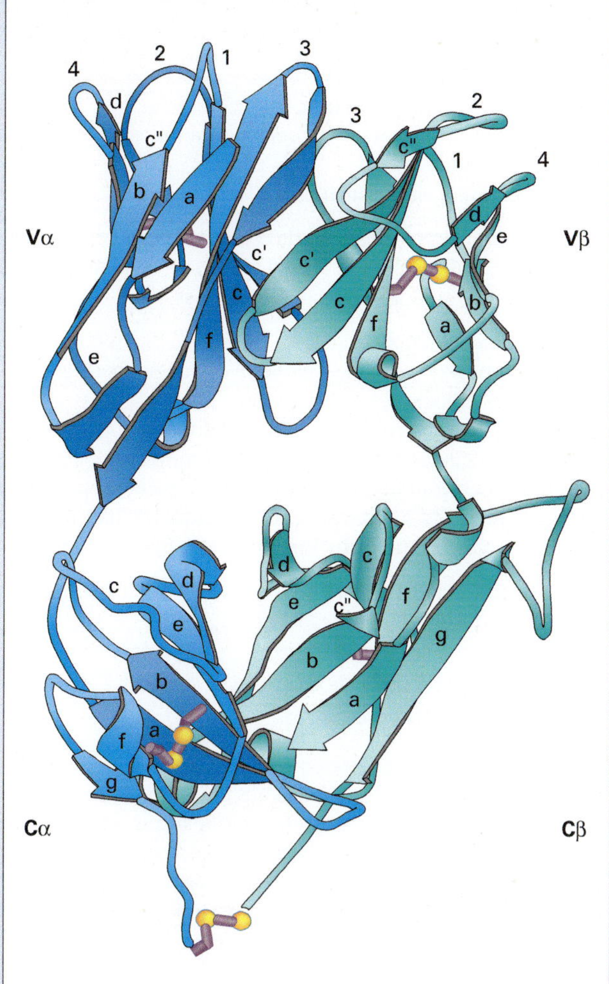

Fig. 5.2 Estrutura tridimensional de um TCR αβ – apenas domínios extracelulares são mostrados. Em cor azul a cadeia α (resíduos 1–213), e em cor verde, a cadeia β (resíduos 3–247). As fitas β são representadas como setas e marcadas conforme a convenção padrão utilizada para as pregas da imunoglobulina. As ligações dissulfeto (esferas amarelas para átomos de enxofre) são mostradas no interior de cada domínio e para as ligações dissulfeto intercadeia na região C-terminal. As regiões determinantes de complementaridade (CDRs), na parte superior do diagrama, estão marcadas numericamente (1–4) para cada cadeia. Elas formam o sítio de ligação do antígeno/molécula de MHC. *(Adaptada de Garcia KC, Degano M, Stanfield RL, et al. Science 1996;274:209–219. Copyright AAAS.)*

A ponte dissulfeto que liga as cadeias α e β está em uma sequência peptídica localizada entre o domínio constante da porção extracelular do receptor e do domínio transmembrana (demonstrado como o resíduo C-terminal nas cadeias α e β na Fig. 5.2).

Uma característica notável da porção transmembrana do receptor é a presença de resíduos carregados positivamente nas cadeias α e β. Cargas desemparelhadas seriam desfavoráveis em um segmento transmembranar. De fato, essas cargas positivas são neutralizadas pela montagem do complexo TCR completo, que contém polipeptídeos carregados com cargas negativas complementares (veja a seguir).

O complexo CD3 associa-se aos heterodímeros αβ ou γδ de ligação ao antígeno para formar o TCR completo

Os heterodímeros αβ ou γδ devem associar-se a uma série de cadeias polipeptídicas denominadas coletivamente de **complexo CD3** para que os domínios de ligação ao antígeno formem um receptor completo e funcional, estavelmente na superfície celular, e capaz de transmitir um sinal ao ligar-se ao antígeno.

Os quatro membros do complexo CD3 (γ, δ, ε, e ζ) são por vezes denominados **cadeias invariáveis** do TCR, uma vez que eles não mostram variabilidade na sequência de aminoácidos. (As cadeias γ e δ do complexo CD3 não devem ser confundidas com as bastantes distintas cadeias variáveis de ligação ao antígeno do TCR, que levam os mesmos nomes.)

As cadeias CD3 são montadas como heterodímeros de subunidades γε e δε com um homodímero de cadeias ζ, resultando em uma estequiometria geral de TCR de $(\alpha\beta)_2$, γ, δ, ε_2, ζ_2. Dados atuais sugerem que o complexo TCR existe como um dímero (Fig. 5.3).

As cadeias CD3 γ e δ são produto de três genes intimamente ligados, e semelhanças em suas sequências de aminoácidos sugerem que eles estão evolutivamente relacionados.

De fato, os três são membros da superfamília das imunoglobulinas, cada um contendo um domínio externo, seguido de uma região transmembrana, e uma cauda citoplasmática substancial e altamente conservada de 40 ou mais aminoácidos.

Quanto aos domínios transmembrana das cadeias variáveis do TCR, as regiões transmembrana destas cadeias de CD3 contêm aminoácidos carregados.

Os resíduos carregados negativamente na região transmembrana das cadeias de CD3 interagem com (e neutralizam) os aminoácidos carregados positivamente nos polipeptídeos αβ, levando à formação de um complexo TCR estável (Fig. 5.3).

O gene CD3ζ localiza-se em um cromossomo diferente do complexo de genes do CD3γδε, e a proteína ζ é estruturalmente dissociada dos outros componentes do CD3. As cadeias ζ possuem:

- um pequeno domínio extracelular (nove aminoácidos);
- um domínio transmembrana com uma carga negativa; e
- uma grande cauda citoplasmática.

Uma forma alternativamente ligada do CD3ζ, chamada CD3η, possui uma cauda citoplasmática ainda maior (42 aminoácidos, mais longa no C-terminal).

As porções citoplasmáticas das cadeias ζ e η contêm ITAMs

As cadeias ζ e η podem se associar em três combinações possíveis (ζζ, ζη, ou ηη) e desempenhar um papel crítico na transdução de sinais através do TCR. As porções citoplasmáticas dessas subunidades contêm sequências particulares de aminoácidos nomeadas **motivos de ativação do imunorreceptor baseado em tirosina (ITAMs)**, e cada cadeia contém três destes motivos.

P. Qual outro grupo de moléculas de superfície celular contém ITAMs?

R. Os receptores Fcγ, seja como domínio intracelular intrínseco do receptor, ou porque eles se associam às moléculas sinalizadoras que possuem ITAMs (Fig. 3.17).

Os resíduos de tirosina conservados nos motivos ITAM são alvo para a fosforilação por proteínas cinases específicas. Quando o TCR é ligado a seu complexo MHC-antígeno, os motivos ITAM tornam-se

O complexo do receptor da célula T

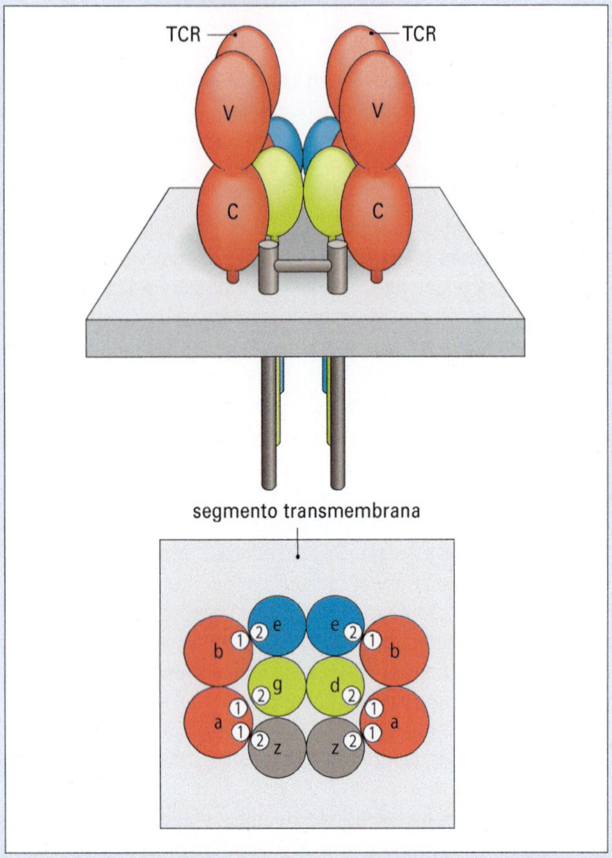

Fig. 5.3 O TCR e as cadeias α e β (ou γ e δ) compreendem, cada uma, um domínio V e um C externos, um segmento transmembrana contendo aminoácidos carregados positivamente, e uma cauda curta citoplasmática. As duas cadeias são ligadas por ponte dissulfeto no lado da membrana de seus domínios C. As cadeias CD3γ, δ e ε compreendem um domínio C externo semelhante à imunoglobulina, um segmento transmembrana contendo um aminoácido carregado negativamente, e uma cauda citoplasmática maior. Um dímero ζζ, ηη ou ζη é também associado ao complexo. Diversas linhas de evidência apoiam a ideia de que o complexo TCR-CD3 está presente na superfície celular como um dímero. As cargas transmembranas são importantes para a montagem do complexo. Um arranjo plausível que neutraliza cargas opostas é mostrado.

fosforilados em questão de minutos em um dos primeiros passos na ativação da célula T.

Os ITAMs:

- são essenciais para a ativação da célula T, e a substituição por mutação de tirosina no motivo impede a ativação;
- desempenham um papel crítico na ativação da célula B, e se encontram presentes nas cadeias receptoras da célula B, Igα e Igβ (Fig. 3.1).

O CD3ζ também funciona em outra via de sinalização, associando-se ao receptor de baixa afinidade de FcγRIIIa (CD16), envolvido na ativação de macrófagos e de células *natural killer* (NK) (Fig. 3.17).

Outras subunidades do complexo CD3 (γ, δ, ε), embora deficientes de ITAMs, podem também se tornar fosforiladas seguindo o acoplamento de TCR. A fosforilação da cadeia CD3γ promove a redução da expressão do TCR na superfície celular por meio de um mecanismo que envolve o aumento da internalização do receptor.

O TCR γδ se assemelha estruturalmente ao TCR αβ, mas pode funcionar de modo diferente

A estrutura geral do TCR γδ é similar ao seu homólogo αβ. Cada cadeia é organizada em:

- domínios V e C extracelulares;
- um segmento transmembrana contendo aminoácidos positivamente carregados; e
- uma curta cauda citoplasmática.

Um indicativo de que os dois tipos de célula T (*i.e.*, as células T com TCRs αβ e as células T com TCRs γδ) podem desempenhar funções diferentes vem de suas distribuições anatômicas:

- em humanos e camundongos, os TCRs αβ encontram-se presentes em mais de 95% das células T de sangue periférico e na maioria dos timócitos;
- as células T contendo os TCRs γδ são relativamente raras no baço, linfonodos e sangue periférico, mas predominam nas superfícies epiteliais – são comuns na pele e nos revestimentos epiteliais do sistema reprodutor, e especialmente numerosas no intestino, onde são encontradas como **linfócitos intraepiteliais**.

Acredita-se ainda que existam subpopulações distintas de células T γδ, desempenhando diferentes funções.

O reconhecimento de antígeno pelas células T γδ é diferente de seu homólogo αβ

O fato das células T γδ serem raras nos locais anatômicos conhecidos por dar sustentação aos mecanismos clássicos de apresentação de antígenos e expansão clonal dos linfócitos, sugere a possibilidade de as células γδ não precisarem contar com os mecanismos normais de apresentação de antígeno para sua ativação.

Diversas linhas de evidência defendem a hipótese de que as células T γδ podem reconhecer o antígeno de uma forma independente do MHC, por exemplo:

- as células T γδ podem ser encontradas em níveis normais em camundongos deficientes de MHC classes I e II;
- os antígenos reconhecidos por estas células não são necessariamente peptídeos, e não exigem o processamento clássico – de fato, foi descoberto que algumas células T γδ murinas reconhecem proteínas diretamente, incluindo moléculas do MHC e proteínas virais, de uma maneira que não requerem processamento nem apresentação de antígeno pelo MHC.

As células T γδ, portanto, parecem ser aptas a seguir um paradigma diferente para o reconhecimento de antígeno em relação ao empregado pelas células T αβ. As células T γδ reconhecem ao menos duas classes de ligantes:

- moléculas que sinalizam a presença de estresse celular; e
- pequenas moléculas orgânicas que servem como indicativas de infecção.

Por exemplo, descobriu-se que células T γδ intraepiteliais humanas respondem a antígenos relacionados ao MHC classe I (MICA e MICB) expressos na superfície de células em condições de estresse.

Além disso, algumas células T γδ humanas reconhecem pequenos compostos orgânicos secretados por micobactérias, como monoetilfosfato e pirofosfato de isopentenilo. Estes ligantes são secretados por uma série de bactérias e podem também ser produzidos por alguns patógenos eucariotos.

O braço da célula T $\gamma\delta$ do sistema imune adaptativo, portanto, parece compartilhar algumas características importantes das respostas imunes inatas.

As células T γδ possuem uma variedade de funções biológicas

As células T $\gamma\delta$:

- são essenciais para as respostas imunes primárias para certos patógenos como vírus e bactérias em modelo murino, mas, em muitos casos, sua contribuição para a resposta primária pode ser substituída por células T $\alpha\beta$, e raramente contribuem para respostas de memória;
- interagem com uma variedade de linfócitos, e têm sido implicadas na estimulação da recombinação para mudança de classe de imunoglobulinas realizada pelas células B em resposta aos antígenos T-dependentes.
- emitem sinais regulatórios para as células T $\alpha\beta$, e têm sido implicadas na indução da respostas imunes (p. ex., as células $\gamma\delta$ parecem estar envolvidas na redução da inflamação, e nessa função podem responder às células epiteliais em condições de estresse induzido por processos inflamatórios, em vez de responder a antígenos específicos de patógenos).

A habilidade especial das células T $\gamma\delta$ de perceber danos teciduais e reconhecer os antígenos sem as restrições normais do processamento de antígeno/restrição ao MHC (veja a seguir) pode permiti-las assumir diversas funções biológicas importantes, tais como a imunorregulação. As células T $\gamma\delta$ podem especialmente promover a redução de respostas inflamatórias potencialmente prejudiciais, levando à proteção imunológica:

- quando o funcionamento do MHC é comprometido, por exemplo, por infecções virais que promovem a redução da expressão de MHC;
- no começo da vida, quando a função da célula T $\alpha\beta$ é imatura e quando o processamento do antígeno e os sistemas de amostragem de antígenos ainda não são completamente funcionais.

A diversidade de região variável de genes do TCR é gerada pela recombinação V(D)J

Assim como os genes do anticorpo, um repertório muito diversificado de genes para a região variável do TCR é gerado durante a diferenciação de células T por um processo de recombinação somática de genes conhecido como recombinação V(D)J (Cap. 3). Os segmentos gênicos variáveis (V), juntados (J), e por vezes diversificados (D) são unidos para formar uma região variável de genes completa.

A diversidade juncional (união imprecisa de V, D, e J com perda e/ou acréscimo de nucleotídeos) contribui com uma enorme variabilidade para o repertório de TCR, além da variação que é obtida pela combinação dos vários segmentos gênicos.

O mecanismo da recombinação VDJ é o mesmo nas células T e nas células B

Os genes TCR são flanqueados por sequências de sinal de recombinação, assim como suas primas imunoglobulinas (Fig. 3.24), e a mesma maquinaria de recombinação (as proteínas RAG) opera nas células T e nas células B. De fato, experimentos têm mostrado que os genes Dβ e Jγ do TCR podem se rearranjar apropriadamente mesmo se transfectados para as células B.

Análises de sequências de aminoácidos de diversos TCRs diferentes mostram que a maior diversidade se encontra dentro do terceiro CDR (CDR3), que também é o caso para os receptores de célula B. Contudo, a adição de regiões N (nucleotídeos não montados adicionados às junções pela desoxinucleotidil transferase terminal, TdT) é muito mais pronunciada nos TCRs. É importante perceber também que nem a hipermutação somática nem a mudança de classe ocorrem nas células T.

P. Por que, diferentemente das células B, as células T não desenvolveram um mecanismo de mudança de classes?
R. A mudança de classes é irrelevante, pois não há qualquer forma secretada do TCR, logo, não há interação análoga à da imunoglobulina e do FcR.

A recombinação produz grande diversidade

Hunkapiller e Hood calcularam que é possível construir cerca de:

- $4,4 \times 10^{13}$ formas diferentes de TCR Vβ; e
- $8,5 \times 10^{12}$ formas de TCR Vα.

Eles estimaram que ao menos 1% das sequências codificadas para proteínas viáveis renderia $2,9 \times 10^{22}$ receptores. Mesmo se 99% desses receptores viáveis fossem rejeitados devido a uma autorreatividade ou a outros defeitos, a recombinação ainda produziria $2,9 \times 10^{20}$ possíveis TCRs murinos. Isso parece ser um potencial de diversidade mais que suficiente, uma vez que o timo produz menos de 10^9 timócitos durante uma vida inteira de um camundongo.

Genes V do TCR usados em respostas contra diferentes antígenos

Uma vasta área de pesquisa nos últimos anos tem se dedicado a determinar quais conjuntos de genes V do TCR são usados nas respostas contra diferentes antígenos. Devido ao fato de as células T reconhecerem peptídeos antigênicos ligados a uma molécula de MHC em particular, isto está relacionado:

- ao antígeno; e
- às moléculas de MHC expressas por um indivíduo.

Uma vez que os TCRs foram gerados, as células T são submetidas à seleção do timo e podem ser selecionadas posteriormente por interações com APCs na periferia. Por estes motivos, mesmo se os TCRs forem gerados por recombinação aleatória dos segmentos gênicos, o repertório expresso será desviado para o uso de segmentos gênicos específicos. Ademais, a preferência por diferentes segmentos gênicos V pelas diferentes subpopulações de células T pode refletir em suas ontogenias. Por exemplo:

- células T $\gamma\delta$ encontradas em pele de camundongo (células dendríticas epidérmicas ou DECs) expressam apenas os segmentos Vγ3 e Vδ1;
- linfócitos intraepiteliais do intestino expressam quase que exclusivamente Vγ5 (em combinação com Vδ4-7).

Considera-se que estas populações surgem em estágios diferentes do desenvolvimento intratímico de células T, e elas aparentam ter funções diferentes.

Moléculas do MHC

O reconhecimento pelo TCR αβ requer que o antígeno esteja ligado a uma molécula do MHC

Conforme discutido no Capítulo 3, os anticorpos reconhecem proteínas intactas, ligando-se a epítopos lineares derivados de aminoácidos contíguos, ou a epítopos descontínuos produzidos por aminoácidos que não estão próximos uns dos outros na estrutura primária, mas que são aproximados na estrutura tridimensional da proteína. Em contraste, os receptores da célula T reconhecem apenas os epítopos lineares presentes na forma de peptídeos curtos que são gerados pela degradação de proteínas intactas dentro da célula (um processo nomeado **processamento do antígeno**). Essa propriedade dos receptores da célula T é crítica na maneira que o sistema imune reconhece patógenos intracelulares e antígenos tumorais. Tais antígenos apresentam um desafio especial ao sistema imune: antígenos intracelulares escondem-se dentro da célula, fazendo-se indisponíveis para o reconhecimento pelos anticorpos. Como os antígenos intracelulares podem ser reconhecidos por receptores extracelulares? O sistema imune resolveu esse problema desenvolvendo um meio elegante de expressar antígenos internos (incluindo aqueles de patógenos intracelulares) na superfície celular, permitindo seu reconhecimento pelas células T:

- as proteínas de dentro da célula (sejam estas produzidas pela célula ou transportadas para a célula) são digeridas em pequenos fragmentos de peptídeos;
- os peptídeos derivados de proteínas produzidas dentro da célula são exibidos na superfície celular através da ligação a moléculas apresentadoras de antígeno nomeadas moléculas de **MHC classe I**, presentes em todas as células nucleadas do organismo;
- de maneira semelhante, os peptídeos derivados de proteínas ingeridas do ambiente extracelular por fagocitose são apresentados por moléculas de **MHC classe II**, presentes apenas em células apresentadoras de antígenos profissionais;
- os complexos peptídeo-MHC funcionam como ligantes para os TCRs.

Esse caminho de apresentação e processamento do antígeno, relacionado tanto à ativação quanto à regulação das respostas imunes, é um assunto complexo e fascinante (Cap. 8).

Em humanos, o MHC é conhecido como HLA

As proteínas responsáveis por apresentar os antígenos às células T, as proteínas de MHC classes I e II, foram originalmente descobertas como antígenos de histocompatibilidade (transplante). A histocompatibilidade se refere à habilidade de aceitar enxertos de tecidos de um doador não aparentado.

O principal *locus* do complexo principal de histocompatibilidade (MHC) é composto por mais de 100 genes diferentes, e foi descoberto quando se reconheceu que tanto doador quanto receptor deviam possuir o mesmo haplótipo do MHC para evitar a rejeição do enxerto.

As principais porções que determinam a rejeição foram identificadas como moléculas do MHC classes I e II (veja a seguir), mas agora sabemos que o maior propósito do MHC não é prevenir a rejeição de enxerto. Os genes remanescentes no MHC (por vezes chamados de classe III) são muito diversos. Alguns codificam:

- moléculas do sistema complemento (C4, C2, fator B);
- citocinas (p. ex., fator de necrose tumoral);
- enzimas;
- proteínas de choque térmico; e
- outras moléculas envolvidas no processamento de antígenos.

Não há similaridades funcionais ou estruturais entre estes outros produtos gênicos.

Todas as espécies de mamíferos possuem o MHC, embora os detalhes do complexo variem de espécie para espécie. Em humanos o *locus* é conhecido como **HLA** (abreviação em inglês de **antígeno leucocitário humano**); em camundongos é conhecido como ***locus* H-2** (Fig. 5.4).

As moléculas do MHC fornecem um sofisticado sistema de vigilância para os antígenos intracelulares

Da perspectiva de uma célula, há dois tipos de antígenos que devem ser considerados:

- antígenos **endógenos** (peptídeos antigênicos provenientes de vírus ou outros patógenos que habitam a célula);
- antígenos **exógenos** (peptídeos antigênicos provenientes de patógenos extracelulares que foram capturados pela APC profissional).

P. Como os antígenos são capturados pelas APCs?
R. Eles são internalizados por fagocitose ou pinocitose, seja por ligação direta aos receptores na superfície do APC (Fig.1.11), seja pela opsonização pelo anticorpo e/ou complemento (Fig. 4.14).

As moléculas do MHC classe I entram em contato com os antígenos endógenos (ou **intrínsecos**), enquanto as moléculas do MHC classe II entram em contato com os antígenos exógenos (**extrínsecos**). Em

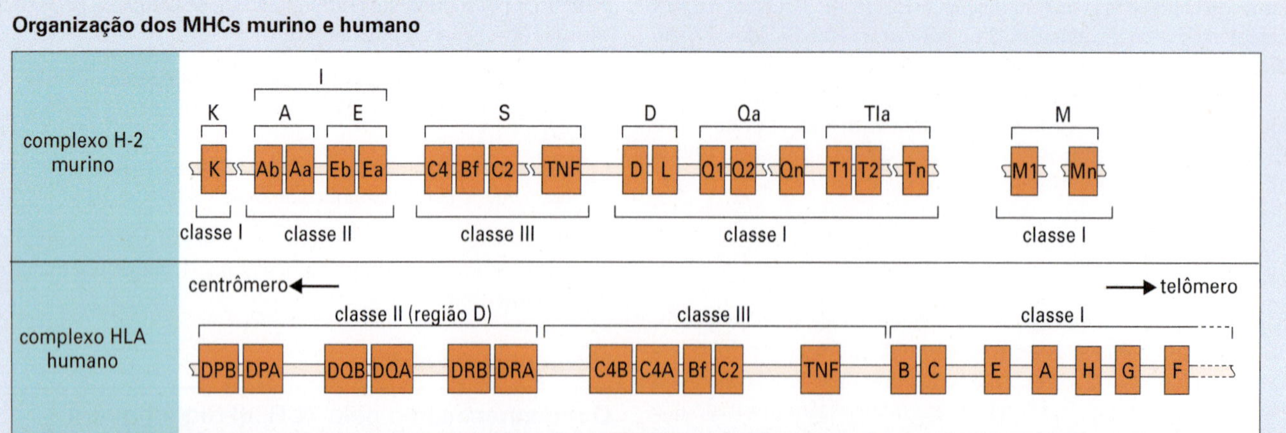

Fig. 5.4 O diagrama mostra a localização das sub-regiões dos MHCs murino e humano, e a posição dos principais genes nestas sub-regiões. O padrão de organização em humanos, em que os *loci* de classe II são posicionados entre o centrômero e os *loci* de classe I, ocorre em todas as espécies mamíferos até então estudadas. A região compreende 3-4 Mbp de DNA.

ambos os casos, os peptídeos antigênicos são produzidos pelo processamento proteolítico das proteínas.

Em geral:

- as moléculas do MHC classe I apresentam antígeno às células T citotóxicas, importantes no controle de infecções virais pela lise de células infectadas;
- as moléculas do MHC classe II apresentam antígeno às células T auxiliares, que auxiliam as células B a gerar respostas de anticorpos a antígenos proteicos extracelulares.

As moléculas do MHC classe I consistem em uma cadeia pesada codificada pelo MHC ligada a β_2-microglobulina

A estrutura geral da porção extracelular de uma molécula de MHC classe I é representada na Figura 5.5. Compreende uma cadeia pesada glicosilada (45 kDa) associada de maneira não covalente à β_2-microglobulina (12 kDa), um polipeptídeo que é encontrado livremente no soro humano.

A cadeia pesada de classe I consiste em:

- três domínios extracelulares, designados α_1 (N-terminal), α_2, e α_3;
- uma região transmembrana; e
- uma cauda citoplasmática.

Cada um dos três domínios extracelulares compreende cerca de 90 aminoácidos:

- ambos domínios α_2 e α_3 possuem pontes dissulfeto intracadeia que delimitam alças de 63 e 86 aminoácidos, respectivamente;
- o domínio α_3 é estruturalmente homólogo ao domínio da região constante (C) da imunoglobulina e contém uma região que interage com o CD8 em células T citotóxicas.

A porção extracelular da cadeia pesada de classe I é glicosilada, e o grau de glicosilação depende da espécie e do haplótipo.

A região transmembrana predominantemente hidrofóbica compreende 25 resíduos de aminoácidos e atravessa a bicamada lipídica, provavelmente em uma conformação de α-hélice.

O domínio citoplasmático hidrofílico, com 30 a 40 resíduos, pode ser fosforilado *in vivo*.

Modelo de uma molécula do MHC classe I

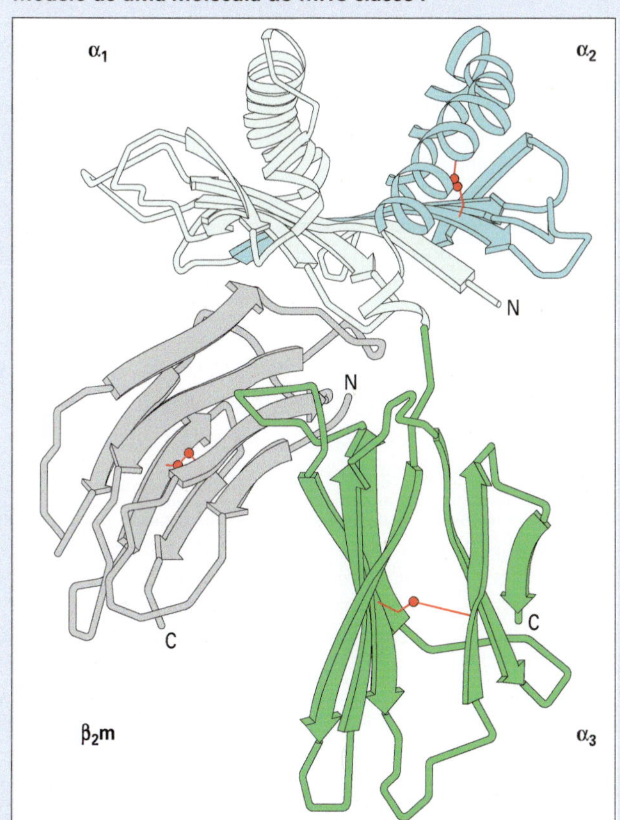

Fig. 5.5 Está ilustrada a estrutura peptídica da porção extracelular do HLA-A2. Os três domínios glubulares (α_1, α_2 e α_3) da cadeia pesada são mostrados em verde e lilás, e são intimamente associados ao peptídeo não codificado pelo MHC, a β_2-microglobulina (β_2m, em cinza). A β_2-microglobulina é estabilizada por uma ligação dissulfeto intracadeia (em vermelho), e possui uma estrutura terciária semelhante a um domínio de imunoglobulina. A fenda formada pelos domínios α_1 e α_2 é claramente visível.

A β_2-microglobulina é essencial para a expressão de moléculas do MHC classe I

A β_2-microglobulina:

- não é polimórfica em humanos, mas dimórfica em camundongos (por conta de uma única mudança de aminoácido);
- assim como o domínio α_3, possui a estrutura de um domínio da região constante da imunoglobulina;
- associa-se com uma variedade de outras moléculas semelhantes à classe I, tais como os produtos dos genes *CD1* no cromossomo 1 em humanos (veja a seguir), e o receptor Fc, que faz a mediação da captação de IgG do leite em células intestinais de ratos recém-nascidos (Fig. 3.18). Estas moléculas semelhantes à classe I, que possuem uma similaridade estrutural com os produtos dos genes do MHC classe I, são codificadas por genes localizados no *loci* de classe I, e referidas como **moléculas de classe Ib**;
- é essencial para a expressão de todas as moléculas de classe I na superfície celular – camundongos mutantes desprovidos de β_2-microglobulina não expressam moléculas do MHC classe I e são gravemente afetados na apresentação de antígenos intrínsecos às células T.

Domínios α1 e α2 de cadeia pesada formam a fenda de ligação ao antígeno

A cristalografia de raios X tem demonstrado que os domínios α_1 e α_2 constituem uma plataforma de oito fitas β antiparalelas dando suporte a duas α-hélices (Fig. 5.6). A ligação dissulfeto no domínio α_2 conecta o N-terminal da fita β à α-hélice do domínio α_2. Uma longa fenda separa as α-hélices dos domínios α_1 e α_2.

A estrutura cristalizada original da molécula HLA-A2 revelou uma eletrodensidade extra difusa na fenda, sugerindo a presença de ligação do antígeno peptídico. Essa interpretação foi corroborada ao se observar que a maioria dos resíduos polimórficos e dos epítopos de célula T nas moléculas de classe I está localizada dentro da ou próximos à fenda.

Variações na sequência de aminoácidos mudam o formato da fenda de ligação

A comparação das estruturas do HLA-A2 e do HLA-Aw68 ampliou nosso conhecimento acerca da base estrutural para a ligação de peptídeos aos antígenos de classe I.

O sítio de ligação ao antígeno da molécula HLA-A2 do MHC classe I

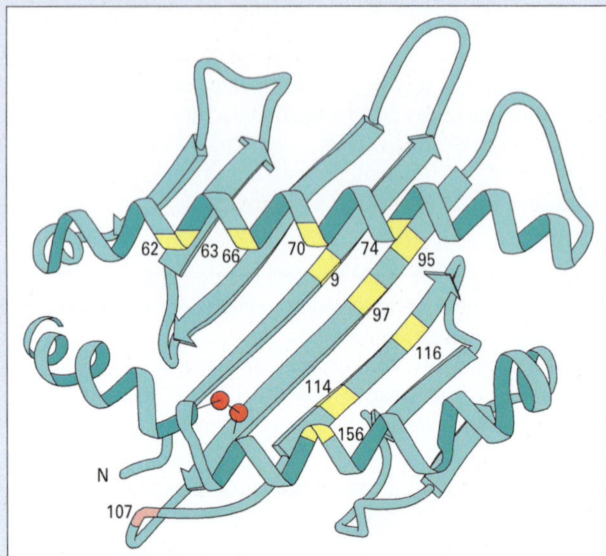

Fig. 5.6 O aspecto da fenda de ligação do antígeno peptídico no HLA-A2 "visto" pelo TCR. Cada um dos domínios α_1 e α_2 consistem em quatro fitas β antiparalelas seguidas por uma longa região helicoidal. Os domínios emparelham-se para formar uma única folha β de oito fitas com α-hélices na região superior. As localizações dos resíduos mais polimórficos estão destacadas. Resíduos ao redor do sítio de ligação são altamente polimórficos. Por exemplo, o HLA-2 e o HLA-Aw68 são diferentes um do outro por 13 resíduos de aminoácidos. Dez dessas diferenças ocorrem ao redor do sítio de ligação ao antígeno (em amarelo). *(Modificada de Bjorkman et al. Nature 1987;329:512–516, com dados adicionais de Parham P.Nature 1989;342:617–618.)*

Fendas de ligação ao peptídeo do HLA-Aw68 e HLA-A2

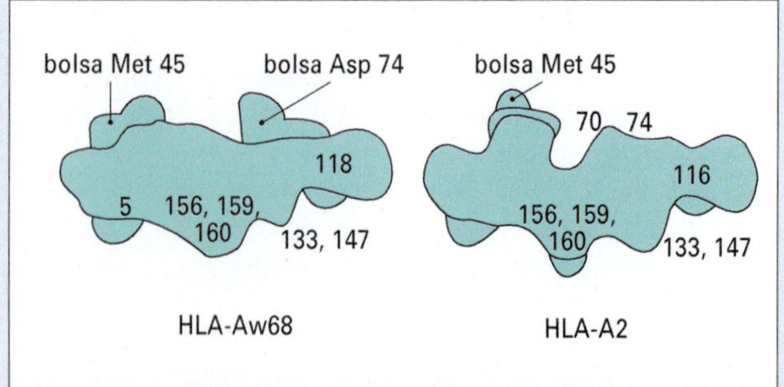

Fig. 5.7 Estão ilustrados em cada molécula os formatos da fenda de ligação ao antígeno. Diferenças nos aminoácidos ao redor da fenda geram diferentes sítios de ligação ao antígeno. Por exemplo, resíduos ao redor da posição 45 produzem uma bolsa de ligação à metionina em ambas as moléculas, mas a bolsa de ligação ao aspartato ao redor do resíduo 74 está presente apenas no HLA-Aw68.

As diferenças entre o HLA-A2 e o HLA-Aw68 resultam das diferenças de cadeia lateral de aminoácidos em 13 posições:

- seis na α_1;
- seis na α_2; e
- uma (resíduo 245, que contribui para as interações com o CD8) na α_3.

Dez das 12 diferenças entre o HLA-A2 e o HLA-Aw68 estão em posição que revestem o fundo e a lateral da fenda de ligação ao peptídeo (Fig. 5.6). Essas diferenças dão origem a diferenças dramáticas no formato da fenda e dos peptídeos antigênicos que farão a ligação a esta região.

Vista em detalhes, a fenda de ligação do peptídeo forma uma variedade de saliências e bolsões com as quais as cadeias laterais de aminoácidos podem interagir. A fenda de uma molécula de classe I irá acomodar peptídeos de oito ou nove resíduos.

Variações de aminoácidos dentro da fenda de ligação do peptídeo podem variar as posições dos bolsões, fornecendo a base estrutural para as diferenças na afinidade de ligação do peptídeo, que por sua vez regula exatamente o que é apresentado à célula T (Fig. 5.7).

As moléculas do MHC classe II assemelham-se às moléculas do MHC classe I em sua estrutura geral

Os produtos dos genes do MHC classe II são:

- HLA-DP, -DQ, e -DR em humanos;
- H-2A e E em camundongos.

Esses produtos são heterodímeros de cadeias leves e pesadas de glicoproteínas, e ambos os tipos de cadeia são codificadas no MHC:

- as cadeias α possuem peso molecular de 30-34 kDa;
- as cadeias β variam de 26-29 kDa, dependendo do *locus* envolvido.

Há evidências indicando que as cadeias α e β possuem a mesma estrutura geral. Uma porção extracelular compreendendo dois domínios (α_1 e α_2 ou β_1 e β_2) é conectada por uma curta sequência a uma região transmembrana de cerca de 30 resíduos e a um domínio citoplasmático de cerca de 10 a 15 resíduos.

Os domínios α_2 e β_2 são similares ao domínio α_3 de classe I e à β_2-microglobulina, possuindo as características estruturais de domínios constantes de imunoglobulina.

O domínio β_1 contém uma ligação dissulfeto, que origina uma alça de 64 aminoácidos.

A diferença no peso molecular das cadeias α e β de classe II deve-se primariamente à glicosilação diferencial.

- os domínios α_1, α_2, e β_1 são N-glicosilados;
- o domínio β_2 não é N-glicosilado.

O domínio β_2 contém, porém, um região de ligação para o CD4, e as moléculas do MHC classe II nas APCs interagem com o CD4 de células T de maneira análoga à interação de moléculas do MHC classe I com o CD8. O CD4 e o CD8 são elementos importantes no recrutamento de cinases que sinalizam a ativação da célula T.

Apesar das diferenças de comprimento e organização das cadeias polipeptídicas, a estrutura geral tridimensional das moléculas do MHC classe II é muito similar à das moléculas do MHC classe I (Fig. 5.8).

Propriedades de ligação ao peptídeo das moléculas do MHC

A fenda de ligação do MHC classe II acomoda peptídeos mais longos que o MHC classe I

A estrutura das moléculas do MHC classes I e II reflete suas diferenças funcionais.

Comparação entre os domínios extracelulares das moléculas classes I e II

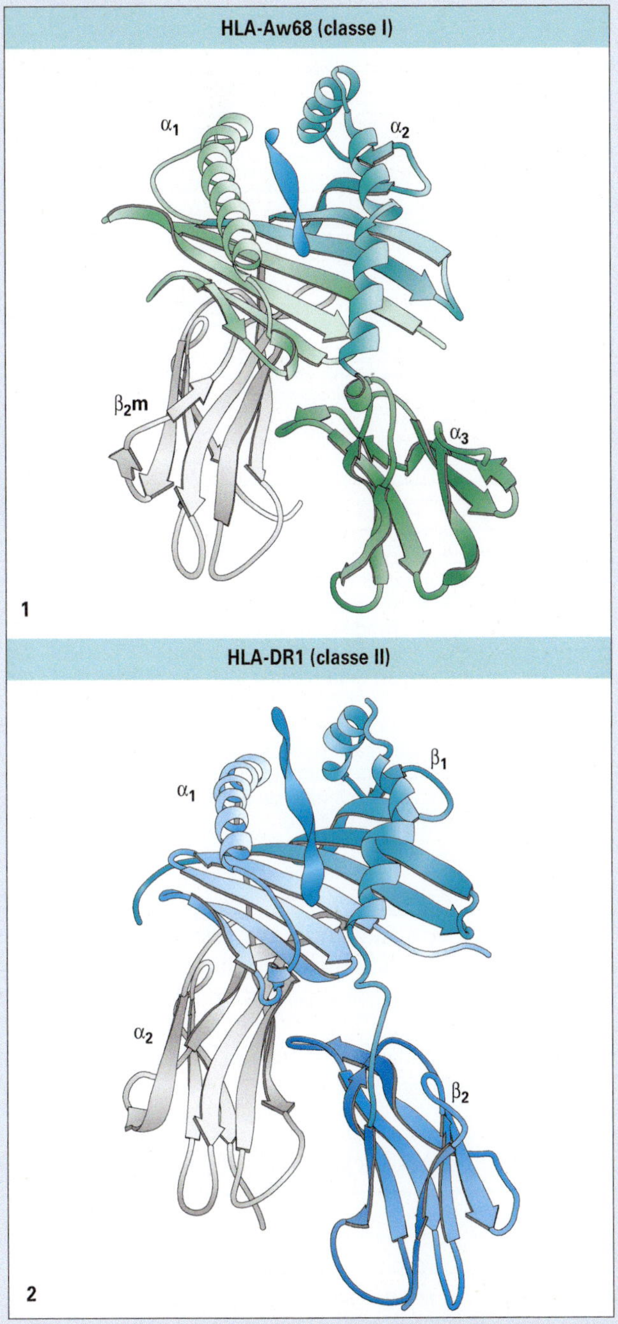

HLA-Aw68 (classe I)

α_1 α_2 β_2m α_3

1

HLA-DR1 (classe II)

α_1 β_1 α_2 β_2

2

Fig. 5.8 Diagramas das fitas dos domínios extracelulares das moléculas do MHC classe I, HLA-Aw68 (**1**), e classe II, HLA-DR1 (**2**). A fenda de ligação é mostrada com um peptídeo residente. Estes diagramas enfatizam a semelhança entre as estruturas tridimensionais das moléculas de classe I e classe II. (*Reproduzida de Stern LJ. Structure 1994;2:245–251. Copyright 1994 com autorização da Elsevier.*)

Sítios de ligação ao peptídeo das moléculas MHC classe I (H-2K^b) e classe II (HLA-DR1)

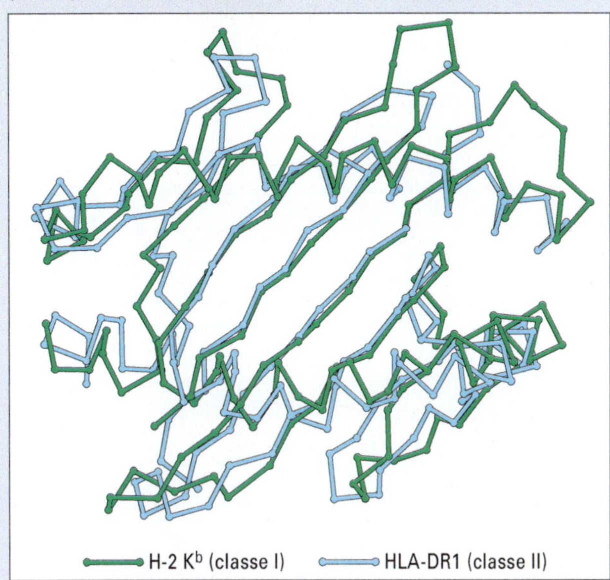

Fig. 5.9 Os sítios de ligação ao peptídeo das moléculas MHC de classe I (H-2K^b) e classe II (HLA-DR1) são mostrados como traços de átomo de carbono α em uma vista superior das fendas de ligação ao peptídeo. As semelhanças entre os dois sítios podem ser vistas claramente, mas há também algumas diferenças que contribuem para as diferenças no comprimento preferencial do peptídeo entre as moléculas da classe I (8-10 resíduos de aminoácidos) e da classe II (>12 resíduos de aminoácidos). (*Reproduzida de Stern LJ. Structure 1994;2:245–251. Copyright 1994 com autorização da Elsevier.*)

A fenda de ligação das moléculas do MHC classe II é mais aberta que a das moléculas do MHC classe I, para acomodar peptídeos mais longos (Figs. 5.9 e 5.10):

- as moléculas do MHC classe I ligam pequenos fragmentos de oito a 10 aminoácidos, enquanto
- as moléculas do MHC classe II ligam peptídeos de 13 a 24 aminoácidos.

As características estruturais da região de ligação ao antígeno de classe II foram determinadas pela estrutura cristalizada do HLA-DR1 complexado com um peptídeo do vírus influenza. Bolsões claramente visíveis dentro da região de ligação ao peptídeo acomodam cinco cadeias laterais do peptídeo ligado e explicam a especificidade peptídica do HLA-DR1.

A topologia exata da fenda de ligação ao peptídeo do MHC depende parcialmente da natureza dos aminoácidos dentro da fenda, e assim varia de um haplótipo para outro.

Qual peptídeo pode se ligar a uma molécula específica do MHC depende da natureza das cadeias laterais do peptídeo e da respectiva complementaridade com a fenda de ligação da molécula do MHC. Algumas cadeias laterais de aminoácidos do peptídeo saem da fenda e ficam disponíveis para entrar em contato com o TCR.

Os peptídeos são mantidos nas fendas de ligação da molécula de MHC por resíduos de ancoragem característicos

É possível purificar e sequenciar peptídeos que foram gerados por uma célula e ligados às moléculas do MHC na superfície celular. Estes peptídeos incluem:

- peptídeos heterólogos de antígenos internalizados ou partículas virais; e
- moléculas autólogas produzidas dentro da célula ou endocitadas de fluidos extracelulares.

Peptídeos fazem ligação não covalente dentro da fenda de ligação ao antígeno

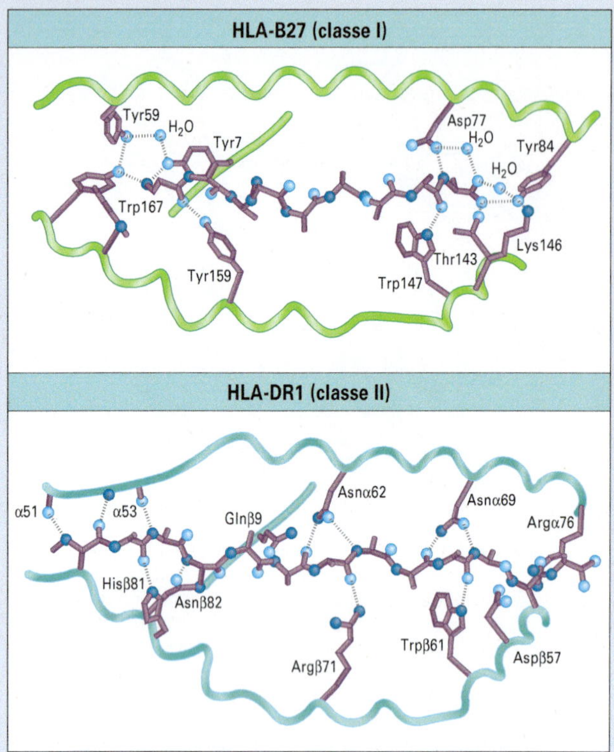

Fig. 5.10 Estão ilustradas as ligações de hidrogênio feitas pela cadeia principal de um peptídeo ligado com moléculas do MHC classe I (HLA-B27) ou classe II (HLA-DR1). A principal diferença entre os dois padrões de ligações por pontes de hidrogênio é o agrupamento de ligações de hidrogênio conservadas nas extremidades do peptídeo da molécula de classe I. Por outro lado, ligações conservadas de hidrogênio na molécula de classe II estão distribuídas por toda a extensão do peptídeo. *(Reproduzida de Stern LJ. Structure 1994;2:245–251. Copyright 1994 com autorização da Elsevier.)*

Resíduos alelo-específicos em peptídeos eluídos a partir de moléculas do MHC classe I

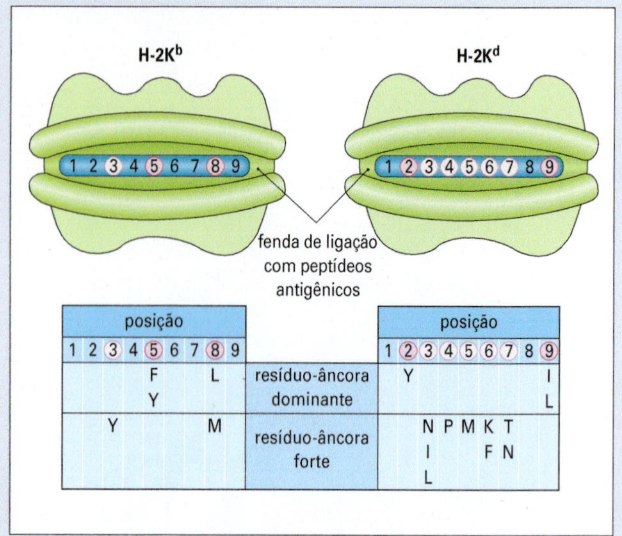

Fig. 5.11 As moléculas do MHC classe I dos haplótipos H-2K^b ou H-2K^d foram imunoprecipitadas. Peptídeos ligados a estas moléculas foram purificados e sequenciados. Resíduos de aminoácidos normalmente encontrados em uma determinada posição foram classificados como resíduos-âncora "dominantes". Resíduos que são mais comuns em um determinado sítio são mostrados como "fortes". Posições para as quais nenhum aminoácido é mostrado poderiam ser ocupadas por diversos aminoácidos diferentes com igual freqüência. O sistema de codificação de aminoácidos utilizado é o de uma letra. O diagrama representa a fenda de ligação da molécula do MHC classe I, vista de acima com posições ancoradas de cada haplótipo destacado.

Interações nos N- e C-terminais confinam peptídeos à fenda de ligação das moléculas do MHC classe I

Uma variedade de peptídeos ligados por moléculas de MHC específicas foi sequenciada e teve os resíduos característicos identificados – um no C-terminal e outro próximo ao N-terminal do peptídeo. Estes motivos característicos distinguem conjuntos de peptídeos para se ligarem em diferentes moléculas do MHC classe I (Fig. 5.11).

A importância dos resíduos conservados tem se tornado evidente na análise de estruturas tridimensionais de diversas moléculas do MHC classe I, o que tem gerado uma imagem clara do peptídeo encontrado na fenda de ligação:

- as extremidades da fenda de ligação ao peptídeo são fechadas;
- o peptídeo é uma cadeia estendida (não helicoidal) de aminoácidos e os C- e N-terminais encontram-se ocultos nas extremidades da fenda;
- algumas das cadeias laterais estendem-se até os bolsões formados dentro das regiões variáveis da cadeia pesada de classe I;
- numerosas ligações de hidrogênio são formadas entre os resíduos na molécula de classe I e no peptídeo ao longo do seu comprimento;
- os resíduos de tirosina normalmente encontrados no N-terminal do peptídeo e uma lisina conservada na fenda de ligação da molécula do MHC classe I estabilizam a ligação do peptídeo (Fig. 5.10);
- os centros dos peptídeos saem da fenda, apresentando, portanto, diferentes estruturas aos TCRs.

Esta imagem é consistente com os motivos característicos encontrados nas extremidades dos peptídeos eluídos a partir das moléculas de classe I.

Os peptídeos podem se estender além das extremidades da fenda de ligação das moléculas do MHC classe II

A fenda de ligação da molécula do MHC classe II:

- também incorpora uma variedade de bolsões de ligação, embora as regiões sejam um pouco diferentes daquelas das moléculas de classe I;
- não é fechada nas extremidades, então os peptídeos ligados estendem-se para fora da extremidade da fenda.

Consistente com essa observação, os peptídeos eluídos das moléculas do MHC classe II tendem a ser mais longos (mais de 15 resíduos).

Resíduos de ancoragem conservados nos peptídeos eluídos das moléculas do MHC classe II foram identificados (Fig. 5.12).

Resíduos alelo-específicos em peptídeos eluídos a partir de moléculas do MHC classe II

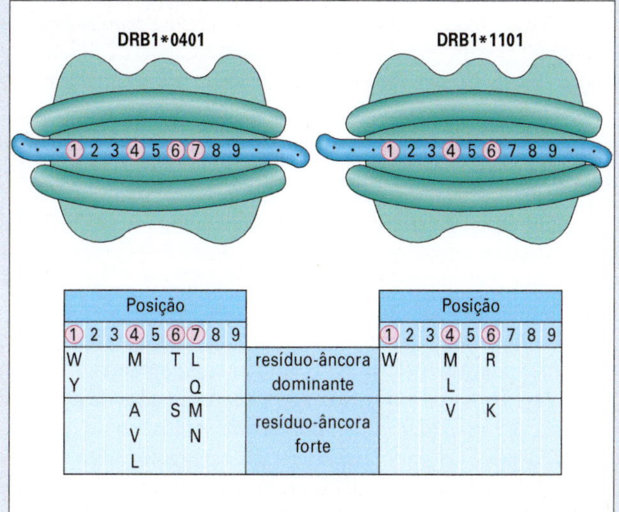

Posição										Posição								
①	2	3	④	5	⑥	⑦	8	9		①	2	3	④	5	⑥	7	8	9
W Y			M		T	L Q			resíduo-âncora dominante	W			M L		R			
			A V L		S	M N			resíduo-âncora forte				V		K			

Fig. 5.12 As moléculas HLA-DR de dois haplótipo (DRB1*0401 e DRB1*1101) foram purificadas e incubadas com uma biblioteca de peptídeos (gerada no fago M13). Após múltiplos ciclos de seleção, os peptídeos que se ligaram eficientemente às moléculas do MHC classe II foram identificados e sequenciados. Resíduos que possuem uma frequência maior que 20% são apresentados como resíduos-âncora "dominantes". Outros resíduos mais comuns são apresentados como "fortes". Perceba que o sítio de ligação nas moléculas do MHC classe II acomoda peptídeos mais longos que as moléculas do MHC classe I. (*Dados retirados de Hammer J, Valsasnini P, Tolba K, et al. Cell 1993;74:197–203.*)

Peptídeos de ligação ao MHC classe II são menos uniformes em tamanho que os de ligação às moléculas do MHC classe I

Uma das grandes diferenças entre as moléculas do MHC classes I e II ocorre nas extremidades da fenda de ligação ao peptídeo:

- para as moléculas do MHC classe I, as interações nos N- e C-terminais confinam o peptídeo à fenda;
- para as moléculas do MHC classe II, os peptídeos podem se estender para além das extremidades da fenda.

Os peptídeos que se ligam a moléculas do MHC classe I vêm de proteínas endógenas sintetizadas dentro da célula, que são degradadas e transportadas para o retículo endoplasmático. O mecanismo do processamento do antígeno é completamente explicado no Capítulo 8, mas deve-se notar aqui que as vias do processamento interno do antígeno normalmente produzem peptídeos de um tamanho apropriado para ocupar a fenda de ligação do antígeno na molécula do MHC classe I.

Peptídeos que se ligam às moléculas do MHC classe II vêm de antígenos exógenos – proteínas que foram internalizadas pela célula e então degradadas. Estes peptídeos são menos uniformes em tamanho que aqueles que se ligam às moléculas do MHC classe I, e podem ser clivados uma vez que encontrarem o caminho para a molécula do MHC classe II.

A via de processamento do antígeno da molécula do MHC classe I é completamente diferente da via da molécula do MHC classe I (Cap. 7).

Apresentação do antígeno pelas moléculas do MHC

Uma vez que as estruturas do TCR e do complexo peptídeo-MHC foram estabelecidas, a próxima questão foi determinar como elas interagiam.

Os primeiros dados cristalográficos foram obtidos pela utilização de uma molécula do MHC classe I de camundongo cocristalalizada e ligada a um peptídeo celular endógeno e a um TCR $\alpha\beta$ (Fig. 5.13). Essa estrutura mostrou que o eixo do TCR foi ligeiramente alinhado com a fenda de ligação do peptídeo na molécula do MHC, mas em ângulo de inclinação de 20°-30°. Isso significa que:

- os primeiros e segundos CDRs das cadeias α e β do TCR (Fig. 5.2) posicionam-se sobre os resíduos próximos ao N- e C-terminais do polipeptídeo apresentado; e
- os CDRs mais variáveis de cada cadeia (CDR3), encontrados no centro da região de ligação do TCR, são posicionados sobre os resíduos centrais do peptídeo que se projetam da fenda. Resíduos de cada um dos CDRs são posicionados para interagir com resíduos da molécula do MHC.

P. Quais são as vantagens de se ter segmentos de CDR3 no centro do sítio de ligação do TCR?

R. O CDR3 demonstra a maior diversidade dos CDRs do TCR (pois ele é gerado pela recombinação gênica). É, portanto, mais adequado que o CDR1 e o CDR2 para interações com diversos peptídeos antigênicos.

A estrutura molecular, portanto, sustenta as descobertas experimentais de que as células T reconhecem os peptídeos antigênicos ligados a moléculas do MHC específicas.

Esse arranjo do TCR e antígeno-MHC é largamente comparável aos encontrados com pequenos números de receptores até então analisados pela cristalografia de raio X.

Agregação de TCRs inicia a ativação da célula T

Embora modelos básicos de ativação da célula T pelo antígeno-MHC mostrem um receptor sendo ativado por um complexo (p. ex., Fig. 1.12), isto seria um exemplo muito simplista.

Cada célula T pode expressar 10^5 receptores, e cada APC possui um número similar de moléculas do MHC. Caso uma célula T se ligue a uma APC, apenas uma minúscula proporção do complexo de antígeno-MHC em sua superfície será do tipo correto para ser reconhecida pela célula T.

Qual, então, é o sinal mínimo para a ativação da célula T? Na prática:

- apenas algumas interações peptídeo-MHC-TCR são necessárias – talvez 100 interações específicas, envolvendo cerca de 0,1% das moléculas do MHC da APC;
- além disso, as interações podem ocorrer por um período de tempo – não é necessário que todos os 100 TCRs estejam envolvidos simultaneamente.

O modelo do TCR apresentado na Figura 5.3 sugere que ele pode formar uma estrutura dimérica agrupada em torno das moléculas sinalizadoras do complexo CD3.

Curiosamente, há evidências de que as moléculas do MHC podem também dimerizar, e que TCRs ligados aos complexos peptídeo-MHC tendem a formar dímeros ou agregados. Estas observações levaram à conclusão de que a ativação da célula T exige a agregação cooperativa de TCRs específicos com complexos peptídeo-MHC.

Interação de um receptor da célula T e complexo MHC-peptídeo

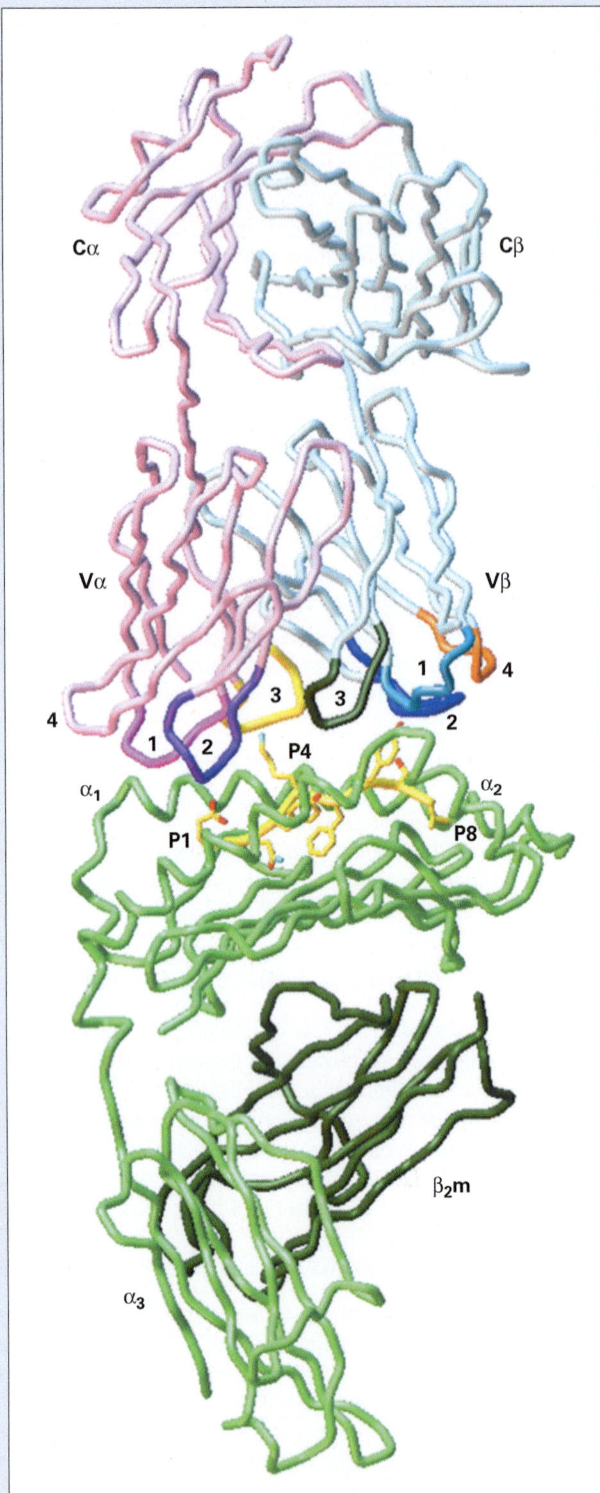

Fig. 5.13 A estrutura de uma molécula do MHC classe I (H-2K^b) complexada a um octapeptídeo (tubo amarelo) é apresentada ligada a um TCR αβ. As seis CDRs em contato com o peptídeo (1, 2, 3, 3, 1, 2) são destacadas em cores mais escuras. Os resíduos do αHV4 (em rosa) em βHV4 (em laranja) não estão posicionados para participar das interações intermoleculares. (*Ilustração gentilmente fornecida pelo Dr. Christopher Garcia, da Science 1996;274:209–219. Copyright 1996 AAAS.*)

As moléculas auxiliares CD4 e CD8 são também importantes na ativação da célula T, e a presença do CD4 ou CD8 pode ajudar a estabilizar a interação entre o TCR e o peptídeo-MHC. Além disso, as cinases associadas a estas moléculas são atraídas para as proximidades do CD3 para que possam fosforilar o dímero ζζ que inicia a ativação (Fig. 5.14). As etapas seguintes são descritas no Capítulo 8.

Peptídeos antigênicos podem induzir ou antagonizar a ativação da célula T

A afinidade dos TCRs para o peptídeo antigênico-MHC, expressa como uma constante de associação, é tipicamente da ordem de 10^{-5} a 10^{-6} M, que é muito mais baixa que a afinidade típica de um anticorpo em relação a seu epítopo.

A afinidade do antígeno-MHC para o TCR é especialmente importante, uma vez determina o grau em que a célula T se torna ativada. Peptídeos que ativam a célula T são chamados de **peptídeos agonistas**. Ao se mudar um ou dois aminoácidos em um peptídeo agonista, é possível gerar peptídeos que antagonizam a ativação normal pelo peptídeo original. Os **peptídeos antagonistas** possuem uma afinidade tipicamente menor para o TCR que o peptídeo agonista original, e acreditasse que eles possam atuar:

- interferindo com a ligação do peptídeo agonista à molécula do MHC;
- ligando-se menos efetivamente ao TCR.

Ocasionalmente, um peptídeo modificado será mais efetivo que o agonista na ativação da célula T. Estes **peptídeos agonistas fortes (ou superagonistas)** produzem maior afinidade na ligação com o complexo TCR-MHC-peptídeo.

O papel do CD4 e do CD8 na ativação da célula T

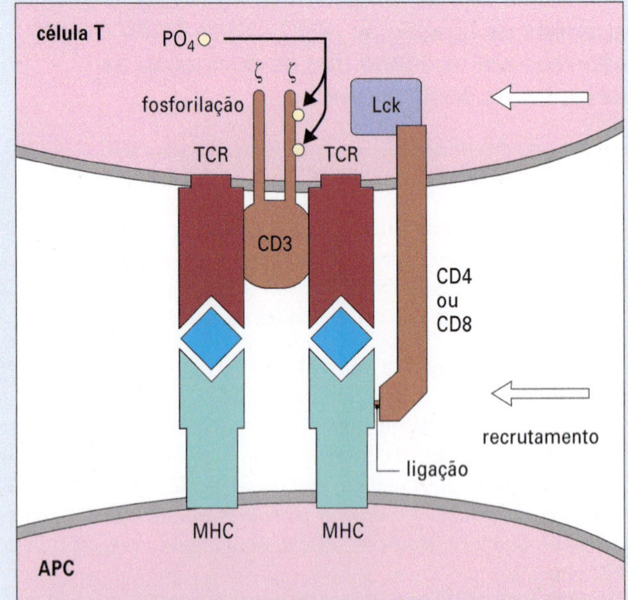

Fig. 5.14 Após a ligação peptídeo-MHC na APC com o TCR, tanto o CD4 como o CD8 podem se juntar ao complexo. O CD4 liga-se às moléculas do MHC classe II, e o CD8, às moléculas do MHC classe I. A cinase Lck é ligada à porção intracitoplasmática do CD4 ou CD8. A ligação das moléculas CD4 ou CD8 aos sítios específicos das moléculas do MHC aproxima a cinase com os ITAMs no dímero ζζ do CD3 (Fig. 5.3). A cinase fosforila os motivos, sendo esta a primeira etapa da ativação da célula T.

As diferenças entre estes três tipos de peptídeo (agonista, antagonista, e agonista forte) têm ramificações biológicas. Pesquisadores vêm tentando, por exemplo, usar os peptídeos antagonistas para bloquear respostas imunes adversas.

Compreender a afinidade do TCR poderia favorecer *insights* de como as células T tornam-se tolerantes aos antígenos autólogos durante o desenvolvimento (Cap. 9).

O que constitui a especificidade da célula T?

Finalmente, devemos considerar a questão sobre o que constitui a especificidade da célula T. Quando a especificidade dos linfócitos foi explicada no Capítulo 1, afirmou-se que cada linfócito se liga a apenas um antígeno usando seu receptor. Embora este seja um ponto de partida útil para a compreensão da resposta imune, não é inteiramente verdadeiro.

No Capítulo 3, vimos que as imunoglobulinas poderiam se ligar a diferentes antígenos se possuíssem epítopos que fossem suficientemente parecidos. Esse capítulo mostrou que os peptídeos antigênicos podem sofrer mutação e ainda assim fazerem ligação e desencadear a ativação da célula T.

Uma questão, então, é o quanto um peptídeo pode sofrer mutação e ainda se ligar ao próprio TCR. Em alguns casos mostrou-se possível mudar individualmente cada aminoácido em um peptídeo sem comprometer sua habilidade de ligação à molécula do MHC ou ao TCR.

Uma vez que o peptídeo pode formar uma parte do complexo TCR-MHC-peptídeo e fornecer energia de ligação suficiente, a sua sequência exata de aminoácidos não importa. Essa é uma observação muito importante.

Posteriormente, quando consideramos como peptídeos antigênicos de microrganismos podem desencadear doenças autoimunes (Cap. 20), aprendemos que um possível mecanismo é um peptídeo autólogo e um peptídeo heterólogo serem suficientemente similares para se ligarem à mesma célula T, de modo a causar um colapso na autotolerância. Uma conclusão para o trabalho citado é que tais peptídeos não necessitam ser idênticos para possuírem reatividade cruzada.

Organização genética do MHC

O número de *loci* gênicos para as moléculas do MHC classes I e II varia entre espécies e entre diferentes haplótipos dentro de cada espécie, e muitas variantes polimórficas têm sido descritas em cada *loci*.

Grande parte do estudo originário do MHC foi feita utilizando camundongos, e o que foi descoberto a partir desses estudos tem sido amplamente aplicado aos humanos.

Os três principais *loci* de MHC classe I em humanos são HLA-A, HLA-B e HLA-C

A região do MHC classe I em humanos contém três principais *loci* de classe I – conhecidos como HLA-A, HLA-B, e HLA-C. Cada *locus* codifica a cadeia pesada de uma molécula clássica do MHC classe I, e toda a região:

- se estende além de 1,8 milhão de bases de DNA, e
- inclui 118 genes (Fig. 5.15).

Uma análise mais detalhada dessa região revelou múltiplos genes adicionais do MHC classe I.

HLA-E, HLA-F, HLA-G e HLA-H são genes de classe Ib

Os genes HLA-E, HLA-F, HLA-G e HLA-H também codificam proteínas do MHC classe I, e são conhecidos como genes de classe Ib. Eles são muito menos polimórficos que os produtos gênicos dos *loci* A, B, e C, e um estudo recente tem atribuído diversas funções a eles. Por exemplo, os produtos gênicos do HLA-E e do HLA-G podem se ligar a peptídeos antigênicos, mas estão envolvidos no reconhecimento pelas células NK.

Genes do MHC classe II em humanos são localizados na região do HLA-D

A região do MHC classe II em humanos mede cerca de 1.000 kb de DNA, e a ordem e orientação dos vários *loci* são similares às dos *loci* homólogos na região do MHC classe II de camundongos.

A região do HLA-D codifica ao menos seis cadeias α e 10 cadeias β de genes para as moléculas do MHC classe II (Fig. 5.16). Três *loci* (DR, DQ e DP) codificam os maiores produtos expressos da região do MHC classe II em humanos, mas genes adicionais também foram identificados:

- a família DR compreende um único gene α (DRA) e até nove genes β (DRB1-9), incluindo pseudogenes e diversos arranjos gênicos diferentes que ocorrem dentro do *locus*;
- as famílias DQ e DP têm, cada uma, um gene expresso para as cadeias α e β, e um par adicional de pseudogenes.

As cadeias α DR, DQ e DP associam-se na célula primariamente com as cadeias β de seus próprios *loci*. Por exemplo:

- os produtos gênicos *DPA1* e *DPB1* associam-se para gerar as moléculas HLA-DP classe II, que são detectadas utilizando-se anticorpos específicos;
- de modo similar, o *DQA1* e o *DQB1* codificam os antígenos HLA-DQ.

Genes da região do MHC classe I de seres humanos

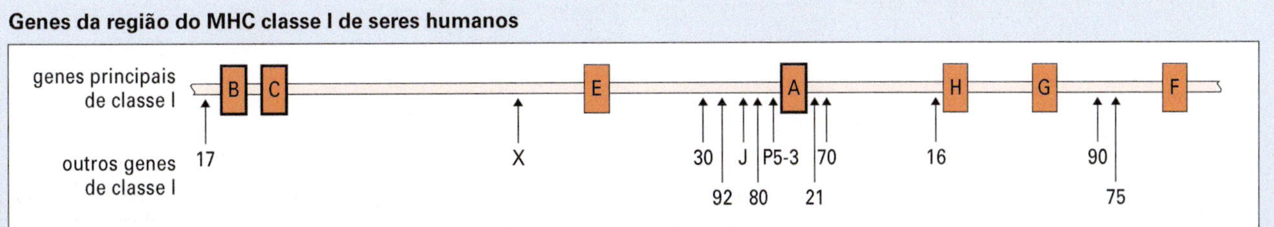

Fig. 5.15 A região do MHC classe I humano encontra-se em posição telomérica à região do MHC classe II (Fig. 5.5). Além dos genes que codificam os antígenos clássicos de transplantes (*HLA-A, HLA-B* e *HLA-C*) diversos outros genes principais semelhantes à classe I foram identificados (*HLA-E, HLA-F* e *HLA-G*). Mutações no gene *HLA-H* são associadas à hemocromatose, uma doença que faz com que o corpo absorva uma quantidade excessiva de ferro dos alimentos. Diversos outros genes não clássicos de classe I e pseudogenes estão presentes, a maioria com funções desconhecidas.

Genes das regiões de classe II de humanos e murinos

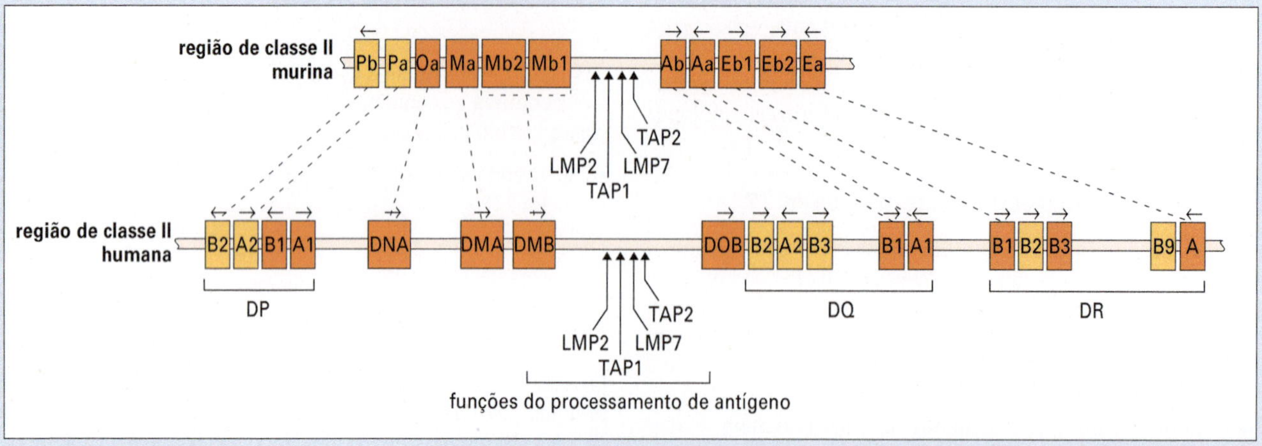

Fig. 5.16 A figura mostra o arranjo dos genes nos MHCs humano e murino. Genes homólogos entre as duas espécies estão indicados. Os genes expressos estão na cor laranja, e os pseudogenes, em amarelo. Camundongos dos haplótipos b, s, f, e q não expressam moléculas de classe II-E. Os haplótipos b e s não transcrevem o gene Ea, mas produzem níveis citoplasmáticos normais da cadeia Eb. Camundongos dos haplótipos f e q não conseguem produzem as cadeias Ea e Eb.

A organização e o comprimento da região DRB variam em diferentes haplótipos (Fig. 5.17), com diferentes números de cadeias β expressas.

A região do MHC classe II também contém genes que codificam proteínas envolvidas na apresentação de antígeno que não são expressas na superfície celular (Cap. 8).

O polimorfismo do MHC é concentrado dentro e ao redor da fenda de ligação do peptídeo

Uma característica marcante do MHC é o grau extremo de polimorfismo (variabilidade estrutural) das moléculas codificadas dentro dele. As moléculas de classe Ib são muito menos polimórficas do que as clássicas moléculas de classes I e II. Novas variantes alélicas são frequentemente identificadas e registradas em bases de dados específicas (veja Referências da Internet).

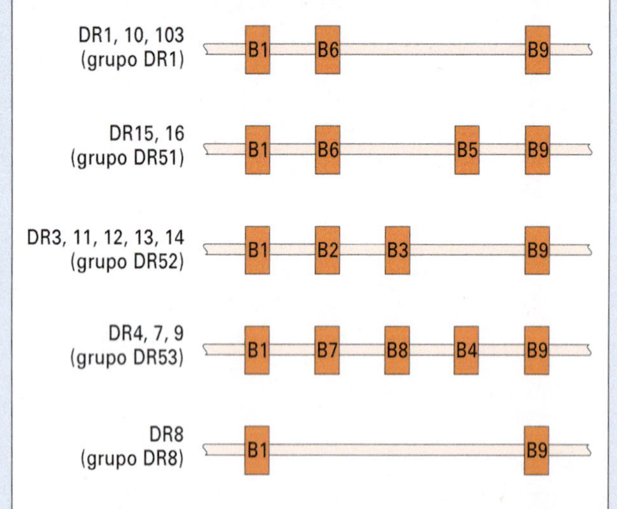

Fig. 5.17 Os números dos *loci* DRB variam entre indivíduos. Por exemplo, uma pessoa que possui um haplótipo produzindo moléculas do tipo DR1 (Apêndice 1) possui três *loci* para o DRB (primeira linha). Nem todos estes *loci* produzem mRNA para as cadeias DR β.

Dentro de uma molécula do MHC classe I ou classe II, os polimorfismos estruturais são agrupados em regiões particulares. A variabilidade da sequência de aminoácidos nas moléculas de classe I é agrupada em três principais regiões dos domínios α_1 e α_2. O domínio α_3 aparenta ser muito mais conservado.

P. Correlacione os domínios que mostram variabilidade e conservação estruturais com as moléculas com as quais interagem.
R. Os domínios α_1 e α_2 interagem com os peptídeos antigênicos variáveis e com o TCR (Fig. 5.13), enquanto o domínio α_3 interage com a molécula monomórfica CD8 (Fig. 5.14).

Nas moléculas do MHC classe II, a dimensão da variabilidade depende da subregião e da cadeia de polipeptídeo. Por exemplo:

- a maior parte do polimorfismo ocorre nas cadeias de DRβ e DQβ, enquanto as cadeias de DPβ são ligeiramente menos polimórficas;
- o DQα é polimórfico, enquanto as cadeias DRα são virtualmente invariáveis, sendo representadas por apenas dois alelos.

Em populações não consanguíneas nas quais os indivíduos possuem dois haplótipos do MHC, moléculas híbridas de classe II com uma cadeia de cada haplótipo podem ser produzidas. Isto gera diversidade estrutural adicional nas moléculas expressas.

Muitos dos aminoácidos polimórficos nas moléculas do MHC classes I e II são agrupados no topo da molécula ao redor do sítio de ligação ao peptídeo (Fig. 5.6). A variação é, portanto, centrada na base da fenda de ligação ao antígeno, ou das laterais das α-hélices. Esse polimorfismo afeta a habilidade das diferentes moléculas do MHC de se ligarem aos peptídeos antigênicos.

Haplótipo do MHC e suscetibilidade a doenças

As variações genéticas nas moléculas do MHC afetam:

- a habilidade em induzir a resposta imune, incluindo o nível de produção de anticorpos;
- a resistência ou a suscetibilidade a doenças infecciosas;
- a resistência ou a suscetibilidade a doenças autoimunes ou alergias.

Sabendo disso, podemos começar a compreender o porquê de o MHC ser tão polimórfico. O sistema imune deve lidar com diferentes patógenos. Possuindo diversas e diferentes moléculas do MHC, um indivíduo pode apresentar uma vasta gama de antígenos, e é, portanto, capaz de montar uma resposta imune efetiva. Há, desse modo, uma vantagem seletiva em se possuir diferentes moléculas do MHC.

Indo mais adiante, sabemos que os diferentes patógenos são mais prevalentes em diferentes regiões do mundo, de modo que pressões evolucionárias dos patógenos tenderão a selecionar diferentes moléculas do MHC nessas diferentes regiões.

P. O haplótipo HLA-B53 é associado à proteção contra a malária infantil, doença que é dominante em regiões equatoriais. Em qual país você esperaria encontrar a maior frequência do alelo HLA-B53 – China, Gana ou África do Sul?

R. A frequência gênica é de cerca de 40% em Gana, e de 1% a 2% na China e na África do Sul, países fora da região equatorial afetada pela malária.

Todas as células nucleadas do corpo expressam moléculas do MHC classe I

A função das moléculas do MHC classe I é apresentar antígenos que entram na célula, tais como peptídeos virais. Uma vez que qualquer célula do corpo pode ser infectada com um vírus ou um patógeno intracelular, todas as células precisam amostrar suas moléculas internas e apresentá-las na superfície celular para as células T citotóxicas.

Em contraste, as moléculas do MHC classe II são usadas pelas APCs para apresentar antígenos às células T auxiliares. Consequentemente, a distribuição das moléculas de classe II é muito mais limitada (Fig. 8.4).

As moléculas do MHC são expressas de modo codominante

Isso significa que, em um indivíduo, todos os principais *loci* do gene MHC são expressos a partir dos cromossomos paternos e maternos. Uma vez que existem três *loci* do MHC classe I em humanos (HLA-A, HLA-B e HLA-C), sendo cada um deles altamente polimórfico, a maioria dos indivíduos terá genes para seis diferentes moléculas de classe I, e cada um delas será apresentada na superfície celular. Cada molécula do MHC:

- possuirá um formato ligeiramente diferente; e
- apresentará um conjunto diferente de peptídeos antigênicos.

Uma lógica similar se aplica às moléculas do MHC classe II. Há três principais *loci* de classe II em humanos (HLA-DP, HLA-DQ e HLA-DR), todos polimórficos. À primeira vista, poderia se afirmar que uma APC expressa seis diferentes moléculas de classe II, bem como suas moléculas de classe I. Porém, isto é provavelmente subestimado. Conforme observado anteriormente, moléculas híbridas de classe II (usando um polipeptídeo codificado pelo cromossomo materno e outro pelo cromossomo paterno), também podem ocorrer.

A especificidade do TCR e do MHC explica restrições genéticas na apresentação de antígenos

Muito dos estudos sobre apresentação de antígenos foram conduzidos utilizando linhagens endocruzadas de camundongos de modo que apresentassem cromossomos paternos e maternos idênticos. Assim, toda descendência herdou o mesmo conjunto de autossomos de cada genitor, e os descendentes eram geneticamente idênticos aos genitores. Obviamente o nível de diversidade das moléculas do MHC era muito menor do que em uma população humana não consanguínea.

A simplicidade artificial do sistema de endocruzamento de ratos permitiu que os imunologistas investigassem como os antígenos eram apresentados às células T do animal, quando as estruturas moleculares das moléculas do MHC e do TCR eram completamente desconhecidas.

O experimento-chave que demonstrou a importância do MHC na apresentação de antígenos revelou um fenômeno chamado de **restrição genética** (também conhecido como **restrição do MHC**). Essencialmente, foi observado que as células T citotóxicas de um camundongo infectado com um vírus são sensibilizadas para matar as células do mesmo haplótipo H-2 infectado com esse vírus; elas não matam células de um haplótipo diferente infectado pelo mesmo vírus (Fig. 5.18).

Esses dados, e experimentos semelhantes utilizando APCs e células T auxiliares, mostraram que as células T que foram sensibilizadas para reconhecer o antígeno apresentado nas moléculas do MHC de um haplótipo irão responder novamente apenas quando virem o mesmo antígeno na mesma molécula do MHC.

P. Interprete essas descobertas em relação à maneira como as células T reconhecem os antígenos.

R. O TCR interage com os resíduos tanto do peptídeo antigênico como da molécula do MHC associada. Em outras palavras, a célula T reconhece a combinação específica da molécula do MHC com o peptídeo.

Peter Doherty e Rolf Zinkernagel realizaram os experimentos-chave que delinearam o fenômeno da restrição do MHC das respostas da célula T em meados de 1970, e ganharam o Prêmio Nobel de Fisiologia ou Medicina em 1996 por esse estudo.

Restrição do MHC das células T citotóxicas

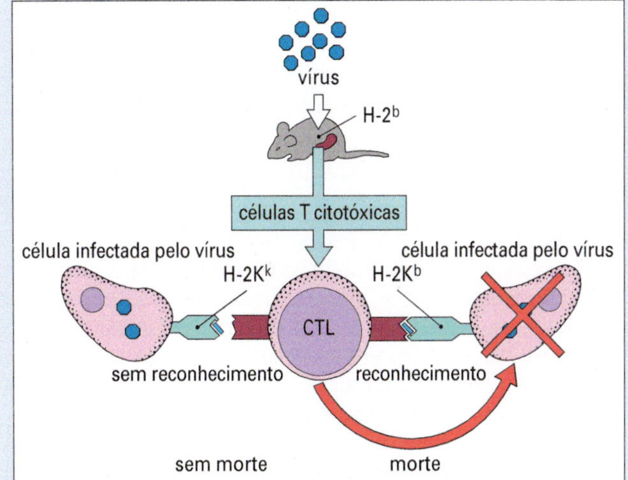

Fig. 5.18 Um camundongo de haplótipo $H\text{-}2^b$ é sensibilizado por um vírus, e as células T citotóxicas geradas são isoladas e testadas quanto à sua habilidade em matar as células $H\text{-}2^b$ e $H\text{-}2^k$ infectadas com o mesmo vírus. As células T citotóxicas matam as células H-2b, mas não as células $H\text{-}2^k$. Neste caso, é o produto gênico de classe I H-2K que está apresentando o antígeno às células T. A célula T reconhece especificamente uma estrutura produzida pela associação de uma molécula do MHC específica com um antígeno viral específico.

Apresentação de antígenos lipídicos pelo CD1

As moléculas CD1 são estruturalmente relacionadas às moléculas do MHC classe I e possuem uma ligação não covalente com a β_2-microglobulina.

Os genes que codificam as moléculas CD1 são localizados fora do MHC, e não são polimórficos. Em humanos, consistem em cinco genes intimamente ligados, dos quais quatro são expressos (Fig. 5.19), codificando proteínas separadas em dois grupos:

- o grupo 1 de moléculas em humanos inclui CD1a, CD1b, e CD1c;
- as proteínas CD1d formam o segundo grupo.

O CD1b murino foi cristalizado e analisado pela cristalografia de raio X. Isso mostrou que a molécula possui uma profunda fenda de ligação ao antígeno eletrostaticamente neutra, que é altamente hidrofóbica e capaz de acomodar antígenos lipídicos ou glicolipídicos. Um modelo para os locais de ligação coloca os grupos acil hidrofóbicos de lipídios dentro das grandes depressões hidrofóbicas, deixando os grupos mais polares dos antígenos, como o fosfato e carboidrato, na porção superior, onde podem interagir com o TCR.

Os requisitos de ligação das depressões hidrofóbicas no CD1 são bastante tolerantes por que eles irão acomodar grupos acil de diferentes comprimentos, mas as interações com o TCR são muito mais específicas – pequenas mudanças na estrutura de uma porção do carboidrato irão comprometer a habilidade de estimular uma célula T.

Os antígenos apresentados pelo grupo I de moléculas CD1 e CD1d são diferentes. Por exemplo, as moléculas do grupo I apresentam lipoarabinomanana, um componente da parede celular de micobactérias (Fig. 14.1), enquanto o CD1d não é capaz de executar esta função.

Outra diferença entre o CD1 e as moléculas do MHC convencionais é a maneira como o antígeno é carregado para dentro da fenda de ligação do antígeno:

- as moléculas do MHC classe I são carregadas com peptídeos antigênicos no retículo endoplasmático, e isso exige o transporte dos peptídeos a partir do citoplasma (Cap. 8).
- as moléculas CD1 do grupo I parecem ser carregadas em um compartimento endossomal ácido, pois elas não se ligam a antígenos lipídicos a menos que sejam parcialmente desdobradas em pH baixo.

Há alguma controvérsia acerca das funções fisiológicas das moléculas CD1 na defesa do hospedeiro:

- moléculas CD1 do grupo I apresentam lipídios de micobactérias e *Haemophilus influenzae*, e podem estimular células T auxiliares CD4+ e células T citotóxicas CD8+, indicando função na defesa antimicrobiana.
- grande parte das moléculas CD1d parece ligar-se a antígenos autólogos, embora também apresentem lipídios de parasitas como o *Plasmodium falciparum* e o *Trypanosoma brucei* (Cap. 15) para as células T que usam um grupo restrito de TCRs, indicando um papel na defesa contra parasitas unicelulares como protozoários.

Genes CD1 em seres humanos

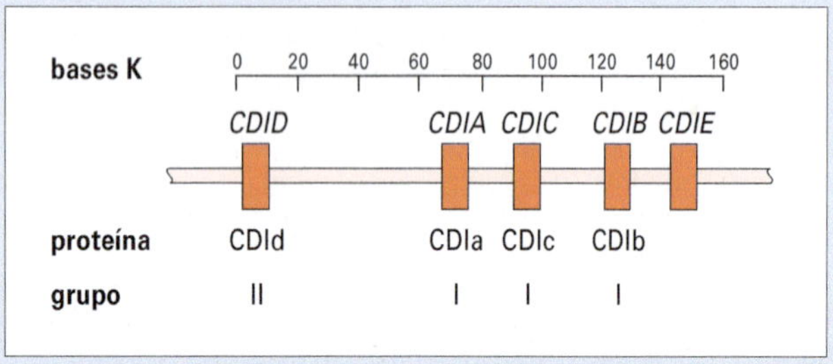

Fig. 5.19 Os genes do agrupamento CD1 humano atingem mais de 160 kilobases no cromossomo 1. O produto gênico para o *CD1E* ainda não foi identificado.

RACIOCÍNIO CRÍTICO: HIPERMUTAÇÃO SOMÁTICA (VEJA PÁG. 442 PARA RESPOSTAS)

1. Reflita sobre os motivos pelos quais os TCRs não sofrem hipermutação somática.

A especificidade das células T (veja pág. 442 para mais informações)

Camundongos SM/J do haplótipo H-2v foram imunizados com a proteína repressora λ, uma molécula com 102 resíduos de aminoácidos. Após 1 semana, as células T foram isoladas dos animais e introduzidas em cultura com APCs e antígenos. A habilidade dos APCs de ativar as células T foi determinada em um ensaio de proliferação dos linfócitos.

Descobriu-se que, quando APCs dos camundongos SM/J foram usadas na cultura, as células T foram ativadas, ao contrário do que ocorreu com APCs de camundongos da linhagem Balb/c. (H-2d). APCs de camundongos F1 (SM/J•Balb/c) foram capazes de ativar as células T, assim como as APCs da linhagem parental SM/J.

2. Explique por que as células SM/J e as células F1 podem apresentar antígenos às células T e as células Balb/c não.

Utilizando as células T sensibilizadas de um camundongo SM/J e as APCs de uma mesma linhagem de camundongos, o ensaio prossegue, mas os peptídeos da proteína repressora λ são utilizados em vez do antígeno intacto. Descobriu-se que um peptídeo correspondente aos resíduos 80-94 da proteína intacta é capaz de estimular as células T, mas que outros peptídeos são muito menos efetivos ou ineficazes. A tabela a seguir mostra a sequência de alguns destes peptídeos e sua habilidade em ativar as células T quando introduzidos na cultura na concentração de 10 μM.

continua

RACIOCÍNIO CRÍTICO: HIPERMUTAÇÃO SOMÁTICA (VEJA PÁG. 442 PARA RESPOSTAS) – CONT.

Peptídeo	Sequência do aminoácido	Ativação da célula T
12–36	QLEDARRLKAIYEKKKNELGLSQESV	–
80–102	SPSIAREIYEMYEAVSMQPSLRS	+++
73–88	ILKVSVEEFSPSIAREIY	–
80–94	SPSIAREIYEMYEAVS	++
84–98	AREIYEMYEAVSMQP	–

3. Explique por que os peptídeos 80–102 e 80–94 ativam as células T e os outros não.

Em um último experimento, as células T são estimuladas com uma variante mutada do peptídeo 80–94, com o aspartato (D) substituído por isoleucina (I) na posição 87. Foi descoberto que o peptídeo mutante é capaz de estimular as células T da mesma maneira que o peptídeo original, mesmo quando presente em menores concentrações (1 μM).

4. Qual termo é usado para descrever esse tipo de peptídeo mutante? O que você poderia predizer sobre a afinidade de ligação desse peptídeo dentro do complexo TCR-MHC-peptídeo?

Leituras sugeridas

Bentley GA, Mariuzza RA. The structure of the T cell antigen eceptor. Annu Rev Immunol 1996;14:563–590.

Bjorkman PJ, Parham P. Structure, function and diversity of class I major histocompatibility complex molecules. Annu Rev Biochem 1990;59:253–288.

Bjorkman PJ, Saper MA, Samraoui B, et al. The structure of the human class I histocompatibility antigen HLA-A2. Nature 1987;329:506–512.

Bjorkman PJ, Samraoui B, Bennett WS, et al. The foreign antigen binding site and T-cell recognition regions of class I histocompatibility antigens. Nature 1987;329:512–516.

Bodmer JG, Marsh SE, Albert ED, et al. Nomenclature for factors of the HLA system, 1994. Tissue Antigens 1994;44:1–18.

Brenner MB, MacLean J, Dialynas DP, et al. Identification of a putative second T-cell receptor. Nature 1986;322:145–149.

Brown JH, Jardetzky TS, Gorga JC, et al. Three-dimensional structure of the human class II histocompatibility antigen HLADR1. Nature 1993;364:33–39.

Burdin N, Kronenberg M. CD1-mediated immune responses to glycolipids. Curr Opin Immunol 1999;111:326–331.

Carosella ED, Dausett J, Kirzenbaum H. HLA-G revisited. Immunol Today 1996;17:407–409.

Chien Y-H, Jores R, Crowley MP. Recognition by gd T cells. Annu Rev Immunol 1996;14:511–532.

Davis MM, Bjorkman PJ. T-cell antigen receptor genes and T-cell recognition. Nature 1988;334:395–402.

Davis MM, Boniface JJ, Reich Z, et al. Ligand recognition by ab T cells. Annu Rev Immunol 1998;16:523–544.

Garcia KC, Degano M, Stanfield RL, et al. An ab T cell receptor structure at 2.5Å and its orientation in the TCR–MHC. Complex Sci 1996;274:209–219.

Garcia KC, Teyton GL, Wilson IA. Structural basis of T cell recognition. Annu Rev Immunol 1999;17:369–398.

Garratt TPJ, Saper MA, Bjorkman PJ, et al. Specificity pockets for the side chains of peptide antigens in HLA-w68. Nature 1989;342:692–696.

Hass W, Pereira P, Tonegawa S. Gamma/delta cells. Annu Rev Immunol 1993;11:637–685.

Hayday AC. gd cells: a right time and a right place for a conserved third way of protection. Annu Rev Immunol 2000;18:975–1026.

Hunkapiller T, Hood L. Diversity of the immunoglobulin gene superfamily. Adv Immunol 1989;44:1–63.

Lefranc M-P, Rabbitts TH. The human T-cell receptor g (TRG) genes. Trends Biochem Sci 1989;14:214–218.

Leiden JM. Transcriptional regulation of T cell receptor genes. Annu Rev Immunol 1993;11:539–570.

Madden DR, Gorga JC, Strominger L, et al. The structure of HLA-B27 reveals nonamer self-peptides bound in an extended conformation. Nature 1991;353:321–325.

Manning TC, Kranz DM. Binding energetics of T-cell receptors: correlation with immunological consequences. Immunol Today 1999;20:417–422.

Porcelli SA, Segelke BW, Sugita M, et al. The CD1 family of lipid antigen--presenting molecules. Immunol Today 1998;19:362–368.

Powis SH, Trowsdale J. Human major histocompatibility complex genes. Behring Inst Mitt 1994;94:17–25.

Raulet DH. How gd T cells make a living. Curr Biol 1994;4:246–251.

Roth DB. Generating antigen receptor diversity, 2005: In Lewin B, ed. Immunology module of Virtual Text, www.ergito.com Chapter 5.

Salter RD, Benjamin RJ, Wesley PK, et al. A binding site for the T-cell co-receptor CD8 on the a3 domain of HLA-A2. Nature 1990;345:41–46.

San José E, Sahuquillo AG, Bragado R, Alarco´n B. Assembly of the TCR/CD3 complex: CD3 epsilon/delta and CD3 epsilon/gamma dimers associate indistinctly with both TCR alpha and TCR beta chains. Evidence for a double TCR heterodimer model. Eur J Immunol 1998;28:12–21.

Sloan-Lancaster J, Allen PM. Altered peptide–ligand induced partial T cell activation: molecular mechanisms and role in T cell biology. Annu Rev Immunol 1996;14:1–27.

Stern LJ, Wiley DC. Antigenic peptide binding by class I and class II histocompatibility proteins. Structure 1994;2:245–251.

Stern LJ, Brown JH, Jardetzky TS, et al. Crystal structure of the human class II MHC protein HLA-DR1 complexed with an influenza virus peptide. Nature 1994;368:215–221.

Weiss A, Littman DR. Signal transduction by lymphocyte antigen receptor. Cell 1994;76:263–274.

Zeng ZH, Castaño LH, Segelke B, et al. The crystal structure of mouse CD1: an MHC-like fold with a large hydrophobic binding groove. Science 1997;277:339–345.

Referências da Internet

HLA Nomenclature. Nomenclature for Factors of the HLA System. http://hla.alleles.org/nomenclature/updates/200911.html.

SEÇÃO 2

Modos da Resposta Imune

CAPÍTULO 6

Mecanismos da Imunidade Inata

RESUMO

- **A resposta imune inata não depende do reconhecimento imune feito pelos linfócitos, mas evoluiu juntamente com eles e estão integradas, de modo funcional, aos elementos da resposta imune adaptativa.**
- **Entre as respostas do organismo a danos estão a inflamação, a fagocitose, a eliminação de restos celulares e patógenos, assim como o remodelamento e regeneração dos tecidos.** A inflamação é uma resposta que recruta leucócitos e moléculas plasmáticas aos locais onde há infecções ou tecidos danificados.
- **A fase de chegada dos leucócitos a um sítio inflamatório depende das quimiocinas e das moléculas de adesão encontradas no endotélio.** As moléculas de adesão pertencem às famílias que possuem estruturas similares as suas. Nelas estão inclusas as moléculas de adesão celular (CAMs, do inglês, *cell adhesion molecules*) da família do supergene da imunoglobulina (a qual interage com as integrinas dos leucócitos), e as selectinas (as quais interagem com os carboidratos ligantes).
- **A migração dos leucócitos para os tecidos linfoides também é controlada pelas quimiocinas.** As quimiocinas são um grande grupo de moléculas sinalizadoras que iniciam a quimiotaxia e/ou a ativação celular. A maioria das quimiocinas age em mais de um receptor e a maioria deles responde a mais de uma delas.
- **Os sistemas de enzimas plasmáticas modulam a inflamação e o remodelamento de tecidos.** O sistema cinina e os mediadores dos mastócitos, que contêm histamina, contribuem tanto para uma melhora no fornecimento de sangue quanto no aumento da permeabilidade vascular nas regiões inflamadas.
- **Os padrões moleculares associados a patógenos (PAMPs, do inglês, *pathogen-associated molecular patterns*) ou os padrões moleculares associados a micróbios (MAMPs, do inglês, *microbial-associated molecular patterns*) são macromoléculas biologicamente distintas que podem ser reconhecidas pelo sistema imune inato.** Nas defesas antimicrobianas estão inclusas moléculas das famílias colectina, ficolina e pentraxina, as quais podem agir como opsoninas, seja diretamente ou ao ativar o sistema complemento. Os macrófagos possuem receptores *scavenger* e do tipo lectina na superfície da membrana celular, os quais permitem que eles se liguem diretamente aos patógenos e restos celulares.
- **Os receptores tipo Toll (TLRs, do inglês, *Toll like receptors*) são uma família de receptores que reconhecem os PAMPs em bactérias, vírus e fungos.** Eles estão presentes em muitos tipos de células e podem ativar os macrófagos ao utilizar sistemas de sinalização que estão bastante relacionados àqueles usados pelas citocinas inflamatórias TNF-α e IL-1.
- **Os padrões de reconhecimento de receptores (PRRS, do inglês, *intracytoplasmic pattern recognition receptors*) reconhecem os produtos dos patógenos intracelulares.** Os receptores da família *Nod* reconhecem produtos bacterianos, ao passo que os receptores *RLH* são capazes de reconhecer produtos virais.

Respostas imunes inatas

O sistema imune elimina os patógenos por meio de diferentes tipos de respostas, que podem ser divididas em:

- respostas adaptativas; e
- resposta imune inata

As respostas imunes adaptativas dependem do reconhecimento do antígeno pelos linfócitos, um tipo de célula cuja evolução é relativamente recente. Os linfócitos estão presentes em todos os vertebrados, mas não em todos os invertebrados. No entanto, as células do tipo linfócitos (*lymphocyte-like*) estão presentes em filos de grande proximidade, incluindo os urocordados e equinodermos (Fig. 6.1).

P. Quais são as duas principais características da resposta imune adaptativa?

R. Elas mostram um alto nível de especificidade para o patógeno específico e memória duradoura.

Antes de os linfócitos evoluírem e do surgimento de receptores de antígenos específicos (anticorpos e receptores de células T), diferentes tipos de defesas imunes já estavam presentes em organismos precursores. Muitos desses sistemas foram mantidos nos vertebrados e continuaram a evoluir juntamente com o sistema imune adaptativo. É por esse motivo que se pode ver nos mamíferos atuais um sistema imune integrado, no qual diversos tipos de defesas trabalham em conjunto.

Micrografias eletrônicas de células do tipo linfócitos

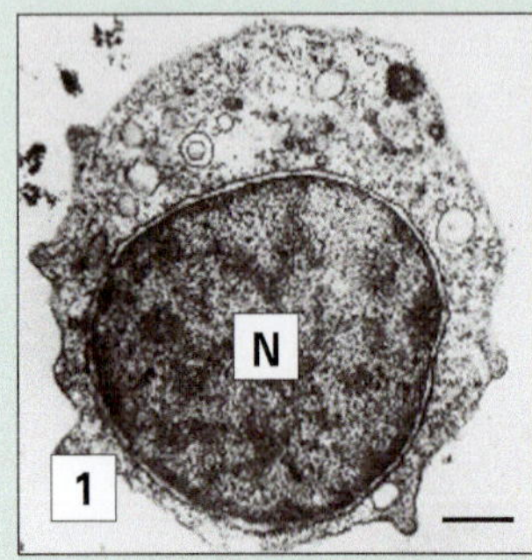

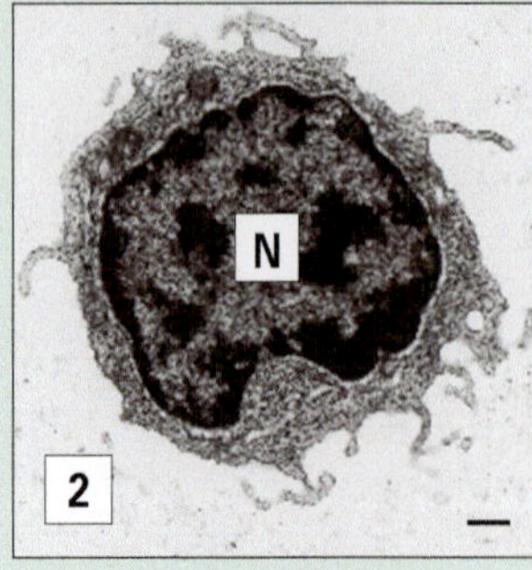

Fig. 6.1 Micrografia eletrônica de células do tipo linfócitos do urocordado *Ciona intestinalis* (**1**) e de um peixe, o Blenny, *Blennius pholis* (**2**). Observe a semelhança morfológica – ambas as células têm um grande núcleo e uma borda fina de citoplasma. Barra de escala 0,5 µm. *(Cortesia do Dr. AF Rowley da Endeavour 1989:13;72-77. Copyright 1989 com permissão da Elsevier.)*

Na realidade, a tentativa de separar a resposta imune adaptativa da resposta imune inata é um tanto artificial. Por exemplo, um macrófago:

- desempenha uma defesa imune muito primitiva de fagocitose; mas também;
- expressa moléculas do MHC e atua como uma célula apresentadora de antígeno, uma função que só faz sentido em relação à evolução das células T.

É possível identificar alguns dos antigos sistemas de defesa imune inata porque os sistemas a eles relacionados são encontrados somente em filos distantes. Por exemplo, a família dos **receptores tipo Toll** (**TLRs**, Fig. 6.2) foi identificada primeiramente nos insetos. Portanto, pode-se concluir que os antecessores distantes de mamíferos e insetos possuíam um receptor molecular desse tipo que, provavelmente, reconhecia componentes microbianos.

P. Por que seria errado pensar, que o sistema imune encontrado em insetos ou vermes foi o precursor do sistema imune encontrado nos vertebrados atuais?
R. A evolução de ambos se deu separadamente por milhões de anos. O sistema imune de vermes e insetos desenvolveu-se para eliminar patógenos que surgiram no contexto de seus ciclos de vida.

Tendo afirmado como a distinção funcional entre os sistemas adaptativos e inato é essencialmente artificial, este capítulo destaca algumas das respostas imunes que independem do reconhecimento feito pelos linfócitos.

Inflamação – uma resposta ao dano no tecido

A resposta do organismo a um tecido danificado depende de:

- o que causou esse dano;
- sua localização;
- sua gravidade.

Em muitos casos, o dano pode ser causado por meios físicos, sem envolver uma infecção ou resposta imune adaptativa.

No entanto, se houver infecção, os componentes do sistema imune inato do corpo, que limitam os danos e restauram os tecidos, trabalham juntamente com as respostas imunes adaptativas. O processo em geral envolve simultaneamente inúmeros estágios, os quais, normalmente, demoram muitos dias e até semanas. Neles podem estar inclusas algumas ou todas as situações a seguir:

- fim do sangramento;
- inflamação aguda;
- morte de patógenos, neutralização de toxinas, limitação da disseminação dos patógenos;
- fagocitose de restos celulares, patógenos e células mortas;
- proliferação e mobilização de fibroblastos ou outros tecidos celulares a fim de conter uma infecção e/ou restaurar um dano;
- remoção ou dissolução de coágulos sanguíneos e reconstrução dos componentes da matriz extracelular;
- regeneração das células do tecido, bem como o restabelecimento de sua estrutura e função.

A fase de chegada de diferentes populações de leucócitos a uma região inflamada

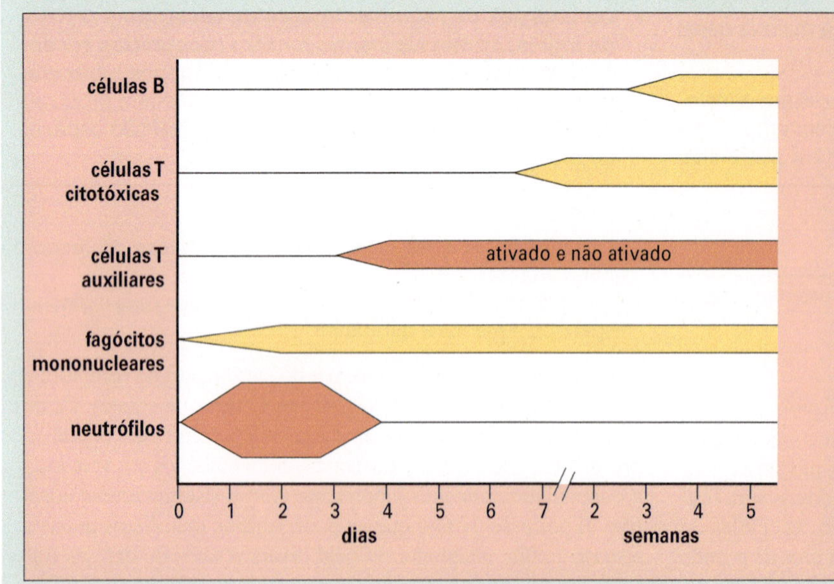

Fig. 6.2 Os leucócitos entram nos sítios de infecção em fases. Nos sítios de inflamação crônica, há mais macrófagos e células T.

A inflamação recruta os leucócitos às regiões onde há infecção ou dano do tecido

Muitas respostas imunes levam à eliminação completa de um patógeno (imunidade estéril), seguida da recuperação do dano, do desaparecimento dos leucócitos do tecido, bem como da regeneração completa de função tecidual – em tais casos, refere-se a essa resposta como **inflamação aguda**.

P. Quais sãos as três principais mudanças que ocorrem no tecido durante uma resposta inflamatória aguda?
R. Ocorre um aumento no fornecimento de sangue à área afetada, aumento na permeabilidade capilar, permitindo a entrada de moléculas maiores do soro no tecido, e um aumento da migração de leucócitos para o tecido (Cap. 1).

Em alguns casos, a infecção não é totalmente eliminada. A maioria dos organismos patogênicos desenvolveu sistemas para escapar das repostas imunes que os eliminariam. Nesse caso, o organismo tenta, frequentemente, conter a infecção ou minimizar seus danos; contudo, o estímulo antigênico constante e os efeitos citotóxicos do patógeno em si resultam no processo da **inflamação crônica**.

As células encontradas nas inflamações aguda e crônica diferem muito uma da outra e refletem a fase de chegada de diferentes populações de leucócitos ao local da infecção (Fig. 6.2). Por conseguinte:

- o sítio de inflamação aguda tende a ter um número maior de neutrófilos e células T auxiliares; enquanto
- os sítios de inflamação crônica têm uma proporção maior de macrófagos, células T citotóxicas e até mesmo células B.

A fase de chegada de diferentes populações de leucócitos a uma região inflamada depende das quimiocinas encontradas no endotélio (veja adiante). As **quimiocinas** ativam diferentes populações de leucócitos, o que as fazem migrar para o tecido.

Os tipos de células encontradas nas regiões danificadas e a capacidade do tecido para se regenerar e recuperar também dependem muito do tecido em questão. No cérebro, por exemplo, a capacidade de regeneração celular é bastante limitada. Por isso, em doenças inflamatórias crônicas como a esclerose múltipla, a área danificada é, com frequência, substituída pelo tecido cicatricial, formado essencialmente por um tipo de célula especializada do sistema nervoso central, o astrócito.

As seções seguintes explicarão os princípios gerais de como a inflamação se desenvolve, embora os detalhes específicos dependam:

- do tipo de infecção;
- do tecido; e
- da condição imune do indivíduo.

As citocinas controlam a migração dos leucócitos para dentro do tecido

Um dano no tecido leva à liberação de inúmeras citocinas inflamatórias, por meio:

- dos leucócitos "patrulheiros"; ou
- de células dentro do tecido, incluindo os fagócitos mononucleares residentes.

As citocinas **fator de necrose tumoral-α** (**TNF-α**) IL-1 e o **interferon-γ** (**IFN-γ**) são extremamente importantes nessa questão. O TNF-α é produzido inicialmente pelos macrófagos e outros fagócitos mononucleares, e desempenha várias funções no desenvolvimento da inflamação e ativação de outros leucócitos (Fig. 6.3). O TNF-α induz, de maneira notável, a adesão de moléculas e quimiocinas ao endotélio, as quais são necessárias para o acúmulo dos leucócitos. O TNF-α e as citocinas relacionadas, as **linfotoxinas**, agem em uma família de receptores, o que ativa o fator de transcrição **NF-κB** (Fig. 6.4), o qual foi descrito como a chave geral do sistema imune. O NF-κB é, na verdade, um grupo de fatores de transcrições relacionados, o qual pode ser ativado pelos receptores tipo Toll e pela IL-1. A ativação do endotélio vascular pelo TNF-α ou pela IL-1 induz a produção de quimiocinas e as moléculas de adesão para que sejam expressas na superfície endotelial.

Uma vez que uma reação imune se desenvolve no tecido, os leucócitos geram suas próprias citocinas (p. ex., o IFN-γ é produzido pelas células TH1 ativas), que também ativam o endotélio e estimulam uma maior migração de leucócitos. As quimiocinas produzidas no sítio dependem do tipo de resposta imune que ocorre dentro do tecido, e isso, por sua vez, afeta os tipos de leucócitos que migrarão para o tecido. Isso explica, em parte, por que padrões diferenciados de migração e inflamação de leucócitos são encontrados em diferentes doenças.

Os leucócitos migram através do endotélio microvascular

Os mecanismos que controlam a migração dos leucócitos em direção aos tecidos inflamados foram cuidadosamente estudados, devido à sua importância médica e biológica. Tais mecanismos também se aplicam, em teoria, ao movimento celular que ocorre entre os tecidos linfoides durante seu desenvolvimento e sua vida normal.

As rotas feitas pelos leucócitos, à medida que se movimentam pelo corpo, são determinadas pelas interações entre:

- as células circulantes; e
- o endotélio dos vasos sanguíneos.

A migração dos leucócitos é controlada pelas moléculas sinalizadoras, as quais são encontradas na superfície do endotélio, e ocorre principalmente nas vênulas (Fig. 6.5). Há três razões para isso:

- as moléculas de sinalização e adesão, responsáveis pelo controle da migração, são expressas especificamente nas vênulas;
- a força de turbulência da hemodinâmica nas vênulas é relativamente baixa. Isso permite que os leucócitos tenham tempo de receber sinais do endotélio e que as moléculas de adesão interajam nos dois tipos de células de maneira eficiente;
- a carga da superfície endotelial é menor nas vênulas (Fig. 6.6).

Embora os padrões de migração dos leucócitos sejam complexos, o mecanismo básico parece ser universal. As interações iniciais são mostradas em um modelo com três passos (Fig. 6.7):

- Primeiro passo – os leucócitos têm sua velocidade reduzida, conforme passam pela vênula e deslizam pela superfície do endotélio antes de se fixarem – isso é mediado, primeiramente, pelas moléculas de adesão chamadas **selectinas**, as quais interagem com os carboidratos nas glicoproteínas;
- Segundo passo – os leucócitos cuja velocidade foi reduzida têm agora a oportunidade de responder às moléculas sinalizadoras fixadas na superfície endotelial – o grupo de citocinas chamado **quimiocinas** é de grande importância, pois ativa uma população específica de leucócitos que expressam os receptores de quimiocinas adequados;
- Terceiro passo – a ativação regula positivamente a afinidade das **integrinas** dos leucócitos, que então se ligam às moléculas de adesão celular no endotélio, produzindo uma adesão firme, e iniciam o programa de migração.

O TNF-α é uma citocina com inúmeras funções

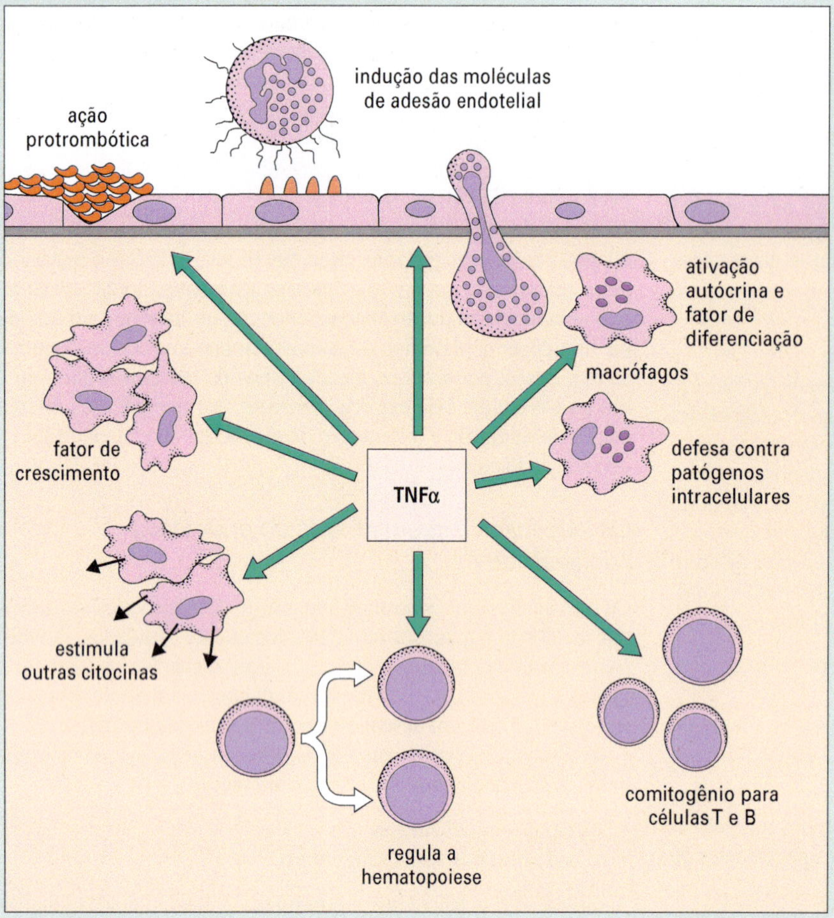

Fig. 6.3 O TNF-α tem muitas funções na inflamação. Tem ação protrombótica e estimula a adesão e migração leucocitária (em cima). Ele desempenha um importante papel na regulação da ativação dos macrófagos e nas respostas imunes em tecidos (centro), além de modular a hematopoiese e o desenvolvimento dos linfócitos (embaixo).

A migração transendotelial é um processo ativo que envolve tanto os leucócitos quanto as células endoteliais (Fig. 6.8). Os leucócitos migram, normalmente, pelas junções entre as células, mas em tecidos especializados, como o cérebro e timo, onde o endotélio é conectado pelas junções oclusivas, os linfócitos migram através do endotélio em vacúolos, próximos às junções intercelulares, as quais não se rompem.

As células em migração estendem seus pseudópodos para a membrana basal e se movem sob o endotélio ao utilizar novos grupos de moléculas de adesão. Em seguida, são liberadas as enzimas que digerem o colágeno e outros componentes da membrana basal, o que possibilita a migração das células para o interior do tecido. Uma vez no tecido, as células podem responder a novos estímulos quimiotáticos, o que as permitem se posicionarem adequadamente no tecido.

O tráfego de leucócitos em direção aos tecidos é determinado pelas moléculas de sinalização e adesão

As moléculas de adesão intercelulares são proteínas ligadas à membrana que possibilitam que uma célula interaja com a outra. Essas moléculas, com frequência, atravessam a membrana e estão ligadas ao citoesqueleto.

P. Por que é importante que as moléculas de adesão celular (CAMs) interajam com o citoesqueleto?

R. Ao se ligarem ao citoesqueleto, as moléculas de adesão fazem que uma célula ganhe impulso até outra célula, ou à matriz extracelular, e se mova pelos tecidos.

Em muitos casos, uma molécula de adesão específica pode se ligar a mais de um ligante, ao utilizar diferentes regiões de ligação. Embora a afinidade de ligação de certas moléculas de adesão aos seus ligantes seja baixa, a aglomeração de moléculas em caminhos da superfície celular significa que a avidez de interação pode ser alta.

As células podem modular suas interações com outros tipos de células ao aumentar o número de moléculas de adesão na superfície ou alterar sua afinidade e avidez. Elas podem alterar o nível de expressão das moléculas de adesão de duas maneiras:

- muitas células retêm grandes armazenamentos intracelulares dessas moléculas em vacúolos, os quais podem ser direcionados à superfície celular em minutos, após a ativação celular;
- novas moléculas podem ser sintetizadas e transportadas à superfície celular, um processo que, normalmente, demora várias horas.

As selectinas ligam-se aos carboidratos a fim de diminuir a circulação de leucócitos

As selectinas fazem parte do primeiro passo da migração transendotelial. As selectinas incluem as moléculas:

- E-selectina e P-selectina, expressas, predominantemente, no endotélio e nas plaquetas; e
- L-selectina, expressa em alguns leucócitos (Fig. 6.9).

As selectinas são moléculas transmembranas; seu domínio N-terminal possui propriedades semelhantes às da lectina (p. ex., ele se liga aos resíduos de carboidrato), por isso o nome de selectinas.

Vias de sinalização intracelular induzidas pelo TNF-α

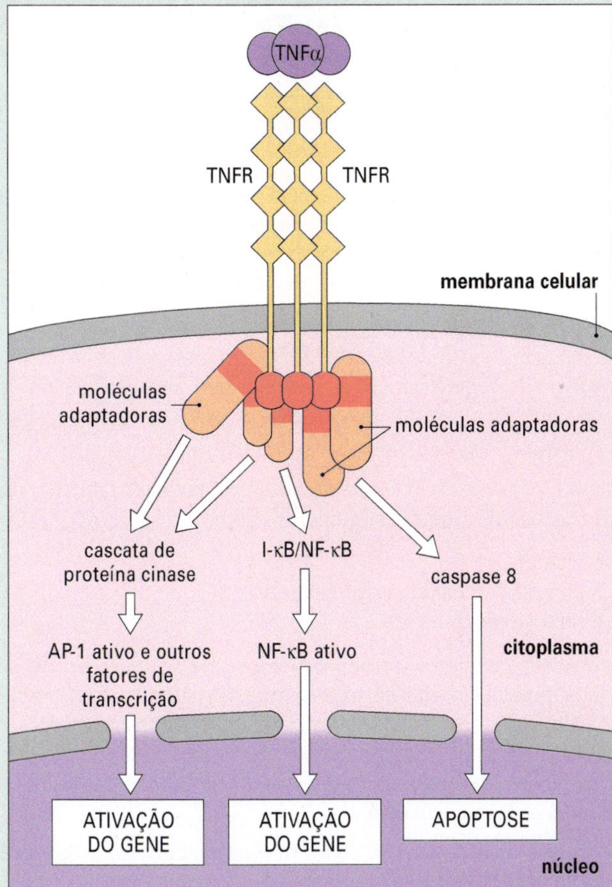

Fig. 6.4 O TNF-α estimula a trimerização do receptor TNF (TNFR), induzindo moléculas adaptadoras até o complexo receptor. Uma via leva à ativação da caspase 8 e à apoptose. Outra via leva à ativação dos fatores de transcrição AP1 e NF-κB, os quais ativam muitos genes envolvidos nas respostas imunes adaptativas e inatas.

Leucócitos aderindo à parede de uma vênula

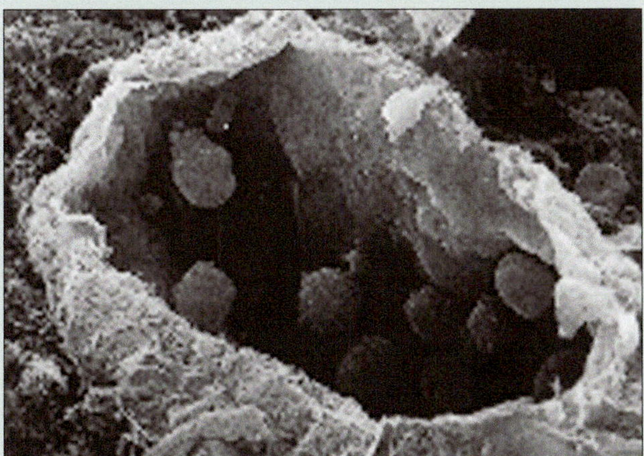

Fig. 6.5 A micrografia eletrônica de varredura mostra os leucócitos aderindo à parede de uma vênula no tecido inflamado. 16.000×. *(Cortesia do Professor MJ Karnovsky.)*

Migração dos leucócitos através do endotélio

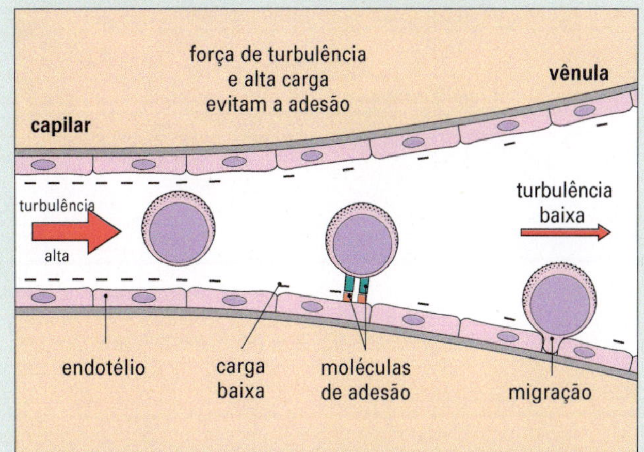

Fig. 6.6 Os leucócitos que circulam através de um fluxo vascular podem interagir com o endotélio venular por meio de um conjunto de moléculas de adesão de superfície. Nas vênulas, a força hemodinâmica é baixa, a carga de superfície no endotélio é menor, e as moléculas de adesão são expressas de maneira seletiva.

Modelo em três passos da adesão de leucócitos

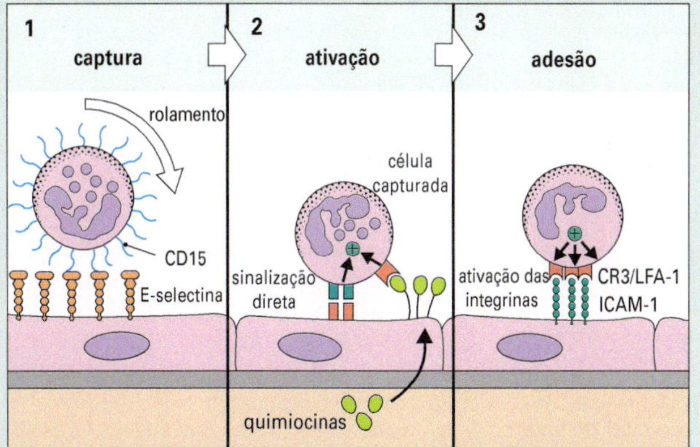

Fig. 6.7 O modelo da adesão e ativação do leucócito em três passos é ilustrado por um neutrófilo, embora diferentes grupos de moléculas de adesão sejam usados por outros leucócitos em situações distintas. (**1**) Captura – o neutrófilo tem sua velocidade reduzida na circulação por meio das interações entre a E-selectina e os grupos de carboidratos no CD15, fazendo-o rolar pela superfície endotelial. (**2**) Ativação – o neutrófilo agora pode receber os sinais das quimiocinas, ligar-se à superfície endotelial ou receber a sinalização direta das moléculas endoteliais da superfície. Quanto mais tempo uma célula rolar pelo endotélio, mais tempo ela terá para receber um número suficiente de sinais que a permitirá iniciar a migração. (**3**) Adesão – a adesão regula positivamente as integrinas (CR3 e LFA1) para que essas se liguem à ICAM-1 produzida no endotélio pelas citocinas inflamatórias.

Quando um tecido é danificado, o TNF-α ou a IL-1 estimulam a síntese e expressão da E-selectina no endotélio. A P-selectina age de maneira similar à E-selectina, mas é mantida pronta nos corpos Weibel-Palade do endotélio e liberada na superfície celular, caso o endotélio seja ativado ou danificado. Tanto a E-selectina quanto a P-selectina podem diminuir a circulação de plaquetas ou leucócitos.

Migração dos linfócitos

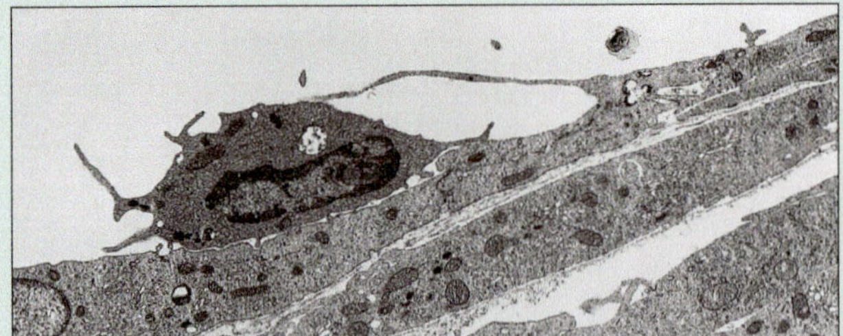

Fig. 6.8 A micrografia eletrônica mostra um linfócito aderindo ao endotélio cerebral próximo à junção celular interendotelial em um animal com encefalomielite alérgica experimental. A adesão precede a migração transendotelial para dentro das regiões inflamadas. (*Cortesia do Dr. C Hawkins.*)

Selectinas

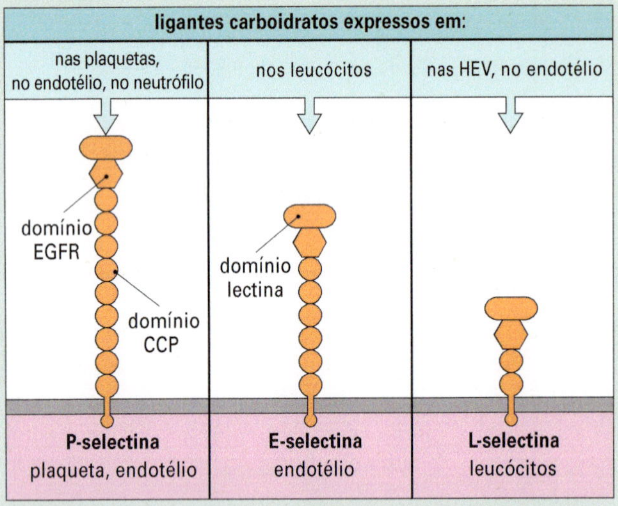

ligantes carboidratos expressos em:

nas plaquetas, no endotélio, no neutrófilo | nos leucócitos | nas HEV, no endotélio

domínio EGFR

domínio CCP

domínio lectina

P-selectina plaqueta, endotélio | **E-selectina** endotélio | **L-selectina** leucócitos

Fig. 6.9 A figura mostra as estruturas de três selectinas. Elas possuem domínios terminais lectina, que se ligam aos carboidratos nas células listadas. O domínio EGF-R é homólogo a um segmento no receptor de fator de crescimento epidérmico. Os domínios CCP são homólogos aos domínios encontrados nas proteínas de controle do complemento, tais como o fator H, fator de aceleração de decaimento e a proteína de cofator de membrana.

Os carboidratos ligantes para as selectinas podem estar associados a diversos tipos de proteínas:

- nos sítios de inflamação, as E-selectinas e P-selectinas, que são expressas no endotélio ativado, ligam-se ao carboidrato sialil Lewis-X, associado ao CD15, presente em muitos leucócitos;
- algumas das selectinas ligantes estão expressas de forma seletiva em certas populações de leucócitos. Por exemplo, a molécula PSGL-1(ligante de glicoproteína da P-selectina) presente nas células TH1, liga-se à E-selectina e à P-selectinas, mas uma variante encontrada em células TH2, não.

Quando as selectinas se unem aos seus ligantes, as células em circulação têm sua velocidade diminuída dentro das vênulas. Imagens de vídeo da migração celular mostram que as células se movem descontroladamente ao longo do endotélio. Durante esse período, os leucócitos recebem, do endotélio, os sinais de migração. Esse é um processo do sinal de integração – quanto mais tempo a célula ficar na vênula, mais tempo ela terá para receber os sinais de que a migração deve ser ativada. Se o leucócito não for ativado, ele se solta do endotélio e retorna à circulação venosa. Portanto, um leucócito pode circular muitas vezes até encontrar o local adequado para sua migração.

As quimiocinas e outras moléculas quimiotáticas acionam os leucócitos estacionados

As quimiocinas são um grupo de pelo menos 50 pequenas citocinas envolvidas na migração, ativação e quimiotaxia das células. Elas determinam quais células atravessarão o endotélio e onde elas se moverão dentro do tecido. A maioria delas tem duas regiões de ligações:

- uma para receptores específicos; e
- uma para os grupos de carboidratos em proteoglicanos (como o sulfato de heparana), que as permite aderir à superfície luminal do endotélio (interior dos vasos), pronta para ativar qualquer leucócito capturado (Fig. 6.10).

As quimiocinas podem ser produzidas pelo próprio endotélio, mas isso depende de inúmeros fatores, tais como:

- o tecido;
- a presença de citocinas inflamatórias; e
- a força hemodinâmica.

Além disso, as quimiocinas produzidas pelas células, dentro dos tecidos, podem ser transportadas para o lado luminal do endotélio, por meio do processo da transcitose. Sendo assim, as reações ou eventos imunes, que ocorrem dentro do tecido, podem estimular a liberação das quimiocinas, as quais sinalizarão a migração interna das populações de leucócitos.

P. Qual é a vantagem de se ter diferentes tipos de inflamação em tecidos diferentes?

R. A formação de uma resposta imune adequada depende do patógeno, do quanto ele está danificando um determinado tecido, e da capacidade de regeneração e restauração desse tecido.

As quimiocinas dividem-se em quatro famílias diferentes, com base no espaço dos dois resíduos de cisteína (C) conservados. Por exemplo:

- as α-quimiocinas possuem uma estrutura CXC, na qual o "X" simboliza qualquer resíduo de aminoácido; e
- as β-quimiocinas possuem uma estrutura CC, na qual as cisteínas estão diretamente ligadas.

A quimiocina CX3CL1 é produzida como uma molécula de superfície celular e faz as vezes de uma molécula de adesão.

Os receptores de quimiocinas têm propriedades de ligação promíscuas

Todas as quimiocinas agem via receptores que possuem sete segmentos transmembrana, (**receptores 7tm**), associados às proteínas de ligação GTP (**proteínas-G**), responsáveis pela ativação celular. Há também três receptores *scavenger*, não sinalizadores, que se ligam a elas para depois removê-las, o que auxilia na manutenção dos gradientes quimiotáticos.

A maioria das quimiocinas age em mais de um receptor, e boa parte dos receptores responde a diversas quimiocinas. Dada a complexidade, é mais fácil entender o que elas fazem ao considerar seus receptores:

- os receptores das quimiocinas CXC são chamados CXCR1, CXCR2 e assim por diante; ao passo que
- os receptores das quimiocinas CC são chamados CCR1, CCR2 etc.

Quimiocinas

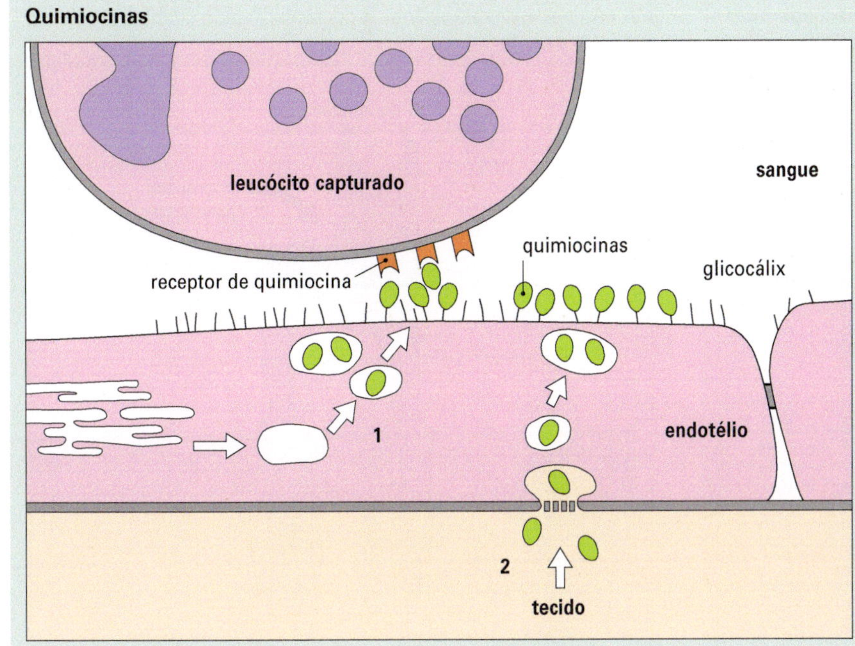

Fig. 6.10 As quimiocinas ligam-se aos glicosaminoglicanos no endotélio através de um sítio de ligação, enquanto um segundo sítio interage com os receptores de quimiocinas expressos na superfície do leucócito. Quimiocinas podem ser sintetizadas pela célula endotelial e armazenadas em vacúolos (corpos de Weibel-Palade) para depois serem liberadas à superfície luminal (interior dos vasos) após ativação (**1**). Alternativamente, as quimiocinas podem ser sintetizadas pelas células nos tecidos e ser transportadas através do endotélio (**2**). Sendo assim, as células localizadas dentro dos tecidos podem sinalizar aos leucócitos circulantes tanto direta quanto indiretamente.

A maioria da quimiocinas tinha, inicialmente, um nome descritivo e um acrônimo, tal como proteína quimiotática de monócitos-1(MCP-1). A nomenclatura atual descreve-as de acordo com seus tipos, por isso a MCP-1 é CCL2, o que significa que é um **ligante** dos receptores de quimiocinas da família CC (Fig. 6.11).

Os receptores de quimiocinas são expressos seletivamente em certas populações de leucócitos (Fig. 6.11) e isso determina quais células são capazes de responder aos sinais emitidos pelos tecidos. O perfil dos receptores de quimiocinas numa célula depende do seu tipo e estado de diferenciação. Por exemplo:

- todas as células T expressam o CCR1;
- as células TH2 expressam, preferencialmente, o CCR3; e
- as células TH1 expressam, preferencialmente, o CCR5 e o CXCR3.

Após a ativação dos linfonodos, os níveis do CXCR3 nas células T aumentam, tornando-os mais responsivos ao indutor IFN-γ das quimiocinas CXCL9, CXCL10 e CXCL11, responsáveis pela ativação do CXCR3. Como consequência, os linfócitos ativados por antígenos serão acionados rapidamente para entrar nos sítios inflamatórios, onde essas quimiocinas são expressas.

Outras moléculas também são quimiotáticas para neutrófilos e macrófagos

Diferentes moléculas são quimiotáticas para neutrófilos e macrófagos, e ambos possuem o receptor f.Met-Leu-Phe (fMLP). Esse receptor vincula-se aos peptídeos bloqueados pela metiotina formilada na porção N-terminal – os procariontes (*i.e.*, bactérias) dão início à tradução de proteínas por meio de seu aminoácido, ao passo que os eucariontes, não.

Os neutrófilos e macrófagos também possuem receptores para:

- C5a, que é um fragmento de um componente do complemento originário dos sítios inflamatórios, seguido da ativação do complemento; e
- LTB4 (leucotrieno B4), um produto do ácido araquidônico, gerado dos sítios inflamatórios, especialmente pelos macrófagos e mastócitos.

Além disso, as moléculas geradas pelo sistema de coagulação sanguínea, especialmente o fibrinopeptídeo B e a trombina, atraem os fagócitos. No entanto, muitas moléculas como essas agem apenas indiretamente, ao induzirem as quimiocinas.

Os primeiros leucócitos a chegarem aos sítios inflamatórios, se ativados, são capazes de liberarem quimiocinas que, por sua vez, atraem outras. Por exemplo:

- a CXCL8 liberada por monócitos ativados pode induzir a quimiotaxia dos neutrófilos e basófilos;
- de maneira similar, a ativação dos macrófagos resulta na liberação do LTB4.

Todas essas moléculas quimiotáticas agem via receptores 7tm, os quais ativam as proteínas-G triméricas.

P. Quais das moléculas quimiotáticas descritas anteriormente possuem padrões moleculares associados a micróbios (MAMPs)?
R. O fMLP é a única molécula oriunda de uma bactéria; todas as demais moléculas quimiotáticas são produzidas pelas células do organismo.

As integrinas presentes nos leucócitos ligam-se às moléculas de adesão no endotélio

A ativação dos leucócitos, por meio de seus receptores de quimiocinas, inicia a etapa seguinte da migração.

Os leucócitos e muitas outras células do organismo interagem com outras células e componentes da matriz extracelular ao utilizarem um grupo de moléculas de adesão chamado integrinas.

Na terceira etapa da migração dos leucócitos (Fig. 6.7), esses usam suas integrinas para se ligarem firmemente às moléculas de células de adesão (CAMs) no endotélio. A ativação dos leucócitos estimula esse processo de três maneiras:

- ela pode fazer com que as integrinas sejam liberadas das reservas intracelulares;
- ela pode ocasionar o agrupamento das integrinas na superfície celular em placas de alta avidez;

Alguns receptores de quimiocinas e seus principais ligantes

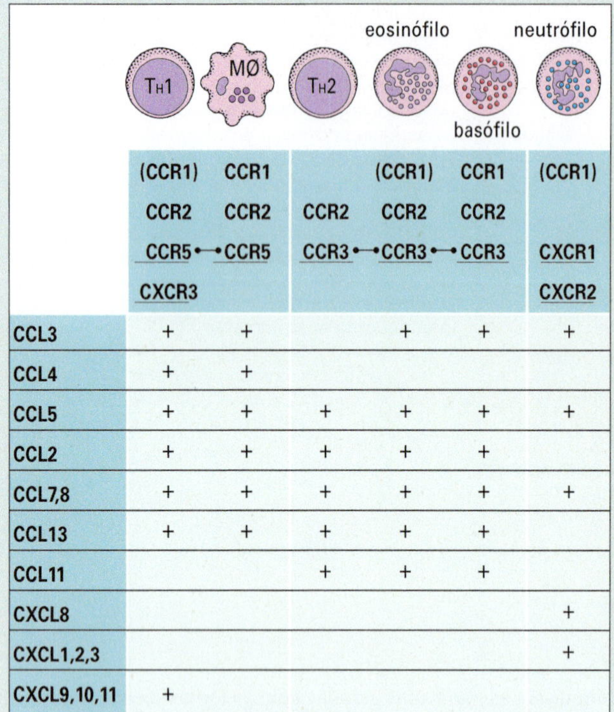

	TH1	MØ	TH2	eosinófilo	basófilo	neutrófilo
	(CCR1) CCR2 CCR5 CXCR3	CCR1 CCR2 CCR5	CCR2 CCR3	(CCR1) CCR2 CCR3	CCR1 CCR2 CCR3	(CCR1) CXCR1 CXCR2
CCL3	+	+		+	+	+
CCL4	+	+				
CCL5	+	+	+	+	+	+
CCL2	+	+	+	+	+	
CCL7,8	+	+	+	+	+	+
CCL13	+	+	+	+	+	
CCL11			+	+	+	
CXCL8						+
CXCL1,2,3						+
CXCL9,10,11	+					

Fig. 6.11 Lista com alguns dos receptores de quimiocinas encontrados em certos leucócitos e as quimiocinas às quais eles respondem. As células estão agrupadas de acordo com os principais tipos de respostas efetoras. Observe que as células TH1 e os fagócitos mononucleares expressam o receptor de quimiocina CCR5, o qual os permite responder à quimiocina CCL3, enquanto as células TH2, os eosinófilos e basófilos expressam o CCR3, o qual os permite responder à CCL11. Isso também possibilita o recrutamento seletivo de grupos de leucócitos às áreas com tipos específicos de respostas imune/inflamatórias. Ambos os grupos celulares expressam os receptores de quimiocinas CCR1 e CCR2, os quais proporcionam reações às proteínas quimiotáticas de macrófagos (CCL2, CCL7, CCL8 e CCL13). Os neutrófilos expressam os receptores de quimiocinas CXCR1 e CXCR2, responsáveis pela resposta às CXCL8 (IL-8), CXCL1 e CXCL2. Os registros entre parênteses indicam que apenas um subgrupo de células expressa o receptor em questão.

A afinidade das integrinas é controlada pela sinalização de dentro para fora

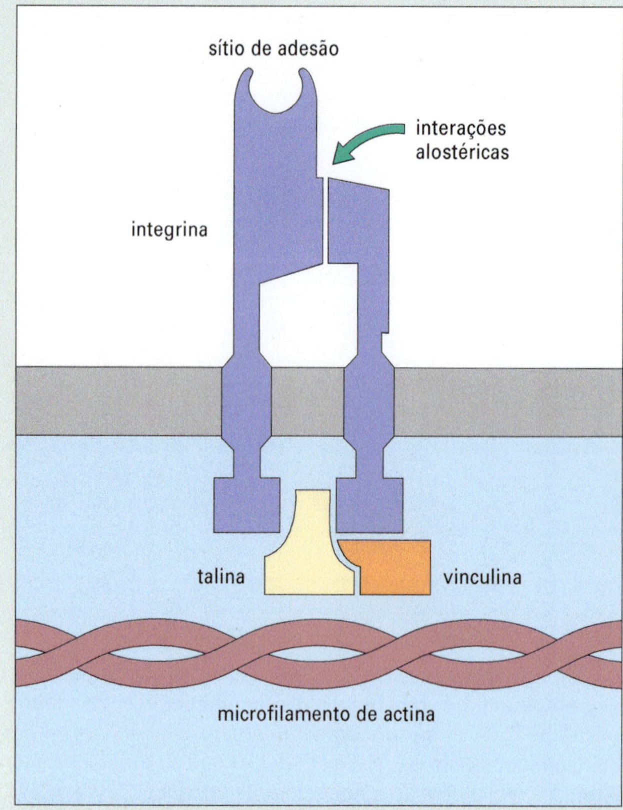

Fig.6.12 A ativação da célula ocasiona uma mudança de posição das duas cadeias da integrina, as quais se unem ao citoesqueleto por meio das moléculas adaptadoras vinculina e talina. Essa união produz uma mudança alostérica na parte extracelular da molécula, a qual possibilita que a região de ligação se abra e a integrina se una ao seu ligante.

- o mais importante, a ativação celular induzida pelas quimiocinas faz que as integrinas se juntem ao citoesqueleto e mudem para uma forma de alta afinidade (Fig. 6.12) – conhecida como "a sinalização de dentro para fora", pois a ativação que ocorre dentro da célula gera uma mudança, de posição e afinidade, na parte extracelular da integrina.

Em geral, a afinidade de ligação das integrinas com as CAMs no endotélio é fraca, mas quando interações suficientes acontecem, as células aderem firmemente.

Muitas das CAMs no endotélio pertencem à superfamília das imunoglobulinas. Algumas delas (p. ex., ICAM-1 – molécula de adesão intracelular-1 e VCAM-1 – molécula de adesão celular vascular-1) são induzidas no endotélio dos sítios inflamatórios pelas citocinas inflamatórias, enquanto outras (p. ex., ICAM-2) são expressas de forma constituinte (Fig. 6.13). Há integrinas específicas que se ligam às CAMs específicas (Fig. 6.14), e já que as integrinas se distinguem dos leucócitos e as CAMs se distinguem do endotélio em diferentes tecidos, o estágio de adesão também interfere na seleção dos leucócitos que penetram o tecido.

Expressão e indução das moléculas de adesão endoteliais

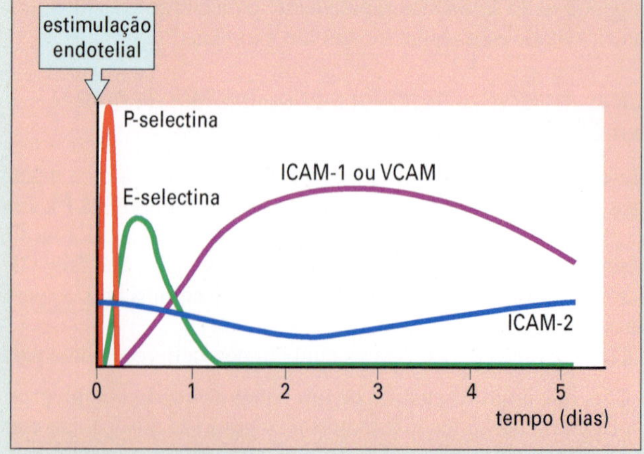

Fig. 6.13 O gráfico mostra o curso do tempo de indução de diferentes moléculas endoteliais, presentes no endotélio da veia umbilical humana *in vitro*, sob estímulos do TNF-α.

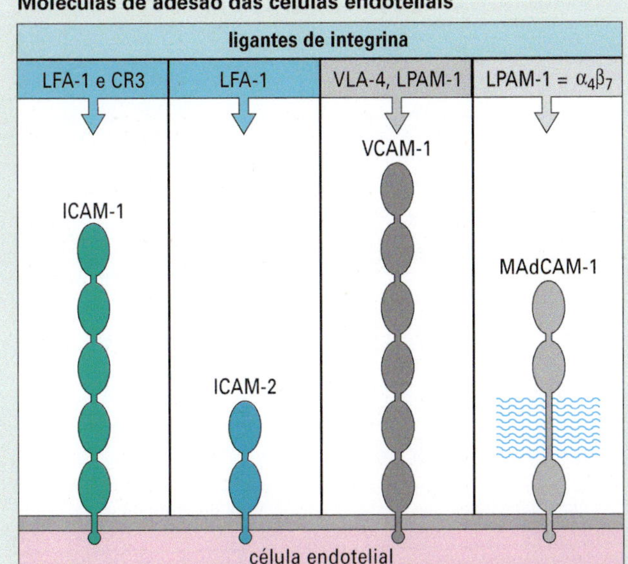

Fig. 6.14 As moléculas ICAM-1, ICAM-2, VCAM-1 e MAdCAM-1 estão representadas em diagramas juntamente com seus domínios tipo imunoglobulina. Seus ligantes de integrina estão listados acima. A MadCAM-1 também possui um segmento altamente glicosilado, o qual liga à L-selectina.

A migração dos leucócitos varia de acordo com o tecido e o estímulo inflamatório

Embora o mecanismo dos três estágios descrito anteriormente seja aplicável a todas as migrações de leucócitos, padrões distintos relacionados ao acúmulo de leucócitos são encontrados em diferentes locais inflamados, dependendo:

- do estado da ativação dos linfócitos ou fagócitos – tanto a expressão das moléculas de adesão quanto sua afinidade funcional variam de acordo com o tipo de célula e se essa foi ativada por antígenos, citocinas ou interações celulares. Por exemplo, a ativação das células induz o receptor de quimiocina CXCR3, e a molécula de adesão LFA-1, que estimula a migração das células ativadas para dentro dos tecidos inflamados;
- dos tipos de moléculas de adesão expressas pelo endotélio vascular, o que está relacionado à sua localização e se foi ativado por citocinas. Por exemplo: a ICAM-1 está expressa em níveis mais altos do que a VCAM-1 no endotélio cerebral, ao passo que ambas estão igualmente expressas no endotélio da pele;
- das moléculas quimiotáticas e citocinas específicas que estão presentes; os receptores distinguem-se das populações de leucócitos para que agentes quimiotáticos específicos atuem seletivamente.

Diferentes quimiocinas são responsáveis pelo acúmulo de diferentes tipos de leucócitos

No segundo estágio da migração, os neutrófilos são acionados por quimiocinas como a CXCL8, sintetizada pelas células presentes no tecido ou pelo próprio endotélio. A CXCL8 age em dois receptores de quimiocinas diferentes – o CXCR1 e o CXCR2 (Fig. 6.11) – a fim de iniciar a migração de neutrófilos.

Em alguns tecidos, diferentes grupos de quimiocinas geram o acúmulo local de outros grupos de leucócitos. Por exemplo:

- nos brônquios de indivíduos asmáticos, a CCL11 (eotaxina) é liberada, o que gera o acúmulo de eosinófilos – a CCL11 age no CCR3, que também está presente nas células TH2 e nos basófilos. Assim, ao liberar uma quimiocina, o tecido pode sinalizar para três tipos de células diferentes para migrarem, e esse conjunto específico de células é característico dos infiltrados celulares na asma;
- nas regiões onde há inflamação crônica, as quimiocinas CXCL10 e CCL2 são liberadas pelo endotélio em resposta ao IFN-γ e ao TNF-α – a CXCL10 age nas células TH1 ativadas (via CCR5); enquanto a CCL2 age nos macrófagos (via CCR5); sendo assim, os macrófagos e as células TH1 tendem a se acumular nas regiões onde a inflamação é crônica.

P. Em qual tipo de reação inflamatória é possível observar a produção da CXCL10 e o acúmulo de macrófagos ativados?
R. Nas reações inflamatórias crônicas.

Evitar a adesão dos leucócitos pode ter função terapêutica

A importância da adesão dos leucócitos destacou-se em um grupo de pacientes portadores da deficiência de adesão leucocitária (LAD, do inglês, *leukocyte adhesion deficiency*). Esses indivíduos sofrem diversas infecções, devido à ausência de todas as β_2 integrinas. O mecanismo foi confirmado por meio de estudos feitos com animais de laboratório. Ao injetarem os anticorpos no CR3, eles inibiram a migração de fagócitos para os tecidos.

São utilizados atualmente inúmeros anticorpos contra a adesão molecular, de forma terapêutica, no tratamento de doenças inflamatórias. Por exemplo, os anticorpos contra a VLA-4 (o ligante para a VCAM-1) são usados no tratamento de pacientes portadores de esclerose múltipla, cujo objetivo é o de limitar a migração das células T ativas para o sistema nervoso central.

A migração dos leucócitos para os tecidos linfoides

A migração dos leucócitos para os tecidos linfoides também é controlada pelas quimiocinas e pelas moléculas de adesão presentes no endotélio.

P. O que é mais característico nos tecidos linfoides secundários?
R. Esses tecidos possuem vênulas de endotélio altamente especializado (HEVs) com células endoteliais colunares (Figs. 2.53 e 2.54), que expressam altos níveis de glicoproteínas sulfatadas e grupos característicos de moléculas de adesão.

Até 25% dos linfócitos que entram num linfonodo, por meio do sangue, podem ser desviados através das HEVs. Em contrapartida, apenas uma pequena parcela dos que circulam por meio de outros tecidos atravessa o endotélio venular a cada trânsito. Portanto, as HEVs são especialmente importantes no controle da recirculação dos linfócitos. Em geral, as HEVs estão presentes apenas nos tecidos linfoides secundários, mas podem ser induzidos nos sítios com inflamação crônica.

Além de seu formato peculiar, as células HEVs expressam conjuntos distintos de moléculas de adesão altamente sulfatadas e glicosiladas, as quais se unem às células T circulantes, e as direcionam para o tecido linfoide.

As HEVs em tecidos linfoides diferentes possuem grupos de moléculas de adesão diferentes. Há um grupo isolado de moléculas que controla a migração para:

- as placas de Peyer;
- os nódulos linfáticos da mucosa; e
- outros linfonodos.

Essas moléculas foram anteriormente denominadas adressinas vasculares, e sua expressão em diferentes HEVs explica, parcialmente, como os linfócitos retornam para os seus próprios tecidos linfoides.

Os linfócitos virgens expressam a L-selectina, que contribui para sua união com os ligantes de carboidratos nas HEVs presentes nos linfonodos periféricos e da mucosa. Uma vez parados nas HEVs, os linfócitos migrantes podem utilizar a integrina $\alpha_4\beta_7$ (LPAM-1, Fig. 6.14) para se ligarem à MadCAM na HEV dos linfonodos da mucosa ou nas placas de Peyer.

A expressão da $\alpha_4\beta_7$ permite a migração para o tecido linfoide da mucosa, ao passo que a $\alpha_4\beta_1$ possibilita a ligação à VCAM-1 no endotélio ativado ou na fibronectina em tecidos. A expressão de uma ou outra dessas moléculas pode, alternadamente, ser utilizada por linfócitos virgens que migram para o tecido linfoide, ou pelas células T ativadas, que migram para sítios inflamatórios.

As quimiocinas são importantes no controle do tráfego de células aos tecidos linfoides

As quimiocinas também são importantes no controle do tráfego de células até o tecido linfoide. As células T virgens expressam o CXCR4 e o CCR7, os quais as permitem responder às quimiocinas expressas nos tecidos linfoides. Eles reconhecem, inicialmente, a CCL21 no endotélio e, em seguida, a CCL19 produzida pelas células dendríticas, as quais, acredita-se, dão o direcionamento até as áreas adequadas de células T do linfonodo, onde as células dendríticas podem apresentar o antígeno aos linfócitos T.

Uma vez que as células T foram ativadas, perdem CXCR4 e CCR7, mas ganham novos receptores de quimiocinas (Fig. 6.11), que lhes permitem responder às quimiocinas produzidas nos sítios de inflamação.

As células B virgens expressam o CCR7 e o CXCR5, um receptor para a CXCL13, importante na localização dos folículos linfoides dentro dos linfonodos. Um subtipo de células T, importante no auxílio da diferenciação da célula B, também expressa o CXCR5, responsável pela colocalização desses receptores com as células B nos folículos linfoides. Sendo assim, as células que circulam no tecido linfoide respondem, sequencialmente, a sinais emitidos pelo endotélio e por diferentes áreas dentro do tecido (Fig. 6.15).

As quimiocinas e a migração celular para o tecido linfoide

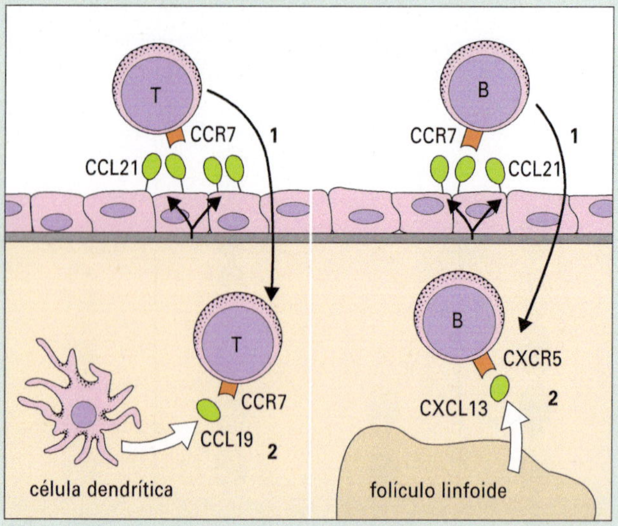

Fig. 6.15 A migração celular ocorre em estágios. As células T virgens expressam o CCR7, que as possibilita responder à CCL21, expressa pelos tecidos linfoides secundários (**1**). Uma vez que as células já migraram através do endotélio, o mesmo receptor pode responder a sinais da CCL19, produzida pelas células dendríticas (**2**), as quais, por sua vez, promovem as interações com as células T no paracórtex (área de célula T) do linfonodo. As células B também expressam o CXCR7, e usam mecanismos similares para migrar para os tecidos linfoides (**1**). Entretanto, elas também expressam o CXCR5, que as permitem responder à CXCL13, a quimiocina produzida nos folículos linfoides (**2**) – portanto, as células B são direcionadas às áreas de células B do linfonodo. A ausência do CXCR5 em camundongos impediu o desenvolvimento de folículos linfoides normais.

Os mediadores da inflamação

O aumento na permeabilidade vascular é outro componente importante no processo de inflamação. Contudo, enquanto a migração celular ocorre através das vênulas, a exsudação de soro ocorre, inicialmente, através dos capilares onde a pressão sanguínea é mais alta e a parede dos vasos, mais fina. Esse evento é controlado de duas maneiras:

- o fornecimento de sangue na área aumenta;
- há um aumento na permeabilidade capilar ocasionado pela retração das células endoteliais e pelo transporte vesicular aumentado através do endotélio – isso permite que moléculas maiores do que o normal atravessem o endotélio e os anticorpos e as moléculas do sistema de enzimas plasmáticas cheguem aos sítios inflamatórios.

Os quatro sistemas de enzimas plasmáticas principais que desempenham um papel importante na hemostasia e no controle da inflamação são:

- o sistema coagulante;
- o sistema fibrinolítico (plasmina);
- os sistema cinina; e
- o sistema complemento (Cap. 4).

O sistema cinina gera mediadores vasoativos poderosos

O sistema cinina gera os mediadores bradicinina e lisil-bradicinina (calidina). A bradicinina é um vasoativo não peptídeo muito poderoso que causa:

- dilatação venular devido à liberação do óxido nítrico (NO);
- permeabilidade vascular aumentada; e
- contração muscular leve.

A bradicinina é gerada após a ativação do fator de Hageman (XII) do sistema de coagulação sanguínea, ao passo que a calicreína tecidual é gerada após a ativação do sistema plasmina ou pelas enzimas oriundas dos tecidos danificados (Fig. 6.16).

O sistema plasmina é importante no remodelamento e regeneração do tecido

O sistema plasmina pode ser acionado por meio de um ativador solúvel ou um ativador plasmogênico tipo tecidual, responsável pela conversão enzimática do plasminogênio para a plasmina. Plasmina

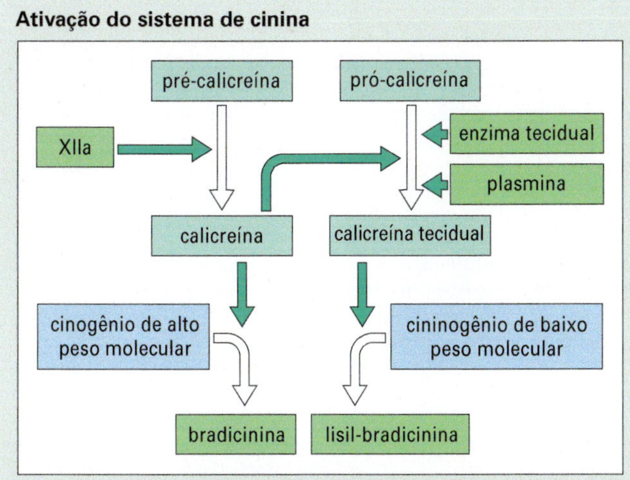

Fig. 6.16 O fator de Hageman ativado (XIIa) atua sobre a pré-calicreína para gerar a calicreína, a qual, por sua vez, libera a bradicinina do cininogênio de alto peso molecular (HMWK). A pré-calicreína e o HMWK circulam juntamente num complexo. Várias enzimas ativam a pró-calicreína para a calicreína tecidual, que libera a lisil-bradicinina do cininogênio de baixo peso molecular. Tanto a bradicinina quanto a lisil-bradicinina são vasodilatadores extremamente poderosos.

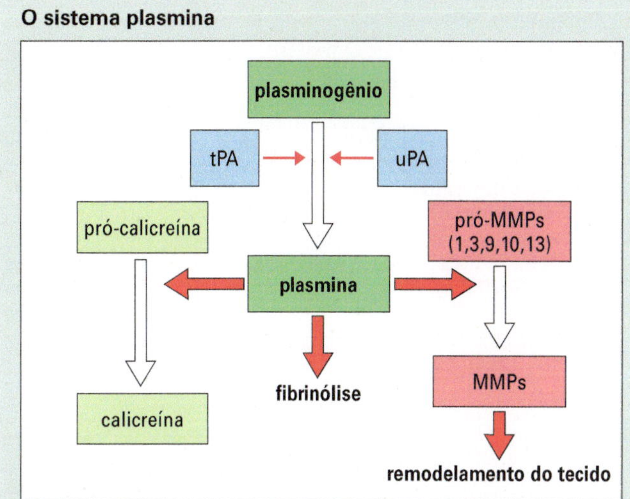

Fig. 6.17 A plasmina é gerada pela atividade enzimática dos receptores de plasmiogênio. (MMP, matriz metaloproteinase; tPA, ativador do plasminogênio tecidual; uPA, ativador de plasminogênio tipo uroquinase.)

foi originalmente identificada pela sua capacidade de dissolver a fibrina, mas cabe a ela também muitas outras atividades, em especial a ativação de algumas matrizes metaloproteinases (MMPs), enzimas necessárias para destruir e remodelar o colágeno (Fig. 6.17). Além disso, a plasmina também possibilita a angiogênese (formação de novos vasos sanguíneos) ao liberar as citocinas que induzem a proliferação e a migração das células endoteliais.

Os mastócitos, os basófilos e as plaquetas liberam inúmeros mediadores inflamatórios

As células auxiliares, incluindo os mastócitos, os basófilos e as plaquetas, também são de grande importância para o início e desenvolvimento da inflamação aguda. Eles agem como mediadores vasoativos da histamina e da 5-hidroxitriptamina (serotonina), responsáveis pela vasodilatação e permeabilidade vascular aumentada.

Muitos dos efeitos pró-inflamatórios da C3a e da C5a resultam de sua capacidade de liberar os grânulos dos mastócitos, pois esses podem ser bloqueados pelos anti-histamínicos. Os mastócitos e os basófilos são também um meio pelo qual o sistema imune adaptativo pode desencadear a inflamação – a IgE sensibiliza estas células através da ligação aos receptores de IgE, e as células podem, assim, ser ativadas pelo antígeno. Eles também são uma fonte importante de mediadores inflamatórios de reação lenta, assim como os leucotrienos e as prostaglandinas, que além de contribuírem com um componente tardio da inflamação aguda, são sintetizados e capazes de agir algumas horas depois dos mediadores tipo histamina, cujas pré-formação e liberação acontecem imediatamente após a ativação dos mastócitos.

A Figura 6.18 lista os principais mediadores de inflamação aguda. A interação do sistema imune, com o complemento e outros sistemas inflamatórios, é mostrada na Figura 6.19.

As plaquetas podem ser ativadas:

- pelos imunocomplexos; ou
- pelo fator ativador de plaquetas (PAF) liberado dos neutrófilos, basófilos e macrófagos.

As plaquetas ativadas liberam mediadores importantes para as reações de hipersensibilidade tipos II e III (Caps. 24 e 25).

A dor está associada aos mediadores liberados pelas células danificadas ou ativadas

As substâncias liberadas pelas células danificadas, pelos mastócitos e pelos basófilos são também importantes para produzir a sensação de dor. O fator ativador de plaquetas (PAF), a histamina, a serotonina, as prostaglandinas e os leucotrienos agem sobre as fibras C, responsáveis pela dor leve, de difícil localização, associada à inflamação. A substância P, liberada por fibras nervosas ativadas, contribui ainda mais para a sensação de dor. Vários tipos de danos mecânicos e físicos podem também levar à liberação desses mediadores pelos tecidos celulares, o que resulta em dor.

Os linfócitos e monócitos liberam mediadores que controlam o acúmulo e a ativação de outras células

Uma vez que os linfócitos e monócitos chegam ao sítio de infecção ou inflamação, eles também podem liberar mediadores que controlam o acúmulo posterior e a ativação de outras células. Por exemplo:

- os macrófagos ativados liberam a quimiocina CCL3 e o leucotrieno-B_4, sendo que ambos são quimiotáticos e estimulam uma nova migração de monócitos;
- os linfócitos podem modular, mais tarde, o tráfego de linfócitos ao liberar quimiocinas e citocinas inflamatórias, especialmente o IFN-γ.

P. O que determina se uma inflamação é aguda ou crônica?
R. O resultado de uma resposta inflamatória aguda está, fundamentalmente, relacionado à presença do antígeno. Se o antígeno inicial ou o patógeno persistir, o acúmulo de leucócitos continua e a reação crônica inflamatória se desenvolve. Se o antígeno for eliminado, não há uma nova ativação de leucócitos e a inflamação cessa.

Na inflamação crônica e nas reações inflamatórias recorrentes, os padrões de migração celular diferem daqueles vistos numa resposta aguda. Sabe-se que os padrões das citocinas e quimiocinas

Mediadores inflamatórios

mediador	fonte principal	ações
histamina	mastócitos, basófilos	aumento da permeabilidade vascular, contração do músculo liso, quimiocinese
5-hidroxitriptamina (5HT-serotonina)	plaquetas, mastócitos (em roedores)	aumento da permeabilidade vascular, contração do músculo liso
fator ativador de plaquetas (PAF)	basófilos, neutrófilos e macrófagos	liberação do mediador de plaquetas, aumento da permeabilidade vascular, contração do músculo liso, ativação do neutrófilo
IL-8 (CXCL8)	mastócitos, endotélio, monócitos e linfócitos	migração de polimorfismo e monócitos
C3a	complemento C3	desgranulação de mastócitos, contração do músculo liso
C5a	complemento C5	desgranulação de mastócitos, quimiotaxia de neutrófilos e macrófagos, contração do músculo liso e aumento da permeabilidade capilar
bradicinina	sistema cinina (cininogênio)	vasodilatação, contração do músculo liso, aumentado da permeabilidade capilar, dor
fibrinopeptídeos e produtos da quebra da fibrina	sistema coagulante	aumento da permeabilidade vascular, quimiotaxia de neutrófilos e macrófagos
prostaglandina E_2 (PGE_2)	via da cicloxigenase, mastócitos	vasodilatação, aumentado da potencialização da permeabilidade vascular produzida pela histamina e pela bradicinina
leucotrieno B_4 (LTB_4)	via da lipo-oxigenase, mastócitos	quimiotaxia de neutrófilo, sinergia com a PGE2 no aumento da permeabilidade vascular
leucotrieno D_4 (LTD_4)	via da lipo-oxigenase	contração do músculo liso, aumento na permeabilidade vascular

Fig. 6.18 Os principais mediadores inflamatórios controlam o fornecimento de sangue e a permeabilidade vascular ou modulam a migração celular.

inflamatórias variam ao longo do curso de uma reação inflamatória, e isso pode estar relacionado às consecutivas ondas de migração, de diferentes tipos de leucócitos, para dentro dos tecidos inflamados.

A inflamação crônica é característica nas regiões onde há infecção persistente e ocorre nas reações autoimunes, nas quais o antígeno não consegue ser erradicado (Cap. 20).

Padrões moleculares associados a patógenos

Antes do desenvolvimento evolutivo das células B e células T, os organismos ainda precisavam reconhecer e eliminar os patógenos microbianos. Por isso, inúmeras moléculas solúveis e receptores de superfície celular, capazes de reconhecer estruturas moleculares características nos patógenos, se desenvolveram. Tais estruturas são chamadas de **padrões moleculares associados a patógenos (PAMPs)** e as proteínas que os reconhecem, **receptores de reconhecimento de padrões (PRRs)**. Exemplos típicos de PAMPs são os carboidratos, as lipoproteínas e os lipopolissacarídeos, componentes da parede celular bacteriana e fúngica, enquanto alguns dos PRRs reconhecem os ácidos nucleicos distintivos (p. ex., dsRNA) formados durante a replicação viral.

Mais precisamente, muitas dessas moléculas são encontradas em organismos não patogênicos, então muitos autores preferem chamá-los de **padrões moleculares associados a micróbios (MAMPs)**, e distinguem-nos dos produtos das células danificadas, os **padrões moleculares associados a dano (DAMPs, do inglês, *damage-associated molecular patterns*)**.

Inúmeros PRRs que evoluíram nos invertebrados foram mantidos nos vertebrados e trabalham junto com o sistema imune adaptativo no reconhecimento dos patógenos. Todavia, a importância de diferentes PRRs geralmente varia entre as espécies de mamíferos.

Há três tipos principais de PRR:

- moléculas secretadas, presentes no soro e nos fluidos corporais;
- receptores, presentes na superfície celular e nas vesículas endocíticas; e
- moléculas de reconhecimento intracitoplasmático.

Moléculas de reconhecimento intracitoplasmático são especialmente importantes para o reconhecimento mediado por macrófagos. As funções das moléculas secretadas e dos receptores de superfície celular são explicadas a seguir. Elas estão divididas em famílias, de acordo com a estrutura.

Algumas das moléculas secretadas são **proteínas de fase aguda** (*i.e.*, elas estão presentes no sangue e seus níveis aumentam durante a infecção). A primeira dessas moléculas a ser reconhecida é a proteína C-reativa, capaz de aumentar em até mil vezes no plasma durante a infecção ou a inflamação. Essa proteína é utilizada como um marcador clínico de inflamação há mais de 70 anos.

O sistema imune na inflamação aguda

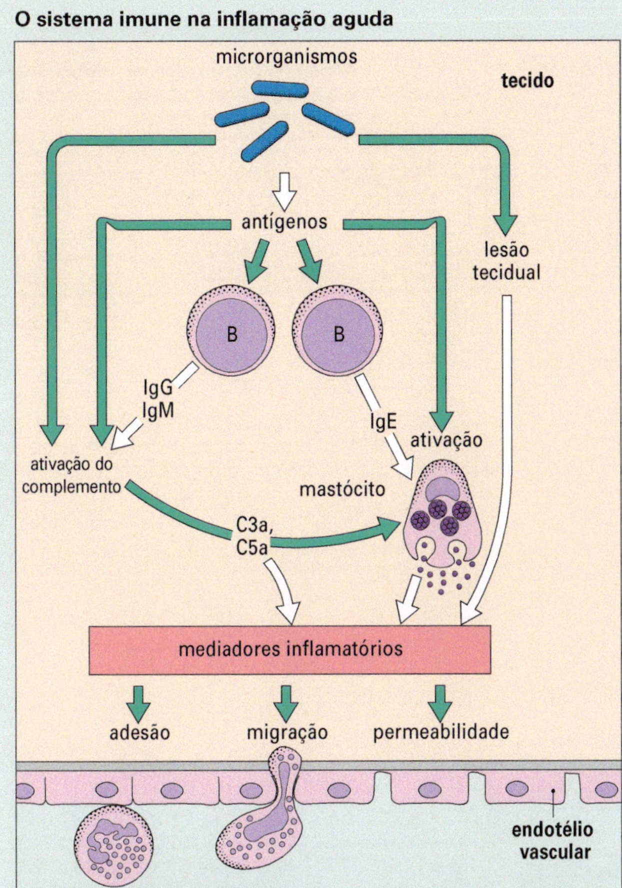

Fig. 6.19 O sistema imune adaptativo modula os processos inflamatórios por meio do sistema complemento. Os antígenos (p. ex., oriundos de microrganismos) estimulam as células B a produzir anticorpos, inclusive a IgE, que se liga aos mastócitos. Já a IgG e a IgM ativam o complemento. O complemento também pode ser ativado diretamente pela via alternativa (Fig. 4.4). Quando acionados por um antígeno, os mastócitos sensibilizados liberam seus mediadores associados a grânulos, e os eicosanoides (produtos do metabolismo do ácido araquidônico, incluindo as prostaglandinas e os leucotrienos). Em associação com o complemento (o qual pode acionar os mastócitos via C3a e C5a), os mediadores induzem a inflamação local, o que facilita a chegada dos leucócitos e de mais moléculas do sistema enzimático.

Os PRRs permitem que os fagócitos reconheçam os patógenos

Em muitos casos, os mecanismos de reconhecimento do sistema imune inato possibilitam que os fagócitos se liguem aos patógenos para posterior internalização e isso está associado à ativação dos fagócitos, que aumenta sua atividade microbicida.

A ligação do patógeno ao fagócito pode ser direta ou indireta:

- o reconhecimento direto envolve os receptores de superfície nos fagócitos, capazes de identificarem moléculas de superfície presentes nos patógenos;
- o reconhecimento indireto envolve o depósito de moléculas derivadas do plasma na superfície do patógeno, seguido da ligação subsequente aos receptores presentes no fagócito (p. ex., o processo de opsonização) (Fig. 6.20).

P. Dê um exemplo do sistema de reconhecimento imune inato que permite os macrófagos reconhecerem e fagocitarem as bactérias

R. O complemento C3b pode ser depositado nas bactérias após a ativação da via da lectina ou da via alternativa (Fig. 4.4). O C3b depositado age como uma opsonina e é reconhecido pelos receptores CR1, CR3, e CR4 nos macrófagos (Fig. 4.12).

As opsoninas são oriundas de famílias distintas de proteínas e entre elas estão as pentraxinas, colectinas e ficolinas.

Os fagócitos possuem receptores que reconhecem os patógenos imediatamente

Na ausência das opsoninas, os fagócitos possuem diversos receptores responsáveis pelo reconhecimento dos PAMPs. Entre eles estão:

- os receptores *scavenger*;
- os receptores de carboidratos;
- os receptores tipo Toll (TLRs).

Os receptores *scavenger* e os de carboidratos são expressos, inicialmente, nos fagócitos mononucleares, e serão vistos de maneira mais aprofundada no Capítulo 7.

P. Por que as bactérias simplesmente não mutam seus MAMPs a fim de não serem reconhecidas pelo sistema imune inato – afinal, os antígenos das proteínas encontrados nos patógenos sofrem mutação frequente?

R. Essa é uma pergunta difícil, pois requer um olhar aprofundado na história evolutiva dos micróbios, mas muitos dos MAMPs são tão fundamentais à estrutura das paredes celulares fúngica ou bacteriana, que é difícil precisar como elas puderam se modificar sem danificarem a integridade do micróbio.

Os receptores tipo Toll ativam os fagócitos e as reações inflamatórias

A proteína transmembrana Toll foi identificada pela primeira vez na mosca da fruta *Drosophila*, como uma molécula necessária durante a embriogênese. Observou-se também que a ausência do Toll em mutantes tornava-os altamente suscetíveis a infecções pelas bactérias gram-positivas, sugerindo assim que estas moléculas podem estar envolvidas na defesa imune. Logo em seguida, uma série de receptores tipo Toll (TLRs) foi identificada em mamíferos cujas porções celulares eram muito similares ao dos receptores nas moscas.

As vias de sinalização intracelular ativadas pelos TLRs e o receptor para IL-1 são muito semelhantes e estimulam a ativação do fator de transcrição NK-κB.

Na família dos TLRs, nos seres humanos, estão inclusos 10 receptores diferentes, sendo muitos deles capazes de reconhecer variados componentes microbianos (Fig. 6.21). Todos os TLRs estão presentes nas células fagocíticas, e alguns deles também são expressos nas células dendríticas, nos mastócitos e nas células B. É certo que a maioria dos tecidos do organismo expressa pelos menos um tipo de TLR.

P. O TLR5 está presente na superfície basal dos endotélios do intestino, mas não na apical. O que isso pode ocasionar nas reações imunes desse órgão?

R. As bactérias dentro do intestino não estimulariam a célula, ao passo que qualquer micróbio que tenha invadido a camada epitelial, poderia fazê-lo. Isso explica porque as bactérias comensais não patogênicas, presentes no intestino, não provocam nenhuma reação inflamatória, enquanto as bactérias patogênicas que invadiram o tecido, sim.

A ligação do patógeno ao macrófago pode ser direta ou indireta

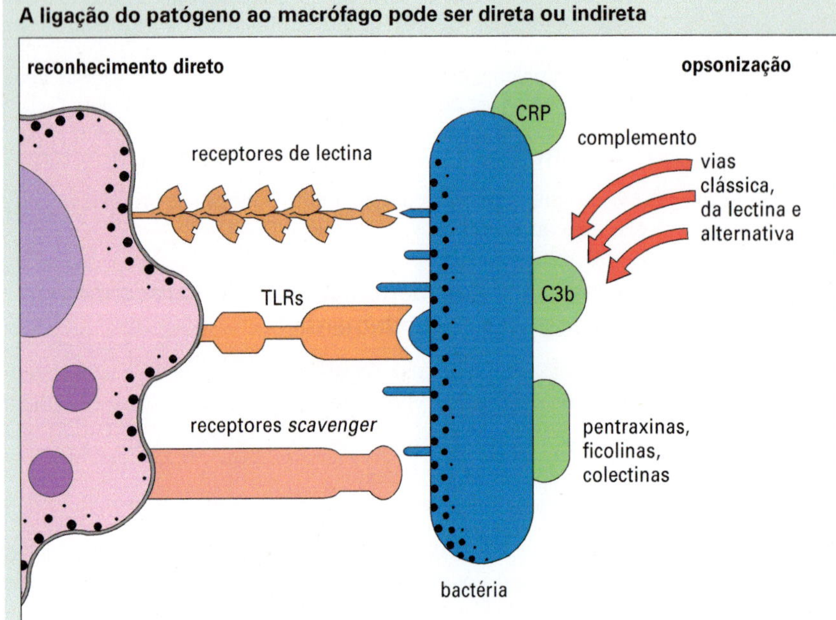

Fig. 6.20 Os macrófagos são capazes de reconhecer os PAMPs imediatamente ou após a opsonização com moléculas do soro.

Receptores tipo Toll

Receptor	Localização	Ligante	Patógeno
TLR1	Superfície celular	Lipopeptídeos	Micobactérias gram-negativas
TLR1/TLR2	Superfície celular	Triacil-lipoproteínas	Bactérias
TLR2	Superfície celular	Ácido lipoteicoico Lipoarabinomanana Zimosan Glicoinositol- fosfolipídios	Micobactérias gram-positivas Fungos *T. cruzi*
TLR2/TLR6	Superfície celular	Diacil-lipoproteínas	Bactérias
TLR3	Endossoma ou superfície celular	RNA de dupla-fita	Vírus
TLR4	Superfície celular	LPS	Bactérias gram-negativas
TLR5	Superfície celular	flagelina	Bactérias
TLR6	Superfície celular	Diacil-lipopeptídeos	Micobactérias
TLR7	Endossoma	RNA de fita simples	Vírus
TLR8	Endossoma	RNA de fita simples	Vírus
TLR9	Endossoma	DNA CpG não metilado	Bactérias

Fig. 6.21 Os receptores tipo Toll reconhecem inúmeros tipos de PAMPs. A duplicação de genes do precursor do TLR e a divergência quanto à função geraram uma família de moléculas capazes de reconhecer os mais variados tipos de patógenos.

A expressão de muitos dos TLRs é aumentada pelas citocinas inflamatórias (p. ex., TNF-α, IFN-γ) e uma expressão elevada é vista na doença inflamatória do intestino. A importância funcional dos TLRs foi confirmada na cepas de camundongos que não possuíam receptores individuais. Dependendo de como o TLR for afetado, esses animais não conseguem secretar as citocinas inflamatórias, em resposta ao patógeno, e a atividade microbicida dos fagócitos não é estimulada. Esses resultados mostram que os TLRs são especialmente importantes na ativação dos fagócitos, além de qualquer papel que possam vir a desempenhar na endocitose. Às vezes, os humanos são deficientes em TLRs individuais. Por exemplo, a deficiência do TLR3 está associada à suscetibilidade ao *Herpes simples*, e uma variante do TLR7 está associada à alta carga viral e à progressão da doença, no caso da infecção pelo vírus HIV.

Os TLRs fazem uma importante conexão entre os sistemas imunes adaptativo e inato, pois sua ativação estimula a expressão de moléculas coestimulatórias nos fagócitos, auxiliando na função como células apresentadoras de antígenos. A ligação dos componentes microbianos aos TLRs atua efetivamente como um aviso de que é necessário aumentar a atividade microbicida dos fagócitos para que estes, por sua vez, ativem as células T.

RACIOCÍNIO CRÍTICO: O PAPEL DAS MOLÉCULAS DE ADESÃO NA MIGRAÇÃO DAS CÉLULAS T (VEJA PÁG. 443 PARA RESPOSTAS)

Um experimento foi realizado para determinar quais CAMs medeiam a migração de células T antígeno-específicas através do endotélio cerebral, ao usar uma monocamada do endotélio recoberta por linfócitos *in vitro*. O endotélio em questão não foi estimulado ou foi estimulado 24 horas antes do experimento com a IL-1. Em alguns casos, as coculturas foram tratadas com anticorpos bloqueadores para diferentes moléculas de adesão. Os resultados na tabela abaixo indicam a porcentagem de células T que migraram, através do endotélio, em um período de 2 horas.

Anticorpo bloqueador	**Porcentagem de células T que migraram em 2 horas**	
	Endotélio não estimulado	**Endotélio estimulado pela IL-1**
nenhum	18	48
anticorpo ICAM-1	3	16
anticorpo VCAM-1	19	28
anticorpo $\alpha_L\beta_2$-integrina (LFA-1)	2	14
anticorpo $\alpha_4\beta_r$-integrina (VLA-4)	17	32

1 Por que o tratamento do endotélio, com a IL-1, gera um aumento na porcentagem de células migrantes, sem a presença de qualquer anticorpo bloqueador?

2 Por que são necessárias 24 horas de tratamento com a IL-1 para aumentar a migração (1 hora de tratamento não produz esse efeito)?

3 Quais moléculas de adesão são importantes para induzir a migração das células T, através do endotélio não estimulado?

4 Quais moléculas de adesão são importantes para induzir a migração das células T, através do endotélio ativado pela IL-1?

CAPÍTULO 7

Os Fagócitos Mononucleares na Defesa Imune

RESUMO

- **Macrófagos: "os grandes comedores".** Os macrófagos têm uma capacidade notável de internalizar materiais por meio da fagocitose.
- **Os macrófagos diferenciam-se dos monócitos circulantes no sangue e estão amplamente distribuídos por todo o corpo.** Os macrófagos pertencem à família dos fagócitos mononucleares, que também abrange os monócitos, os osteoclastos e as células dendríticas. Essas células têm em comum um precursor hematopoiético, que não pode diferenciar-se em neutrófilos. As populações de macrófagos, fenotipicamente distintas, estão presentes em cada órgão.
- **Os macrófagos são células endocíticas e fagocíticas muito eficientes.** Os macrófagos têm um compartimento endocítico altamente desenvolvido, o qual auxilia na captura de inúmeros estímulos e no envio desses para destruição dos lisossomos.
- **Os macrófagos reconhecem o ambiente por meio de receptores opsônicos e não opsônicos.** Os macrófagos expressam diversos receptores que agem como sensores do estado fisiológico dos órgãos, inclusive na presença de infecção.
- **A eliminação das células apoptóticas pelos macrófagos produz sinais anti-inflamatórios.** Os macrófagos produzem a IL-10 e o TGF-β ao internalizarem as células apoptóticas.
- **Os macrófagos coordenam a resposta inflamatória.** O reconhecimento das células necróticas e dos compostos microbianos pelos macrófagos inicia a inflamação, que, por sua vez, leva ao recrutamento dos neutrófilos. O recrutamento dos monócitos para os sítios inflamatórios é estimulado pelos neutrófilos ativados e há um esforço cooperativo entre os macrófagos e neutrófilos para eliminar o estímulo inflamatório. Os macrófagos estão envolvidos ativamente na resolução da reação inflamatória.
- **Há diferentes vias para a ativação dos macrófagos.** As citocinas TH1, como o IFN-γ, aumentam tanto a inflamação quanto a atividade antimicrobiana. Já as citocinas TH2 estimulam uma ativação alternativa, que promove o reparo tecidual. O TGF-β, os corticosteroides e a IL-10 podem estimular um fenótipo anti-inflamatório.

Macrófagos: os "grande comedores"

Os macrófagos são células de origem hematopoiética amplamente distribuídas pelos tecidos linfoides e não linfoides. Essas células têm grande capacidade de internalizar materiais por meio da fagocitose, e, assim, são essenciais tanto na homeostase quanto na defesa imune. Os macrófagos eliminam, diariamente, cerca de 2×10^{11} eritrócitos e também ajudam a remover os restos celulares e as células apoptóticas, processos de grande importância no desenvolvimento normal e na fisiologia. O mecanismo responsável por mediar essa captação homeostática permite também que os macrófagos reconheçam e internalizem microrganismos invasores, facilitando a eliminação tanto dos agentes infecciosos, quanto da inflamação. Os macrófagos são altamente heterogêneos e diferenciam-se de acordo com os estímulos ambientais e as condições fisiológicas presentes nos tecidos, incluindo a presença de microrganismos ou danos celulares.

Os macrófagos distinguem-se dos monócitos sanguíneos

Os macrófagos pertencem à família dos fagócitos mononucleares, à qual também pertencem os monócitos, os osteoclastos e as células dendríticas. Essas células têm em comum um precursor hematopoiético, incapaz de diferenciar-se em neutrófilos ou outras células de linhagem mieloide. Os monócitos circulam pela corrente sanguínea e são os precursores dos macrófagos em todos os tecidos do organismo, inclusive nos órgãos linfoides secundários, até mesmo na ausência de um estímulo inflamatório. Os monócitos também podem se desenvolver em células dendríticas, nas regiões onde há inflamação.

Os monócitos são células efetoras imunes capazes de detectar e internalizar patógenos e desencadear a inflamação. Subpopulações de monócitos foram identificadas, recentemente, no sangue de humanos e de camundongos. Essas subpopulações apresentam uma

Diferenciação dos fagócitos mononucleares

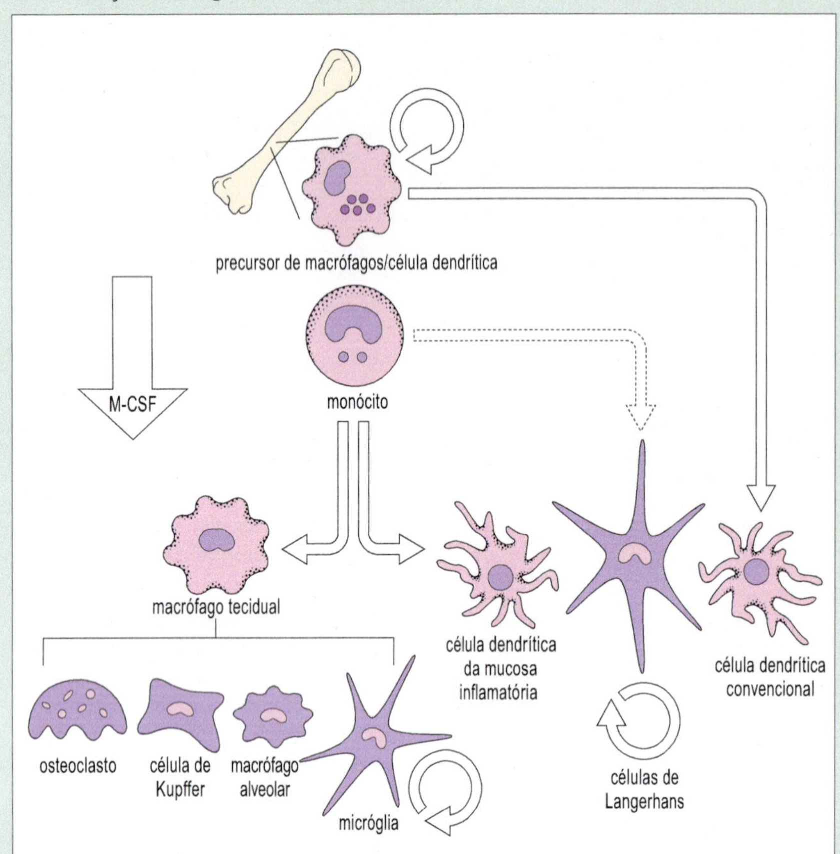

Fig. 7.1 Os fagócitos mononucleares e algumas células dendríticas são diferentes de um precursor localizado na medula óssea. A diferenciação em monócitos e macrófagos teciduais é realizada pelo M-CSF. As células dendríticas inflamatórias e as células de Langerhans também aparentam pertencer a essa linhagem, no entanto as células de Langerhans parece ter sua origem na medula óssea. Elas são eficientes em apresentar o antígeno às células T virgens. Algumas das populações, indicadas pelas setas circulares, são capazes de autorrenovação.

diferença na expressão dos receptores de quimiocinas e respondem de maneira distinta aos estímulos, indicando que elas desempenham diferentes papéis durante a inflamação, com cada subgrupo envolvido na promoção ou na resolução da inflamação.

Dentro dos tecidos, os fagócitos mononucleares passam pela maturação, adaptam-se ao microambiente local e diferenciam-se em vários tipos de células (Fig. 7.1) Populações características de macrófagos residentes são encontradas na maioria dos tecidos do organismo; elas diferem quanto ao ciclo de vida, à morfologia e ao fenótipo. Por exemplo, as micróglias do cérebro são bastante diferentes dos fagócitos mononucleares presentes em outros tecidos (Fig. 7.2). Em geral, as células residentes param de proliferar, mas podem permanecer como células de longa vida, com baixa taxa de renovação, ao contrário dos neutrófilos.

O M-CSF é necessário para a diferenciação dos macrófagos

O fator estimulador de colônia de monócitos (M-CSF, do inglês, *macrophage colony stimulating factor*) é um importante fator de crescimento, diferenciação e sobrevivência, específico para monócitos e macrófagos. Ele é produzido, essencialmente, pelos fibroblastos, células do estroma, células endoteliais, macrófagos e pelo músculo liso. A maioria dos membros pertencentes à família dos fagócitos mononucleares expressa o fator para M-CSF e CD115. Camundongos deficientes em M-CSF apresentam defeitos significativos em diferentes populações de macrófagos, inclusive nos osteoclastos.

Micróglias no cérebro de um camundongo marcadas por F4/80

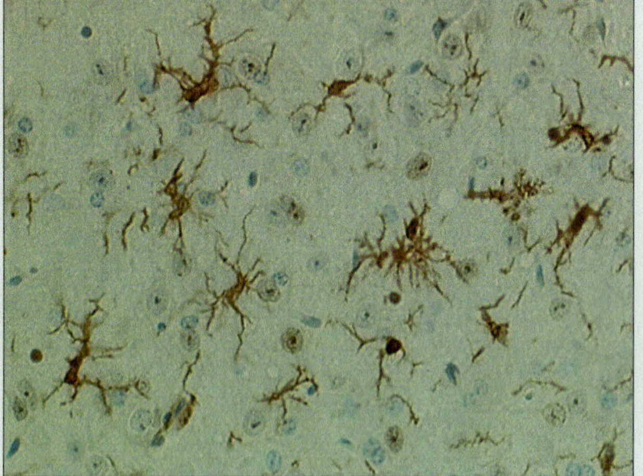

Fig. 7.2 As micróglias estão amplamente distribuídas em regiões não sobrepostas e apresentam a morfologia dendrítica – cérebro de um camundongo marcado com anticorpo para F4/80. *(Cortesia do Dr. Payam Rezaie.)*

Em contraste, o fator estimulador de colônia de granulócitos e macrófagos (GM-CSF, do inglês, *granulocyte-macrophage colony stimulating factor*) regula primariamente a produção de célula mieloide. Esse fator é produzido somente após a ativação celular, e os camundongos deficientes em GM-CSF não apresentam defeitos significativos nas populações de macrófagos, sendo apenas a maturação dos macrófagos alveolares alterada, o que ocasiona a proteinose alveolar pulmonar.

O ambiente tecidual controla a diferenciação dos macrófagos residentes

É possível reconstruir uma via de migração constitutiva, na qual os monócitos tornam-se semelhantes às células endoteliais e revestem os sinusoides vasculares, como ocorre no fígado (células de Kupffer, Fig. 2.3), ou penetram entre as células endoteliais. Os macrófagos formam uma subcamada no endotélio ou no epitélio, podendo ainda entrar pelo espaço intersticial ou pelas cavidades serosas (Fig. 7.3). Os mecanismos moleculares de uma distribuição constitutiva de macrófagos e da migração induzida ainda estão sendo definidos, mas sabe-se que neles estão envolvidas as moléculas de adesão celular, as citocinas, os fatores de crescimento, bem como as quimiocinas e seus receptores.

Os próprios macrófagos maduros são parte de um microambiente estromal localizado na medula óssea. Eles se associam às células hematopoiéticas em desenvolvimento, tanto para realizar funções tróficas não fagocíticas, ainda pouco compreendidas, como para remover células efetoras e núcleos eritroides. No osso, os osteoclatos, células multinucleadas e altamente especializadas, de origem monocítica, são responsáveis por mediar a reabsorção óssea, e sua deficiência resulta na osteoporose.

Os órgãos linfoides secundários contêm inúmeros tipos de macrófagos. Esses macrófagos foram bem caracterizados em camundongos (Fig. 7.4) e subgrupos relacionados à remoção de linfócitos apoptóticos (macrófagos de corpos tingíveis) ou à apresentação de antígenos às células B virgens (macrófagos do seio subcapsular) foram identificados. As diferenças anatômicas entre o baço de humano e de camundongos, tais como a ausência de um seio marginal bem definido, estão correlacionadas às diferenças fenotípicas dos macrófagos esplênicos (Fig. 7.4).

Os macrófagos podem agir como células apresentadoras de antígenos

Embora os macrófagos sejam, em geral, classificados como células sésseis, eles migram rapidamente para os gânglios linfáticos de drenagem após um estímulo inflamatório e lá ficam retidos. Portanto, eles estão ausentes do vaso linfático eferente e não entram, necessariamente, mais uma vez na circulação.

P. Por que a recirculação dos macrófagos não é vantajosa para o sistema imune e a recirculação dos linfócitos é essencial na defesa imune?

R. Os macrófagos não desenvolvem uma memória imunológica e não passam pela expansão clonal seletiva dos linfócitos antígeno-específicos, que ocorre nos tecidos linfoides. Por isso não é vantajoso que os macrófagos retornem à circulação a partir dos tecidos linfoides.

Os macrófagos, assim como as células dendríticas, possuem todos os mecanismos necessários para processar e apresentar peptídeos antigênicos exógenos e endógenos através do MHC classes II e I, respectivamente. A apresentação cruzada, um processo pelo qual os peptídeos de origem exógena são apresentados no MHC classe I, também acontece nos macrófagos. Enquanto as células dendríticas têm como objetivo estimular as células T virgens nos órgãos linfoides secundários, os macrófagos apresentam o antígeno na periferia às células T ativadas (já primadas). Essa interação torna os macrófagos em células efetoras de grande importância durante a imunidade adaptativa (Fig. 7.5). A especialização das células dendríticas, na apresentação de antígenos, está correlacionada a uma capacidade de degradação reduzida, a qual facilita a geração de complexos MHC-peptídeos.

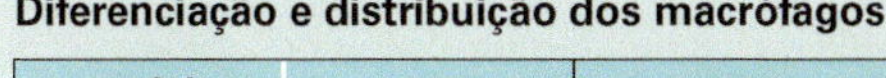

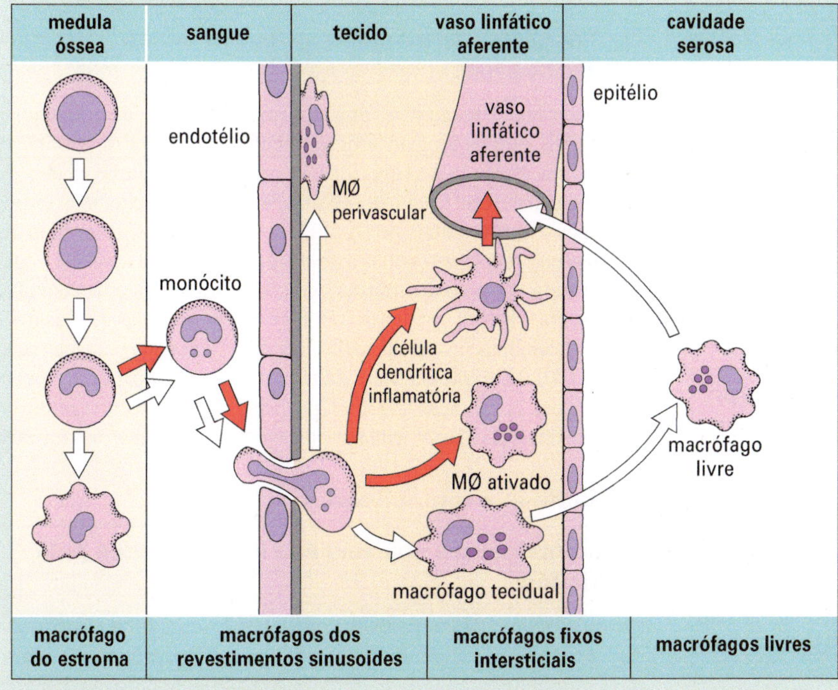

Fig. 7.3 Os monócitos sanguíneos são provenientes da medula óssea e entram nos tecidos, inicialmente, como macrófagos extravasculares ou macrófagos teciduais, que podem, em seguida, migrar para as cavidades serosas. Nas regiões onde há inflamação, é possível que os monócitos se transformem em macrófagos inflamatórios ativados, ou em células dendríticas, capazes de migrar através dos vasos linfáticos aferentes até os linfonodos locais. As setas brancas indicam o recrutamento durante condições de repouso. As setas vermelhas indicam o recrutamento durante a inflamação.

Os macrófagos nos tecidos linfoides secundários

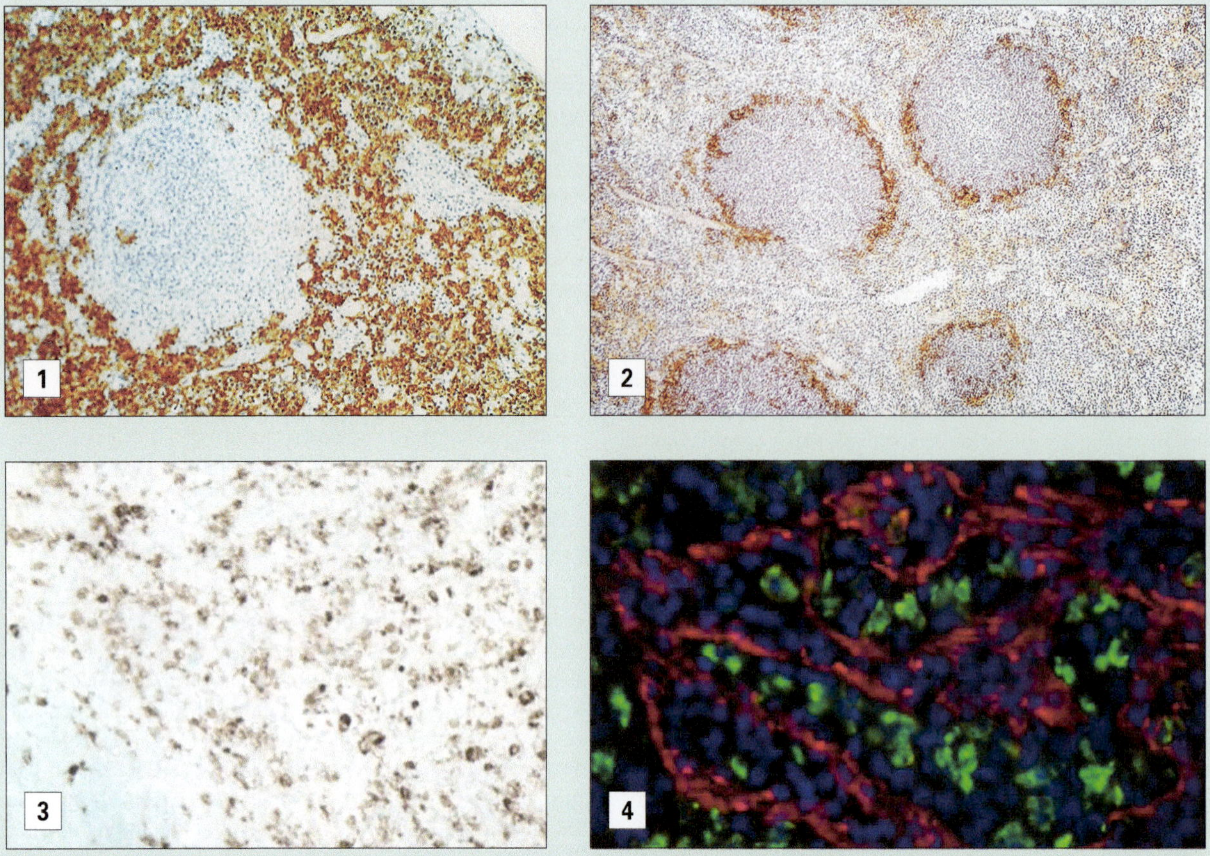

Fig.7.4 A heterogeneidade dos macrófagos em órgãos linfoides secundários de humanos e de camundongos. (**1**) Polpa vermelha do baço marcada por F4/80. Os macrófagos apresentam coloração fortemente positiva. (**2**) Baço de camundongo marcado com anticorpo para sialoadesina. Os metalófilos marginais do baço são muito positivos à sialoadesina (CD169). (**3**) Baço humano marcado por CD68 e (**4**) a imunofluorescência marcada com o anticorpo CD68 (verde), e para o receptor manose (vermelho) indicam a marcação feita ao longo dos sinusoides, mas a maioria dos macrófagos CD68+ não possui o receptor manose. Os núcleos estão marcados de azul. ((**1**) *Cortesia do Dr. DA Hume*. (**2**) *Cortesia do Dr. PR Crocker*.)

Comparação das funções dos macrófagos e das células dendríticas

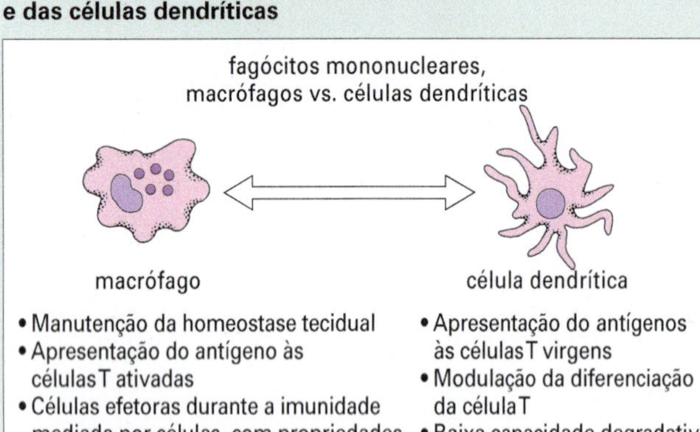

- Manutenção da homeostase tecidual
- Apresentação do antígeno às células T ativadas
- Células efetoras durante a imunidade mediada por células, com propriedades microbicidas aumentadas na presença do IFN-γ
- Papel fundamental na restauração da homeostase tecidual após a inflamação ao eliminar os neutrófilos apoptóticos e estimular o reparo da lesão

- Apresentação do antígenos às células T virgens
- Modulação da diferenciação da célula T
- Baixa capacidade degradativa lisossomal

Fig. 7.5 Comparação das funções dos macrófagos e das células dendríticas.

Os macrófagos agem como sentinelas dentro dos tecidos

Os macrófagos reagem a uma enorme variedade de influências ambientais que os ajudam a desempenhar seu papel de sentinelas no sistema imune inato (Fig. 7.6). A presença de células dentro de tecidos, capazes de iniciar a inflamação ao liberar citocinas e quimiocinas e causar danos no tecido ao produzirem espécies reativas de oxigênio, requer um sistema de controle que possa modular negativamente a ativação dos macrófagos. Um desses sistemas envolve a molécula CD200L, receptor inibitório expresso pelas células mieloides. A sinalização inibitória da CDL200 é acionada pela interação com a CD200, expressa pelas células não hematopoiéticas e pelos macrófagos. A interação CD200-CD200L é importante no controle da ativação dos macrófagos feita por outras células presentes nos tecidos.

Fagocitose e endocitose

Os componentes solúveis são internalizados pela endocitose

Os macrófagos desempenham um papel essencial na eliminação de formas alteradas de lipoproteínas (p. ex., lipoproteínas acetiladas), glicoproteínas (p. ex., proteínas asialilatadas manosilatadas

Função e fenótipo do macrófago

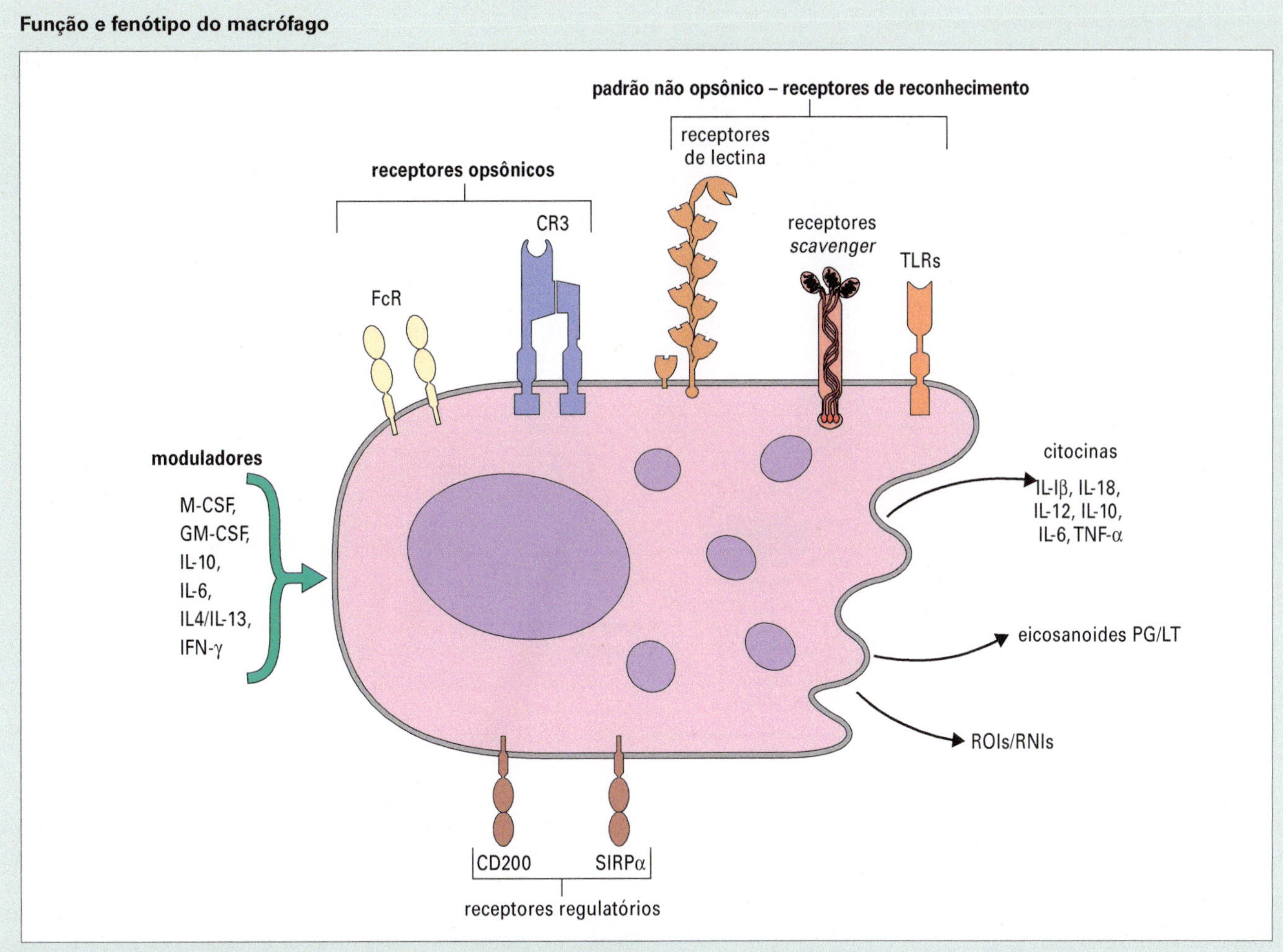

Fig. 7.6 Tanto o fenótipo quanto a função do macrófago são modulados pelas citocinas que estão mostradas à esquerda. Estas células podem sentir seu ambiente via receptores opsônicos para anticorpo (FcR), complemento C3b (CR3) e receptores de reconhecimento de padrões. Elas também podem ser reguladas negativamente via CD200 e SIRPα (do inglês, *signal regulatory protein-alpha* – proteína reguladora de sinal). Os macrófagos secretam citocinas e eicosanoides (prostaglandinas e leucotrienos) e também podem liberar intermediários reativos de oxigênio e de nitrogênio (ROIs, RNIs) nos sítios inflamatórios.

ou proteínas que carregam produtos de glicação avançada), células danificadas ou apoptóticas, partículas poluentes e micróbios. Para tanto, os macrófagos têm um compartimento endocítico altamente desenvolvido, o qual medeia a captação dos mais variados estímulos e envia-os para posterior degradação nos lisossomos. Os componentes solúveis são internalizados por meio da fase fluida, ou dos receptores mediados por endocitose (veja adiante), o que origina vesículas chamadas endossomas. Os endossomas amadurecem ao se unirem a diferentes vesículas endocíticas dos compartimentos endossômicos precoces e tardios para, finalmente, direcionarem o material endocitado aos lisossomos. Esse tráfico de endossomas também é caracterizado por uma redução do pH luminal, o qual facilita a ação das hidrolases ácidas e a degradação do conteúdo endossômico.

Partículas maiores são internalizadas pela fagocitose

Na fagocitose é feita a captação de material particulado (>0,5 μm) após o reconhecimento feito pelos receptores opsônicos ou não opsônicos (Fig. 7.6), e seu engolfamento se dá por meio dos pseudópodes e da formação de fagossomos. Os fagossomos têm um processo de maturação similar ao dos endossomas, uma vez que se unem aos componentes dos compartimentos endossômicos precoces e tardios para que os fagossomos em maturação adotem, na sequência, as características de ambos os endossomas, precoces e tardios; esse processo culmina na fusão entre os fagossomos e os lisossomos, os quais, por sua vez, dão origem aos fagolisossomas (Fig. 7.7). A maturação fagossomal é acompanhada pela acidificação do lúmen (de 6,1-6,5 nos fagossomos precoces a 4,5 nos fagolisossomas), que controla o tráfego de membrana e age diretamente no crescimento microbiano. Outros mecanismos microbianos associados à maturação do fagossomo são a produção das espécies reativas de oxigênio e de nitrogênio, bem como a presença de proteínas e peptídeos microbianos.

As células hospedeiras controlam a atividade fagocitária dos macrófagos ao mostrar o sinal CD47 "não me coma". O CD47 acopla nos macrófagos um receptor chamado SIRPα, o qual, por meio dos motivos de inibição do imunorreceptor baseado em tirosina (ITIM, do inglês, *immunoreceptor tyrosine-based inhibitory motif*), inibe o processo de captação. A expressão de CD47 pelas células tumorais foi considerada um mecanismo de escape imunológico.

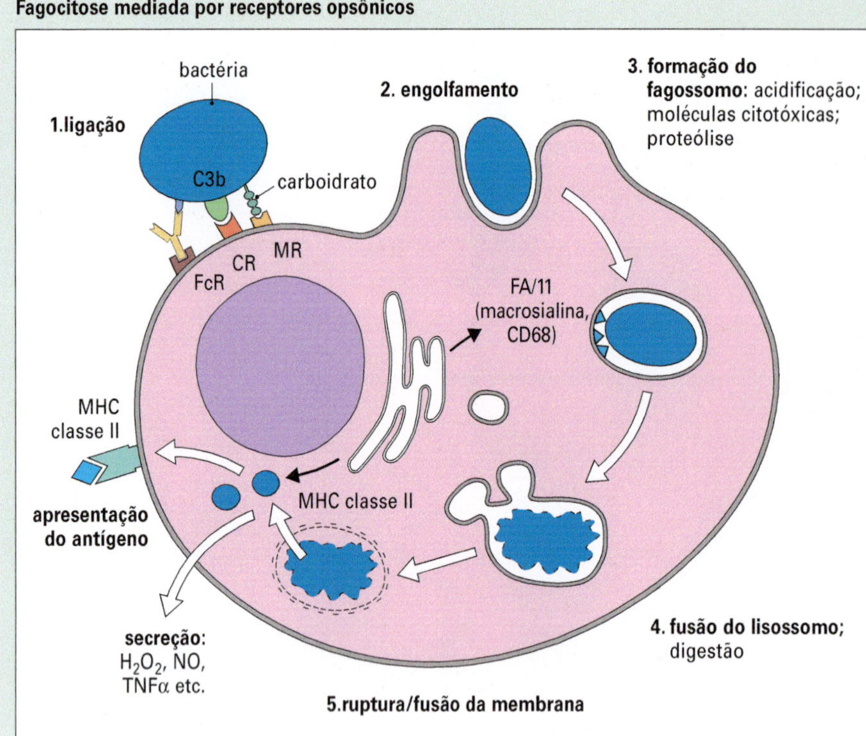

Fig. 7.7 (1) Os patógenos, tais como bactérias e fungos, são capturados quando se unem aos receptores opsônicos, incluindo os receptores Fc, receptores de complemento e receptores de carboidratos, p. ex., receptor de manose (MR) ou dectina-1. (2) A partícula é engolfada e o fagossomo se forma (3). A acidificação dos fagossomos segue na forma de moléculas tóxicas (intermediários reativos de oxigênio e de nitrogênio) e são impulsionadas até o fagossomo. O marcador CD68 está localizado na membrana do fagossomo. (4) A união dos lisossomos e fagossomos resulta na liberação de enzimas proteolíticas dentro do fagolisossoma, o qual, por sua vez, digere o patógeno. (5) Ocasionalmente, a membrana do fagolisossoma é rompida. Fragmentos antigênicos podem se soltar do compartimento endossômico ácido para interagir com as moléculas de MHC classe II e a apresentação do antígeno. O processo estimula a secreção de moléculas e citocinas tóxicas.

Os macrófagos identificam seu ambiente por meio de receptores opsônicos e não opsônicos

Os macrófagos são dotados de inúmeros receptores que avaliam a condição fisiológica dos órgãos, inclusive na presença de infecção. Esses receptores podem ser classificados como opsônicos ou não opsônicos, mas essa classificação está sujeita à sua capacidade de interagir diretamente com o estímulo ou à sua necessidade de uma molécula de ligação, tal como o anticorpo ou os fragmentos do componente do complemento C3, que agem como opsoninas.

Os receptores opsônicos requerem anticorpo ou complemento para reconhecerem o alvo

As bactérias opsonizadas por fragmentos C3 ou anticorpos se ligam aos receptores de complemento (CR) ou aos receptores Fc (FcR). A fagocitose dependente do CR não é um processo automático, mas requer estímulos adicionais, como a inflamação. Os monócitos e os macrófagos expressam uma ampla variedade de receptores (CR1, CR3, CR4) para os produtos de clivagem do C3 que podem se ligar aos patógenos, aos complexos imunes ou a outros ativadores de complemento. O papel do CR3 na fagocitose regulada foi bastante estudado e o mecanismo da ingestão, mediado pelo CR3, difere muito daquele mediado pelos receptores Fc.

P. O CR3 tem alguma outra função que não esteja relacionada ao seu papel de receptor opsônico?

R. O CR3 é uma molécula de adesão que também desempenha um papel na migração celular ao se ligar à ICAM-1 no endotélio ou no fibrinogênio da matriz extracelular (Fig. 6.13).

Os FcRs pertencem à superfamília das imunoglobulinas (Fig. 3.17). O FcR que está mais bem caracterizado é o CD64 (FcγRI), um receptor de alta afinidade para IgG que sinaliza por meio de uma cadeia comum γ, a qual possui um motivo de ativação do imunorreceptor baseado em tirosina (ITAM, do inglês, *immunoreceptor tyrosine based activation motif*). Essa cadeia também é utilizada por alguns receptores não opsônicos que se ligam aos carboidratos (veja adiante) e sinaliza por meio da importante cinase Syk. Em humanos, outros receptores de ativação de baixa afinidade para a IgG são o FcγRIIa (CD32) e o FcγRIII (CD16), que necessitam do reconhecimento de imunocomplexos para induzir a internalização. O material opsonizado por IgG é prontamente internalizado pelos macrófagos e dele resultam a produção de espécies reativas de oxigênio e a ativação celular. O efeito de ativação do FCγRs associado ao ITAM é regulado pela presença da forma inibitória da CD32 (FCγRIIb), que carrega consigo um ITIM.

O mecanismo de ingestão das partículas revestidas de anticorpos é diferente do mediado pelo CR3 (Fig. 7.8). A internalização mediada pelo FcR tem um processo que se assemelha a um zíper, no qual uma sequência de ligações entre receptores e ligantes direciona o fluxo do pseudópodo ao redor da circunferência da partícula. Por outro lado, as áreas de contato do CR3 são descontínuas para as partículas revestidas pelo complemento, as quais "afundam" no citoplasma do macrófago. Pequenas GTPases desempenham papéis distintos no envolvimento do citoesqueleto actina para cada processo mediado por receptores.

Os receptores não opsônicos mais bem caracterizados são os receptores tipo Toll (TLRs)

Os receptores não opsônicos ou os receptores de reconhecimento de padrões (PRRs) são capazes de reconhecer características incomuns, típicas de tecidos danificados, com mau funcionamento ou infectados. Suas características gerais estão descritas no Capítulo 6.

Os TRLs são glicoproteínas de membranas dotadas de uma região extracelular, responsável pela união de ligantes e por um domínio citoplasmático que inicia a sinalização intracelular em cascata. Eles

Modelo zíper de fagocitose

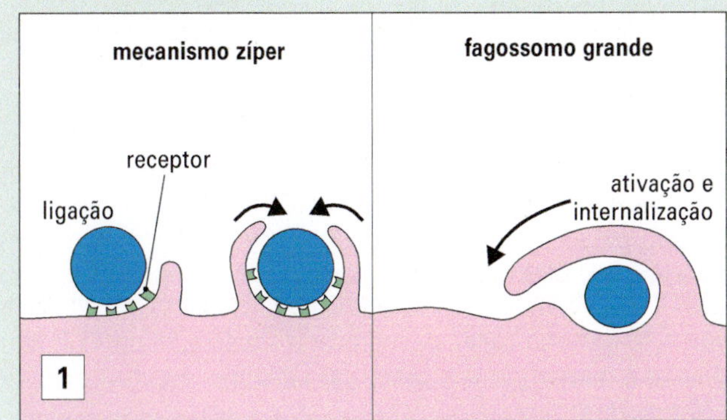

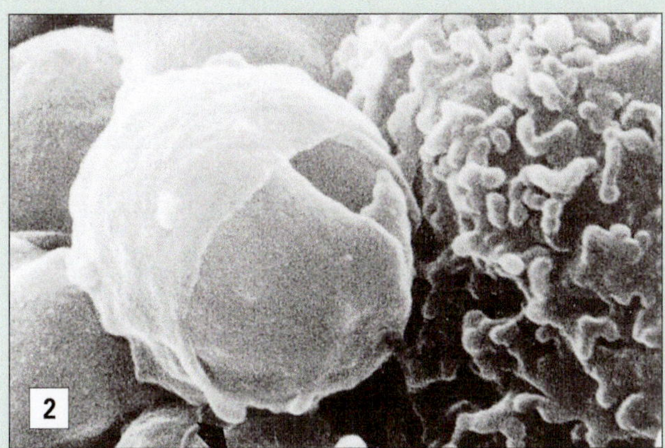

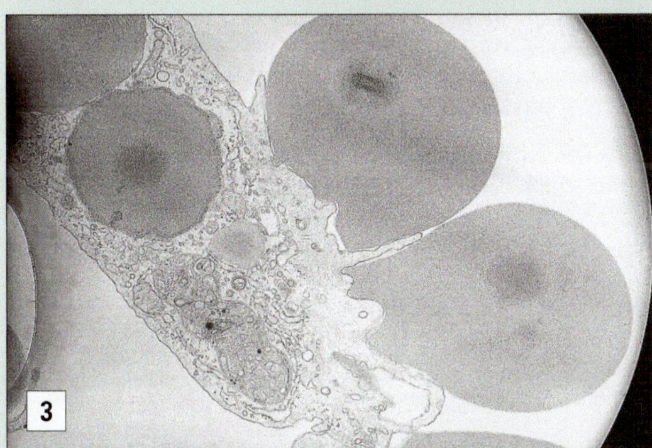

Fig. 7.8 (1) Durante a fagocitose, as interações feitas entre receptor e ligantes direcionam as extensões dos pseudópodes, acopladas firmemente em volta da circunferência total da partícula, até que aconteça, na extremidade, uma fusão da membrana plasmática. Isso é denominado de mecanismo zíper. Mecanismos alternativos de "ativação", nos quais um fagossomo grande "escapa" da internalização e retorna à membrana plasmática, também foram descritos. O citoesqueleto dos fagócitos desempenha um papel essencial no engolfamento, pois nele há uma remodelação extensiva dos filamentos de actina. Alguns microrganismos e parasitas intracelulares estimulam novos mecanismos com o intuito de recrutar membranas celulares durante a penetração nos macrófagos. (**2** e **3**) Micrografias eletrônicas da ingestão dos eritrócitos de uma ovelha, revestidos pelo anticorpo IgG, feita pelo macrófago peritoneal, por meio do mecanismo "zíper". (Micrografia eletrônica de varredura (**2**), cortesia do Dr. GG MacPherson. Micrografia eletrônica de transmissão (**3**), cortesia do Dr. SC Silverstein.)

Ativação dos macrófagos feita pelos lipopolissacarídeos e pela IL-1

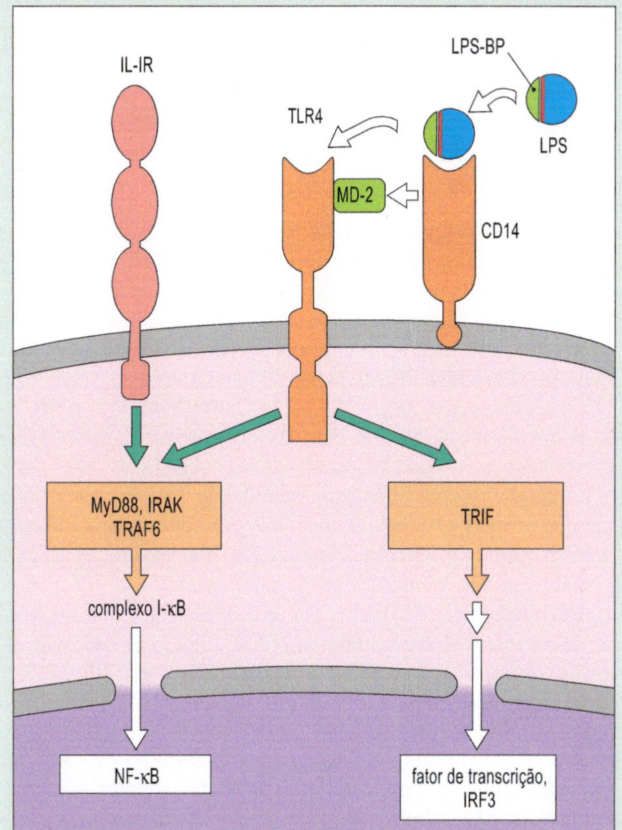

Fig. 7.9 O LPS liga-se no CD14 do leucócito (que é GPI-ancorado à membrana), através da proteína ligante dos LPS (LPS-BP), e interage com os receptores transmembrana tipo Toll ao transferir LPS à MD-2 para iniciar a transdução de sinal. As vias de sinalização do receptor possuem elementos comuns com a via IL-1R (p. ex., IRAK – IL-1R associada à cinase). A ativação celular se dá tanto pelas vias da proteína cinase ativada por mitógeno (MAPK) quanto pela indução do NF-κB. (IL-1R, receptor de IL-1.)

podem formar heterodímeros e homodímeros uns com os outros ou um complexo, com outros receptores, a fim de identificar um vasto número de componentes microbianos. Eles estão localizados na superfície celular ou dentro dos endossomas. Nos humanos, há 10 desses receptores e, juntos, são capazes de reconhecerem os mais variados tipos de micróbios, inclusive as bactérias gram-positivas e as micobactérias (Fig. 6.20). Por exemplo, o TLR4 identifica as bactérias gram-negativas devido à sua capacidade de reconhecer a endotoxina. Essa, por sua vez, sinaliza para a célula que utiliza sistemas similares aos daquelas mediadas pela IL-1 (Fig. 7.9). Além disso, a ativação do macrófago pode ocorrer por meio de uma segunda via iniciada pela Trif, que dá início a uma produção secundária de IFN-β e à ativação autócrina de outros genes dos macrófagos.

CD14 é uma proteína de membrana ligada a GPI que facilita o reconhecimento dos LPS pelo TLR4, o que aumenta a sensibilidade desse receptor para os LPS (Fig. 7.9). A CD14 também mostrou, recentemente, facilitar o reconhecimento dos ligantes pelo TLR2 e pelo TLR3, o que possibilita a CD14 agir como um adaptador de proteína multifuncional.

O TLR4 também reconhece tanto a matriz extracelular degradada quanto o grupo de proteína de alta mobilidade Box 1 (HMGB1). Esse pode ser liberado pelas células necróticas, um exemplo de moléculas associadas ao dano.

Os receptores scavenger e de lectina são receptores não opsônicos que reconhecem, imediatamente, os carboidratos e as proteínas modificadas

Na membrana plasmática, os membros das famílias de receptores *scavenger* e de lectina medeiam o reconhecimento de lipoproteínas e carboidratos modificados. A maioria desses receptores possui motivos de sinalização e internalização na sua região citoplasmática e são capazes de mediar separadamente a endocitose e a fagocitose, mas seu papel está bastante restrito ao ajuste fino da sinalização do TLr.

Os **receptores *Scavenger*** (SR) (Fig. 7.10), tais como o **SR-A**, estão envolvidos na eliminação dos LPS, podendo servir para regular negativamente as respostas estimuladas pela via TLR4-CD14 (Fig. 7.9), limitando assim a liberação sistêmica do TNF-α, que resulta no choque séptico. O SR-A também faz parte da captação de bactérias. Um outro membro dessa família, a CD36, auxilia o TLR2 no reconhecimento do *S. aureus* e do *M. tuberculosis*.

A **dectina-1** (Fig. 7.11) é uma lectina com um único domínio tipo lectina e um motivo intracelular tipo ITAM. Ela é altamente específica para o composto derivado de fungos, o β-glucano (Fig. 7.12). Os efeitos mediados pela dectina-1 são amplamente mediados pelas cinases Syk e Card 9. A dectina-1 também medeia a fagocitose de partículas de β-glucano e interage com os TLRs a fim de melhorar as respostas imunes. Além disso, essa molécula também desempenha uma função na diferenciação das células TH. Já as células dendríticas, tratadas com o β-glucano, estimulam o desenvolvimento das células TH17. Os humanos deficientes em dectina-1 são mais suscetíveis à candidíase da mucosa.

O **receptor manose** (MR) talvez desempenhe um papel único no que compete à homeostase tecidual e à defesa do hospedeiro (Fig. 7.11). Os ligantes endógenos incluem hidrolases lisossomais e mieloperoxidase. O domínio N-terminal rico em cisteína do MR é uma lectina distinta para glicoconjugados sulfatados, altamente expressos, em órgãos linfoides secundários. O domínio rico em cisteína também contribui para a eliminação de hormônios como a lutropina. O MR pode internalizar o colágeno, que é reconhecido por meio do domínio fibronectina tipo II. Evidências mais recentes sugerem que o MR estimula as respostas da TH2, o que está correlacionado à sua capacidade de interagir com múltiplos alérgenos glicosilados e aos produtos de helmintos já secretados.

A **DC-SIGN,** outra lectina de ligante de manose tipo C (Fig. 7.11), é expressa em alguns macrófagos. Ela dá origem a tetrâmeros e não possui motivos de sinalização evidentes na sua região citoplasmática. Está envolvida nas interações entre as APCs e as células T, bem como no reconhecimento microbiano. A DC-SIGN também se mostrou capaz de modular a sinalização do TLR para estimular a transcrição dos genes das citocinas, especialmente da *IL-10* e da *IL-8*.

Outros receptores de lectina são a langerina e a dectina-2, que possuem especificidade para manose, e o Mincle, capaz de reconhecer os ligantes expressos pelas células necróticas e os patógenos fúngicos. A dectina-2 e o Mincle (Fig. 7.11) sinalizam por intermédio da cadeia comum γ, que também medeia a sinalização feita pelo FcR CD64.

O DCRI é o único receptor de lectina que carrega consigo um ITIM. Animais deficientes em DCIR apresentam alterações no número de células dendríticas e são mais suscetíveis às doenças autoimunes.

Os receptores citosólicos reconhecem os patógenos intracelulares

Nos receptores citosólicos estão inclusas duas famílias de moléculas que reconhecem bactérias intracelulares e vírus:

- o domínio de oligomerização de nucleotídeos e os receptores tipo Nod (NLR) reconhecem, entre outros, certos componentes bacterianos como o peptidoglicano; e
- o gene indutível por ácido retinoico I (RIG-I) e as helicases semelhantes a RIG-1 (RLHs) reconhecem ácidos nucleicos como o dsRNA, produzidos durante a replicação viral (Fig. 7.13).

Alguns dos NLRs fazem parte de um complexo multiproteico, o **inflamossoma**. Ele se forma no citoplasma e é responsável por acionar a morte da célula inflamatória (piroptose), na célula infeccionada. A piroptose ocasiona a liberação de conteúdos celulares e estimula a

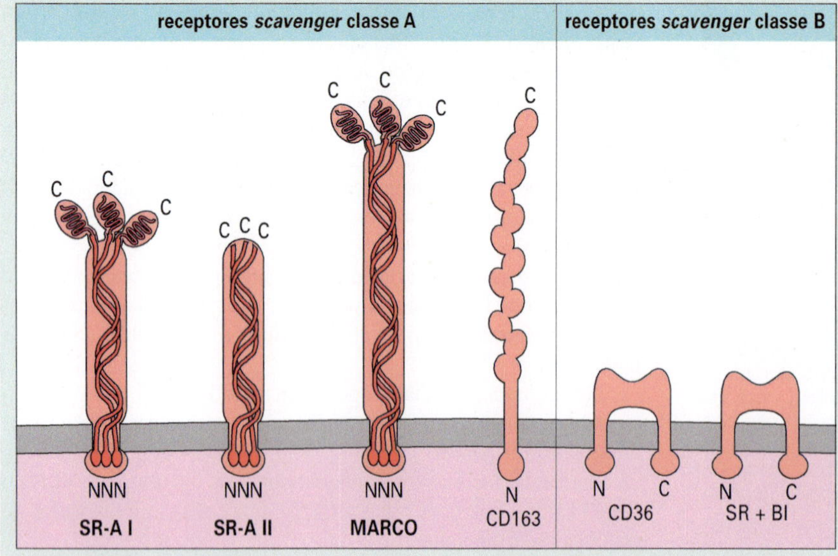

Fig. 7.10 São mostrados receptores *scavenger* específicos. Os receptores *scavenger* de macrófagos são responsáveis pela internalização de células apoptóticas, lipoproteínas modificadas e outros ligantes polianiônicos (p. ex., os LPS e ácidos lipoteicoicos [LTA]), bem como pela internalização de bactérias específicas, como as *Neisseria* spp. CD163 está envolvida na endocitose dos complexos de hemoglobina-haptoglobina.

Receptores de lectina

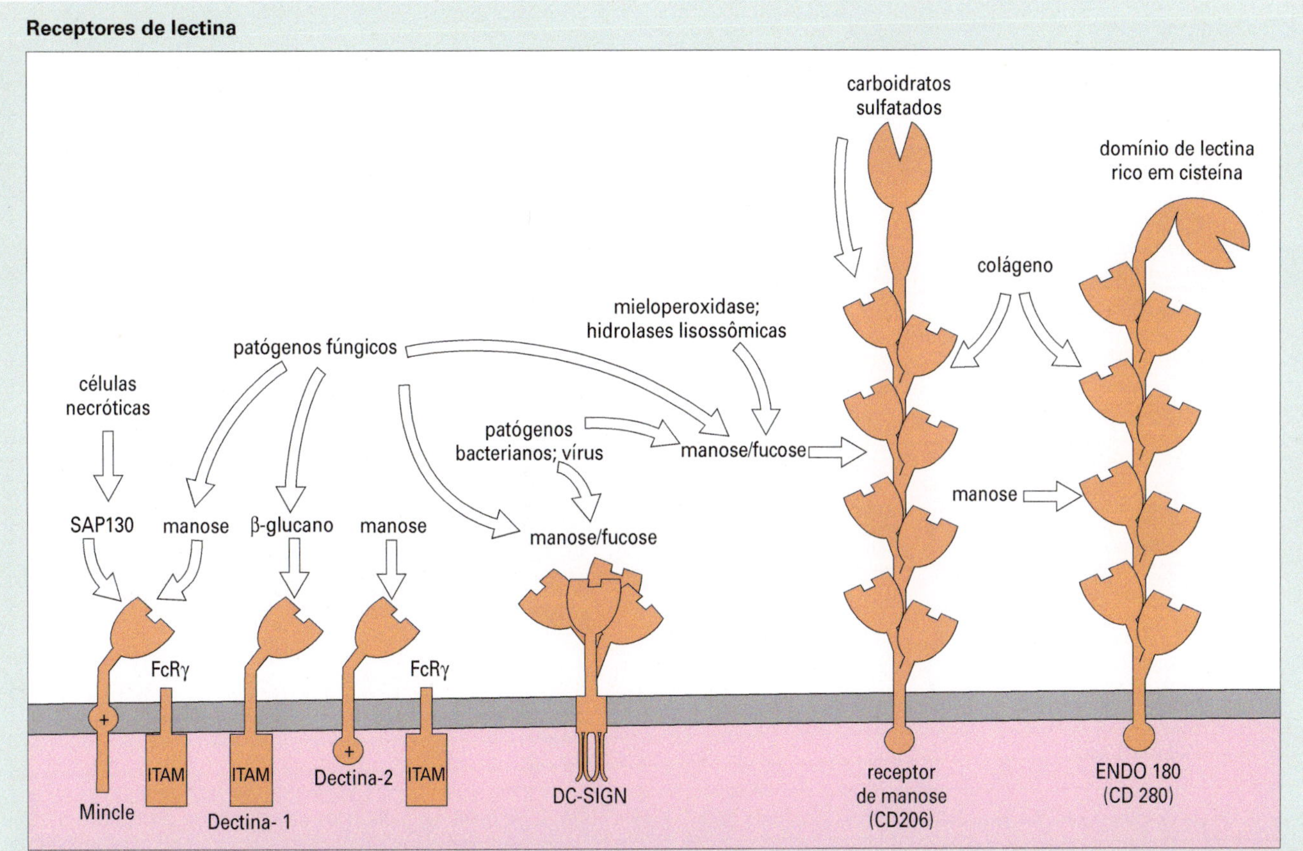

Fig. 7.11 O receptor de manose contém oito domínios de lectina tipo C envolvidos na ligação com os carboidratos manosilados e os glicoconjugados relacionados. Ele também está relacionado a um receptor endocítico mais amplamente expresso, o ENDO 180. Um domínio de lectina diferente, localizado no segmento distal (C-terminal), liga-se aos glicoconjugados sulfatados. O receptor β-glucano (dectina-1) contém um único domínio de lectina e um motivo intracelular de ativação de imunorreceptor baseado em tirosina (ITAM). Tanto a dectina-2 quanto o MINCLE reconhecem a manose e estão associados à cadeia comum γ, a qual, por sua vez, está associada aos receptores Fc. A DC-SIGN reconhece a manose e a fucose por meio da junção de quatro domínios de lectina. O "+" indica os resíduos de aminoácidos carregados.

Partículas de zimosano sendo fagocitadas por um macrófago

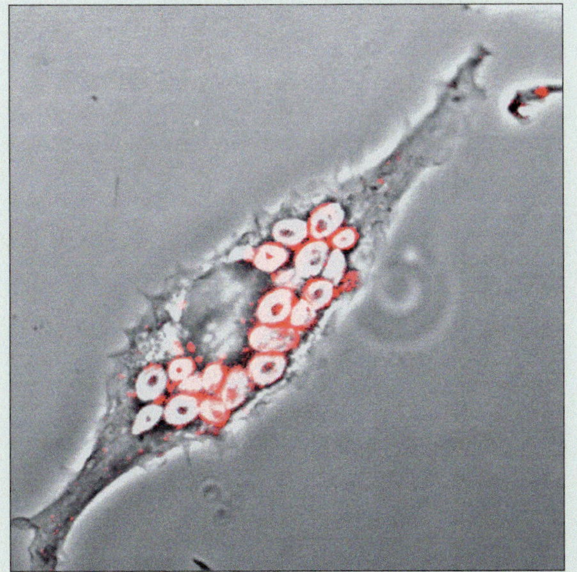

Fig. 7.12 A micrografia mostra partículas de zimosan (levedura) sendo fagocitadas por um macrófago, um processo que depende da dectina-1. O truncamento da cauda citoplasmática evita a fagocitose.

inflamação. A caspase I também processa os precursores das IL-1 e IL-18, a fim de produzir citocinas inflamatórias ativas. A composição do inflamossoma varia de acordo com o estímulo inicial, conforme os NLRs responsáveis pela formação do complexo do inflamossoma forem ativados por diferentes antígenos.

As proteínas RIG-1 e MDA5 reconhecem os vírus RNA, mas possuem especificidades diferentes. Por exemplo, a RIG-1 é importante no reconhecimento do vírus influenza, ao passo que a MDA5 reconhece o vírus da poliomielite. No entanto, ambas estão envolvidas no reconhecimento do vírus da dengue. Há também receptores citosólicos capazes de reconhecer o DNA.

P. Quais são os outros receptores não opsônicos capazes de reconhecer produtos da replicação viral?

R. Os receptores tipo Toll TLR3, TLR7 e TLR8 também reconhecem as moléculas de RNA (Fig. 6.20).

As funções das células fagocíticas

A remoção das células apoptóticas feita pelos macrófagos produz sinais anti-inflamatórios

Para manter o número adequado de células durante o desenvolvimento, a homeostase tecidual normal e as respostas patológicas, as células morrem naturalmente de apoptose, a qual envolve a ativação de caspases não inflamatórias.

PRRs intracelulares

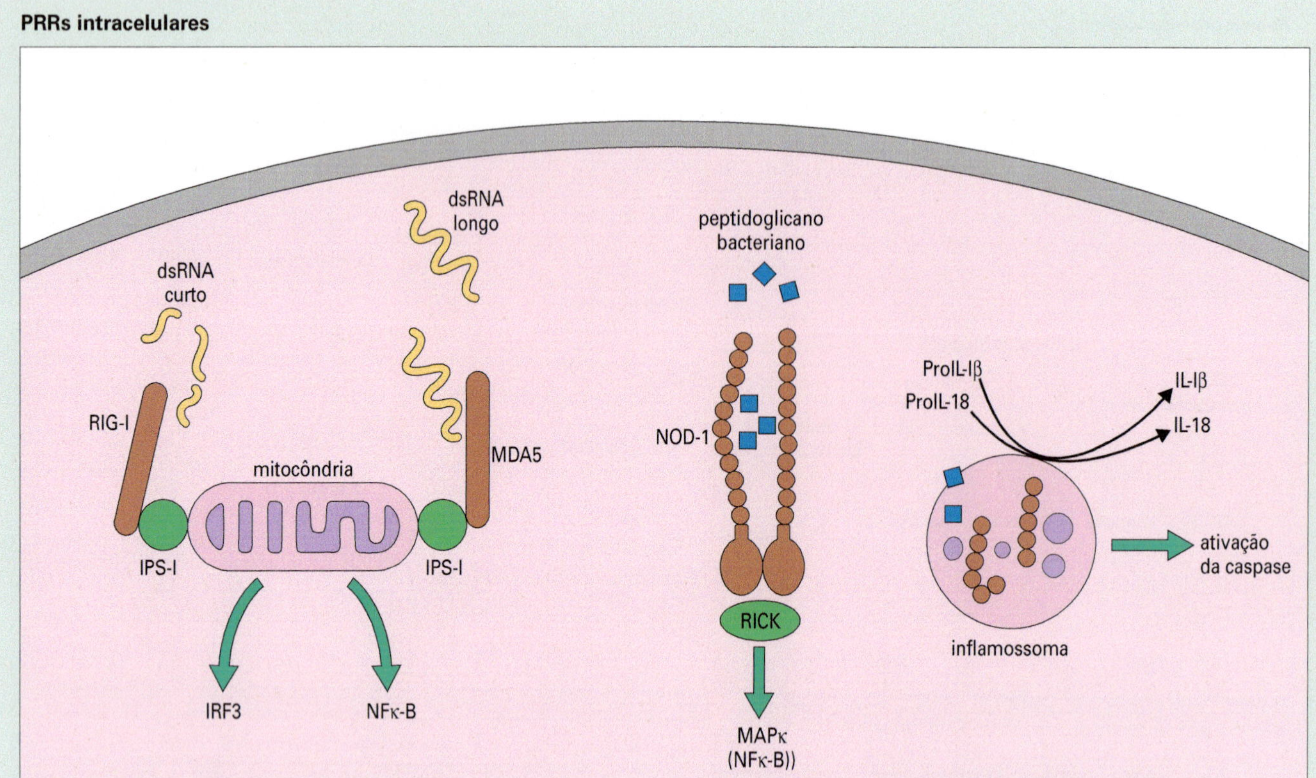

Fig. 7.13 Os ácidos nucleicos virais são reconhecidos pela RIG-1 e pela MDA-5, as quais se juntam ao adaptador de proteína IPS-1, na membrana mitocondrial externa, e ativam os fatores de transcrição IRF3 e NFκ-B, responsáveis por induzir os genes envolvidos na inflamação. Os peptidoglicanos bacterianos são identificados pelos NOD-1 e NOD-2, que sinalizam por meio do RICK a ativação do NFκ-B e a via de cinase MAP. As moléculas desse tipo formam inflamossomas que podem ocasionar a indução de caspases e a produção das citocinas IL-1β e IL-18.

P. Dê um exemplo, no sistema imune, em que os macrófagos fagocitam as células apoptóticas.

R. Os timócitos que não passam pelo processo de seleção positiva e negativa são mortos por apoptose e fagocitados pelos macrófagos presentes no timo (Cap. 2). As células B que também morrem dentro dos folículos linfoides são levadas por macrófagos de corpos tingíveis, conforme explicado no Capítulo 9.

As vias celulares e bioquímicas que resultam na apoptose são mantidas na evolução. As células apoptóticas são eliminadas, de maneira rápida e eficiente, pelos macrófagos (Fig. 7.14), embora elas também possam ser engolfadas por fagócitos não profissionais. O aparecimento da fosfatidilserina (PS) na camada exterior da membrana plasmática é característico das células apoptóticas. O reconhecimento da PS, pelas proteínas ligantes de PS, estimula a captação dessas células, bem como a produção de mediadores anti-inflamatórios, especialmente o TGF-β, que inibe a produção de quimiocinas e citocinas pró-inflamatórias.

Os receptores envolvidos no reconhecimento das células apoptóticas mostram considerável redundância. Entre eles há inúmeros receptores *scavenger* (SR-AI, CD36), receptores de imunoglobulina de célula T (Tim) 3 e 4, a estabilina-2, e o componente C1q, o qual reconhece imediatamente os sinais “coma-me”, enviados pelas células apoptóticas.

Fagocitose de um timócito apoptótico feita por macrófagos do timo

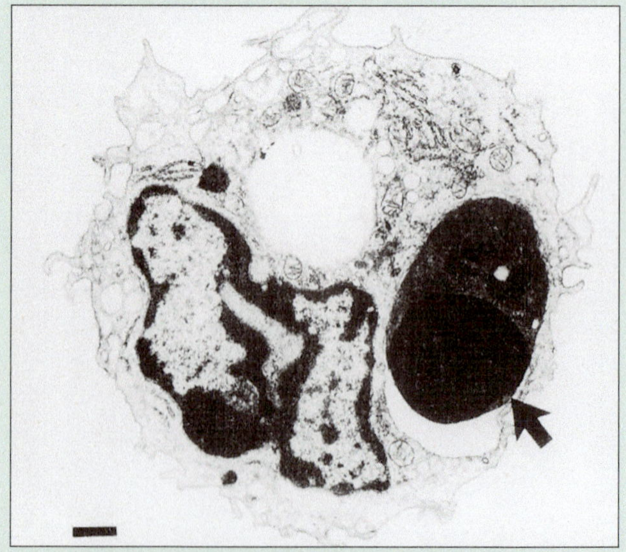

Fig. 7.14 Os macrófagos presentes no timo fagocitam inúmeros timócitos mortos por apoptose, durante o desenvolvimento celular. A seta indica o núcleo de um timócito fagocitado.

A remoção ineficiente das células apoptóticas também pode contribuir para distúrbios autoimunes, tais como o lúpus eritematoso, e explica sua relação com deficiências genéticas do componente do complemento.

Os macrófagos coordenam a resposta inflamatória

O reconhecimento das células necróticas e dos componentes microbianos, feito por macrófagos, inicia a inflamação

Ao contrário do reconhecimento das células apoptóticas, a captação de produtos microbianos e das células necróticas feita por macrófagos residentes estimula a ativação celular que ocasiona a liberação de moléculas (Fig. 7.15). O reconhecimento dos PAMPs e das moléculas nas células danificadas, por meio dos PRRs, leva à ativação da via NFκ-B e à produção de citocinas e quimiocinas. A ativação da fosfolipase cistólica A2 gera a liberação do ácido araquidônico, o precursor das prostaglandinas e dos leucotrienos, por intermédio das ações das vias de cicloxigenase e de lipo-oxigenase, respectivamente. As prostaglandinas pró-inflamatórias controlam o fluxo sanguíneo, a dilatação vascular e a permeabilidade nos sítios inflamatórios. O tráfico de linfócitos e neutrófilos é induzido pelo leucotrieno B4 (Figs. 6.17 e 6.18).

Os macrófagos residentes recrutam os neutrófilos para o sítio de inflamação

Os neutrófilos são as primeiras células recrutadas para as regiões onde há inflamação e desempenham um papel fundamental na eliminação do estímulo inflamatório (Fig. 7.16). O recrutamento adequado dos neutrófilos é essencial para que a resposta inflamatória tenha uma resolução bem-sucedida, uma vez que falhas na remoção de estímulos desencadeantes resultarão em inflamação crônica e em disfunção tecidual (Fig. 7.17). Embora os macrófagos e neutrófilos tenham a capacidade de mediar tanto a fagocitose quanto a morte celular, há diferenças essenciais entre eles:

- os neutrófilos vivem pouco, armazenam uma grande variedade de polipeptídeos antimicrobianos nos grânulos intracelulares, e produzem, imediatamente, radicais de oxigênio;
- os macrófagos residentes vivem bastante, são menos microbianos e citotóxicos, e exibem um grau de especificidade mais alto, o que os tornam mais adequados como sentinelas do sistema imunológico.

Os macrófagos teciduais ativados produzem as quimiocinas CXCL5 e CXCL8, responsáveis por promover o recrutamento dos neutrófilos (Fig. 7.16). O extravasamento dos neutrófilos também é estimulado pela clivagem proteolítica das quimiocinas, por meio das metaloproteases (MMP8 e MMP9), responsáveis pelo aumento de suas atividades quimiotáticas. Em uma infecção, a função primária dos neutrófilos é eliminar os patógenos invasores. Para colaborar com esse objetivo, os neutrófilos recrutados, incapazes de encontrar bactérias em pouco tempo, liberam seus componentes microbianos responsáveis pela liquefação tecidual e pela formação de pus. A destruição do tecido facilita a eliminação bacteriana ao remover as fibrilas de colágeno, já que essas limitam a movimentação celular.

O recrutamento de monócitos para o sítio inflamatório é gerado pelos neutrófilos ativados

Há uma transição entre o recrutamento dos neutrófilos e o influxo de monócitos induzido pelo aumento de IL-6Rα, que ocorre na superfície dos neutrófilos após a ativação. O sIL6Rα complexado com a

Os produtos de secreção dos macrófagos

categoria	exemplo	função
metabólitos de baixo peso molecular	intermediários reativos do oxigênio intermediários reativos do nitrogênio eicosanoides – prostaglandinas, leucotrienos fator ativador de plaquetas (PAF)	morte, inflamação morte, inflamação regulação da inflamação coagulação
citocinas	IL-1β, TNFα, IL-6 IFNα/IFNβ IL-10 IL-12, IL-18 TGFβ CCL2, CCL3, CCL4, CCL5, CXCL8	inflamação local e sistêmica antiviral, imunidade inata, imunomodulação desativação de macrófagos, ativação da célula B produção do IFN-γ por meio da NK e das células T reparo, modulação, inflamação quimiocinas
moléculas de adesão	fibronectina trombospondina	opsonização, adesão à matriz, fagocitose das células apoptóticas
complemento	C3, todos os demais	opsonização local
pró-coagulante	fator tecidual	cascata de coagulação
enzimas	lisosima urocinase (ativador de plasminogênio) colagenase elastase	lise de bactérias gram-positivas fibrinólise catabolismo da matriz catabolismo da matriz

Fig. 7.15 Os macrófagos produzem uma grande variedade de moléculas secretadas.

O papel dos fagócitos mononucleares na inflamação

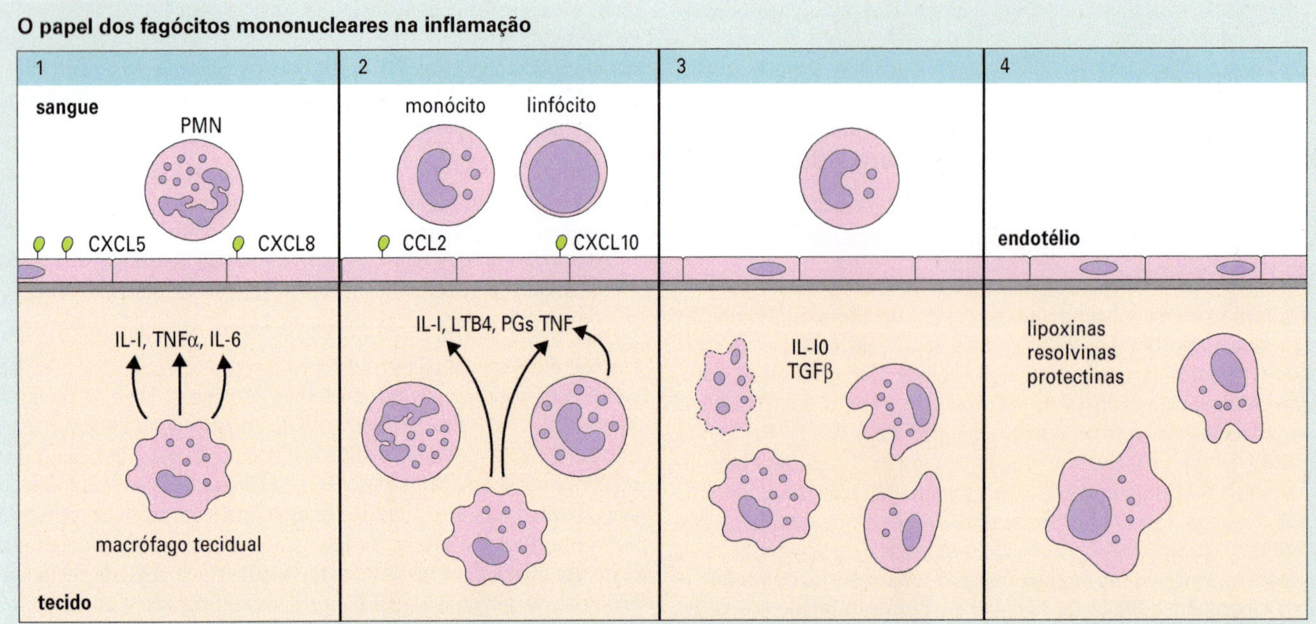

Fig. 7.16 (**1**) os macrófagos residentes do tecido respondem a uma lesão através da liberação de IL-1, TNF-α e IL-6, os quais atraem os neutrófilos sanguíneos. (**2**) Conforme a reação inflamatória se desenvolve, a liberação dos leucotrienos, prostaglandinas e quimiocinas atrai monócitos e linfócitos. (**3**) Conforme a inflamação é resolvida, os neutrófilos mortos são fagocitados pelos fagócitos mononucleares e o perfil das citocinas muda com produção da IL-10 e do TGF-β. (**4**) A produção das lipoxinas, protectinas e resolvinas está associada ao estabelecimento do funcionamento normal, bem como ao fim da resposta inflamatória.

Doença de Crohn

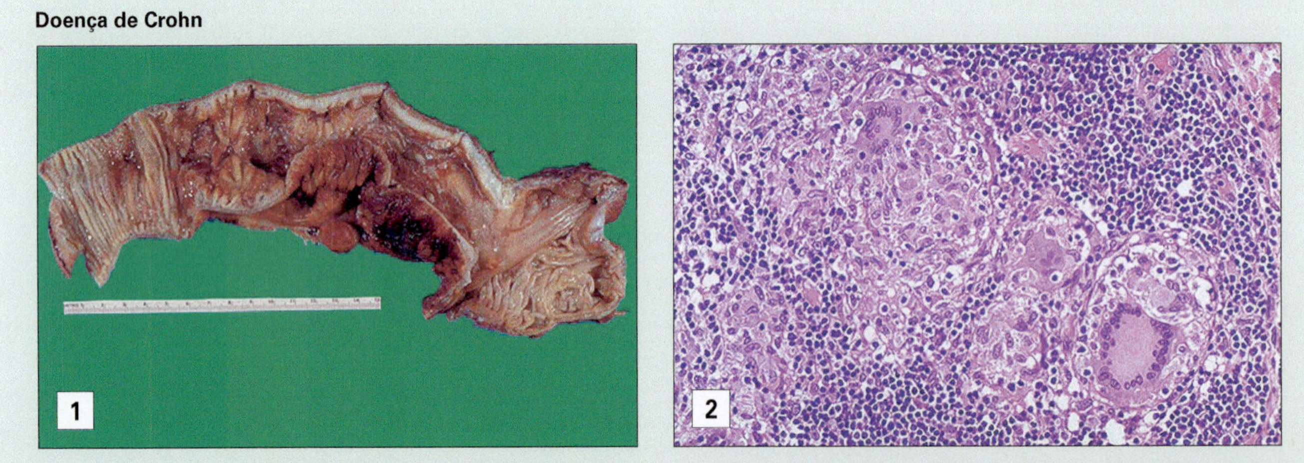

Fig. 7.17 Secção da parede intestinal de um paciente portador da doença de Crohn, que mostra intensa inflamação tecidual (**1**). A secção histológica mostra uma reação granulomatosa, com o infiltramento de linfócitos e macrófagos e a formação de células gigantes (**2**).

IL6, produzido por macrófagos e células endoteliais, é reconhecido pela gp130 presente nas células endoteliais e contribui para a expressão da VCAM-1 (um ligante para a integrina VLA-4, expressa por monócitos) e da CCL2.

P. Em um sítio inflamatório, quais são os efeitos da expressão da VCAM-1 e da CCL2?

R. A VCAM-1 é uma molécula de adesão que se liga à integrina VLA-4, expressa em alguns monócitos e linfócitos. A CCL2 é uma quimiocina que atrai monócitos ao interagir com o CCR2. Portanto, a expressão de ambas induz a migração transendotelial de monócitos e linfócitos.

O aumento de IL6Rα feito pelos neutrófilos também é induzido pela apoptose. Além disso, as serinas proteases liberadas pelos neutrófilos modificam as quimiocinas, a fim de que essas tenham mais afinidade para o CCR1, e estimulam o recrutamento dos monócitos inflamatórios.

Os macrófagos e os neutrófilos possuem ações microbicidas complementares

Os macrófagos e os neutrófilos complementam um ao outro na remoção dos patógenos. O extravasamento de neutrófilos que se dá em seguida libera proteínas pré-formadas armazenadas em grânulos, em três fases:

- as vesículas secretoras carregadas com receptores ligados à membrana são mobilizadas até a membrana plasmática;

- os grânulos secundários e terciários que contêm lactoferrina, lipocalina, lisozima e LL37 são liberados. Esses grânulos também possuem as metaloproteases de matriz MMP-8,-9 e -25, que digerem matrizes extracelulares e facilitam a destruição tecidual;
- os grânulos primários ou azurófilos que contêm defensinas (veja adiante) e a mieloperoxidase são liberados – a mieloperoxidase converte o H_2O_2 em ácido hipocloroso, o qual reage com as aminas para produzir cloraminas antibacterianas (Fig. 7.18).

As defensinas são um grupo de polipeptídeos altamente catiônicos que contribui para as atividades antibacterianas. As defensinas:

- são pequenos peptídeos (30-33 aminoácidos) encontrados em alguns macrófagos de várias espécies e, especialmente, nos neutrófilos de humanos, onde eles compreendem mais de 50% das proteínas granulares;
- formam canais permeáveis ao íon em bicamadas lipídicas e agem, provavelmente, antes da acidificação do fagolisossoma;
- são capazes de matar inúmeros patógenos, incluindo bactérias (*S. aureus, Pseudomonas aeruginosa, E. coli*), fungos (*Cryptococcus neoformans*), e vírus envelopados (*Herpes simplex*).

P. Que outra molécula pode gerar canais íon-permeáveis em bicamadas lipídicas?

R. O componente final da via de complemento lítico, C9 (Cap. 4).

Os grânulos primários também possuem BPI (proteína bactericida de aumento de permeabilidade – *LPS-binding bactericidal permeability increasing protein*) e as serprocidinas, com três serinas proteases, que além de sua atividade microbicida, são responsáveis pela destruição tecidual.

Os componentes citosólicos e nucleares dos neutrófilos também podem contribuir com a atividade antimicrobiana – a cromatina dos neutrófilos forma redes extracelulares que se unem às proteases dos grânulos azurófilos.

Os fagócitos eliminam os patógenos com intermediários reativos de oxigênio e de nitrogênio

Os fagócitos medeiam a eliminação microbiana por meio de inúmeros mecanismos, inclusive pela acidificação do fagossomo, a qual ocorre com a formação de um gradiente de íon H^+ pela V-ATPase. A acidificação tem atividade microbiana direta e facilita a ação de enzimas cujo nível de acidez do pH é bom. Além disso, o gradiente de íon H^+ auxilia na expulsão de nutrientes necessários para os micróbios.

Os macrófagos e os neutrófilos também são capazes de eliminar patógenos ao secretarem intermediários reativos de oxigênio (ROIs, do inglês, *reactive oxygen intermediates*) e intermediários reativos de nitrogênio (RNIs, do inglês, *reactive nitrogen intermediates*) altamente tóxicos, dentro dos fagossomos (Fig. 7.18). A oxidase NOX2 NADPH localizada na membrana fagossomal gera ROIs e essa propriedade é mais evidente nos neutrófilos. Essa oxidase transfere elétrons da NADPH citosólica para o oxigênio molecular e libera O_2^- dentro do lúmen. Os ROIs podem interagir com macromoléculas (por exemplo, por meio de grupos de enxofre) e torná-las inativas. Pacientes com doença granulomatosa crônica, por não terem componentes de oxidases essenciais, sofrem constantemente com infecções bacterianas.

Uma grande diferença entre os macrófagos em repouso e os macrófagos ativados é a capacidade de produzir o peróxido de oxigênio (H_2O_2) e outros metabólitos gerados pela explosão respiratória. Enquanto os neutrófilos são rapidamente dotados de propriedades microbianas, os macrófagos necessitam de PRRs aptos a iniciarem a ativação, e atingem o ápice de sua atividade microbicida na presença do IFN-γ, responsável pela ativação clássica (veja adiante). A falha na ativação dos macrófagos na AIDS contribui para as infecções com patógenos oportunistas, a persistência do HIV e a reativação de tuberculose latente.

P. Algumas pessoas têm uma falha no receptor de interferon tipo 2, uma condição muito rara. Como isso afetaria sua resistência aos diferentes tipos de patógenos?

R. Isso as torna muito suscetíveis às infecções causadas por bactérias intracelulares.

Os macrófagos também podem ser ativados pelo IFN-γ para expressar altos níveis de **óxido nítrico sintase induzível (iNOS, NOS2)**, a qual catalisa a produção de óxido nítrico (NO) realizada pela arginina (Fig. 7.19). Os ROIs e RNIs podem interagir para produzirem peroxinitritos, e todas essas espécies reativas agem dentro do fagossomo a fim de causar efeitos tóxicos nos patógenos intrafagossomais;

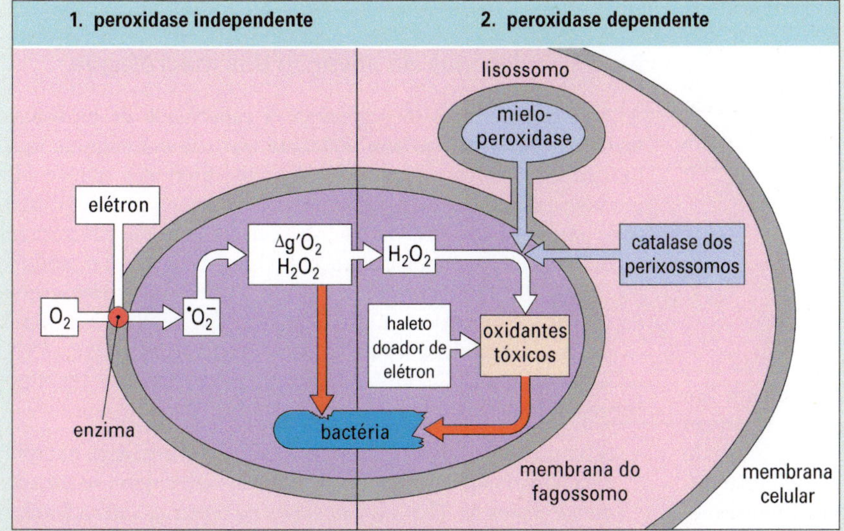

Fig. 7.18 (**1**) Uma enzima (NADPH oxidase) na membrana do fagossomo reduz o oxigênio em ânion superóxido ($•O_2^-$). Isso pode aumentar os radicais hidroxilas (•OH), o oxigênio singlete ($\Delta g'O_2$) e o peróxido de hidrogênio (H_2O_2), sendo todos potencialmente tóxicos. A fusão do lisossomo não é necessária para essas partes da via e a reação acontece de maneira espontânea, após a formação do fagossomo. (**2**) Caso ocorra a fusão do lisossomo, a mieloperoxidase (ou, sob outras circunstâncias, a catalase dos peroxissomos) age sobre os peróxidos, na presença de haletos (preferencialmente iodetos). Então, são gerados mais oxidantes tóxicos, tais como os hipo-haletos (HIO, HClO).

A via de óxido nítrico

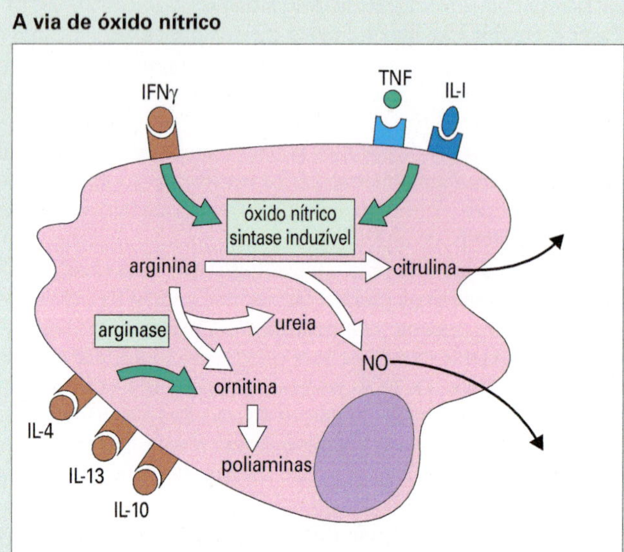

Fig. 7.19 IFN-γ e outras citocinas inflamatórias produzem a óxido nítrico sintase induzível (iNOS, também conhecida como NOS2), que combina oxigênio com o nitrogênio guanidínico da L-arginina para gerar óxido nítrico (NO•), tóxico para bactérias e células tumorais. A toxicidade pode ser aumentada por meio de interações com produtos da via de redução do oxigênio, levando à formação de peroxinitritos. A ativação celular, realizada pelas citocinas tipo TH2, estimula a decomposição da arginina em ornitina e ureia. As poliaminas são um resultado da ornitina, que estimula a síntese do colágeno e a proliferação celular.

eles interagem com tióis, centros metálicos e tirosinas, danificam os ácidos nucleicos e convertem lipídios por meio do dano oxidativo. Dessa maneira, tanto o metabolismo quanto a replicação de bactérias tornam-se comprometidos.

P. Descreva quatro funções do IFN-γ no desenvolvimento da resposta imune, considerando um diferente papel para cada grupo de células.

R. O IFN-γ induz as moléculas de MHC e as moléculas coestimulatórias nas APCs, bem como as moléculas de adesão e quimiocinas presentes no endotélio. Esta citocina também inicia a atividade microbicida dos macrófagos, modula a mudança de classe feita pelas células B (Cap. 9) e regula o equilíbrio entre as populações de TH1 e TH2 das células T. O IFN-γ também tem certa capacidade de induzir a produção de proteínas antivirais.

Um outro mecanismo que limita o crescimento bacteriano envolve o sequestro de nutrientes essenciais pela lactoferrina (Fe^{2+}) ou pelo NRAMP1, que expulsa Fe^{2+}, Zn^{2+} e Mn^{2+} do lúmen. Além disso, os fagossomos contêm endopeptidases, exopeptidases e hidrolases, que destroem o patógeno. As proteases são liberadas por grânulos diferentes, em estágios distintos, durante a maturação do fagossomo.

Alguns patógenos escapam da fagocitose ou evitam o dano

Alguns patógenos desenvolveram mecanismos elaborados a fim de evitar a morte dentro dos fagossomos. Entre eles estão a fuga das bactérias do fagossomo (*Listeria monocytogenes*), o estímulo da fusão do retículo endoplasmático (*Legionella*), e a inibição (*M. tuberculosis*) ou atraso (*C. burnetii*) da maturação do fagossomo. Isso dependerá do mecanismo usado na internalização; enquanto o reconhecimento direto dos patógenos, por meio de receptores não opsônicos, possui capacidade de ativação limitada e permite que o patógeno explore mecanismos de fuga específicos, a internalização de patógenos revestidos por anticorpos intensifica a ativação celular e aciona mecanismos microbicidas. Os macrófagos, uma vez ativados por PRRs como os TLRs, induzem a autofagia, que, por sua vez, medeia a destruição das *M. tuberculosis* e *Toxoplasma gondii* vacuolares. A autofagia também é utilizada pelos macrófagos para sequestrar e destruir patógenos citosólicos, tais como *Francisella tularensis* e *Salmonella enterica*.

A resolução da inflamação feita pelos macrófagos é um processo ativo

A remoção completa do agente inflamatório dá início à resolução da inflamação, na qual a infiltração dos neutrófilos é terminada e os neutrófilos apoptóticos são fagocitados. Um evento fundamental nesse processo é "o lipídio que medeia a mudança de classe", no qual a síntese de leucotrienos e prostaglandinas é substituída pela síntese de **lipoxinas**, **resolvinas** e **protectinas** (Fig. 7.16). De maneira curiosa, as vias de sinalização que levam às prostaglandinas pró-inflamatórias E2 e D2, sintetizadas no início da inflamação, também levam à transcrição da enzima responsável pela síntese da lipoxina. Essa síntese feita pelos neutrófilos ocorre por intermédio de sua interação com as plaquetas e células epiteliais, que fornecem precursores metabólicos por meio de um processo chamado **biossíntese transcelular.** No caso dos macrófagos, a síntese de lipoxina é acionada pela captação de células apoptóticas. A lipoxina A4 diminui a atividade dos neutrófilos, aumenta a migração dos monócitos, favorece a captação dos neutrófilos apoptóticos e inibe a síntese da CXCL8. A resolvina E1 e a protectina D1 aumentam a expressão do CXCR5 na superfície dos neutrófilos apoptóticos, o que facilita a remoção de CXCL13 e CXCL5 (quimioatraentes de neutrófilos) do sítio inflamatório. Os neutrófilos apoptóticos produzem os sinais "encontre-me" (p. ex., a lisofosfatidilcolina) que atraem os macrófagos. A captação desses neutrófilos pelos macrófagos inibe a produção da IL-23, um citocina envolvida no estímulo da granulopoiese. Conforme descrito anteriormente, o reconhecimento das células apoptóticas feito pelos macrófagos também leva à produção das citocinas anti-inflamatórias IL-10 e TGF-β, as quais, aliadas a fatores como o fator de crescimento endotelial vascular, estimulam a reparação tecidual.

As diferentes vias da ativação dos macrófagos

As seções anteriores mencionaram a capacidade de os macrófagos se adaptarem ao seu ambiente (*i.e.*, os macrófagos localizados em compartimentos anatômicos diferentes apresentam fenótipos distintos, e os macrófagos residentes possuem atividade microbicida mais baixa, se comparados aos macrófagos recrutados, mesmo após a ativação). Um estudo sobre o fenótipo dos macrófagos em cultura, expostos a diferentes combinações de citocinas, mostrou a plasticidade dessas células. Em geral, os macrófagos podem seguir os perfis de ativação clássica (M1) ou a alternativa (M2), embora seja possível encontrar fenótipos intermediários.

- A ativação M1 refere-se aos macrófagos com atividade microbicida aumentada, que podem ser gerados em cultura se tratados com ligantes de TLR ou patógenos na presença (ativação clássica) ou ausência (ativação inata) do IFN-γ;

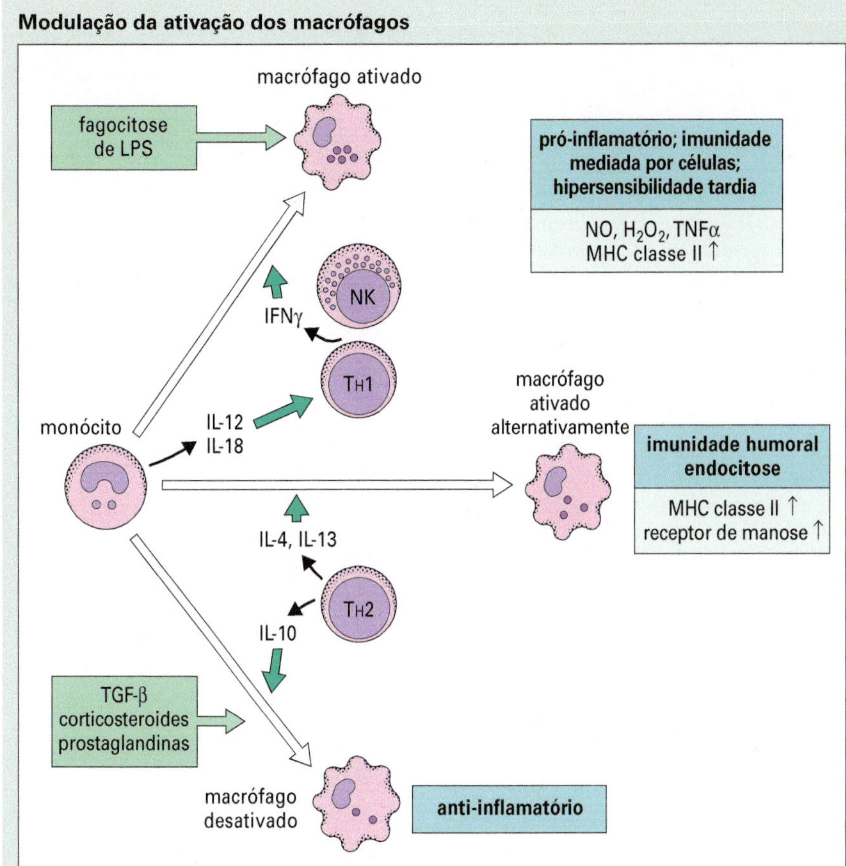

Fig.7.20 Sinais de produtos microbianos, fagocitose e citocinas resultam em mudanças na superfície e nas propriedades secretoras dos macrófagos, que podem ser classificadas como ativadas, desativadas ou ativadas alternativamente. (NO, óxido nítrico; TGF-β, fator transformador do crescimento-β.)

- Em geral, a ativação M2 refere-se aos macrófagos expostos a IL-4 ou IL-13. Contudo, dentro do espectro da ativação M2, os macrófagos com um fenótipo regulatório também podem ser obtidos em resposta aos imunocomplexos e ao envolvimento do TLR (Fig. 7.20).

São feitas tentativas importantes de correlacionar os patógenos observados *in vitro* com os padrões de diferenciação *in vivo*, por meio da análise de assinatura de marcadores. Alguns deles foram identificados durante a infecção parasitária em camundongos (Figura 7.21). A ativação clássica parece ser consistente com o papel de células efetoras desempenhado pelos macrófagos durante o processo das respostas imunes mediadas por células, no qual o IFN-γ produzido pelas células T TH1 permitirá que os patógenos intracelulares sejam eliminados pelos macrófagos (veja anteriormente). Além disso, os macrófagos M1 promovem respostas TH1 ao produzirem IL-12 e secretarem a CXCL9 e a CXCL10, responsáveis por recrutarem especificamente as células T do tipo TH1.

Os macrófagos tratados com IL-4 e IL-13 possuem um compartimento endocítico mais desenvolvido, produzem níveis mais baixos de citocinas pró-inflamatórias e IL-2, níveis mais altos de IL-10, atraem o receptor "decoy" IL1 RA e são capazes de recrutar as células Treg, TH2, eosinófilos e basófilos por intermédio da produção de CCL17, CCL22 e CCL24, ampliando, assim, as respostas tipo TH2. Os macrófagos M2 são menos eficientes em produzir ROIs e RNIs. Nessas células, a arginina é processada em ornitina e poliaminas devido à ativação da arginase. A atividade da arginase foi sugerida como uma maneira de controlar a ativação da célula T (Fig. 7.19).

Na ausência de células T, outras células do sítio inflamatório colaboram com a modulação do fenótipo dos macrófagos. Por exemplo, as células *natural killer*, ativadas pelo TNF-α e pela IL-12 produzidos por macrófagos, sintetizarão o IFN-γ. Sob certas condições, os mastócitos, ou os primeiros eosinófilos recrutados, produzirão a IL-4 nos sítios inflamatórios.

Enquanto os efeitos prejudiciais de uma ativação clássica não regulada são amplamente ilustrados e medeiam a patologia das doenças autoimunes, foram observados também exemplos de ativação do tipo M2 sob processos patológicos específicos. Por exemplo, a exposição crônica aos LPS gera um estado de tolerância associado à imunossupressão, durante a sepse, que é considerado um estado de ativação M2.

Há muitos relatórios acerca de um papel para os M2 em modelos de doenças parasitárias, nos quais eles desempenham um papel regulatório e protetor, que provavelmente está associado à sua capacidade de estimular a reparação tecidual. É interessante observar que alguns micróbios (p. ex., *Francisella tularensis*) exploram a redução da atividade microbicida dos macrófagos M2 e alteram o perfil de ativação desses, nesse sentido, a fim de minimizar a morte de bactérias. Os macrófagos associados ao tumor também já apresentaram um fenótipo tipo M2, o qual estimula a sobrevivência do tumor por ser capaz de produzir IL-10 e mediadores de angiogênese.

O macrófago possui tantas funções na fisiologia normal e na defesa imune, que não é surpresa que os fenótipos dos macrófagos variem de acordo com a localização nos tecidos e as respostas às citocinas produzidas em diferentes tipos de inflamação.

Regulação dos fenótipos dos macrófagos

	tipo TH1	tipos TH2		importância
	IFNγ	IL-4/IL-13	IL-10	
moléculas de MHC classe II (Ia)	++	+	–	interações das células imunes
explosão respiratória NO	++ ++	(–) (–)	– –	imunidade mediada por células lesão tecidual (p. ex., tuberculose)
TNFα IL-1 IL-6	++	(–)	–	pró-inflamatório
receptor de manose	–	++	+	fagocitose/endocitose (p.ex., antígenos)
crescimento	–	++	0	crescimento local de MØ nas lesões imunes
fusão	0	++	0	formação de células gigantes – granulomas
secreção do fator de crescimento	–	++	+	cicatrização de lesões

Fig. 7.21 As citocinas TH1 e TH2 agem sobre os macrófagos induzindo diferentes funções, as quais podem ser descritas como "ativação" clássica (tipo TH1), "ativação alternativa", ou desativação (tipo TH2). (+ aumenta; – diminui; 0, sem efeito.)

RACIOCÍNO CRÍTICO: O PAPEL DOS MACRÓFAGOS NA SÍNDROME DO CHOQUE TÓXICO (VEJA A PÁG. 443 PARA RESPOSTAS)

Em um modelo experimental de choque séptico, camundongos são infectados, de modo sistêmico, com bacilos de Calmette-Guérin (BCG), uma cepa vacinal não letal de microbactérias. Após 12 dias, os camundongos são desafiados, via intraperitoneal, com doses graduais de lipopolissacarídeos (LPS). Em 2 horas, amostras de sangue são retiradas e a condição clínica dos camundongos é monitorada por até 24 horas. O fim dos experimentos é antecipado em caso de sinais de dor profunda.

1 Quais citocinas você mediria na amostra de soro sanguíneo retirada em 2 horas?

2 Quais sinais clínicos seriam indicativos de um choque séptico incipiente?

3 Quais mecanismos contribuem para o choque séptico?

4 Qual resultado você esperaria se as seguintes linhagens de camundongos *knockout* fossem usada em vez dos controles selvagens: *knockout* para CD14, para receptores *scavenger* de classe A (SR-A) e IFN-γ?

5 Interprete seus resultados.

6 Sugira mais experimentos.

7 Qual é a importância clínica desse experimento?

A distinção entre as respostas inflamatórias e a manutenção das células apoptóticas

Os macrófagos peritoneais de camundongos são alimentados por células apoptóticas em cultura, e então desafiados com um patógeno intracelular, o *Trypanosoma cruzi*. A análise subsequente de células isoladas para a sobrevivência do parasita mostra que o crescimento do *T. cruzi* é intensificado pela internalização prévia das células apoptóticas, mas não de células necróticas ou partículas de controle.

8 Como você investigaria os receptores localizados na superfície dos macrófagos, responsáveis pela internalização das células apoptóticas?

9 Sugira um possível mecanismo pelo qual a internalização das células apoptóticas estimula a sobrevivência do *T. cruzi*.

10 Como você investigaria esse modelo experimental?

11 Qual seria a importância clínica e *in vitro* dessa observação?

O papel dos macrófagos nas respostas TH1 e TH2

Os macrófagos peritoneais de camundongos isolados são tratados durante 2 dias em cultura, com citocinas específicas (IFN-γ, IL-4, IL-13, IL-10), e inúmeros testes para a ativação celular são feitos. Os resultados mostram que o IFN-γ estimula a explosão respiratória (após desafio com LPS), a expressão de MHC classe II e a produção de citocinas pró-inflamatórias, mas regula negativamente a endocitose mediada pelo receptor de manose (MR). A IL-10 é um eficiente antagonista dos efeitos descritos anteriormente. A IL-4 e a IL-13 são antagonistas fracas tanto da explosão respiratória, quanto da produção de citocinas pró-inflamatórias, e induzem moléculas de MHC classe II e a atividade do MR.

12 Interprete a importância e a possível relevância funcional desses resultados no que compete aos conceitos de diferenciação TH1/TH2

13 Quais outros trabalhos poderiam ser realizados a fim de investigar a possibilidade de que a ativação dos macrófagos poderia, por analogia, ser classificada como M1/M2?

14 Como você investigaria o papel dos macrófagos e das células dendríticas como possíveis indutores da diferenciação da subpopulação de linfócitos T CD4+?

Leituras sugeridas - revisões

Allen J, Wynn T. Evolution of TH2 immunity: a rapid repair response to tissue destructive pathogens. PLOS Pathogens 2011;7:e1002003.

Auffray C, Sieweke MH, Geissmann F. Blood monocytes: development, heterogeneity, and relationship with dendritic cells. Annu Rev Immunol 2009;27:669–692.

Bergsbaken T, Fink SL, Cookson BT. Pyroptosis: host cell death and inflammation. Nat Rev Microbiol 2009;7:99–109.

Biswas SK, Lopez-Collazo E. Endotoxin tolerance: new mechanisms, molecules and clinical significance. Trends Immunol 2009;30:475–487.

Biswas SK, Mantovani A. Macrophage plasticity and interaction with lymphocyte subsets: cancer as a paradigm. Nat Immunol 2010;11:889–896.

Burdette DL, Monroe KM, Sotelo-Troha K, et al. STING is a direct innate immune sensor of cyclic di-GMP. Nature 2011;478: 515–518.

Elliott MR, Ravichandran KS. Clearance of apoptotic cells: implications in health and disease. J Cell Biol 2010;189:1059–1070.

Flannagan RS, Cosio G, Grinstein S. Antimicrobial mechanisms of phagocytes and bacterial evasion strategies. Nat Rev Microbiol 2009;7:355–366.

Geijtenbeek TB, Gringhuis SI. Signalling through C-type lectin receptors: shaping immune responses. Nat Rev Immunol 2009;9:465–479.

Geissmann F, Gordon S, Hume DA, et al. Unravelling mononuclear phagocyte heterogeneity. Nat Rev Immunol 2010;10:453–460.

Geissmann F, Manz MG, Jung S, et al. Development of monocytes, macrophages, and dendritic cells. Science 2010;327:656–661.

Gordon S, Martinez FO. Alternative activation of macrophages: mechanism and functions. Immunity 2010;32:593–604.

Hamilton JA. Colony-stimulating factors in inflammation and autoimmunity. Nat Rev Immunol 2008;8:533–544.

Hampton MB, Kettle AJ, Winterbourn CC. Inside the neutrophil phagosome: oxidants, myeloperoxidase, and bacterial killing. Blood 1998;92:3007–3017.

Hornung V, Latz E. Intracellular DNA recognition. Nat Rev Immunol 2010;10:123–130.

Kerrigan A, Brown GD. Syk-coupled C-type lectins in immunity. Trends Immunol 2011;32:151–156.

Lawrence T, Gilroy DW. Chronic inflammation: a failure of resolution? Int J Exp Pathol 2007;88:85–94.

Levine B, Mizushima N, Virgin HW. Autophagy in immunity and inflammation. Nature 2011;469:323–335.

Martinez FO, Helming L, Gordon S. Alternative activation of macrophages: an immunologic functional perspective. Annu Rev Immunol 2009;27:451–483.

Mosser DM, Edwards JP. Exploring the full spectrum of macrophage activation. Nat Rev Immunol 2008;8:958–969.

Nathan C. Neutrophils and immunity: challenges and opportunities. Nat Rev Immunol 2006;6:173–182.

Nathan C. Ding A. Nonresolving inflammation. Cell 2010;140:871–882.

Nguyen KD, Qiu Y, Cui X, et al. Alternatively activated macrophages produce catecholamines to sustain adaptive thermogenesis. Nature 2011;480:104–109.

Olefsky JM, Glass CK. Macrophages, inflammation, and insulin resistance. Annu Rev Physiol 2010;72:219–246.

O'Neill LA, Bowie AG. The family of five: TIR-domaincontaining adaptors in Toll-like receptor signalling. Nat Rev Immunol 2007;7:353–364.

O'Neill LA, Bowie AG. Sensing and signaling in antiviral innate immunity. Curr Biol 2010;20:R328–R333.

Peiser L, Mukhopadhyay S, Gordon S. Scavenger receptors in innate immunity. Curr Opin Immunol 2002;14:123–128.

Ray K, Marteyn B, Sansonetti PJ, Tang CM. Life on the inside: the intracellular lifestyle of cytosolic bacteria. Nat Rev Microbiol 2009;7:333–340.

Robinson MJ, Sancho D, Slack EC, et al. Myeloid C-type lectins in innate immunity. Nat Immunol 2006;7:1258–1265.

Schroder K. Tschopp J. The inflammasomes. Cell 2010;140:821–832.

Serhan CN, Savill J. Resolution of inflammation: the beginning programs the end. Nat Immunol 2005;6:1191–1197.

Serhan CN, Yacoubian S, Yang R. Anti-inflammatory and proresolving lipid mediators. Annu Rev Pathol 2008;3:279–312.

Soehnlein O, Lindbom L. Phagocyte partnership during the onset and resolution of inflammation. Nat Rev Immunol 2010;10:427–439.

Soehnlein O, Lindbom L, Weber C. Mechanisms underlying neutrophil-mediated monocyte recruitment. Blood 2009;114:4613–4623.

Taylor PR, Gordon S, Martinez-Pomares L. The mannose receptor: linking homeostasis and immunity through sugar recognition. Trends Immunol 2005;26:104–110.

Taylor PR, Martinez-Pomares L, Stacey M, et al. Macrophage receptors and immune recognition. Annu Rev Immunol 2005;23:901–944.

Vieira OV, Botelho RJ, Grinstein S. Phagosome maturation: aging gracefully. Biochem J 2002;366:689–704.

Woodward JJ, Iavarone AT, Portnoy DA. c-di-AMP secreted by intracellular Listeria monocytogenes activates a host type I interferon response. Science 2010;328:1703–1705.

Referências selecionadas

Emara M, Royer PJ, Abbas Z, et al. Recognition of the major cat allergen Fel d 1 through the cysteine-rich domain of the mannose receptor determines its allergenicity. J Biol Chem 2011;286:13033–13040.

Ferwerda B, Ferwerda G, Plantinga TS, et al. Human dectin-1 deficiency and mucocutaneous fungal infections. N Engl J Med 2009;361:1760–1767.

Heinsbroek SE, Taylor PR, Martinez FO, et al. Stage-specific sampling by pattern recognition receptors during Candida albicans phagocytosis. PLoS Pathog 2008;4:e1000218.

Krausgruber T, Blazek K, Smallie T, et al. IRF5 promotes inflammatory macrophage polarization and TH1-TH17 responses. Nat Immunol 2011;12:231–238.

LeibundGut-Landmann S, Gross O, et al. Syk- and CARD9-dependent coupling of innate immunity to the induction of T helper cells that produce interleukin 17. Nat Immunol 2007;8:630–638.

Liu Y, Stewart KN, Bishop E, et al. Unique expression of suppressor of cytokine signaling 3 is essential for classical macrophage activation in rodents in vitro and in vivo. J Immunol 2008;180:6270–6278.

Pesce JT, Ramalingam TR, Mentink-Kane MM, et al. Arginase-1-expressing macrophages suppress Th2 cytokine-driven inflammation and fibrosis. PLoS Pathog 2009;5:e1000371.

Royer PJ, Emara M, Yang C, et al. The mannose receptor mediates the uptake of diverse native allergens by dendritic cells and determines allergen-induced T cell polarization through modulation of IDO activity. J Immunol 2010;185:1522–1531.

Satoh T, Takeuchi O, Vandenbon A, et al. The Jmjd3-Irf4 axis regulates M2 macrophage polarization and host responses against helminth infection. Nat Immunol 2010;11:936–944.

Smith AM, Rahman FZ, Hayee B, et al. Disordered macrophage cytokine secretion underlies impaired acute inflammation and bacterial clearance in Crohn's disease. J Exp Med 2009;206:1883–1897.

CAPÍTULO 8

Apresentação de Antígeno

RESUMO

- **As células T avaliam as proteínas derivadas de patógenos intra ou extracelulares através do reconhecimento de fragmentos de peptídeos que foram processados e ligados às principais moléculas do complexo principal de histocompatibilidade (MHC, do inglês, *major histocompatibility complex*) de classe I ou II, respectivamente.** Estes complexos MHC-antígeno são apresentados na superfície celular.
- **As moléculas do MHC classe I associam-se com peptídeos endogenamente sintetizados, produzidos pela degradação das moléculas internas das células.** Este tipo de processamento de antígeno é conduzido por proteassomas, que clivam as proteínas e transportadores, que, por sua vez, levam os fragmentos ao retículo endoplasmático (RE).
- **As moléculas do MHC classe II ligam-se a peptídeos produzidos após a degradação das proteínas pertencentes às células que sofreram endocitose.** Os peptídeos produzidos pela degradação desses antígenos externos são carregados nas moléculas do MHC classe II em um compartimento endossômico especializado, chamado MIIC.
- **A área altamente organizada de contato entre a célula T e a APC é uma sinapse imunológica.** Os TCRs e os receptores coestimuladores ocupam o centro da sinapse. Moléculas de adesão encontram-se na periferia.
- **Moléculas coestimuladoras são essenciais para a ativação da célula T.** Moléculas como a B7 (CD80/86) na APC ligam-se ao CD28 na célula T a fim de induzir a ativação. Antígenos apresentados sem a coestimulação normalmente induzem anergia de célula T. Moléculas de adesão intracelulares também contribuem para a interação entre a célula T e uma célula apresentadora de antígeno (APC). Interações entre a molécula-1 de adesão intercelular e o antígeno-1 funcional leucocitário (LFA-1) e entre o CD2 e seus ligantes aumentam a interação entre células T e APCs.
- **O CD4 se liga ao MHC classe II, e o CD8 às moléculas do MHC classe I.** Essas interações aumentam a afinidade de ligação das células T ao complexo MHC-antígeno apropriado, e levam cinases ao complexo TCR.
- **A ligação do CTLA-4 ou PD-1 na célula T limita a ativação.** Ambos os ligantes inibem o sinal coestimulador que a célula T recebe do CD28.
- **A ativação da célula T induz cascatas de enzimas, levando à produção de interleucina-2 (IL-2) e à alta afinidade do receptor de IL-2 na célula T.** A IL-2 é necessária para conduzir a divisão da célula T.
- **A apresentação de antígeno interfere no curso subsequente de uma resposta imune.** O sistema imune responde a indicativos de que uma infecção se instalou antes de responder fortemente a antígenos.

Células apresentadoras de antígeno

As células T reconhecem apenas os peptídeos antigênicos ligados a moléculas codificadas pelo MHC. Peptídeos endógenos, derivados de fontes intracelulares, tais como replicações virais, são apresentados nas moléculas do MHC classe I às células CD8$^+$, enquanto os peptídeos exógenos, derivados de fontes extracelulares, tais como micróbios, são apresentados nas moléculas do MHC classe II às células CD4$^+$. Os peptídeos, antes de se associarem às moléculas do MHC, são gerados a partir de proteólise parcial do antígeno proteico original. O processamento de antígeno refere-se à degradação do antígeno em fragmentos peptídicos, que podem se ligar às moléculas do MHC classe I ou classe II (Cap. 5). A ligação ou não do peptídeo a uma molécula do MHC depende da sequência de aminoácidos do peptídeo e da disponibilidade de uma molécula de ligação do MHC apropriada, bem como do conjunto de moléculas do MHC presente no indivíduo. Em termos gerais, uma única célula T reconhece um ou mais peptídeos específicos no sulco de ligação ao peptídeo de uma molécula específica do MHC. Porém, há casos em que as células T respondem a uma combinação diferente de peptídeo/MHC, o que é equivalente à reatividade cruzada que pode ocorrer quando anticorpos ligam-se a antígenos de reação cruzada.

A apresentação de antígeno desempenha um papel central na iniciação e manutenção de uma resposta imune apropriada ao antígeno. O processo é rigorosamente controlado em vários níveis, conforme se segue:

- diferentes tipos de células apresentadoras de antígeno (APC) entram em jogo, dependendo da situação. Células dendríticas são de extrema importância para iniciar respostas;
- a interação entre o TCR e o complexo peptídeo/MHC é altamente específica;

- outro nível de controle é exercido por **moléculas coestimuladoras** nas APCs, resultando na ativação da célula T apenas quando apropriado, como no caso de uma infecção;
- moléculas de adesão nas células interativas também contribuem para a ligação estável das células, promovendo uma apresentação eficiente do antígeno;
- sinais da superfície celular são, então, transmitidos por uma série de vias de transdução de sinais que regulam a expressão gênica, incluindo a produção de citocinas;
- nos estágios finais, as ações das citocinas nos linfócitos induzem a divisão celular.

Os quatro estágios da apresentação de antígenos são apresentados na Figura 8.1. Em órgãos linfoides, todos os quatro estágios podem ocorrer, resultando na proliferação da célula T. Porém, a apresentação do antígeno pode ocorrer também em um nível mais limitado em tecidos, resultando na produção de citocina, mas com uma pequena divisão de célula T.

Interações com células apresentadoras de antígeno conduzem a ativação da célula T

A maneira como uma célula T encontra o antígeno pela primeira vez determina como ela reagirá subsequentemente. Uma grande variedade de células é capaz de apresentar antígeno, dependendo de como e onde o antígeno é encontrado pelas células do sistema imune. Em um órgão linfoide, os três tipos principais de APC são:

- DCs, que são mais eficientes na apresentação a células T virgens
- macrófagos; e
- células B (Fig. 8.2).

A ativação de células T virgens no primeiro encontro com o antígeno na superfície de uma APC é chamada ***priming***, para fazer a distinção das respostas de células T efetoras ao antígeno na superfície de seus células-alvo e das respostas das células T de memória.

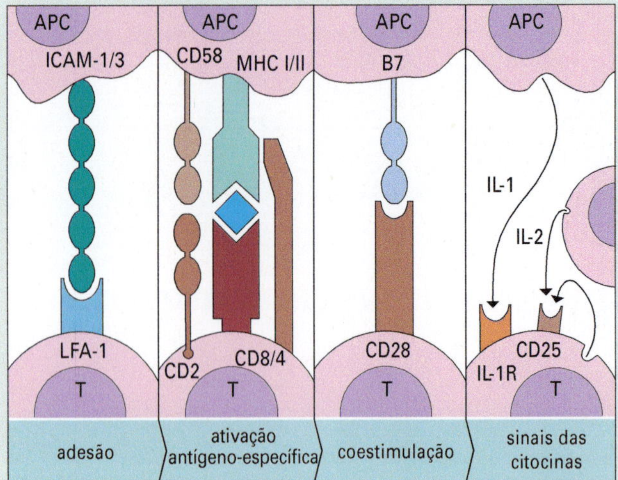

Fig. 8.1 A associação das APCs e células T envolve primeiramente uma ligação reversível e inespecífica através de moléculas de adesão, como a LFA-1 com a ICAM-1 ou ICAM-3. O reconhecimento específico do antígeno do peptídeo antigênico na molécula do MHC pelo TCR fornece a especificidade da interação, e resulta em um contato célula-célula prolongado. Um segundo sinal (coestimulação) é necessário para a célula T responder eficientemente, de outro modo pode ocorrer a tolerância. Os sinais das citocinas resultam no aumento de citocinas e seus receptores, incluindo IL-2, e o receptor de IL-2 (CD25), que direciona para a divisão da célula T. A expressão do receptor de IL-2 é aumentada pela IL-1 da APC.

Células dendríticas são cruciais para o *priming* de células T

Células dendríticas, encontradas em abundância nas áreas da célula T dos linfonodos e baço, são as células mais eficientes para a ativação inicial das células T virgens. Elas captam antígenos nos tecidos

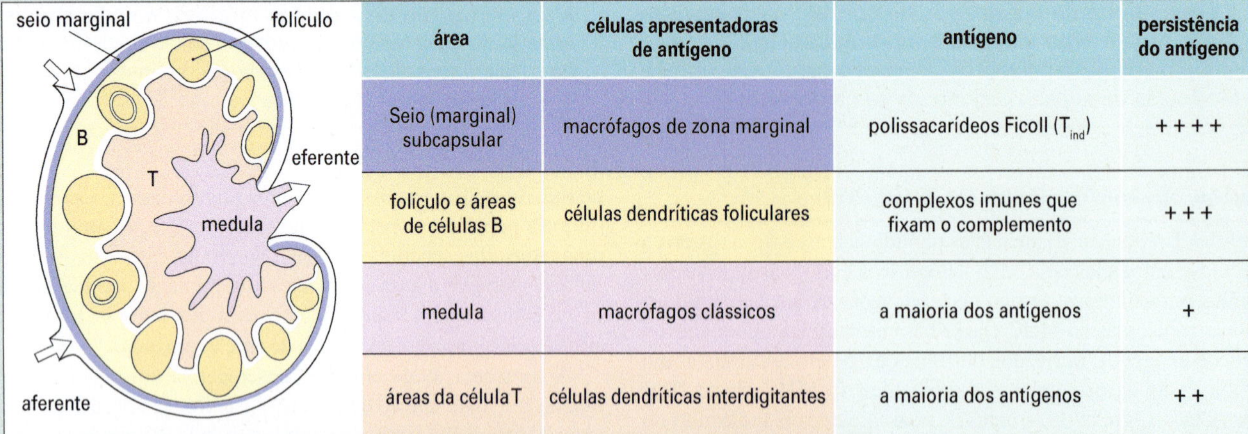

área	células apresentadoras de antígeno	antígeno	persistência do antígeno
Seio (marginal) subcapsular	macrófagos de zona marginal	polissacarídeos Ficoll (T_{ind})	+ + + +
folículo e áreas de células B	células dendríticas foliculares	complexos imunes que fixam o complemento	+ + +
medula	macrófagos clássicos	a maioria dos antígenos	+
áreas da célula T	células dendríticas interdigitantes	a maioria dos antígenos	+ +

Fig. 8.2 Um linfonodo representado esquematicamente mostra os vasos linfáticos aferentes e eferentes, a área cortical exterior da célula B, e a área paracortical da célula T. Diferentes APCs predominam nestas áreas e englobam seletivamente tipos diferentes de antígenos, que então persistem nas superfícies celulares por períodos variáveis. Polissacarídeos são preferencialmente ingeridos por macrófagos de zona marginal, e podem persistir por meses ou anos, enquanto antígenos em macrófagos recirculantes na medula podem persistir por apenas alguns dias ou semanas. As células "veladas" de recirculação (células de Langerhans e células dendríticas dérmicas), que vêm originalmente da pele, mudam sua morfologia para se tornarem células dendríticas interdigitantes dentro dos linfonodos. Tanto essas células quanto as células dendríticas foliculares possuem longos filamentos, que ficam em íntimo contato com os linfócitos.

periféricos e migram para os linfonodos, onde expressam altos níveis de moléculas de adesão e coestimuladoras, bem como moléculas do MHC classe II, o que as permite interagir com células TH CD4+.

Uma vez que tenham migrado, as DCs interrompem a sintetização de moléculas do MHC classe II, mas mantêm os altos níveis de moléculas do MHC classe II contendo peptídeos de antígenos derivados do tecido de onde se originaram. Acredita-se que as DCs interdigitantes são as maiores APCs envolvidas em respostas imunes primárias, por que induzem a proliferação de células T mais efetivamente do que qualquer outra APC.

A maioria das células dendríticas migram para os linfonodos via vasos linfáticos aferentes. Originalmente pensava-se que estas células eram derivadas em maior parte das células de Langerhans na pele, mas agora parece que uma proporção substancial das primeiras DCs migratórias nos vasos linfáticos aferentes são células dendríticas dérmicas (não expressam langerina (CD207), um indicador das células de Langerhans). Além disso, as DCs derivadas das células de Langerhans tendem a se localizar no paracórtex do linfonodo, enquanto as DCs dérmicas permanecem próximas aos folículos linfoides. Células dendríticas provenientes da periferia do corpo transportam o antígeno para o linfonodo e realizam seu processamento para a apresentação às células T. Uma proporção mínima das DCs nos linfonodos chega a partir do sangue através da HEV, usando o mesmo caminho que as células T e as células B (Fig. 6.15), porém, estas células não adquiriram antígeno na periferia, e podem adquiri-lo apenas na linfa ou por transferência de outras células. Conforme amadurecem, células dendríticas expressam CCR7, o que as permite localizar os tecidos linfoides. Há também evidências de que as DCs da pele e do estômago possuem receptores diferentes de quimiocinas, que as permitem recircular seletivamente para seus próprios órgãos linfoides. Conforme amadurecem, as DCs também aumentam a expressão de importantes moléculas coestimuladoras, incluindo CD40, CD80, e CD86 (B7-1 e B7-2).

Macrófagos e células B apresentam o antígeno para células T sensibilizadas

Macrófagos e células B são menos eficientes em comparação às células dendríticas na apresentação de antígenos para células T virgens, por que eles só expressam moléculas coestimuladoras apropriadas em situações de infecção ou contato com produtos de microrganismos. No entanto, eles migram para os linfonodos, e o número de macrófagos nos vasos linfáticos aferentes é relativamente menor em comparação com as DCs, e isso também limita a sua eficácia na ativação de células T virgens. Macrófagos:

- fagocitam microrganismos e antígenos particulados;
- digere-os nos fagolissossomas; e apresentam fragmentos antigênicos na superfície celular através de moléculas de MHC;
- apresentam fragmentos na superfície celular nas moléculas.

P. Um número de componentes bacterianos aumenta a expressão das moléculas do MHC e de moléculas coestimuladoras em macrófagos. Qual efeito você esperaria que isto tivesse sobre a resposta imune? Isto representaria alguma vantagem para o indivíduo?

R. Na presença de uma infecção, a ação de componentes microbianos aumentaria a habilidade dos macrófagos de apresentar antígenos às células T. Esta seria normalmente uma vantagem, pois permitiria que o sistema imune respondesse mais eficientemente à infecção. Porém, em algumas circunstâncias, pode ser uma desvantagem, pois os componentes microbianos também aumentariam respostas imunes indesejadas, tais como reações autoimunes.

Células B podem:

- ligar-se a um antígeno específico através de IgM ou IgD de superfície;
- internalizá-lo; e
- degradá-lo em peptídeos, que se associam às moléculas do MHC classe II.

Se as concentrações de antígeno forem muito baixas, as células B com receptores de antígeno de alta afinidade (IgM ou IgD) são as APCs mais eficazes, já que outras APCs simplesmente não conseguem capturar antígenos suficientes. Portanto, para respostas secundárias, quando o número de células B específicas para o antígeno é alto, as células B podem ser a principal APC.

As propriedades e funções de algumas APCs são demonstradas nas Figuras 8.3 e 8.4.

Processamento de antígeno

O processamento de antígeno envolve a degradação do antígeno em fragmentos de peptídeo. A grande maioria dos epítopos reconhecidos pelas células T são fragmentos de uma cadeia peptídica. Apenas uma minoria de fragmentos de peptídeos de um antígeno proteico é capaz de se ligar a uma molécula particular do MHC. Além disso, diferentes moléculas do MHC ligam-se a diferentes conjuntos de

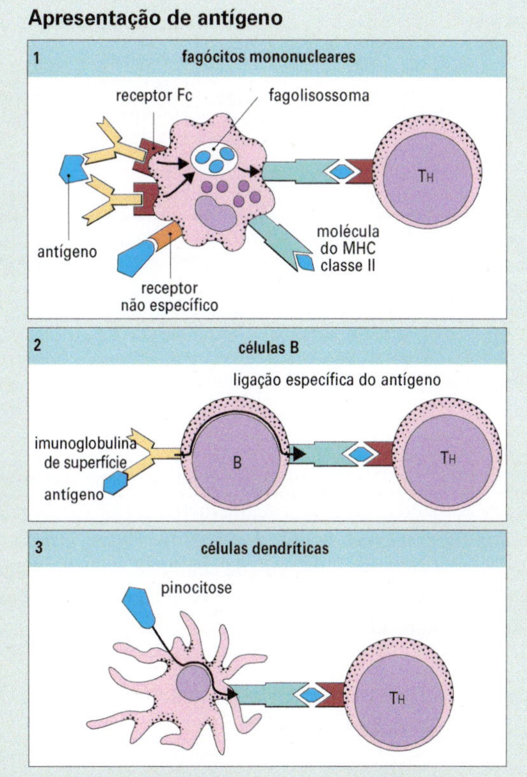

Fig. 8.3 Os fagócitos mononucleares (**1**), as células B (**2**), e as DCs (**3**) podem apresentar antígeno às células T auxiliares restritas ao MHC classe II. Os macrófagos internalizam bactérias ou antígenos particulados via receptores não específicos ou como complexos imunes, processam os antígenos, e expõem os fragmentos à superfície celular em associação às moléculas do MHC classe II. Células B ativadas podem capturar antígenos via sua imunoglobulina de superfície e apresentá-los às células associadas às suas moléculas do MHC classe II. As DCs constitutivamente expressam moléculas do MHC classe II e englobam os antígenos por pinocitose.

Células apresentadoras de antígeno

	fago-citose	tipo	localização	expressão de classe II
fagócitos (linhagem do monócito/ macrófago)	+	monócitos macrófagos macrófagos de zona marginal células de Kupffer micróglia	sangue tecido baço e linfonodo fígado cérebro	(+)→+++ induzível
APCs constitutivamente não fagocíticas	–	células de Langerhans DCs interdigitantes (IDCs)	pele tecido linfoide	++ constitutiva
		células dendríticas foliculares	tecido linfoide	–
linfócitos	–	células B e células T	tecidos linfoides e sítios de respostas imunes	–→++ induzível
APCs facultativas	+	astrócitos	cérebro	induzível
	–	células foliculares	tireoide	induzível
		endotélio	tecido linfoide e vascular	–→++ induzível
		fibroblastos	tecido conjuntivo	
		outros tipos em tecidos apropriado		

Fig. 8.4 Muitas APCs são incapazes de fagocitar um antígeno, mas podem internalizá-lo de outro modo, como por pinocitose. Células endoteliais (normalmente desconsideradas como APCs) que foram induzidas a expressar moléculas do MHC classe II por interferon-γ (IFN-γ) também são capazes de agir como APCs, assim como algumas células epiteliais. Outro exemplo é a célula folicular da tireoide, que atua como APC na patogênese da tireoidite autoimune de Graves.

Reconhecimento da proteína gag do HIV

Reconhecimento da proteína gag do HIV	Restrição ao HLA
LQTGSEELR**SLYNTVATL**YCVHQRI	A*29 B*44
LQTGSEELR**SLYNTVATL**YCVHQRI	A*02
LQT**GSEELRSLY**NTVATLYCVHQRI	A*01
LQTGSEELRSLYNTVA**TLYCVHQRI**	A*11
LQTGSE**ELRSLYNTV**ATLYCVHQRI	B*08

Fig. 8.5 Sobreposição de fragmentos polipeptídicos originados de uma região imunodominante da proteína matriz (p17) da proteína Gag do HIV é apresentada por diferentes moléculas do MHC variante. A sequência de aminoácidos é dada em código de letra única, e o peptídeo apresentado por cada molécula do MHC está destacado em azul.

peptídeos (Cap. 5). Por exemplo, a grande maioria das respostas imunes em humanos contra a proteína matriz do HIV é direcionada contra uma única **região imunodominante**, isto é, uma que seja reconhecida por um grande número de células T. Porém, exatamente qual parte desta região é reconhecida, depende dos haplótipos do MHC do indivíduo (Fig. 8.5).

Antígenos são parcialmente degradados antes da ligação a moléculas do MHC

O processamento de antígenos para gerar peptídeos que podem se ligar às moléculas do MHC classe II ocorre em organelas intracelulares. Fagossomos que contêm proteínas endocitadas fundem-se a lisossomos em que um número de proteases esteja envolvido em degradar as proteínas em fragmentos menores.

As proteases incluem:

- catepsinas B e D;
- um ácido tiol-redutase, tiol-redutase lisossômica induzido por interferon-γ (GILT), que age nas proteínas ligadas por dissulfeto.

Agentes alcalinos tais como cloroquina ou cloreto de amônio diminuem a atividade das proteases nos fagolisossomas, e, portanto, interferem no processamento de antígeno.

Em pesquisas de laboratório, o requisito para a degradação interna do antígeno por APCs pode ser contornado pelo uso de peptídeos sintéticos. Esta habilidade para usar peptídeos sintetizados de sequências conhecidas tem capacitado pesquisadores a identificar prontamente epítopos reconhecidos por células com especificidades distintas.

A importância relativa de diferentes aminoácidos contidos em um epítopo definido também pode ser investigada por substituições de aminoácidos em diferentes locais para identificação de resíduos que se ligam à molécula do MHC, e dos que se ligam ao TCR.

Via do MHC classe I

Células T restritas ao MHC classe I (CTLs) reconhecem antígenos endógenos sintetizados na célula-alvo, enquanto as células T restritas à classe II (TH) reconhecem o antígeno exógeno.

A manipulação da localização de uma proteína pode determinar se a mesma provoca uma resposta do MHC classe I ou classe II restrita. Por exemplo:

- a hemaglutinina (HA) do vírus influenza, uma glicoproteína associada à membrana de uma célula hospedeira infectada, normalmente induz uma resposta fraca da CTL, mas a HA do vírus influenza pode ser gerada no citoplasma pela deleção de sua sequência que codifica o peptídeo sinal N-terminal (necessário para a tradução na membrana do retículo endoplasmático [RE]) e, ao fim, há uma forte resposta da CTL para o HA;
- a introdução de ovalbumina no citoplasma de uma célula-alvo (utilizando uma técnica de choque osmótico) gera CTLs que reconhecem a ovalbumina, enquanto a adição de ovalbumina exógena gera uma resposta exclusiva da célula TH.

Proteassomas são organelas citoplasmáticas que degradam proteínas citoplasmáticas

Embora a montagem de moléculas do MHC classe I ocorra no RE da célula, os peptídeos destinados a serem apresentados pelas moléculas do MHC classe I são gerados a partir das proteínas citosólicas. A etapa inicial nesse processo envolve uma organela chamada proteassoma – um complexo multiproteico que forma uma estrutura tipo barril (Fig. 8.6).

Geração de imunoproteassomas por substituição de subunidades ativas

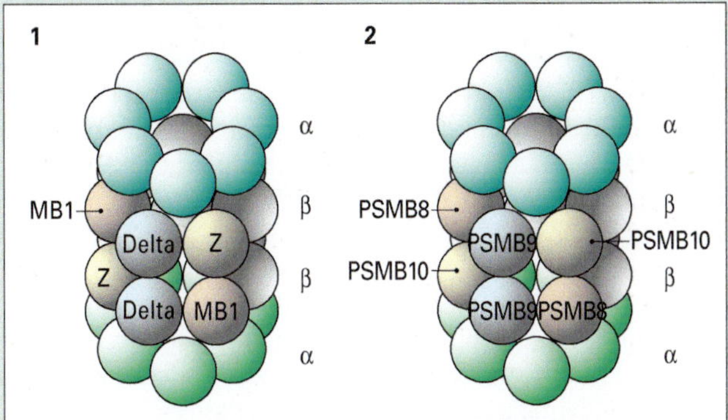

Fig. 8.6 O proteassoma 20 S, demonstrado na ilustração, é composto de quatro discos empilhados, dois discos externos idênticos de subunidades α, e dois discos internos semelhantes, constituídos de subunidades β. Cada disco possui sete subunidades diferentes. Peptídeos entram no corpo do proteassoma para clivagem em peptídeos. Apenas três das subunidades β são ativas. Em proteassomas normais, estas subunidades são conhecidas como MB1, delta, e Z (**1**). O tratamento das células com interferon-γ resulta na substituição destas três subunidades pelas duas proteínas codificadas pelo MHC, PSMB8 e PSMB9, bem como uma terceira proteína induzível, PSMB10 (**2**). Estas subunidades são demonstradas adjacentes umas às outras, ao passo que se encontram em partes separadas do anel β, e algumas estariam escondidas na parte de trás da estrutura mostrada.

Proteassomas fornecem a maior atividade proteolítica do citosol. Eles possuem uma variedade de diferentes atividades de endopeptidase, e degradam as proteínas desnaturadas ou ubiquitinadas em peptídeos de cerca de 5 a 15 aminoácidos (ubiquitina é uma proteína que marca outras proteínas para degradação).

Dois genes, *PSMB8* e *PSMB9*, localizados na região classe II do MHC (Fig. 8.7), codificam componentes de proteassomas que sutilmente modificam a variedade de peptídeos produzidos pelos proteassomas. A expressão destes genes é induzida por interferon-γ (IFN-γ). As proteínas deslocam as subunidades constitutivas do proteassoma, e juntamente com um terceiro componente do proteassoma induzível (*PSMB10* codificado em um cromossomo diferente), influencia o processamento de peptídeos criando uma maior variedade de fragmentos de peptídeos adequados para a ligação às moléculas do MHC classe I. Subunidades adicionais associam-se com as extremidades do proteassomas do núcleo (20 S) e podem influenciar no processamento de antígenos. Estas incluem moléculas de PA28 (ativador de proteassoma 28) interferon-induzível bem como um complexo de proteínas que resulta em uma maior partícula 26 S.

Os proteassomas podem não ser as únicas proteases envolvidas na produção de peptídeos para apresentação pelas moléculas do MHC classe I. Há evidências do envolvimento de enzimas, tais como o gigante complexo tripeptidil aminopeptidase II (TPPII).

Transportadores carregam peptídeos ao RE

Os produtos de dois genes, *TAP1* e *TAP2*, que mapeiam o MHC (Fig. 8.7), funcionam como um transportador heterodimérico que transloca peptídeos para o lúmen do RE. O TAP é membro da grande família de transportadores de cassete de ligação ao ATP (ABC), localizados na membrana do RE. Microssomos de células deficientes para TAP1 ou TAP2 não poderiam internalizar peptídeos em experimentos *in vitro*. Utilizando um sistema semelhante, foi demonstrado que o transporte mais eficiente ocorria com os substratos peptídicos de 8-15 aminoácidos. Embora este tamanho seja próximo à preferência de comprimento dos locais de ligação das moléculas do MHC classe I, isto sugere que algum corte adicional seja necessário por enzimas no lúmen do RE, particularmente ERAAP (aminopeptidase associada ao RE).

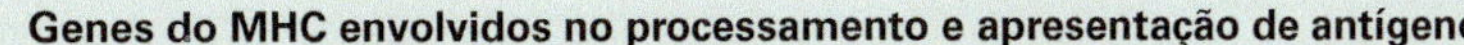

Genes do MHC envolvidos no processamento e apresentação de antígeno

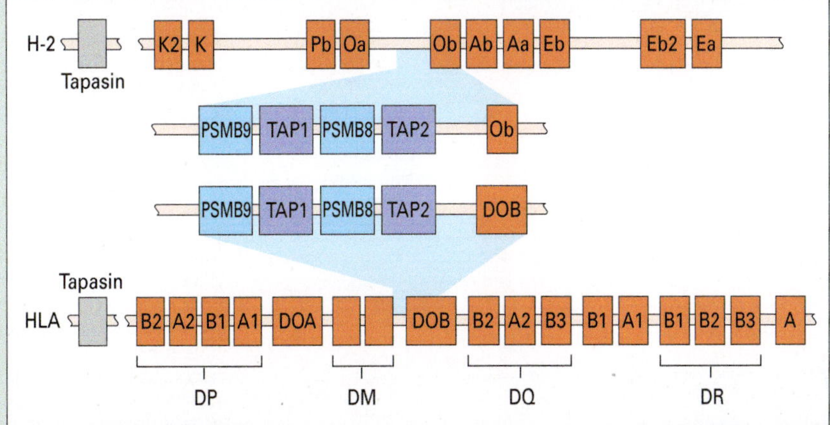

Fig. 8.7 Os genes que codificam as duas subunidades do transportador peptídico (TAP) e dois componentes (PSMB8 e 9) do proteassoma de múltiplas subunidades (Fig. 8.6) localizam-se nas regiões de classe II de murinos e seres humanos. O gene Tapasin é centromérico ao MHC.

Um complexo de multicomponentes carrega peptídeos para as moléculas do MHC classe I

As cadeias α do MHC classe I são inicialmente associadas à chaperona calnexina. Uma vez liberadas da calnexina, elas ligam-se à β_2-microglobulina para formar uma molécula completa do MHC classe I, que é incorporada em um complexo carregador de peptídeo associado aos transportadores TAP (Fig. 8.8). Os complexos moleculares do MHC classe I desprovidos de peptídeo são instáveis, assegurando que apenas complexos funcionalmente úteis sejam disponibilizados para a interação com os TCRs.

O processamento de antígeno afeta a seleção de peptídeos que são apresentados

Originalmente considerava-se que o haplótipo do MHC de um indivíduo controlava em grande parte qual conjunto de peptídeos antigênicos seria apresentado às células T. Sabemos hoje que o processamento de antígeno é no mínimo importante: a disponibilidade de peptídeos a carregar em moléculas do MHC classe I no RE depende:

- da eficiência do proteassoma em gerar diferentes peptídeos, o que varia se o proteassoma contém componentes interferon-induzíveis;
- da eficiência dos transportadores em transportar os peptídeos do citosol ao RE;
- se os peptídeos podem ser cortados pelo ERAAP.

Cada um desses fatores também depende da sequência de aminoácidos da proteína original (Fig. 8.9), e, até certo ponto, da variação genética nas moléculas envolvidas no processamento de antígeno (Fig. 8.10). Todas essas considerações são importantes no desenvolvimento de vacinas, cujo objetivo é identificar uma região imunodominante de um agente patogênico para estimular as células T; mas isso não é o bastante para um peptídeo ligar-se a moléculas do MHC; ela também deve ser processada corretamente para ser imunogênica.

A apresentação cruzada pode ocorrer se o antígeno exógeno for apresentado nas moléculas de classe I

A apresentação cruzada é um fenômeno que pode ocorrer quando peptídeos exógenos são apresentados por moléculas do MHC classe I. Esta é uma exceção ao princípio de que as proteínas sintetizadas endogenamente são a fonte de peptídeos para o MHC classe I, e seu mecanismo e importância fisiológica são discutidos. Porém, ela poderia permitir que as células apresentadoras de antígeno apresentassem antígeno viral em suas próprias moléculas do MHC classe I e ativasse células TC, mesmo se as próprias não foram infectadas.

Algumas moléculas do tipo classe I podem apresentar conjuntos limitados de antígenos

Além das moléculas padrão do MHC classe I (classe Ia), um número de moléculas do tipo classe I (classe Ib) codificadas no MHC ou em qualquer local do genoma pode apresentar conjuntos muito limitados de antígenos.

O complexo sinal-peptídico HLA-E interage com o receptor inibitório NKG2A em células NK

As moléculas HLA-E ligam um conjunto restrito de peptídeos, consistindo em uma sequência peptídica líder hidrofóbica de moléculas de classe Ia. Curiosamente, embora estas sequências líderes sejam geradas por sinal-peptidase dentro do RE, o HLA-E depende dos transportadores TAP. Promovendo a ligação e a apresentação de sequência de moléculas de classe Ia, o HLA-E sinaliza o fato de a expressão do MHC não ter sido diminuída (p. ex., por um vírus).

O complexo sinal-peptídeo HLA-E interage com o receptor inibitório NKG2A em células NK (Fig. 10.6). Uma célula que expressa HLA-E não é, portanto, eliminada pelas células NK.

P. Por que as moléculas convencionais do HLA-A, HLA-B ou HLA-C seriam menos adequadas à apresentação do sinal-peptídeo aos receptores nas células NK que o HLA-E?

R. As moléculas do MHC convencionais evoluíram para moléculas altamente diversas que apresentam vasta gama de polipeptídeos microbianos ao diverso repertório de receptores da célula T. Em contraste, as moléculas do HLA-E possuem uma única função – apresentar peptídeos sinais bem definidos a um receptor monomórfico.

Moléculas CD1 apresentam lipídios e glicolipídios

As moléculas CD1, codificadas no cromossomo 1, apresentam lipídios e glicolipídios às células T. Humanos possuem cinco genes *CD1*, e camundongos, dois. CD1b apresenta o ácido micólico lipídico bacteriano às células T com TCRs αβ. Outras moléculas CD1 são reconhecidas pelas células T γδ ou pelas células NK.

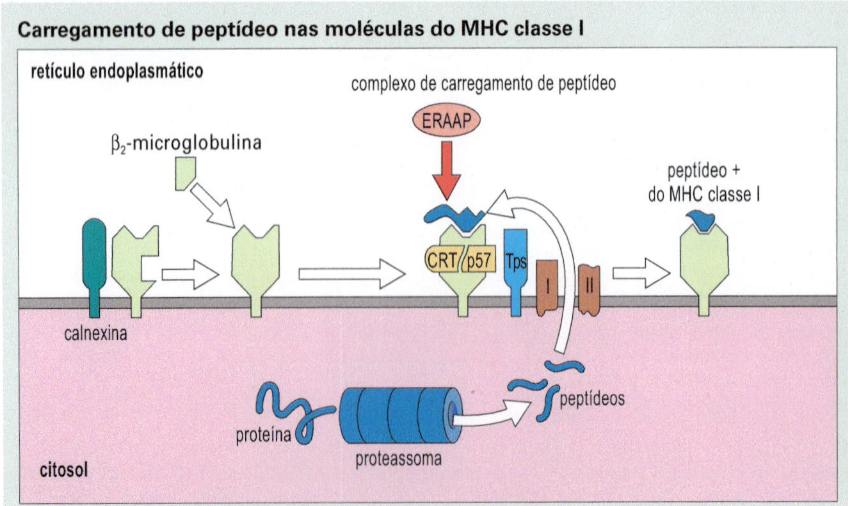

Fig. 8.8 As cadeias alfa (α) do MHC classe I são inicialmente retidas no retículo endoplasmático e associadas à proteína chaperona calnexina. Após a combinação com a β_2-microglobulina para formar uma molécula completa do MHC classe I, as cadeias são libertadas da calnexina e juntam-se a um complexo de carregamento de peptídeo, consistindo em tapasin (Tps), proteína-ER-p57 e calreticulina (CRT). Tapasin também se associa aos transportadores TAP (I e II). As proteínas são degradadas no citosol por proteassomas para produzir polipeptídeos, que são transportados no RE e carregados nas moléculas do MHC classe I. Os peptídeos podem ser cortados por aminopeptidase associadas ao RE (ERAAP). A molécula do MHC classe I com um peptídeo ligado é finalmente libertada do complexo de carregamento de peptídeo, para ser transportada à membrana plasmática.

Produção de peptídeos antigênicos

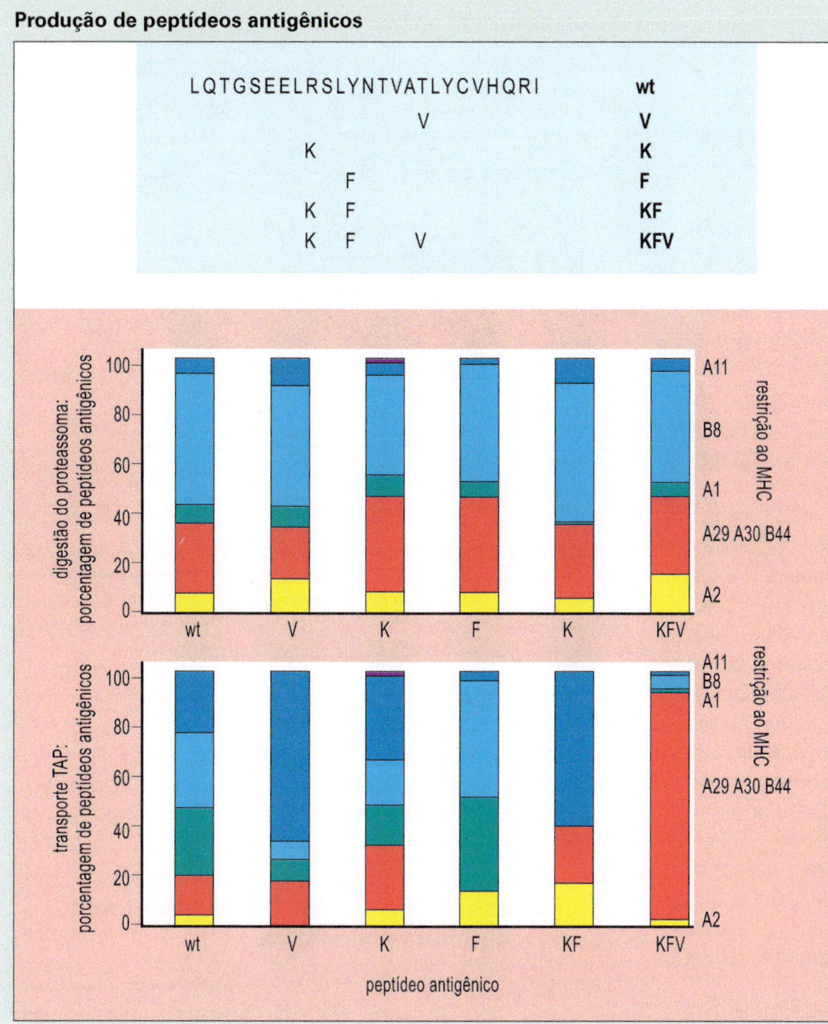

Fig. 8.9 A produção de peptídeos antigênicos pelo proteassoma e seu transporte ao RE depende da sequência de aminoácidos do epítopo. O diagrama superior mostra a sequência de aminoácidos de um epítopo imunodominante da proteína matriz p17 do HIV, e cinco mutantes que frequentemente aparecem durante a infecção pelo HIV. A sequência é mostrada em código único de aminoácidos, e as variações indicam mutações única, dupla ou tripla na sequência do tipo selvagem (wt). O diagrama inferior mostra a eficiência dos diferentes mutantes digeridos pelos proteassomas e transportados ao RE por ligação aos transportadores TA P. As barras mostram a proporção dos peptídeos gerados que são apresentados por diferentes moléculas do MHC (A11, B8 etc.) Por exemplo, o mutante KFV produz peptídeos (em vermelho, reconhecidos pelo HLA-A29, -A30, e -B44) que possuem alta afinidade para os transportadores e são eficientemente transportados ao RE. Inversamente, o mutante KFV gera alguns peptídeos de ligamento ao HLA-11 (em azul-escuro), mas eles não são eficientemente transportados em comparação aos peptídeos da sequência do tipo selvagem. *(Baseada nos dados de Tenzer et al., 2009, Nature Immunology, 10, 636–646.)*

Ligação da TAP e alelos de classe I

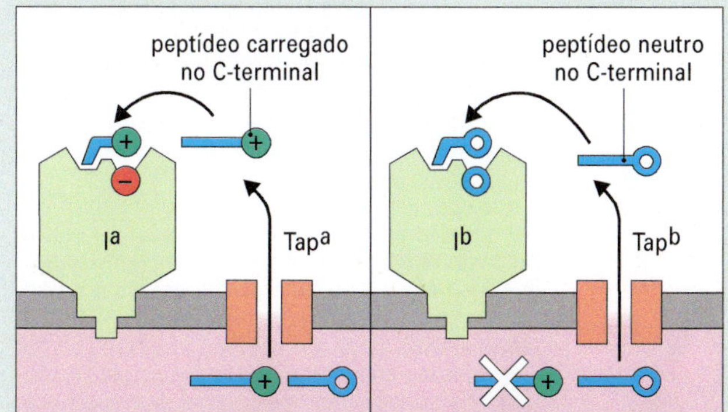

Fig. 8.10 Diferentes moléculas do MHC classe I em camundongos acomodam peptídeos (barras azuis) com carga positiva no C-terminal (+) ou um aminoácido neutro (o). Da mesma forma, as moléculas TAP (em laranja) aparecem de duas formas, que diferem em tipos de peptídeo que transportam preferencialmente ao RE. A maioria das linhagens de camundongos possui o alelo TAP apropriado no mesmo haplótipo que o gene de classe I que o serve melhor.

As vias de tráfego intracelular do CD1 envolvem a reciclagem entre a membrana plasmática e os endossomas, similarmente às moléculas do MHC classe II (veja a seguir), porém, as vias são distintas. Células dendríticas imaturas podem apresentar antígeno no CD1, mas, diferentemente da via da classe II, a apresentação não melhora conforme a célula amadurece.

Por que os genes processadores de antígeno localizam-se no MHC?

Encontrar um cassete de genes processadores de antígeno, como PSMBs e TAPs, na região de classe II do MHC é algo surpreendente. Há evidências, especialmente nos estudos com camundongos, que alelos particulares do TAP são geneticamente ligados aos alelos dos genes de classe I, que são mais aptos a receber o tipo de peptídeos preferencialmente transportado pelos produtos daquele alelo do TAP (Fig. 8.10). A aglomeração dos genes processadores e apresentadores de antígeno no MHC da maioria das espécies vertebradas pode não ser casual. Isso pode ajudar a coordenar a coevolução de algumas moléculas, bem como facilitar a troca de sequências entre *loci*.

Via do MHC classe II

As moléculas de classe II são carregadas com peptídeos exógenos

Moléculas de MHCII são sintetizadas no RE, complexadas em um polipeptídeo conhecido como cadeia invariante (Ii) (codificada fora do MHC), que estabiliza o complexo e previne a ligação inapropriada de antígenos. O complexo αβ-Ii é transportado do complexo de Golgi para um compartimento de processamento de antígeno, que aparece como um corpo multivesicular (também conhecido como compartimento MIIC), especializado para o transporte e carregamento das moléculas do MHC classe II. O compartimento possui características tanto de endossomas como de lisossomos, e, sob o microscópio eletrônico, tem uma aparência de pele de cebola, compreendendo múltiplas estruturas membranosas (Fig. 8.11). O complexo αβ passa de 1 a 3 horas nesse compartimento antes de atingir a superfície celular (Fig. 8.12).

Antígenos exógenos atingem o compartimento MIIC a partir dos endossomas acídicos, onde foram parcialmente degradados pela ação das proteases e proteínas chaperonas. A cadeia Ii é clivada por catepsinas em pequenos fragmentos, cada um deles denominados CLIP (peptídeo invariante associado à classe II), e localiza-se no sulco da molécula de classe II até ser substituída por peptídeos destinados à apresentação. A troca de CLIP por outros peptídeos é feita pelo HLA-DM, uma proteína chaperona semelhante ao MHC classe II, consistindo em cadeias α e β codificadas dentro da região do MHC classe II, mas que não possui uma região de ligação ao peptídeo (Fig. 8.13). O HLA-DM liga-se ao complexo CLIP-αβ para estabilizá-lo até que o mesmo tenha se ligado a um peptídeo antigênico apto. Em linhas celulares desprovidas de HLA-D, as moléculas de classe II são instáveis e as células deixam de processar e apresentar proteínas. Suas moléculas de classe II acabam na superfície celular ocupada por fragmentos CLIP de cadeia invariantes.

Uma molécula mais distante codificada pelo MHC, HLA-DO (Fig. 8.7), que se associa ao DM, regula o carregamento de peptídeos. Da mesma forma que as moléculas convencionais do MHC classe II, o HLA-D é um heterodímero, que consiste em cadeias DOA e DOB.

O carregamento de peptídeo também é afetado pela quantidade de peptídeos antigênicos que suprem o compartimento MIIC, que varia dependendo do tipo de célula. Macrófagos são os mais eficientes na degradação do antígeno que as células dendríticas, e são, por consequência, menos eficientes na apresentação de antígeno.

Compartimento de processamento de molécula do MHC classe II

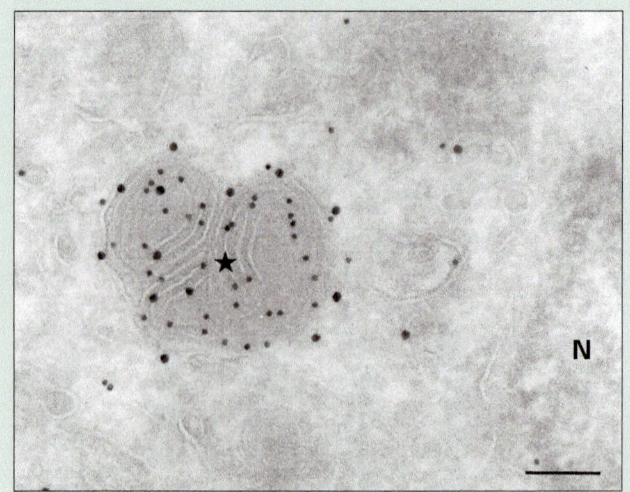

Fig. 8.11 Eletromicrografia de criossecções ultrafinas das células B mostrando uma vesícula MIIC multilaminar. A barra representa 100 nm. Moléculas do MHC classe II são reveladas por anticorpos acoplados em partículas douradas de 10 nm e o HLA-D por grandes partículas douradas (15 nm). *(Cortesia da Dra. Monique Kleijmeer.)*

Os complexos peptídicos MHC-II reciclam-se a partir da membrana plasmática

Os complexos peptídicos de classe II são libertos dos corpos multivesiculares como estruturas vesiculares/tubulares que se fundem à membrana plasmática. Os complexos tendem a se aglomerar na superfície celular em jangadas lipídicas, o que, provavelmente, favorece a formação da sinapse imunológica (veja a seguir). Há uma reciclagem contínua dos complexos da membrana plasmática aos compartimentos endossomais, e a proporção do complexo presente

Vias de tráfico da proteína do MHC classe II

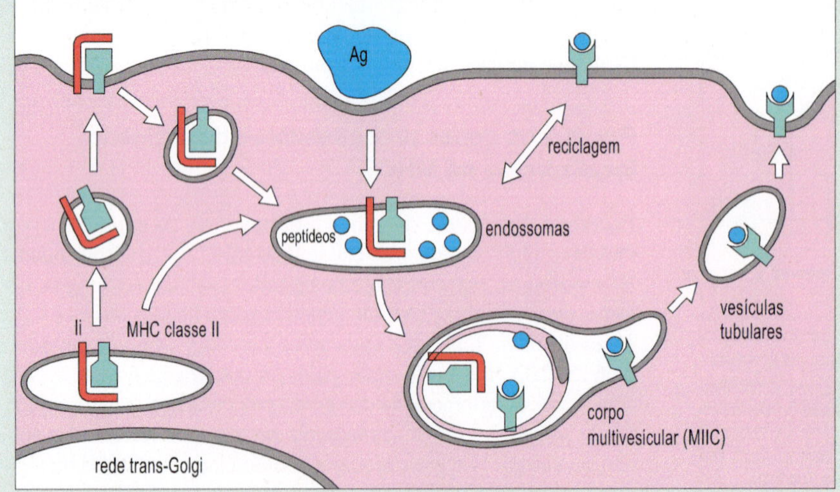

Fig. 8.12 Moléculas do MHC classe II recém-sintetizadas na rede trans-Golgi são associadas a uma proteína Ii que impede o carregamento com peptídeos e contém sequências que permitem a molécula do MHC classe II sair do RE. As moléculas de classe II movem-se para um compartimento de endossoma acídico, seja via superfície celular ou diretamente, onde encontram antígeno que foi internalizado e parcialmente degradado em peptídeos. Os endossomas formam corpos multivesiculares (MIIC) onde a proteína Ii é substituída por um peptídeo antigênico. Vesículas tubulares brotam dos corpos multivesiculares, transportando moléculas do MHC classe II carregadas com peptídeos em direção à superfície celular. Estes complexos de superfície celular podem subsequentemente se reciclar através de endossomas.

HLA-DM age como um catalisador para influenciar a ligação de peptídeos em troca de CLIP

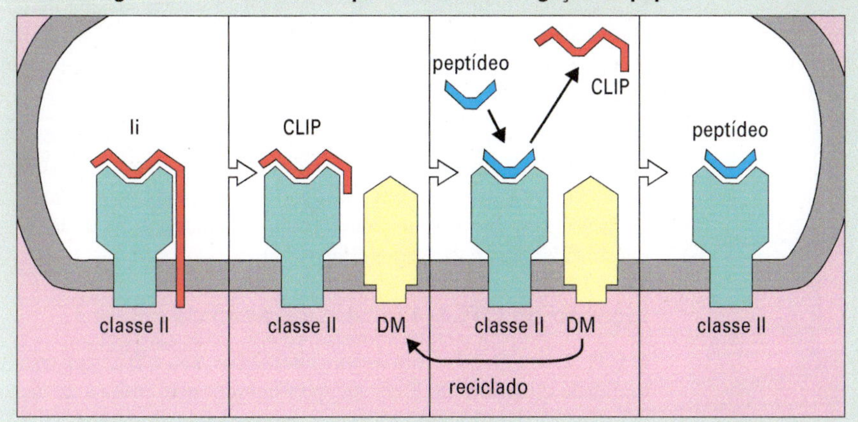

Fig. 8.13 A figura mostra uma molécula do MHC classe II carregada com cadeia Ii. A cadeia Ii é clivada no fragmento CLIP. A associação do complexo ao HLA-DM permite que o CLIP seja trocado por outros peptídeos derivados de proteínas endocitadas que estão presentes em vesículas MIIC.

na membrana plasmática é regulada por ubiquitinação, que varia entre células. Por exemplo, células dendríticas maduras tendem a preservar mais dos complexos peptídicos de classe II na superfície celular do que as células dendríticas imaturas.

Interação da célula T com APCs

As interações entre uma célula T e uma célula apresentadora de antígeno se desenvolvem com o tempo, em três fases.

O encontro inicial das células T com as APCs se dá por uma ligação não específica através de moléculas de adesão, particularmente a ICAM-1 (CD54) na APC e a integrina LFA-1 (CD11/18), presente em todas as células imunes. A ligação transitória permite que a célula T interaja com muitas APCs; células T *in vivo* são altamente ativas, e uma única célula T pode contatar até 5.000 células dendríticas em 1 hora. Adesão entre as células é aumentada pela interação do CD2 (LFA-2) na célula T com o CD58 (LFA-3) na APC (em roedores, o CD48 desempenha uma função similar ao CD58). O CD2 contribui com o sinal inicial de ativação para a célula T, porém, mais importante, permite que o TCR reconheça o MHC peptídico específico na APC. A fase inicial da apresentação de antígeno pode durar por diversas horas, mas na ausência de uma interação específica, a APC e a célula T se dissociam.

Quando a célula T encontra o MHC-peptídeo apropriado, uma alteração conformacional no LFA-1 na célula T, sinalizada via TCR, resulta em uma ligação mais estreita ao ICAM-1 e o contato célula-célula é prolongado (Fig. 8.14). As células unidas podem permanecer como par por 12 horas, e isto marca a segunda fase da interação. Nessa etapa, forma-se uma "sinapse imunológica", e a célula T pode ser ativada (Fig. 8.15).

Na terceira fase, a APC e a célula T dissociam-se, e a célula T ativada é submetida a vários ciclos de divisão e diferenciação.

Reconstrução destacada em cor de uma sinapse imunológica

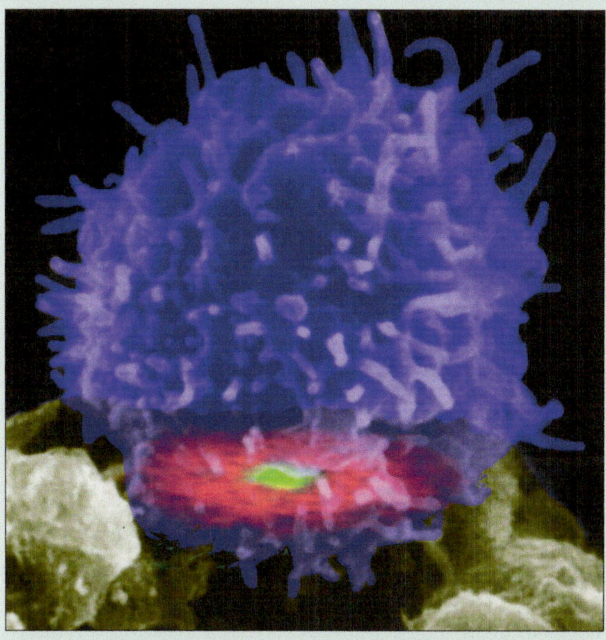

Fig. 8.14 Imagem de célula viva fluorescente, mostrando a zona periférica de moléculas de adesão (em vermelho) rodeando o núcleo que contém TCRs (em verde), sobreposta a uma micrografia eletrônica de varredura de uma célula T (em roxo) interagindo com uma DC (em verde-escuro). (*Cortesia do Dr. Mike Dustin e Science.*)

A sinapse imunológica é uma estrutura sinalizadora altamente organizada

As interações entre as APCs e as células T têm sido extensivamente estudadas *in vitro*, onde as células formam uma estrutura "olhos de touro" no ponto de contato (Fig. 8.14). Considera-se que esta "sinapse imunológica" reflete, em condições ideais, os eventos que ocorrem dentro de nódulo linfático quando as células T e as células dendríticas interagem; *in vitro*, altas doses de antígeno podem ser usadas, e sabe-se que o tamanho da sinapse é proporcional à quantidade de antígenos presentes.

Na sinapse, TCRs se aglomeram em um fragmento na superfície celular e são rodeados por um anel de moléculas de adesão. O movimento dos TCRs para o centro da sinapse é um processo dinâmico, e apenas 10 interações cognatas entre um TCR e o MHC/peptídeo são capazes de iniciar a formação da sinapse e a ativação da célula T. A configuração final das sinapses tem TCRs no eixo da sinapse envolta pelas interações ICAM-1-LFA-1. Grandes moléculas CD45, uma fosfatase que é um "antígeno comum leucocitário", são afastadas para um anel externo.

A maioria dos trabalhos em sinapses imunológicas tem sido feita utilizando as células T_H $CD4^+$. As células TC formam estruturas similares quando reconhecem seus alvos, mas com um domínio

Diagrama de uma sinapse imunológica

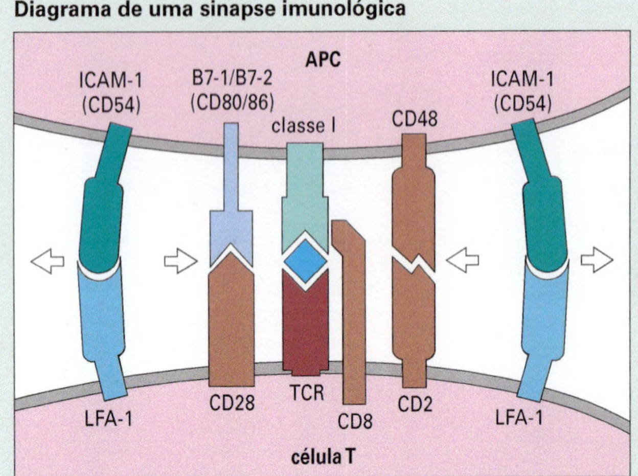

Fig. 8.15 Interações moleculares na sinapse imunológica. TCR-peptídeo-MHC, CD2-CD48 e CD28-CD80/86 contribuem para a formação de uma sinapse. O TCR reúne-se às moléculas antigênicas do MHC e move-se com as moléculas coestimuladoras para o centro da sinapse, enquanto as moléculas de adesão LFA-1–ICAM-1 movem-se para a periferia. O diagrama mostra a apresentação por uma molécula do MHC classe I, mas estruturas similares ocorrem na apresentação do antígeno mediada pelo MHC classe II.

secretor distinto. Grânulos líticos da célula citotóxica são deslocados em direção à sinapse e acumulam-se ao longo dos microtúbulos logo abaixo da membrana plasmática, antes de os conteúdos granulosos serem liberados no espaço intercelular por exocitose.

Coestimulação pelo B7 ligando-se ao CD28 é essencial para a ativação da célula T

Uma proliferação produtiva da célula T parece depender da formação de um aglomerado central estável dos TCRs em interação com as moléculas do MHC. A afinidade da ligação de uma única molécula do TCR a seu MHC/peptídeo específico não é alta, e a formação de sinapse imunológica exige interações concertadas de um número de moléculas adicionais, incluindo o CD4, que aumenta a ligação de células TH a moléculas do MHC classe II, e o CD8 às moléculas do MHC classe I. Estas moléculas aumentam a sensibilidade de uma célula T em relação a seu antígeno-alvo em mais de 100 vezes. Embora a sinalização eficiente para as células T CD8$^+$ e timócitos esteja intimamente relacionada à afinidade com seu TCR para o MHC/peptídeo, isto é apenas parcialmente verdadeiro para células T CD4$^+$.

A interação específica MHC/peptídeo/TCR, embora necessária, não é suficiente para ativar completamente a célula T. Um segundo sinal, conhecido como coestimulação, é de grande importância para a ativação da célula T. As moléculas coestimuladoras mais potentes são as B7s, que são membros homodiméricos da superfamília de moléculas de imunoglobulinas; elas incluem a B7-1 (CD80) e B7-2 (CD86). Elas são constitutivamente expressas nas DCs, mas podem ser induzidas em monócitos, células B, e outras APCs, particularmente quando estimuladas por citocinas inflamatórias e por interação de produtos microbianos com receptores tipo Toll na APC.

Os correceptores B7 ligam-se ao CD28 e ao seu homólogo CTLA-4 (CD152), expresso após a ativação célula T. O CD28 é o principal ligante coestimulador expresso em células T virgens. A estimulação CD28:

- prolonga e aumenta a produção de IL-2 e outras citocinas; e
- é possivelmente importante para prevenir a indução de tolerância, uma condição em que a célula T não é ativada e é submetida a um estado de **anergia**, isto é, fica instável para responder subsequentemente.

Muitas células nos tecidos podem ser induzidas a expressar moléculas do MHC classe II e apresentar peptídeos antigênicos às células CD4$^+$, portanto, são em sua maioria ineficazes para induzir a ativação e proliferação da célula, pois não possuem as moléculas coestimuladoras necessárias (Fig. 8.16).

Ligação do CTLA-4 inibe a ativação da célula T

O CTLA-4 (CD152) é um ligante alternativo para a B7, com maior afinidade que o CD28. É um receptor inibidor que limita a ativação da célula T, resultando em menor produção de IL-2. O CTLA-4 aparenta agir reduzindo o tempo de interação entre a APC e a célula T, de modo que um sinal mais forte de ativação é necessário, caso contrário ocorrerá uma sinalização incompleta. Conforme a célula T amadurece, a mesma expressa altos níveis de CTLA-4, e, assim, exige estímulos mais fortes de ativação para continuar a divisão (Fig. 8.17).

P. Qual efeito você esperaria observar em camundongos com o gene CTLA-A *knocked out*?
R. Eles sofrem de uma desordem linfoproliferativa agressiva, pois suas células T não sofrem inativação.

O CTLA-4 é membro de uma família de moléculas que controla a ativação do linfócito

Outro receptor inibidor nas células T é o PD-1 (Morte Celular Programada-1 CD279), que pertence à mesma família do CD28 e CTLA-4. Ele é associado ao fenótipo "exausto" de célula T, isto é,

Sinalização dupla é necessária para a ativação completa da célula T

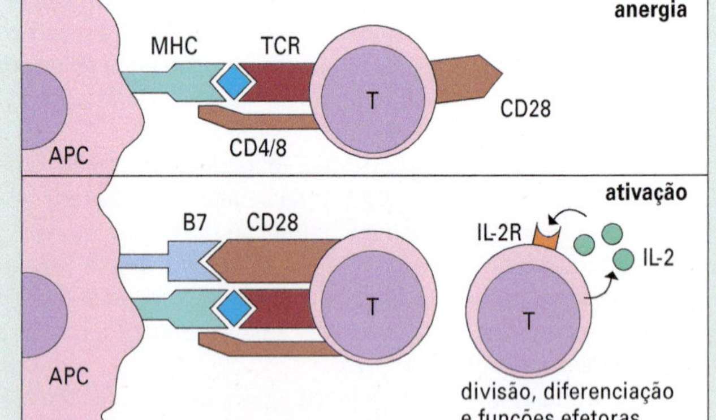

Fig. 8.16 Uma célula T exige sinais tanto do TCR como do CD28 para sua ativação. Na ausência de moléculas coestimuladoras, resulta na tolerância ou anergia. Se o CD28 for ligado pela B7 na superfície de uma APC profissional, a célula T é ativada e produz IL-2 e seu receptor (IL-2R). A célula se divide e se diferencia em uma célula T efetora, que não mais precisa do segundo sinal para sua função efetora. Porém, se o CTLA-4 na célula T ligar-se à B7, a ativação é inibida.

Função do CTLA-4 no controle da ativação da célula T

T
divisão da ativação
inativação
T +
T −
CD28
CTLA-4
B7
B7
APC
APC

Fig. 8.17 Antes da ativação, as células T expressam CD28, que se liga a B7-1 e B7-2 nas APCs (p. ex., células dendríticas). Após a ativação, o CTLA-4 é expresso, constituindo um ligante alternativo de alta afinidade para a B7. A CTLA-4 se liga a B7, logo, as células T deixam de receber um sinal de ativação.

células que são incapazes de produzir citocinas e ser submetidas às próximas divisões. O PD-1 é ligado pelo PD-L1 e PD-L2 (CD273 e CD274) nas células apresentadoras de antígeno, o que inibe o sinal coestimulador do CD28. Há, portanto, um equilíbrio nos sinais coestimuladores que uma célula T recebe, o que determina se a mesma permanecerá em estado ativado.

Tanto o PD-1 como outro receptor inibitório, o BTLA-A (CD272), são também encontrados em células B ativadas, e seus ligantes não são confinados às células apresentadoras de antígeno, daí as funções desta família provavelmente se estenderem a um controle mais geral da divisão célula no interior do corpo.

Vias de sinalização intracelular ativam fatores de transcrição

Um sinal estimulador apropriado inicia uma cascata de sinais intracelulares, levando à ativação dos fatores de transcrição e expressão de genes necessários para a divisão celular. Duas drogas imunossupressoras amplamente utilizadas, ciclosporina e tacrolimus, interferem nas vias de ativação.

A interleucina-2 conduz a divisão da célula T

A ativação da célula T leva à produção de IL-2 e de receptores de IL-2, assim uma célula T pode atuar sobre si mesma e ao redor das células. Na maioria das células T CD4+ e algumas células T CD8+, há uma produção transitória de IL-2 por 1 ou 2 dias. Durante este tempo, a interação da IL-2 com o receptor de IL-2 (IL-2R) de alta afinidade resulta na divisão da célula T.

Em células T em repouso, o IL-2R é predominantemente presente como uma forma de baixa afinidade consistindo em duas cadeias de polipeptídeo, cadeias α e β (p75) que se ligam à IL-2 e a uma cadeia γc comum que envia sinais para a célula. Quando a célula T é ativada, produz uma cadeia α (CD25), que contribui com a ligação da IL-2, e, juntamente com as cadeias β e γc, forma um receptor de alta afinidade (Fig. 8.18). A IL-2 é internalizada dentro de 10 a 20 minutos, e as cadeias β e γc são degradadas em lisossomos, enquanto a cadeia α é reciclada para a superfície celular. A sinalização sustentada pela IL-2 durante várias horas é necessária para conduzir a divisão da célula T.

Expressão da alta afinidade do receptor IL-2 em células T

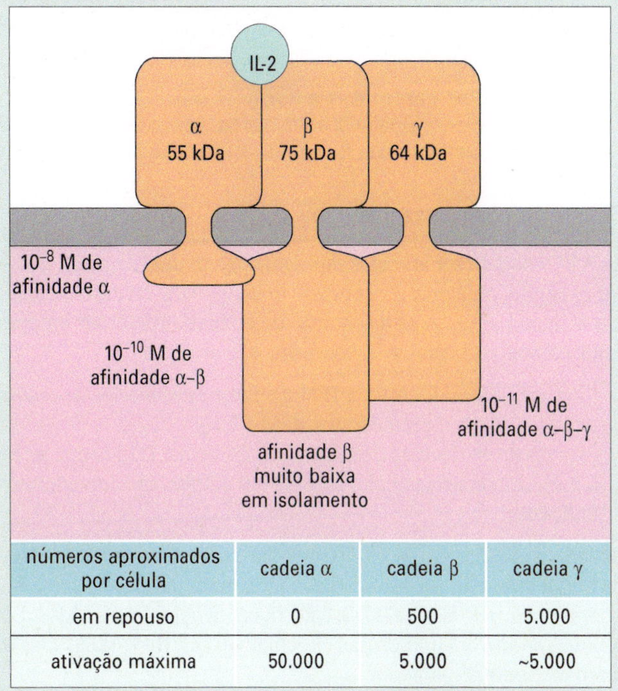

números aproximados por célula	cadeia α	cadeia β	cadeia γ
em repouso	0	500	5.000
ativação máxima	50.000	5.000	~5.000

Fig. 8.18 O IL-2R de alta afinidade consiste em três cadeias polipeptídicas, como demonstrado esquematicamente. Células T em repouso não expressam a cadeia α, mas após a ativação podem expressar até 50 mil cadeias α por célula. Algumas dessas se associam à cadeia β para formar IL-2R de alta afinidade. (A cadeia γc é uma cadeia sinalizadora comum de vários receptores de citocina.)

A expressão transitória do IL-2R de alta afinidade de cerca de 1 semana após a estimulação da célula T, juntamente com a indução do CTLA-4, auxilia a limitar a divisão da célula T. Na ausência de sinais positivos, as células T começarão a morrer por apoptose.

Em vista da importância da IL-2 na divisão da célula T, foi surpreendente que os raros pacientes que não possuem CD25 (e camundongos *knockout* de receptor de IL-2) desenvolvem uma condição imunoproliferativa. Essas observações levam ao conhecimento de que a IL-2 também possui uma função reguladora no desenvolvimento da célula T – células T reguladoras são caracterizadas por uma alta expressão de CD25, e a IL-2 é necessária para sua geração no timo e manutenção na periferia (Cap. 11).

Outras citocinas contribuem para a ativação e divisão

Uma vez que a divisão da célula T e as respostas imunes não são submetidas à destruição em camundongos desprovidos dos genes IL-2 ou IL-2R, isto sugere que outras citocinas sejam encarregadas da divisão da célula T. A citocina IL-15 é estruturalmente similar à IL-2, agindo em um receptor que compartilha das cadeias β e γc do receptor de IL-2, e provoca a expansão das células T e de algumas populações de célula NK. A IL-15 é produzida por APCs, e pode, portanto, ser muito importante na ativação inicial da célula T antes de a IL-2 ser produzida.

Embora tenha sido identificada originalmente como crescimento da célula B e um fator de diferenciação, a IL-4 pode também induzir a divisão de células T virgens. A importância relativa destas outras citocinas irá variar dependendo do estado da célula T, e estas citocinas podem parcialmente se sobrepor à função da IL-2.

Outras citocinas contribuem indiretamente para a proliferação da célula T. Por exemplo, a IL-1 e a IL-6 induzem a expressão de IL-2 nas células T em repouso, e podem assim aumentar sua capacidade de resposta à IL-2.

P. Quais células geram IL-1 e IL-6?
R. Fagócitos mononucleares, entre outros. Assim, a produção destas citocinas aumenta sua função de apresentação de antígeno.

Tipos de resposta imune

As APCs podem ser ativadas rapidamente em uma resposta imune, por exemplo, pela própria entidade imunogência, no caso de bactérias e alguns vírus. A apresentação de antígeno não é um processo unidirecional. As células T, conforme são ativadas:

- liberam citocinas, como a IFN-γ e fator estimulador de colônia de macrófagos e granulócitos (GM-CSF);
- expressam moléculas de superfície, como a CD154, que se liga à molécula coestimuladora CD40 em células apresentadoras de antígeno.

Quando ativadas, as APCs expressam mais moléculas do MHC classe I e classe II, receptores Fc, e moléculas de adesão coestimuladoras, incluindo B7-1 e B7-2, CD11a/b/c, ICAM-1 e ICAM-3. Elas também produzem numerosas citocinas (p. ex., IL-1, IL-6, TNFα), enzimas e outros mediadores.

A ativação de linfócitos leva a dois processos parcialmente concorrentes:

- proliferação celular; e
- diferenciação celular em células efetoras.

O destino de linfócitos que respondem a antígenos é variado; alguns persistem por um longo período como células de memória – a vida útil de células de memória pode ser de mais de 40 anos em humanos. Outros linfócitos têm uma vida útil curta, o que explica por que a estimulação antigênica moderada não leva à ampliação do número de linfócitos – isto é, no entanto, suficiente para a geração de respostas efetivas mediadas pela célula e respostas de anticorpos. A apoptose é de importância crítica para a eliminação de células indesejadas após uma resposta imune.

Sinais perigosos aumentam a apresentação de antígeno

Para respostas imunes adequadas serem geradas, as APCs devem responder à infecção, mas não em níveis elevados de substâncias inofensivas que podem flutuar no ambiente. Os tecidos mucosos no estômago estão em contato com altas concentrações de antígenos alimentares, enquanto a mucosa respiratória entra em contato com muitos antígenos aerotransportados, como pólen, mas respostas imunes fortes contra estes antígenos são indesejadas.

A ativação da APC é geralmente uma resposta à infecção, ou ao menos à presença de substâncias, tais como constituintes das paredes celulares bacterianas, característicos de infecção. Esse requisito explica a ação de **adjuvantes** derivados de componentes bacterianos, que são usados para aumentar as respostas imunes em vacinas.

O conceito da ativação imune apenas em resposta à infecção (ou adjuvante como substituto da infecção), e não a outros antígenos, tem sido promovido como **hipótese "perigosa"**. Esta ideia propõe que o sistema imune não apenas distingue o que é próprio do que não é, mas responde às noções de que uma infecção se instalou antes de responder fortemente aos antígenos.

Em outras palavras, substâncias estranhas podem ser inócuas ou invisíveis ao sistema imune, a menos que acompanhadas por sinais perigosos, como uma infecção. Estes sinais perigosos são fornecidos pelos receptores de produtos microbianos nas APCs, tais como os receptores tipo Toll (TLRs, Fig. 6.21).

RACIOCÍNIO CRÍTICO: PROCESSAMENTO E APRESENTAÇÃO DE ANTÍGENO (VEJA PÁG. 443 PARA RESPOSTAS)

Dois clones de células T foram produzidos a partir de um camundongo infectado com o vírus influenza. Um dos clones reage a um peptídeo viral quando apresentado nas APCs que possuem o mesmo *locus* de MHC classe I (H-2 K) que o camundongo original (*i.e.*, o clone é restrito ao MHC classe I). O outro clone é restrito ao MHC classe II. Os dois clones são estimulados em cultura de tecido utilizando macrófagos singênicos como APCs. Os macrófagos foram infectados com vírus influenza vivo ou tratados com o vírus inativado. Os padrões de reatividade dos dois clones são mostrados na tabela a seguir. Nas duas últimas linhas da tabela os macrófagos recebem um pré-tratamento com emetina ou cloroquina antes de serem infectados com o vírus. A emetina é um inibidor da síntese de proteína. A cloroquina inibe a fusão de lisossomos com fagossomas.

Antígeno	APCs tratadas com	Reatividade do clone	
		Clone 1	Clone 2
nenhum	–	–	–
vírus	–	+	+
vírus inativado	–	–	+
vírus vivo	emetina	–	+
vírus vivo	cloroquina	+	–

1 Por que os macrófagos são usados como APCs nesse experimento? Você obteria os mesmos resultados se usasse fibroblastos infectados?

2 Por que o vírus influenza estimula ambos os clones enquanto o vírus inativo estimula apenas o clone restrito ao MHC classe II?

3 Por que a emetina impede que os macrófagos apresentem antígeno às células T restritas ao MHC classe I enquanto a cloroquina os impede de apresentar às células restritas ao MHC classe II?

4 Um destes clones expressa CD4 e o outro CD8. Quais são eles?

Leituras sugeridas

Ackerman AL, Cresswell P. Cellular mechanisms governing cross-presentation of exogenous antigens. Nat Immunol 2004;5:678–684.

Bell D, Young JW, Banchereau J. Dendritic cells. Annu Rev Immunol 1999;17:255–305.

Berger AC, Roche PA. MHC class II transport at a glance. J Cell Sci 2009;122:1–4.

Boes M, Ploegh HL. Translating cell biology in vitro to immunity in vivo. Nature 2004;430:264–271.

Brocke P, Garbi N, Momburg F, Hammerling GJ. HLA-DM, HLA-DO and tapasin: functional similarities and differences. Curr Opin Immunol 2002;14:22–29.

Cresswell P, Ackerman AL, Giodin A, et al. Mechanisms of MHC class-I restricted antigen processing and cross presentation. Imm Revs 205;207:145–157.

Fooksman DR, Vardhana S, Vasiliver-Shamis G, et al. Functional anatomy of T cell activation and synapse formation. Ann Revs Immunol 2010;28:79–106.

Kloetzel PM. Generation of MHC class I antigens: functional interplay between proteasomes and TPPII. Nat Immunol 2004;5:661–669.

Okazaki T, Honjo T. PD-1 and PD-1 ligands: from discovery to clinical application. Int Immunol 2007;19:813–824.

Randolph G, Orchando J, Partida-Sanchez S. Migration of dendritic cell subsets and their precursors. Ann Revs Immunol 2008;26:293–316.

Tenzer S, Wee E, Burgevin A, et al. Antigen processing influences HIV-specific cytotoxic lymphocyte immunodominance. Nat Immunol 2009;10:636–646.

Watts C, Powis S. Pathways of antigen processing and presentation. Rev Immunogenet 1999;1:60–74.

CAPÍTULO 9

A Cooperação Celular na Resposta de Anticorpos

RESUMO

- **O desenvolvimento primário das células B independe do antígeno.** As células pré-B recombinam genes para as imunoglobulinas de cadeias pesadas ou leves, a fim de gerar seu receptor de superfície para antígeno
- **Os antígenos independentes de T ativam as células B sem o auxílio das células T.** Eles podem ser divididos em dois grupos. Os antígenos TI-1 podem agir como estimuladores policlonais, enquanto os antígenos TI-2 são polímeros que ativam pela ligação cruzada com o receptor de células B.
- **Os antígenos dependentes de T são capturados pelas células B, mas processados e apresentados às células TH.** Tanto as células T quanto as células B reconhecem diferentes partes de um antígeno.
- **A ativação das células B requer sinais do receptor de células B e coestimulação.** A CD40 é a molécula coestimuladora mais importante nas células B. A ligação do complexo célula B-correceptor pode diminuir o limiar de antígeno necessário para acionar a célula B. As vias de sinalização intracelulares são análogas nas células B e T.
- **As células B ativadas proliferam e diferenciam-se em células produtoras de anticorpos.** As citocinas das células TH controlam o processo de divisão, diferenciação e mudança de classe.
- **A hipermutação somática dos genes de uma imunoglobulina, logo após uma seleção de clones de alta afinidade, é a base da maturação da afinidade.** Esses processos ocorrem em centros germinais.
- **A mudança de classe é realizada pela recombinação somática que acontece dentro dos genes de cadeia pesada.** A hipermutação somática e a mudança de classe feitas pela recombinação são processos inter-relacionados que requerem um direcionamento específico de ambas as enzimas reparadoras e modificadoras de DNA até o *locus* do gene de cadeia pesada.

A resposta de anticorpos é a culminação de uma série de interações celulares e moleculares que ocorrem, em uma sequência ordenada, entre a célula B e inúmeras outras células do sistema imune. Neste capítulo serão abordados os princípios do desenvolvimento, ativação, proliferação e diferenciação da célula B que resultam na criação das células plasmáticas e das células de memória. Além das consequências de tais interações, serão abordadas também a afinidade da maturação e a mudança de classe.

Nos adultos, o desenvolvimento da célula B ocorre na medula óssea e não precisa de contato com o antígeno. Enquanto isso, as células B organizam os genes para suas cadeias pesadas e leves e sintetizam a IgM presente na superfície celular, a qual age como receptores de antígeno (BCR). O complexo BCR inclui:

- as imunoglobulinas de membrana (mIg);
- as cadeias de sinalização Igα e Igβ (CD79a e CD79b).

As células B transicionais imaturas deixam a medula óssea e entram na periferia, onde maturam, posteriormente, nos órgãos linfoides secundários. Caso essas células não encontrem o antígeno, morrerão dentro de poucas semanas por apoptose. Se, no entanto, essas células B maduras encontrarem um antígeno específico, elas passarão pelos processos de ativação, proliferação e diferenciação responsáveis pela geração das células B plasmáticas e de memória.

A ativação da célula B

Os antígenos independentes de T não precisam do auxílio das células T para estimularem as células B

A resposta imune à maioria dos antígenos depende de ambas as células, T e B, reconhecerem o antígeno que já estiver ligado. Esse tipo de antígeno é chamado de **antígeno dependente de T (TD)**.

No entanto, um pequeno número de antígenos pode ativar as células B sem o auxílio da célula T restrita ao MHC classe II, os quais são denominados de **antígenos independentes de T (TI)** (Fig. 9.1).

Vale ressaltar que muitos antígenos são especialmente resistentes à degradação. Os antígenos TI podem ser divididos em dois grupos (TI-1 e TI-2), dependendo da maneira que ativam as células B:

- os antígenos TI-1 são, predominantemente, componentes da parede celular bacteriana – o antígeno TI-1 prototípico é o lipopolissacarídeo (LPS), um componente da parede celular das bactérias gram-negativas;
- os antígenos TI-2 são, predominantemente, grandes moléculas de polissacarídeos com determinantes antigênicos repetitivos (p. ex., Ficoll, dextrano, flagelina bacteriana polimérica e o vírus da poliomielite).

Antígenos T-independentes

antígeno	polimérico	ativação policlonal	resistência à degradação
lipopolissacarídeos (LPS)	+	+++	+
Ficoll	+++	–	+++
dextran	++	+	++
levan	++	+	++
aminoácidos poli-D	+++	–	+++
flagelina bacteriana polimérica	++	++	+

Fig. 9.1 As principais propriedades comuns de alguns dos antígenos T-independentes mais importantes estão listadas. Os antígenos independente de T induzem a produção de citocinas IL-1, TNF-α e IL-6 pelos macrófagos. (Nota: tanto os aminoácidos poli-L quanto a flagelina monomérica bacteriana são antígenos T-dependentes. Isso mostra o papel da estrutura do antígeno na determinação das propriedades T-independentes.)

Comparação da resposta imune secundária com os antígenos T-dependentes e T- independentes *in vitro*

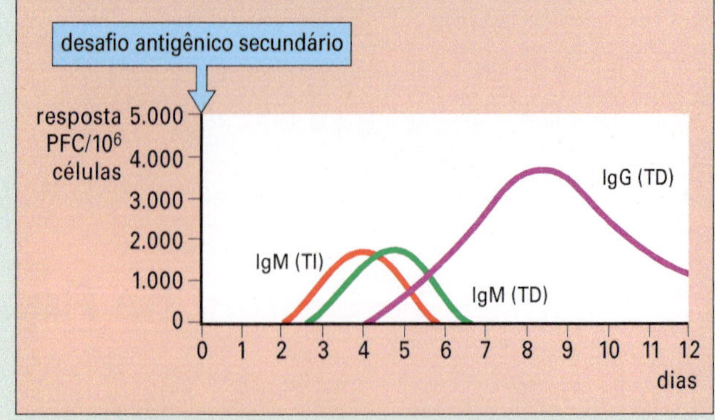

Fig. 9.2 A resposta imune secundária aos antígenos T-dependentes é mais forte e induz mais células produtoras de IgG, conforme determinado pelo ensaio de células formadoras de placas (PFC, do inglês, *plaque forming cells*) (veja o Método no Quadro 9.1).

P. Quais características em comum podem ser observadas entre muitos dos antígenos TI e como é feito o reconhecimento de tais antígenos pelo sistema imune?

R. Muitos dos antígenos TI possuem padrões moleculares associados a patógenos (PAMPs), reconhecidos pelos receptores tipo Toll. Portanto, eles têm uma capacidade intrínseca de ativar o sistema imune, independentemente de sua capacidade de se ligar a um receptor de antígeno específico nos clones individuais de células B.

Muitos antígenos TI-1 têm a capacidade, em altas concentrações, de ativar os clones de células B específicos para outros antígenos – um fenômeno conhecido como ativação policlonal das células B. Entretanto, em baixas concentrações, ativam apenas as células B específicas para eles mesmos. Os antígenos TI-1 não precisam de um segundo sinal.

Os antígenos TI-2, por outro lado, ativam as células B por aglomeração e ligação cruzada de moléculas de imunoglobulina da superfície das células B, resultando na sinalização prolongada e persistente. Os antígenos TI-2 requerem auxílio não cognato das células T residuais, como as citocinas.

Muitas moléculas de transdução de sinal são necessárias para mediar as repostas do antígeno TI nas células B. Entre elas estão a CD19, a proteína HS1 e a Lyn.

Os antígenos independentes de T induzem a fraqueza na memória

As respostas primárias de anticorpos aos antígenos TI *in vitro* são, em geral, ligeiramente mais fracas do que aquelas aos antígenos TD. Elas atingem seu ápice mais cedo e ambas geram, principalmete, a IgM. Contudo, as respostas secundárias aos antígenos TD e TI diferem muito. A resposta secundária aos antígenos TI assemelham-se à resposta primária, ao passo que a resposta secundária aos antígenos TD é muito mais forte e possui um componente IgG maior (Fig. 9.2). Portanto, parece que os antígenos TI não induzem, normalmente, a maturação de uma resposta que culmina na mudança de classe ou no aumento da afinidade de anticorpos, conforme visto nos antígenos TD. Isso se dá, provavelmente, pela não ativação de CD40 (veja adiante). A indução de memória para os antígenos TI também é relativamente fraca.

Há grandes vantagens de sobrevivência se a resposta imune às bactérias não depender de interações celulares complexas, como, por exemplo, ser mais rápida. Muitos antígenos bacterianos ignoram o auxílio da célula T por serem indutores eficientes da produção de citocinas pelos macrófagos – eles induzem a IL-1, IL-6 e o fator de necrose tumoral-α (TNF-α) dos macrófagos. A resposta de curta duração e a ausência da IgG também podem estar relacionadas à ausência do coestímulo via CD40L e das citocinas IL-2, IL-4 e IL-5, as quais são produzidas pelas células T em resposta aos antígenos TD.

Ao alterar sua estrutura, é possível converter os antígenos TI em antígenos dependentes de T. Por exemplo, os polissacarídeos pneumocócicos são antígenos TI e não induzem memória imunológica ou anticorpos em crianças. Entretanto, nelas, a conjugação dos polissacarídeos pneumocócicos a uma proteína carreadora induz um anticorpo específico para polissacarídeos e uma memória similar aos antígenos dependentes de T (veja Método nos Quadros 9.1 e 2.1).

Antígenos T-independentes tendem a ativar a subpopulação de células B CD5+

Os antígenos TI ativam, de maneira predominante, a subpopulação B-1 de células B, encontradas principalmente no peritônio. Essas células B-1 podem ser identificadas por intermédio de sua expressão de CD5, um proteína induzida pela ligação de antígenos de TI. Ao contrário das células B convencionais, as células B-1 são capazes de se regenerar sozinhas.

A ativação das células B feita pelos antígenos dependentes de T

As células B e T reconhecem diferentes partes dos antígenos

No fim da década de 1960 e início da de 1970, Mitchison e outros pesquisadores realizaram estudos com proteínas quimicamente modificadas que trouxeram avanços significativos no que compete ao entendimento das diferentes funções das células T e B. A fim de induzir uma boa resposta secundária de anticorpo a um pequeno grupo químico ou hapteno (que se torna imunogênico apenas se ligado a uma proteína carreadora), descobriu-se que o animal testado deveria ser imunizado e então desafiado com o mesmo conjugado hapteno-carreador – e não apenas com o mesmo hapteno. A isso referiu-se como o primeiro efeito carreador.

Ao manipular as populações celulares nesses experimentos, comprovou-se que:

- as células T_H são responsáveis por reconhecer o carreador; ao passo que
- as células B reconhecem o hapteno.

Esses experimentos foram, mais tarde, confirmados pelos detalhes de como:

- as células B utilizam o anticorpo para reconhecer epítopos; enquanto
- as células T reconhecem fragmentos de antígenos processados.

Uma consequência desse sistema é que uma célula B pode ter auxílio de células T específicas para peptídeos antigênicos distintos, uma vez que a célula B pode apresentar esses determinantes para cada célula T.

Em uma resposta imune *in vivo*, acredita-se que as interações entre as células T e B, que resultam na divisão e diferenciação da célula B, envolvam células T já estimuladas pelo contato com o antígeno em outras células apresentadoras de antígeno (APCs), como as células dendríticas.

Isso resultou em um esquema básico das interações celulares na resposta de anticorpo apresentada na Figura 9.3. Tem sido proposto que o antígeno que entra no organismo seja processado pelas células que apresentam o antígeno, em uma forma altamente imunogênica, para as células T_H e B. As células T reconhecem os determinantes antigênicos distintos daqueles reconhecidos pelas células B, que se diferenciam e dividem-se em células formadoras de anticorpos (AFCs, do inglês, *antibody-forming cells*). Sendo assim, dois processos são necessários para a ativação da célula B:

- a interação do antígeno com os receptores de imunoglobulinas de células B – isso envolve o antígeno "nativo";
- sinal(is) de estímulo das células T_H que responda(m) ao antígeno processado e ligado às moléculas do MHC classe II.

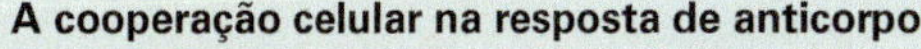

A cooperação celular na resposta de anticorpo

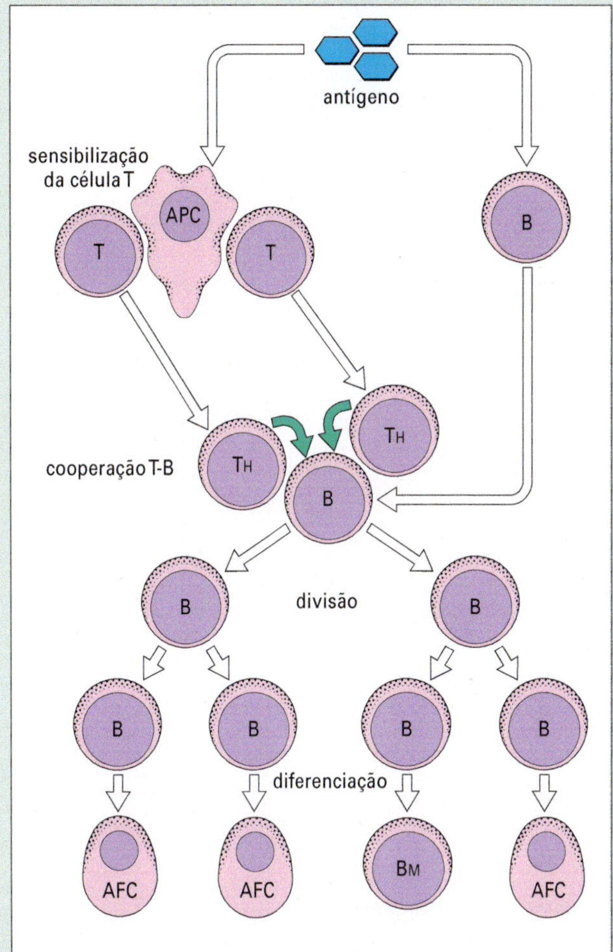

Fig. 9.3 O antígeno é apresentado às células T virgens pelas células apresentadoras de antígenos (APCs), tais como as células dendríticas. As células B também capturam o antígeno e apresentam-no às células T, recebendo sinais das células T para se dividirem e se diferenciarem em células formadoras de anticorpos (AFCs) e células de memória B (Bm).

A ativação da célula B e a ativação da célula T seguem padrões semelhantes

Nas células B, a função sinalizadora da CD3 é feita pelo heterodímero das Igα e Igβ. Duas moléculas do heterodímero Igα/Igβ associam-se à superfície da Ig a fim de formar o receptor de células B (BCR). As caudas citoplasmáticas das Igα e Igβ carregam consigo o **motivo de ativação de imunorreceptor baseado em tirosina (ITAM)**.

A ligação cruzada da Ig de superfície ocasiona a ativação da família SRC cinases, na qual as células B são Fyn, Lyn e Blk. A Syk é análoga à ZAP-70 nas células T e se liga aos ITAMs fosforilados das Igα e Igβ (Fig. 9.4). Isso resulta na ativação da cascata de cinases e translocação dos fatores de transcrição nuclear, similar ao processo que acontece nas células T.

A ativação das células B também é intensificada, de maneira significativa, pelo "complexo correceptor" constituído de três proteínas:

- CD21 (receptor de complemento 2, CR2);
- CD19; e
- CD81 (alvo do anticorpo antiproliferativo, TAPA-1) (Fig. 9.5).

As células dendríticas foliculares são conhecidas por reter o antígeno em sua superfície, por longos períodos de tempo, como imunocomplexos (**icossomos**). O antígeno, em tais complexos, pode ligar-se:

- à CD21 (via a molécula de complemento C3d); e
- à Ig de superfície nas células B.

A fosforilação da cauda citoplasmática da CD19 poderá então ocorrer e resultar na ligação e ativação da Lyn. É provável que essas cinases aumentem o sinal de ativação por intermédio das vias de fosfolipase C e fosfatidilinositol 3-cinase, especialmente quando a concentração de antígeno for baixa.

P. Se um animal fosse privado do complemento C3 durante a resposta imune primária, como isso afetaria o desenvolvimento da resposta secundária de anticorpo?

R. A ausência do C3 significa que os imunocomplexos contendo C3b e C3d não são formados. Assim, eles não podem se ligar às células dendríticas foliculares (FDCs, do inglês, *follicular dendritic cells*) via CR2 ou juntar-se às células B via complexo correceptor de células B (Fig. 9.5); portanto a ativação da célula B e o desenvolvimento da reposta imune secundária são altamente comprometidos. (Esses experimentos foram realizados ao retirar o C3 de camundongos, utilizando fator de veneno de cobra.)

A sinalização intracelular na ativação da célula B

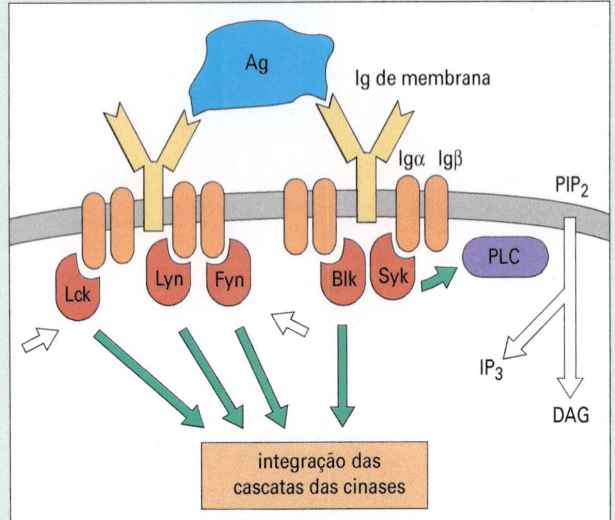

Fig. 9.4 A ativação da célula B é similar à da célula T. Se a Ig de membrana se ligar de maneira cruzada (p. ex., por um antígeno T-independente), as tirosinas cinases, incluindo as Lck, Lyn, Fyn e Blk, tornam-se ativadas. Essas moléculas fosforilam os domínios de ITAM nas cadeias Igα e Igβ do complexo do receptor. Essas moléculas ainda podem ligar outra cinase, a Syk, que ativa a fosfolipase C. Esta atua no PIP_2 de membrana gerando o IP_3 e o diacilglicerol (DAG), o qual ativa a proteína cinase C. Os sinais de outras cinases são transduzidos para ativar os fatores de transcrição nuclear.

Complexo célula B–correceptor

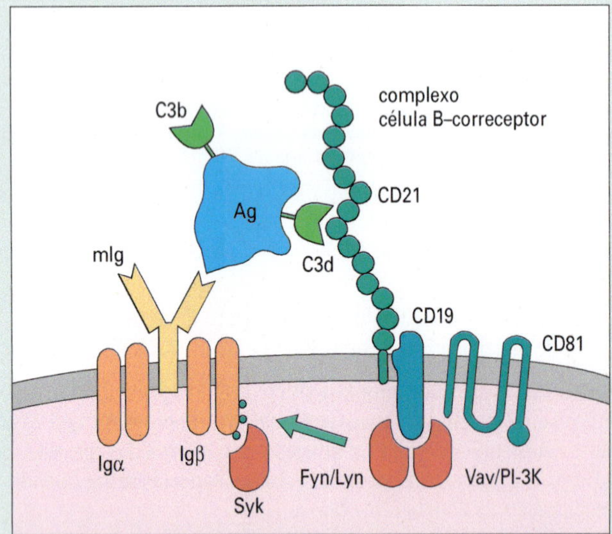

Fig. 9.5 O complexo célula B–correceptor consiste em CD21 (o receptor de complemento do tipo 2), CD19 e CD81 (uma molécula com quatro segmentos transmembrana). O antígeno com C3b ou C3d covalentemente ligado pode fazer a ligação cruzada com Ig de membrana ao CD21 do complexo correceptor. Esse evento reduz, de maneira significativa, as necessidades da célula de ativação por um antígeno. CD19 pode associar-se com as tirosinas cinases, incluindo Lyn, Fyn, Van e PI3-cinase (PI3-K). Compare isso à CD28 na célula T. A ligação cruzada do receptor causa a fosforilação da cadeias Igα e Igβ do complexo antígeno-receptor, bem como o recrutamento e a ativação da Syk.

A interação direta das células B e células T envolve as moléculas coestimulatórias

As populações de células T antígeno-específicas podem ser obtidas por meio do crescimento e clonagem das células T com antígenos, APCs e IL-2. Assim é possível visualizar, imediatamente, a interação entre os aglomerados de células B e células T *in vitro*:

- as células T são polarizadas, com os receptores de células T concentrados na região das células B;
- as células B também se tornam polarizadas e expressam a maioria de suas moléculas MHC classe II e ICAM-1 próximas às células T.

As interações desses aglomerados sugerem uma intensa troca de informação que resulta em dois eventos importantes no ciclo de vida das células B:

- indução da proliferação; e
- diferenciação em APCS.

A interação inicial entre a célula B virgem e um antígeno cognato via BCR na presença de citocinas, ou de outros estímulos de crescimento, induz a ativação e proliferação da célula B. Isso então acarreta no processamento do antígeno dependente de T e na apresentação às células T. A interação entre as células B e células T é um processo de duas vias, no qual as células B apresentam o antígeno para as células T e recebem sinais das células T para realizaram a divisão e diferenciação (Fig. 9.6).

A principal interação antígeno-específica é a que acontece entre o complexo de antígeno–MHC classe II e o TCR. Essa interação é intensificada pelas interações entre LFA-3 e CD2 e entre ICAM-1 ou ICAM-3 e o LFA-1.

P. Quais moléculas coestimulatórias, presentes nas células B e outras APCs, estimulam a proliferação da célula T? Quais são os mecanismos envolvidos?

R. A B7-1 (CD80) e a B7-2 (CD86) agem sobre as células T ativadas por antígeno ao se ligaram ao CD28, o que acarreta à expressão do receptor de IL-2 de alta afinidade (Fig. 8.1)

A interação entre as células B e células T é um evento de duas vias, conforme se segue:

- a CD40, um membro da família do receptor TNF, emite um forte sinal de ativação para as células B, até mais forte do que os sinais transmitidos pela imunoglobulina de superfície;
- após a ativação, as células T expressam, por um curto período de tempo, um ligante denominado CD40L (um membro da família TNF), que interage com a CD40;
- a interação entre CD40 e CD40L auxilia no direcionamento das células B até o ciclo celular;
- os sinais de transdução por intermédio da CD40 induz o aumento da CD80/CD86 e, portanto, ajuda a fornecer mais sinais coestimulatórios para as células T respondentes.

A sinalização feita pela CD40 também é essencial para o desenvolvimento do centro germinal e as respostas de anticorpo aos antígenos TD.

P. Alguns indivíduos possuem uma mutação que produz uma variante não funcional da CD40L. Em sua forma homozigota, quais são os possíveis efeitos dessa mutação nos níveis dos anticorpos séricos?

R. A mutação produz a síndrome de hiper-IgM, com alto nível de IgM sérica e baixos níveis de IgG, IgA e IgE, devido à ausência de centros germinais e à falha das células B em mudarem o isótipo.

As moléculas de superfície celular envolvidas na interação entre as células B e as células TH

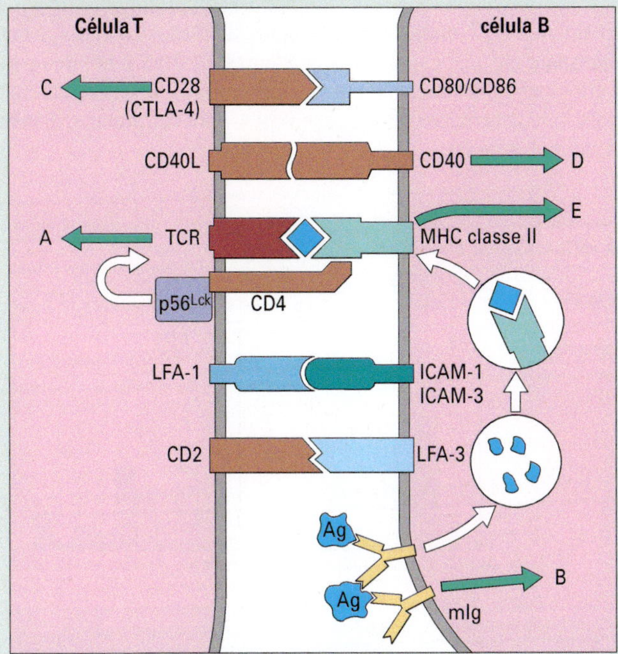

Fig. 9.6 A imunoglobulina de membrana (mIg) internaliza o antígeno (Ag) em um compartimento intracelular, no qual é destruído e os peptídeos resultantes podem combinar-se com as moléculas do MHC classe II. As outras setas indicam os diferentes eventos de transdução de sinais que foram estabelecidos. A e B representam esses eventos do receptor de antígeno, que envolvem a fosforilação de tirosina e a degradação do fosfoinositídeo. O receptor de antígeno também regula a afinidade da LFA-1 pela ICAM-1 e ICAM-3, possivelmente pelos eventos de transdução de sinais. Na célula T, o CD28 também envia um único sinal para a célula T (C). Nas fases finais da resposta, o CTLA-4 pode substituir o CD28 a fim de regular negativamente. Na célula B, o estímulo via CD40 é o sinal de ativação mais potente (D). Além disso, as moléculas do MHC classe II parecem induzir eventos de sinalização distintos (E). Não são apresentados aqui o intercâmbio de interleucinas solúveis e a ligação aos receptores correspondentes na outra célula. *(Adaptada com a permissão de DeFranco A, Nature 1991; 351:603-5.)*

A secreção da citocina é importante na proliferação e diferenciação da célula B

Trabalhos recentes mostraram que as células T CD4+ podem ser divididas em dois subconjuntos, tanto em camundongos quanto em humanos, dependendo do seu perfil de citocinas (Fig. 11.4). Durante a interação entre as células B e células T, estas podem secretar inúmeras citocinas que têm um importante efeito sobre as células B (Fig. 9.7). A IL-2, por exemplo, induz a proliferação de ambas as células B e T.

Em especial, as citocinas produzidas pelas células TH2 estimulam, intensamente, a ativação das células B e a produção de IgG1 e IgE. Estas citocinas incluem a IL-4, IL-5, IL-6, IL-10 e IL-13:

- a IL-4 age sobre as células B a fim de induzir a ativação e diferenciação. Ela também age sobre as células T como um fator de crescimento e promove a diferenciação das células TH2, o que reforça a resposta de anticorpo; o excesso de IL-4 está relacionado às doenças alérgicas, causando produção de IgE;
- a IL-5 em humanos é, principalmente, um fator de crescimento e ativação para os eosinófilos e é responsável pela eosinofilia em doenças parasitárias. Em camundongos, ela também age sobre as células B a fim de induzir o crescimento e a diferenciação;
- a IL-6 é produzida por muitas células, incluindo células T, macrófagos, células B, fibroblastos e células endoteliais, e age sobre muitos tipos de células, mas é especialmente importante para induzir as células B a realizarem a diferenciação em AFCs. A IL-6 é considerada um importante fator de crescimento para o mieloma múltiplo, uma malignidade das células plasmáticas;
- a IL-10 age como um fator de crescimento e diferenciação para as células B, além de modular a produção de citocinas pelas células TH1;
- a IL-13, que divide um componente receptor e vias de sinalização com a IL-4, age sobre as células B para produzir IgE.

Foram identificadas outras subpopulações de células TH com programas de desenvolvimento e perfis de citocinas distintos. As células TH17 secretam a IL-17 e estão associadas à imunidade contra bactérias e fungos, doenças inflamatórias crônicas e autoimunidade.

As citocinas e o desenvolvimento da célula B

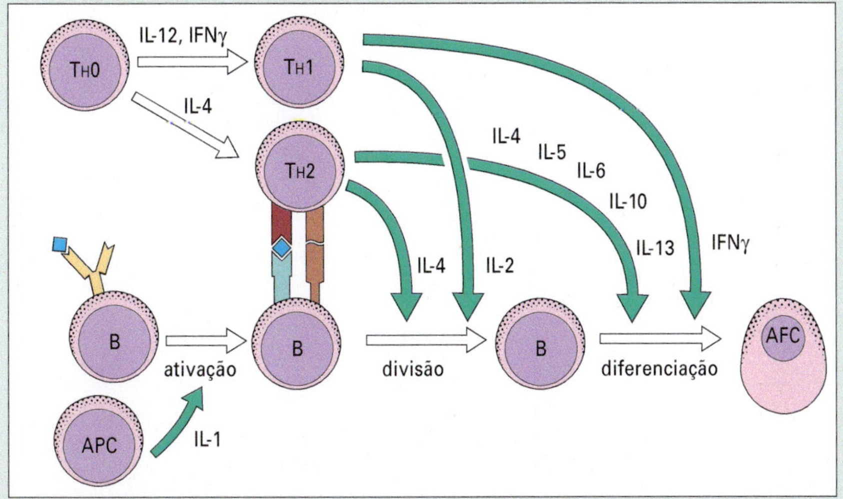

Fig. 9.7 O desenvolvimento da célula B é influenciado pelas citocinas produzidas pelas células T e APCs, e por meio das interações diretas com as células TH2. A IL-4 é mais importante em promover a divisão celular. Inúmeras outras citocinas, incluindo IL-4, IL-5, IL-6, IL-10 e o IFN-γ, influenciam o desenvolvimento das células formadoras de anticorpos (AFCs) e afetam o isótipo do anticorpo que será produzido.

Uma outra subpopulação de células T, que auxilia as células B, é a célula T auxiliar folicular (TFH, do inglês, *T follicular helper*), caracterizada pela expressão do receptor de quimiocina CXCR5 e localizada para desenvolver centros germinais. As células THF ajudam no fornecimento de sinais instrutivos que levam à mudança de classe da Ig e à mutação somática. As células THF também produzem altos níveis de IL-21, uma citocina decisiva na formação do centro germinal.

P. Indique três maneiras distintas pelas quais a IL-4 pode reforçar a resposta tipo TH2.

R. Ela promove a diferenciação das células TH2 e age sobre as células B a fim de estimular sua divisão e diferenciação. A IL-4 também age no endotélio e nas células teciduais para induzir a síntese das quimiocinas que atraem, especificamente, as células TH2.

As citocinas também podem influenciar a afinidade dos anticorpos. Essa afinidade com a maioria dos antígenos TD aumenta durante a resposta imune, e um efeito semelhante pode ser produzido por certos protocolos de imunização. Por exemplo, as subpopulações de anticorpos de alta afinidade são potencializadas após a imunização com antígeno e IFN-γ (Fig. 9.8). Inúmeros adjuvantes são capazes de aumentar os níveis de anticorpos, mas poucos capazes de potencializar a afinidade. Uma vez que a afinidade influencia significativamente a eficiência biológica dos anticorpos, o uso do IFN-γ poderá ser um importante adjuvante em vacinas.

Além dos efeitos das citocinas na proliferação e diferenciação das células B, elas são capazes de influenciar a mudança de classe de IgM para outras classes de imunoglobulina.

Os receptores de citocinas guiam o crescimento e a diferenciação das células B

Os receptores para os diversos fatores de crescimento e diferenciação necessários para direcionar as células B nos estágios iniciais de desenvolvimento são expressos nos vários estágios de diferenciação das células B. Os receptores para IL-7 e IL-3, mais o fator de crescimento para as células B de baixo peso molecular, são importantes nos estágios iniciais da diferenciação das células B, ao passo que outros receptores são mais importantes nos estágios finais (Fig. 9.9).

Uma citocina identificada recentemente, o estimulador de linfócito B (BlyS), secretada por inúmeras células, inclusive por monócitos e células dendríticas, é importante no desenvolvimento inicial das células B, bem como nos estágios seguintes de seu desenvolvimento e na sua sobrevivência nos centros germinativos. O BlyS age por meio do receptor BR3, que parece ser importante nas respostas dependentes de T, enquanto um receptor alternativo, o TAC1, é mais importante nas respostas T independentes. O BlyS é um dos pares de citocinas relacionadas pertencentes à família TNF, a qual emite sinais, por intermédio desses receptores, para estimular a diferenciação da célula B.

A influência da citocina na afinidade dos anticorpos

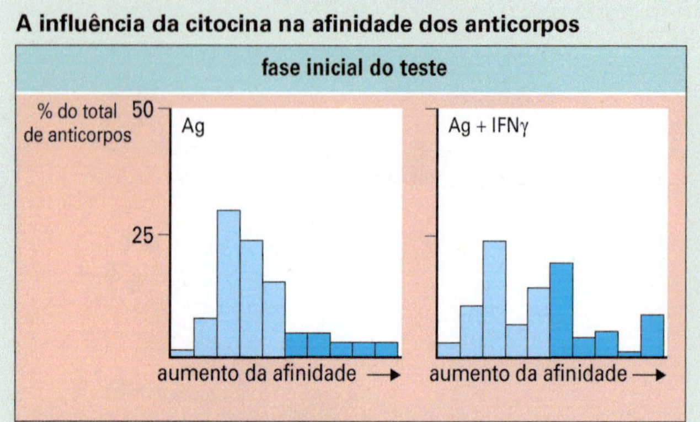

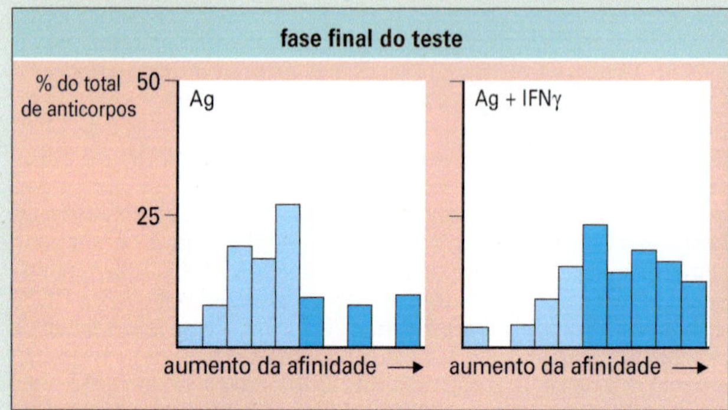

Fig. 9.8 Camundongos foram imunizados apenas com antígeno (Ag) ou com antígeno e mais 30.000 unidades de IFN-γ (Ag + IFN-γ). A afinidade dos anticorpos foi medida antes ou depois da imunização. Os camundongos que receberam o IFN-γ apresentaram mais anticorpos de alta afinidade (barras escuras), nas amostras sanguíneas inicial e final, do que aqueles que receberam apenas o antígeno. *(Adaptada de Holland, Holland 7& Steward. Clin Exp Immunol 1990;82:221-226.)*

A expressão do receptor de citocina no desenvolvimento da célula B

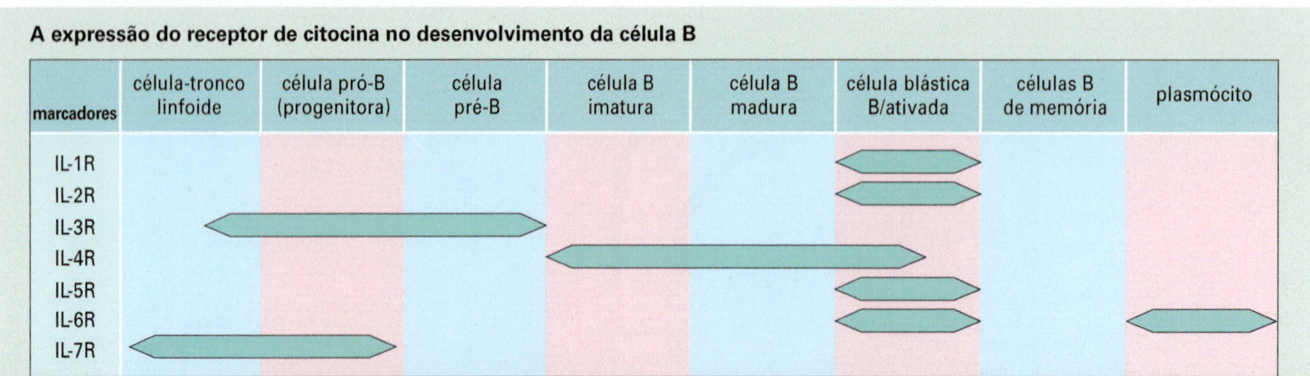

Fig. 9.9 Toda a história de vida das células B, desde a célula-tronco até a maturação em plasmócitos, é regulada pelas citocinas encontradas no seu ambiente. Os receptores para todas essas citocinas são expressos especificamente pelas células B, em variados níveis de desenvolvimento. Alguns desses receptores possuem novos marcadores CDs.

A interação entre as células B e as células T pode tanto ativar quanto desativar (anergia)

A descrição da interação entre essas duas células sugere que o único resultado possível é a ativação da célula B. Contudo, esse não é o caso. Já foi confirmado que a interação entre as células T e APC pode culminar em dois resultados diametralmente opostos, a ativação ou inativação (anergia clonal). Da mesma maneira, as células B tornam-se frequentemente anérgicas. Esse é um processo importante, pois a maturação da afinidade das células B na resposta imune, como um resultado da rápida mutação dos genes que codificam as regiões variáveis do anticorpo, poderia resultar, facilmente, nos autoanticorpos de alta afinidade.

A anergia clonal e outras formas de tolerância presentes na periferia são importantes para silenciar esses clones potencialmente perigosos. Entretanto, os detalhes moleculares desse processo continuam sem esclarecimentos. Além disso, os respectivos papéis da IgM e da IgD, os dois receptores de superfície para antígenos nas células B, também não são compreendidos no que diz respeito à ativação ou inativação.

A diferenciação da célula B e a resposta de anticorpo

Após a ativação, as células B antígeno-específicas podem seguir por duas vias de desenvolvimento:

- a primeira via envolve a proliferação e a diferenciação em células formadoras de anticorpos (AFCs) nos linfonodos ou na bainha linfoide periarteriolar do baço. Essas AFCs agem rapidamente para removerem o antígeno. No entanto, a maioria dessas células morre por apoptose em até 2 semanas. Sendo assim, é improvável que essas AFCs sejam responsáveis pela produção de anticorpos em longo prazo;
- na segunda via, alguns membros pertencentes à população da célula B aumentada migram para os folículos adjacentes a fim de formarem centros germinativos antes de se diferenciarem em células B.

O mecanismo que determina para qual via que a célula B seguirá é desconhecido. Contudo, é muito provável que este mecanismo seja influenciado pela natureza das células B virgens recrutadas inicialmente, pela afinidade e especificidade do BCR, pelo tipo de antígeno responsável por guiar a resposta e pela participação da célula T.

P. Qual o tipo de APC está localizado especificamente no centro germinativo?
R. As células dendríticas foliculares, as quais são muito importantes por estimularem o desenvolvimento da célula B.

A maturação da afinidade das células B ocorre nos centros germinativos

O centro germinativo é importante, pois fornece um microambiente para todas as etapas de desenvolvimento das células B, que culminam com a maturação da afinidade em um compartimento do sistema imune de células B de memória de vida longa (Fig. 9.10). Essas etapas do desenvolvimento ocorrem devido às interações complexas entre as células B, células T CD4+ auxiliares e células dendríticas foliculares. Estas etapas incluem:

- proliferação clonal;
- hipermutação somática da região variável de anticorpo;
- edição do receptor;
- recombinação da mudança de isótipo;
- maturação da afinidade;
- seleção positiva.

O centro germinativo contém, inicialmente, apenas centroblastos em divisão. Em seguida, ele polariza em uma zona escura que contém centroblastos e em uma zona clara que contém centrócitos que não estão se dividindo (em repouso) (Figs. 9.11 e 9.12). Os centroblastos proliferam-se rapidamente na zona escura e controlam negativamente a expressão de suas imunoglobulinas de membrana. A **hipermutação somática** ocorre então para diversificar as regiões variáveis

O desenvolvimento da célula B nos centros germinativos

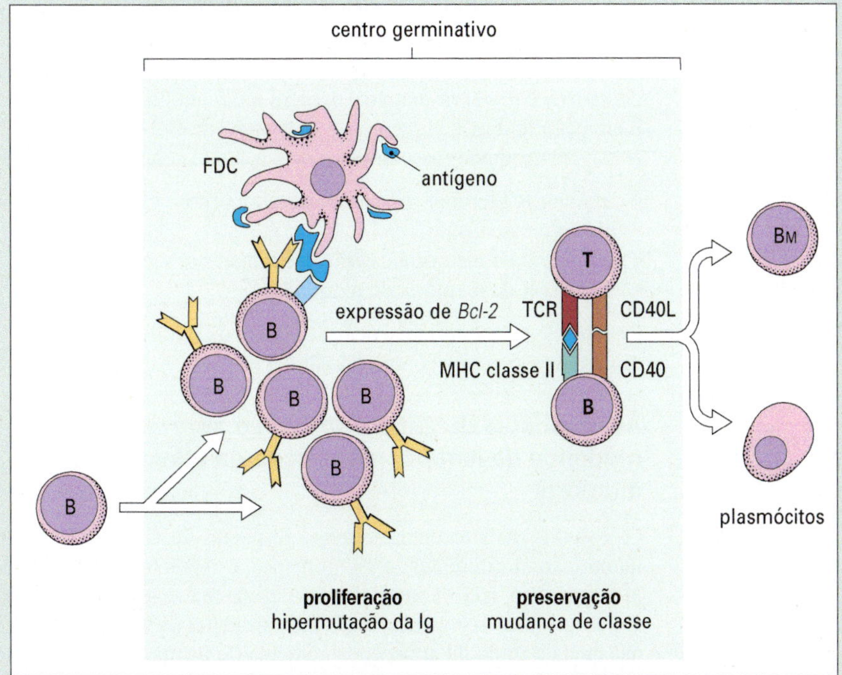

Fig. 9.10 Uma célula B chega ao centro germinativo e passa por rápida proliferação e hipermutação dos genes das imunoglobulina. O antígeno é apresentado pelas células dendríticas foliculares (FDC), mas apenas as células B, com receptores de alta afinidade, competirão de modo eficiente por esse antígeno. As células B, que de fato possuem uma afinidade de imunoglobulina mais alta, expressam Bcl-2 e são poupadas da apoptose pela interação com as células T (*i.e.*, a célula B apresenta o antígeno para a célula T). A interação com as células T estimula a mudança de classe. Essa mudança de classe depende das células T presentes, o que está parcialmente relacionado ao tecido linfoide secundário específico e à resposta imune em andamento (TH1 *versus* TH2). As células B deixam o centro germinativo para se tornarem plasmócitos ou células B de memória (Bm).

Organização esquemática do centro germinativo

Fig. 9.11 As funções do centro germinativo são a proliferação clonal, hipermutação clonal dos receptores de Ig, edição do receptor, mudança de classe do isótipo, maturação da afinidade e seleção pelo antígeno. Nesse modelo, o centro germinativo é composto por três áreas principais: uma zona escura, uma zona basal clara e uma zona apical clara. Essas zonas são ocupadas, em sua maioria, por centroblastos, centrócitos e blastos secundários, respectivamente. Os blastos primários de célula B que expressam receptores de imunoglobulinas de superfície (sIg+) penetram no folículo e deixam-no como células B de memória ou AFCs. As células dendríticas foliculares apresentadoras de antígeno (FDCs) são encontradas principalmente nas duas zonas mais profundas, e a morte da célula por apoptose ocorre, primariamente, na zona basal clara, na qual também estão localizados os macrófagos de corpos tingíveis. Os quadrados azuis são os icossomos na FDC. *(Adaptada de Roitt IM. Essential Immunology, 7th edn. Oxford: Blackwell Scientific Press, 1991.)*

do gene que foram rearranjadas (Cap. 3, Fig. 3.28). A hipermutação somática permite que uma única célula B gere um clone contendo as variantes com diferentes afinidades para o antígeno.

A **recombinação da mudança de isótipo** ocorre após a hipermutação somática e requer o ciclo celular. É também nos centroblastos que se edita o receptor dos genes de uma cadeia leve de imunoglobulinas.

Após essas mudanças relacionadas ao desenvolvimento, os centroblastos migram para a zona clara das células dendríticas foliculares (FDC) dos centros germinativos e dão origem aos centrócitos, os quais expressam novamente o BCR da imunoglobulina de superfície. Na zona clara, os centrócitos encontram o antígeno ligado às FDCs e às células TH2 antígeno-específicas. As FDCs e células T interagem com os centrócitos por meio:

- de moléculas de superfície como BCR, CD40, CD80 (B7-1), CD86 (B7-2), LFA-1 VLA-4, CD54 (ICAM-1); e
- de citocinas como as IL-2, IL-4, IL-5, IL-6, IL-10, IL-13 e linfotoxina-α.

Zoneamento do centro germinativo de um linfonodo

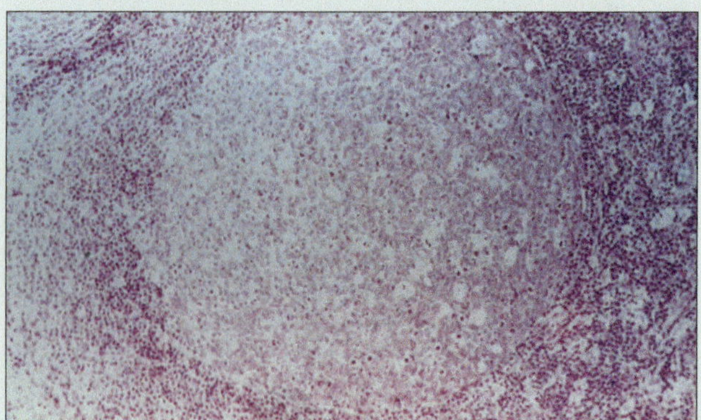

Fig. 9.12 A seção corada por Giemsa (40×) mostra a zona clara (à esquerda) e a zona escura onde a proliferação é mais ativa (à direita). Há uma capa bem desenvolvida de pequenos linfócitos em repouso cuja quantidade de citoplasma é menor, o que justifica seu agrupamento mais compacto. *(Cortesia do Dr. K McLennan.)*

Após terminarem de se dividir, os centrócitos são selecionados de acordo com sua capacidade de se ligar ao antígeno. Aqueles com receptores de alta afinidade para antígenos estranhos são selecionados positivamente, ao passo que aqueles sem a afinidade adequada, são induzidos à apoptose dependente de Fas.

As células B autorreativas originadas pela mutação somática são deletadas

Os centrócitos que respondem ao antígeno solúvel, ou que não recebem auxílio da célula T, são selecionados negativamente e passam pela apoptose independente de Fas. Assim, a seleção fornece um mecanismo responsável por eliminar os anticorpos autorreativos que possam ter sido gerados durante a hipermutação somática.

Os centrócitos selecionados positivamente podem entrar mais uma vez na zona escura para ciclos sucessivos de expansão, diversificação e seleção. A hipermutação somática e a seleção melhoram a afinidade média da população de células B do centro germinativo, para os antígenos apresentados.

Após essas etapas de desenvolvimento da célula B, os centrócitos deixam o centro germinativo e perdem seu fenótipo apoptótico pela inativação de Fas e aumento da expressão de Bcl-2. Existem três possíveis resultados associados à migração do centro germinativo:

- células B efetoras secretoras de anticorpos que se alojam na medula óssea;
- células B de memória da zona marginal;
- células B de memória de recirculação.

Os fatores que controlam a decisão acerca da saída dos centros germinativos são pouco compreendidos.

As respostas de anticorpo *in vivo* apresentam mudança de isótipo, maturação da afinidade e memória

Os estudos mais recentes sobre as respostas de anticorpo *in vivo* identificaram diferentes fases na resposta. Após o desafio antigênico primário, há uma primeira fase estacionária, na qual nenhum anticorpo pode ser detectado. Posteriormente, se seguem as fases nas quais o título de anticorpos aumenta de forma logarítmica, até a fase de platô, e então declinam. Esse declínio acontece porque os

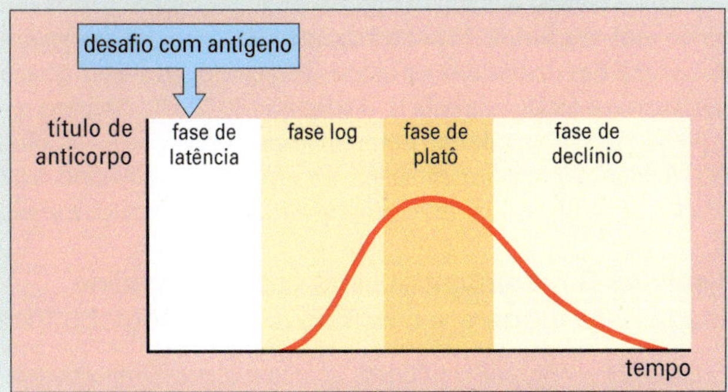

Fig. 9.13 Após o desafio com antígeno, a resposta de anticorpo acontece em quatro fases: a fase de latência, quando nenhum anticorpo é detectado; a fase log, quando o título de anticorpo aumenta de forma logarítmica; a fase de platô, na qual o título de anticorpo se estabiliza, e a fase de declínio, na qual o anticorpo é removido ou catabolizado.

anticorpos são naturalmente catabolizados ou ligados ao antígeno, para então serem removidos da circulação (Fig. 9.13).

Agora é possível entender as características da resposta de anticorpo *in vivo* no que compete aos eventos celulares subjacentes. No entanto, os eventos podem ser mais bem compreendidos se a população de célula B for vista como um todo, em vez de uma coleção de células individuais. Entre as características da resposta de anticorpo *in vivo* estão:

- o aumento da resposta secundária;
- a mudança de isótipo;
- a maturação da afinidade;
- o desenvolvimento da memória.

As respostas de anticorpos, após o desafio antigênico primário e secundário, são exibidas na Figura 9.14 e diferem em quatro aspectos principais.

Curso de tempo

A resposta secundária tem uma fase latente mais curta, ao passo que as fases de platô e de declínio são mais longas.

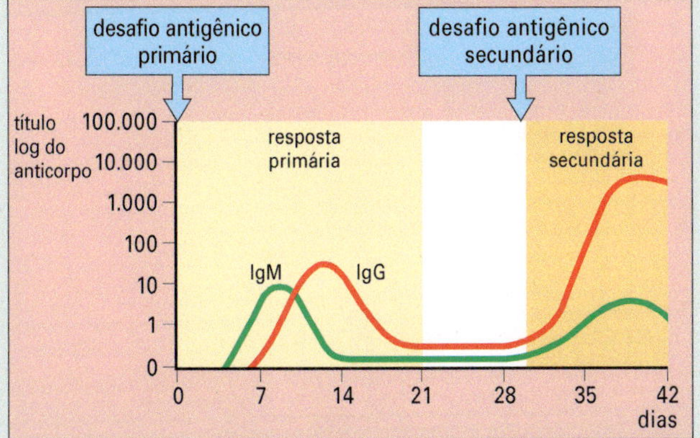

Fig. 9.14 Em comparação com a resposta de anticorpo após o desafio antigênico primário, o nível de anticorpo, após o desafio antigênico secundário em uma típica resposta imune, aparece mais rápido, persiste por mais tempo, atinge um título mais alto e consiste predominantemente em IgG.

Título de anticorpos

Os níveis platô de anticorpo são muito maiores na resposta secundária, normalmente 10 vezes ou mais, do que os níveis platô na resposta primária.

Classe de anticorpo

Anticorpos de IgM formam grande parte da resposta primária, enquanto a resposta secundária consiste quase que totalmente em IgG, com muito pouca IgM.

Afinidade de anticorpo

A afinidade de anticorpos na resposta secundária é, normalmente, muito mais alta. Isso é chamado de "maturação da afinidade".

A maturação da afinidade depende da seleção celular

Os anticorpos produzidos em uma resposta primária aos antígenos TD têm, em geral, baixa afinidade. Todavia, durante o curso da resposta, a afinidade média de anticorpos aumenta ou "amadurece". Conforme o antígeno torna-se limitante, os clones cujas afinidades forem mais altas terão uma vantagem no momento da seleção. Esse processo é chamado de **maturação da afinidade**.

O grau da maturação da afinidade é inversamente relacionado à dose de antígeno administrada. Altas doses de antígeno originam uma maturação fraca se comparadas às baixas doses de antígeno (Fig. 9.15). Acredita-se que:

- na presença de baixas concentrações de antígenos, apenas as células B com receptores de alta afinidade ligam a quantidade suficiente de antígenos e são ativadas para a divisão e diferenciação;
- na presença de altas concentrações de antígeno, existe quantidade suficiente do mesmo para ligar e ativar as células B de alta e baixa afinidades.

Embora as células B individuais não mudem normalmente sua especificidade geral, a afinidade do anticorpo produzida por um

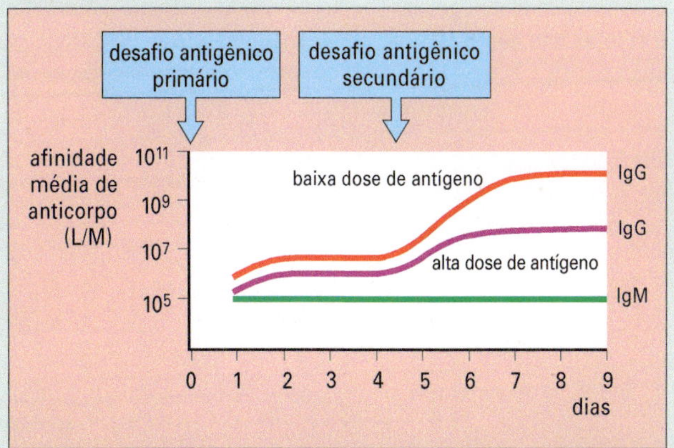

Fig. 9.15 O gráfico mostra a afinidade média das resposta dos anticorpos IgM e IgG após os desafios primário e secundário realizados com antígeno T-dependente. A afinidade da resposta IgM é constante do início ao fim. A maturação da afinidade da resposta IgG está sujeita à dose do antígeno secundário. Doses baixas de antígeno produzem imunoglobulinas cuja afinidade é mais alta. Isso se dá porque os clones de alta afinidade competem, de forma eficiente, pela quantidade limitada de antígenos.

clone pode ser alterada. A maturação da afinidade ocorre por meio de dois processos:

- a hipermutação somática da região, inclusive do segmento de gene VDJ recombinado, o qual codifica o domínio variável da cadeia pesada;
- a seleção feita por antígeno e a expansão dos clones mutantes que expressam anticorpos cuja afinidade é mais alta.

Acredita-se que o mecanismo responsável pela maturação da afinidade envolva a progênie das células B, as quais se ligam aos antígenos nas células dendríticas foliculares (FDCs), induzindo, em seguida, a proliferação e diferenciação. O antígeno não processado nos imunocomplexos é capturado pelas FDCs, por meio de seus Fc e receptores de complemento, e lá mantido. Conforme a célula B encontra o antígeno, há uma competição pelo espaço na superfície da FDC, que resulta na seleção. Quando aparecer uma célula cuja afinidade é mais alta, ela permanecerá lá por mais tempo e receberá um sinal mais forte. Dessa maneira, as células B, com afinidade mais alta, terão uma vantagem seletiva.

Uma teoria alternativa considera que as células B dotadas de receptores de alta afinidade competirão, de maneira mais eficiente, para se unirem e internalizarem o antígeno. Portanto, elas têm mais potencial para apresentação do antígeno às células T e dessas receberem auxílio.

A mudança de isótipo da célula B e a hipermutação somática

A hipermutação somática é um evento comum nas células produtoras de anticorpos durante as respostas T-dependentes e é importante na geração dos anticorpos de alta afinidade. A hipermutação somática introduz, com muita frequência, mutações de ponto nas regiões variáveis de genes de cadeias leve e pesada que foram rearranjados (Fig. 3.28). Isso resulta em moléculas de imunoglobulinas mutantes na superfície da célula B. Os mutantes que ligam o antígeno, cuja afinidade é mais alta do que a da imunoglobulina de superfície original, fornecem a matéria-prima para os processos de seleção mencionados.

A **edição de receptor** é outro mecanismo pelo qual a diversidade pode ser introduzida nas células B, durante a maturação da afinidade. A recombinação V(D)J secundária pode ocorrer em células B imaturas, cujos receptores de antígenos ligam-se ao próprio antígeno. O resultado do rearranjo das imunoglobulinas converte essas células em células não autorreativas. Dessa maneira, a especificidade para antígenos estranhos pode ser melhorada e a autorreatividade, evitada.

A hipermutação somática ocorre ao mesmo tempo em que a mudança de isótipo e ambos os processos envolvem a enzima **citidina desaminase induzida por ativação (AID, do inglês, *activation-induced cytidine deaminase*)**, a qual é altamente expressa em centros germinativos e é induzida pela IL-4 e ligação de CD40. Animais que não possuem essa enzima têm a hipermutação somática e recombinação da mudança de classe deficientes. Os mecanismos envolvidos nas mudança de isótipo e hipermutação somática estão descritos a seguir.

As células B recombinam seus genes de cadeia pesada para mudarem o isótipo das imunoglobulinas

As células B produzem anticorpos de cinco classes importantes – IgM, IgD, IgG, IgA e IgE. Em humanos, há também quatro subclasses de IgG e duas de IgA (Cap. 3). Cada plasmócito, terminalmente diferenciado, é produto de uma célula B específica e produz anticorpos de apenas uma classe ou subclasse (isótipo).

A primeira classe de células B que aparecem durante o desenvolvimento carrega IgM de superfície, assim como seu receptor de antígeno. Após a ativação, outras classes de imunoglobulinas são encontradas e cada uma delas está associada a diferentes funções efetoras. Quando uma AFC madura inverte a classe de anticorpo, somente a região constante da cadeia pesada é modificada. A região V(D)J expressa e a cadeia leve permanecem intactas. Assim, mantém-se a especificidade do antígeno.

A disposição dos genes constantes em camundongos e humanos é mostrada nas Figuras 9.16 e 9.17. No sentido a jusante dos genes μ existe uma sequência de inversão (S) que se repete no sentido a jusante a cada um dos genes de região constante, exceto δ. Essas sequências são importantes nos eventos de recombinação que acontecem durante a mudança de classe, conforme explicado a seguir.

A mudança de classe ocorre durante a maturação e proliferação

A maioria das mudanças de classe acontece durante a proliferação. Contudo, tais mudanças também podem acontecer antes do encontro com o antígeno exógeno, o qual se dá no início da expansão clonal e maturação das células B (Fig. 9.18). Sabe-se disso porque algumas das progênies de células B imaturas sintetizam anticorpos de outras classes de imunoglobulinas, inclusive IgG e IgA.

Outras evidências de que algumas mudanças de classe ocorrem sem a participação do antígeno são creditadas aos experimentos

Os genes de região constante em murinos

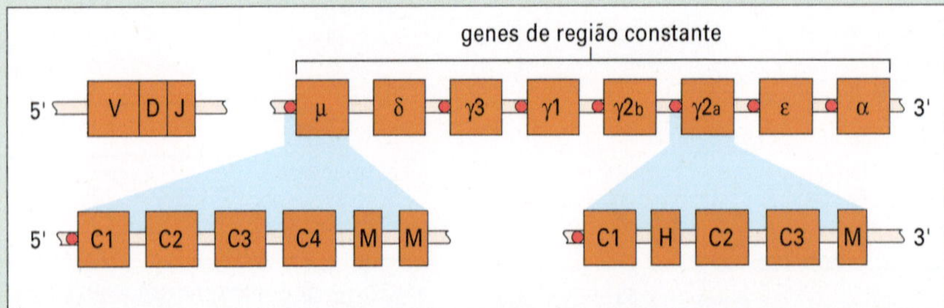

Fig. 9.16 Os genes de região constante em murinos estão organizados 8,5 kb a jusante do segmento VDJ recombinado. Cada gene C (exceto o Cδ) possui uma ou mais sequências de mudança no seu início (círculos vermelhos), as quais correspondem à sequência na extremidade 5' terminal no fim do gene μ. Isso permite que qualquer um dos genes C sofra recombinação com o segmento VDJ. O gene δ parece usar as mesmas sequências de inversão pelo gene μ, mas este, uma vez transcrito, é perdido no RNA processado para produção de IgD (Fig. 9.19). Os genes C (expandidos abaixo para μ e γ2a) contêm íntrons que separam os éxons de cada domínio (C1, C2 etc.) Os genes γ também possuem um éxon que codifica para a região da dobradiça (H) e todos os genes têm um ou mais éxons que codificam para a imunoglobulina ligada à membrana (M).

Genes de região constante e mudança de classe em humanos

recombinação: mudança de classe IgM → IgG2

VDJ CM CD CG3 CG1 CA1 CG2 CG4 CE1 CA2

	CM	CD	CG3	CG1	CA1	CG2	CG4	CE1	CA2
cadeia	μ	δ	γ_3	γ_1	α_1	γ_2	γ_4	ε	α_2
isótipo do anticorpo	IgM	IgD	IgG3	IgG1	IgA1	IgG2	IgG4	IgE	IgA2

Fig. 9.17 É mostrado acima o *locus* gênico da cadeia pesada de imunoglobulina (IGH), em humanos. Inicialmente, as células B transcrevem um gene VDJ e uma cadeia pesada de μ, a qual passa por rearranjo para produzir o mRNA da IgM. A mudança de classe pode ocorrer sob a influência das células T e citocinas. Aqui ela é ilustrada como a mudança de IgM para IgG2. Cada gene de cadeia pesada exceto o CD (o qual codifica IgD) é precedido por uma região de mudança. Quando a mudança de classe ocorre, a recombinação entre essas regiões acontece, com a perda dos genes C intervenientes – nesse caso CM, CD, CG3, CG1 e CA1. (Observe que os pseudogenes foram omitidos desse diagrama.)

Diferenciação da célula B – diversidade de classe

1

2

célula B imatura → célula B matura → plasmócito

mudança de classe

μγ → μδγ → γ

μ → μ → μδ → μ

μα → μδα → α

mudança de classe

antígeno-independente

antígeno-dependente

Fig. 9.18 As células B imaturas produzem apenas IgM, mas as células B maduras podem expressar mais do que um anticorpo de superfície celular, pois o mRNA e a imunoglobulina de superfície celular permanecem após a mudança de classe. A IgD também é expressa durante a maturação clonal. A maturação pode acontecer na ausência do antígeno, mas o desenvolvimento em plasmócitos (que têm poucas imunoglobulinas de superfície, mas muitas imunoglobulinas citoplasmáticas) requer o antígeno e (normalmente) o auxílio da célula T. As fotos apresentam as células B marcadas para IgM de superfície (verde, 1) e os plasmócitos corados para IgM citoplasmática e IgG (verde e vermelho, 2). A IgM está marcada com a cadeia anti-μ fluorescente e a IgG com a cadeia anti-γ corada por rodamina.

feitos com vertebrados criados em ambientes gnotobióticos (virtualmente estéreis), onde a exposição aos antígenos exógenos é muito restrita.

A mudança de classe pode ser realizada por rearranjo diferencial do mRNA

Inicialmente, é transcrita uma seção completa de DNA que inclui tanto a região VDJ recombinante quanto as regiões constantes de δ e μ. Duas moléculas de mRNA podem ser produzidas por rearranjo diferencial e cada uma delas mantém o mesmo segmento VDJ, mas tem apenas as regiões constantes de μ ou δ.

Sugere-se que fitas muito maiores de DNA também sejam transcritas, com o rearranjo diferencial que fornece outras classes de imunoglobulinas compartilhando regiões VH comuns (Fig. 9.19). Isso foi observado em células que produziam simultaneamente IgM e IgE.

A mudança de classe é realizada sobretudo pela recombinação de genes

O principal mecanismo responsável pela mudança de classe é a recombinação. As células B mudam da IgM para outras classes ou subclasses de imunoglobulinas por um processo intracromossômico

Mudança de isótipo por recombinação diferencial de RNA

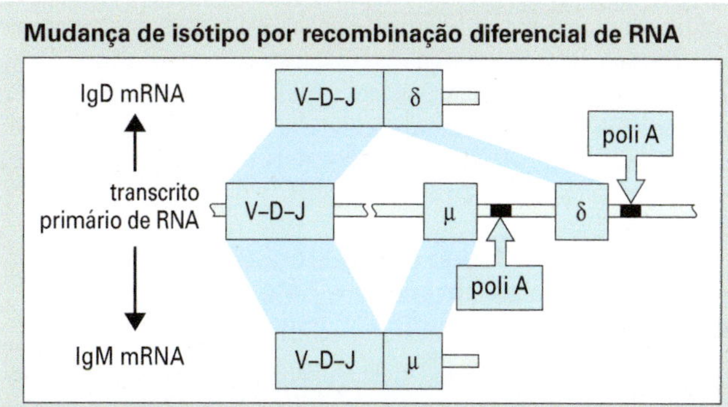

Fig. 9.19 Células B produzem mais de um isótipo de anticorpo a partir de um único transcrito primário de RNA. Aqui é mostrado um transcrito composto por μ e δ. A poliadenilação pode acontecer em regiões diferentes e isso resulta em diferentes formas de recombinação, produzindo o mRNA para a IgD (acima) ou a IgM (abaixo). Mesmo dentro dessa região, há mais locais de poliadenilação responsáveis por determinar se a imunoglobulina traduzida é da forma secretada ou ligada à membrana.

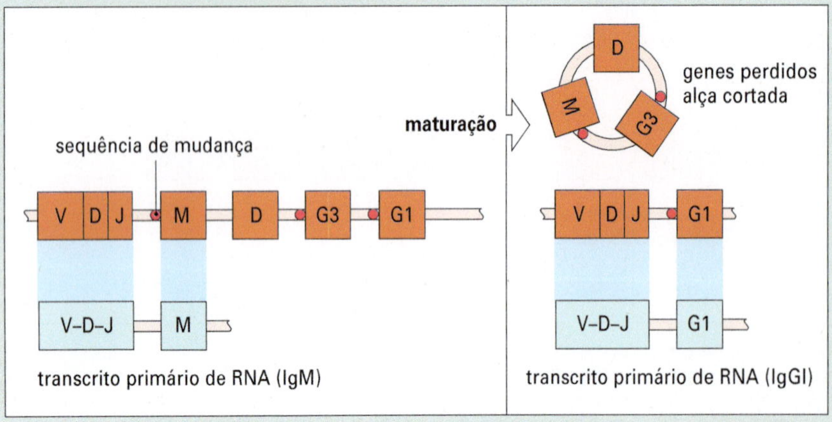

Mudança de classe pela recombinação gênica

Fig. 9.20 Inicialmente, a região VDJ é transcrita juntamente com o gene M da cadeia pesada de IgM (à esquerda). Após a remoção dos íntrons durante o processamento, é produzido o mRNA para a IgM secretada. Durante a maturação da célula B, a recombinação da mudança de classe ocorre entre a região de combinação Sμ e uma região de mudança a jusante (G1 nesse exemplo). A região interveniente (que contém genes para IgM, IgD e IgG3 nesse exemplo) forma uma alça e é então cortada. Com isso, a região interveniente é deletada e as duas regiões de mudança são unidas.

de deleção, no qual o material genético interveniente altamente repetitivo de inversão nas regiões 5' para cada gene é excisado (Fig. 9.20).

A mudança envolve a transcrição de DNA dependente de citocina no local onde se encontra a nova região constante, refletindo assim as mudanças da cromatina naquele lugar. Isso ocorre antes da recombinação das regiões de inversão 5' que precede os genes para cada um dos domínios de região constante dos isótipos de cadeia pesada.

O mecanismo de recombinação envolve a desaminação dos resíduos de citosina nas sequências de mudança feitas pela enzima AID, para deixar resíduos de uracil que são excisados e que, por sua vez, deixam os sítios de DNA abásico. Essas regiões são agora alvo de uma endonuclease, responsável pela quebra dupla de DNA que será então refeita (com perda da alça interveniente) pelas enzimas reparadoras de DNA.

A AID também está envolvida no processo de hipermutação. Os resíduos de uracil e os sítios abásicos introduzidos na região do éxon são analisados pelas enzimas responsáveis por mediar o reparo do emparelhamento incorreto e o reparo por excisão de bases. Essas enzimas estão, em geral, envolvidas na correção dos erros relacionados à duplicação do DNA. Tais erros procedem da divisão celular, mas nos centros germinativos eles são desviados para o processo de hipermutação na região variável. As polimerases do DNA que corrigem o emparelhamento incorreto e os sítios abásicos introduzidos pela AID são suscetíveis a falhas, o que justifica o alto nível de mutação.

Tanto a recombinação quanto a hipermutação requerem que a enzima AID seja especificamente selecionada para os genes de cadeia pesada de imunoglobulinas que transcrevem de forma ativa. Como isso acontece ainda é incerto, mas é possível que ocorra o envolvimento de uma estrutura secundária no DNA, ou de proteínas que se ligam ao DNA, que reconhecem as sequências nas regiões de mudança e na região de éxon variável.

A expressão da classe de imunoglobulinas é influenciada pelas citocinas e pelo estímulo antigênico

Durante uma resposta imune T dependente, há uma mudança progressiva na classe de imunoglobulina predominante no anticorpo produzido, e ela geralmente acontece para IgG. Tal mudança de classe não é vista nas respostas T independentes, nas quais a imunoglobulina dominante é, na maioria das vezes, a IgM.

Atualmente, há evidências consideráveis do envolvimento das células T e suas citocinas na inversão *de novo* do isótipo:

- em camundongos, as células T estimulam a produção de IgA nas regiões mucosas;

Regulação do isótipo por citocinas de células T de camundongos

TH	citocinas	isótipos de imunoglobulinas					
		IgG1	IgE	IgA	IgG3	IgG2b	IgG2a
TH2	IL-4	↑	↑	↓	↓	↓	↓
	IL-5	=	=	↑	=	=	=
TH1	IFNγ	↓	↓	↓	↓	↓	↑

Fig. 9.21 Os efeitos de IFN-γ (produto das células TH1), IL-4 e IL-5 (produtos das células TH2) que resultam em um aumento (↑), uma diminuição (↓) ou nenhuma alteração (=) na frequência das células B de isótipos específicos, após o estímulo com o ativador policlonal LPS, *in vitro*.

- a IL-4 inverte preferencialmente as células B ativadas de modo policlonal (por lipopolissacarídeos), ou ativadas de forma específica por antígeno, para o isótipo de IgG1 ou IgE, com a supressão concomitante de outros isótipos. Em um sistema similar, a IL-5 induz um aumento de 5 a 10 vezes a produção de IgA sem alterar os demais isótipos;
- o IFN-γ aumenta a resposta de IgG2a em camundongos, mas suprime todos os demais isótipos (Fig. 9.21).

É interessante notar que a IL-4 e o IFN-γ agem como citocinas reguladoras recíprocas para a expressão dos isótipos de anticorpos, e são provenientes de subconjuntos variados de células TH. Além disso, o estímulo das IL-12 e IL-18, pertencentes às células T em camundongos, pode induzir a produção do IFN-γ. Portanto, essas células podem agir como células imunorreguladoras ao induzirem de forma distinta a expressão de IgG2a, ao passo que inibem a expressão das IgG1, IgE e IgG2b. A transformação do fator de crescimento-β (TGF-β) induz sua mudança para IgA ou IgG2b. Em humanos, a situação é um pouco diferente:

- a IL-4 induz a expressão de IgG4 e IgE; e
- o TGF-β induz somente a expressão de IgA.

A mudança de isótipo é bastante afetada pelo ambiente tecidual; as células presentes no tecido podem afetar diretamente a mudança de isótipo ao liberarem citocinas, porém mais importante é o fato de elas atraírem, de maneira seletiva, certas subpopulações de linfócitos para dentro do tecido ao liberarem as quimiocinas adequadas.

RACIOCÍNIO CRÍTICO: DESENVOLVIMENTO DA RESPOSTA DE ANTICORPO (VEJA A PÁG. 444 PARA RESPOSTAS)

Um projeto tem como objetivo desenvolver uma vacina contra o vírus da hepatite em camundongos, um patógeno que pode se tornar um problema sério nas colônias desses animais. A vacina consiste na proteína do capsídeo viral, a qual é injetada subcutaneamente como um agregado de alúmen, no dia 0. Nos dias 5 e 14, coletou-se o sangue do grupo composto por seis camundongos e foi testado se no plasma tinha anticorpos contra a proteína da capsídeo viral. Testes separados foram feitos para cada uma das classes de imunoglobulinas, IgM, IgG e IgA. As quantidades, expressas em µg/mL do anticorpo, são apresentadas na Figura 9.22.

A análise dos dados mostrou que dois dos animais (pontos verdes) possuem alto título de anticorpos, especialmente de IgG e IgA, em ambos os dias, 5 e 14.

1 Por que os títulos de anticorpos IgG aumentaram mais rápido entre os dias 5 e 14 do que os anticorpos IgM em todos os animais?

2 Proponha uma explicação para os altos títulos de anticorpos IgG nos dois animais indicados no dia 5. Seria essa uma explicação válida também para os níveis relativamente altos de anticorpos IgA encontrados nesses camundongos? Os baços dos animais foram retirados, no dia 14, e usados para produzir células B capazes de gerar anticorpos monoclonais contra a proteína viral. Dos clones produzidos, 15 produziram IgG, três produziram IgM e nenhum produziu IgA.

3 Por que você supõe que não existam clones capazes de produzir IgA, mesmo com a boa resposta que se tem para ela?

4 Você quer um anticorpo de alta afinidade para usar em um teste. Quais dos clones produzidos terá, provavelmente, afinidade mais alta?

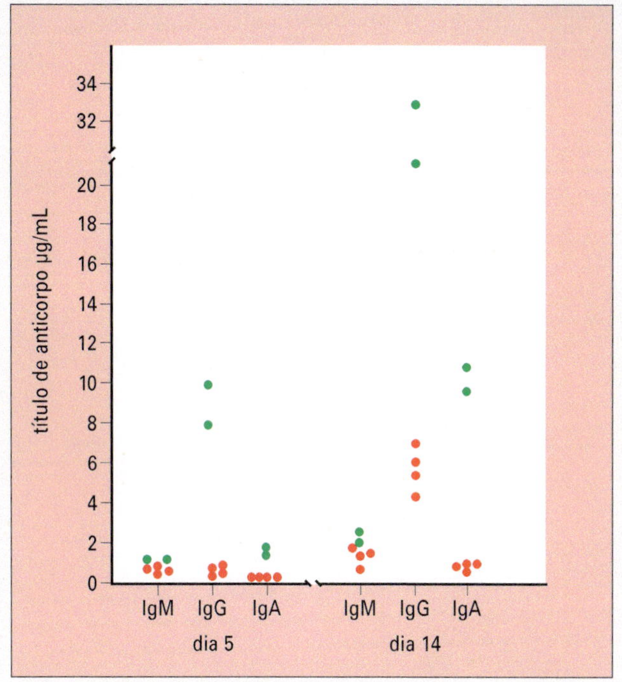

Fig. 9.22 Títulos de anticorpos em camundongos imunizados.

Leituras sugeridas

Hardy RR, Hayakawa K. B cell development pathways. Annu Rev Immunol 2001;19:595–621.

Peled JU, Kuang FL, Iglesias-Ussel MD, et al. The biochemistry of somatic hypermutation. Ann Rev Immunol 2008;26:481–511.

Smith KG, Fearon DT. Receptor modulators of B cell receptor signaling – CD19/CD22. Curr Top Microbiol Immunol 2000;245:195–212.

Stavenezer J, Guikema JEJ, Schrader CE. Mechanisms and regulation of class switch recombination. Ann Rev Immunol 2008;26:261–292.

CAPÍTULO 10

Citotoxicidade Mediada por Células

RESUMO

- **A citotoxicidade mediada por células é uma defesa essencial contra patógenos intracelulares, incluindo vírus, algumas bactérias e alguns parasitas.**
- **As células NK e CTLs são as efetoras linfoides de citotoxicidade.** A maioria dos CTLs são CD8+ e respondem a antígenos não próprios apresentados por moléculas do MHC classe I. Algumas células infectadas por vírus e cancerosas tentam evadir a resposta do CTL, regulando negativamente o MHC classe I. As células NK reconhecem estes alvos negativos do MHC classe I.
- **As células NK reconhecem células que falham na expressão do MHC classe I.** As células NK expressam uma variedade de receptores inibitórios que reconhecem moléculas do MHC classe I. Quando esses receptores não estão ocupados, a célula NK é ativada. Os receptores do tipo imunoglobulina da célula NK (KIRs, do inglês, *killer immunoglobulin-like receptors*) reconhecem moléculas clássicas do MHC classe I. O CD94 interage com HLA-E. O LILRB1 reconhece uma ampla variedade de moléculas classe I.
- **Células cancerosas e infectadas por vírus expressam ligantes para o receptor ativador NKG2D.** Células estressadas, incluindo células cancerosas e infectadas por vírus, regulam positivamente o ULBP1-3, MICA e MICB, os quais são ligantes para NKG2D. Isto resulta na ativação de célula NK.
- **Células NK podem mediar também ADCC.**
- **O equilíbrio entre sinais inibitórios e ativadores determina a ativação de célula NK.**
- **A citotoxicidade é efetivada pelas interações celulares diretas, exocitose de grânulos e produção de citocina.** O ligante Fas e TNF podem induzir a apoptose na célula-alvo. Os grânulos contendo perforina e granzimas também são liberados. A perforina forma um poro na membrana celular, permitindo acesso das granzimas ao citosol. As granzimas desencadeiam as vias de apoptose intrínsecas da célula.
- **Os macrófagos, neutrófilos e eosinófilos são efetores citotóxicos não linfoides.** Macrófagos e neutrófilos geralmente destroem patógenos por fagocitose, mas também podem às vezes liberar o conteúdo de seus grânulos no ambiente extracelular. Eosinófilos liberam grânulos citotóxicos em resposta às células cobertas com anticorpos.

Linfócitos citotóxicos

Citotoxicidade descreve as vias pelas quais os leucócitos podem reconhecer e destruir outras células. É uma defesa essencial contra patógenos intracelulares, incluindo:

- vírus;
- algumas bactérias; e
- alguns parasitas.

Células tumorais e até mesmo células normais do hospedeiros também podem se tornar alvos de células citotóxicas. A citotoxicidade é importante na destruição de enxertos teciduais alogênicos.

Diversos tipos de células têm potencial citotóxico, incluindo:

- linfócitos T citotóxicos (CTLs);
- células *natural killer* (NK); e
- algumas células mieloides.

As duas células efetoras linfoides citotóxicas reconhecem seus alvos por diferentes vias, mas utilizam mecanismos semelhantes para exterminá-las. As células mieloides utilizam diferentes mecanismos de reconhecimento e eliminação de células linfoides e, de fato, também diferem entre tipos diferentes de células mieloides.

As células CTLs e NK medeiam a citotoxicidade

Os linfócitos T e células NK pertencem à linhagem linfoide e estão mais intimamente relacionadas uma a outra do que aos linfócitos B. CTLs e células NK, induzem apoptose em seus alvos pela produção de moléculas da família TNF, citocinas e grânulos citotóxicos, mas reconhecem seus alvos por vias diferentes. Os CTLs reconhecem antígenos estranhos sendo apresentados por MHC classe I, enquanto células NK respondem às células que falham em expressar classe I. As céluls NK também são capazes de reconhecer diretamente alvos estressados ou recobertos por anticorpos (Fig. 10.1).

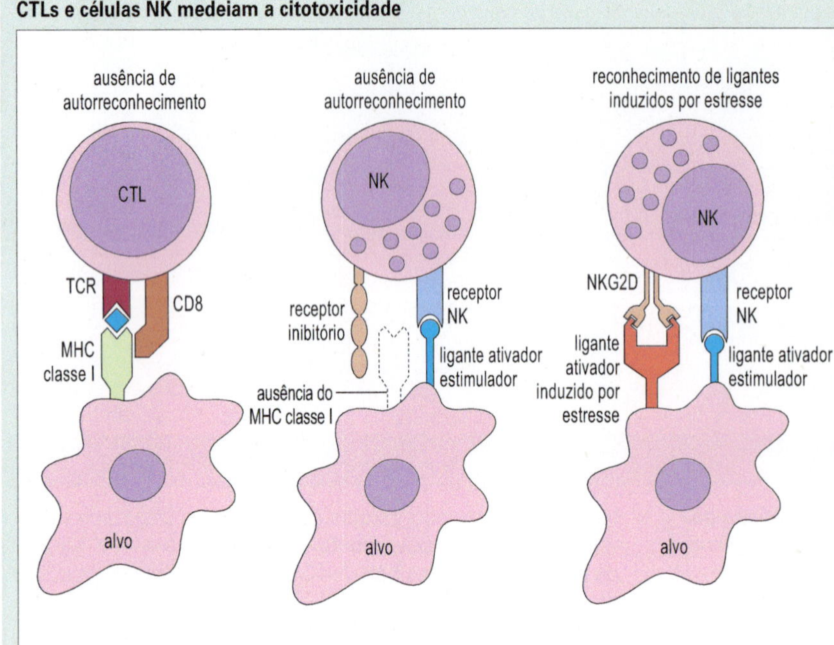

Fig. 10.1 Os CTLs reconhecem antígeno processado apresentado na célula-alvo por moléculas do MHC, utilizando seus receptores de linfócitos T (TCR). A maioria dos CTLs é CD8+ e reconhece antígeno apresentado por moléculas do MHC classe I, mas uma minoria é CD4+ e reconhece antígeno apresentado por moléculas do MHC classe II. Em contraste, células NK têm receptores que reconhecem MHC classe I no alvo e inibem a citotoxicidade. As células NK também podem expressar certo número de receptores ativadores para identificar positivamente seus alvos, incluindo NKG2D e seus receptores Fc (CD16).

CTLs efetores retornam a órgãos periféricos e locais de inflamação

Os CTLs virgens circulam no sangue e sistema linfático, mas para eliminar células-alvo específicas, eles devem ser ativados e se transformarem em células efetoras. Este processo é mediado por APCs nos linfonodos. Os linfócitos T virgens nos linfonodos utilizam seus receptores de linfócitos T (TCR) para reconhecer antígenos específicos apresentados por moléculas do MHC nas APCs. Assim, a maioria dos CTLs e TCD8+ reconhece antígenos apresentados por moléculas do MHC classe I, apesar de alguns linfócitos T CD4+ serem citotóxicos e, portanto, reconhecerem antígeno apresentado por moléculas do MHC classe II.

Caso, além da sinalização por meio de TCR, a APC também transmitir um sinal coestimulador através de CD28, o CTL se torna ativado e prolifera. Os CTLs ativados regulam negativamente o receptor de esfingosina fosfato, permitindo sua saída do linfonodo. Eles também regulam negativametne moléculas associadas ao retorno para o linfonodo, tais como L-selectina e CCR7, e regulam positivamente moléculas que os permitem retornar a locais de inflamação, tais como CD44 e LFA-1. Linfócitos T efetores podem também expressar moléculas de adesão, que os permitem retornar a tecidos específicos. Linfócitos T de memória CD8+ parecem migrar preferencialmente ao tecido no qual encontraram primeiramente seu antígneo.

CTLs reconhecem antígeno apresentado por moléculas do MHC classe I

O papel mais importante dos CTLs é a eliminação de células infectadas por víurs. Os CTLs reconhecem antígenos específicos (p. ex., peptídeos virais em células infectadas) apresentados pelas moléculas do MHC classe I, as quais são expressas por quase todas as células nucleadas. Moléculas celulares parcialmetne degradadas por proteassomas são transportadas ao retículo endoplasmático, onde se associam a moléculas do MHC classe I e são transportadas para a superfície celular. Células normais, portanto, apresentam uma amostra de todos os antígenos que são produzidos aos linfócitos T CD8+.

P. Como uma célula infectada por vírus sabe quais moléculas são antígenos virais, devendo assim ser apresentadas aos CTLs?

R. Ela não sabe. Cada célula exibe suas próprias moléculas e as apresenta aos linfócitos T CD8+ para revisão. Ambas células possuem suas próprias moléculas, e aquelas de patógenos intracelulares serão apresentadas dessa maneira. São os linfócitos T, não a célula infectada, que distinguem antígenos próprios de não próprios.

Outras interações podem ser necessárias para se estabilizar a ligação entre um CTL e seu alvo. Assim como os linfócitos T CD4+, os CTLs CD8+ formam uma sinapse imunológica com seus alvos. Moléculas sinalizadoras, incluindo TCR e CD3, são encontradas na zona central do complexo de ativação supramolecular (cSMAC, do inglês, *supra-molecular activation cluster*), enquanto moléculas de adesão segregam-se na zona periférica (pSMAC). Em contraste com o linfócitso T CD4+, o cSMAC de CTLs e células NK é dividido em domínios sinalizador e secretório (Fig. 10.2). Após ocorrência da sinalização, o centro organizador de microtúbulo se polariza para a sinapse, direcionando grânulos citotóxicos ao domínio secretório do cSMAC. A sinalização inicial do CTL ocorre em 10 segundos do contato célula-célula e a liberação de grânulo se segue após cerca de dois minutos.

CTLs e células NK são complementares na defesa contra células infectadas por vírus e cancerosas

As células *natural killer* (NK) foram primeiramente identificadas como uma subpopulação de células imunes que eram capazes de exterminar células tumorais *in vitro*, sem imunização prévia do hospedeiro, mesmo em camundongos deficientes em linfócitos T. Em 1981, Klas Kärre realizou a observação inicial de que alvos eliminados pelas células NK tinham a tendência de serem poupados pelos linfócitos e

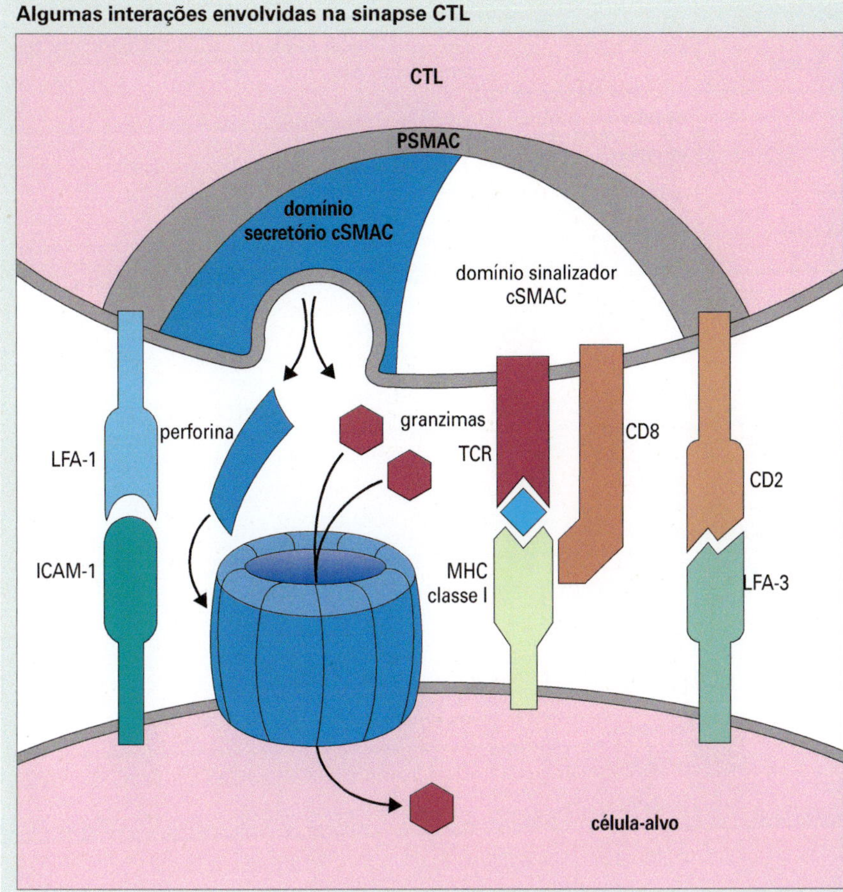

Fig. 10.2 O TCR e CD8 localizam o domínio sinalizador no centro da sinapse (csSMAC); a desgranulação ocorre no domínio secretório. Moléculas de adesão que estabilizam as interações célula-célula estão localizadas na periferia do complexo de ativação supramolecular (pSMAC).

vice-versa. A partir disso, ele pensou que células NK deveriam reconhecer alvos que não expressam completamente um complemento de moléculas "próprias". A hipótese da "perda de reconhecimento do próprio" de Kärre postula que, diferentemente dos linfócitos T, os quais reconhecem o "não próprio" (peptídeo estranho ou MHC estranho), as células NK respondem à ausência de MHC classe I.

Diversos vírus (particularmente o vírus da herpes) têm desenvolvido mecanismos para evitar seu reconhecimento pelos CTLs. Eles diminuem a expressão de moléculas do MHC classe I na superfície celular para reduzir a probabilidade de que peptídeos virais processados possam ser apresentados a APCs. Células cancerosas podem evadir a resposta de CTL de modo semelhante. As células NK reconhecem especificamente células que tenham perdido suas moléculas do MHC classe I. Assim, as células NK e os CTLs agem de forma complementar. Na prática:

- células NK verificam se as células do organismo estão carreando seu cartão de identidade (MHC classe I);
- os CTLs verificam a identidade específica (especificidade do antígeno) no cartão.

Nem todas as células NK medeiam a citotoxicidade

Em humanos, a maioria das células NK são células $CD56^{+}CD3^{-}$. Entretanto, nem todas as células com este fenótiopo são exterminadoras efetivas:

- 90% das células NK sanguíneas são $CD56^{low}$ (*i.e.*, têm baixa expressão de CD56). Essas células contêm grânulos citotóxicos e são exterminadoras eficazes;
- 10% das células NK sanguíneas são $CD56^{hi}$ (*i.e.*, expressam altos níveis de CD56). Essas células não contêm grânulos citotóxicos, mas podem responder às células-alvo pela produção de citocina IFNγ de TH1;
- células NK presentes em linfonodos, fígado e pulmões são menos citotóxicas que as células NK $CD56^{low}$ sanguíneas;
- células NK encontradas no útero contêm grânulos citotóxicos, mas não desgranulam em resposta às células-alvo. Sua função, provavelmente, é a de produzir fatores angiogênicos e mediar a implantação placentária;
- uma subpopulação de células tipo NK descrita recentemente, encontrada no MALT, não é citotóxica, mas produz IL-22, que é importante para a integridade de mucosa.

Receptores de células NK

Células NK reconhecem células que falham na expressão do MHC classe I

As células NK expressam receptores inibitórios que se ligam a moléculas do MHC classe I. Quando elas encontram uma célula-alvo que não expressa MHC classe I, este sinal inibitório é perdido e sinais ativadores causam a desgranulação ou produção de citocinas pela célula NK, em resposta à célula-alvo. Curiosamente, muitos dos receptores inibitórios expressos pelas células NK também têm correspondentes ativadores, muitos dos quais reconhecem os mesmos ligantes, mas com baixa afinidade. Não se conhece a função destes receptores ativadores (Fig. 10.3).

Receptores de célula NK com ligantes bem-definidos

família	receptor	ligante	
KIR	KIR2DL1	HLA-C2	inibidor
	KIR2DS1	HLA-C2	ativador
	KIR3DL1	HLA-Bw4	inibidor
	KIR3DL2	HLA-A3 e A11	inibidor
	KIR2DL2/3	HLA-C1	inibidor
semelhante à lectina tipo c	CD94-NKG2A	HLA-E	inibidor
	CD94-NKG2C	HLA-E	ativador
	CD94-NKG2E	HLA-E	ativador
	NKG2D	ULBPs, MICA/B	ativador
LILR	LILRB1	amplo MHC-1	inibidor
NCRs	NKp44	hemaglutininas virais	ativador
	NKp46	hemaglutininas virais	ativador
outros	LAIR1	colágenos	inibidor
	Siglec-7	ácido siálico	inibidor
	KLRG1	caderinas	inibidor
	CEACAM1	CEACAM1	inibidor
	CD16	IgG	ativador
	2B4	CD48	ativador

Fig. 10.3 Receptores de célula NK com ligantes bem-definidos.

Receptores do tipo imunoglobulina da célula NK reconhecem MHC classe I

Os receptores do tipo imunoglobulina da célula NK, ou KIRs, são membros da superfamília de imunoglobulinas. Eles estão presentes na maioria das células NK CD56^{low}, sendo que cada célula NK individual expressa uma seleção aleatória de KIRs. Quase nenhuma das células NK CD56^{hi} expressa KIRs.

Os KIRs são classificados em duas principais subclasses:

- KIR2D (CD158) têm dois domínios de imunoglobulinas;
- KIR3D têm três domínios de imunoglobulinas.

Os KIRs são então, além disso, classificados de acordo com a presença de um braço citoplasmático curto (S) ou longo (L). Os KIRs de braço longo são inibitórios e aqueles com braços curtos são ativadores (Fig. 10.4). Por exemplo, o receptor inibitório KIR2DL1 possui dois domínios de imunoglobulina e um braço citoplasmático longo. Ele se liga a alelos de HLA-C que têm um resíduo de lisina na posição 80 (alelos HLA-C2). Seu correspondente ativador, o KIR2DS1 também se liga aos alelos HLA-C2, mas com baixa afinidade. Ainda não se conhece os ligantes da maioria dos KIRs ativadores.

Os KIRs inibitórios, portanto, permitem que as células NK reconheçam e respondam a células que têm moléculas HLA específicas de regulação negativa. Isso provavelmente explica as associações genéticas pelas quais aqueles indivíduos que têm ambas, KIR específica e sua molécula de HLA, vivenciam melhores desfechos em algumas doenças virais, tais como hepatites B e C. As funções normais dos KIRs ativadores ainda não são conhecidas, apesar de a presença de KIR ativador no doador ser associada a melhores desfechos quando se utiliza o transplante de células-tronco hematopoiéticas como tratamento de algumas leucemias.

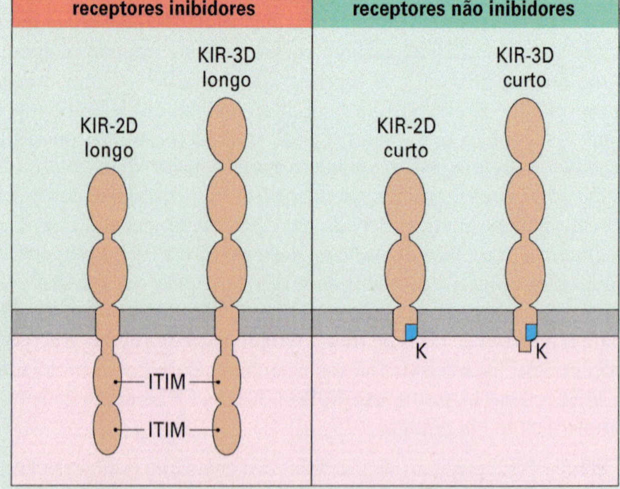

Fig. 10.4 KIRs consistem em dois ou três domínios da superfamília de imunoglobulina extracelular. As formas inibitórias têm braços citoplasmáticos longos que contêm ITIMs (motivo de inibição do imunorreceptor baseado em tirosina). As formas ativadoras possuem braços citoplasmáticos curtos e um resíduo de lisina carregado (K) em seus domínios na transmembrana, que os permite se associar a uma molécula adaptadora contendo ITAM.

As células NK de camundongos não expressam KIRs. Em vez disso, elas utilizam receptores Ly49, os quais são membros da família do receptor do tipo lectina. Assim como os KIRs, os receptores Ly49 se apresentam como formas ativadoras e inibidoras, se ligam a moléculas do MHC classe I específicas e são expressos aleatoriamente. Diferentemente dos KIRs, os quais reconhecem a parte superior do sulco de ligação do peptídeo do MHC classe I, os receptores Ly49 reconhecem a parte inferior da molécula. Ly49 e KIRs não estão relacionados a moléculas que realizam a mesma função em diferentes espécies, proporcionando uma ilustração interessante da evolução convergente.

O receptor tipo lectina CD94 reconhece o HLA-E

O receptor tipo lectina CD94 está presente na maioria das células NK CD56[hi], em uma grande subfamília de células NK CD56[low], e também é encontrado em uma pequena subfamília de CTLs. Esse receptor se associa covalentemente a diferentes membros de outro grupo de receptores tipo lectina, denominados NKG2, e os dímeros são expressos na membrana celular.

Há, no mínimo, seis membros da família NKG2 (NKG2A-F), dos quais todos, exceto o NKG2D, se associam ao CD94. O NKG2A-CD94 é um receptor inibitório que bloqueia a ativação de células NK. Em contraste, o CD94-NKG2C é um receptor ativador (Fig. 10.5). O ligante para CD94-NKG2A e CD94-NKG2C é o HLA-E, apesar de o CD94-NKG2A inibitório apresentar maior afinidade por HLA-E do que seu correspondente ativador. A função do CD94-NKG2A é permitir que células NK reconheçam e respondam a células, assim como aquelas cancerosas ou que estão infectadas por vírus, que estão expressando baixos níveis de moléculas do MHC classe I.

Os *locus* gênico *HLA-E* codifica uma molécula tipo MHC classe I. Estas, às vezes, são denominadas moléculas classe I não clássicas, ou moléculas classe Ib, para destingui-las das moléculas do MHC clássicas, que apresentam o antígeno aos CTLs. A função do HLA-E é apresentar peptídeos de outras moléculas do MHC classe I. Os peptídeos principais das moléculas do MHC são transportados ao retículo endoplasmático e são carreados para o sulco de ligação do peptídeo de moléculas HLA-E, promovendo estabilização e permitindo que eles sejam transportados à membrana plasmática (Fig. 10.6). As células que não apresentam moléculas do MHC classe I clássicas não expressam HLA-E em sua superfície celular. Portanto, os níveis de HLA-E na superfície proporcionam um mecanismo sensível para monitoração global da expressão de MHC classe I pela célula.

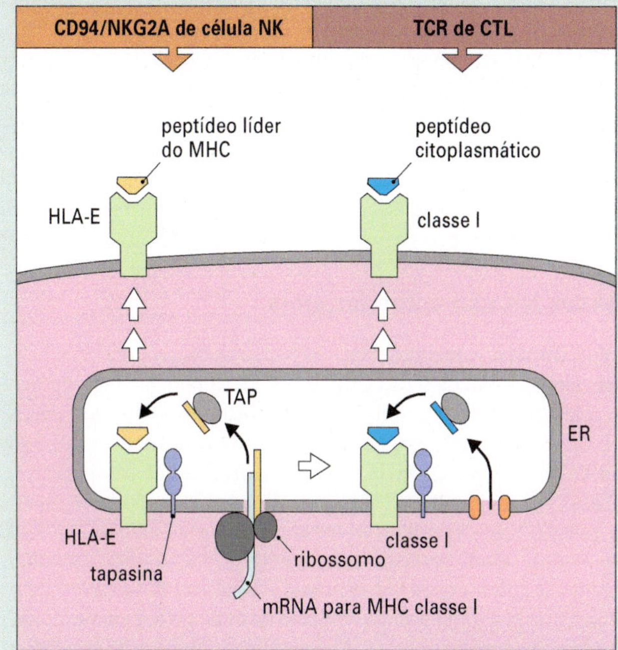

Fig. 10.6 Peptídeos líderes de moléculas do MHC classe I são carregados em moléculas HLA-E no retículo endoplasmático, um processo que requer transportadores TAP e tapasina para reunir moléculas HLA-E funcionais. Estes são apresentados à superfície celular para revisão por receptores CD94 em células NK. Enquanto isso, moléculas do MHC classe I apresentam peptídeos antigênicos de proteínas citoplasmáticas que foram transportadas para o retículo endoplasmático. Estes complexos são apresentados para o TCR em CD8+CTLs.

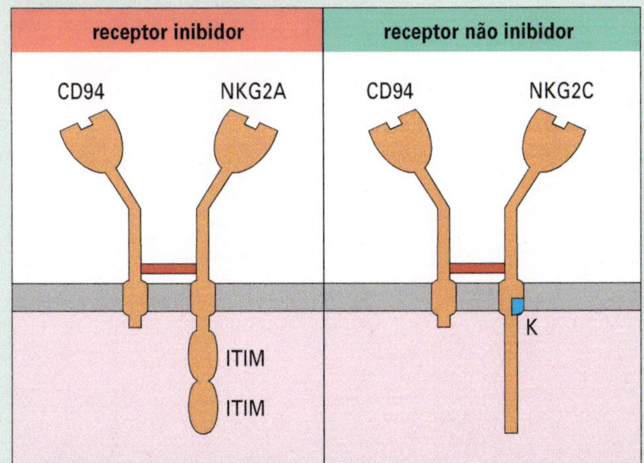

Fig. 10.5 CD94 se associa a membros da família NKG2 via uma ligação dissulfídeo. O NKG2A contém ITIMs intracelulares (motivo de inibição do imunorreceptor baseado em tirosina) e, portanto, forma um receptor inibidor. O NKG2C não possui ITIMs, mas possui um resíduo de lisina carregado (K) em seu segmento transmembrana, que o permite interagir com ITAM (motivo de ativação do imunorreceptor baseado em tirosina) – contendo moléculas adaptadoras.

P. Diferentemente das moléculas do MHC classe I clássicas, o HLA-E não é altamente polimórfico. Além disso, os peptídeos principais das moléculas do MHC classe I clássicas são muito semelhantes, independentemente do haplótipo das moléculas. A partir dessas observações, o que você poderia inferir sobre a regulação imunológica mediada por CD94-NKG2A?

R. A associação do HLA-E ao peptídeo líder é semelhante, independentemente do haplótipo; portanto, o receptor CD94-NKG2A não precisa ser capaz de se recombinar para reconhecer moléculas do MHC de diferentes haplótipos. Compare isso com a apresentação de antígeno por moléculas do MHC classe I clássicas, e seu reconhecimento pelo TCR.

O LILRB1 reconhece todas as moléculas do MHC classe I, incluindo o HLA-G

O LILRB1 pertence à família LILR de proteínas transmembranas tipo I com domínios múltiplos de imunoglobulina extracelular (previamente denominada família ILT, ou CD85). Dessa família, apenas dois receptores inibitórios, o LILRB1 e LILRB2, têm ligantes bem definidos, e estes interagem com moléculas do MHC classe I de amplo espectro. O LILRB1 é expresso por uma proporção de células NK, assim como alguns linfócitos T, linfócitos B e todos os monócitos, enquanto o LILRB2 é expresso apenas por monócitos e células dendríticas. Assim, o LILRB1, similarmente ao CD94-NKG2A, permite que as células NK detectem células-alvo que expressam baixos níveis de qualquer molécula do MHC classe I.

O LILRB1 reconhece ambas moléculas do MHC classe I, clássicas e não clássicas, mas tem uma alta afinidade, particularmente, pela molécula HLA-G não clássica, cuja expressão está restrita às células trofoblásticas extravilosas na placenta. A interação do LILRB1 com o HLA-G inibe a citotoxidade de céluals NK mais fortemente que outras moléculas classe I. Ainda não foi descrito o significado desta observação.

Células NK são autotolerantes

Os *loci* do MHC e receptor NK são poligênicos, polimórifcos e desconectados. Além disso, as células NK são altamente heterogêneas em relação ao seu repertório de receptores, com algumas células NK não expressando seus receptores inibitórios que reconhecem moléculas próprias do MHC classe I. Uma vez que não podem ser inibidas por moléculas do MHC classe I próprias, pode-se esperar que essas células NK sejam ativadas em resposta a células autólogas e, portanto, sejam possivelmente autorreativas. Assim, semelhantemente às células do sistema imune adaptativo, deve haver algum mecanismo pelo qual a autotolerância da célula NK é estabelecida e mantida. Este processo tem sido denominado "educação" ou "licenciamento".

Ainda não foram esclarecidos os mecanismos que mantêm a autotolerância de NK, mas algumas regras simples estão claras:

- uma célula NK que não apresenta receptor inibitório, que reconheça uma molécula do MHC classe I própria, não pode desencadear citotoxicidade ou produção de citocina em resposta a células-alvo;
- um receptor NK que possui um receptor ativador, que reconheça uma molécula própria do MHC classe I, também é incapaz de desencadear funções efetoras. Tais células NK são referidas como "hiporresponsivas";
- as células NK hiporresponsivas ainda podem ser capazes de desencadear funções efetoras em algumas situações, tais como quando ativadas pela IL-2.

Células cancerosas e infectadas por vírus são reconhecidas pelo NKG2D

Assim como outros receptores NKG2, o NKG2D é um membro da família de receptor lectina tipo C, mas diferentemente de outras moléculas NKG2, o NKG2D não se associa a CD94. Em vez disso, forma um homodímero ligado por dissulfídeo (Fig. 10.7). É um receptor ativador expresso por todas as células NK circulantes.

Em humanos, os ligantes para NKG2D são as moléculas tipo MHC classe I, ULBP1-3, MICA e MICB. A expressão dessas moléculas é regulada positivamente por uma variedade de estresses celulares, incluindo choque térmico, estresse oxidativo, proliferação e infecção viral. Portanto, o NKG2D permite que células NK reconheçam células que estão estressadas, incluindo células cancerosas e infectadas por vírus. Por esta razão, alguns vírus codificam proteínas de evasão imune que interferem na expressão do ligante NKG2D, e alguns cânceres produzem ligantes NKG2D solúveis que bloqueiam o reconhecimento de NKG2D pelos seus ligantes na superfície celular.

O receptor de célula NK ativador, o NKp46, está presente em todas as céluals NK e, de fato, atualmente é considerado o melhor marcador pan-espécies de células NK. Tem sido relatado que este receptor reconhece algumas hemaglutininas virais, e por isso pode proporcionar outra via para células NK reconhecerem diretamente células infectadas por vírus. Outro receptor ativador, o NKp44, também pode ser capaz de reconhecer hemaglutininas virais.

NKG2D forma homodímeros ligados por dissulfídeo

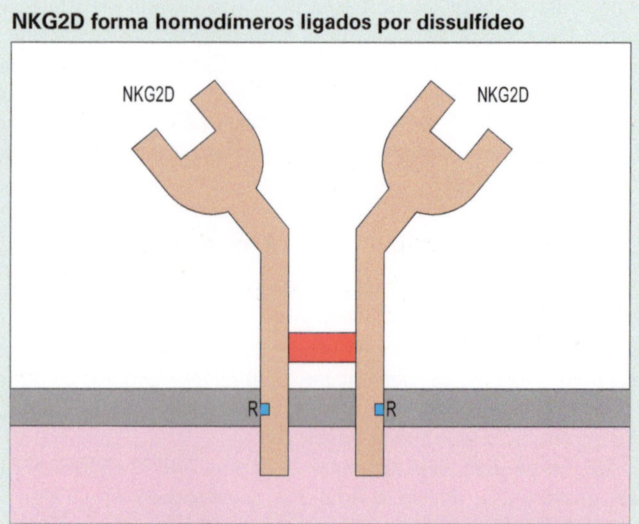

Fig. 10.7 NKG2D forma homodímeros ligados por dissulfídeo. Seu domínio transmembrana contém um resíduo de arginina (R), o qual o permite recrutar a proteína adaptadora DAP10.

Células NK também podem reconhecer anticorpo em células-alvo utilizando receptores Fc

O receptor Fc, CD16 (FcγRIII) é expresso por células NK CD56^{low}, mas não por células CD56^{hi}. O CD16 se liga a anticorpos ligados a células-alvo, ativando a célula NK e promovendo sua desgranulação, mediando a citotoxicidade celular dependente de anticorpo (ADCC, do inglês, *antibody dependent cell-mediated cytotoxicity*) (Fig. 10.8). Historicamente, isso foi referenciado como atividade de célula K, mas esta função também pode ser realizada por outros tipos celulares com receptores Fc, incluindo linfócitos T. A ADCC mediada

Micrografia fluorescente de duas células NK atacando uma célula tumoral

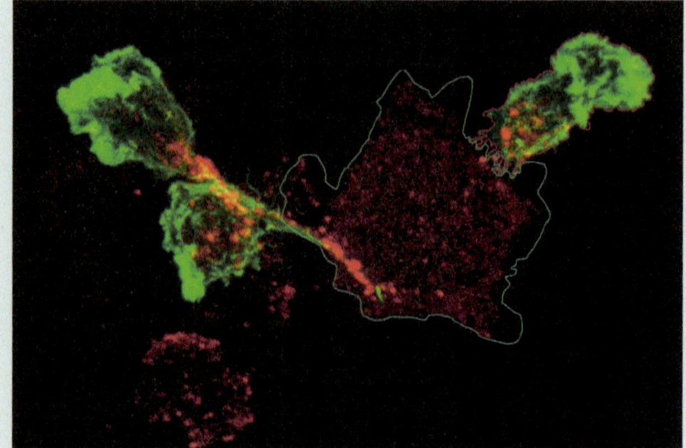

Fig. 10.8 Micrografia fluorescente de duas células NK atacando uma célula tumoral. A actina-F está corada em vermelho e a perforina, em verde. *(Cortesia do Dr. Pedro Roda Navarro e do Dr. Hugh Reyburn.)*

por célula NK requer tanto estímulos imunes adaptativos (células cobertas por anticorpos) quanto um mecanismo efetor imune inato (células NK), e é por isso um exemplo de ligação cruzada entre os sistemas imunes inato e adaptativo.

O equilíbrio de sinais inibitórios e ativadores determina a ativação de uma NK

Durante uma interação com a célula-alvo, uma célula NK deve decidir entre a ação citotóxica e a inatividade. Acredita-se que esta decisão dependa da coordenação pelas vias de sinalização intracelular, e pode envolver o equilíbrio entre sinais ativadores e inibitórios.

Ambos, KIRs e receptores tipo lectina associados ao CD94, existem como receptores inibitórios ou ativadores:

- Receptores inibitórios contêm um motivo de inibição do imunorreceptor baseado em tirosina (ITIM) em seus braços citoplasmáticos. Estes recrutam fosfatases inibitórias, as quais rompem a fosforilação de receptores ativadores e moléculas de sinalização intracelular, evitando a ativação de células NK. Todos os receptores inibitórios de célula NK contêm um ITIM.
- CD94-NKG2C e KIR ativador se associam a proteínas intracelulares que têm um motivo de ativação do imunorreceptor baseado em tirosina (ITAM). Isto permite que eles fosforilem e recrutem cinases de tirosina, incluindo ZAP-70, o que leva a ativação celular. O CD16, NKp46, NKp44 e NKp30 também se associam a moléculas intracelulares carreadas pelo ITAM.
- Alguns outros receptores ativadores recrutam um adaptador intracelular que não carreia um ITAM. Por exemplo, o NKG2D recruta a molécula adaptadora DAP10, a qual carreia um motivo YXXM tipo ITAM.

Assim como receptores inibitórios que reconhecem MHC classe I, as células NK expressam receptores inibitórios para colágeno (LAIR1, CD305) e ácido siálico (siglecs, do inglês, *sialic acid-binding immunoglobulin-type lectins*). Isso pode acometer o equilíbrio entre ativação e inibição nas localizações em que estão presentes em grandes quantidades, tais como nos tecidos.

Ainda não se sabe precisamente como é decidido o equilíbrio entre ativação e inibição. Para desgranulação, as células NK requerem um período de contato mais longo com seus alvos do que os CTLs. Acredita-se que isso seja um processamento mais complexo que deve ocorrer para integrar os sinais ativadores e inibidores nas sinapses imunológicas de célula NK (Fig. 10.9).

Citotoxicidade

A citotoxicidade é efetuada por interações celulares diretas, exocitose de grânulos e citocinas

Os CTLs e as células NK utilizam uma variedade de diferentes mecanismos para eliminar seus alvos. Eles incluem:

- sinalização direta célula-célula via moléculas da família TNF;
- formação de poro, o qual permite o acesso de proteínas indutoras de apoptose ao citoplasma da célula-alvo;
- sinalização indireta via citocinas.

Todos esses mecanismos culminam na morte da célula-alvo por apoptose. A apoptose é uma forma de morte celular programada, na qual há fragmentação do núcleo e condensação do citoplasma, membranas celulares e organelas em corpos apoptóticos que são digeridos. Quaiquer remanescentes são fagocitados pelos macrófagos teciduais.

A apoptose é geralmente mediada por uma família de proteases denominadas caspases. Há duas vias de apoptose dependentes de caspases:

- a via extrínseca se inicia fora da célula. O reconhecimento de proteínas pró-apoptóticas por receptores específicos dá início à cascata de caspase;
- a via intrínseca é iniciada no interior da célula. Em resposta ao dano de DNA ou outros tipos de estresse celular grave, as proteínas pró-apoptóticas são liberadas das mitocôndrias e dão início à cascata de caspase.

Há também vias independentes de caspase para apoptose. Todas estas devem ser desencadeadas por CTLs e células NK. A célula-

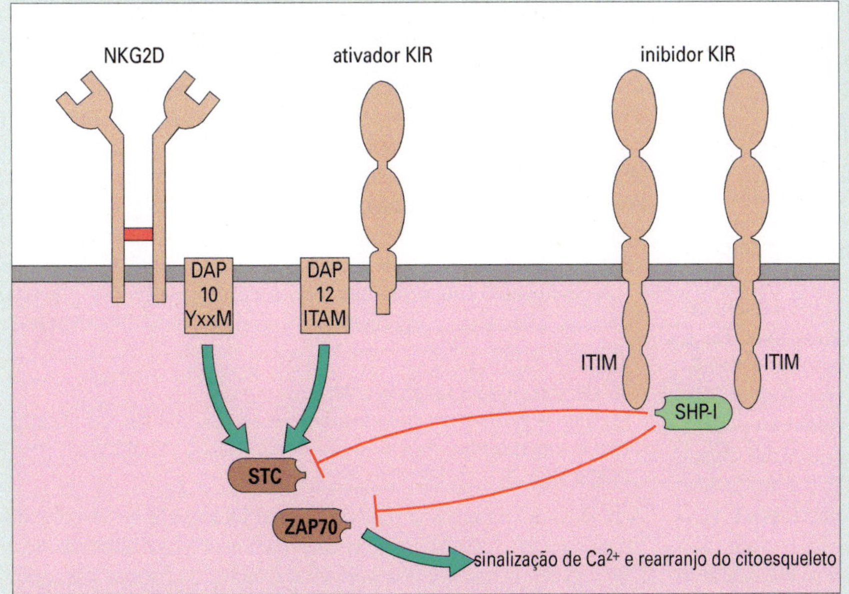

Fig. 10.9 Sinalização através da ativação de receptores leva ao recrutamento de moléculas adaptadoras que contêm um ITAM ou motivo tipo ITAM. Estes recrutam e fosforilam moléculas sinalizadoras intracelulares, levando à ativação de célula NK. A sinalização através de receptores inibitórios recruta fosfatases inibitórias, as quais inibem a fosforilação e moléculas sinalizadoras ativadoras.

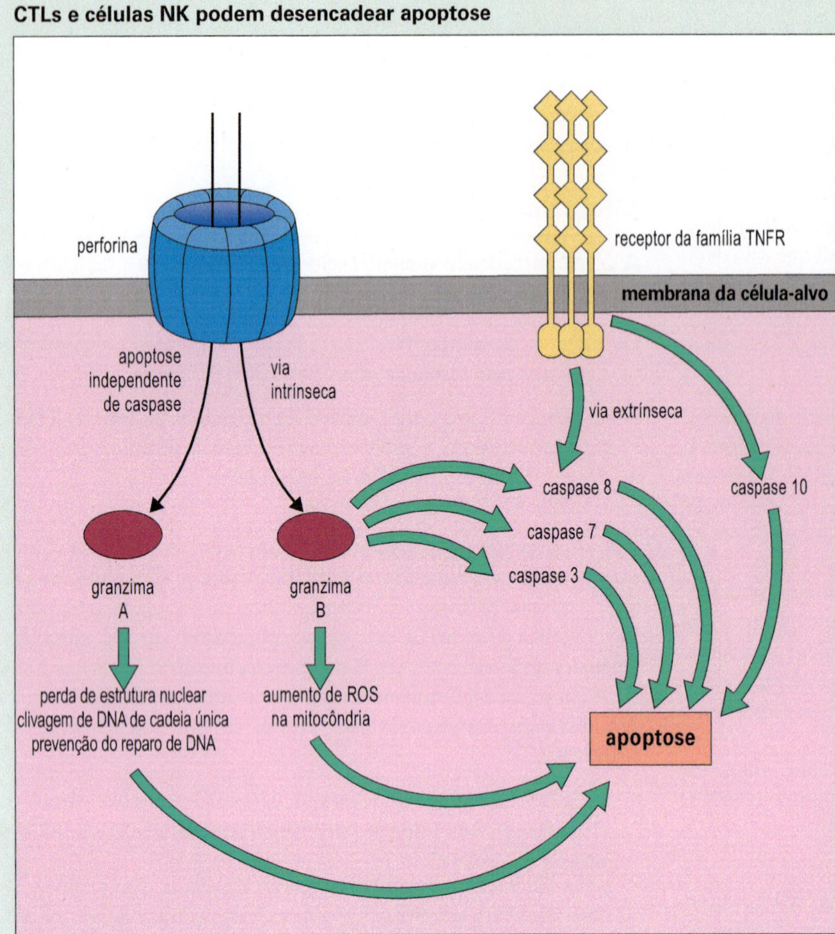

Fig. 10.10 CTLs e células NK podem desencadear apoptose em seus alvos pela sinalização através de moléculas da família de receptor TNF. Estas ativam caspases 8 e 10, iniciando a apoptose através da via extrínseca. Os CTLs e células NK também desencadeiam apoptose em seus alvos pela liberação de grânulos citotóxicos. A perforina forma um poro na membrana da célula-alvo, permitindo o acesso de granzimas ao citoplasma. A granzima B ativa caspases 3, 7 e 8, desencadeando apoptose através da via intrínseca. A granzima A inicia a via de apoptose independente de caspase.

alvo permanece em controle de seus processos internos durante a apoptose. Assim, os CTLs e as células NK instruem efetivamente seus alvos a cometerem sua própria morte (Fig. 10.10).

A citotoxicidade pode ser sinalizada via moléculas da família do receptor TNF na célula-alvo

Os CTLs e as células NK podem iniciar a apoptose em seus alvos através da via extrínseca, utilizando membros do grupo de moléculas do receptor de fator de necrose tumoral (TNF). Eles incluem:

- Fas (CD95);
- receptores TNF.

Os linfócitos T $CD4^+$ e $CD8^+$ e as células NK podem dar início à morte celular via expressão do ligante Fas, um membro da família do TNF. O ligante Fas reconhece a proteína de superfície celular amplamente expressa Fas. A ligação cruzada leva à trimerização do Fas e recrutamento de FADD ao domínio de morte no braço citoplasmático do Fas. O FADD recruta a caspase 8 ou 10, levando à apoptose.

Outros membros da família de receptores TNF também podem desencadear morte celular dependente de caspase através da ocupação de seu ligante por um mecanismo similar. O TNF-α é produzido primariamente por macrófagos, mas também é produzido por CTLs e células NK. O TNFR1, um dos receptores de TNF-α, recruta caspases 8 e 10 via TRADD. A capacidade de induzir a morte celuar é dependente da presença do domínio de morte no braço citoplasmático. Os membros da família de receptores TNF que não apresentam o domínio de morte não medeiam a morte celular dependente de caspase. Os sinais apoptóticos liberados por membros da família TNF são Ca^{2+}-independentes .

Os grânulos de CTL e as células NK contêm perforina e granzimas

Os CTLs ativados e as células NK $CD56^{low}$ em repouso contêm numerosos grânulos citoplasmáticos denominados grânulos líticos. No reconhecimento de uma célula-alvo, esses grânulos polarizam o local de contato, a sinapse imunológica, liberando seus conteúdos em uma pequena fenda entre as duas células (Fig. 10.11). Os grânulos líticos contêm uma proteína perforina formadora de poro, assim como uma série de enzimas associadas aos grânulos, denominadas granzimas.

A perforina é uma proteína monomérica formadora de poro que está relacionada aos componentes do complemento C9 estrutural e funcionalmente.

P. Qual função realiza o C9?
R. Ele se polimeriza para formar canais através de membranas, que é a etapa final da formação do complexo de ataque à membrana (MAC).

A perforina encontra-se inativa quando localizada no interior dos grânulos, mas sofre ativação conformacional, que é dependente de Ca^{2+}. Assim como o C9, a perforina é capaz de formar homopolímeros, inserindo-se na membrana para formar um poro circular de

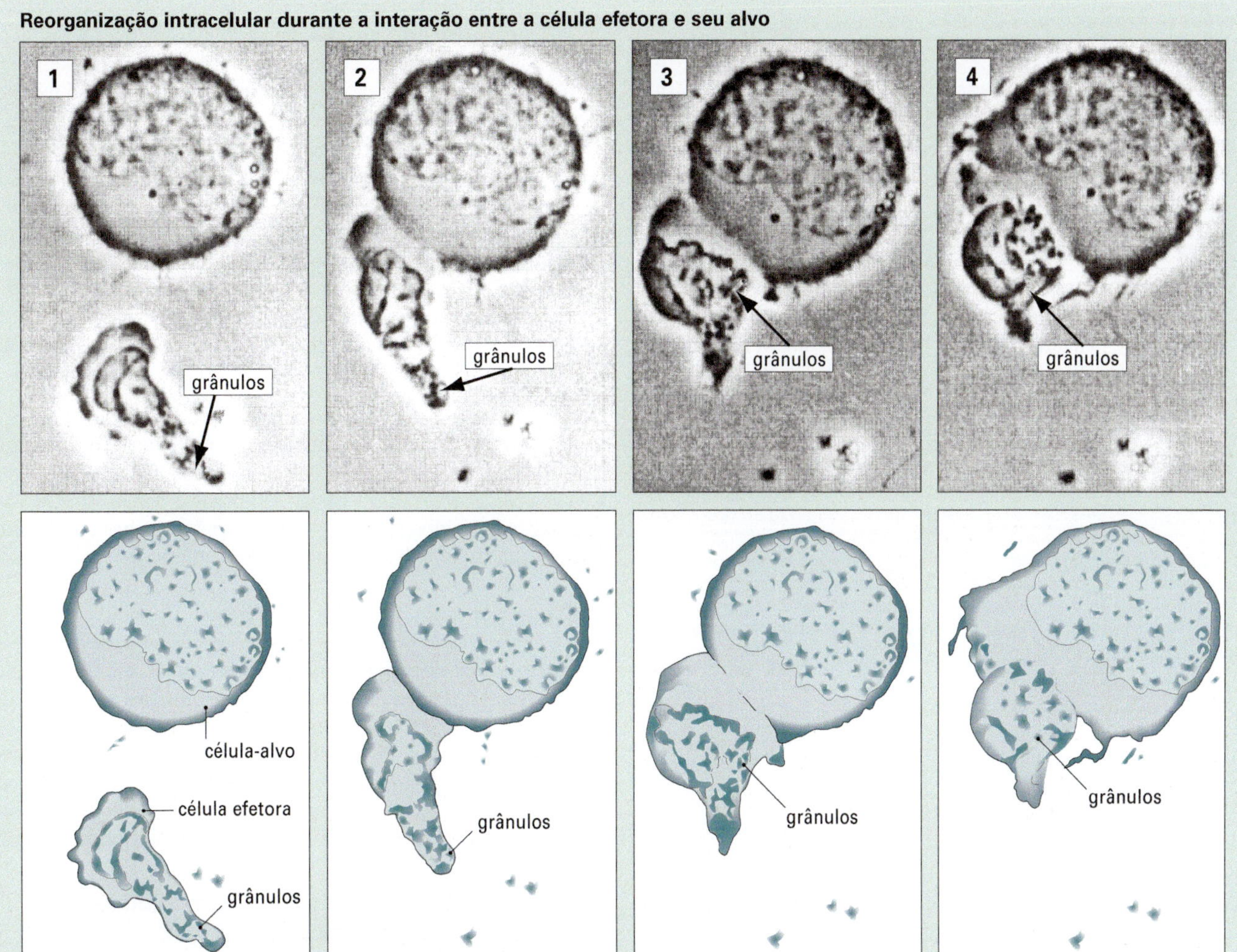

Fig. 10.11 Eventos iniciais na interação de CTLs com seus alvos específicos foram estudados por técnicas cinematográficas de alta resolução. A figura mostra quatro quadros (juntos com desenhos interpretativos), em tempos diferentes, de um CTL interagindo com seu alvo. A localização dos grânulos dentro da célula efetora está indicada em cada caso. Antes do contato com o alvo (**1**), a célula efetora possui grânulos localizados em um urópodo na parte de trás, e é vista se movimentando aleatoriamente por pseudópodos extensores a partir da borda celular líder, ampla e livre da organela. Em 2 minutos do contato com o alvo (**2**), o CTL inicia o arredondamento e a reorientação do grânulo (**3**). Após 10 minutos (**4**), os grânulos ocupam uma posição na zona de contato com o alvo, onde parecem estar no processo de esvaziamento de seu conteúdo no espaço intercelular entre as duas células. *(Cortesia do Dr. VH Engelhard.)*

aproximadamente 16 nm de diâmetro. Diferentemente do C9, a perforina é capaz de se ligar diretamente a fosfolipídios de membrana na presença de Ca^{2+} (Fig. 10.12).

Camundongos deficientes em perforina apresentam uma grande redução de citotoxicidade. O fato de que parte da citotoxicidade é mantida, demonstra que outros mecanismos contribuem para a morte celular mediada por CTLs e células NK. Parte da morte residual é proveniente, provavelmente, do ligante Fas e vias do TNF.

Granzimas são serina proteases que são liberadas de grânulos líticos ao lado da perforina. Uma vez que a perforina tenha fomado um poro na membrana celular, as granzimas podem adentrar o citoplasma da célula-alvo e clivar inúmeros substratos, levando à apoptose através da via intrínseca:

- a granzima B cliva as pró-caspases 3, 7 e 8, desencadeando a apoptose na célula-alvo. Camundongos deficientes em granzima B apresentam citotoxicidade atrasada, mas não anulada, ilustrando a importância de outras vias;
- a granzima A desencadeia a apoptose através de uma via independente de caspase. Isso desencadeia o complexo SET de proteína associada ao ER, ativando DNAse, a qual cliva o DNA da célula-alvo. Isso também cliva as lâminas nucleares, levando à perda de estrutura nuclear, e age na mitocôndria, aumentando a produção de ROI.

Outras granzimas, além da A e B, têm sido identificadas, apesar de camundongos deficientes para estes genes serem menos gravemente acometidos que camundongos deficientes para granzimas A e B, sugerindo que A e B sejam as enzimas indutoras de morte mais importantes. Algumas dessas granzimas menores, tais como a granzima C, contribuem para a apoptose através de uma via dependente de caspase, enquanto outras, tais como a granzima K, parecem atuar de maneira semelhante à granzima A. O grande número de granzimas proporciona, provavelmente, vias múltiplas para desencadear a apoptose, assegurando que haja morte celular.

Perforina passa por uma ativação conformacional

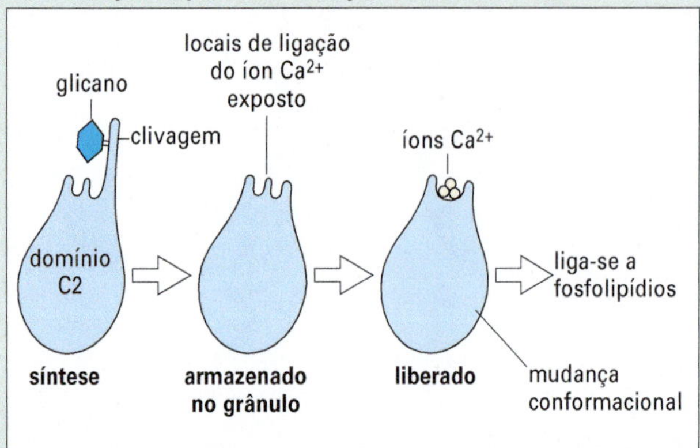

Fig. 10.12 A perforina é sintetizada com uma peça caudal de 20 resíduos de aminoácidos com um grande resíduo glicano ligado. Nesta forma, está inativa. A clivagem da peça caudal nos grânulos permite que os íons Ca^{2+} acessem um local associado ao domínio C2 da molécula, mas acredita-se que a molécula seja mantida em um estado inativo por uma baixa concentração de Ca^{2+} nos grânulos. Após a secreção, a concentração aumentada de Ca^{2+} permite uma alteração conformacional, que expõe o local de ligação ao fosfolipídio, permitindo que a perforina se ligue à membrana-alvo como um precursor para polimerização.

Alguns tipos celulares são resistentes à citotoxicidade mediada por célula

Um certo número de tipos celulares exibe uma certa resistância à citotoxicidade mediada por célula, incluindo os CTLs e as células NK por si sós. CTLs e células NK podem ser exterminados por outras células efetoras de citotoxicidade, mas não destroem a si mesmos quando exterminam uma célula-alvo. Um certo número de mecanismos contribui para esta proteção:

- ambas, perforina e granzimas, são sintetizadas como precursores inativos que precisam ser ativados pela clivagem;
- a ativação ocorre apenas após a perforina e granzimas terem sido liberadas dos grânulos. Acredita-se que, no interior dos grânulos, o pH, os níveis de Ca^{2+} e a presença de proteoglicanos que se ligam à perforina e a granzimas mantenha-os inativos;
- durante a desgranulação, uma forma de catepsina B ligada à membrana forra a membrana do grânulo e cliva a perforina do lado CTL ou NK da sinapse;
- CTL e NK expressam cFLIP, uma proteína que inibe a clivagem de caspase 8 e evita a apoptose através da via da caspase 8;
- eles ainda expressam inibidor de protease 8 (PI-8), uma serpina que pode inibir a atividade da granzima B.

Neurônios, hepatócitos e algumas populações de células placentárias são resistentes ao ataque de CTL e células NK sob circunstâncias normais. Essas células expressam pouco ou nenhum MHC classe I, e, por esta razão, são muito resistentes à citotoxicidade mediada por CTL. Esperaria-se, entretanto, que elas fossem suscetíveis à morte por células NK. Elas evadem a exterminação por células NK de inúmeras formas:

- neurônios, assim como células em outros locais imunes privilegiados, tais como córnea e testículos, expressam FasL. Isso induz a apoptose em linfócitos T e células NK expressando Fas, uma vez que adentram o tecido;
- células NK que residem no tecido, em geral, não são exterminadoras eficazes. Em situações não patológicas, neurônios, hepatócitos e a maioria das céulas do trofoblasto extraviloso placentário são apenas expostos às celulas NK residentes no tecido, e não às do sangue;
- células do trofoblasto viloso placentário expressam moléculas do MHC classe I e estão em contato direto com células NK do sangue periférico. Elas formam um sincício, e isso pode conferir certa resistência à morte, mas outros mecanismos, ainda não definidos, provavelmente também são importantes;
- algumas células do trofoblasto extraviloso placentário são expostas às células NK do sangue periférico. Elas expressam a molécula do MHC classe I clássica, HLA-C, e moléculas classe I não clássicas, HLA-E e -G, as quais inibem eficazmente a ativação de células NK.

Os CTLs e as células NK estimulados por citocina são capazes de eliminar estes tipos celulares *in vitro*, e, sob condições inflamatórias, CTL e células NK podem matar neurônios e hepatócitos *in vivo*. Por isso, esses tipos celulares são resistentes apenas à citotoxicidade mediada por células na ausência de inflamação ou infecção.

Células citotóxicas não linfoides

Um certo número de células não linfoides pode ser citotóxico para outras células ou para microrganismos invasores, tais como bactérias ou parasitas. Macrófagos e neutrófilos podem fagocitar células e restos celulares de forma não específica, mas também expressam FcγR1 e FcγRII, os quais permitem que eles reconheçam células-alvo cobertas por anticorpos. Eosinófilos também reconhecem alvos recobertos por anticorpos via receptores Fc, desencadeando a desgranulação.

Macrófagos e neutrófilos eliminam células-alvo primeiramente por fagocitose

Em geral, macrófagos e neutrófilos destroem patógenos pela internalização dos mesmos e pela produção de moléculas tóxicas e enzimas no interior do fagolisossoma. Estas incluem:

- a produção de espécies reativas de oxigênio, oxidantes tóxicos e óxido nítrico;
- a secreção de moléculas, tais como defensinas por neutrófilos, enzimas lisossomais e proteínas citostáticas (Fig. 10.13).

Mecanismos que podem contribuir para a citotoxicidade de células mieloides

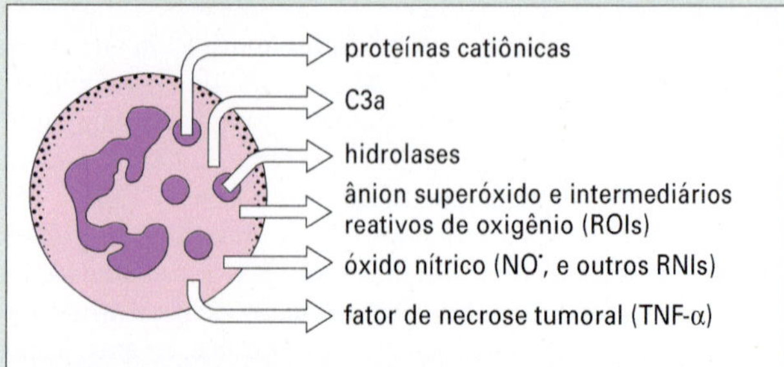

Fig. 10.13 Intermediários reativos de oxigênio (ROIs) e intermediários reativos de nitrogênio (RNIs), proteínas catiônicas, enzimas hidrolíticas e proteínas do complemento liberados por células mieloides podem lesar a célula-alvo, somando-se ao ataque mediado por citocina.

Caso o alvo esteja ocupado por receptores de superfície e seja muito grande para ser fagocitado, o fagossomo pode falhar na internalização de seu alvo. Neste caso, moléculas do fagolisossoma podem ser liberadas no ambiente extracelular e contribuir para um dano celular localizado. Isso é chamado de "fagocitose frustrada". Fagócitos frustrados podem ser considerados um tipo de ADCC, mas diferentemente da ADCC mediada por células NK, os mediadores produzidos por fagócitos danificam a célula-alvo, induzindo necrose, em vez de apoptose.

Macrófagos ativados também secretam TNF-α, o qual pode induzir apoptose de uma forma semelhante a CTLs e células NK. Macrófagos podem, portanto, induzir necrose, apoptose ou uma combinação de ambas, dependendo do estado de ativação dos macrófagos e da célula-alvo envolvida.

Eosinófilos exterminam células-alvo por ADCC

Eosinófilos maduros contêm dois tipos de grânulos: grânulos "específicos" são exclusivos dos eosinófilos e têm um centro cristaloide que se liga ao corante eosina, enquanto os grânulos "primários" são semelhantes àqueles encontrados em outras células da linhagem granulocítica. Eosinófilos são fracamente fagocíticos. Eles são capazes de ingerir algumas bactérias após ativação, mas são menos eficientes que neutrófilos na exterminação intracelular.

A principal função de eosinófilos parece ser a secreção de diversos constituintes de grânulos tóxicos, após ativação. Eles são, portanto, eficazes na exterminação extracelular de microrganismos, particularmente grandes parasitas, tais como esquistossomos.

A desgranulação de eosinófilos pode ser desencadeada por um certo número de vias:

- ligando-se a alvos recobertos por IgG via FcγRII;
- ligando-se a alvos recobertos por IgE via FcεRII;
- pela exposição a citocinas, incluindo IL-3, IL-5, fator estimulador de colônias de granulócitos e macrófagos (GM-CSF), TNF, IFN-β e fator ativador de plaquetas (PAF). As citocinas também aumentam a desgranulação mediada por ADCC.

Diferentes modos de ativação podem alterar o equilíbrio de proteínas tóxicas liberadas durante a desgranulação, apesar de ainda não se compreender os detalhes sobre isso.

Os componentes do grânulo específico do eosinófilo incluem:

- proteína básica principal (MBP), a qual é o componente principal dos grânulos, formando o centro cristaloide. Ela aumenta a permeabilidade da membrana, causando danos a ela e, às vezes, exterminando parasitas. Também pode danificar células hospedeiras;
- peroxidase eosinofílica (EPO), uma hemoproteína heterodimérica altamente catiônica, diferente da mieloperoxidase de neutrófilos e macrófagos. Na presença de H_2O_2, o qual também é produzido por eosinófilos, a EPO oxidará uma variedade de substratos, incluindo íons iodeto e óxido nítrico para produzir espécies oxidantes altamente tóxicas. Essas podem representar o mecanismo exterminador mais potente dos eosinófilos para alguns parasitas, mas também são tóxicas para as células hospedeiras;
- proteína catiônica eosinofílica (ECP, do inglês, *eosinophil cationic protein*), uma proteína específica do eosinófilo que é tóxica para muitos parasitas, particularmente o esquistossômulo de *Schistosoma mansoni*. É uma ribonuclease que se liga avidamente a superfícies carregadas negativamente. É possível que forme canais de membrana, que permitem o acesso de outros mediadores ao citoplasma da célula-alvo. Eosinófilos também produzem neurotoxina derivada de eosinófilo (EDN, do inglês, *eosinophil-derived neurotoxin*), outra ribonuclease, mas com atividade neurotóxica forte. A atividade da ribonuclease dessas proteínas não é requerida para sua toxicidade.

Os eosinófilos destacam-se nas lesões inflamatórias de inúmeras doenças, particularmente desordens atópicas do intestino, pele e trato respiratório, onde geralmente eles estão associados intimamente a reações fibróticas. Exemplos são o eczema atópico, asma e doença inflamatória intestinal. Apesar de os eosinófilos poderem desempenhar, em parte, um papel regulador nestas condições, tais como na produção de histamina inativadora, seus produtos tóxicos e mecanismos citotóxicos são a causa principal do dano tecidual. Por exemplo, na asma, a MBP pode matar alguns pneumócitos e células epiteliais traqueais, enquanto a EPO mata pneumócitos tipo II. A MBP também pode induzir mastócitos a secretarem histamina, exacerbando assim a inflamação alérgica.

RACIOCÍNIO CRÍTICO: MECANISMOS DE CITOTOXICIDADE (VEJA A PÁG. 444 PARA RESPOSTAS)

Linfócitos de um indivíduo normal foram estimulados *in vitro* por cocultivo com células de linfoma T irradiadas. (A irradiação dessas células estimuladoras evita que elas se dividam em cultura.) Após 7 dias, os linfócitos foram coletados e selecionados para se obter uma população de CTLs (CD3^{+}-CD8^{+}) e uma população de células NK (CD56^{low}CD16^{+}). Essas células efetoras foram colocadas em um ensaio citotóxico com duas linhagens de células tumorais como alvos: Linhagem tumoral 1 e Linhagem tumoral 1 S, a qual é derivada da Linhagem tumoral 1. A porcentagem de células exibindo a fragmentação de DNA em cada condição está apresentada na tabela.

Tratamento	Linhagem tumoral 1	Linhagem tumoral 1 S
células não efetoras	1%	2%
CTLs	84%	2%
células NK	15%	88%
anticorpo anticlasse I	2%	1%
CTLs + anticorpo anticlasse I	6%	1%
células NK + anticorpo anticlasse I	46%	85%

1 Por que a fragmentação de DNA da célula-alvo é um bom indicador da atividade de CTL e célula NK?

2 A partir das culturas de CTLs ou células NK isoladas, o que você pode deduzir sobre as Linhagens tumorais 1 e 1 S?

3 Como você pode atribuir a observação de que células NK causam alguma fragmentação de DNA na Linhagem tumoral 1? Como você testaria sua hipótese?

4 Os cultivos foram repetidos incluindo um anticorpo que reconhece moléculas do MHC classe I e bloqueia suas interações. Como você pode atribuir estes efeitos de fragmentação de DNA observados na Linhagem tumoral 1?

ESTUDO DE CASO: SÍNDROME DE GRISCELLI

Tem-se identificado um certo número de doenças genéticas que resultam na perda de função de uma das proteínas envolvidas na morte mediada por CTL e NK. Uma delas é a síndrome de Griscelli tipo II, que está associada a uma mutação no Rab27 GTPase.

O Rab27 está presente em vesículas secretórias maduras, sendo necessário para recrutamento das mesmas na membrana plasmática. Assim, é crítico para a desgranulação de CTL e célula NK. Pacientes com a síndrome de Griscelli têm CTLs e células NK incapazes de eliminar células-alvo, e eles sofrem de infecções frequentes. Esses pacientes evoluem para o desenvolvimento de linfo-histiocitose hemofagocítica, uma síndrome na qual há proliferação descontrolada de leucócitos, e macrófagos teciduais são inadequadamente ativados. Isso demonstra a importância de células efetoras linfoides citotóxicas no controle de outras células do sistema imune, assim como na defesa contra microrganismos patogênicos.

O Rab27 também é necessário para secreção de melanina por melanócitos; portanto, esses pacientes apresentam um albinismo parcial. Alguns pacientes podem ter desordens neurológicas como resultado do defeito na secreção de neurotransmissores.

Leituras sugeridas

Cheent K, Khakoo SI. Natural killer cells: integrating diversity with function. Immunology 2009;126:449–457.

Colonna M. Interleukin-22-producing natural killer cell and lymphoid tissue inducer-like cells in mucosal immunity. Immunity 2009;31:15–23.

Colucci F, Caligiuri MA, Di Santo JP. What does it take to make a natural killer? Nat Rev Immunol 2003;3:413–425.

Cullen SP, Martin SJ. Mechanisms of granule-dependent killing. Cell Death Differ 2008;15:251–262.

Di Santo JP. A defining factor for natural killer cell development. Nat Immunol 2009;10:1051–1052.

Dustin ML, Long EO. Cytotoxic immunological synapses. Immunol Rev 2010;235:24–34.

Joncker NT, Raulet DH. 2010. Regulation of NK cell responsiveness to achieve self-tolerance and maximal responses to diseased target cells. Immunol Rev 2008;224:85–97.

Kärre K. Natural killer cell recognition of missing self. Nat Immunol 2008;9:477–480.

Lanier LL. Up on the tightrope: natural killer cell activation and inhibition. Nat Immunol 2008;9:495–502.

López-Larrea C, Sua´rez-Alvarez B, Lo´pez-Soto A, et al. The NKG2D receptor: sensing stressed cells. Trends Mol Med 2008;14:179–189.

Rothenberg ME, Hogan SP. The Eosinophil. Annu Rev Immunol 2006;24:147–174.

Vivier E, Tomasello E, Baratin M, et al. Functions of natural killer cells. Nat Immunol 2008;9:503–510.

Weninger W, Manjunath N, von Adrian UH. Migration and differentiation of CD8^{+} T cells. Immunol Rev 182 2002;186:221–233.

CAPÍTULO 11

Regulação da Resposta Imune

RESUMO

- **Muitos fatores governam o desfecho de cada resposta imune.** Eles incluem o antígeno em si, sua dose e via de administração, e a base genética do indivíduo que responde ao desafio antigênico. Uma variedade de mecanismos de controle serve para restaurar o sistema imune para um estado de repouso, quando a resposta para um dado antígeno não é mais requerida.
- **A APC (do inglês, *antigen presenting cells*) tem um efeito importante na resposta imune,** através de sua capacidade de proporcionar coestimulação de linfócitos T e produção de citocinas e quimiocinas, que influenciam tanto a natureza quanto a magnitude da resposta. Além disso, a heterogeneidade da APC ajuda na promoção de diferentes modos de resposta imune.
- **Os linfócitos T regulam a resposta imune.** A produção de citocina por linfócitos T influencia o tipo de resposta imune desencadeada pelo antígeno. Os linfócitos T $CD4^+$ podem se diferenciar em diversos fenótipos efetores, tais como T_H1, T_H2 ou T_H17. Essas subfamílias desempenham papéis importantes na proteção do hospedeiro contra uma diversidade de desafios patogênicos. Linfócitos T reguladores podem pertencer a subpopulações de CD4 ou CD8. Eles podem inibir as respostas através uma variedade de mecanismos, tais como via contato célula-célula ou pela produção de citocinas anti-inflamatórias IL-10 e TGF-β.
- **As imunoglobulinas podem influenciar a resposta imune.** Elas podem atuar positivamente, através da formação de complexos imunes, ou negativamente, pela redução do desafio antigênico ou *feedback* da inibição de linfócitos B.
- **A migração seletiva de subfamílias de linfócitos a diferentes sítios pode modular o tipo de resposta imune local**, pois diferentes subfamílias de T_H respondem a diferentes conjuntos de quimiocinas.
- **O sistema neuroendócrino influencia as respostas imunes.** As células de ambos sistemas compartilham de ligantes e receptores semelhantes, os quais permitem as interações cruzadas entre eles. Os corticosteroides, em particular, regulam negativamente as respostas de T_H1 e ativação de macrófago.
- **Fatores genéticos influenciam o sistema imune e incluem genes ligados ou não às moléculas do MHC.** Eles influenciam o nível de resposta imune e a suscetibilidade à infecção.

Idealmente, uma resposta imune é montada rapidamente para eliminar um desafio patogênico com o mínimo de danos colaterais e então o sistema retorna ao seu estado de repouso, uma vez que o antígeno é eliminado. A resposta imune é, portanto, assim como diversos outros sistemas biológicos, submetida a uma variedade de mecanismos de controle. Mecanismos adicionais auxiliam a regular os níveis de imunopatologia que são geralmente um sacrifício necessário para eliminação do patógeno. Uma resposta imune insuficiente pode resultar em um indivíduo sendo sobrecarregado por uma infecção. Uma resposta imune inadequada, ou muito vigorosa, pode levar a altos níveis de imunopatologia ou mesmo à autoimunidade (Cap. 20). O equilíbrio entre estes dois é, portanto, crítico.

Em seu desfecho mais básico, uma resposta imune eficaz é representada pelo interdesempenho entre antígeno e uma rede de células imunologicamente compententes. A natureza da resposta imune, tanto qualitativa quanto quantitativamente, é determinada por diversos fatores, incluindo:

- a forma, dose e via de administração do antígeno;
- a célula apresentadora de antígeno (APC);
- o contexto genético do indivíduo;
- qualquer histórico de exposição prévia ao antígeno cognato; e
- quaisquer infecções concomitantes que o indivíduo possa apresentar.

Anticorpos específicos também podem modular a resposta imune ao antígeno.

Regulação pelo antígeno

Os linfócitos T e os linfócitos B são ativados pelo antígeno após a ocupação efetiva de seus receptores específicos de antígenos, juntamente com a coestimulação adequada. A exposição repetida ao antígeno é requerida para manter a proliferação de linfócitos T e B, e durante a resposta imune eficaz, geralmente há uma expansão dramática de células especificamente efetoras reativas.

Ao final de uma resposta imune, a exposição reduzida ao antígeno resulta em uma expressão reduzida de IL-2 e de seu receptor, levando à apoptose de linfócitos T antígeno-específicos. A maioria das células antígeno-específicas, portanto, morrem ao final da resposta imune, deixando uma população menor de linfócitos T e B de vida longa para sobreviver e dar origem à população de memória.

P. Quais processos levam à inativação de linfócitos T e à perda de receptor IL-2?
R. A ligação de CTLA-4, o receptor alternativo da molécula coestimuladora B7 (Fig. 8.17).

Antígenos diferentes desencadeiam diferentes tipos de resposta imune

Organismos intracelulares tais como algumas bactérias, parasitas ou vírus induzem uma resposta imune mediada por células. As respostas imunes mediadas por células também são induzidas por agentes, tais como a sílica. Em contraste, organismos extracelulares e antígenos solúveis induzem uma resposta humoral, com os polissacarídeos capsulares de antígenos de bactérias, em geral, induzindo respostas IgM.

Em algumas situações, os antígenos (p. ex., aqueles de microrganismos intracelulares) podem não ser depurados eficazmente, levando a uma resposta imune sustentada. As respostas imunes crônicas têm diversas consequências patológicas possíveis e podem levar à autoimunidade e à hipersensibilidade (Caps. 20 e 23-26).

Altas doses de antígeno podem induzir tolerância

Doses muito altas de antígeno geralmente resultam em tolerância de células T – e às vezes, de B.

A administração de antígeno a camundongos neonatos geralmente resulta em tolerância ao antígeno. Já se especulou que isso ocorreria como resultado da imaturidade do sistema imune. Entretanto, camundongos neonatos podem desenvolver respostas imunes eficazes (Fig. 11.1), e a ausência de responsividade, em alguns casos, pode ser atribuída, não à imaturidade de linfócitos T, mas ao desvio imune. Neste caso, uma resposta de citocina tipo TH2 não protetora dominaria sobre uma resposta de citocina tipo TH1 protetora.

Tem sido demonstrado que antígenos polissacarídeos T-independentes geram tolerância em linfócitos B após administração de altas doses. A tolerância e seus mecanismos subjacentes estão discutidos no Capítulo 19.

Efeito da dose de antígeno no desfecho da resposta imune ao vírus da leucemia murina

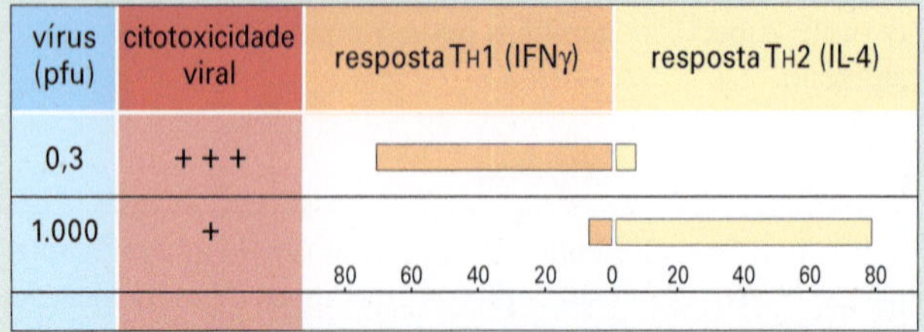

Fig. 11.1 Camundongos recém-nascidos foram infectados com 0,3 ou 1.000 unidades formadoras de placas (pfu) do vírus, e a resposta de CTL contra os alvos infectados pelo vírus foi avaliada junto com a produção de interferon-γ (IFNγ – uma citocina de linfócito TH tipo 1 [TH1]) ou interleucina-4 (IL-4 – uma citocina TH2), em resposta ao desafio viral. Camundongos infectados com uma baixa dose do vírus produziram uma resposta tipo TH1 e estão protegidos. Os resultados estão apresentados como unidades arbitrárias.

A via de administração do antígeno pode determinar se há ocorrência de resposta imune

Tem sido demonstrado que a via de administração do antígeno influencia a resposta imune:

- antígenos administrados via subcutânea ou intradérmica provocam uma resposta imune ativa; enquanto
- antígenos fornecidos pela via intravenosa, oral ou como aerossol podem causar tolerância, ou um desvio imune de um tipo de resposta de linfócito T $CD4^+$ para outra.

Por exemplo, roedores que foram alimentados com ovalbumina não respondem eficazmente ao desafio subsequente com o antígeno correspondente. Este fenômeno pode ter algum valor terapêutico na alergia. Estudos têm demonstrado que a administração oral de um epítopo de linfócito T do alérgeno Der p1 de ácaros da poeira doméstica (*Dermatophagoides pteronyssimus*) pode tolerar o antígeno inteiro. Os possíveis mecanismos de tal indução de tolerância incluem anergia, desvio imune e geração de linfócitos T reguladores, que atuam por meio da produção de citocinas, tais como TGF-β e IL-10.

Observações semelhantes têm sido feitas quando o antígeno é fornecido como aerossol. Estudos em camundongos têm demonstrado que a administração via aerossol de um peptídeo encefalitogênico de proteína básica de mielina (MBP) inibe o desenvolvimento de encefalomielite alérgica experimental (EAE), que normalmente seria induzida pela administração convencional (subcutânea) do peptídeo (Fig. 11.2).

Um exemplo claro de como diferentes vias de administração influenciam o desfecho da resposta imune é fornecido por estudos de infecção por vírus da coriomeningite linfocítica (LCMV). Camundongos imunizados pela via subcutânea com peptídeo em adjuvante de Freund incompleto desenvolvem imunidade ao LCMV.

Administração do antígeno via aerossol modifica a resposta imune

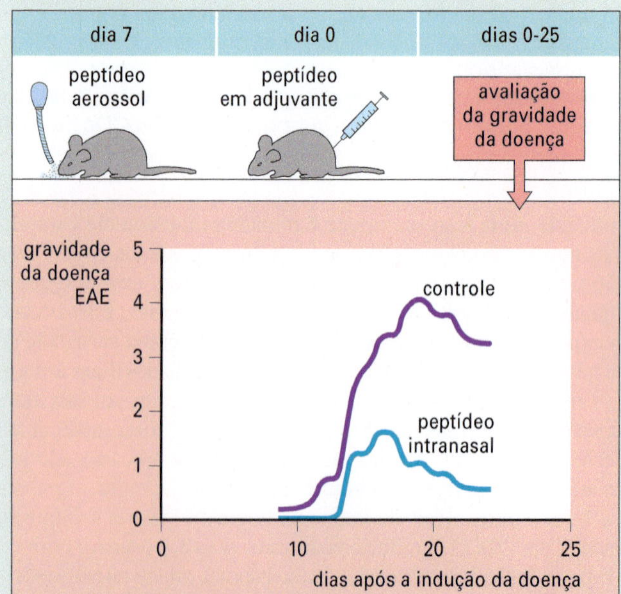

Fig. 11.2 Camundongos foram tratados com uma dose aerossol única de 100 μg de peptídeo (resíduos 1-11 de MBP) ou apenas o carreador. Sete dias mais tarde, o mesmo peptídeo, desta vez em adjuvante, foi administrado pela via subcutânea. O desenvolvimento subsequente de encefalomielite alérgica experimental (EAE) foi significativamente modificado em animais pré-tratados.

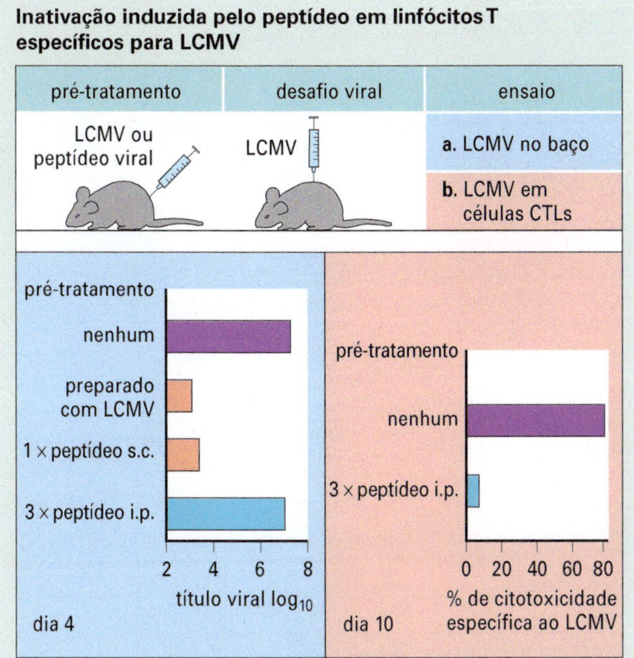

Fig. 11.3 Camundongos foram desafiados com LCMV ou receberam 100 mg de peptídeo do LCMV. O peptídeo foi fornecido via subcutânea (s.c.) ou três vezes pela via intraperitoneal (i.p.) com adjuvante de Freund incompleto. Os animais foram depois infectados com LCMV (dia 0). O título do vírus no baço foi mensurado no dia 4. Animais que haviam sido pré-tratados com o peptídeo subcutâneo ou com LCMV desenvolveram anticorpo neutralizante e imunidade protetora contra o vírus; animais pré-tratados com o peptídeo i.p. não desenvolveram imunidade. A atividade de linfócitos T citotóxicos (CTLs) foi avaliada nos camundongos no dia 10. Os camundongos que não receberam pré-tratamento demonstraram CTLs específicos para o peptídeo do LCMV. Os camundongos pré-tratados com peptídeo i.p. falharam em mostrar tal atividade.

Entretanto, caso o mesmo peptídeo seja injetado repetidamente via intraperitoneal, o animal se torna tolerante e não pode eliminar o vírus (Fig. 11.3).

Regulação pela célula apresentadora de antígeno

A natureza da APC inicialmente apresentando o antígeno pode determinar se haverá responsividade ou tolerância imune. A ativação eficaz de linfócitos T requer a expressão de moléculas coestimuladoras na superfície da APC. Por isso, a apresentação por células dendríticas ou macrófagos ativados, que expressam níveis altos de moléculas do MHC classe II, além de moléculas coestimuladoras, resulta numa eficiente ativação de linfócito T. Além disso, a interação do CD40L em células T ativadas com o CD40 em células dendríticas é importante para a produção de alto nível de IL-12, necessária para a geração de uma resposta TH1 eficaz.

Caso o antígeno seja apresentado aos linfócitos T por uma APC "não profissional", que não é capaz de proporcionar coestimulação, o resultado é a irresponsividade ou desvio imune. Por exemplo, quando linfócitos T virgens (*naives*) são expostos ao antígeno por linfócitos B em repouso, eles falham em responder e se tornam tolerantes. Observações experimentais ilustram este fenômeno.

Animais neonatos são mais suscetíveis à indução de tolerância. Assim, camundongos que receberam MBP em adjuvante de Freund incompleto, durante o período neonatal, são resistentes à indução de EAE. Isso ocorre devido ao desenvolvimento de uma resposta TH2 dominante (Fig. 11.1). A resposta TH2 prévia à MBP evita o desenvolvimento de resposta patológica TH1/TH17, o que medeia a EAE. Este efeito não está restrito aos animais neonatos. De fato, ratos Lewis adultos podem ser tolerantes à indução de EAE pela administraçao semelhante de MBP em adjuvante de Freund incompleto.

Adjuvantes podem facilitar as respostas imunes pela indução da expressão de altos níveis de moléculas do MHC e coestimuladoras nas APCs. Além disso, a capacidade que elas têm de ativar células de Langerhans leva à migração destas células dendríticas da pele ao linfonodo de drenagem local, onde pode ocorrer a ativação eficaz do linfócito T.

A importância das células dendríticas na iniciação da resposta de linfócito T citotóxico (CTL) é ilustrada por experimentos demonstrando que camundongos fêmeas recém-nascidas, que recebem células de baço de machos, falham em desenvolver uma resposta CTL ao antígeno macho, H-Y. Entretanto, se células dendríticas do macho são injetadas em camundongos recém-nascidos fêmeas, há o desenvolvimento de uma boa resposta CTL específica de H-Y.

A produção de citocina por APCs influencia as respostas de linfócitos T

As citocinas são parte de uma rede de sinalização extracelular que controla cada função do sistema imune inato e adaptativo e têm:

- inúmeros efeitos em fenótipos celulares; e
- a capacidade de regular o tipo de resposta imune gerada e sua extensão.

A ativação de APCs pela estimulação do patógeno pode levar à produção de citocinas e à expressão de moléculas coestimuladoras. O conjunto de citocina presente no local é altamente influenciado por outras citocinas derivadas de células do sistema imune inato nos estágios iniciais de uma resposta imune. Por exemplo, a produção de interferons e IL-12 na resposta ao desafio viral irá induzir uma resposta imune celular através da polarização de linfócitos T $CD4^+$ virgens no fenótipo TH1. Em contrapartida, a produção incial de IL-4 por células imunes inatas irá favorecer uma resposta TH2 humoral e atuar na inibição de qualquer resposta TH1.

P. Além da orientação das respostas de linfócitos T efetores, como mais as APCs podem influenciar as respostas de linfócitos T?

R. As células dendríticas e macrófagos podem produzir citocinas, tais como TGF-β e IL-10, em resposta a alguns antígenos. Essas citocinas podem orientar a conversão de linfócios T $CD4^+$ virgens em linfócitos T reguladores (Fig. 11.8), os quais podem atuar como supressores.

Regulação da resposta imune por linfócitos T

A diferenciação em subfamílias TH $CD4^+$ é um passo importante na seleção de funções efetoras

Um único precursor de linfócito TH é capaz de se diferenciar em uma variedade de fenótipos, sendo os fenótipos TH1 e TH2 os mais bem caracterizados e compreendidos. Propõe-se que uma subfamília descrita recentemente, TH17 (produzindo IL-17A e IL-17F), desempenhe papéis importantes na imunidade de mucosa a certas bactérias e fungos. O destino da diferenciação de linfócitos TH é crucial para geração de imunidade eficaz; fatores que podem influenciar a diferenciação de linfócitos TH incluem:

- os locais de apresentação de antígeno;
- moléculas coestimuladoras envolvidas nas interações celulares cognatas;
- densidade de peptídeo e afinidade de ligação – a alta densidade de peptídeo do MHC classe II favorece o TH1 ou TH17, baixas densidades favorecem o TH2;
- APCs e as citocinas que elas produzem;
- o perfil da citocina e o equilíbrio de citocinas induzidas pelo antígeno;
- receptores expressos no linfócito T;
- atividade de moléculas coestimuladoras e hormônios presentes no ambiente local;
- contexto genético do hospedeiro.

O equilíbrio de citocina controla a diferenciação de linfócito T

O IL-12 é um estímulo inicial potente para produção de IFN-γ por linfócitos T e pelas células *natural killer* (NK) e, portanto, promove a diferenciação do TH1. O IFN-α, uma citocina produzida durante o início da infecção viral, induz IL-12 e também pode mudar o perfil celular de TH2 para TH1.

Em contraste, a produção inicial de IL-4 favorece a geração de linfócitos TH2. Também tem sido sugerido que células NKT, macrófagos especializados (denominados também de macrófagos ativados) e basófilos sejam produtores iniciais de IL-4.

Recentes estudos têm sugerido a existência de um TH2 novo, promovendo uma população celular inata presente nos tecidos linfoides associados ao intestino (GALT). Estas células respondem rapidamente às citocinas IL-25 e IL-33, as quais podem ser produzidas por células epiteliais, em resposta a antígenos derivados de helmintos e alérgenos. Tem sido relatado que essas células produzem grandes quantidades de IL-5 e IL-13, com menores quantidades de IL-4.

Os linfócitos TH17 em camundongos se desenvolvem na presença de TGF-β com IL-6 ou IL-21 e compartilham uma relação de desenvolvimento recíproco interessante com Tregs induzíveis, o que é discutido a seguir com mais detalhes.

Citcocinas de diversas subfamílias TH podem apresentar regulação cruzada do desenvolvimento uma da outra. Assim, tem-se demonstrado a regulação cruzada de subfamílias de TH, enquanto IFN-γ secretado por linfócitos TH1 pode inibir a responsividade de linfócitos TH2; ainda, a IL-17A pode inibir o desenvolvimento de respostas TH1 (Fig. 11.4), enquanto a IL-10, produzida por linfócitos TH2, regula negativamente a expressão de B7 e IL-12 por APCs, o que por sua vez inibe a ativação de TH1.

O equilíbrio da subfamília TH é modulado não apenas pelo nível de expressão de citocinas, tais como IL-12 ou IL-4, mas também pela expressão de receptores de citocinas. Por exemplo, a IL-12R de alta afinidade é composta por duas cadeias, β1 e β2, sendo ambas cadeias expressas constitutivamente em linfócitos TH1. Linfócitos TH1, TH2 e TH17 expressam a cadeia β1, mas a expressão da cadeia β2 é induzida por IFN-γ e inibida por IL-4 (Fig. 11.5). Assim, as citocinas reforçam as decisões das linhagem em direção a diferentes subfamílias TH, em parte, no mínimo, pelo controle da expressão de receptores específicos da linhagem.

Uma resposta imune, portanto, tende a estabelecer um tipo de resposta TH1, TH2 ou TH17, mas respostas imunes nem sempre são fortemente polarizadas nesta via, particularmente em humanos. É conceitualmente útil considerar TH1 e TH2 como extremos em uma escala, e as respostas TH1 e TH2 desempenham papéis diferentes tanto na defesa imune quanto na imunopatologia. Entretanto, é importante avaliar que outras subfamílias TH, tais como TH17, existem e que o bem-estabelecido paradigma TH1/TH2 é uma simplificação excessiva. Também deve-se notar que alguns estudos recentes têm sugerido que muitas subfamílias TH não são, de fato, terminalmente diferenciadas; e quando fornecidos os sinais certos, alguns linfócitos TH podem sofrer conversão para o outro fenótipo.

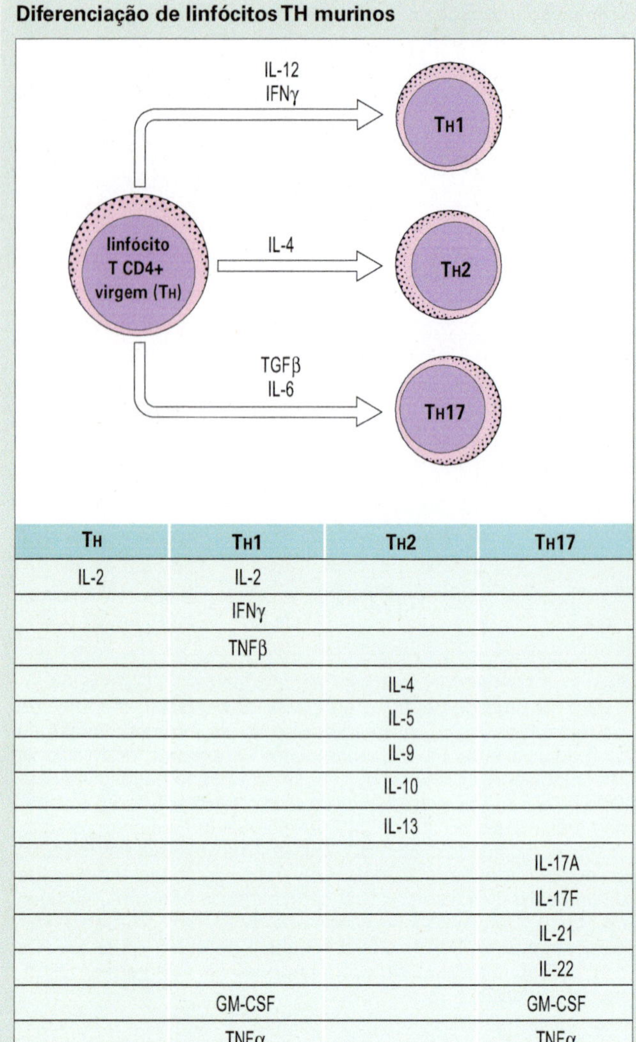

TH	TH1	TH2	TH17
IL-2	IL-2		
	IFNγ		
	TNFβ		
		IL-4	
		IL-5	
		IL-9	
		IL-10	
		IL-13	
			IL-17A
			IL-17F
			IL-21
			IL-22
	GM-CSF		GM-CSF
	TNFα		TNFα

Fig. 11.4 IL-12 e IFN-γ favorecem a diferenciação de linfócitos TH1, e IL-4 favorece a diferenciação de linfócitos TH2. TGF-β e IL-6 conduzirão o desenvolvimento do linfócito TH17. (GM-CSF, fator estimulador de colônia de granulócitos e macrófagos; TNF, fator de necrose tumoral).

P. Além da regulação cruzada por citocinas descrita anteriormente, de qual outra forma a resposta imune tipo TH1 ou TH2 pode reforçar ela mesma?

R. As quimiocinas induzidas pelos linfócitos TH1 e TH2 tendem a favorecer o acúmulo dos mesmos subtipos de linfócitos e de suas células efetoras associadas (Cap. 6).

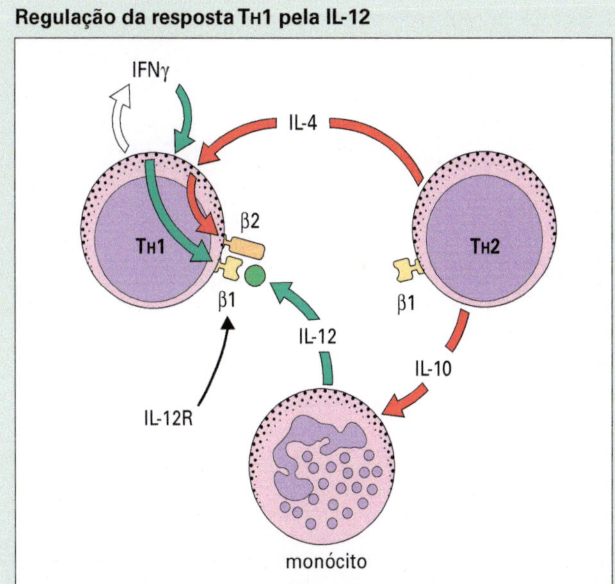

Fig. 11.5 O IL-12R de alta afinidade, consistindo em cadeias β1 e β2, é constitutivamente expresso em linfócitos TH1. IL-12 liberada por fagócitos mononucleares promove o desenvolvimento e ativação de linfócitos TH1, mas a produção de IL-12 é inibida pela liberação de IL-10 por linfócitos TH2. IFN-γ de linfócitos TH1 promovem a produção da cadeia β2 e, portanto, a produção de IL-12R de alta afinidade. Entretanto, isso é inibido pelo IL-4.

Subfamílias de linfócitos TH determinam o tipo de resposta imune

Está claro que:

- padrões locais relacionados à expressão de citocina e aos hormônios auxiliam na seleção de mecanismos efetores de linfócitos; e
- as respostas polarizadas de linfócitos TH CD4+ são baseadas em seus perfis de secreção de citocina (Fig. 11.6).

P. De que forma as citocinas que são normalmente associadas às respostas TH1 (IFN-γ, IL-2) influenciam a diferenciação de linfócito B?
R. IL-2 promove a divisão de linfócito B. IFN-γ promove maturação da afinidade e mudança de classe para IgG2a, que atua como uma opsonina e fixa o complemento.

Citocinas TH1, incluindo IFN-γ, TNF-β e IL-2, promovem:

- ativação de macrófago;
- citotoxicidade mediada por célula dependente de anticorpo; e
- hipersensibilidade tipo retardada.

Clones TH2 são tipificados pela produção de IL-4, IL-5, IL-9, IL-10 e IL-13 (Fig. 11.4). Estas células proporcionam auxílio ótimo para respostas imunes humorais com base na:

- mudança do isótipo IgG1 e IgE;
- imunidade de mucosa;
- estimulação de mastócitos, crescimento e diferenciação de eosinófilo; e
- síntese de IgA.

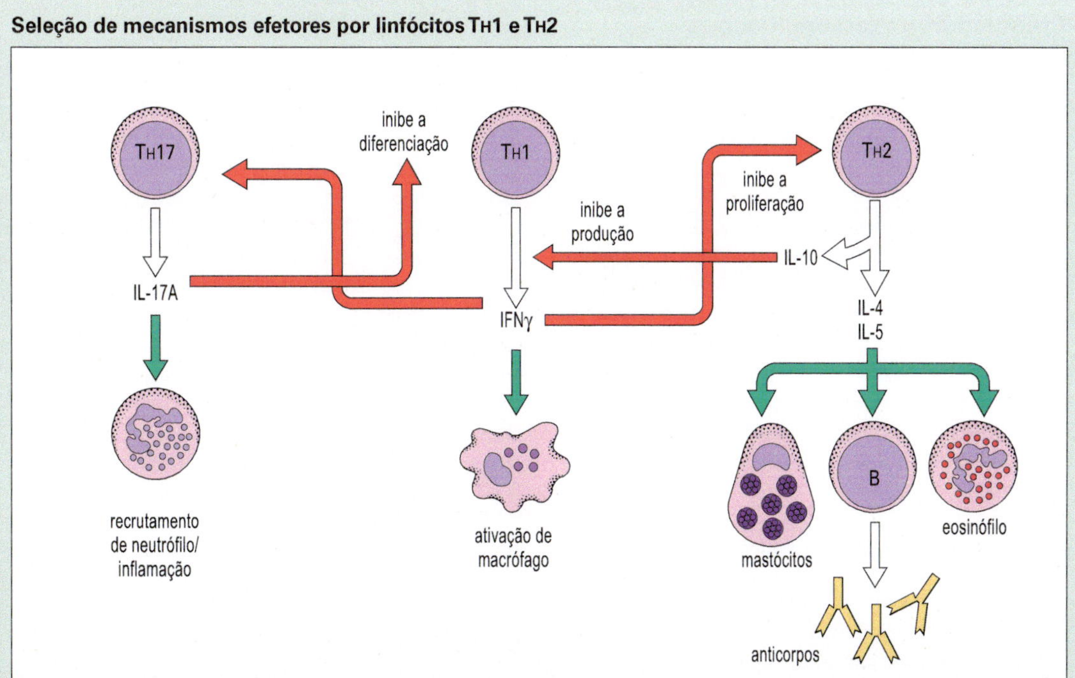

Fig. 11.6 Os padrões de citocina de linfócitos TH1, TH2 e TH17 conduzem diferentes vias efetoras. Os linfócitos TH1 ativam macrófagos e estão envolvidos nas respostas antivirais e inflamatórias. Os linfócitos TH2 estão envolvidos nas respostas humorais e alérgicas. Os linfócitos TH17 são uma defesa importante nas barreiras mucosas, recrutando neutrófilos aos locais de infecção e fortalecendo as barreiras epiteliais.

Citocinas de célula TH17 incluem IL17A, IL-17F, TNF-α e IL-22. Uma vez que muitas células estromais expressam receptores para essas citocinas, os efeitos de linfócitos TH17 podem promover inflamação. Além disso:

- tem sido proposto que IL-17A é importante para o recrutamento de neutrófilos e indução de peptídeos antimicrobianos de células residentes;
- IL-17A é importante para defesa do hospedeiro contra *Klebsiella pneumonia* e *Candida albicans*.

Assim, em essência, os linfócitos TH1 estão associados às reações inflamatórias mediadas por células, e linfócitos TH2 estão associados às fortes respostas de anticorpos e alérgicas. Os linfócitos TH17 parecem ser importantes na defesa contra certas infecções, particularmente em superfícies mucosas.

Linfócitos T CD8+ podem ser divididos em subfamílias baseando-se na expressão de citocina

Muitos CTLs CD8+ sintetizam citocinas semelhantes aos linfócitos TH1 e são denominados linfócitos CTL1. Linfócitos T CD8+, que produzem citocinas associadas ao TH2, estão associados a funções regulatórias, e linfócitos T CD8+, que produzem IL-17A, também têm sido observados. A diferenciação destas células pode ser influenciada pelo perfil de citocina do linfócito CD4+, com os CTLs sendo comumente associados às respostas TH1 e menos comumente encontrados quando linfócitos TH2 estão presentes. Portanto:

- IFN-γ e IL-12 podem favorecer a geração de CTL1; e
- IL-4 pode induzir a geração de CTL2.

Entretanto, ambas as células, CTL1 e CTL2, podem ser citotóxicas e eliminar principalmente por um mecanismo dependente de Ca^{2+}/perforina (Fig. 10.10).

Linfócitos T reguladores exercem funções supressivas importantes

Apesar de linfocitos T modularem a resposta imune de uma maneira positiva, proporcionando auxílio ao linfócito T, como discutido anteriormente, os linfócitos T também são capazes de regular negativamente respostas imunes, e ambas subfamílias de linfócitos T CD4+ e CD8+ podem executar essa inibição.

Uma população de ocorrência natural de linfócitos T reguladores CD4+CD25+ (Tregs) é gerada no timo. Além disso, Tregs CD4+ podem ser induzidos a partir de linfócitos T não reguladores na periferia.

Os Tregs têm a função de manter a tolerância periférica e exercer papéis importantes na prevenção de doenças autoimunes, tais como diabetes tipo I. Acredita-se também que eles desempenhem um papel crítico na limitação dos níveis de imunopatologia durante uma resposta imune ativa.

Diferenciação de Treg é induzida pelo Foxp3

As funções imunossupressoras de linfócitos CD4+ foram observadas, inicialmente, pela trasnferência passiva de linfócitos T depletados de células CD25+ a camundongos imunodeficientes. Isso resultou na autoimunidade multiorgânica, sugerindo que células CD25+ desempenhem um papel importante na prevenção de autorreatividade. Quando os linfócitos T CD25+ foram substituídos, a doença autoimune foi evitada.

Foxp3 é seletivamente expresso em Tregs

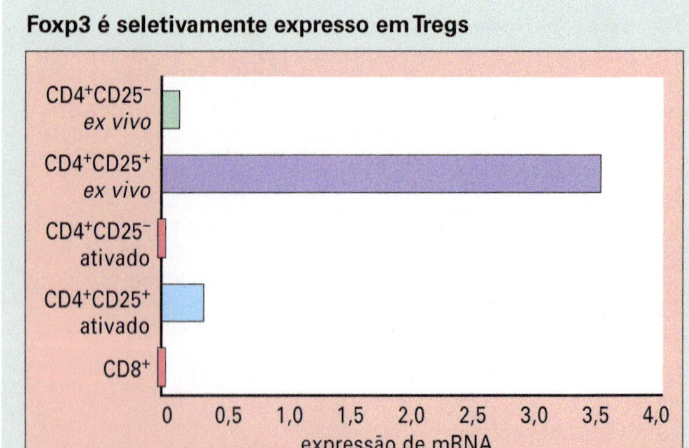

Fig. 11.7 Foram coletadas populações celulares e realizou-se a reação em cadeia da polimerase (PCR) em tempo real para avaliação dos níveis de Foxp3. O mRNA de Foxp3 é expresso seletivamente em células CD4+CD25+ *ex vivo*. Foi expresso em níveis baixos em células CD4+CD25+ ativadas e não estava presente em células CD25- ou células CD8+. *(Adaptada de Fontenot JD, Gavin MA, Rudensky AY. Nat Immunol 2003;4:330-336.)*

A comparação de Tregs CD4+CD25+ com linfócitos T CD4+ ativados e virgens demonstra que células reguladoras expressam seletivamente **Foxp3**, um membro dos fatores de transcrição designados *forkhead/inged helix* (Fig. 11.7), essencial para o desenvolvimento e função de Tregs CD4+CD25+. Mutações no gene *Foxp3* causam síndrome ligada ao X com desregulações imunes, enteropatia e poliendocrinopatia (IPEX). Indivíduos com esta doença têm imunidade aumentada e doença inflamatória.

A importância do Foxp3 no desenvolvimento de Tregs CD4+CD25+ foi destacada após a transfecção de Foxp3 para linfócitos T virgens (que não expressam Foxp3). Isso aumentou a expressão de CD25 e induziu a função supressora.

Evidências para a origem desses Tregs de ocorrência natural surgiram a partir de estudos em camundongos timectomizados aos 3 dias de idade que desenvolveram doença autoimune multiorgânica. Análises subsequentes revelaram que os timócitos CD4+CD8- começavam a expressar Foxp3 no dia 2 após o nascimento e depois disso as células CD4+Foxp3+ se acumulavam na periferia. Assim, Tregs de ocorrência natural são educados no timo durante a seleção tímica. Tregs CD4+CD25+Foxp3+ constituem 5-10% dos linfócitos T CD4+ periféricos em camundongos e humanos, e enquanto camundongos sem timo têm níveis gravemente reduzidos de Tregs, está claro que Tregs Foxp3+ podem surgir na periferia. Estes então chamados Tregs induzidos têm sido extensivamente estudados *in vitro*. Se linfócitos T CD4+ virgens são estimulados na presença de TGF-β, muitas dessas células começam a expressar Foxp3. Acredita-se que a presença adicional de ácido retinoico acentue a conversão de linfócios T CD4+ virgens em Tregs Foxp3+.

Curiosamente, acredita-se que populações de Tregs induzidas e linfócitos TH17 inflamatórios compartilhem de uma via de desenvolvimento recíproco.

Linfócitos reguladores Tr1

Linfócitos T reguladores CD4+ também podem ser gerados a partir de linfócitos TH virgens, na presença de certas citocinas (Fig. 11.8), tais como IL-10. Estas células não expressam CD25 ou Foxp3 e podem mediar a supressão aravés da secreção de IL-10.

Linfócitos T reguladores podem ser gerados na periferia

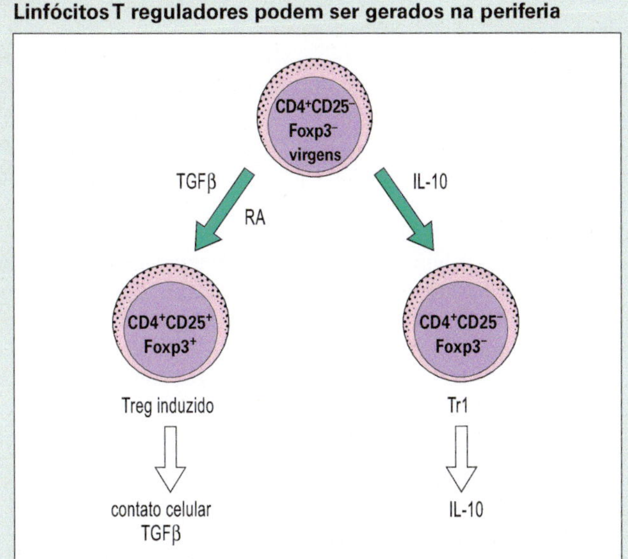

Fig. 11.8 Linfócitos CD4+CD25- virgens na periferia podem ser induzidos a se tornar supressivos. Se o TGF-β está presente, as células regulam positivamete o Foxp3 e CD25. Na presença de IL-10, as células podem se tornar supressivas, mas elas não podem expressar Foxp3 ou CD25. (AR, ácido retinoico).

Mecanismos de supressão de Treg

Muitos mecanismos de supressão de Treg têm sido propostos. Por exemplo, estudos iniciais sugeriram que Tregs naturais requerem contato celular para suprimir, enquanto populações de Treg induzidas podem suprimir resposta imune através da liberação de fatores solúveis. A vasta maioria desses estudos tem examinado o comportamento de Tregs em sistemas de cultura *in vitro*. Estes ambientes altamente controlados não levam em conta a necessidade de populações de linfócitos T reguladores atingirem diferentes localizações para interagir com suas células-alvo. Assim, nosso conhecimento sobre as exatas funções de Tregs *in vivo* é menos claro. Isso é subsequentemente confundido pelos diferentes tipos de linfócito T regulador, e a exata contribuição de populações reguladoras natural e induzida pode diferir dependendo dos desafios antigênicos encontrados.

Apesar disso, no mínimo quatro mecanismos de supressão de Treg têm sido propostos (Fig. 11.9).

Papel dos Tregs na infecção

Apesar de os Tregs CD4+ desempenharem um papel vital na prevenção de doenças autoimunes (Cap. 20), seu papel nas infecções está menos claro. Os Tregs CD4+ têm um papel protetor contra patologia imunomediada e sua capacidade de suprimir é importante na redução da inflamação. Por exemplo, lesões no olho em ceratite estromal são menos graves na presença de Tregs CD4+CD25+.

Tregs CD4+ também podem suprimir respostas vírus-específicas. Muitos patógenos induzem altos níveis de IL-10 e TGF-β, que promovem a indução de Tregs CD4+CD25+. Em infecções virais crônicas, incluindo-se HIV, citomegalovírus (CMV) e infecções pelo vírus do herpes simples (HSV), números aumentados de Tregs são responsáveis pela diminuição das respostas antígeno-específicas por linfócitos T CD4+ e CD8+. Isso pode levar ao desenvolvimento de doença.

Linfócitos T CD8+ suprimem as respostas imunes secundárias

Tregs supressores CD8+ podem ser gerados *in vitro* pela estimulação de linfócitos CD8+ altamente diferenciados com antígeno e IL-10. Muitos Tregs CD8+ trabalham de uma maneira dependente de contato celular. Eles causam uma redução de moléculas coestimuladoras em células dendríticas e células endoteliais. Isso induz a tolerância, pois na interação com TCR e peptídeo há uma coestimulação insuficiente para gerar uma resposta imune funcional.

Em camundongos, a molécula do MHC classe 1b não clássica, Qa-1, é crucial para supressão. Camundongos que não possuem Qa-1 são incapazes de suprimir respostas. Entretanto, quando Qa-1 é reconstituída nestas células, sua capacidade de suprimir respostas imunes é restaurada (Fig. 11.10).

Mecanismos de supressão de Treg

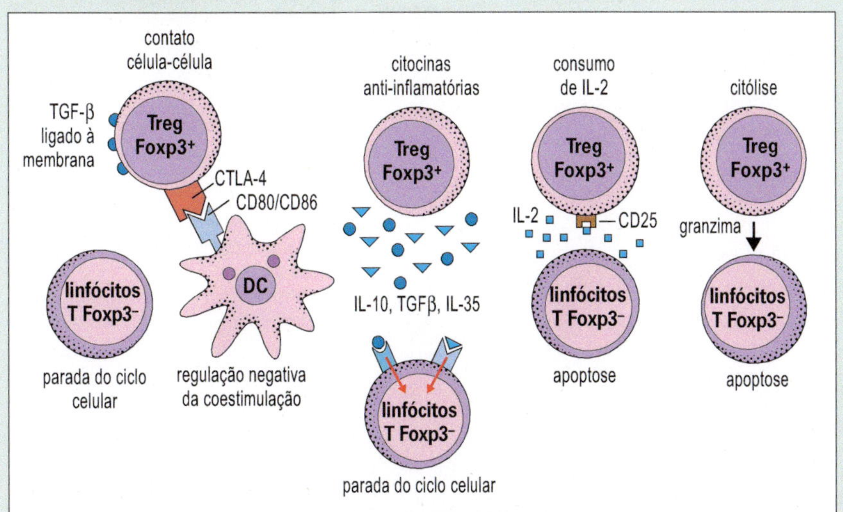

Fig. 11.9 Tregs podem suprimir por uma variedade de mecanismos. (**1**) Via contato célula-célula (moléculas secretadas ou de superfície celular, tais como expressão de CTLA-4, ou TGF-β ligado à membrana). (**2**) Liberação de citocinas supressoras, tais como IL-10, TGF-β e IL-35. (**3**) Consumo de IL-2 (Tregs podem expressar altos níveis de CD25, o receptor de IL-2). (**4**) Citólise, aparentando extermínio do linfócito T CD8+. *(Adaptada de Shevach EM, Immunity 2009:30;636-645.)*

CD4 Qa-1 é essencial para função supressora de T CD8⁺

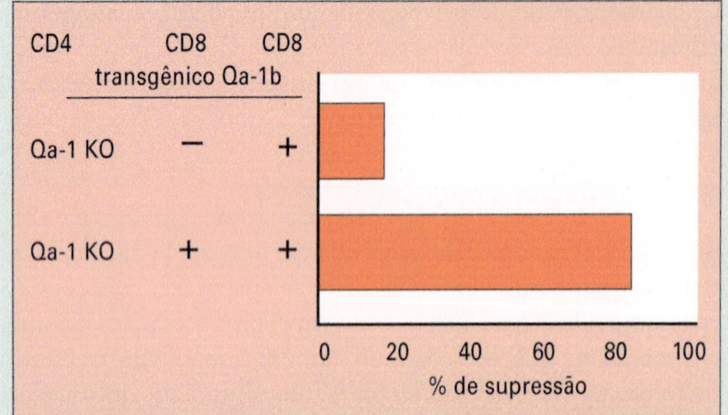

Fig. 11.10 Camundongos nocautes (KO) para Qa-1 foram gerados. Células CD4⁺ de Qa-1 KO foram misturadas às células CD8⁺ e o nível de supressão foi avaliado. Células CD8⁺ não podiam suprimir células CD4 que não expressavam Qa-1. A inserção do alelo Qa-1b nas células CD4⁺ resultou em supressão efetiva das respostas. *(Adaptada de Hu D, Ikizawa K, Lu L, et al. Nat Immunol 2004;5:516-523.)*

Tregs CD8⁺:

- precisam ser instruídos por linfócitos CD4⁺ durante uma resposta primária; eles então suprimem respostas imunes secundárias;
- podem ter como alvo linfócitos T efetores;
- podem exterminar por lise direta de células-alvo;
- podem suprimir respostas imunes através da secreção de citocinas, tais como IL-10.

Células NK e NKT produzem citocinas e quimiocinas imunorregulatórias

Células NK produzem citocinas e quimiocinas e, portanto, desempenham um immportante papel na resposta imune inata a infecções e tumores.

A produção de citocinas e quimiocinas imunorregulatórias em estágios iniciais da resposta imune influencia as características da reação imune adaptativa subsequente e pode, portanto, influenciar o desfecho geral da resposta imune.

Células NK desempenham um papel-chave na resposta imune inicial a patógenos intracelulares, em grande parte por meio de sua produção de IFN-γ, que ativa macrófagos e facilita a diferenciação de linfócitos TH1.

A atividade de células NK por si só é induzida por uma variedade de citocinas, incluindo:

- IFN-α/β;
- IL-15;
- IL-18; e
- IL-12.

As células NK, por sua vez, são reguladas negativamente por citocinas, tais como IL-10 e TGF-β.

P. Quais células tenderão a promover o desenvolvimento de células NK?

R. A população de TH1 e macrófagos, mediante a produção de IL-12, IL-15 e IL-18, enquanto a população de TH2 tenderá a inibir seu desenvolvimento por meio da produção de IL-10.

Linfócitos NKT produzem citocinas quando seus TCRs reconhecem glicolipídios associados ao CD1d. Tem sido sugerido que estas células desempenham um papel imunorregulador no controle de autoimunidade, infecção parasitária e crescimento de células tumorais.

Linfócitos T que secretam IFN-γ são capazes de induzir ativação de célula NK, aumentando a proliferação e a citotoxicidade de NK. Eles são capazes de produzir tanto citocinas tipo TH1 (IFN-γ), tipo TH2 (IL-4), quanto tipo TH17 (IL-17A), dependendo das citocinas presentes no microambiente quando eles são ativados (Fig. 11.11). Estas fontes iniciais de citocina são importantes para influenciar a natureza da resposta de linfócito T.

Deficiências de linfócitos NK T também têm sido relatadas em doenças autoimunes em animais e em humanos, destacando seus papéis regulatórios. Por exemplo, camundongos diabéticos não obesos (NOD) têm um déficit de linfócitos NK T, e a reconstituição desses linfócitos NK T a estes camundongos evita o desenvolvimento espontâneo de diabetes autoimune. Exemplos humanos em que deficiências de NK T podem desempenhar um papel, incluem:

- artrite reumatoide;
- psoríase;
- colite ulcerativa; e
- esclerose múltipla.

Regulação da resposta imune por imunoglobulinas

Tem sido demonstrado que anticorpos exercem controle da resposta imune por *feedback*.

A administração passiva de anticorpo IgM junto com um antígeno aumenta especificamente a resposta imune àquele antígeno, enquanto anticorpo IgG suprime a resposta. Isso foi demonstrado

Linfócitos NK T produzem ambas citocinas, tipos TH1 e TH2

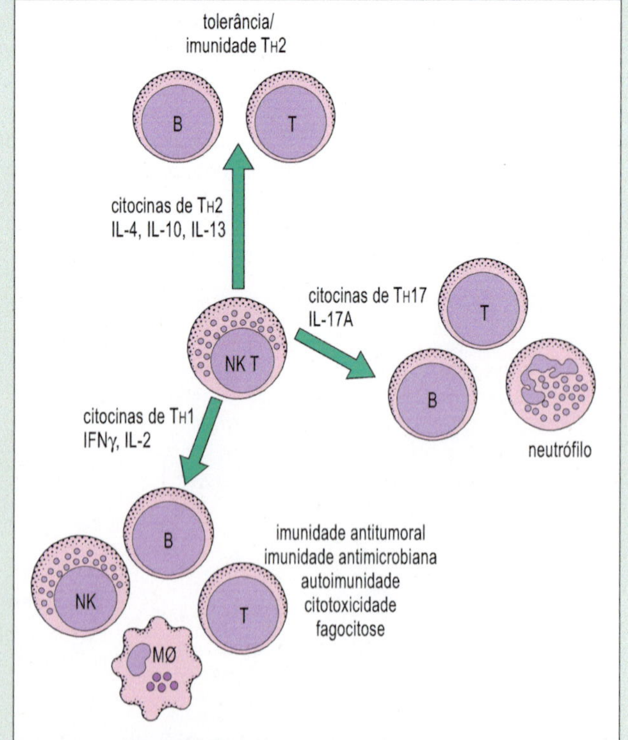

Fig. 11.11 Linfócitos NK T exercem efeitos em diversos tipos celulares. Eles podem produzir citocinas de TH1, TH2 e TH17 e estão envolvidos em todos os aspectos da resposta imune.

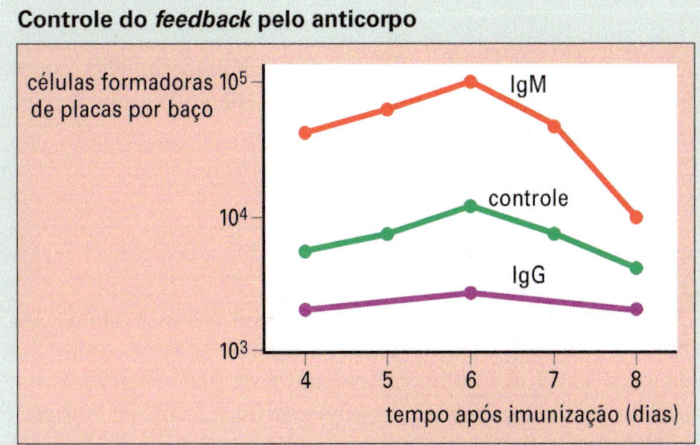

Fig. 11.12 Camundongo recebendo IgM monoclonal anti-SRBC (eritrócitos de ovelha), uma IgG anti-SRBC, ou apenas meio (controle). Duas horas mais tarde, todos os grupos foram imunizados com SRBC. A resposta de anticorpo mensurada nos 8 dias seguintes foi aumentada pela IgM e suprimida pela IgG.

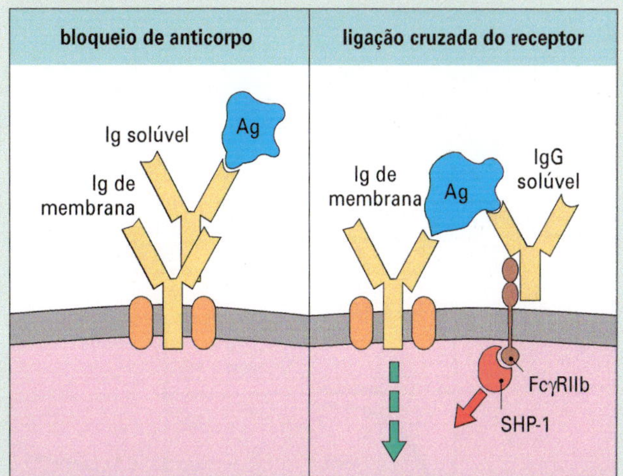

Fig. 11.13 Bloqueio de anticorpo – altas doses de imunoglobulina (Ig) solúvel bloqueiam a interação entre um determinante antigênico (epítopo) e uma imunoglobulina de membrana em linfócitos B. O linfócito B é então efetivamente incapaz de reconhecer o antígeno. Este mecanismo bloqueador de receptor também evita a ativação de linfócito B, mas apenas anticorpos que se ligam ao mesmo epítopo ao qual os receptores de linfócitos B se ligam podem fazer isso. Ligação cruzada de receptor – baixas doses de anticorpos permitem ligação cruzada pelo antígeno de receptores Fc de linfócitos B e seus receptores de antígenos. O receptor FcγRIIb se associa a uma tirosina fosfatase (SHP-1), a qual interfere na ativação celular pela tirosina cinase associada ao receptor do antígeno. Isso permite a ativação do linfócito B, mas inibe a síntese de anticorpo. Os anticorpos contra diferentes epítopos no antígeno podem todos atuar por este mecanismo.

originalmente com anticorpos policlonais, mas desde então tem sido confirmado utilizando-se anticorpos monoclonais (Fig. 11.12).

A capacidade de anticorpos administrados passivamente aumentar ou suprimir a resposta imune tem certas consequências e aplicações clínicas:

- certas vacinas (p. ex., sarampo e caxumba) não são fornecidas, em geral, a crianças antes de 1 ano de idade, pois níveis de IgG derivados da mãe permanecem altos por pelo menos 6 meses após o nascimento, e a presença de tal IgG adquirida passivamente no momento da vacinação resultaria no desenvolvimento de uma resposta imune inadequada no bebê;
- em casos de incompatibilidade Rhesus (Rh), a administração de anticorpo anti-RhD às mães Rh^- previne a sensibilização primária pelas células sanguíneas Rh^+ derivadas do feto, presumivelmente pela remoção de antígeno estranho (eritrócitos fetais) da circulação materna (Caps. 24 e 25).

Os mecanismos pelos quais os anticorpos modulam a resposta imune não estão completamente definidos. No caso de células formadoras de placa que aumentam IgM, acredita-se haver duas possíveis interpretações:

- complexos imunes contendo IgM são apanhados por receptores Fc ou C3 em APCS e são processados mais eficientemente que o antígeno isolado;
- complexos imunes contendo IgM estimulam uma resposta anti-idiotípica a IgM, o qual amplifica a resposta imune.

O anticorpo IgG pode regular a síntese específica de IgG

IgG pode suprimir respostas de anticorpos de inúmeras maneiras:

- Anticorpos administrados passivamente se ligam ao antígeno, competindo com linfócitos B (bloqueio de anticorpo) (Fig 11.13). Neste caso, a supressão é altamente dependente da concentração do anticorpo e de sua afinidade pelo antígeno comparada à afinidade dos receptores de linfócitos B. Apenas linfócitos B de alta afinidade competem com sucesso pelo antígeno. Este mecanismo é independente da porção Fc do anticorpo.
- Imunoglobulina pode inibir a direrenciação de linfócito B por ligação cruzada (ligação cruzada ao receptor) do receptor do antígeno com o receptor Fc (FcgRIIb) na mesma célula (Fig. 11.13). Neste caso, o anticorpo supressor e o anticorpo receptor de linfócito B podem reconhecer diferentes epítopos.
- Doses de IgG que são insuficientes para inibir a produção de anticorpos completamente têm o efeito de aumentar a afinidade média do anticorpo, pois apenas aqueles linfócitos B com receptores de alta afinidade podem competir com sucesso pelo antígeno com o anticorpo adquirido passivamente. Por esta razão, acredita-se que o *feedback* do anticorpo seja um fator importante na condução do processo de maturação da afinidade (Fig. 11.14).

Complexos imunes podem aumentar ou suprimir as respostas imunes

Uma das formas pelas quais o anticorpo (tanto IgM quanto IgG) pode atuar modulando a resposta imune envolve um mecanismo dependente de Fc e a formação de um complexo imune com o antígeno.

Complexos imunes podem inibir ou estimular a resposta imune (Fig. 11.15). Pela ativação do complemento, os complexos imunes podem se tornar localizados via interações com CR2 em células dendríticas foliculares (FDCs). Isso poderia facilitar a resposta imune pela manutenção de uma fonte de antígeno.

P. Como a presença de antígeno no FDCs facilita a resposta imune?

R. O antígeno está disponível para captação por linfócitos B e para apresentação aos linfócitos B no folículo, um processo requerido para mudança de classe e maturação da afinidade (Fig. 9.15).

Feedback de anticorpo na maturação da afinidade

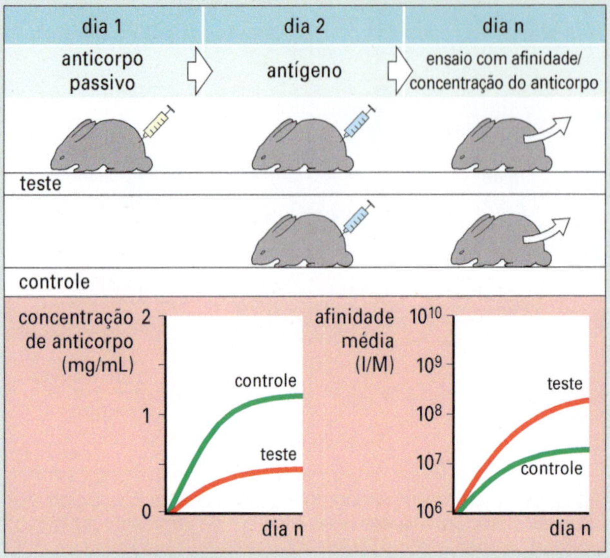

Fig. 11.14 O efeito do anticorpo passivo na afinidade e concentração de anticorpo secretado. Um ou dois coelhos receberam anticorpo (anticorpo passivo) no dia 1. Ambos coelhos foram imunizados com antígeno no dia 2 e a afinidade e concentração de anticorpo aumentaram para esse antígeno, e o ensaio foi mantido por mais tempo (dia n). Os resultados do ensaio com anticorpo demonstram que o anticorpo passivo reduz a concentração, mas aumenta a afinidade do anticorpo produzido.

Efeitos regulatórios de complexos imunes

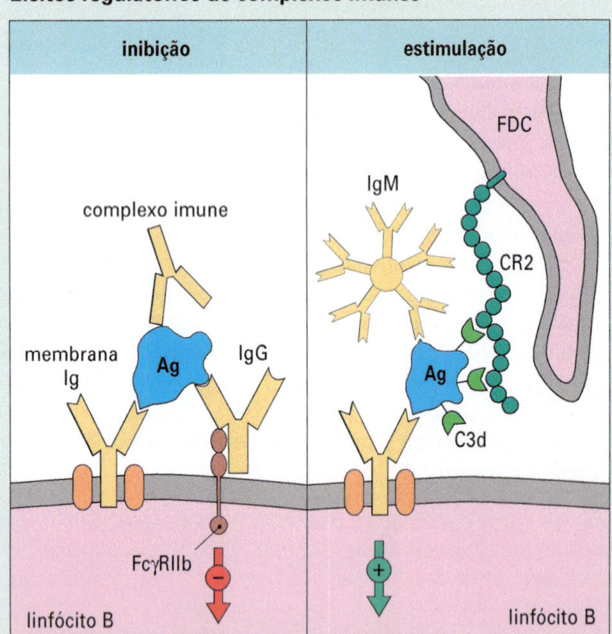

Fig. 11.15 Complexos imunes podem atuar tanto na inibição como na estimulação de respostas imunes. Inibição – quando o receptor Fc do linfócito B apresenta ligação cruzada com seu receptor de antígeno por um complexo antígeno-anticorpo, um sinal é entregue ao linfócito B, inibindo-o de entrar na fase de produção de anticorpo. IgG passiva pode ter este efeito. Estimulação – anticorpo encoraja a apresentação de antígeno aos linfócitos B quando está presente em uma APC, ligado via receptores Fc ou, neste caso, receptores do complemento (CR2) em uma célula dendrítica folicular (FDC). IgM passiva pode ter este efeito.

CR2 também é expresso em linfócitos B e, uma vez que a coligação de CR2 com IgM de membrana tem demonstrado ativar linfócitos B, a interação do complexo imune com CR2 do complexo correceptor de linfócito B e Ig de membrana pode levar a um aumento da resposta imune específica.

Apoptose no sistema imune

A **apoptose** é um mecanismo de remoção de células através do qual há manutenção da homeostase.

Diferentemente da morte induzida por danos à celula (*i.e.*, **necrose**), a qual pode desencadear respostas imunes, a apoptose mantém as estruturas intracelulares no interior da céula. As células apoptóticas são submetidas à fragmentação nuclear e à condensção do citoplasma, membranas plasmáticas e organelas em corpos apoptóticos. As células apoptóticas são rapidamente fagocitadas por macrófagos, os quais evitam a liberação de componentes celulares tóxicos aos tecidos, evitando assim as respostas imunes às celulas mortas.

A apoptose é:

- envolvida na limpeza de células com uma alta avidez pelo antígeno no timo e é um importante mecanismo de tolerância imunológica (Cap. 19);
- um importante mecanismo para manutenção da homeostase no sistema imune.

Após a resolução de uma resposta imune, a maioria das células antígeno-específicas morre por apoptose. Isso assegura que nenhuma célula efetora indesejada permaneça e também mantém um número de células constante no sistema imune.

Um pequeno número de células é impedido de sofrer apoptose e entra na reserva de linfócitos T de memória.

A apoptose é controlada por um número de fatores na célula e depende da expressão da molécula desencadeadora da morte, tal como o **CD95 (Fas)**. Deficiências na via FAS/FASL podem favorecer desordens linfoproliferativas com manifestaçõs autoimunes.

P. Como a ligação do Fas leva à apoptose?
R. Por levar à ativação de uma série de caspases indutoras e efetoras.

A expressão da molécula antiapoptótica **Bcl-2** torna as células mais resistentes à morte celular. Os linfócitos T de memória, em geral, expressam altos níveis de Bcl-2, o que pode contribuir para o resgate de populações de memória da morte apoptótica.

Diferentes populações celulares podem expressar moléculas pró- e antiapoptóticas sendo o equilíbrio dessas duas moléculas determinante se uma célula irá sobreviver e participar de respostas imunes. Curiosamente, pelo menos *in vitro*, linfócitos TH1 parecem ser mais suscetíveis à apoptose induzida por Fas do que linfócitos TH2 ou TH17. O significado exato deste achado, entretanto, ainda precisa ser determinado.

Regulação imune por migração celular seletiva

A produção espacial e temporal de quimiocinas por diferentes tipos celulares é um mecanismo importante da regulação imune. Há uma boa evidência que sugere que o recrutamento de linfócitos TH1, TH2 e TH17 é controlado de modo diferente, assegurando então a manutenção de respostas imunes polarizadas localmente.

A expressão de diferentes receptores de quimiocina em linfócitos TH1 (CXCR3 e CCR5), linfócitos TH2 (CCR3, CCR4, CCR8), e TH17 (CCR6) permite que os sinais quimiotáticos determinem a localização diferencial de subfamílias de linfócito T para locais de inflamação (Fig. 6.10).

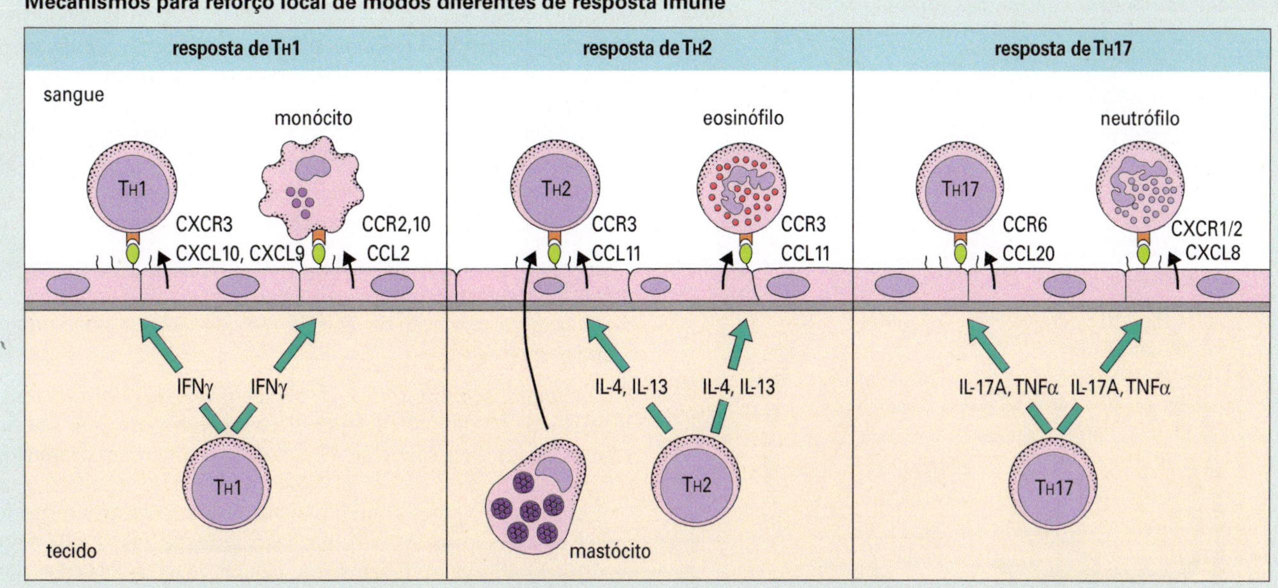

Fig. 11.16 Linfócitos TH1 ativados liberam IFN-γ, que induz as quimiocinas IP-10 (CXCL10) e Mig (CXCL9). Estas atuam nos receptores de quimiocina CXCR3, os quais estão seletivamente expressos em linfócitos TH1, reforçando assim este tipo de resposta. A proteína-1 quimiotática de macrófago (MCP-1, CCL2), a qual atrai macrófagos e monócitos, também é induzida por IFN-γ. Mastócitos liberam eotaxina (CCL11) quando ativados, e células endoteliais e epitélio brônquico podem sintetizar também esta quimiocina em resposta a IL-4 e IL-13 de linfócitos TH2. Eotaxina atua em CCR3, que é seletivamente expressa por linfócitos TH2, reforçando assim a resposta de TH2. Eosinófilos e basófilos, os quais medeiam as respostas alérgicas nas vias aéreas, também expressam CCR3. Os linfócitos TH17 expressam o receptor de quimiocina CCR6. A produção de IL-17A por linfócitos TH17 induz a expressão de CCL20, o qual atua em CCR6, recrutando assim linfócitos TH17 ao local da infecção. Quimiocinas podem, portanto, potenciar tanto as fases de iniciação quanto efetora de um tipo específico de resposta imune.

Quimiocinas podem ser induzidas por citocinas liberadas nos sítios de inflamação, proporcionando assim um mecanismo local de favorecimento de tipos específicos de resposta (Fig. 11.16). Uma vez que a resposta seja estabelecida, os linfócitos T podem induzir migração subsequente de células efetoras adequadas. Isso está claramente ilustrado nas respostas TH1, em que a produção secundária de CCL2, CCL3, CXCL10 e CCL5 serve para atrair fagócitos mononucleares para a área de inflamação. A produção de IL-17A pode conduzir a expressão de CCL20, o ligante para CCR6, recrutando mais linfócitos TH17 ao local de inflamação. A capacidade de citocinas, tais como TGF-β, IL-12 e IL-4, de influenciar a expressão de quimiocina ou receptores de quimiocina proporciona um nível subsequente de controle na migração ou recrutamento celular.

Respostas imunes não ocorrem normalmente em certos locais do corpo, tais como câmara anterior do olho e o testículo. Esses locais são denominados como sítios **imunoprivilegiados**.

A falha em desencadear respostas imunes nestes locais é, em parte, devido à presença de citocinas inibitórias, tais como TGF-β e IL-10, as quais inibem respostas inflamatórias. A presença do fator de inibição de migração (MIF) na câmara anterior do olho também inibe a atividade de célula NK.

A expressão de moléculas diferentes pelo linfócito T pode mediar a localização tecidual

A maioria dos estudos no sistema imune humano é realizada com sangue devido a questões éticas na obtenção de tecidos. Entretanto, apenas uma pequena proporção da reserva de linfócitos está circulando no sangue, sendo a maioria residente em tecidos linfoides ou efetores.

A expressão de moléculas em linfócitos T pode mediar a circulação através de diferentes tecidos. A perda de moléculas de superfície que direcionam a migração dos linfócitos T em direção aos linfonodos, CCR7 e CD62L, evita que as células circulem através do tecido linfoide – dessa maneira, uma população de células de memória altamente diferenciadas migra para áreas não linfoides onde elas podem exercer funções efetoras.

Tem sido sugerido recentemente que há dois tipos de célula de memória:

- **células de memória centrais** expressam CCR7, regressam aos tecidos linfoides e não têm função efetora imediata;
- **células de memória efetoras** não expressam CCR7, migram para os tecidos não linfoides e produzem citocinas efetoras – células efetoras em tecidos não linfoides, tais como a pele, podem proliferar e senescer e isto tem um efeito direto no nível de respostas imunes locais.

P. Por que células que expressam CCR7 migram para os tecidos linfoides?

R. Elas respondem ao CCL21 expresso apenas em tecidos linfoides secundários (Fig. 6.14).

Regulação neuroendócrina de respostas imunes

É amplamente aceito atualmente que há uma extensa reação cruzada entre os sistemas neuroendócrino e imune. Ambos sistemas compartilham ligantes e receptores semelhantes, que permitem uma comunicação intra e intersistêmica. Acredita-se que estas redes de comunicação sejam essenciais para fisiologia normal e boa saúde. Por exemplo, elas desempenham um papel importante na modulação da resposta do corpo ao estresse, lesão, doença e infecção. As interconexões dos sistemas nervoso, endócrino e imune estão ilustradas na Figura 11.17.

Interações neuroendócrinas com o sistema imune

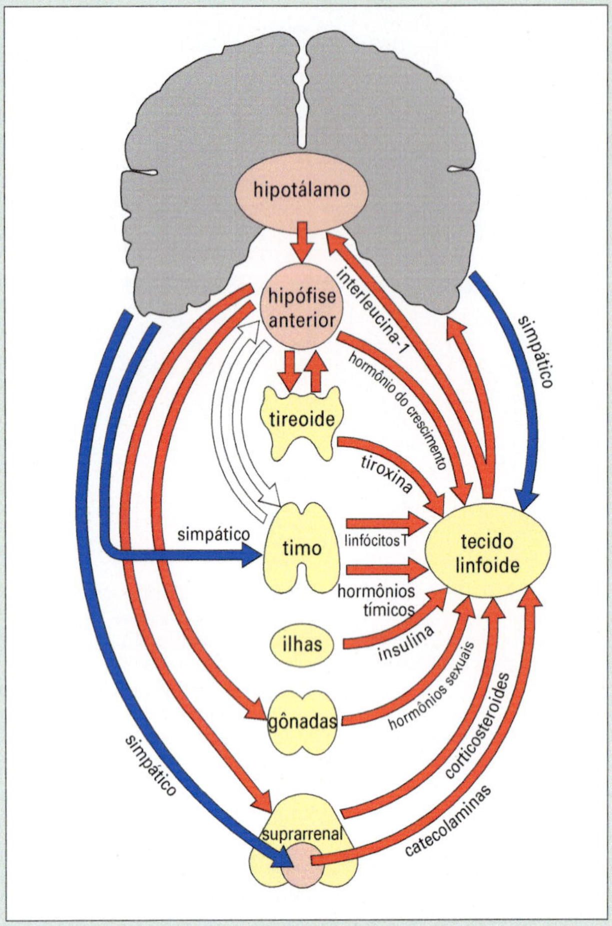

Fig. 11.17 O diagrama indica algumas das possíveis conexões entre os sistemas endócrino, nervoso e imune. Setas azuis indicam conexões nervosas, setas vermelhas indicam interações hormonais e setas brancas indicam conexões postuladas para as quais as moléculas efetoras não foram estabelecidas.

Há diversas vias pelas quais o sistema nervoso central e sistema imune podem interagir:

- a maioria dos tecidos linfoides (p. ex., baço e linfonodos) recebe inervação simpática direta aos vasos sanguíneos, passando através dos tecidos e diretamente aos linfócitos;
- o sistema nervoso controla direta e indiretamente o desfecho de diversos hormônios, em particular corticosteroides, hormônio do crescimento, prolactina, hormônio estimulador de melanócito-α, tiroxina e epinefrina (adrenalina);
- fatores de crescimetno imunoderivados e citocinas podem, por sua vez, retroalimentar os sistemas neural e endócrino, os quais provavelmente têm um importante papel na regulação do uso de recursos corporais.

Os linfócitos expressam receptores para diversos hormônios, neurotransmissores e neuropeptídeos – a expressão e responsividade variam entre diferentes populações de linfócitos e monócitos, de modo que o efeito de diferentes transmissores pode variar em diferentes circunstâncias.

Corticosteroides, endorfinas e encefalinas, que podem ser liberados durante o estresse, são imunossupressores *in vivo*. Tais hormônios podem ter fortes efeitos na proliferação de linfócitos. Hormônios do estresse, em particular, podem acarretar a reativação de infecções virais latentes. Os efeitos precisos *in vivo* das endorfinas variam dependendo do sistema e da dose utilizada – alguns níveis de funções imunes são suprimidos e outros aumentam.

É certo, entretanto, que corticosteroides atuam como o principal controlador das respostas imunes. Tem-se observado que linfócitos podem responder ao fator liberador de corticotrofina para gerar seu próprio hormônio adrenocorticotrópico (ACTH), que por sua vez induz a liberação de corticosteroide. Os corticosteroides:

- inibem a produção de citocina TH1, enquanto poupam respostas TH2; e
- induzem a produção de TGF-β, que por sua vez pode inibir a resposta imune.

Por exemplo, acredita-se que os baixos níveis de corticosteroides plasmáticos encontrados em ratos Lewis contribuam para sua suscetibilidade a uma variedade de condições autoimunes induzidas por TH1.

Essa ação recíproca entre o sistema neuroendócrino e o sistema imune é bidirecional. As citocinas, em particular a IL-1 e IL-6 produzidas por linfócitos T, neurônios, células gliais, células das glândulas hipófise e suprarrenal, são estimuladoras potentes da produção de ACTH por meio de seus efeitos no hormônio liberador de corticotrofina (CRH).

P. De quais outras maneiras a IL-1 medeia as interações entre os sistemas imune e nervoso?
R. Ela causa um aumento na temperatura corporal, suprime o apetite e aumenta a duração de ondas lentas do sono (Cap.6).

Também podem ocorrer diferenças das respostas imunes baseadas no gênero. Células imunes têm demonstrado expressar receptores para estrógeno e andrógenos, sendo provável que níveis circulantes desses hormônios possam influenciar sua função. É observado que, durante os anos reprodutivos, mulheres demonstram uma imunidade celular e humoral mais pronunciada que os homens.

Algumas doenças autoimunes também demonstram uma predileção por gênero. A doença autoimune sistêmica, lúpus eritematoso sistêmico (LES), é 10 vezes mais comum em mulheres do que em homens. Além disso, em modelos animais de autoimunidade, camundongos NOD fêmeas têm uma incidência muito maior de diabetes que os machos (apesar de que, curiosamente, esta predileção por sexo não seja observada em humanos) e camundongos BXSB machos têm uma incidência espontaneamente mais alta de uma síndrome tipo LES quando comparados às fêmeas. Isso proporciona alguma evidência para os efeitos dos hormônios sexuais na função imune.

Influências genéticas na resposta imune

Padrões familiares de suscetibilidade a agentes infecciosos sugerem que a resistência ou suscetibilidade pode ser uma característica herdada. Tais padrões de resistência e suscetibilidade também ocorrem em doenças autoimunes.

Muitos genes estão envolvidos na suscetibilidade ou resistência à doença e a doença é dita estar sob controle poligênico. Avanços consideráveis têm sido feitos no mapeamenteo e identificação de genes envolvidos na resposta a algumas doenças como resultado do:

- desenvolvimento de técnicas, tais como mapeamento por micossatélite;
- aumento da disponibilidade e de amostras de DNA; e
- sequenciamento do genoma humano.

Na maioria dos casos, esses estudos têm levado à identificação de possíveis genes candidatos, mas seu papel real na suscetibilidade a doenças ainda precisa ser elucidado. Em outros casos, têm sido encontradas mutações únicas em genes de função conhecida, sendo necessária a identificação do mecanismo pelo qual elas contribuem para doença.

Haplótipos do MHC influenciam na capacidade de responder a um antígeno

O desenvolvimento de linhagens consanguíneas de camundongos demonstrou conclusivamente que fatores genéticos têm um papel na determinação da responsividade imune. Por exemplo, linhagens de camundongo com haplótipos do MHC diferentes variam em sua capacidade de montar uma resposta de anticorpo a antígenos específicos (Fig. 11.18). Esta função depende de moléculas do MHC classe II (Cap. 5) e é específica para cada antígeno – uma linhagem altamente responsiva para alguns antígenos pode ser uma linhagem pouco responsiva para outros.

Genes ligados ao MHC controlam a resposta às infecções

Genes ligados ao MHC (Cap. 5) estão envolvidos na resposta imune a agentes infecciosos. Em alguns casos, o gene envolvido é o próprio gene MHC, mas em outros pode ser um gene ligado ao MHC.

A suscetibilidade à infecção por Trichinella spiralis *é influenciada pelo* locus *I-E no camundongo*

A primeira observação de que genes do MHC poderiam influenciar a resposta a parasitas envolveu estudos de suscetibilidade à infecção por *Trichinella spiralis*. A resposta de diferentes linhagens de camundongos recombinantes à infecção por *T. spiralis* é influenciada pelo *locus* I-E. Linhagens de camundongos que expressam I-E (B10.BR, B10.P) parecem ser suscetíveis, enquanto aquelas que não expressam (B10.S, B10.M) são resistentes à infecção (Fig. 11.19). A resposta ao *T. spiralis* também é influenciada pelo gene ligado ao MHC, *Ts-2*, que mapeia próximo aos genes do *TNF*.

Diferenças de linhagens na resposta imune

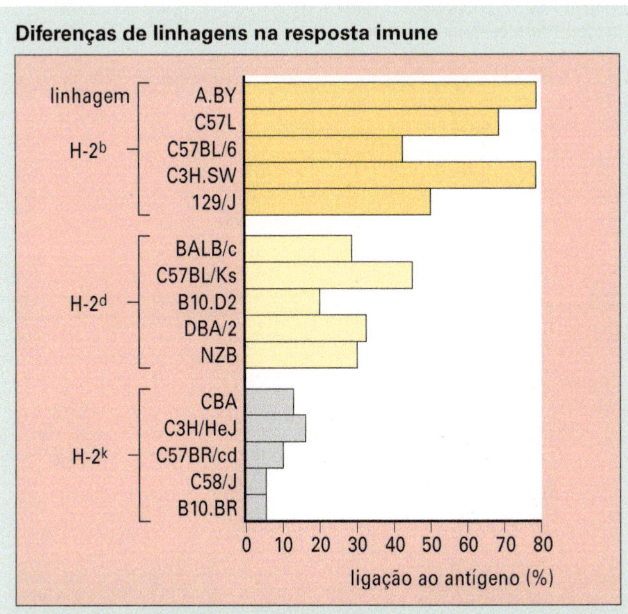

Fig. 11.18 Uma dose padrão de antígeno sintético (TG)-A-L foi fornecida a 15 linhagens de camundongos. As respostas de anticorpos foram expressas como a capacidade do soro de se ligar ao antígeno. Animais do haplótipo H-2b são altamente responsivos, enquanto aqueles dos haplótipos H-2d e H-2k são de responsividade intermediária e baixa, respectivamente. Entretanto, há alguma sobreposição entre os níveis de resposta em haplótipos diferentes, indicando que os genes ligados ao H-2 não são os únicos a controlar a resposta de anticorpo.

Suscetibilidade a *Trichinella spiralis*

linhagem de camundongo	haplótipo H-2	expressão de I-E	índice de resistência	fenótipo da resistência
B10.BR	k	+	0	sus
B10.P	p	+	–22	sus
B10.RIII	r	+	33	sus
B10	b	–	63	res/int
B10.S	s	–	100	res
B10.M	f	–	104	res
B10.Q	q	–	105	res

Fig. 11.19 Associação do haplótipo H-2, expressão de moléculas I-E de superfície celular e suscetibilidade à infecção por *T. spiralis*. O índice de resistência é mensurado como o número de parasitas presentes após um desafio constante relativo às linhagens B10. BR (suscetível = 0% de resistência) e B10.S (resistente = 100% de resistência). B10 demonstra resistência intermediária.

O locus *I-E também influencia a suscetibilidade a* Leishmania donovani

Utilizando camundongos congênicos H-2, demonstrou-se que camundongos expressando o *locus* I-E eram suscetíveis à leishmaniose visceral. A eliminação do parasita foi aumentada pelo anticorpo anti-I-E, mas não pelo anticorpo anti-I-A, mostrando envolvimento direto do produto I-E. Além disso, a inserção de um transgene I-E no camundongo que não apresentava o *locus* evitou a eliminação efetiva dos parasitas do fígado e baço, quando comparado à linhagem original.

Certos haplótipos de HLA conferem proteção contra infecção

Comparação dos haplótipos de HLA em humanos revelou que certos alelos de MHC classe I e classe II (HLA-B*5301 e DRB1*1302, respectivamente) estão associados a um risco reduzido de malária grave. O DRB1*1302 se liga a peptídeos diferentes daqueles que se ligam ao DRB1*1301, como um resultado da diferença de um único aminoácido na cadeia β. Esta mudança é suficiente para influenciar a resposta ao parasita da malária.

O HLA-DRB1*1302 também tem sido associado ao aumento da eliminação do vírus da hepatite B e, consequentemente, a um risco menor de doença hepática crônica.

O tipo MHC classe I, HLA-A*02, está associado a um risco reduzido de desenvolvimento de doença após infecção pelo vírus-1 linfotrópico-T humano (HTLV-1). A carga viral foi menor em carreadores hígidos positivos de HLA-A*02, correlacionando-se com a presença de altos níveis de CTLs vírus-específicos.

Em infecção por HIV-1, uma vantagem seletiva contra doença tem sido observada em indivíduos que expressam máxima heterozigoticidade HLA de *loci* classe I (A, B e C) e nos quais faltam a expressão de HLA-B*35 e HLA-Cw*04.

Muitos genes não MHC também modulam as respostas imunes

Alguns genes fora da região do MHC também governam a resposta imune. Entretanto, esses genes, em geral, são menos polimórficos que os genes do MHC e contribuem menos para variações na suscetibilidade à doença. Apesar disso, seus efeitos são identificados em doenças autoimunes, alergia e infecção.

Por exemplo:

- indivíduos com defeitos nos componentes do complemento C1a, C1r e C1s (Cap. 4) estão predispostos ao desenvolvimento de lúpus eritematoso sistêmico (LES) e lúpus nefrite – o desenvolvimento de sintomas tipo LES em camundongos nocauteados (*knockout*) para C1q está em paralelo ao observado em humanos;
- a deficiência em C3 leva a um aumento da suscetibilidade a infecções bacterianas e uma predisposição à doença do complexo imune – isso também é observado na deficiência em C2 e C4, ambos os quais estão localizados na região do MHC;
- alta produção de IgE em algumas famílias predispostas à alergia se associa à presença de um "gene atópico" no cromossomo humano 11q;
- Biozzi gerou duas linhagens de camundongo com base em suas responsividades a antígenos eritrocitários. O camundongo Biozzi altamente responsivo e o pouco responsivo produziram diferentes quantidades de anticorpo em resposta ao desafio antigênico, e a base para essas diferenças têm sido, em parte, atribuída às diferenças genéticas na atividade do macrófago; as linhagens de alta e baixa responsividades também diferiram em sua capacidade de responder a infecções parasitárias, mas isso não se correlacionou com o nível de produção de anticorpo.

P. Por que a deficiência nos componentes da via clássica leva à doença do complexo imune?

R. A deposição de C3b é requerida para transportar complexos imunes pelos eritrócitos e sua fagocitose final por macrófagos no fígado e baço (Cap. 4).

Polimorfismos em genes de citocina e quimiocina influenciam a suscetibilidade a infecções

Tem sido demonstrado que polimorfismos nos genes que codificam os receptores de citocinas correlacionam-se com um aumento da suscetibilidade a:

- infecção;
- deficiência imune combinda grave (SCID, do inglês, *severe combined immune deficiency*); e
- condições inflamatórias.

O desfecho da mutação depende de qual gene de citocina é acometido.

P. Que efeito você esperaria observar quando há uma deficiência no receptor de IL-7 (IL-7R)?

R. Isso causa uma redução no número de linfócitos T, pois a IL-7 é requerida para o desenvolvimento incial do timócito.

Por exemplo, humanos com:

- mutações na cadeia α de IL-7R têm um número reduzido de linfócitos T;
- enquanto aqueles com deficiência na cadeia γ do receptor comum de citocina (γc), um componente dos receptores de IL-2, IL-4, IL-7, L-9 e IL-15, têm número reduzido de linfócitos T e NK e função comprometida de linfócitos B, em parte atribuíveis à ausência de auxílio do linfócito T (Fig. 11.20).

Outros exemplos são as mutações no receptor IFN-γ (IFNγR) ou receptor de IL-12 (IL-12R), que aumentam a suscetibilidade à infecção micobacteriana. Uma lista de defeitos genéticos que contribuem para o comprometimento de respostas imunes é fornecida na Figura 11.21.

As mutações nos promotores de citocinas influenciam os níveis de expressão de citocinas. Polimorfismos como estes têm sido associados a certas condições autoimunes e também à suscetibilidade a infecções. Por exemplo, polimorfismos na região promotora do gene *TNF-α*, que se encontra no MHC, influenciam seu nível de expressão por meio de ligação alterada ao fator de transcrição OCT-1. Um desses polimorfismos, comumente associados à malária cerebral, resulta em níveis altos de expressão do TNF. Isso pode levar à regulação positiva da molécula de adesão intercelular-1 (ICAM-1) no endotélio vascular, e ao subsequente bloqueio do fluxo sanguíneo.

Este polimorfismo no promotor de TNF-α tem sido associado à:

- hanseníase virchowiana;
- leishmaniose mucocutânea; e
- morte por doença meningocócica.

Alguns genes envolvidos nas respostas imunes influenciam a suscetibilidade à doença, mas não alteram a responsividade imune. Por exemplo, tem sido demonstrado que a progressão da doença para AIDS está associada a polimorfismos no gene-5 do receptor de quimiocina (CCR5).

Papel das mutações em genes de receptor de citocina na deficiência imune cominada grave (SCID)

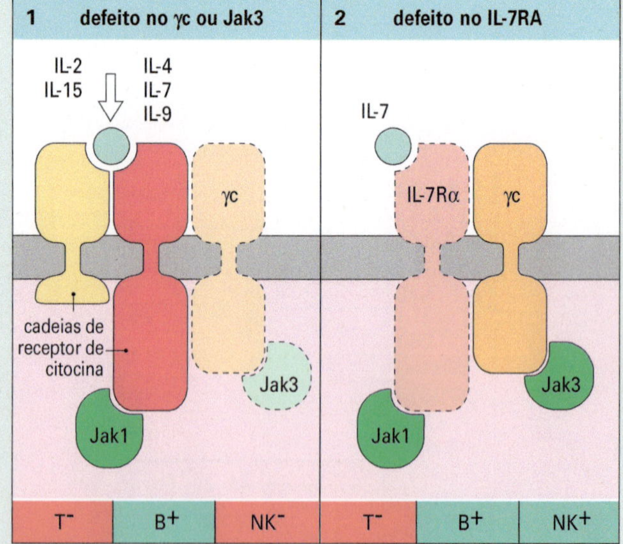

Fig. 11.20 (1) Um defeito na cadeia γ comum (γc) dos receptores de citocina IL-2, IL-15, IL-4, IL-7 e IL-9 leva a uma forma de SCID, com perda de linfócitos T e NK. Uma deficiência semelhante resulta da mutação na janus cinase (Jak3), a qual traduz sinais da cadeia γc. Observe que IL-2 e IL-5 têm três cadeias em seu receptor de alta afinidade, enquanto IL-4, IL-7 e IL-9 têm apenas duas cadeias. (2) Ausência da cadeia IL-7R específica também produz uma imunodeficiência grave, mas isso influencia primariamente o desenvolvimento de linfócito T.

Defeitos genéticos associados a deficiências ou anormalidades imunes

condição	gene defeituoso	resultado
SCID	*γc*	falha na transdução do sinal por citocinas
	IL-2Ra	ausência do sinal de IL-2 na ativação e desenvolvimento
	IL-7Ra	ausência do sinal de IL-7 no desenvolvimento de linfócito
	Jak3	ausência de sinal de transdução por citocinas
	CD3γ	ausência de sinal do TCR
	CD3ε	ausência de sinal do TCR
	ZAP70	ausência de sinal do TCR
	ADA	toxicidade de linfócito T
	RAG1/2	falha no TCR e recombinação de gene BCR
deficiência de linfócito T	*PNP*	falha no desenvolvimento de linfócito T
deficiência de classe II	*CIIT*	falha na expressão de moléculas do MHC classe II
deficiência de classe I	*TAP1/2*	falha no carregamento de moléculas do MHC classe I
hiper-IgM ligada ao X	*CD40L*	ausência de maturação da resposta do anticorpo
agamaglobulinemia ligada ao X	*Btk*	falha no desenvolvimento de linfócito B
síndrome linfoproliferativa ligada ao X	*SH2DIA/SAP*	comprometimento dos sinais negativos aos linfócitos B
síndrome linfoproliferativa autoimune	*Fas(CD95) ou FasL*	extensão da expectativa de vida de linfócitos devido à redução de apoptose
infecção micobacteriana	*IFNγR1/2*, IL-12R	comprometimento das respostas de TH1

ADA, gene desaminase adenosina; BCR, receptor de linfócito B; *Btk*, gene da tirosina cinase de Bruton; TCR, receptor de linfócito T; *PNP*, gene da purina nucleosídeo fosforilase; *RAG*, gene ativador da recombinação

Fig. 11.21 Defeitos genéticos associados a deficiência ou anormalidades imunes. Veja também o Capítulo 16. *(Baseada em uma revisão de Leonard, Curr Opin Immunol 2000;12:465-467.)*

O CCR5 é um correceptor utilizado por isolados de HIV-1 capazes de infectar macrófagos. Uma mutação que inativa este receptor é encontrada em alguns indivíduos de origem europeia, mas é rara em populações descendentes de asiáticos ou dos países africanos subsaarianos. Indivíduos homozigotos para essa mutação CCR5 são muito resistentes à infecção pelo HIV-1. Neste caso, a resistência está relacionada à propagação primária reduzida do vírus, em vez de uma resposta imune aumentada contra o vírus.

RACIOCÍNIO CRÍTICO: REGULAÇÃO DA RESPOSTA IMUNE (VEJA A PÁG. 444 PARA RESPOSTAS)

1 Por que há uma necessidade de regular a extensão da ativação imune e proliferação de linfócito?

2 De que maneira um anticorpo pode regular a resposta imune?

3 Como os linfócitos T reguladores poderiam ser utilizados para modular respostas imunes aberrantes?

Leituras sugeridas

Agnello D, Lankford CS, Bream J, et al. Cytokines and transcription factors that regulate T helper cell differentiation: new players and new insights. J Clin Immunol 2003;23:147–161.

Bettelli E, Carrier Y, Gao W, et al. Reciprocal developmental pathways for the generation of pathogenic effector TH17 and regulatory T cells. Nature 2006;441:235–238.

Blalock JE. Shared ligands and receptors as a molecular mechanism for communication between immune and neuroendocrine systems. Ann N Y Acad Sci 1994;741:292–298. Chess L, Jiang H. Resurrecting CD8+ suppressor cells. Nat Immunol 2004;5:569–571.

Cua DJ, Tato DM. Innate IL-17-producing cells: the sentinels of the immune system. Nat Rev Immunol 2010;10:479–489.

Ferwerda B, McCall MB, Alonso S, et al. TLR4 polymorphisms, infectious diseases, and evolutionary pressure during migration of modern humans. Proc Nat Acad Sci U S A 2007;104:16645–16650.

Heymann B. Regulation of antibody responses via antibodies, complement, and Fc receptors. Annu Rev Immunol 2000;18:709–738.

Korn T, Bettelli E, Oukka M, Kuchroo VK. IL-17 and Th17 cells. Annu Rev Immunol 2009;27:485–517.

Leonard WJ. Genetic effects on immunity. Curr Opin Immunol 2000;12:465–467.

Metzler B, Wraith DC. Inhibition of experimental autoimmune encephalomyelitis by inhalation but not oral administration of the encephalitogenic peptide: influence of MHC binding affinity. Int Immunol 1993;5:1159–1165.

Mills KHG, McGuirk P. Antigen-specific regulatory T cells – their induction and role in infection. Semin Immunol 2004;16:107–117.

Murphy KM, Stockinger B. Effector T cell plasticity: flexibility in the face of changing circumstances. Nat Immunol 2010;11:674–690.

Romagnani S. Th1/Th2 cells. Inflamm Bowel Dis 1999;5:285–294.

Shevach EM. Mechanisms of Foxp3+ T regulatory cell-mediated suppression. Immunity 2009;30:636–645.

Taub DD. Neuroendocrine Interactions in the Immune System. Cell Immunol 2008;252:1–10.

Van der Vliet HJJ, Molling JW, von Blomberg BM, et al. The immunoregulatory role of CD1d-restricted natural killer T cells in disease. Clin Immunol 2004;112:8–23.

Zlotnik A, Yoshie O. Chemokines: a new classification system and their role in immunity. Immunity 2000;12:121–127.

CAPÍTULO 12

Respostas Imunes nos Tecidos

RESUMO

- **Um tecido pode influenciar a resposta imune local,** promovendo e suprimindo uma variedade de respostas. O endotélio vascular em cada tecido expressa quimiocinas e moléculas de adesão que atraem subgrupos específicos de leucócitos.
- **Certos locais de tecidos do corpo são imunologicamente privilegiados,** e tecido totalmente alogênico pode ser transplantado para esses locais sem o risco de rejeição. Esses tecidos, que incluem a câmara anterior do olho e o SNC, induzem uma resposta imune vantajosa ao mesmo tempo que suprimem tipos de resposta que podem causar dano local irreparável.
- **O endotélio no SNC possui propriedades de barreira que excluem a maioria das proteínas séricas do tecido.** A inflamação aguda no SNC é caracterizada pelas células TH1, células TH17 e fagócitos mononucleares.
- **As respostas imunes nos intestinos e pulmões distinguem patógenos de antígenos inócuos.** A resposta imune nos tecidos de mucosas tende a promover uma resposta tipo TH2 com a produção de IgA. Os enterócitos intestinais influenciam a resposta imune local. Linfócitos intraepiteliais (IELs, do inglês, *intraepithelial lymphocytes*) respondem às moléculas classe Ib induzidas pelo estresse e produzem muitas citocinas imunomoduladoras.. Células T reguladoras normalmente limitam o nível de reações inflamatórias.
- **As células T estão presentes na pele e a resposta imune se caracteriza por induzir um infiltrado de células T.** O endotélio da derme atrai as células TH1, que expressam o antígeno de linfócitos cutâneo (CLA, do inglês, *cutaneous lymphocyte antigen*) e receptores para quimiocinas induzidas pelo IFN-γ.

Respostas imunes específicas dos tecidos

O que determina se uma resposta imune deve induzir, por exemplo, linfócitos T citotóxicos (CTLs) ativados ou uma classe particular de anticorpos? Apesar de os tipos de resposta imune serem primariamente estimulados pelo patógeno, também se observa uma forte influência dos tecidos locais, onde a resposta imune ocorre (Fig. 12.1).

Este capítulo enfocará:

- os padrões de resposta imune que são característicos aos diferentes tecidos; e
- os mecanismos através dos quais os tecidos influenciam respostas locais e sistêmicas.

Existem vários motivos que explicam por que um determinado órgão pode precisar alterar a imunidade local.

P. O vírus da herpes simples infecta neurônios sensitivos e causa úlceras. Por que uma resposta de CTL seria inapropriada para o controle de uma infecção como esta?

R. Uma resposta citotóxica efetiva mataria o neurônio infectado, que não pode ser substituído. Isto poderia ser pior para o hospedeiro do que o inconveniente causado pela reativação esporádica da infecção viral.

Este é um exemplo de como uma resposta imune desencadeada para eliminar uma infecção pode interferir na fisiologia do tecido de modo tão sério quanto a infecção propriamente dita. Uma resposta semelhante pode ocorrer nos olhos ou intestinos, que podem ser danificados por citocinas como o fator de necrose tumoral-α (TNF- α) e pelo interferon-γ (IFN-γ) produzidos localmente durante reações imunes mediadas por células.

Sem dúvida, quando o TNF-α e o IFN-γ atingem elevados níveis sistêmicos, eles podem resultar em choque e morte rápida. Um exemplo é a síndrome do choque da dengue. Indivíduos imunes ao vírus da dengue ou lactentes com anticorpos maternos podem desenvolver rápido colapso circulatório. Considera-se que a interação entre as células T ativadas e os macrófagos ativados causa a liberação de TNF-α, que atua sobre o endotélio levando a um aumento na permeabilidade capilar e a uma queda consequente na pressão arterial.

Além disso, alguns tipos de resposta imune somente são apropriados em tecidos específicos.

P. Qual tipo de resposta imune é adequado para o intestino e superfícies mucosas?

R. A produção de anticorpos IgA é promovida por uma resposta imune tipo TH2. O acúmulo e recirculação das células B produtoras de IgA dentro da submucosa tecidual indicam que anticorpos IgA são produzidos próximo ao ponto da secreção.

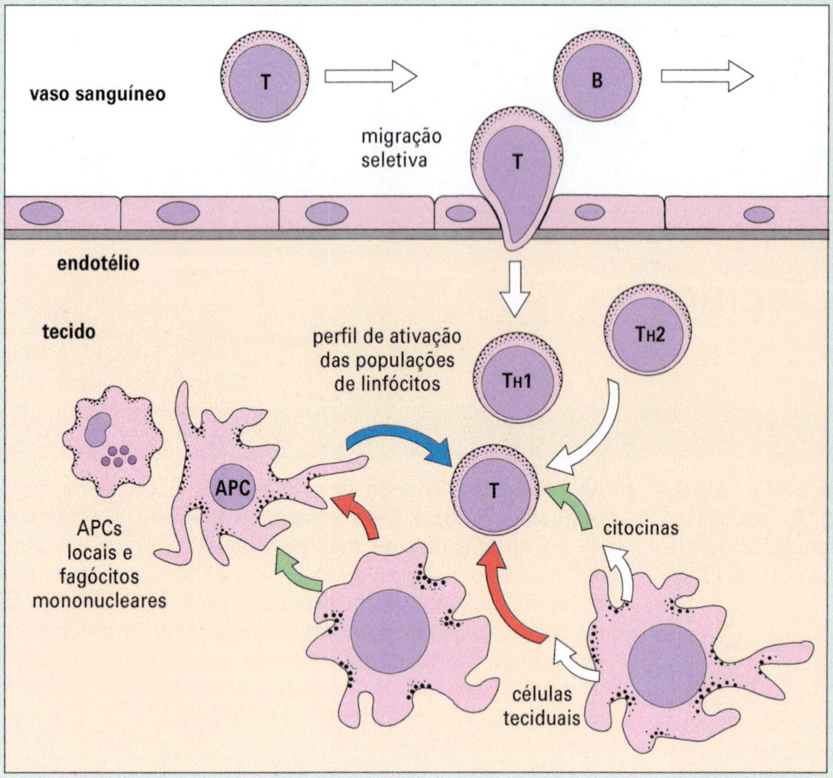

Fatores que controlam a resposta imune característica de um tecido

Fig. 12.1 A resposta imune característica de um tecido é controlada tanto pelas populações de leucócitos como pelos sinais direto e indireto de células endógenas do próprio tecido. A população de linfócitos que migra para um determinado tecido é controlada pelo endotélio vascular desse tecido. A apresentação de antígenos dentro do tecido depende das populações de células apresentadoras de antígenos (APCs), que incluem fagócitos mononucleares residentes. As APCs e as células T são influenciadas diretamente pelas células endógenas do próprio tecido, e indiretamente via citocinas.

Estas observações sugerem que a resposta imune nos tecidos são moduladas de modo a serem apropriadas e efetivas para aquela região. Consequentemente, os tecidos desenvolveram mecanismos regulatórios que influenciam sua resposta imune.

Citocinas e quimiocinas produzidas localmente influenciam respostas imunes tecido-específicas

O conhecimento das características imunológicas distintivas de cada tecido vem sendo descrito recentemente. Porém, diferentes princípios desta resposta são bem compreendidos:

- um tecido pode promover alguns tipos de resposta imune e suprimir outras;
- o endotélio vascular desempenha um papel fundamental na determinação de quais leucócitos migrarão para o tecido pela secreção de combinações diferentes de quimiocinas e a expressão de moléculas de adesão sítio-específicas;
- as células no tecido podem exercer seus efeitos via citocinas ou por interações diretas entre as células. Em efeito, as células do tecido podem sinalizar infecção, dano ou perigo;
- um tecido pode apresentar vários microambientes, e cada um possui sua própria fisiologia e resposta imune característica;
- a resposta imune local pode produzir alterações sistêmicas.

O endotélio controla quais leucócitos entram em um tecido

A migração dos leucócitos em diferentes tecidos do organismo depende do endotélio vascular de cada tecido. Por muitos anos, acreditou-se que o endotélio em diferentes tecidos era semelhante, exceto tecidos como o cérebro e retina, que possuem propriedades de barreira (veja adiante). A despeito dessa crença comum, era bem conhecido que a inflamação em diferentes tecidos apresentava características diferentes, mesmo quando os agentes indutores eram similares.

Atualmente está claro que o principal elemento que controla a inflamação e a resposta imune de cada tecido é o endotélio vascular, que possui características próprias; diferentes endotélios produzem combinações distintas de quimiocinas (Fig. 12.2). Além disso, o endotélio pode transportar quimiocinas produzidas pelas células no tecido da superfície basal para a superfície luminar por transcitose, ou por difusão nos tecidos que não possuem propriedades de barreira (Fig. 12.3).

A superfície (glicocálice) do endotélio vascular também varia consideravelmente entre os tecidos, e isto afeta quais quimiocinas são retidas na superfície luminal, para sinalizar aos leucócitos circulantes.

P. Por que o glicocálice do endotélio poderia afetar as quimiocinas expostas?

R. As quimiocinas possuem dois sítios de ligação, um para o receptor da quimiocina e outro que se liga a sítios na matriz extracelular e moléculas de superfície celular, particularmente proteoglicanos carregados negativamente. A afinidade de ligação varia dependendo do proteoglicano e da quimiocina.

Consequentemente, os diferentes grupos de leucócitos presentes em cada tecido podem estar parcialmente relacionados às quimiocinas sintetizadas pelas células presentes, particularmente no endotélio. Por exemplo, no pulmão normal observa-se um alto nível de migração de macrófagos, que está relacionada com a alta expressão de CCL2 (proteína quimiotática para macrófago-1) pelo endotélio pulmonar. Na asma alérgica, a proporção de eosinófilos aumenta, devido à produção de IL-5 e CCL3 (eotaxina), que são caracterís-

Produção de quimiocinas pelo endotélio de diferentes tecidos humanos

	endotélio		
	pulmão	derme	cérebro
CXCL8	++	++	+++
CXCL10	+	+	+++
CCL2	+++	++	+
CCL5	+	++	+

Fig. 12.2 O endotélio cerebral produz altos níveis de CXCL8 e CXCL10 associados à resposta imune tipo TH1. O endotélio dérmico produz altos níveis de CCL5 associados à migração de células T, enquanto o endotélio pulmonar produz altos níveis de CCL2, uma quimiocina que causa migração de macrófagos.

Corte histológico em uma via aérea de um caso de asma fatal

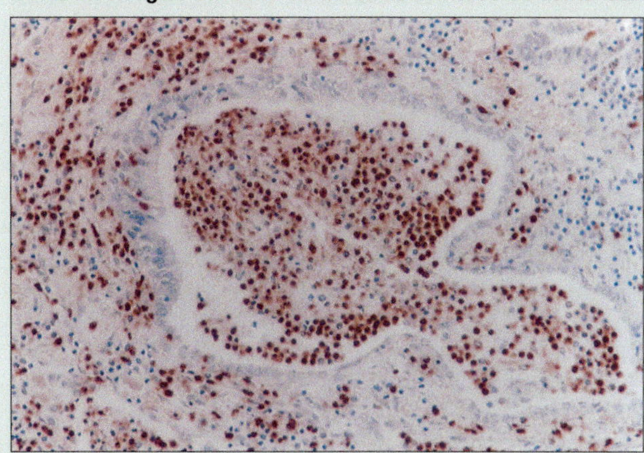

Fig. 12.4 O lúmen de um alvéolo do pulmão está intensamente infiltrado com exsudato inflamatório, fibrina e restos celulares. O uso da coloração imuno-histoquímica empregando-se anticorpos monoclonais contra EG2 indica que a maioria das células são eosinófilos. *(Cortesia de Arshad SH. Allergy; Na Illustrated Colour Text. Philadelphia: Churchill Livingstone, 2002. Com permissão da Elsevier.)*

Transporte de quimiocinas

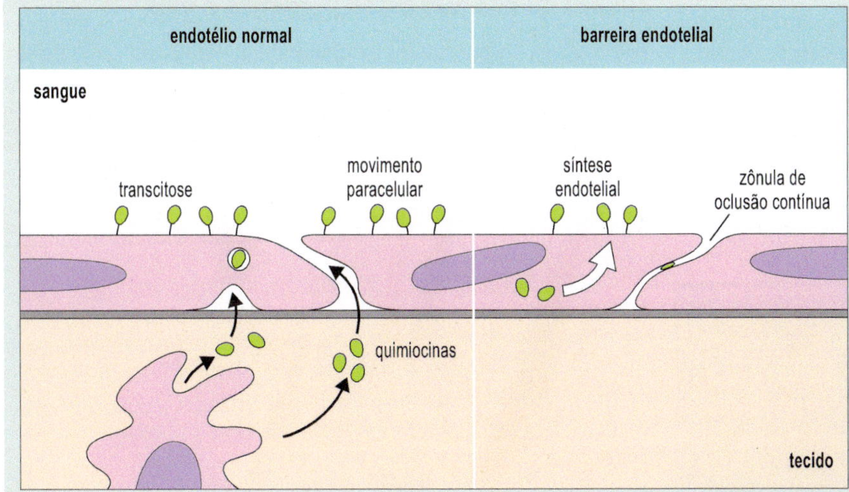

Fig. 12.3 Na maioria dos tecidos, as quimiocinas produzidas pelas células no tecido podem dirigir-se para a superfície luminal do endotélio por transcitose ou pelo movimento através das junções paracelulares, e permanecem no glicocálice do endotélio. Nos tecidos como o cérebro, que possuem uma barreira endotelial, observam-se uma transcitose limitada e quase nenhum movimento paracelular de proteínas como as quimiocinas. Nestes tecidos, a produção de quimiocinas pelo endotélio é particularmente importante no controle da migração dos leucócitos.

ticas da resposta TH2 que tende a predominar nos tecidos mucosos (Fig. 12.4). Por outro lado, no SNC, os linfócitos e fagócitos mononucleares predominam na maioria das reações imunes.

P. Como a alta produção de CXCL10 afeta as reações imunes no SNC?
R. O CXCL10 é induzido em resposta ao IFN-γ e atua no CXCR3, que é expresso seletivamente nas células TH1 (Fig. 6.11). Portanto, o endotélio cerebral produz quimiocinas que promovem uma resposta tipo TH1.

Alguns tecidos são imunologicamente privilegiados

Existem certos locais no corpo em que um tecido totalmente alogênico pode ser transplantado sem o risco de rejeição. Estes incluem a câmara anterior do olho, o cérebro e os testículos. Vários fatores podem contribuir para o **privilégio imunológico** desses locais, alguns dos quais afetam o início da resposta imune e alguns afetam a fase efetora.

Estes "sítios privilegiados" no passado eram considerados locais onde a resposta imune adaptativa era tão perigosa que o sistema imune ou não permitia seu estabelecimento, sendo destruída ao chegar, ou a desabilitava funcionalmente. Evidências recentes sugerem que o conceito dos sítios privilegiados foi equivocado por considerar as limitações dos sistemas de testes experimentais. Assim que os experimentos foram expandidos para incluir uma variedade mais ampla de ensaios, ficou claro que sítios privilegiados não são imunologicamente defeituosos. Eles são simplesmente locais capazes de promover certos tipos benéficos de respostas imunes suprimindo aquelas que podem causar dano local irreparável. Os mecanismos que controlam as reações imunes no SNC são explorados a seguir.

Reações imunes no SNC

O SNC, incluindo cérebro, medula espinal e retina dos olhos, é consideravelmente protegido contra reações imunes. O sistema nervoso periférico é parcialmente protegido. Os baixos níveis de reatividade imune no cérebro são causados por vários fatores:

- a barreira hematoencefálica (endotélio associado aos astrócitos) impede o movimento de mais de 99% das grandes proteínas séricas para o tecido cerebral (IgG, complemento etc.); existem barreiras similares no olho (barreira hematorretiniana);
- baixos níveis de expressão da molécula do MHC e moléculas coestimulatórias resultam na apresentação ineficiente dos antígenos;
- não se observa um sistema convencional de drenagem linfática do tecido cerebral para os linfonodos regionais;
- observam-se baixos níveis de migração de leucócitos para o SNC em comparação com os outros tecidos;
- neurônios possuem ações imunossupressoras diretas sobre as células da glia;
- astrócitos, neurônios e algumas células da glia produzem citocinas imunosupressivas.

A barreira hematoencefálica exclui do SNC a maioria dos anticorpos

A barreira hematoencefálica é uma estrutura composta pelo endotélio cerebral especializado e os processos podais dos astrócitos. Os astrócitos são necessários para induzir propriedades especiais das células endoteliais do cérebro, que possuem um cinturão contínuo de junções oclusivas, conectando-os a outras células endoteliais (Fig. 12.5). Estima-se que a impermeabilização da barreira seja dada por sua resistência transendotelial, que chega a 2.000 Ω/cm^2 no SNC, em comparação com valores < 10 Ω/cm^2 na maioria dos tecidos. Além disso, as células endoteliais do cérebro possuem uma gama de transportadores que permite a chegada de nutrientes no SNC e uma série de bombas para resistir a diversas drogas, impedindo que várias moléculas tóxicas e medicamentos terapêuticos entrem no cérebro. Entretanto, é a baixíssima permeabilidade do endotélio às proteínas do soro que desperta interesse particular aos imunologistas (Fig. 12.5). Por exemplo, o nível de IgG encontrado no SNC na maioria dos casos é aproximadamente 0,2% do nível encontrado no soro. O nível pode aumentar durante uma reação imune, quando a barreira endotelial se torna mais permeável em resposta às citocinas inflamatórias. Em algumas condições, como na esclerose múltipla, geralmente se observa a síntese local de anticorpos dentro do SNC, que se reflete em níveis anormalmente altos de anticorpos no líquido cefalorraquidiano, levando ao aumento do extravasamento para o SNC. Este achado demonstra que algumas células B migraram para o SNC, e plasmócitos têm sido identificados ao redor dos grandes vasos sanguíneos. Macrófagos também contribuem para reações imunes no SNC e eles podem sintetizar localmente alguns componentes do complemento (p. ex., C3). Entretanto, o nível geral de proteínas séricas, incluindo anticorpos e complemento, raramente excede 2% dos níveis no soro, mesmo nas reações inflamatórias mais graves.

Neurônios suprimem a reatividade imune nas células da glia que estão próximas a eles

Inicialmente pesquisadores examinaram *in vitro* populações únicas de células do SNC. Por exemplo, eles encontraram que os astrócitos responderiam ao IFN-γ aumentando a expressão de moléculas do MHC classe I e o IFN-γ também induziria as moléculas do MHC classe II normalmente ausentes. Entretanto, *in vivo*, os astrócitos

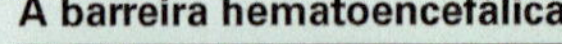

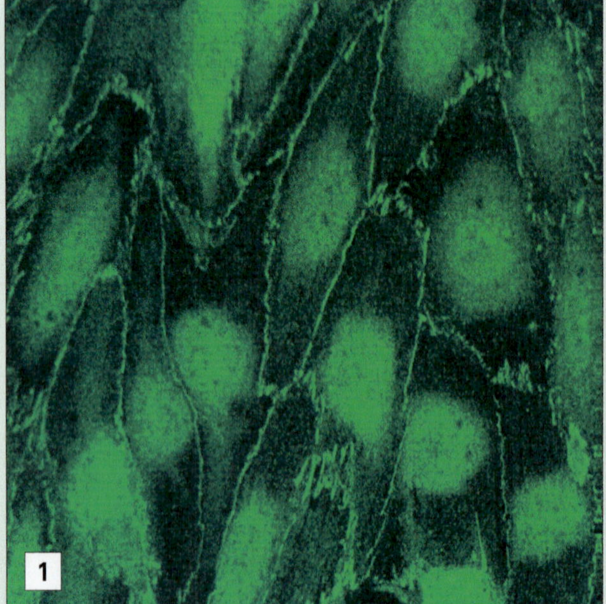

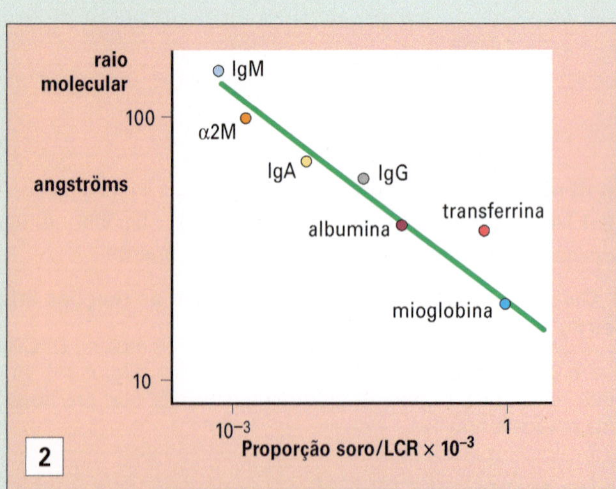

Fig. 12.5 (1) As células endoteliais cerebrais possuem um anel contínuo de junções de oclusão, identificadas nesta micrografia pelo marcador juncional ZO-1. Isto resulta em uma barreira de permeabilidade que exclui as proteínas séricas do tecido cerebral. (2) O gráfico ilustra a proporção soro/líquido cefalorraquidiano (LCR) para diferentes proteínas. Observa-se uma relação inversa entre o tamanho da molécula e o nível do LCR. Moléculas como a transferrina, que são transportadas para o cérebro, estão presentes em níveis mais elevados do que o esperado para seu tamanho. As imunoglobulinas não são transportadas.

raramente respondem dessa maneira. Parece que o ambiente local do SNC pode de alguma forma suprimir a capacidade dos astrócitos em responder ao IFN-γ.

Subsequentemente, foi encontrado que quando os neurônios são cocultivados junto aos astrócitos, a capacidade de induzir moléculas do MHC era suprimida, mas se as células não estivessem juntas, a capacidade não era reprimida (Fig. 12.6).

P. Como interpretar a repressão da indução do MHC descrita na Figura 12.6?

R. Como a repressão da indução do MHC requer o contato entre as células, isto implica que este efeito não pode ser causado por uma citocina.

Subsequentemente, ficou claro que são necessários neurônios eletricamente ativos. Isto significa que os neurônios que estão funcionando normalmente podem suprimir células da glia em suas proximidades (e reduzir a expressão de suas próprias moléculas do MHC), enquanto neurônios danificados suspendem a imunossupressão local para permitir o desenvolvimento da resposta imune.

Os neurônios também atuam sobre micróglias, que são fagócitos mononucleares residentes no SNC. Os mecanismos moleculares que estão por trás da atividade supressiva dos neurônios incluem:

- a expressão de CD200 e fractalquina (uma quimiocina da superfície celular CX3CL1) na superfície dos neurônios inibe a ativação da micróglia, através da ligação entre o CD200L e o respectivo receptor CX3CR1 sobre a micróglia;
- o CD47 do neurônio se liga à proteína reguladora do sinal α (SIRP-1α) da micróglia, que inibe a fagocitose e a produção de TNF-α pela micróglia.

Imunossupressão pelos neurônios

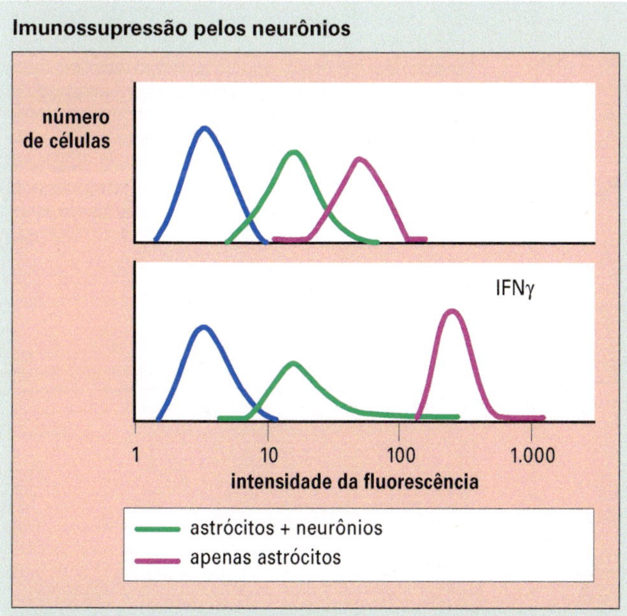

Fig. 12.6 O gráfico acima é um histograma obtido pela técnica de citometria de fluxo (FACS) e demonstra a expressão de moléculas do MHC classe I em astrócitos cultivados na presença (*verde*) ou ausência (*roxo*) de neurônios. Observe que quando os neurônios estão em contato com os astrócitos, há uma menor expressão do MHC classe I pelos astrócitos. Em azul está representada a marcação com anticorpos para o controle negativo da reação. Quando IFN-γ é acrescentado às culturas (*gráfico inferior*), os astrócitos cultivados isoladamente (*roxo*) aumentam sua expressão de moléculas do MHC classe I, mas aqueles cocultivados com neurônios apresentam uma supressão nos níveis desta molécula (*verde*). (*Baseada em dados de Tonsch U, Rott O. Immunology 1993;80:507.*)

Citocinas imunossupressoras regulam a imunidade no SNC

Observações imunológicas no SNC levaram ao entendimento de que as respostas imunes do tipo TH1 com ativação de macrófagos geralmente são mais danosas, assim como as respostas mediadas pelas células T secretoras de IL-17 (células TH17). Comparativamente, as respostas imunes do tipo TH2 geralmente são menos lesivas, e linhagens de animais que geram intensa resposta com autoanticorpos contra antígenos do SNC geralmente são menos suscetíveis a alterações no SNC que linhagens que geram resposta humoral mais fraca. Certamente, a produção de IL-12, IL-23 e TNF-α estão associadas a respostas danosas ao SNC. O mais interessante é que o IFN-γ parece ter um papel duplo, envolvido na fase aguda da inflamação do SNC, mas também é necessário para a fase de recuperação (Fig. 12-7). Estas observações levaram ao entendimento de que o **desvio imune** (a troca da resposta imune TH1 para a resposta do tipo TH2) pode ser protetor para o SNC (Fig. 11.2).

Esta observação é suportada pelos achados de que células do SNC normal podem produzir citocinas associadas a respostas TH2. Por exemplo, astrócitos produzem TGF-β, enquanto microgliócitos podem produzir IL-10 quando cocultivados com células T, e tanto astrócitos como neurônios secretam prostaglandinas, que inibem a ativação de linfócitos. Além disso, vários neuropeptídeos e transmissores (p. ex., peptídeo vasoativo intestinal, PVI) são supressivos. As respostas imunes agudas podem se desenvolver no SNC, particularmente em linhagens suscetíveis, mas o controle normal da imunossupressão geralmente se reestabelece em 1-2 semanas, causando remissão. Este padrão de reativação-remissão da doença ocorre na esclerose múltipla e no modelo animal de inflamação do SNC, CREAE (encefalomielite alérgica experimental crônica recorrente) (Fig. 12.8).

Reações imunes no SNC danificam oligodendrócitos

Oligodendrócitos são células da glia produtoras das bainhas de mielina que atuam como um isolamento elétrico ao redor dos axônios. Quando as reações imunes ocorrem no SNC, essas células parecem ser particularmente vulneráveis (Fig. 12.9). Por exemplo, a esclerose múltipla se caracteriza por áreas focais de perda de mielina chamadas placas, tipicamente de alguns milímetros de diâmetro. A transmissão nervosa através dessas áreas desmielinizadas está seriamente comprometida, o que pode causar sintomas – fraqueza e perda da sensibilidade. Mas é somente nos estágios finais da doença que os neurônios realmente são danificados.

O motivo pelo qual os oligodendrócitos são vulneráveis na esclerose múltipla não está completamente compreendido. É possível que eles sejam danificados mais facilmente, porque normalmente mantêm quantidades muito grandes de membrana plasmática formando a bainha de mielina. Outra teoria sugere que eles são particularmente suscetíveis a lesões por moléculas do soro (p. ex., complemento), que extravasam para o SNC, resultado da alteração da barreira hematoencefálica. Muitos pesquisadores consideram que eles são alvos para autoanticorpos, que permitem que os macrófagos e microgliócitos ativados os reconheçam e que a liberação de intermediários reativos de oxigênio e nitrogênio pelos fagócitos danifique a mielina.

Resposta imune no intestino e pulmão

Diferentemente do SNC, intestino e pulmão são exemplos de tecidos que estão continuamente em contato com altos níveis de organismos comensais inofensivos e antígenos inócuos, bem como patógenos

Regulação imune no SNC

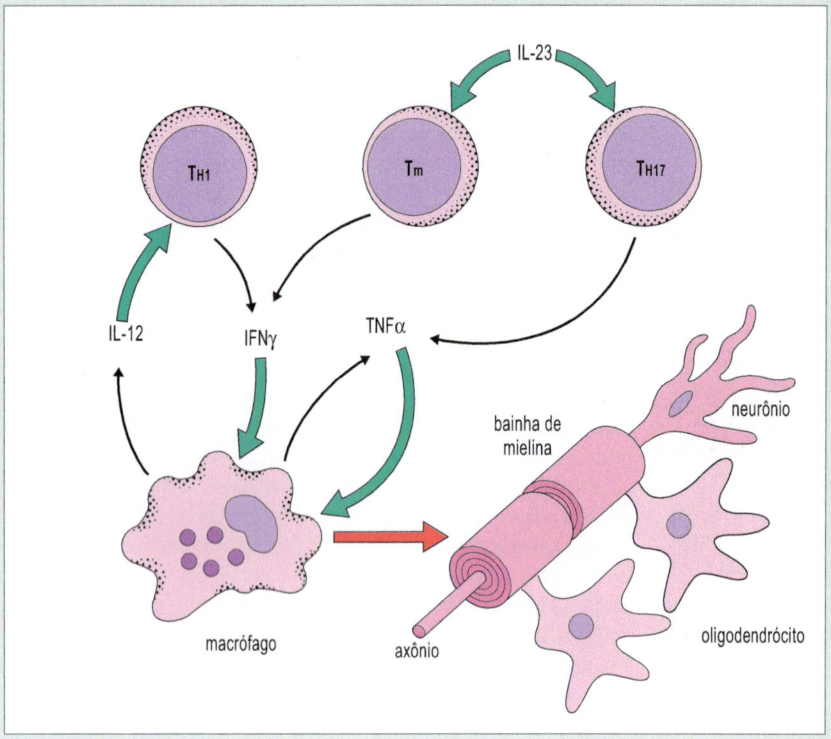

Fig. 12.7 Nas reações imunes no SNC, a bainha de mielina formada pelos oligodendrócitos ao redor dos axônios é particularmente suscetível ao dano por macrófagos ativados. Os macrófagos são ativados por IFN-γ produzido pelas células TH1 e células T de memória (Tm), e a IL-12 é importante na indução deste tipo de resposta imune. Alternativamente, células TH17 induzidas pela IL-23 e fagócitos mononucleares (macrófagos e microgliócitos) também podem produzir TNF-α, que aumenta a ativação de macrófagos e contribui para o dano à mielina. (Setas pretas = produção; setas verdes = ativação).

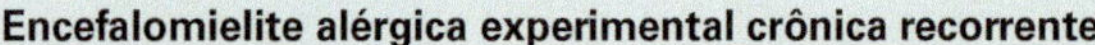

Encefalomielite alérgica experimental crônica recorrente

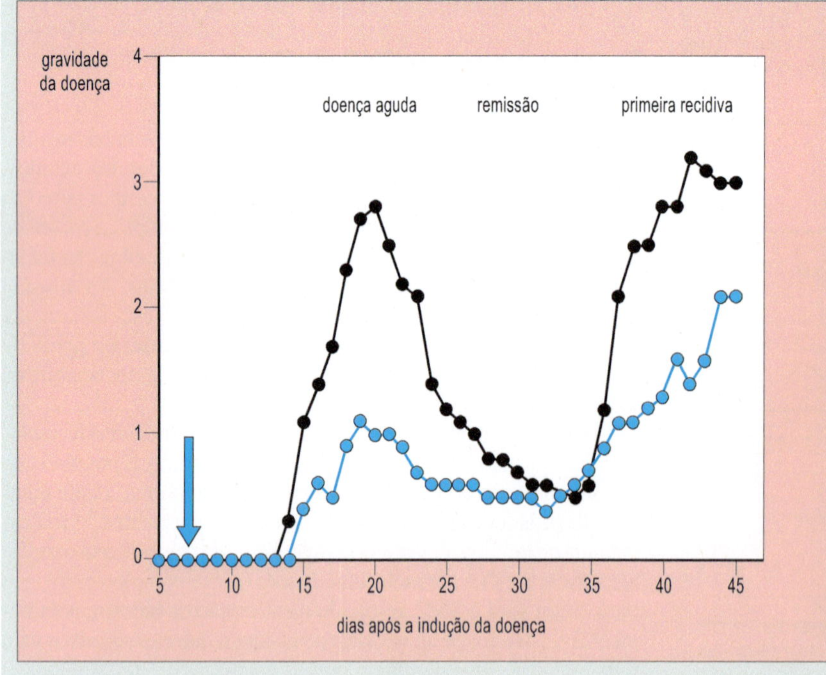

Fig. 12.8 O curso da doença CREAE, considerando sua reativação-remissão em camundongos Biozzi Ab/H, é demonstrado ao longo dos dias após a imunização com componentes de mielina no dia 0 (*preto*). Animais tratados no dia 7 com uma linhagem celular que expressa um receptor solúvel do TNF (para remover o TNF-α do cérebro) apresentam uma doença aguda menos grave com menores índices de recidiva. (*Baseada em dados de Croxford et al. Journal of Immunology 2000;164:2776-2781.*)

em potencial. A mucosa dos tecidos contêm uma alta proporção de inclusões de tecidos linfoides, mas as respostas nesses tecidos não estão apenas relacionadas ao estabelecimento da resposta imune, mas também com a qualidade dessa resposta. Antígenos introduzidos por via oral tendem a induzir uma resposta imune que é apropriada para o intestino e outras superfícies mucosas, com produção de IgA local e pequenas quantidades de IgG sistêmica (Fig. 12.10). Geralmente se observa pouca produção de células TH1 ou CTLs, e não se observa resposta imune mediada por células.

É essencial que o sistema imune no intestino não gere uma resposta imune intensa contra a enorme carga de antígenos existente nos alimentos, ou bactérias comensais inofensivas. De modo seme-

Hipersensibilidade tipo IV no SNC

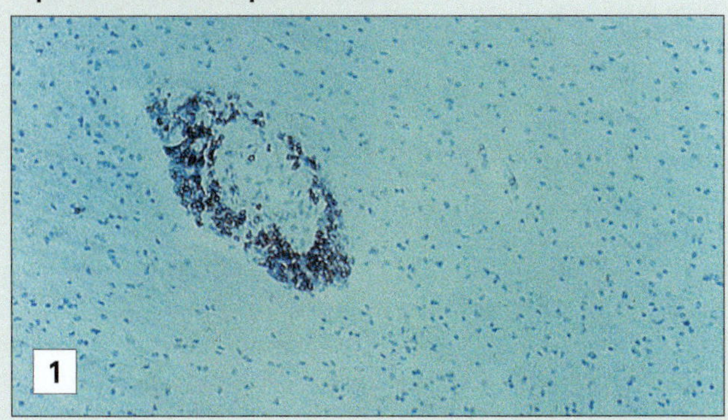

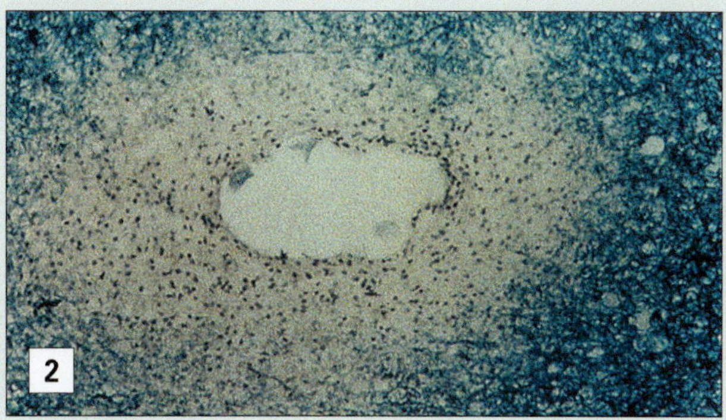

Fig. 12.9 **(1)** Infiltrações de linfócitos ao redor de vasos na encefalomielite parainfecciosa estão confinadas à área ao redor das vênulas. Observa-se pouca destruição tecidual, mas o uso de corantes para mielina demonstra desmielinização **(2)** que se estende além da área inicial da infiltração. (*Cortesia do Dr. N Woodroofe e Dr. H Ozaki.*)

Síntese de IgA na lâmina própria

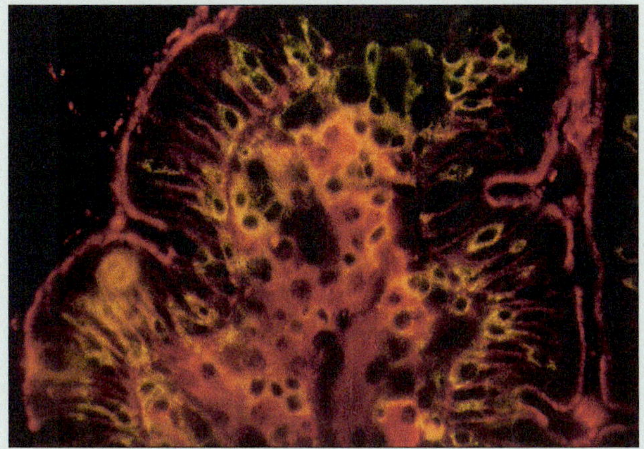

Fig. 12.10 Esta imagem ilustra células linfoides no epitélio e na lâmina própria em fluorescência verde utilizando o anticorpo para o antígeno comum de leucócitos (CD45). A coloração citoplasmática vermelha é obtida com anticorpo anti-IgA, que detecta plasmócitos na lâmina própria e IgA no muco. (*Cortesia do Professor G. Janossy.*)

lhante, muitos antígenos transportados pelo ar (p. ex., pólen) são inofensivos, e uma forte resposta imune no pulmão é inapropriada, isto é, seria considerada hipersensibilidade.

P. Que fatores permitem que o sistema imune faça a distinção entre patógenos, organismos inócuos e antígenos?
R. Muitos organismos patogênicos possuem componentes que são reconhecidos pelos receptores de reconhecimento de padrão (PRRs), incluindo os receptores do tipo *Toll* (Fig. 6.20), que, quando acionados, podem levar a uma eficiente apresentação do antígeno.

O sistema imune do intestino tolera muitos antígenos, mas reage aos patógenos

Existem diversos exemplos em que um indivíduo encontra um antígeno no alimento, e subsequentemente se torna tolerante a ele – eles não desencadeiam uma resposta imune quando o antígeno é administrado em uma forma imunogênica. Este fenômeno é chamado **tolerância oral** e está relacionado à **tolerância nasal**, em que o antígeno liberado na mucosa nasal na forma de aerossol inibe uma imunização subsequente.

P. Você pode dar um exemplo de tolerância induzida pela administração de antígeno através da mucosa tecidual?
R. A tolerância para proteína básica de mielina (MBP) administrada em camundongos por aerossol pode suprimir a indução de encefalomielite alérgica experimental (EAE) em resposta ao mesmo antígeno administrado com adjuvante por via intradérmica (Fig. 11.2).

A tolerância oral, bem com os fenômenos relacionados da tolerância nasal, ilustra dois pontos:

- ela é sistêmica, pois pode influenciar respostas em locais fora da mucosa;
- ela é dominante por ser transferível a indivíduos que não tiveram contato prévio com o agente por células T CD4 (ou ocasionalmente células T CD8).

A tolerância não é a única forma de imunidade que resulta da ingestão de antígenos. A **vacinação oral** é reconhecida desde 1919, quando Besredka observou que coelhos ficavam protegidos de uma disenteria fatal através da imunização oral com *Shigella* morta. A vacina atenuada do vírus da pólio foi desenvolvida na década de 1950 e também administrada como uma vacinação oral. Em ambos os casos, essas vacinas não são vistas como antígenos inofensivos pelo sistema imune:

- a *Shigella* contém antígenos que ativam PRR e NOD-1 (Fig. 7.6);
- o genoma da pólio é ssRNA (reconhecido por TLR7 e TLR8) e replica-se utilizando um dsRNA intermediário, que é reconhecido pelo TLR3. Além disso, a vacina do pólio que contém vírus atenuado prolifera no intestino e tecido linfoide, e, portanto induz dano tecidual.

Enterócitos influenciam a resposta imune local

Células epiteliais intestinais (enterócitos) são o principal tipo celular que forma o epitélio do intestino. Essas células possuem junções oclusivas contínuas e consequentemente formam uma barreira para impedir que os antígenos entrem no organismo. Os enterócitos do intestino influenciam consideravelmente a resposta imune

Estrutura das vilosidades e criptas do intestino delgado

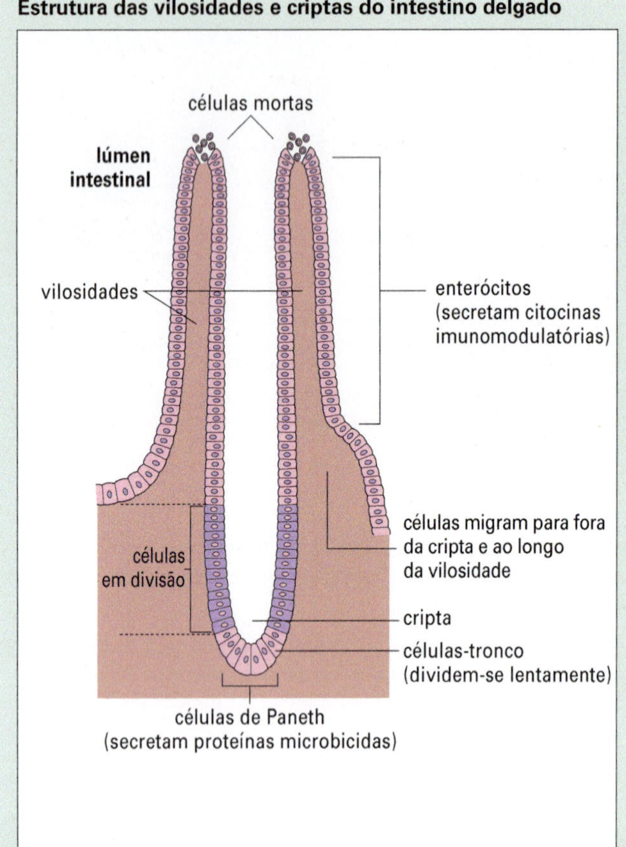

Fig. 12.11 Células-tronco dão origem às células de Paneth na base da cripta, que secretam peptídeos antimicrobianos. Os enterócitos são derivados da rápida divisão e se movimentam para o ápice da vilosidade, onde eventualmente se soltam. Estas células secretam citocinas imunomodulatórias.

local através da secreção de uma variedade de fatores imunomodulatórios, como TGF-β, VIP, IL-1, IL-6, IL-7, CXCL8 e CCL3. As células de Paneth na parte inferior das criptas produzem vários peptídeos antibióticos naturais (Fig. 12.11), que ajudam a prevenir contra o crescimento bacteriano nestes locais sensíveis de diferenciação celular.

Células intraepiteliais (IEL) e algumas células dendríticas se localizam na camada epitelial, e enterócitos podem promover sua migração. Mais linfócitos e fagócitos são encontrados na lâmina própria, que se localiza abaixo do epitélio.

P. Quais são as características das IELs?

R. IELs possuem uma morfologia dendrítica e expressam a forma γδ do receptor da célula T (TCR) e frequentemente CD8.

Através da expressão da E-caderina, um ligante da αEβ7-integrina, e pela secreção de TGF-β, que aumenta a expressão da αEβ7, os enterócitos podem gerar um sinal para o acúmulo seletivo de IELs que expressam essa integrina. Dessa forma, as células do tecido fornecem a residência para células que promovem certos tipos de resposta imune e ajudam no reparo.

As principais áreas de tecido linfoide associado ao intestino (GALT) incluem as placas de Peyer no intestino delgado, os folículos linfoides por todo o intestino e os linfonodos mesentéricos que recebem a linfa que drena das vilosidades intestinais e outros tecidos linfoides (Fig. 2.53). É válido destacar que os antígenos alimentares estão primariamente presentes no intestino delgado, enquanto antígenos bacterianos são mais prevalentes no intestino grosso.

IELs produzem muitas citocinas imunomoduladoras

A tolerância para antígenos alimentares depende de uma variedade de mecanismos que se sobrepõem, mas a produção de TGF-β e IL-10 é particularmente importante. Por exemplo, camundongos deficientes na produção de IL-10 desenvolvem colite, se estiverem em contato com microrganismos específicos, e em humanos a IL-10 é um fator de suscetibilidade para colite ulcerativa. TGF-β é um elemento importante dentro da variedade de citocinas TH2 e também induz FoxP3 em células T virgens, promovendo assim o desenvolvimento de células T reguladoras (Tregs). Tregs, que são abundantes na lâmina própria, também produzem IL-10 e TGF-β, que limitam ainda mais as reações inflamatórias no intestino (Fig. 12.12). Não está claro exatamente como as Tregs são estimuladas dentro do intestino; elas expressam altos níveis de TLRs, particularmente TLR2, 4 e 8, de modo que podem responder à alta carga dos MAMPs, mas claramente respondem de modo diferente às APCs e células T CD4+ efetoras.

Quando se estabelece a resposta imune no intestino, IELs podem produzir IL-1, linfotoxina (LT), IFN-γ e TNF-α, dessa forma ocorrendo um desequilíbrio entre as citocinas pró-inflamatórias e citocinas reguladoras no epitélio e lâmina própria, característico de uma resposta imune lesiva no intestino.

Muitas IELs possuem um fenótipo de ativação ou de memória e reconhecem as moléculas conservadas semelhante ao MHC classe I, **MICA** e **MICB**, que aumentam sua expressão pelo estresse celular. Quando ativados pela MICA e MICB, parte dos linfócitos associados à mucosa secreta fator de crescimento de célula epidérmica (ECGF) e, portanto, podem atuar no reparo e na renovação de células epiteliais intestinais danificadas.

Consequentemente, através da expressão de moléculas, as células do tecido podem ativar seus linfócitos residentes independentemente do antígeno específico que é alvo da resposta imune. Dessa forma, o tecido pode influenciar a imunidade local contra vários antígenos diferentes.

Inflamação crônica no intestino

Os tipos mais comuns de doença inflamatória crônica do intestino são a doença inflamatória intestinal (IBD, do inglês, *inflammatory bowel disease*), incluindo a doença de Crohn, que pode afetar todo o trato intestinal, e a colite ulcerativa, que afeta o intestino grosso. Considera-se que ambas as condições ocorram devido a uma reação exagerada contra bactérias intestinais; ambas possuem um forte componente genético, e receptores de reconhecimento de padrão (p. ex., NOD2) são fatores de suscetibilidade à doença.

Na doença celíaca, o indivíduo é sensível ao glúten presente no alimento, e a suscetibilidade está fortemente relacionada ao haplótipo HLA e aos *loci* para citocinas e quimiocinas inflamatórias. Em todas estas três condições, colite ulcerativa, doença celíaca e doença de Crohn, observa-se a produção de TNF-α e IFN-γ, alteração na função da resposta imune normal da mucosa e dano tecidual, incluindo o epitélio responsável pela absorção dos nutrientes.

As doenças inflamatórias crônicas parecem ser causadas por uma redução nos mecanismos normais de tolerância do intestino, de modo que a resposta imune é direcionada para a inflamação.

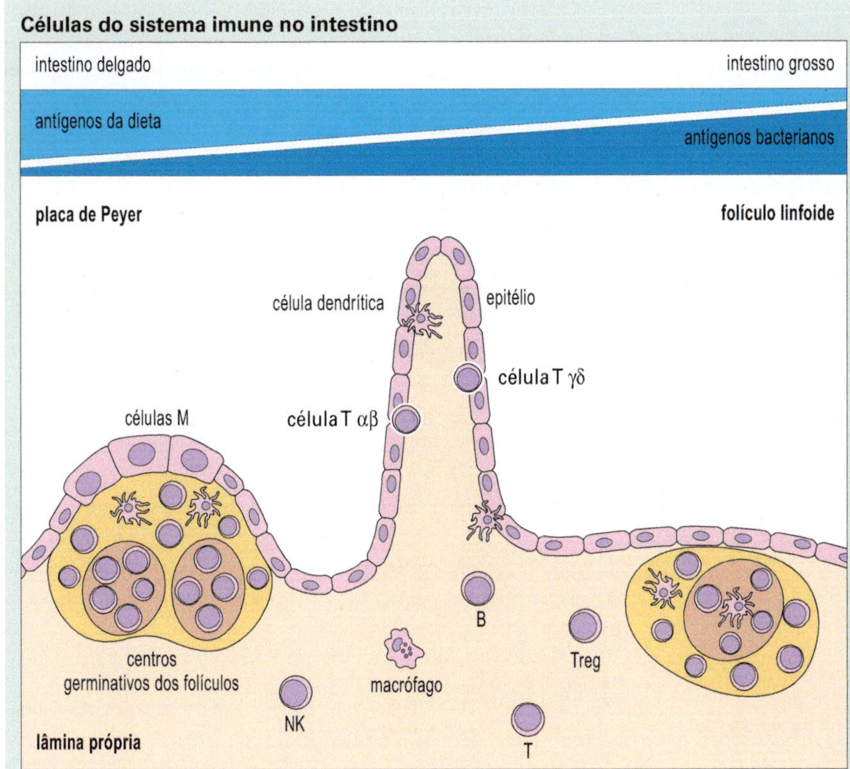

Fig. 12.12 Células do sistema imune no intestino incluem as células T γδ, células T efetoras αβ e células dendríticas que são encontradas na camada epitelial. A lâmina própria inclui populações de macrófagos, células T efetoras e células T reguladoras (Tregs). Células B produtoras de IgA e células T são encontradas nos órgão linfoides encapsulados, incluindo as placas de Payer e os folículos linfoides. Tregs também são encontradas nas áreas de células T dos tecidos linfoides.

Resposta imune na pele

A pele é o maior órgão do corpo e em humanos pode haver mais de 10^6 células T/cm² na derme, macrófagos teciduais e pelo menos duas populações principais de células dendríticas, as células de Langerhans na epiderme e células dentríticas plasmocitoides, principalmente na derme. As células T constituem o principal tipo celular presente tanto na pele como na resposta imune (Fig. 12.13). Elas se caracterizam pelo marcador de migração cutânea CLA (antígeno linfocitário cutâneo) e os receptores de quimiocinas CCR4 e CCR6; CCR4 reconhece CCL5 (RANTES), que é intensamente expressa pelo endotélio da derme (Fig. 12.2). CLA é uma molécula sialilada que se se liga ao ELAM-1 (molécula de adesão endotelial de leucócitos-1), uma molécula semelhante à lectina altamente expressa no endotélio da pele. Linfócitos CLA$^+$ também expressam altos níveis de receptores para IL-12 e IL-2 e o receptor de quimiocina CXCR3, que reconhece as quimiocinas induzidas por IFN-γ. Isto pode explicar por que as respostas imunes na pele se caracterizam por uma resposta imune do tipo TH1, com alta expressão de IFN-γ e baixa de IL-4. Entretanto, conforme a inflamação regride, observa-se um aumento na produção de IL-4 e um desvio para resposta do tipo TH2. Os elementos das fases inicial e efetora da resposta imune na pele (hipersensibilidade do tipo IV) são apresentados nas Figuras 26.4-26.7. As reações imunes na pele também são observadas na psoríase e na micose fungoide, ambas com intenso infiltrado de célula T.

As células do tecido também contribuem para o desenvolvimento da resposta imune. Queratinócitos, que formam a epiderme, expressam altos níveis de IL-1, que podem ser liberados quando a pele está lesionada, para promover inflamação e reparo. Fibroblastos na derme respondem ao TNF-α através da liberação de IL-15, que ativa células T efetoras enquanto se desenvolve uma resposta imune, e induz Tregs durante a fase de resolução.

Tregs na pele

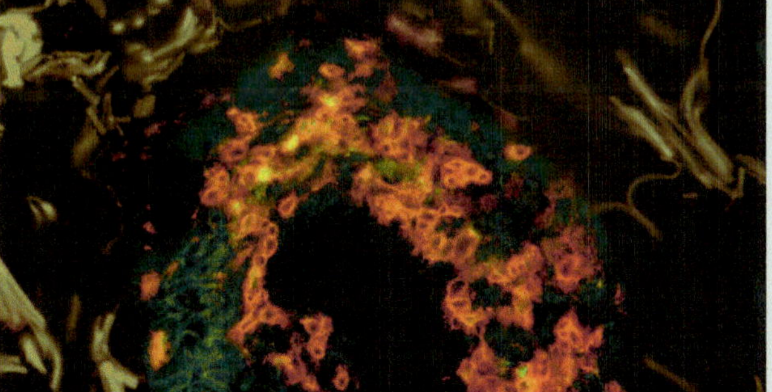

Fig. 12.13 Esta imagem ilustra um corte da pele humana normal (derme), corada para identificar células T reguladoras, empregando-se anticorpos para CD3 (*vermelho*) e FOXP3 (*verde*). Infiltrado de células T, incluindo Tregs, são vistos ao redor de um vaso. *(Cortesia da Dra. Rachel Clark, Clark and Kupper, 2007, Blood, 109:194-202.)*

Conclusões

As respostas imunes e reações inflamatórias que ocorrem em cada tecido são distintas e são dirigidas pelas interações entre as quimiocinas endoteliais, moléculas de adesão e leucócitos circulantes. O endotélio em cada tecido sintetiza tipos distintos de quimiocinas, e expressam moléculas específicas de adesão, que atraem diferentes subpopulações de leucócitos. NO SNC e na pele, respostas do tipo TH1 são favorecidas, enquanto respostas do tipo TH2 predominam na mucosa dos tecidos. O tipo de resposta imune pode ser alterada nos tecidos conforme ocorre a resolução do processo, apesar de ser extremamente dependente do antígeno indutor e do estado imunológico do indivíduo. Nos tecidos com propriedade de barreira, o endotélio também limita a entrada de imunoglobulinas e moléculas séricas e o movimento das citocinas das células do tecido para o sangue. Consequentemente, o endotélio vascular e as células residentes no tecido desempenham um papel central na determinação das características da resposta inflamatória em cada tecido.

RACIOCÍNIO CRÍTICO: REAÇÕES IMUNES NO INTESTINO (VEJA A PÁG. 444 PARA RESPOSTAS)

A intoxicação por ostras ocorre quando um indivíduo ingere ostras altamente contaminadas por bactérias ou protistas da água do mar. Geralmente, o indivíduo que ingeriu uma ostra infectada será incapaz de se alimentar novamente com ostras – mesmo ostras não infectadas serão prejudiciais à saúde deste indivíduo. Construa uma explicação lógica para esta observação, com base na sua compreensão sobre as reações imunes do intestino.

Leituras sugeridas

Galea I, Bechmann I, Perry VH. What is immune privilege? Trends Immunol 2007;28:12–18.

Brandtzaeg P. History of oral tolerance and mucosal immunity. Ann N Y Acad Sci 1996;778:1–27.

Cheroutre H. Starting at the beginning: new perspectives on the biology of mucosal T cells. Annu Rev Immunol 2004;22:217–246.

Debendictis C, Joubeh S, Zhang G, et al. Immune functions of the skin. Clin Dermatol 2001;19:573–585.

Engelhardt B, Ransohoff RM. The ins and outs of T-lymphocyte trafficking to the CNS: anatomical sites and molecular mechanisms. Trends Immunol 2005;26:485–495.

Fagarasan S, Kawamoto S, Kanagawa O. Adaptive immune regulation in the gut: T cell dependent and T cell independent IgA synthesis. Ann Rev Immunol 2010;28:243–273.

Greenwood J, Begley DJ, Segal MB, eds. New concepts of a blood brain barrier. New York: Plenum Press; 1995.

Izcue A, Coombes JL. Regulatory lymphocytes and intestinal inflammation. Ann Rev Immunol 2009;27:313–318.

Spellberg B. The cutaneous citadel: a holistic view of skin and immunity. Life Sci 2002;67:477–502.

Wayne Streilein J. Regional immunology of the eye. In: Pepose JS, Holland GN, Wilhelmus KR, eds. Ocular infection and immunity. Oxford: Elsevier;1996:19–33.

SEÇÃO 3

Defesa contra Agentes Infecciosos

CAPÍTULO 13

Imunidade contra Vírus

RESUMO

- Respostas imunes inatas (mediadas por peptídeos antimicrobianos, interferons tipo I (IFNs), células dendríticas (DCs), células *natural killer* (NK) e macrófagos) controlam os estágios iniciais da infecção, retardam a disseminação do vírus e promovem a ativação das respostas adaptativas. As defesas inatas são desencadeadas após o reconhecimento de "padrões" moleculares característicos dos vírus, mas não de componentes do hospedeiro. Os interferons tipo I exercem atividade antiviral direta e também ativam outras respostas imunes inatas e adaptativas.
- Conforme uma infecção viral prossegue, a resposta imune adaptativa (específica) tem início. Anticorpos e complemento podem limitar a disseminação viral ou reinfecção. Células T medeiam a imunidade viral de várias formas: células T $CD8^+$ destroem as células infectadas pelo vírus ou as curam da infecção; células T $CD4^+$ promovem respostas de anticorpos e de células T $CD8^+$ e são a principal população de células efetoras na resposta a algumas infecções virais.
- Os vírus evoluíram as estratégias para evadir a resposta imune. Eles podem prejudicar a resposta imune do hospedeiro no estágio de indução e/ou efetor; evitar o reconhecimento pela resposta imune, por exemplo, por latência ou variação antigênica; ou resistir ao controle pelos mecanismos efetores imunes. Muitos vírus empregam várias estratégias para prolongar sua replicação no hospedeiro.
- Respostas induzidas durante infecções virais podem apresentar consequências patológicas. O dano pode ser mediado por respostas antivirais (p. ex., através da formação de imunocomplexos ou lesão induzida por células T dos tecidos hospedeiros) ou por respostas autoimunes desencadeadas durante o curso da infecção.

Defesas imunes inatas contra vírus

No estágio inicial de uma infecção viral, geralmente há uma disputa entre o vírus e o sistema de defesa do hospedeiro, na qual o vírus tenta superar as defesas do hospedeiro de modo a estabelecer uma infecção e então disseminá-la para outros tecidos.

A defesa inicial contra uma invasão viral é a integridade da superfície corporal – para que um vírus infecte o hospedeiro, é necessário que ele supere as barreiras anatômicas como o pH ácido, enzimas proteolíticas, bile e camadas mucosas. Quando estas defesas externas são rompidas, a presença de infecção ativa uma resposta inflamatória com a ativação das DCs locais e macrófagos, com a produção de uma variedade de citocinas, quimiocinas e peptídeos antimicrobianos que estabelecem um estado antiviral local e direcionam as células do sistema imune para o local da infecção.

A resposta inata desempenha um papel crítico no controle da replicação inicial do vírus e sua disseminação. Efetores antivirais inatos importantes incluem os IFNs tipo I, TNF-α, defensinas, células NK, neutrófilos e macrófagos. Um segundo papel importante da resposta inata é promover a ativação de respostas adaptativas para eliminar a infecção e gerar proteção contra reinfecções.

Peptídeos microbicidas possuem efeitos antivirais de amplo espectro

A resposta imune inata contra os vírus envolve interações complexas entre fatores solúveis e células. Por exemplo, durante a infecção pelo vírus influenza, mucinas, gp-340 e pentraxinas competem com o vírus pelo seu receptor, o ácido siálico, e causam a agregação das partículas do vírus. Secreções respiratórias também são ricas em proteínas surfactantes colectinas (SP)-A e SP-D. Essas moléculas se ligam a carboidratos em uma variedade de patógenos, incluindo o vírus influenza, onde aderem à proteína hemaglutinina (HA), resultando na neutralização do vírus. Algumas cepas do vírus influenza falham em ser reconhecidas pelas colectinas devido aos níveis reduzidos de glicosilação da HA. Um exemplo é o vírus H1N1 que causou a pandemia de 1918.

Outras famílias de peptídeos antimicrobianos com atividade antiviral incluem as defensinas e as catelicidinas relacionadas. A alfa-defensina e a catelicidina LL37 são produzidas pelas células epiteliais e neutrófilos em resposta à infecção. Elas possuem atividade antiviral direta de amplo espectro e também modulam a resposta inflamatória em sítios de infecção.

Interferons tipo I possuem papéis antivirais e imunoestimulatórios críticos

A ativação do sistema do IFN é a defesa mais importante para a contenção dos estágios iniciais da infecção viral. Existem três grandes famílias de IFNs:

- tipo I (vários subtipos de IFN-α e um subtipo de IFN-β);
- tipo II (IFN-γ); e
- tipo III (IFN-λ1, IFN-λ2 e IFN-λ3, também conhecidos como IL-29, IL-28a e IL-28b).

Existem outros tipos de IFN, incluindo IFN-ω, -τ, , -δ e -κ, alguns dos quais desempenham um papel durante a gestação. Aqui, focalizaremos nos IFNs com atividade viral. Os IFNs tipo I podem ser produzidos por quase qualquer tipo celular no corpo se ele estiver infectado por um vírus. Também existem células especializadas na produção de interferon, DCs plasmacitoides, que podem ser estimuladas para produzir altos níveis de IFN tipo I após a exposição ao vírus sem que elas mesmas estejam infectadas. Isto é importante porque, como será discutido adiante, muitos vírus desenvolveram estratégias para dificultar a produção de IFN tipo I pelas células que eles infectam. As DCs plasmacitoides tipicamente são responsáveis por pelo menos metade do IFN tipo I produzido durante uma infecção viral.

A produção de IFN tipo I é desencadeada após o reconhecimento de padrões moleculares característicos de vírus, mas não do hospedeiro (Fig. 13.1). Os receptores de reconhecimento de padrão do hospedeiro envolvidos na detecção da presença de infecções virais incluem:

- receptores de reconhecimento de padrão citoplasmáticos expressos por quase todas as células (p. ex., receptores tipo gene I ácido retinoico induzível [RIG-I], que reconhecem ssRNA 5´-trifosforilado do vírus e dsRNA e sensores de DNA citoplasmático);
- membros da família de receptores tipo Toll (TLRs) que são expressos na membrana celular ou dentro de endossomas/lisossomos das células do sistema imune e certas células não imunes localizadas em sítios comuns de entrada do patógeno; por exemplo, células epiteliais (TLR3, TLR7 e TLR9, que reconhecem o dsRNA viral, ssRNS viral e DNA contendo motivos CpG, respectivamente).

P. Que papel o dsRNA desempenha no metabolismo normal de uma célula de mamífero?

R. O dsRNA é formado como parte da replicação/transcrição dos vírus de RNA. Entretanto, como os mamíferos possuem um genoma de DNA, o dsRNA não é produzido durante a transcrição do mRNA; consequentemente, dsRNA é uma assinatura da replicação viral. Pelo menos, este era o entendimento até recentemente. Agora se sabe que o dsRNA é formado nas células eucarióticas como parte do processo que controla a atividade do mRNA por pequenos RNAs inibidores (siRNA). Portanto, células de mamíferos possuem um mecanismo intrínseco normal que leva ao reconhecimento e degradação do dsRNA.

A ativação dos receptores de reconhecimento de padrão inicia sinais ao longo das vias que culminam na ativação dos fatores da transcrição, incluindo o fator regulador do IFN (IRF)3 e NFκB, que translocam-se para o núcleo e ativam a transcrição de IFNs tipo I e citocinas inflamatórias, respectivamente (Fig. 13.1). DCs plasmacitoides também possuem uma via de sinalização única para a indução da produção de IFN tipo I em resposta à ligação de TLR7 ou TLR9 que envolve o fator de transcrição IRF7.

O IFN liberado atua tanto na célula que o produz quanto nas células vizinhas, onde estabelece um estado antiviral, permitindo que elas resistam à infecção viral (Fig. 13.2).

Os IFNs medeiam sua atividade aumentando a expressão de um grande número de genes conhecidos como genes estimulados pelo IFN (ISGs), alguns dos quais codificam proteínas que

Vias através das quais a produção do IFN tipo I pode ser desencadeada após uma infecção viral

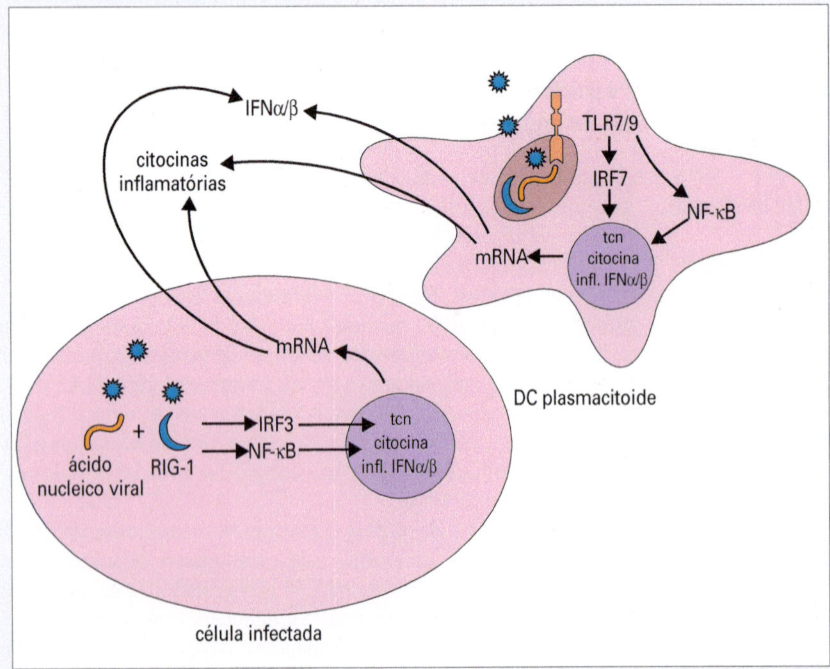

Fig. 13.1 A maioria das células do corpo expressa receptores de reconhecimento de padrão citoplasmáticos como o RIG-I. Se a célula se torna infectada, estes detectam a presença de ácidos nucleicos virais no citoplasma e estimulam a ativação de IRF3 e NF-κB, levando à transcrição (tcn) de genes de citocinas inflamatórias e à produção destes fatores. DCs plasmacitoides detectam a presença do vírus e aumentam a produção de IFN tipo I sem serem infectadas. Após a captura do virion, os ácidos nucleicos são detectados pelos TLRs7 e 9 em compartimentos endossomais. Isto estimula a ativação do IRF7 e NF-κB, levando à produção de IFNs tipo I e citocinas inflamatórias.

IFNs tipo I medeiam os efeitos antivirais diretos e desempenham um papel importante na ativação de outras defesas antivirais

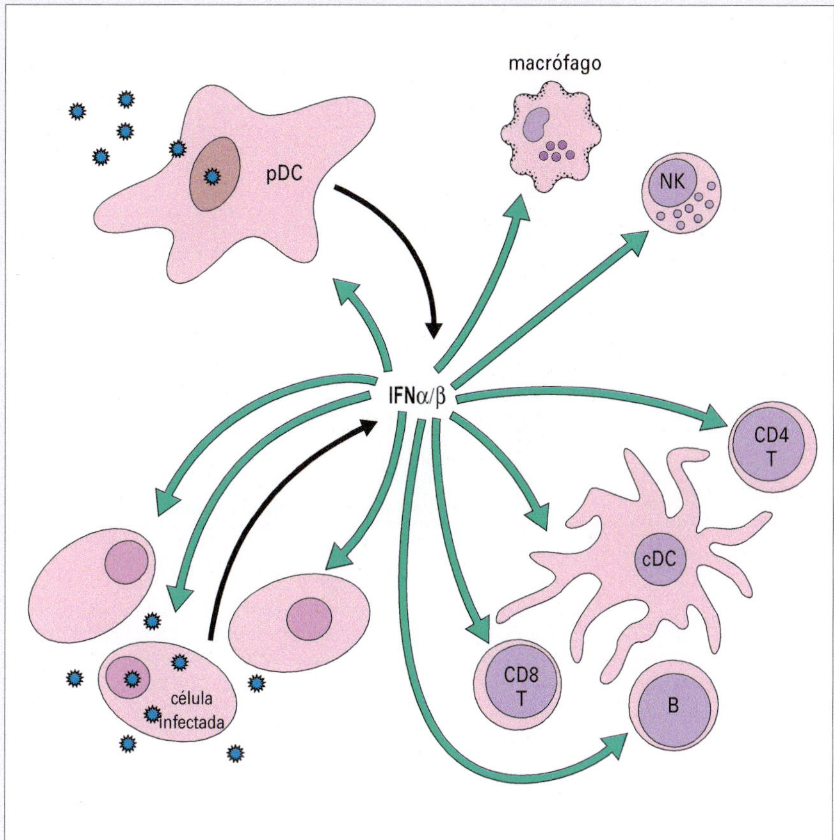

Fig. 13.2 Os IFNs tipo I produzidos pelas células infectadas e DCs plasmacitoides (pDCs) detectam componentes virais e aumentam a expressão de genes antivirais tanto em células infectadas como em células não infectadas, ajudando a erradicar a infecção e bloquear sua disseminação. O IFN tipo I também ativa as células participando na resposta inata, incluindo pDCs, DCs convencionais (cDCs), células NK e macrófagos (mØs) e promovem a ativação de respostas adaptativas não somente via ativação de DC, mas também pela atuação direta sobre células T e B.

medeiam uma resposta antiviral. Estes incluem as enzimas dependentes de dsRNA proteína cinase P (RKR) e a 2´,5´- oligoadenilato sintetase.

- O PKR interrompe a infecção viral pela fosforilação e inibição do fator de iniciação eucariótico (eIF)-2α, consequentemente bloqueando a tradução do mRNA viral e iniciando a apoptose por mecanismos dependentes de Bcl-2 e da caspase, matando a célula antes que o vírus possa ser liberado.
- a 2´,5´-oligoadenilato sintetase ativa especificamente uma endonuclease latente (LRNase) que marca o RNA viral para degradação

Outro inibidor da ativação de transcrição é a proteína Mx, que é ativa contra uma variedade de vírus RNA, mais notavelmente o vírus influenza. Apesar de alguns ISGs possuírem ampla atividade contra vários vírus, também existem outros ISGs que medeiam a atividade antiviral contra classes selecionadas de vírus (p. ex., a enzima de edição de mRNA da apolipoproteína B, tipo polipeptídeos catalíticos (APOBEC)s, que combatem a infecção por retrovírus, incluindo o HIV-1.

Além da inibição direta da replicação viral, os IFNs também ativam macrófagos e células NK e amplificam sua atividade antiviral (Fig. 13.2). Além disso, eles ajudam a promover a ativação das respostas adaptativas. Eles atuam sobre as células apresentadoras de antígenos, incluindo DCs convencionais para estimular o aumento da expressão de MHC classes I e II, juntamente com componentes da maquinaria de processamento de antígenos; além disso, eles também atuam diretamente sobre células T e B para promover uma resposta antiviral (Fig. 13.2).

A importância dos IFNs tipo I *in vivo* é destacada pelo aumento da suscetibilidade de camundongos deficientes no receptor IFN-α/β à infecção viral. Similarmente, a depleção de IFNs por tratamento específico com anticorpos também aumenta a infecção viral.

Células NK são citotóxicas para células infectadas por vírus

Células NK ativadas tipicamente podem ser detectadas dentro de 2 dias após a infecção viral. Como os vírus necessitam da maquinaria replicativa de células vivas para se reproduzir, as células NK atuam no combate da replicação viral diretamente pelo reconhecimento e morte das células infectadas; elas também produzem citocinas como IFN-γ e TNF-α e medeiam importantes efeitos imunomoduladores, estimulando a ativação dos macrófagos via IFN-γ e regulando as respostas de DC.

As células NK são ativadas de modo não específico pelas citocinas inatas, incluindo IFNs tipo I, IL-12, IL-15 e IL-18, mas seu estado de ativação e atividades efetoras também são regulados pela sinalização através de vários receptores de ativação e inibição.

- Os receptores inibidores das NK tipicamente reconhecem ligantes expressos nas células hospedeiras "normais", como as moléculas do MHC classe I. Conforme discutido adiante, muitos vírus diminuem a expressão do MHC classe I nas células que eles infectam para diminuir o reconhecimento pelas células $CD8^+$, mas isto ajuda a desencadear a ativação das células NK.

- Os receptores ativadores das células NK tipicamente reconhecem as proteínas da célula hospedeira que aumentam em resposta a estresse ou proteínas virais; por exemplo, os receptores de citotoxidade natural NKp44 e NKp46 reconhecem certas glicoproteínas virais, incluindo a HA do vírus influenza. Camundongos com deficiência de NKp46 são altamente suscetíveis à infecção pelo vírus influenza.
- Células NK também podem ser ativadas após ligação de anticorpos na célula-alvo que medeiam a ligação cruzada do receptor de superfície da NK, o FcγRIII. Como será discutido adiante, as células NK estão entre os principais mediadores da citotoxicidade mediada por células dependente de anticorpos (ADCC).

Macrófagos atuam em três níveis para destruir o vírus e as células infectadas por vírus

Os macrófagos sempre estão presentes nos tecidos do corpo e atuam como uma primeira linha de defesa contra muitos patógenos. Na infecção viral, eles atuam em três níveis para destruir o vírus e as células infectadas por vírus:

- fagocitose do vírus e das células infectadas por vírus;
- morte das células infectadas por vírus; e
- produção de moléculas antivirais como TNF-α, óxido nítrico e IFN-α

A fagocitose de células infectadas e complexos virais é parte do papel normal dos macrófagos de vigiar o local da infecção.

Assim como para muitos patógenos, o fagolisossoma representa um ambiente hostil para os vírus nos quais mecanismos dependentes e independentes de oxigênio prevalecem. A indução da óxido nítrico sintase e a geração de óxido nítrico são um potente inibidor da infecção pelo vírus da herpes e pelo poxvírus.

Cinética de ativação das defesas do hospedeiro em resposta a uma infecção viral aguda típica

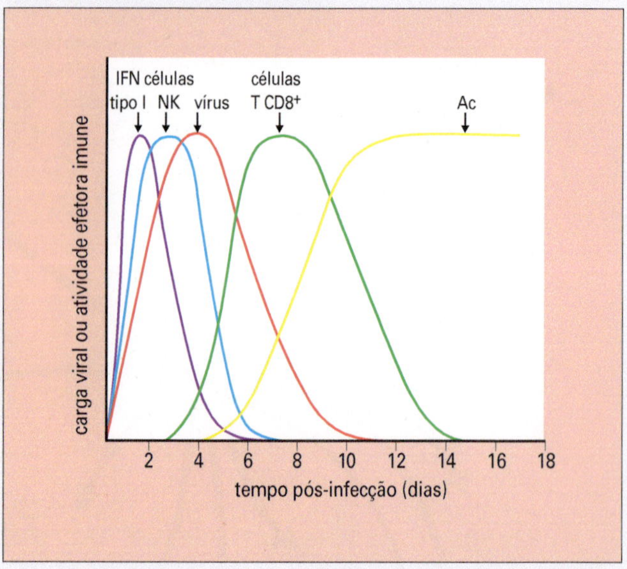

Fig. 13.3 Durante uma infecção viral ativa (p. ex., pelo vírus influenza ou vírus coriomeningite linfocítico), a produção de IFN tipo I é desencadeada rapidamente nos tecidos infectados e os níveis circulantes de IFN tipo I aumentam. Células NK ativadas começam a ser detectadas no sangue e nos sítios de infecção. As respostas de células T específicas para o vírus são induzidas nos linfonodos locais ou no baço e células efetoras migram para os sítios de infecção viral. A expansão das respostas de célula T específicas para o vírus é acompanhada pelo aparecimento de anticorpos neutralizantes no soro. Células T específicas para o vírus diminuem em frequência após a eliminação do vírus e células T ativadas não são mais encontradas 2-3 semanas após a infecção. Entretanto, altas concentrações de anticorpos neutralizantes permanecem e a memória de célula T se estabelece, podendo durar muitos anos.

Respostas imunes adaptativas à infecção viral

A resposta imune adaptativa tipicamente começa alguns dias após a ativação das respostas inatas (Fig. 13.3). As células T começam a aparecer nos sítios de infecção por volta de 4 dias após o início da expansão viral. Em muitas infecções virais, é a ação das células T $CD8^+$ que desempenha um papel-chave na resolução da infecção. Anticorpos frequentemente são induzidos um pouco depois, ao redor do dia 6/7, e contribuem para a cura da infecção.

Uma característica-chave da resposta imune adaptativa é o estabelecimento de uma memória imunológica que forma a base para várias vacinas altamente bem-sucedidas contra infecções virais.

Anticorpos e complemento podem limitar a disseminação ou reinfecção por vírus

Anticorpos podem neutralizar a infectividade dos vírus

Anticorpos fornecem uma importante barreira contra a disseminação viral entre células e tecidos e são particularmente importantes para impedir a disseminação viral na corrente sanguínea. A produção de IgA se concentra nas superfícies mucosas, onde ela atua na prevenção contra reinfecção.

Um mecanismo importante da neutralização mediada por IgA ocorre intracelularmente quando a IgA passa do lúmen para a superfície apical da célula. Durante essa transcitose, vesículas contendo IgA interagem com aquelas que contêm o vírus, levando à neutralização.

Anticorpos podem ser gerados contra qualquer proteína viral na célula infectada.

P. Quais proteínas provavelmente são os alvos mais importantes das defesas mediadas por anticorpos?
R. Somente anticorpos direcionados contra glicoproteínas que são expressas no envelope do vírion ou na membrana da célula infectada são importantes no controle da infecção.

A defesa contra partículas virais livres envolve a neutralização da infectividade, que pode ocorrer de várias maneiras (Fig. 13.4). Estes mecanismos provavelmente operam *in vivo* porque a injeção de anticorpos monoclonais neutralizantes é um fator importante na prevenção contra a reinfecção. Anticorpos monoclonais administrados passivamente têm sido utilizados terapeuticamente para inibir a infecção pelo vírus sincicial respiratório e pelo vírus influenza.

O complemento está envolvido na neutralização de alguns vírus livres

O complemento também pode danificar o envelope do vírion, um processo conhecido como virólise, e alguns vírus podem ativar diretamente as vias clássica e alternativa do complemento. Entretanto, o complemento não é considerado um grande fator na defesa contra

Efeitos antivirais do anticorpo

alvo	agente	mecanismo
vírus livre	anticorpo isoladamente	bloqueia a ligação à célula bloqueia a entrada na célula bloqueia o desnudamento viral
	anticorpo + complemento	dano ao envelope viral bloqueio do receptor viral
células infectadas por vírus	anticorpo + complemento	dano da célula infectada opsonização do vírus coberto ou células infectadas para fagocitose
	anticorpo ligado às células infectadas	ADCVI por células NK, macrófagos e neutrófilos
ADCVI – inibição viral mediada por célula dependente de anticorpo		

Fig. 13.4 Mecanismos pelos quais os anticorpos atuam para neutralizar o vírus ou matar células infectadas.

vírus porque indivíduos com deficiências de complemento não estão predispostos a infecções virais severas.

Este fato deve ser contrastado com os herpesvírus e poxvírus que carreiam homólogos virais de proteínas reguladoras do complemento (CD46, CD55) que regulam a ativação do complemento. Presumivelmente, esses vírus são suscetíveis a controle por mecanismos dependentes do complemento.

Anticorpos mobilizam o complemento e/ou células efetoras para destruir células infectadas por vírus

Anticorpos também são efetivos para mediar a destruição de células infectadas por vírus. Isto pode ocorrer por meio da ativação mediada por anticorpo do sistema complemento, levando à montagem do complexo de ataque à membrana e à lise da célula infectada (Cap.4). Este processo requer uma alta densidade de antígenos virais na membrana (aproximadamente 5×10^6 por célula) para ser efetivo. Em contraste, a ADCC mediada por células NK requer aproximadamente 10^3 moléculas de IgG para ativar a ligação das células NK e a lise da célula infectada.

P. Como as células NK utilizam os anticorpos para reconhecer e destruir as células infectadas por vírus?

R. As células-alvo recobertas por IgG são ligadas usando o FcγRIII das células NK (CD16; Cap. 3) e são rapidamente destruídas por um mecanismo de destruição dependente de perforina (Fig. 10.12).

É difícil determinar a importância destes mecanismos para a destruição de células *in vivo.* A melhor evidência em favor da ADCC vem do estudo do efeito protetor dos anticorpos monoclonais não neutralizantes em camundongos. Apesar de esses anticorpos falharem em neutralizar o vírus *in vivo*, eles podem proteger camundongos deficientes de C5 de altas doses de vírus. (Camundongos com deficiência de C5 são utilizados neste estudo para eliminar o papel dos componentes tardios do complemento.)

Células T medeiam a imunidade viral de várias maneiras

Células T inibem uma variedade de funções na imunidade antiviral:

- as células T $CD8^+$ são importantes células efetoras que desempenham um papel-chave no controle de infecções virais estabelecidas;
- a maioria da resposta de anticorpos é T-dependente, necessitando da presença de células $CD4^+$ auxiliares para a mudança de classe e maturação de afinidade;
- As células T $CD4^+$ também ajudam na ativação das respostas de células T $CD8^+$ e no recrutamento e ativação de macrófagos nos sítios de infecção viral;
- células T $CD8^+$ de memória são efetivas no controle da reinfecção com vírus como o vírus influenza e vírus sincicial respiratório – entretanto, mesmo as células T de memória precisam de tempo para desenvolver uma resposta quando a infecção ocorre novamente de modo que os anticorpos tipicamente assumem um papel mais dominante na proteção contra *reinfecção* através da neutralização do vírus invasor, contendo a infecção e impedindo sua disseminação para outros tecidos.

A ausência de células T torna o hospedeiro altamente suscetível ao ataque viral. Por exemplo, a infecção cutânea de camundongo 'nude' congenitamente atímico (que não possui células T maduras) com o vírus herpes simples (HSV) resulta numa lesão disseminada e o vírus eventualmente migra para o sistema nervoso central, levando à morte do animal. A transferência de células T específicas para o HSV logo após a infecção é suficiente para proteger o camundongo.

P. Como as células T $CD4^+$ ajudam a ativar e recrutar células T $CD8^+$?

R. As células T $CD4^+$ interagem com as células dendríticas e ajudam a ativá-las para estimular uma resposta efetiva da célula T $CD8^+$. Citocinas, incluindo a IL-2, liberadas pelas células T $CD4^+$ também são necessárias para a expansão das células T $CD8^+$. Células T $CD4^+$ podem recrutar células T $CD8^+$ para sítios de infecção através da liberação de quimiocinas e indução da síntese de quimiocina pelo endotélio.

Células T $CD8^+$ têm como alvo células infectadas por vírus

O principal sistema de vigilância de células T que opera contra vírus é altamente eficiente e seletivo. Células T $CD8^+$ identificam células infectadas por vírus reconhecendo moléculas do MHC classe I que apresentam peptídeos derivados do vírus na superfície celular, e são ativadas para mediar funções efetoras que eliminam a infecção.

As células T $CD8^+$:

- matam células infectadas através da liberação de perforina, granzimas e outras proteínas citolíticas;
- desencadeiam a morte das células infectadas através da ligação de fatores solúveis (p. ex., TNF-α) ou de receptores de membrana celular (p. ex., FasL) em receptores de superfície celular (como Fas) que sinalizam a célula a sofrer apoptose, ou seja, efetivamente "cometer suicídio"; e
- produzem fatores solúveis como IFN-γ e/ou TNF-α que podem "curar" a infecção por alguns vírus (p. ex., vírus da hepatite B) sem a morte da célula. Isto pode resultar na erradicação do vírus não somente da célula-alvo com a qual a célula T $CD8^+$ está interagindo, mas também das células vizinhas.

Mecanismos "curativos" são particularmente importantes quando a infecção está muito disseminada e não seria possível que as células T $CD8^+$ interagissem e matassem cada célula infectada, nem seria desejável que tantas células do hospedeiro fossem destruídas.

Praticamente todas as células no corpo expressam moléculas do MHC classe I, fazendo com que este seja um mecanismo importante para a identificação e eliminação ou cura de células infectadas por vírus.

Devido ao papel central desempenhado pelas moléculas do MHC classe I direcionando células T CD8+ para as células infectadas, alguns vírus desenvolveram estratégias elaboradas para diminuir a expressão do MHC classe I, interferindo desta maneira no reconhecimento pelas células T e favorecendo a persistência do vírus (veja adiante).

Quase todas as proteínas virais podem ser processadas no citoplasma para gerar peptídeos que são transportados para o retículo endoplasmático, onde interagem com moléculas do MHC classe I.

P. Por que seria vantajoso para o hospedeiro apresentar peptídeos virais que são produzidos precocemente no ciclo de replicação, e que podem não fazer parte do vírus montado?

R. As proteínas virais expressas no início do ciclo da replicação podem ser apresentadas nas células infectadas logo após a infecção, permitindo que ocorra o reconhecimento da célula T desde que uma nova progênie viral seja produzida. Por exemplo, a imunidade mediada por células T CD8+ contra o citomegalovírus murino (CMVM) é mediada predominantemente por células T que reconhecem um epítopo na proteína precoce imediata pp89 (80-90% da resposta de célula T é direcionada contra pp89). A imunização de camundongos com uma vacina com vírus recombinante contendo pp89 é suficiente para conferir proteção completa contra a doença induzida pelo CMVM.

A importância das células T no controle *in vivo* das infecções virais foi reconhecida com o uso de várias técnicas.

Em animais:

- a transferência adotiva de subpopulações de células T ou de clones de células T específicos para animais infectados;
- a depleção de populações de células T *in vivo* utilizando anticorpos monoclonais para CD4 ou CD8; e
- a criação de camundongo "gene *knockout*" (ou nocaute), no qual genes que codificam receptores de superfície celular (p. ex., CD8, CD4), moléculas de transdução de sinal (p. ex., transdutor de sinal e ativador da transcrição [STAT]) ou fatores da transcrição (p. ex., T-bet) são removidos da linhagem embrionária.

Em humanos:

- estudos que visam abordar a relação entre a intensidade ou eficácia funcional das respostas de células T antígeno-específicas e a eficácia do controle da replicação de vírus em diferentes indivíduos infectados;
- avaliação do controle da replicação viral em pacientes com defeitos em funções imunes selecionadas (p. ex., pacientes com síndrome de DiGeorge que não possuem timo); e
- achados de evidências de que vírus desenvolveram estratégias para escapar do reconhecimento pelas células T do hospedeiro (isto não aconteceria a menos que as células T estivessem exercendo pressão seletiva sobre a replicação viral).

A capacidade do camundongo *knockout* que não possui populações particulares de linfócitos em mediar o controle de algumas infecções virais ilustra a redundância que pode ocorrer no sistema imune. Por exemplo, na ausência de células T CD8+, células T CD4+, anticorpos ou outros mecanismos, indivíduos algumas vezes são capazes de compensar e controlar a infecção.

Células T CD4+ formam a principal população de células efetoras na resposta contra infecções virais

Células T CD4+ também são reconhecidas como a principal população de células efetoras na resposta imune contra algumas infecções virais. Um bom exemplo ocorre na infecção das superfícies epiteliais pelo HSV-1. Nesse caso, as células T CD4+ participam em uma resposta de hipersensibilidade do tipo retardado (Cap. 26) que resulta em uma eliminação acelerada do vírus. Elas produzem citocinas como IFN-γ e TNF-α, que medeiam efeitos antivirais diretos e também ajudam na ativação de macrófagos no sítio da infecção. Macrófagos desempenham um papel importante na inibição da infecção viral, provavelmente através da geração e ação do óxido nítrico (Fig. 13.5).

Experimento demonstrando que as células T CD4+, macrófagos e IFN-γ possuem um papel protetor nas infecções cutâneas com HSV-1

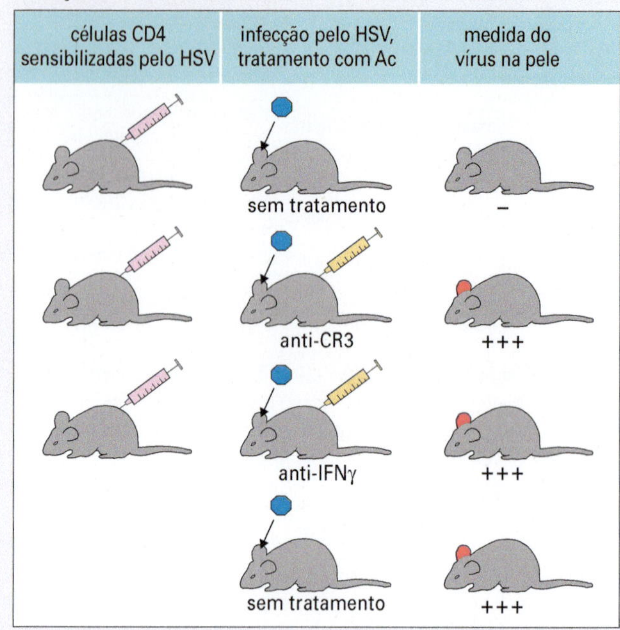

Fig. 13.5 Células T CD4+ foram obtidas de camundongos infectados com HSV-1 há 8 dias. As células foram transferidas para camundongos singeneicos infectados com HSV-1 na pele. Esses camundongos foram tratados com anti-CR3 (para bloquear a migração de macrófagos para o sítio da infecção), ou anti-IFN-γ (para bloquear a ativação dos macrófagos) ou não foram tratados. Um grupo-controle adicional foi infectado, mas não recebeu células T CD4+. Foi determinada a quantidade de vírus infeccioso presente após 5 dias. Os resultados demonstram que os efeitos protetores das células T CD4+ são mediados por macrófagos e IFN-γ.

Na infecção pelo vírus do sarampo e pelo vírus Epstein-Barr (EBV), CTLs CD4+ são gerados e reconhecem e matam células positivas para MHC classe II infectadas com o vírus utilizando mecanismos citolíticos também empregados pelos CTLs CD8+. Isto sugere que os peptídeos do vírus do sarampo e do EBV são gerados pelas vias normais de apresentação de antígeno (*i.e.*, após a fagocitose e degradação; Cap. 8). Entretanto, outras vias foram implicadas, nas quais algumas proteínas/peptídeos do vírus do sarampo entram nas vesículas de classe II a partir do citoplasma.

Um resumo dos mecanismos de defesa antiviral é ilustrado na Figura 13.6.

Estratégias virais para evadir as respostas imunes do hospedeiro

Para promover sua sobrevivência, os vírus desenvolveram várias estratégias para fugir do controle da resposta imune do hospedeiro. Evitar a eliminação pelo sistema imune é essencial para vírus que

Mecanismos efetores pelo quais respostas adaptativas combatem a replicação viral

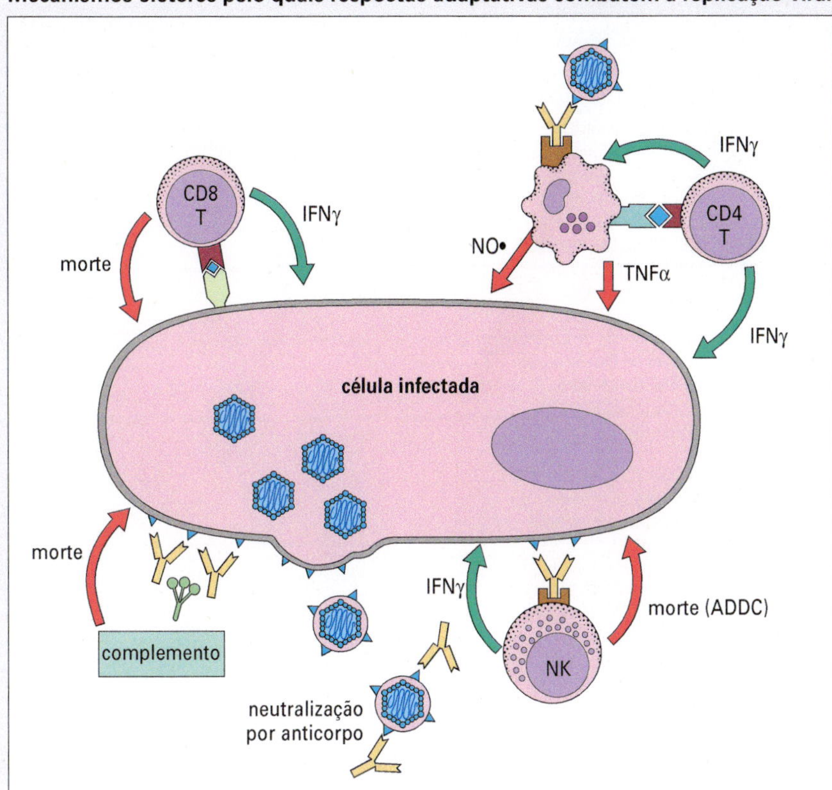

Fig. 13.6 Células T CD8+ tipicamente desempenham um papel dominante no controle de infecções virais estabelecidas, mediando a lise de células infectadas pelo vírus e produzindo citocinas antivirais. Células T CD4+ são importantes efetoras no controle de certas infecções virais, produzindo citocinas que medeiam os efeitos antivirais e ativam macrófagos para produzir fatores citolíticos e antivirais. Elas também ajudam as células B a produzir anticorpos que são importantes no controle do vírus livre, e também podem marcar células infectadas pela ativação da lise mediada pelo complemento ou desencadeando uma inibição viral mediada por célula dependente de anticorpo (ADCVI) pelas células efetoras incluindo células NK e macrófagos.

persistem em seus hospedeiros por longos períodos – mas mesmo para os vírus que causam infecções agudas, as estratégias de evasão imune são importantes para prolongar a infecção e aumentar as oportunidades de transmissão para novos hospedeiros.

As estratégias de evasão imune dos vírus podem ser categorizadas em mecanismos para:

- dificultar a resposta do hospedeiro;
- evitar o reconhecimento pelas defesas imunes do hospedeiro; e
- resistir ao controle por mecanismos efetores imunes.

Vírus podem prejudicar a resposta imune do hospedeiro

Algumas vezes, as infecções virais podem estar associadas a um profundo dano disseminado das funções imunes do hospedeiro; por exemplo, a supressão imune generalizada associada à infecção pelo vírus do sarampo ou à síndrome de imunodeficiência adquirida (AIDS) que ocorre nos estágios finais da infecção pelo HIV-1. Além de a indução de uma disfunção imune generalizada dificultar o controle da replicação viral, ela também tem impacto na sobrevivência do hospedeiro – o que não é uma estratégia ideal para a promoção da persistência viral. Em vez disso, muitos vírus induzem danos na imunidade do hospedeiro que são mais localizados, mais limitados e/ou direcionados para respostas celulares ou humorais direcionadas especificamente para o vírus.

A importância dos IFNs tipo I no controle inato da replicação e disseminação local do vírus é ilustrada pelo fato de que muitas diferentes famílias de vírus desenvolveram estratégias para o bloqueio da produção do IFN tipo I nas células que eles infectam. Alguns vírus também prejudicam o recrutamento de DCs plasmocitoides para os sítios de infecção, reduzem os níveis circulantes de DCs plasmocitoides ou infectam DCs plasmocitoides e prejudicam suas funções para reduzir a produção de IFN tipo I por estas células especializadas na produção de IFN.

As quimiocinas representam um importante sistema de tráfico para a migração celular e os vírus evoluíram estratégias para romper a rede de quimiocinas. Os herpesvírus codificam:

- homólogos de quimiocinas (p. ex., CCL3);
- homólogos de receptor de quimiocinas; e
- proteínas de ligação à quimiocina, que possuem efeitos poderosos no retardo ou inibição da migração celular durante a inflamação.

Os vírus também inibem a indução de respostas adaptativas ao infectar e interferir nas funções de células apresentadoras de antígenos importantes, como as DCs, ou pela produção de homólogos de citocina, como o vIL-10 (herpesvírus), que modulam a natureza da resposta induzida.

P. A partir dessa observação, o que você pode deduzir sobre uma resposta imune efetiva aos herpesvírus?
R. O vIL-10 irá desviar a resposta imune, inibindo uma reação tipo T_H1 com ativação de macrófagos. Portanto, pode-se deduzir que este tipo de resposta imune é a chave para a imunidade anti-herpes e o tipo de resposta que os vírus tentam inibir.

Devido ao papel crítico das células T, particularmente CTLs CD8+, na eliminação de infecções virais estabelecidas, vírus que estabelecem infecções persistentes de longa duração em seus hospedeiros frequentemente possuem estratégias para dificultar a resposta de célula T CD8+ vírus específica.

- Algumas infecções virais persistentes são transmitidas da mãe para seu descendente *in utero* (p. ex., infecção pelo vírus da coriomeningite linfocítica [LCMV] do camundongo e infec-

Estratégias empregadas pelo HIV para evadir o controle imune

mecanismo de defesa do hospedeiro	estratégias de enfraquecimento	estratégias de anulação	estratégias de resistência
IFN tipo I	Não enfraquecido na infecção aguda depleção das pDCs na infecção crônica	latência (evita o controle por todos os braços da resposta imune)	resistência contra a atividade antiviral de alguns ISGs, p. ex., HIV-1 Vif do HIV atua contra APOBECs
células NK	diminuição no número de células NK e declínio nas suas funções na infecção crônica	expressão de alelos MHC I envolvidos na inibição NK mantida nas células infectadas	inibição da lise mediada por TNF e por Fas de células infectadas pelo Nef do HIV-1
células T $CD8^+$	exaustão da função efetora das células T $CD8^+$ durante a infecção crônica	supressão da expressão de MHC I aquisição de mutações de escape	inibição da lise mediada por TNF e por Fas de células infectadas pelo Nef do HIV-1
células T $CD4^+$	perda das células $CD4^+$ causada pela infecção e lise pelo HIV	supressão da expressão de MHC II	inibição da lise mediada por TNF e por Fas de células infectadas pelo Nef do HIV-1
anticorpos	retardo na produção de Ac neutralizantes – pode ser em parte causado por uma atividade aberrante de célula B	bloqueia a ligação de Ac ao vírus pela aquisição de glicanos de mutações de escape	incorporação do CD59 no envelope do vírion para bloquear a ativação do complemento

Fig. 13.7 A figura lista os mecanismos de defesa do hospedeiro afetados pelos engenhosos mecanismos de bloqueio desenvolvidos pelo vírus da imunodeficiência humana 1.

ção pelo vírus da hepatite B em humanos). Isto pode resultar na indução de tolerância de células T específicas para o vírus quando a autotolerância é estabelecida no sistema imune em desenvolvimento do hospedeiro, levando a uma falha na montagem de uma resposta de célula T específica (ou de anticorpo efetivo) para o vírus.

- Respostas de células T $CD8^+$ em hospedeiros imunologicamente maduros podem ser dificultadas por processos denominados "exaustão" ou "desorientação", durante os quais células T específicas para o vírus se tornam progressivamente defeituosas funcionalmente em face do alto nível de replicação viral e eventualmente podem ser direcionadas para sofrer morte por apoptose.

Estratégias virais para evitar o reconhecimento pelas defesas imunes do hospedeiro

As estratégias que os vírus utilizam para evitar o reconhecimento pelas defesas imunes do hospedeiro incluem:

- latência;
- infecção de sítios "imunologicamente privilegiados";
- diminuição da visibilidade das células infectadas para as células efetoras do hospedeiro; e
- variação antigênica.

Alguns vírus estabelecem uma infecção latente dentro de certas células do hospedeiro, durante a qual há pouca ou nenhuma produção de proteínas virais. Células infectadas de modo latente são, dessa maneira, essencialmente "invisíveis" para o sistema imune do hospedeiro. Células como os neurônios infectados pelo HSV podem persistir por toda a vida do hospedeiro nesta forma – porém, se a infecção precisar de disseminar para novos hospedeiros, a latência também precisa ser acompanhada por uma reprodução contínua ou esporádica do vírus.

Outra estratégia que os vírus utilizam para evitar o reconhecimento pelas defesas imunes do hospedeiro é replicar em sítios "imunologicamente privilegiados", ou seja, partes do corpo para as quais respostas adaptativas têm acesso limitado e onde também pode haver um ambiente "imunossupressor", como o cérebro (Cap. 12). Um número surpreendente de vírus diferentes persiste no cérebro.

Vírus evitam o reconhecimento pelas células T pela redução da expressão de MHC nas células infectadas

Outros vírus tentam tornar as células que infectam "menos visíveis" para as respostas adaptativas do hospedeiro. O papel crítico desempenhado pelas células T $CD8^+$ na eliminação das infecções virais é novamente destacado pelo grande número de estratégias que os vírus desenvolveram para reduzir o nível de expressão de MHC classe I na superfície das células infectadas.

A expressão de MHC classe I pode ser prejudicada pela(o):

- supressão da síntese de MHC classe I (p. ex., HIV-1);
- redução da geração de epítopos peptídicos no citoplasma (p. ex., EBV);
- bloqueio da captação de peptídeos pelo retículo endoplasmático (p. ex., HSV-1).
- bloqueio da maturação, montagem e migração do complexo do MHC trimolecular (p. ex., citomegalovírus humano [HCMV]) e/ou
- reciclagem de moléculas de MHC classe I na superfície celular (p. ex., HIV-1).

Mecanismos similares se aplicam para moléculas do MHC classe II, em que alguns herpesvírus bloqueiam a transcrição, enquanto outros mecanismos envolvem o direcionamento prematuro do MHC classe II para degradação.

A supressão de moléculas do MHC classe I pode impedir o reconhecimento por células T $CD8^+$, mas as células NK são matadoras mais eficientes na ausência de moléculas do MHC classe I. O CMV humano e o murino tentaram alterar o equilíbrio codificando seus próprios homólogos para o MHC classe I, que são expressos nas células infectadas e podem inibir a ativação das células NK.

A mutação de antígeno alvo viral permite o escape do reconhecimento pelos anticorpos ou células T

A variação antigênica envolve que um vírus adquira alterações de sequência (mutações) em sítios de proteínas que normalmente são alvos de anticorpo ou células T, de modo que esses sítios não sejam mais reconhecidos. A variação antigênica pode promover a persistência viral dentro de um determinado hospedeiro, por exemplo, durante a infecção pelo HIV-1, mutações frequentemente são selecionadas dentro e ao redor dos epítopos reconhecidos pelas respostas iniciais de células T e respostas neutralizantes de anticorpos, permitindo uma maior replicação do vírus. Ela também pode promover a persistência viral a nível populacional, como exemplificado pelo desvio e flutuação antigênicos observados com o vírus influenza (Fig. 13.8). A imunidade humoral para o vírus influenza fornece proteção contra reinfecção somente até que uma nova cepa do vírus emerja, dificultando a produção de vacinas efetivas de longa duração.

Estratégias virais para resistir ao controle por mecanismos efetores imunes

Os vírus desenvolveram estratégias para resistir ao controle por muitos mecanismos efetores imunes, incluindo:

- a atividade antiviral dos IFNs tipo I e de citocinas;
- os mecanismos líticos pelos quais células NK e células T CD8^{+} destroem as células infectadas; e
- anticorpos e complemento.

Além de dificultar a produção de IFNs tipo I, os vírus também possuem muitas estratégias para resistir ao controle por estas importantes citocinas antivirais. Isto pode ser obtido via:

- produção de receptores de IFN solúveis (p. ex., poxvírus);
- interferência na sinalização do IFN (p. ex., paramixoviroses); e
- interrupção das defesas intracelulares induzidas pelo IFN como a atividade da PKR ou da 2´,5´-oligoadenilato sintetase (p. ex., adenovírus e herpesvírus).

Os vírus também podem resistir ao controle por outras citocinas antivirais; por exemplo, vários poxvírus codificam receptores solúveis para interferir na função do TNF.

Outras proteínas virais produzidas nas células infectadas protegem as células da lise pelo TNF: adenovírus, herpesvírus e poxvírus codificam receptores solúveis para interferir na função. O HIV protege as células que ele infecta da lise mediada não somente pelo TNF, mas também por Fas.

Conforme destacado anteriormente, alguns vírus também possuem estratégias para resistir ao controle por anticorpos e complemento. Alguns herpesvírus e poxvírus codificam homólogos de CD46 e CD55 (proteínas reguladoras do complemento que bloqueiam a ativação de C3) e também para CD59, que bloqueia a formação do complexo de ataque à membrana. O HIV faz uso do CD59 celular, que é incorporado ao envelope viral, bloqueando dessa forma a lise do vírion mediada pelo complemento.

Exemplos de homólogos codificados pelo vírus ou simulações do sistema de defesa do hospedeiro são demonstrados na Figura 13.9.

Consequências patológicas das respostas imunes induzidas pelas infecções virais

Apesar de a resposta imune desempenhar um papel vital no combate às infecções virais, ela também pode ter consequências imunopatológicas. Estas podem resultar de respostas imunes antivirais inapropriadas, ou da indução de respostas autoimunes durante o curso de uma infecção viral.

Produção de citocinas e ativação imune excessivas podem ser patológicas

Citocinas e quimiocinas desempenham um papel crítico na ativação das respostas imunes após uma infecção viral e recrutamento de

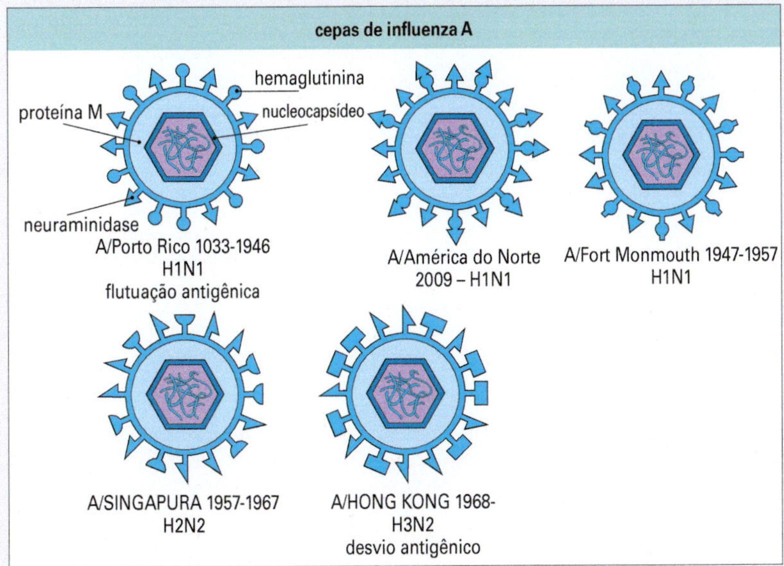

Fig. 13.8 Os principais antígenos de superfície do vírus influenza são a hemaglutinina e a neuraminidase. A hemaglutinina está envolvida na fixação às células, e anticorpos para hemaglutininas são protetores. Anticorpos para neuraminidase são menos efetivos. O vírus influenza pode mudar ligeiramente (flutuação antigênica) ou radicalmente (desvio antigênico) suas propriedades antigênicas. Alterações na estrutura do antígeno hemaglutinina deixam os primeiros anticorpos ineficazes e, portanto, ocorrem epidemias por novos vírus. O diagrama demonstra cepas que emergiram por desvio antigênico desde 1933. A nomenclatura oficial do antígeno influenza se baseia no tipo de hemaglutinina (H_1, H_2 etc.) e neuraminidase (N_1, N_2 etc.) expressas na superfície do virion. Observe que, apesar de as novas cepas substituírem as cepas antigas, os antígenos internos permanecem, em grande parte, inalterados.

Exemplos de homólogos ou mimetizadores das proteínas do hospedeiro codificados pelos vírus para promover sua persistência *in vivo*

defesa do hospedeiro afetada	vírus	proteína do hospedeiro que o vírus codifica um homólogo ou mimetiza	mecanismo de ação
IFN tipo I	HHV-8	homólogo IRF	bloqueia a transcrição de IFN tipo I
	vacínia	homólogo do receptor de IFN tipo I	secretado e se liga ao IFN-α/β
	vacínia	homólogo de eIF-2α	impede a fosforilação de eIF-2α e inibe a PKR
outras citocinas	múltiplos poxvírus	homólogo do receptor de TNF	secretados e liga ao TNF-α
	vacínia	mimetiza o receptor IL-1β	liga-se à IL-1β e bloqueia a resposta febril
	EBV, HCMV	mimetiza IL-10	mimetizam a atividade de IL-10 e suprimem a produção das citocinas T_H1, p. ex., IFN-γ
quimiocinas	MCMV, HCMV, HHV-6, 7 e 8, MHV-68	mimetiza o receptor de quimiocina	secretados e se ligam às quimiocinas CC e/ou CXC, amplificando ou bloqueando suas atividades
	MCMV, HCMV, HHV-6, HHV-8	mimetiza quimiocinas CC ou CXC	atraem monócitos para replicação viral ou atraem células T_H2
complemento	vacínia, coqueluche, HSV-1 e 2, HVS, HHV-8, MHV-68	homólogos para as proteínas de ligação ao complemento, p. ex., proteína de ligação a C4, CR1, CD46 e CD55	inibem fatores de complemento solúveis
	HVS	homólogo de CD59	bloqueia a formação do complexo de ataque à membrana
anticorpo	HSV-1 e 2, MCMV, coronavírus	simula o receptor Fc	ligam-se à IgG e inibem os mecanismos efetores dependentes de Fc
células NK	HCMV, MCMV	homólogos de MHC classe I	inibem o reconhecimento das células infectadas pelas NK
destruição das células infectadas	HHV-8, HVS, alguns poxvírus	mimetiza FLIP	Inibem a ativação da caspase, impedindo o desencadeamento da apoptose mediada pela morte do receptor
	HHV-8, HVS, adenovírus	homólogos de Bcl2	bloqueiam a apoptose

Fig. 13.9 Muitos vírus com grandes genomas de DNA codificam proteínas deste tipo. (EBV, vírus Epstein-Barr; FLIP, proteína inibitória tipo FLICE; HCMV, citomegalovírus humano; HHV, herpesvírus humano; HHV-8, herpesvírus humano-8 (herpesvírus associado ao sarcoma de Kaposi); HSV, vírus herpes simples; HVS, herpesvírus saimiri; MCMV, citomegalovírus murino; MHV-68, gama-herpesvírus murino).

células para o local da infecção. Entretanto, a produção excessiva de citocinas e quimiocinas pode trazer consequências patológicas. Por exemplo:

- A infecção com o vírus da síndrome respiratória aguda a grave (SARS) e o vírus da gripe altamente patogênico (H5N1), se não for rapidamente controlada pela imunidade inata precoce, pode ser associada com hipercitocinemia (tempestades de citocinas) que provoca uma resposta inflamatória agressiva que pode resultar em dano tecidual maciço;
- Células T CD4+ ativadas constituem os principais sítios celulares para a replicação do HIV. O vírus desencadeia uma intensa tempestade de citocinas associada com extensa ativação imune durante a infecção aguda, o que ajuda a alimentar a replicação viral por gerar um grande reservatório de células-alvo CD4+ ativadas. Uma diferença-chave entre infecções de primatas não humanos pelo vírus da imunodeficiência símia não patogênico (SIV) e a infecção pelo HIV é que nas infecções não patogênicas a ativação imune é rapidamente suprimida após a fase aguda da infecção, enquanto um estado constante de ativação imune é mantido nas infecções patogênicas. Isto ajuda a manter a replicação viral e a queda de células T CD4+, levando ao desenvolvimento da AIDS.

Consequências patológicas da produção de anticorpos antivirais

Anticorpos fracamente neutralizantes podem amplificar a infectividade viral

Uma consequência patológica incomum de algumas interações virais, nas quais anticorpos fracamente neutralizantes são produzidos, é a intensificação da infecção viral dependente de anticorpo (ADE). Isto envolve a captura mediada por receptor Fc dos complexos anticorpo-vírus pelos macrófagos e a subsequente amplificação da infectividade viral. Isto é visto em muitas infecções persistentes ou virais em que o alvo comum para a replicação é o macrófago. Um exemplo é a infecção pelo vírus da dengue, no qual anticorpos de reação cruzada fraca induzidos durante infecções prévias com diferentes subtipos do vírus da dengue podem resultar em ADE, com o desencadeamento de:

- febre hemorrágica da dengue; e
- síndrome do choque da dengue, que resulta em liberação excessiva de pró-coagulantes pelos monócitos.

Anticorpos antivirais podem formar imunocomplexos que causam dano tecidual

Os imunocomplexos podem aparecer nos líquidos corporais ou nas superfícies celulares e são mais comuns durante infecções persistentes ou crônicas (p. ex., com o vírus da hepatite B). O anticorpo é ineficiente (não neutralizante) na presença de grandes quantidades do antígeno viral; em vez disso, imunocomplexos se formam e são depositados nos rins ou nos vasos sanguíneos, onde evocam respostas inflamatórias que levam a dano tecidual (p. ex., glomerulonefrite, Cap. 25).

Respostas de células T específicas para vírus podem causar lesão tecidual grave

Em qualquer infecção viral, algum dano tecidual provavelmente ocorre pela atividade das células T infiltrantes. Entretanto, em algumas situações este dano pode ser considerável, resultando na morte do hospedeiro. Uma ilustração clássica disto é a resposta de célula T CD8+ contra o LCMV no sistema nervoso central (Fig. 13.10). A remoção das células T protege o camundongo infectado com LCMV da morte, indicando que elas, e não o vírus são responsáveis pelo dano cerebral.

Os diferentes resultados da infecção pelo vírus da coriomeningite linfocítica (LCMV) em camundongos estão relacionados com diferenças no estado imune

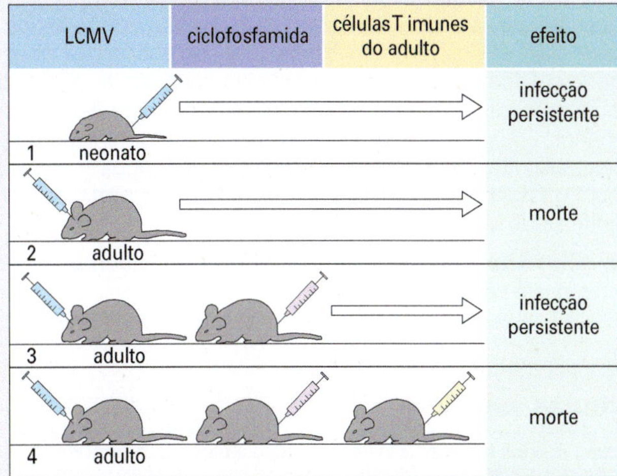

Fig. 13.10 A infecção de camundongos neonatos (**1**) resulta na persistência viral, porque células T específicas para o vírus são deletadas clonalmente quando a tolerância ao próprio (*self*) é estabelecida no animal neonato. Na ausência da ajuda da célula T, são produzidos anticorpos não neutralizantes, e a persistência do vírus está associada com a doença do imunocomplexo, que se manifesta como glomerulonefrite e vasculite. A infecção intracerebral do camundongo adulto (**2**) resulta na morte por coriomeningite linfocítica. A morte ocorre pelo recrutamento de células T específicas para o vírus para sítios de replicação viral no cérebro. A supressão da imunidade com ciclofosfamida (**3**) impede a morte, mas leva ao estabelecimento de uma infecção persistente. O efeito "protetor" produzido pela ciclofosfamida pode ser revertido pela transferência adotiva de células T de um animal imune ao LCMV (**4**).

A infecção viral pode provocar autoimunidade

Vírus podem desencadear doença autoimune por diversas maneiras, incluindo:

- Dano induzido pelo vírus – durante o curso de algumas infecções virais, os tecidos se tornam danificados, provocando uma resposta inflamatória durante a qual antígenos "ocultos" são expostos, podendo ser processados e apresentados ao sistema imune. Exemplos são o vírus Theiler (um picornavírus murino) e a infecção do sistema nervoso central pelo vírus da hepatite murina, em que os constituintes da mielina (o material isolante dos axônios) se tornam alvos para anticorpos e células T.
- Mimetismo molecular – uma sequência em uma proteína viral que é homóloga a uma proteína própria (*self*) pode ser reconhecida, levando à quebra da tolerância imunológica a antígenos próprios escondidos e ao consequente ataque dos tecidos do hospedeiro pelo sistema imune (Cap. 19). Um bom exemplo é a miocardite induzida pelo vírus coxsackie B. Pacientes com cardiomiopatia inflamatória têm anticorpos que fazem reação cruzada com peptídeos derivados de proteína do coxsackie B3 e com peptídeos derivados do translocador do nucleotídeo adenina celular.

RACIOCÍNIO CRÍTICO: INTERAÇÕES VÍRUS-SISTEMA IMUNE (VEJA A PÁG. 445 PARA RESPOSTAS)

Diversos anticorpos monoclonais IgG foram desenvolvidos contra a glicoproteína D do vírus herpes simples. Quando testados *in vitro* para atividade neutralizante viral, os anticorpos podem ser divididos em dois grupos: aqueles capazes de neutralizar a infectividade do vírus, e anticorpos não neutralizantes. Entretanto, quando anticorpos individuais neutralizantes ou não neutralizantes foram injetados em camundongos infectados com o vírus herpes simples, ambos anticorpos protegeram os animais de uma infecção esmagadora.

1 Como explicar a proteção obtida pelos anticorpos monoclonais não neutralizantes?

2 Que experimentos você pode propor para suportar algumas de suas conclusões?

3 Por que as células T CD8+ de memória são incapazes de impedir o estabelecimento de uma infecção pelo HIV?

4 As respostas de células T direcionadas contra epítopos em qualquer uma das proteínas do HIV controlam a replicação viral igualmente bem?

5 Como o escape viral de respostas de células T desencadeadas por vacinas pode ser minimizado?

Leituras sugeridas

Alcami A. Viral mimicry of cytokines, chemokines and their receptors. Nat Rev Immunol 2003;3:36–50.

Goulder PJ, Watkins DI. HIV and SIV CTL escape: implications for vaccine design. Nat Rev Immunol 2004;4:630–640.

Guidotti LG, Chisari FV. Noncytolytic control of viral infections by the innate

and adaptive immune response. Annu Rev Immunol 2001;19:65–91.

Hansen TH, Bouvier M. MHC class I antigen presentation: learning from viral evasion strategies. Nat Rev Immunol 2009;9:503–513.

Kawai T, Akira S. Innate immune recognition of viral infection. Nat Immunol 2006;7:131–137.

Klenerman P, Hill A. T cells and viral persistence: lessons from diverse infections. Nat Immunol 2005;6:873–879.

Klotman ME, Chang TL. Defensins in antiviral immunity. Nat Rev Immun. 2006;6:247–256.

Koelle DM, Corey L. Herpes simplex: insights on pathogenesis and possible vaccines. Annu Rev Med 2008;59:381–395.

Kohlmeier JE, Woodland DL. Immunity to respiratory viruses. Annu Rev Immunol 2009;27:61–82.

Lanier L. Evolutionary struggles between NK cells and viruses. Nat Rev Immunol 2008;8:259–268.

McMichael AJ, Borrow P, Tomaras GD, et al. The immune response during acute HIV-1 infection: clues for vaccine development. Nat Rev Immunol 2010;10:11–23.

Paiardini M, Pandrea I, Apetrei C, Silvestri G. Lessons learned from the natural hosts of HIV-related viruses. Annu Rev Med 2009;60:485–495.

Peiris JS, Hui KP, Yen HL. Host response to influenza virus: protection versus immunopathology. Curr Opin Immunol 2010;22:475–481.

Powers C, DeFilippis V, Malouli D, Fru¨h K. Cytomegalovirus immune evasion. Curr TopMicrobiol Immunol 2008;325:333–359.

Randall RE, Goodbourn S. Interferons and viruses: An interplay between induction, signalling, antiviral responses and virus countermeasures. J Gen Virol 2008;89:1–47.

Reading SA, Dimmock NJ. Neutralization of animal virus infectivity by antibody. Arch Virol 2007;152:1047–1059.

Rehermann B, Hepatitis C. virus versus innate and adaptive immune responses: a tale of coevolution and coexistence. J Clin Invest 2009;119:1745–1754.

Sadler AJ, Williams BRG. Interferon-inducible antiviral effectors. Nat Rev Immunol 2008;8:559–568.

Tirado SM, Yoon KJ. Antibody-dependent enhancement of virus infection and disease. Viral Immunol 2003;16:69–86.

Tortorella D, Gewurz BE, Furman MH, et al. Viral subversion of the immune system. Annu Rev Immunol 2000;18:861–926.

CAPÍTULO 14

Imunidade a Bactérias e Fungos

RESUMO

- **Os mecanismos de proteção contra bactérias podem ser deduzidos a partir de sua estrutura e patogenicidade.** Há quatros tipos principais de paredes celulares bacterianas e a patogenicidade varia entre dois padrões extremos. Vias de reconhecimento não específicas filogeneticamente antigas para estruturas bacterianas conservadas desencadeiam respostas imunes inatas protetoras e guiam o desenvolvimento de imunidade adaptativa.
- **Vias de reconhecimento bacteriano independentes de linfócitos têm diversas consequências.** O complemento é ativado através da via alternativa. Liberações de citocinas pró-inflamatórias e quimiocinas aumentam as propriedades adesivas do endotélio vascular e promovem recrutamento de neutrófilo e macrófago. O reconhecimento do patógeno gera sinais que regulam a resposta mediada por linfócito.
- **Anticorpo proporciona um mecanismo protetor antígeno-específico.** A neutralização mediada pelo anticorpo pode ser a única proteção necessária se o organismo é patogênico, apenas devido a uma toxina ou molécula de adesão. Respostas de anticorpos opsonizantes são particularmente importantes na resistência contra patógenos bacterianos extracelulares. O complemento pode exterminar algumas bactérias, particularmente aquelas com uma bicamada lipídica externa exposta, tais como bactérias Gram-negativas.
- **Enfim, a maioria das bactérias é eliminada por fagócitos** após um processo envolvendo múltiplos passos de quimiotaxia, adesão, captura e morte. A morte mediada por macrófagos pode ser elevada seguindo a ativação. A ótima ativação de macrófagos é dependente de linfócitos T CD4 TH1, enquanto respostas de neutrófilos são promovidas por linfócitos T CD4 TH17. O recrutamento e a ativação persistentes de macrófagos podem resultar na formação de granuloma, o qual é uma característica marcante da imunidade mediada por célula contra bactérias intracelulares.
- **Patógenos bem-sucedidos têm desenvolvido mecanismos para evitar a morte mediada por fagócito** e têm desenvolvido uma diversidade de mecanismos surpreendentes para evitar outros aspectos da imunidade inata e adaptativa.
- **Células infectadas podem ser eliminadas por CTLs.** Outras populações de linfócitos T e algumas células teciduais podem contribuir para imunidade antibacteriana.
- **A resposta às bactérias pode resultar em dano tecidual imunológico.** A liberação excessiva de citocinas causada por microrganismos pode resultar em síndromes imunopatológicas, tais como choque endotóxico e a reação de Schwartzman.
- **Fungos podem causar infecções com risco de morte.** A imunidade contra fungos é predominantemente mediada por célula e compartilha muitas semelhanças com a imunidade contra bactérias.

Reconhecimento inato dos componentes bacterianos

Infecções bacterianas têm tido um enorme impacto na sociedade humana e, apesar da descoberta de antibióticos, continua ser a principal ameaça à saúde pública.

Estima-se que a praga causada por *Yersinia pestis* tenha matado um quarto da população europeia na Idade Média, enquanto a infecção por *Mycobacterium tuberculosis,* atualmente, é uma emergência de saúde global.

Os mecanismos de defesa imune desencadeados contra bactérias patogênicas são determinados:

- pela sua superfície química;
- pelo(s) seu(s) mecanismo(s) de patogenicidade; e
- pela dependência de elas serem predominantemente extracelulares ou se também têm a capacidade de sobreviver dentro das células de mamíferos.

Há quatro tipos principais de parede celular bacteriana

Os quatro principais tipos de parede bacteriana (Fig. 14.1) pertencem aos seguintes grupos:

- bactérias Gram-positivas;
- bactérias Gram-negativas;
- micobactérias;
- espiroquetas.

A bicamada lipídica externa de organismos Gram-negativos é de importância especial, pois geralmente é suscetível à lise pelo com-

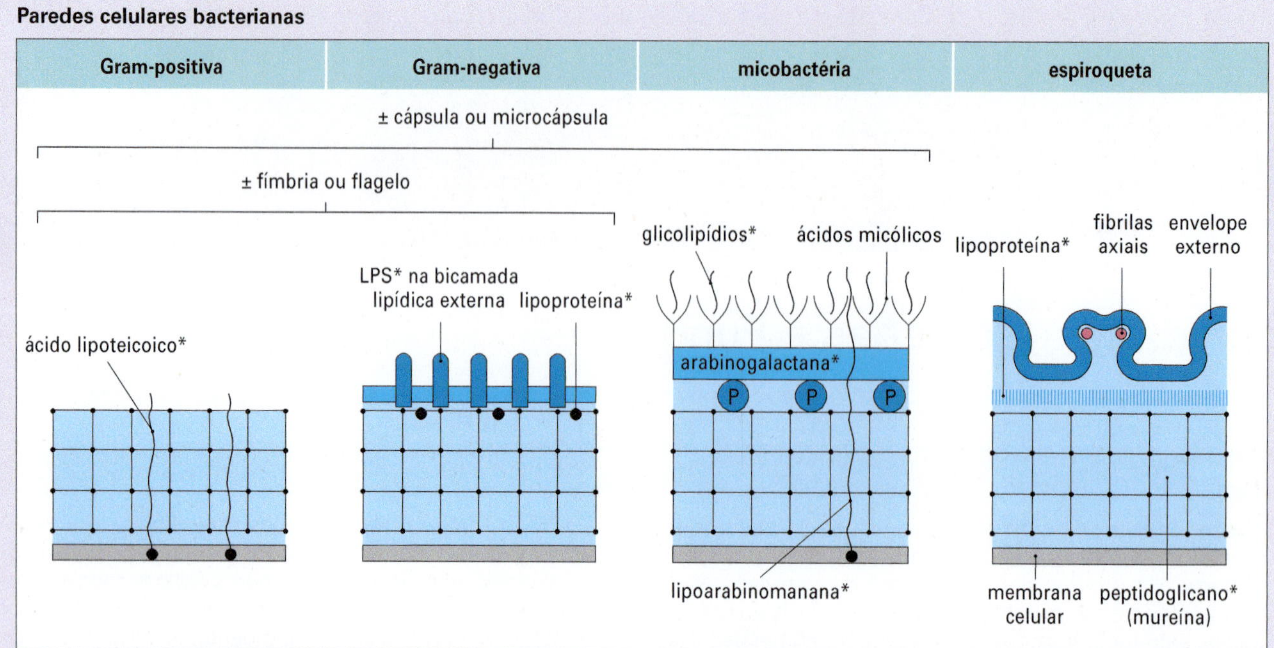

Fig. 14.1 Diferentes mecanismos imunológicos têm desencadeado a destruição da estrutura da parede celular de diferentes grupos de bactérias. Todos os tipos têm uma membrana celular interna e uma parede peptidoglicana. Bactérias Gram-negativas também têm uma bicamada lipídica externa, na qual lipopolissacarídeos (LPS) estão embebidos. Enzimas lisossomais e lisozima são ativas contra a camada peptidoglicana, enquanto proteínas catiônicas e complemento são eficazes contra a bicamada lipídica externa de bactérias Gram-negativas. A composição da parede celular de micobactérias é extremamente resistente à ruptura e, provavelmente, isso pode ser conseguido apenas com a assistência de enzimas bacterianas trabalhando a partir de seu interior. Algumas bactérias também têm fímbrias ou flagelos, os quais podem servir como alvos para a resposta dos anticorpos. Outras têm uma cápsula externa, a qual leva os organismos mais resistentes à fagocitose ou ao complemento. Os componentes indicados com um asterisco (*) são reconhecidos pelo sistema imune inato como um sinal não específico de "ameaça" que reforça seletivamente alguns aspectos da imunidade ativa. (Coloração de Gram é um método que explora o fato de que o violeta de cristal e o iodo formam um complexo que é mais abundandte em bactérias Gram-positivas. O complexo é facilmente eluído por bactérias Gram-negativas.)

plemento. Entretanto, usualmente, a eliminação da maioria das bactérias requer captação por fagócitos. A superfície externa das bactérias também pode conter fímbrias ou flagelos, ou pode estar recoberta por uma cápsula protetora. Estes podem impedir as funções dos fagócitos ou complemento, mas eles também atuam como alvos para a resposta de anticorpo, cujo papel é discutido mais tarde.

A patogenicidade varia entre dois padrões extremos

Os dois padrões extremos de patogenicidade são:

- toxicidade sem capacidade invasiva;
- capacidade de invadir com ausência de toxicidade (Fig. 14.2).

Entretanto, a maioria das bactérias é intermediária entre estes dois extremos, apresentando alguma invasividade associada à produção de algumas toxinas atuando localmente e de fatores de disseminação (enzimas degradadoras de tecidos).

Corynebacterium diphtheriae e *Vibrio cholerae* são exemplos de organismos que são tóxicos, mas não invasivos. Pelo fato de sua patogenicidade depender quase inteiramente da produção de toxina, a neutralização da toxina pelo anticorpo é, provavelmente, suficiente para imunidade, apesar da ligação do anticorpo à bactéria e, portanto, do bloqueio de sua adesão ao epitélio também poderem ser importantes.

Em contraste, a patogenicidade da maioria dos organismos invasivos não se restringe a uma simples toxina, portanto a imunidade requer a eliminação dos organismos em si.

As primeiras linhas de defesa não dependem do reconhecimento do antígeno

A primeira linha de defesa do corpo contra bactérias patogênicas consiste em simples barreiras à entrada ou estabelecimento da infecção. Assim, a pele e superfícies epiteliais expostas possuem sistemas protetores não específicos ou inatos, os quais limitam a entrada de organismos possivelmente invasivos.

A pele intacta é impenetrável à maioria das bactérias. Além disso, ácidos graxos produzidos pela pele são tóxicos a muitos organismos. De fato, a patogenicidade de algumas cepas se correlaciona com sua capacidade de sobreviver na pele. Superfícies epiteliais são limpas, por exemplo, pela ação ciliar na traqueia ou pelo fluxo do trato urinário.

Muitas bactérias são destruídas pelas alterações de pH no estômago e vagina, ambos os quais proporcionam um ambiente ácido. Na vagina, o epitélio secreta glicogênio, o qual é metabolizado por espécies particulares de bactérias comensais, produtoras de ácido lático.

Comensais podem limitar a invasão de patógeno

Bactérias comensais têm coevoluído conosco por milhões de anos, proporcionando uma função protetora essencial contra mais espécies patogênicas pela ocupação dos nichos ecológicos que, de outra maneira, seriam ocupados por algo mais ameaçador. De fato, estima-se que o corpo humano contenha, aproximadamente, 10 vezes mais células bacterianas do que células humanas. Isso é principalmente devido à microbiota intestinal, formada por talvez milhares de diferentes espécies de bactérias, muitas da quais não têm sido

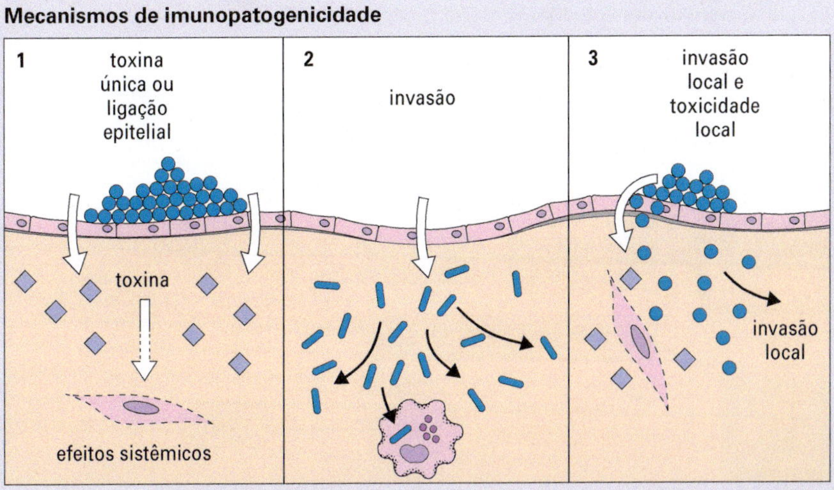

Mecanismos de imunopatogenicidade

Fig. 14.2 (**1**) Algumas bactérias causam doença como resultado de uma toxina (p. ex., *Corynebacterium diphtheriae*, *Clostridium tetani*) ou devido à capacidade de se ligar a superfícies epiteliais (p. ex., faringite por estreptococos do grupo A). A imunidade contra tais organismos pode requerer apenas anticorpo para neutralizar esta função crítica. (**2**) No outro extremo há organismos que não são tóxicos, e causam doença pela invasão de tecidos e às vezes células, em que os danos resultam, em sua maior parte, da massa de organismos ou da imunopatologia (p. ex., hanseníase virchowiana). Onde organismos invadem células, eles devem ser destruídos e degradados pela resposta imune mediada por célula. (**3**) A maioria dos organismos se encaixa entre os dois extremos, com alguma invasividade local assistida pela toxicidade de enzimas locais que degradam a matriz extracelular (p. ex., *Staphylococcus aureus*, *Clostridium perfringens*). Respostas mediadas por anticorpos e células estão envolvidas na resistência e a última é a principal causa de colite e diarreia induzida por antibióticos.

cultivadas, mas recentemente identificadas por sequenciamento de tecnologia de alto rendimento de sequências de RNA ribossômico 16S. A constituição precisa dessa microbiota é diferente entre indivíduos, com um núcleo de espécies em comum, junto com um arranjo adicional que é determinado em parte pela genética do hospedeiro. A flora normal protege contra patógenos pela competição mais eficiente pelos nutrientes; pela produção de proteínas antibacterianas, chamadas colicinas; e pela estimulação de respostas imunes, as quais atuam na limitação da entrada do patógeno.

A manutenção desta flora protetora sem desencadear reações inflamatórias é um processo delicado e imunologicamente complicado, uma vez que mesmo estas bactérias não são imunologicamente inertes. O hospedeiro tenta minimizar o contato entre a bactéria e as células epiteliais do lúmen intestinal pela produção de mucinas e de moléculas efetoras, incluindo peptídeos antimicroianos e IgA seretória. Apesar disso, algumas bactérias comensais penetram por estas barreiras e são capturadas pelas células dendríticas intestinais, induzindo respostas imunes locais (mas não sistêmicas) que envolvem linfócitos T CD4 e linfócitos T reguladores.

Quando a flora normal é perturbada por antibióticos, podem ocorrer infecções por *Candida* spp. ou *Clostridium difficile*. Diversos estudos sugerem que a reintrodução de organismos "probióticos" não patogênicos, tais como lactobacilos no trato intestinal (ou mesmo, em circunstâncias extremas, da flora normal de uma pessoa saudável sob os demais aspectos) pode aliviar os sintomas, presumivelmente pela substituição dos isolados que foram eliminados pelos antibióticos.

Na prática, apenas uma proporção muito pequena dos organismos potencialmente patogênicos ao nosso redor nunca teve sucesso em conseguir acesso aos tecidos.

A segunda linha de defesa é mediada pelo reconhecimento de componentes bacterianos

Caso os organismos adentrem os tecidos, eles podem ser combatidos inicialmente por elementos subsequentes do sistema imune inato. Inúmeros componentes bacterianos são reconhecidos por vias que não estão envolvem os receptores antígeno-específicos tanto de linfócitos B quanto de linfócitos T. Esses tipos de reconhecimentos são mecanismos de "amplo-espectro" filogeneticamente antigos, que evoluíram antes das imunoglobulinas e dos linfócitos T antígeno-específicos, permitindo que as respostas protetoras sejam disparadas por componentes microbianos comuns que são conhecidos como **"padrões moleculares associados ao patógeno" (PAMPs)**, reconhecidos por receptores chamados de **"moléculas de reconhecimento de padrão"** do sistema imune inato (Cap. 6).

P. Liste alguns exemplos de moléculas solúveis, receptores de superfície celular e moléculas intracelulares que reconhecem os PAMPs.

R. Colecinas e ficolinas, os receptores tipo Toll (Fig. 6.21), o receptor de manose (Fig. 7.11) e as proteínas receptoras tipo NOD (Fig. 7.13), todos reconhecem os PAMPs.

Muitos organismos, tais como cocos não patogênicos, provavelmente são removidos dos tecidos como uma consequência destas vias, sem a necessidade de uma reação imune adaptativa específica. A Figura 14.3 mostra alguns dos componentes microbianos envolvidos e as respostas desencadeadas pelo hospedeiro.

O sistema imune tem selecionado estas estruturas para o reconhecimento, pois não são características apenas dos microrganismos, mas também essenciais para seu crescimento e não podem sofrer facilmente mutação para evadir a descoberta (apesar de que, assim como pode ser previsto, há crescentes exemplos de estratégias dos patógenos em tentar subverter este processo).

É interessante notar que o "ensaio *Limulus*", que é utilizado para detecção de contaminação por lipopolissacarídeo (LPS) em preparações para uso em humanos, é baseado em uma via de reconhecimento encontrada em espécies de invertebrados. Em *Limulus polyphemus* (o caranguejo-ferradura), quantidades minúsculas de LPS desencadeiam a formação de fibrina, que cercam o agente infeccioso carreador de LPS.

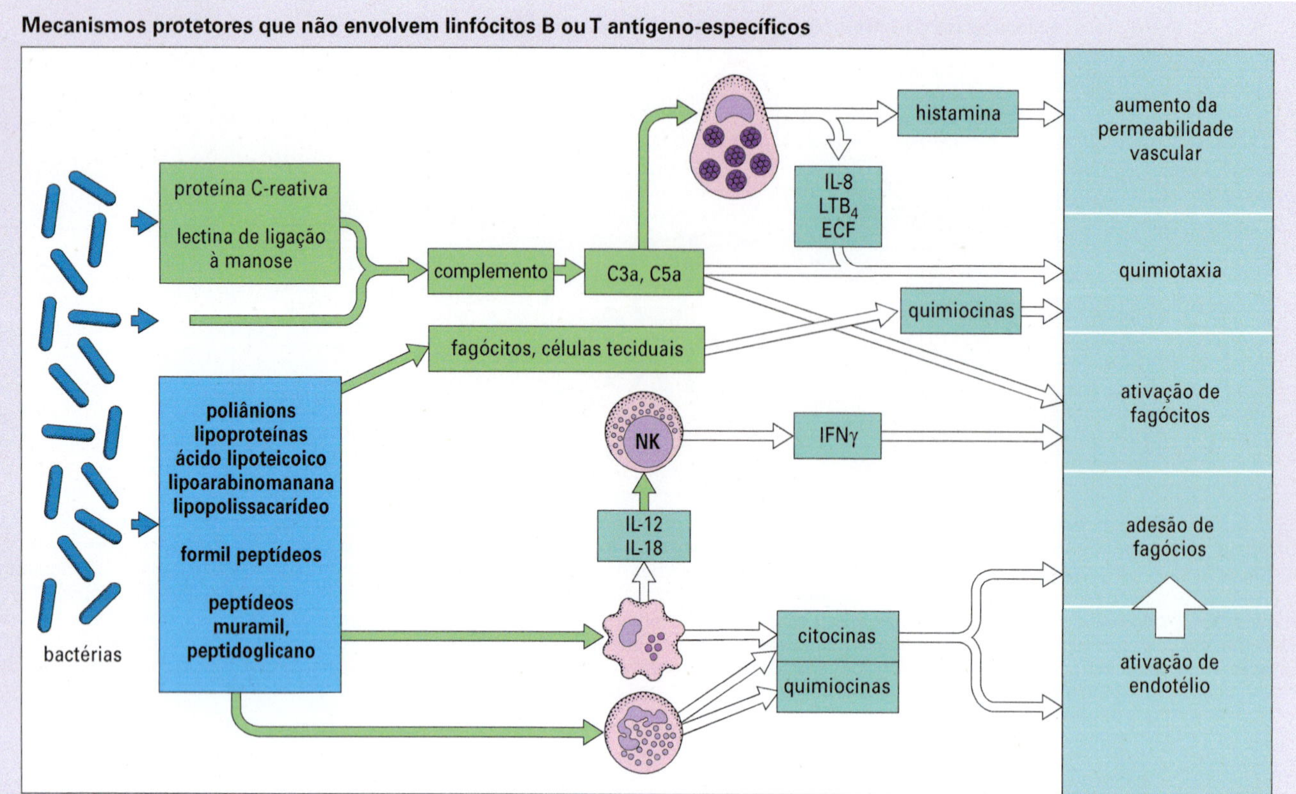

Fig. 14.3 Diversos PAMPs bacterianos comuns são reconhecidos por moléculas presentes no soro e por receptores nas células. Estas vias de reconhecimento resultam na ativação da via alternativa do complemento (fatores C3, B, D, P), com consequente liberação de C3a e C5a; na ativação de neutrófilos, macrófagos e células NK; no desencadeamento da liberação de citocina e quimiocina; na desgranulação de mastócito, levando ao aumento do fluxo sanguíneo na rede de capilares locais; e no aumento da adesão de células e fibrina às células endoteliais. Estes mecanismos, além da lesão tecidual causada pela bactéria, podem ativar o sistema de coagulação e a formação de fibrina, os quais limitam a propagação bacteriana.

O LPS é um ativador dominante da imunidade inata em infecção bacteriana Gram-negativa

A injeção de LPS puro em camundongos ou mesmo em humanos é suficiente para mimetizar muitas das características da infecção aguda por bactérias Gram-negativas, incluindo a produção massiva de citocinas pró-inflamatórias, tais como IL-1, IL-6 e fator de necrose tumoral (TNF), levando ao choque grave.

P. Como a liberação de citocinas inflamatórias causa o choque?
R. Estas citocinas pró-inflamatórias atuam diretamente no endotélio para aumentar a adesão vascular e, indiretamente, para ativar outros sistemas enzimáticos no plasma a liberarem peptídeos vasoativos e aminas, levando a uma queda na pressão sanguínea.

O reconhecimento do LPS é um processo complexo envolvendo moléculas que se ligam ao LPS e o repassam para receptores associados à membrana celular em leucócitos, células endoteliais e outras, os quais iniciam esta cascata pró-inflamatória (Fig. 14.4).

A ligação do LPS ao TLR4 é um evento crítico na ativação imune. Camundongos nocautes (*knockout*) para TLR4 são resistentes ao choque induzido por LPS e há alguma evidência de que polimorfismos de TLR4 em humanos possam influenciar o curso da infecção por estas bactérias.

O LBP e CD14, os quais se ligam ao LPS, também estão envolvidos no reconhecimento dos componentes bacterianos contendo lipídios dos micoplasmas, micobactérias e espiroquetas.

Outros componentes bacterianos também são potentes ativadores imunes

Bactérias Gram-positivas não possuem LPS, mas ainda sim induzem respostas inflamatórias intensas e infecção grave por meio das atividades de outras estruturas químicas, tais como os peptidoglicanos e os ácidos lipotecoicos de sua parede celular, os quais podem ser reconhecidos por TLR2, geralmente em cooperação com TLR1 ou TLR6.

A maioria dos polissacarídeos capsulares não são potentes ativadores de inflamação (apesar de que alguns podem ativar macrófagos), mas eles protegem as bactérias de defesas imunes do hospedeiro.

Outras moléculas bacterianas que desencadeiam imunidade inata incluem a lipoproteína (via TLR 2/6), flagelina (via TLR5) e DNA (devido aos seus diferentes **motivos CpG**) via TLR9.

A maioria dos receptores de reconhecimento de padrão é expressa na membrana plasmática de células, fazendo contato com microrganismos durante o processo de ligação e/ou fagocitose.

Entretanto, outros são destinados a detectar patógenos intracelulares e seus produtos dentro dos fagossomos (tais como TLR9) ou no citosol.

P. Quais proteínas podem reconhecer patógenos no citosol, e quais componentes dos patógenos?
R. Proteínas NOD-1 e NOD-2 são membros da grande família de receptores tipo NOD (NLRs), que reconhecem peptidoglicanos presentes em bactérias Gram-positivas e Gram-negativas.

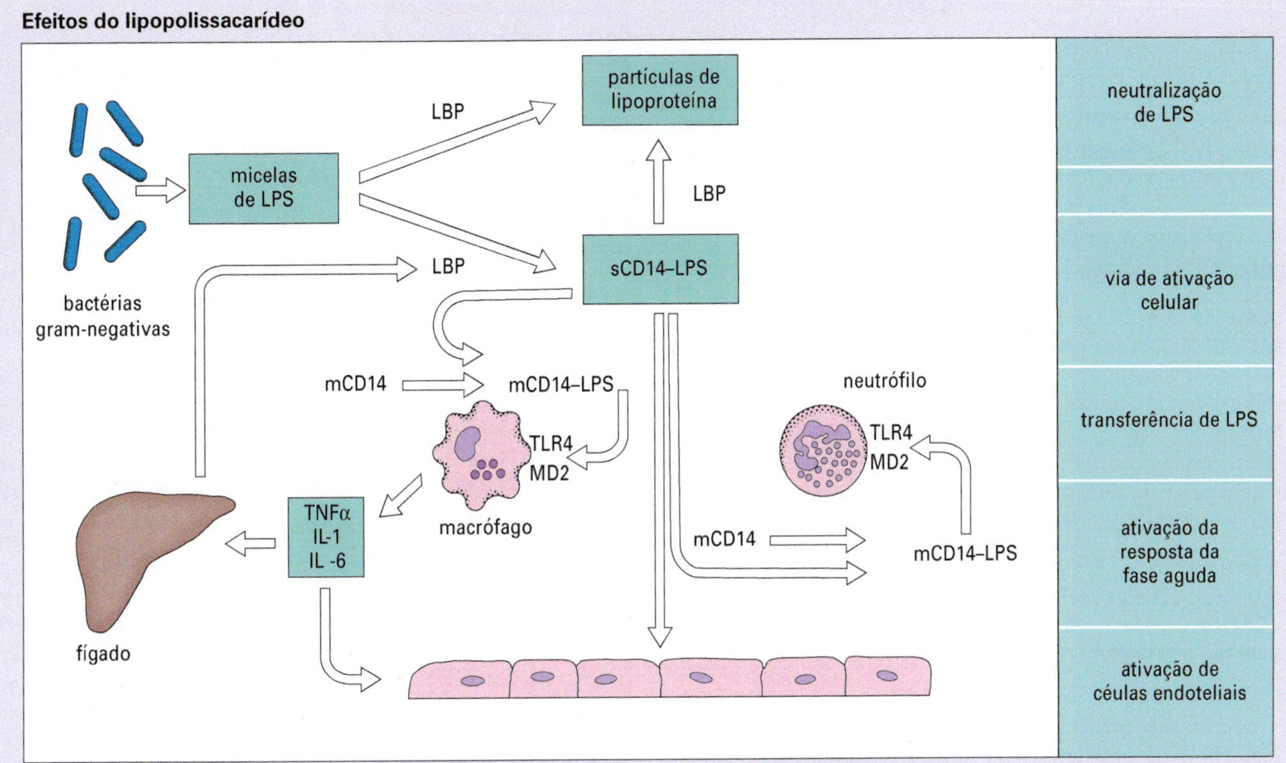

Fig. 14.4 LPS liberado por bactérias Gram-negativas se ligam à proteína ligadora de LPS (LBP), a qual possibilita a transferência de LPS para o CD14 solúvel (sCD14) ou para a forma da proteína que se encontra ligada ao GPI nas membranas (mCD14) expressa em neutrófilos e macrófagos e, em menor extensão, para as células epiteliais e endoteliais. A LBP então se dissocia e transfere LPS ao complexo TLR4/MD2, permitindo o TLR4 transduzir os sinais intracelulares que aumentam a liberação de muitas citocinas pró-inflamatórias, incluindo TNF-α e IL-6, assim como o IFN tipo I e IL-1. Estes, por sua vez, ativam células endoteliais, aumentando a expressão de molécula de adesão e também conduzindo a resposta de fase aguda no fígado. Um produto da resposta de fase aguda é a produção subsequente de LBP e sCD14.

Células epiteliais do intestino e pulmão podem apresentar alguns TLRs em sua superfície luminal, mas podem ser desencadeados por patógenos que:

- invadem ativamente a célula (tais como *Listeria* spp.);
- injetam seus componentes (tais como *Helicobacter pylori*); ou
- alcançam ativamente a superfície basolateral (p. ex., *Salmonella* spp.)

Isso ajuda a explicar por que a exposição constante a microrganismos não patogênicos no intestino e nas vias aéreas não induz um estado crônico de inflamação – o hospedeiro espera até que ele se movimente além do lúmen, o que significa a presença de uma ameaça patogênica real.

Sistemas efetores independentes de linfócitos

O complemento é ativado através da via alternativa

A ativação de complemento pode resultar no extermínio de algumas bactérias, particularmente aquelas com uma bicamada lipídica externa que é suscetível ao **complexto lítico (C5b-9)**.

P. A quais cepas de bactérias os indivíduos com deficiência de C9 são mais suscetíveis?
R. *Neisseria* spp. (Fig. 4. 16).

Talvez o mais importante é que a ativação do complemento libera C5a, que atrai e ativa neutrófilos e causa desgranulação de mastócitos (Cap. 3). A consequente liberação de **histamina** e **leucotrieno (LTB$_4$)** contribui para o aumento subsequente da permeabilidade vascular (Fig. 14.3).

A opsonização da bactéria, pela ligação dos **derivados clivados de C3**, também é criticamente importante em interações subsequentes com fagócitos.

A liberação de citocinas pró-inflamatórias aumenta as propriedades adesivas do endotélio vascular

A rápida liberação de citocinas, tais como TNF e IL-1 (Fig. 14.4), por macrófagos aumenta as propriedades adesivas do endotélio vascular e facilita a passagem de mais fagócitos ao tecido inflamado. Combinado com a liberação de quimiocinas, tais como CCL2, CCL3 e CXCL8 (Cap. 6), isso direciona o recrutamento de diferentes populações de leucócitos.

Células epiteliais, neutrófilos e mastócitos também são importantes fontes de citocinas pró-inflamatórias.

IL-1, TNF e IL-6 também iniciam a **resposta de fase aguda**, aumentando a produção de componentes do complemento, assim como outras proteínas envolvidas na varredura do materal liberado pelo tecido danificado e, no caso do CRP, uma opsonina para melhorar a fagocitose da bacteria.

Quando células NK são estimuladas pelas citocinas derivadas de fagócitos **IL-12** e **IL-18**, elas rapidamente liberam grandes quantidades de interferon-γ (IFN-γ). Esta resposta ocorre nos primeiros dias de infecção, bem antes da expansão clonal dos linfócitos T antígeno-específicos, e proporciona uma rápida fonte de IFN-γ para ativar macrófagos. Esta via independente de linfócito T ajuda a explicar a resistência considerável de camudongos com SCID (deficiência imune combinada grave, um defeito na maturação linfocitária) a infecções tais como por *Listeria monocytogenes*. Em camundongos, os linfócitos T NK restritos por CD1d também secretam IFN-γ em resposta à IL-12 e à IL-18, assim como também a outros ligantes, e ajudam a ativar ainda mais células NK e macrófagos.

O reconhecimento de patófeno gera sinais que regulam a resposta mediada por linfócito

Os sinais gerados após o reconhecimento de patógenos não apenas geram uma cascata de eventos imunes inatos, mas também regulam o desenvolvimento da resposta adequada mediada por linfócitos.

Células dendríticas (DCs) são cruciais para as instruções iniciais de linfócitos T virgens (*naives*) específicos para antígenos bacterianos. O contato com a bactéria na periferia induz DCs imaturas a migrarem para o linfonodo de drenagem e a aumentarem sua capacidade de apresentação de antígeno pelo aumento de:

- expressão dos complexos peptídeo-molécula do MHC;
- expressão de moléculas coestimuladoras (tais como CD40, CD80 e CD86); e
- secreção de citocinas de diferenciação de linfócito T.

Parte desta ativação de DC ocorre secundária à sua produção de citocinas, tais como IFN tipo 1.

Macrófagos ativados também atuam como células apresentadoras de antígenos (APCs), mas funcionam provavelmente mais no local da infecção, proporcionando ativação subsequente do efetor, em vez de linócitos T virgens. Após a ativação inicial de linfócito T por células dendríticas, os linfócitos também são capazes de atuar como APCs durante a cooperação linfócito B-linfócito T e são essenciais para a ação protetora de vacinas conjugadas de polissacardídeo em crianças, contra bactérias encapsuladas, tais como *S. pneumoniae* e *H. influenzae*.

A ligação de componentes bacterianos aos receptores de reconhecimento de padrão, tais como TLRs, induz um ambiente local rico em citocina, como IFN-γ, IL-12 e IL-18, os quais promovem a diferenciação de linfócito T para TH1, em vez da via TH2.

Imunologistas têm feito uso destes efeitos por muitas décadas (mesmo sem saber sua verdadeira base molecular) por meio do uso de **adjuvantes** em vacinas. "Adjuvante" é derivado do latim *adjuvare*, que significa "ajudar". Quando fornecidos experimentalmente, os antígenos solúveis provocam fortes respostas mediadas por linfócitos T e B se forem misturados a componentes bacterianos que atuam como adjuvantes. Componentes com estas propriedades estão indicados na Figura 14.1. Este efeito reflete, provavelmente, que a resposta imune antígeno-específica provocada em um ambiente tecidual já continha estes componentes bacterianos farmacologicamente ativos.

Com exceção de proteínas, tais como **flagelina**, a qual por si só estimula o TLR5 e também é um forte imunógeno de linfócito T, a resposta a antígenos bacterianos puros injetados sem adjuvantes com componentes bacterianos ativos é essencialmente uma situação artificial, que não ocorre na natureza.

O mais conhecido adjuvante em uso no laboratório, **adjuvante de Freund completo**, consiste em micobactérias mortas suspensas em óleo, as quais são então emulsificadas com a solução antigênica aquosa.

Adjuvantes de nova geração, baseados nos componentes bacterianos (e seguros para uso em humanos, diferentemente do adjuvante de Freund), incluem ativadores de TLR sintéticos, tais como motivos CpG e o lipídio monofosforil A (MPL), assim como citocinas recombinantes, tais como IL-12, IL-1 e IFN-γ. A identificação do melhor adjuvante para inclusão em uma vacina é argumentável, assim como a importância da escolha do antígeno, e está ilustrada dramaticamente na vacina de malária RTS,S – um produto que não foi eficaz até ser reformulado com um novo adjuvante baseado em MPL.

Defesas antibacterianas dependentes de anticorpo

A relevância da proteção pelo anticorpo contra bactérias depende do mecanismo de patogenicidade. O anticorpo desempenha claramente um papel crucial ao se tratar de toxinas bacterianas:

- ele neutraliza a toxina diftérica através do bloqueio da ligação da região da toxina que interage com suas células-alvo;
- de modo semelhante, ele pode bloquear localmente toxinas em ação ou neutralizar enzimas degradadoras de matriz extracelular, as quais atuam como fatores de disseminação.

O anticorpo também pode interferir na motilidade pela ligação ao flagelo.

Uma importante função em superfícies externas e mucosas, geralmente realizada por IgA secretória (sIgA, Cap. 3), é interromper a ligação da bactéria às células epiteliais – por exemplo, anticorpo contra proteínas M de estreptococos do grupo A proporciona imunidade tipo-específica às faringites por estreptococos.

É provável que alguns anticorpos contra superfície bacteriana possam bloquear estruturas que são requeridas para o funcionamento fisiológico do organismo, tais como ligação aos compostos queladores de ferro ou de captação de nutrientes (Fig. 14.5).

Um papel importante do anticorpo na imunidade a bactérias não toxigênicas é o direcionamento mais eficiente do complemento.

Anticorpos IgM de ocorrência natural, os quais se ligam a estruturas bacterianas comuns, tais como fosforilcolina, são importantes para proteção contra algumas bactérias (particularmente estreptococos), através de sua atividade fixadora de complemento.

Anticorpos IgG de alta afinidade específicos, desencadeados na resposta à infecção, são os mais importantes. Isso é particularmente verdade para respostas antitoxinas, em que o anticorpo deve competir contra a afinidade do receptor de toxina nas células do hospedeiro *in vivo*. Crianças com deficiências imunes primárias do desenvolvimento de linfócitos B ou em linfócito T auxiliador têm aumentada suscetibilidade a bactérias extracelulares, ao invés de intracelulares.

Com o auxílio de anticorpos, mesmo organismos resistentes à via do complemento alternativa (*i.e.*, inata) (veja a seguir) são danificados pelo complemento ou são recobertos por produtos C3, os quais então estimulam a ligação e captação por fagócitos (Figs. 14.6 e 14.7).

P. Como os produtos C3 se ligam aos patógenos?
R. Após a ativação por clivagem, o fragmento maior, C3b, liga-se covalentemente aos grupos hidroxila e amina no alvo (Fig. 4.6).

Os **anticorpos fixadores de complemento** mais eficazes em humanos são IgM, depois IgG3 e, em menor escala, IgG1, enquanto IgG1 e IgG3 são as subclasses com a maior afinidade por receptores Fc.

Bactérias patogênicas podem evitar os efeitos do anticorpo

Neisseria gonorrhoeae é o exemplo de uma bactéria patogênica que utiliza diversas estratégias de evasão imune (Fig. 14.8), e humanos podem ser repetidamente infectados por *N. gonorrhoeae* sem evidência de imunidade protetora.

Os papéis antibacterianos do anticorpo

anticorpos contra fímbras, ácidos lipoteicoicos e algumas cápsulas
ligação
anticorpos desencadeiam o dano mediado pelo complemento às camadas lipídicas externas Gram-negativas
proliferação de organismos
anticorpos bloqueiam mecanismos de transporte e receptores (p. ex., para compostos quelantes de ferro)
anticorpos contra proteínas M e cápsulas proporcionam opsonização via receptores Fc e C3
evitação de fagócitos
anticorpos neutralizam imunorrepelentes
dano ao hospedeiro
anticorpos contra toxinas proporcionam neutralização
tóxico
invasivo
anticorpos neutralizam fatores de propagação, enzimas (p. ex., hialuronidase)

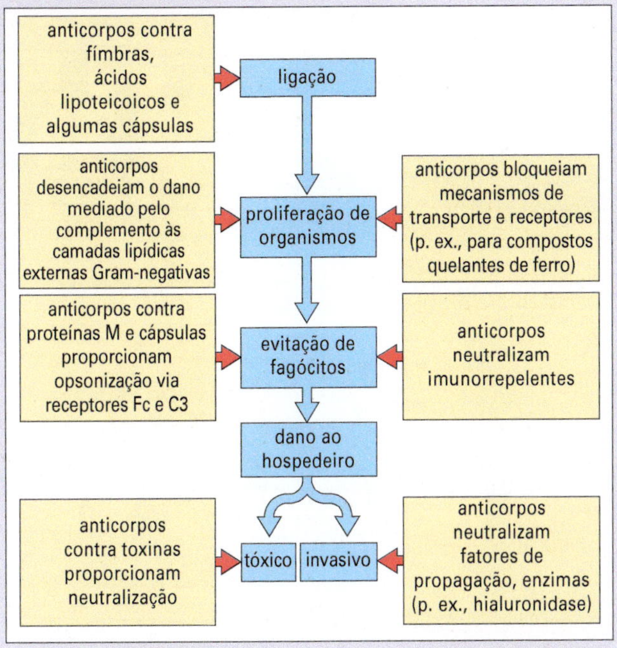

Fig. 14.5 Este diagrama lista os estágios de invasão bacteriana (azul) e indica os efeitos antibacterianos do anticorpo (amarelo) que operam em diferentes estágios. Anticorpos contra fímbria, ácido lipoteicoico e algumas cápsulas bloqueiam a ligação da bactéria à membrana celular do hospedeiro. Anticorpos desencadeiam o dano mediado pelo complemento às bicamadas lipídicas externas Gram-negativas. Anticorpos bloqueiam diretamente as proteínas de superfície bacteriana que captam moléculas úteis do ambiente e as transporta através da membrana. Os anticorpos contra proteínas M e cápsulas opsonizam a bactéria via receptores Fc e C3 para fagócitos. Fatores bacterianos que interferem na quimiotaxia ou fagocitose normais são neutralizados. Toxinas bacterianas podem ser neutralizadas pelo anticorpo, assim como muitos fatores de propagação bacterianos que facilitam a invasão (p. ex., pela destruição de tecido conjuntivo ou fibrina).

Efeito do anticorpo e do complemento na taxa ou eliminação de bactérias virulentas do sangue

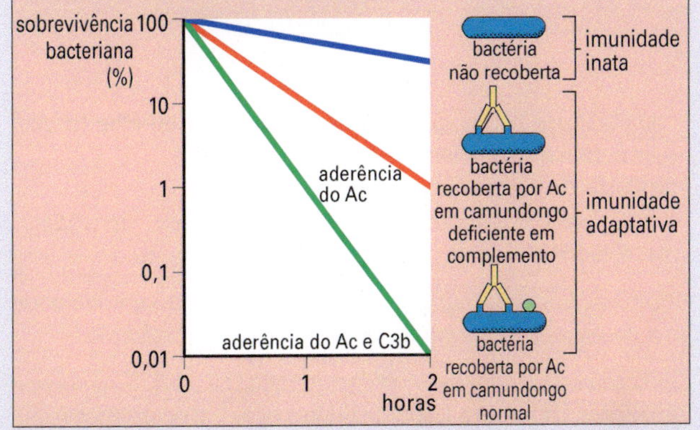

Fig. 14.6 Bactérias não recobertas são fagocitadas mais lentamente (a não ser que a via alternativa do complemento seja ativada pela cepa da bactéria); na cobertura por anticorpos (Ac), a aderência aos fagócitos é altamente aumentada. A aderência é de alguma forma menos eficaz em animais que têm depleção temporária do complemento.

A interação entre bactéria e células fagocíticas

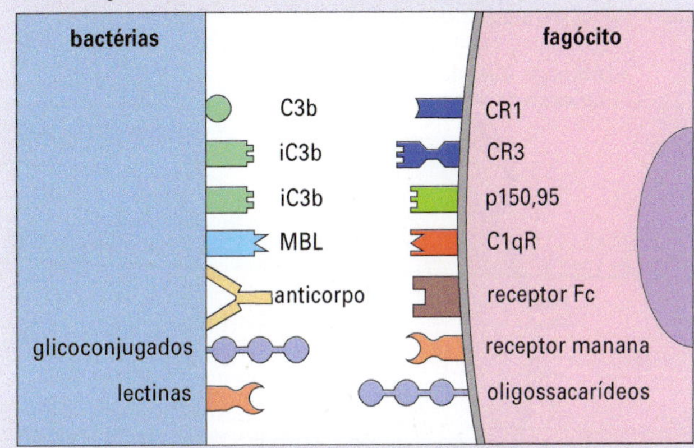

Fig. 14.7 Uma variedade de moléculas facilita a ligação de organismos à membrana do fagócito. Dentre estas temos o sistema TLR (p. ex., TLR4 para LPS, TLR5 para flagelina e TLR2 [mais TLR1/TLR6] para lipoproteínas e peptidoglicanos bacterianos). A natureza precisa da interação irá determinar se ocorrerá a captação e se haverá secreção de citocina e mecanismos adequados de eliminação. O reconhecimento invariavelmente envolve combinações de diferentes famílias de receptores. Observe que além do complemento, anticorpo e lectina de ligação à manose (MBL), os quais se ligam à superfície bacteriana, os outros componentes são moléculas bacterianas constitutivas.

Anticorpos também podem ser importantes para imunidade efetiva contra algumas bactérias intracelulares, tais como *Legionella* e *Salmonella* spp.

Bactérias patogênicas podem evitar os efeitos deletérios do complemento

Algumas cápsulas de bactérias são ativadoras muito fracas da via alternativa (Fig. 14.9).

Para outras bactérias, cadeias laterais longas (antígenos O) em seus LPS podem fixar C3b a uma certa distância da vulnerável bicamada lipídica. De modo semelhante, os organismos Gram-negativos de superfície lisa (*Escherichia coli*, *Salmonella* spp., *Pseudomonas* spp.) podem fixar, mas depois o complexo lítico de membrana C5b-C9 é rapidamente desprendido dessa superfície.

Outros organismos exploram os mecanismos fisiológicos que bloqueiam a destruição das células do hospedeiro pelo complemento. Quando o C3b se liga à superfície, ele pode interagir com o fator B, levando à amplificação da ativação subsequente de C3b, ou ele pode ser inativado pelos fatores H e I. Cápsulas ricas em ácido siálico (assim como o são as membranas celulares do hospedeiro) parecem promover a interação do C3b com fatores H e I.

Neisseria meningitidis, *E. coli* K1 e estreptococos grupo B são todos resistentes à ligação do complemento por esta via.

A proteína M de esptreptococos do grupo A atua como um aceptor do fator H, potenciando assim a dissociação de C3bB. Essas bactérias também têm um gene para uma protease C5a.

P. Qual o valor da protease C5a para bactéria?
R. C5a é a principal molécula quimiotática gerada pela ativação do complemento que atua em receptores específicos em macrófagos, neutrófilos e mastócitos (Fig. 4.13).

Eliminação bacteriana por fagócitos

Algumas poucas bactérias, sendo a maioria Gram-negativa, são eliminadas diretamente pelo complemento. Entretanto, a imunidade

Mecanismos utilizados pela *Neisseria gonorrhoeae* para evitar os efeitos dos anticorpos

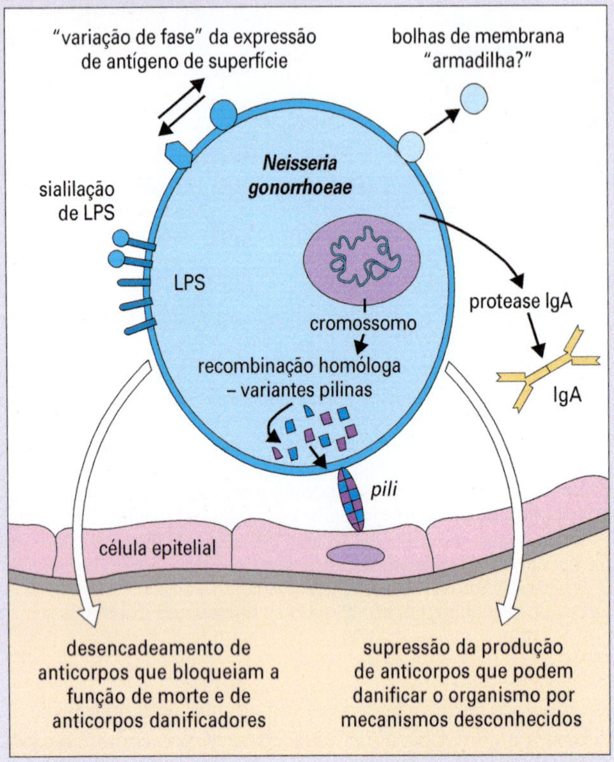

"variação de fase" da expressão de antígeno de superfície
bolhas de membrana "armadilha?"
sialilação de LPS
Neisseria gonorrhoeae
LPS
cromossomo
recombinação homóloga – variantes pilinas
protease IgA
IgA
pili
célula epitelial
desencadeamento de anticorpos que bloqueiam a função de morte e de anticorpos danificadores
supressão da produção de anticorpos que podem danificar o organismo por mecanismos desconhecidos

Fig. 14.8 *N. gonorrhoeae* é um exemplo de bactéria que utiliza diversas estratégias para evitar os efeitos danosos do anticorpo. Primeiramente, ela falha em provocar uma ampla resposta de anticorpo, e o anticorpo que ela induz tende a bloquear a função dos anticorpos danosos. Em segundo lugar, o organismo secreta uma protease de IgA para destruir o anticorpo. Em terceiro, bolhas de membrana são liberadas e estas parecem absorver e então depletar níveis de anticorpos locais. Enfim, o organismo utiliza três estratégias para alterar sua composição antigênica: (i) o LPS pode ser sialilado, para que se pareça mais com oligossacarídeos de mamíferos e promova remoção mais rápida de complemento; (ii) o organismo pode sofrer variação de fase, para que expresse um arranjo alternativo de moléculas de superfície; (iii) o gene que codifica pilina, as subunidades de *pili*, é submetido à recombinação homóloga para gerar variantes. *N. gonorrhoeae* também compromete a ativação de linfócito T pela ocupação de receptor coinibitório CEACAM-1 na superfície do linfócito por uma de suas proteínas OPA.

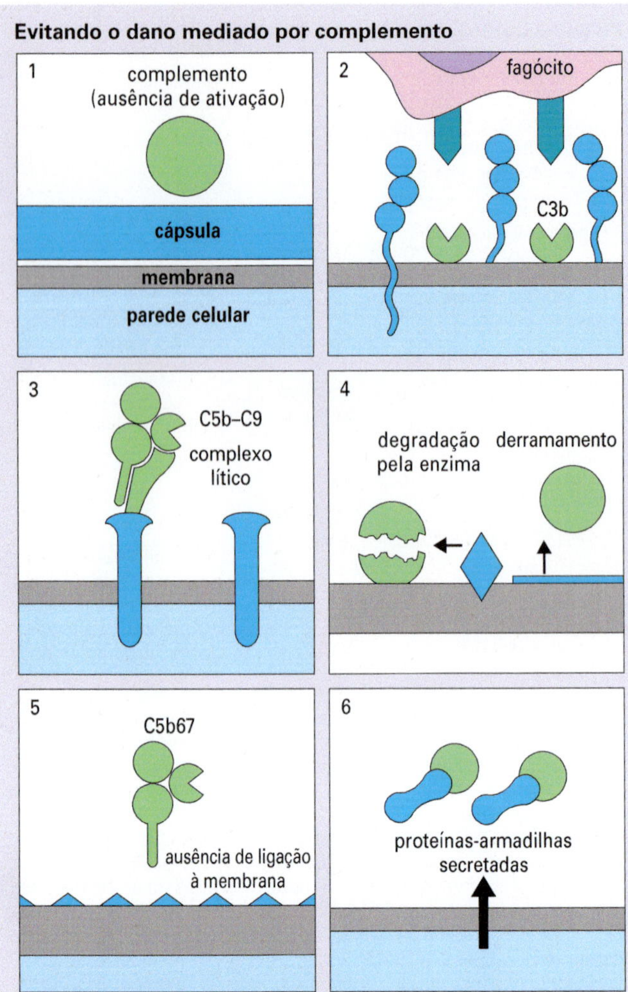

Fig. 14.9 As bactérias evitam o dano mediado pelo complemento por uma variedade de estratégias. (**1**) Uma cápsula ou cobertura externa evitam a ativação do complemento. (**2**) Uma superfície externa pode ser configurada para que os receptores de complemento nos fagócitos não possam ter acesso ao C3b fixo. (**3**) Estruturas de superfície podem ser expressas, deslocando a ligação do complexo lítico (MAC) da membrana celular. (**4**) Enzima ligada à membrana pode degradar o complemento fixado ou fazer com que seja desfeito. (**5**) A membrana externa pode resistir à inserção do complexo lítico. (**6**) Proteínas-armadilhas secretadas podem fazer com que o complemento seja depositado nelas e não na bactéria em si.

para a maioria das bactérias, sejam elas consideradas como patógenos extracelulares ou intracelulares, precisa ao final da atividade bactericida de neutófilos e macrófagos. Esse processo envolve diversos passos.

Componentes bacterianos atraem fagócitos por quimiotaxia

Diferentemente dos neutrófilos, os quais no hospedeiro não infectado são encontrados quase totalmente no sangue, os macrófagos residentes estão constituvamente presentes em tecidos onde ocorre a primeira exposição do patógeno (tal como macrófagos alveolares no pulmão e células de Kupffer no fígado). Esses macrófagos têm alguma atividade microbicida, mas invariavelmente necessitam ser suplementados pelo recrutamento de neutrófilos e/ou monócitos através da parede de vaso sanguíneo. Os fagócitos são atraídos por:

- componentes bacterianos, tais como **f-Met-Leu-Phe** (o qual é quimiotático para leucócitos);
- produtos do complemento, tais como C5a; e
- quimiocinas e citocinas liberadas localmente, derivadas de macrófagos residentes e células epiteliais (Cap. 6).

A composição celular dessa resposta inflamatória varia de acordo com o patógeno e o tempo desde a infecção. Por exemplo:

- infecção aguda com bactéria encapsulada, tal como *Streptococcus pyogenes,* dá início a lesões teciduais ricas em neutrófilos (típicas das então chamadas infecções piogênicas ou formadoras de pus);
- no outro extremo, infecções crônicas por *M. tuberculosis* resultam em granulomas ricos em macrófagos, células gigantes multinucleadas derivadas de macrófagos, e linfócitos T;
- outros organismos, tais como *Listeria* e *Salmonella* spp., resultam em lesões de composição mais mista.

A escolha de receptores é crítica

A escolha de receptores utilizados para ligação do fagócito ao organismo é crítica e irá determinar:

- a eficiência da captação;
- se haverá desencadeamento dos mecanismos microbicidas;
- se o processo favorece o patógeno pela subversão da imunidade.

A ligação pode ser mediada por lectinas no organismo (p. ex., na fímbria de *E. coli*), mas receptores no fagócito são os mais importantes. Estes tanto se ligam diretamente à bactéria, como indiretamnente via complemento do hospedeiro ou anticorpo depositado na superfície bacteriana (**opsonização**).

- ligação direta é mediada por reconhecimento do padrão de moléculas, incluindo receptores Toll-like e receptores de varredura (tais como SRA, MARCO), receptor de manose e dectina-1;
- opsonização é mediada através de receptores do complemento, tais como CR1, CR3 e CR4, os quais reconhecem os fragmentos do complemento depositados no organismo através das vias do complemento alternativas ou clássicas.

O complemento também pode ser fixado por MBL presente no soro, que por si só pode se ligar aos **receptores C1q** e CR1.

Além disso, os receptores Fc no fagócito (**FcγRI, FcγRII e FcγRIII**, Cap. 3) se ligam ao anticorpo que tenha recoberto a bactéria (Fig. 14.7), enquanto diversas integrinas podem se ligar a partículas opsonizadas de **fibronectina** e **vitronectina**.

A captação pode ser estimulada por citocinas ativadoras de macrófagos

A ligação de um organismo a um receptor de membrana do macrófago nem sempre leva à sua captação. Por exemplo, partículas de zimosan (derivadas de levedura), através do seu motivo de glucan do tipo lectina, são capturadas pelos macrófagos através do seu receptor CR3, mas não o são pelos eritrócitos que também expressam CR3, apesar de o iC3b também ser capaz de se ligar ao CR3. Isso pode, entretanto, ser estimulado por citocinas ativadoras de macrófagos, tais como o fator estimulador de colônia de granulócito e macrófago (GM-CSF).

Diferentes receptores de membrana variam em sua eficiência na indução de uma resposta microbiana

Assim como a ligação de um organismo a receptores de membrana não garante sua captação, diferentes receptores de membrana também variam em sua eficiência na indução de uma resposta microbicida – por exemplo, receptores de manose e receptores Fc são particularmente eficientes na indução da explosão respiratória, mas receptores de complemento não o são, proporcionando uma estratégia de evasão de alguns organismos.

Células fagocíticas possuem muitos métodos de eliminação

A eliminação de bactérias e fungos ocorre mais eficientemente quando os organismos são internalizados pelo fagócito e estão agora dentro de um fagossomo ligado à membrana do hospedeiro. Este confinamento auxilia na liberação de altas concentrações de moléculas antimicrobianas ao organismo e reduz o dano coleteral ao hospedeiro. A maturação do fagossomo como uma área de eliminação ocorre pela aquisição de mediadores microbicidas, após a fusão com outras vesículas intracelulares, tais como lisossomos.

As vias de extermínio utilizadas pelas células fagocíticas podem ser dependentes, com a geração de intermediários reativos de oxigênio, ou independentes de oxigênio (Cap.7). Em neutrófilos, a explosão oxidativa também pode atuar indiretamente, promovendo o fluxo de íons K^+ para o interior do fagossomo e ativando as proteases microbicidas.

Uma segunda via dependente de oxigênio envolve a criação de óxido nítrico ($NO^\bullet$) a partir do guanidino nitrogênio de L-arginina. Isso, por sua vez, leva à formação de substâncias tóxicas subsequentes, tais como peroxinitritos, que resulta das interações do $NO^\bullet$ com os produtos da via de redução do oxigênio.

P. Qual via leva à produção de NO por macrófagos?
R. A ativação de citocina por IFN-γ e TNF-α leva à produção da forma induzida da NO sintase, a qual gera NO a partir de L-arginina (Fig. 7.19).

Mecanismos de eliminação independentes de oxigênio podem ser mais importantes do que se pensava anteriormente. Muitos organismos podem ser eliminados por células de pacientes com doença granulomatosa crônica (CGD), os quais não podem produzir intermediários reativos de oxigênio, e de pacientes com deficiência de mieloperoxidase (MPO), os quais não podem produzir ácidos hipoalosos. Parte desse extermínio pode ser devido ao $NO^\bullet$, mas muitos organismos podem ser eliminados anaerobicamente, portanto outros mecanismos podem existir. Alguns têm sido identificados e são discutidos a seguir. De fato, muitos fatores imunes inatos têm atualmente evoluído para trabalhar otimamente no ambiente hipóxico de tecidos infectados. Sob condições de baixa tensão de oxigênio e pH, fagócitos especificamente regulam positivamente os genes, os quais contêm elementos responsivos à hipóxia, resultando no aumento de atividade fagocítica, uma maior expectativa de vida e maior produção tanto de moléculas antimicrobianas quanto de citocinas inflamatórias.

Algumas proteínas catiônicas possuem propriedades semelhantes aos antibióticos

As **defensinas** (Fig. 14.10) são peptídeos catiônicos ricos em arginina e cisteína, de 30-33 aminoácidos encontrados em fagócitos, tais como neutrófilos, onde eles compreendem 30-35% das proteínas dos grânulos.

P. Quais outras células secretam peptídeos antimicrobianos?
R. Células de Paneth do intestino (Fig. 12.11) e células epiteliais de vias aéreas (*i.e.*, locais de contato primário com patógenos).

A defensinas desenvolveram-se cedo na evolução e moléculas semelhantes são encontradas em insetos. Elas atuam pela integração com membranas lipídicas microbianas (em alguns casos formando canais permeáveis a íons) e quebram a função e estrutura de membrana, resultando na lise do patógeno. Defensinas podem atuar tanto dentro como fora das células hospedeiras e eliminar organismos tão diversos quanto o *Staphylococus auereus*, *Pseudomonas aeruginosa*, *E. coli*, assim como fungos tais como o *Cryptococcus neoformans*.

Defensinas também têm importantes propriedades imunoestimuladoras, incluindo:

- indução de quimiotaxia e fagocitose;
- regulação da produção de citocinas; e
- atuação como adjuvante para imunidade adaptativa, pela indução de múltiplas funções das células dendríticas, tais como captação, processamento e apresentação de antígeno, assim como suas migração e maturação.

Peptídeos catiônicos de defesa do hospedeiro na imunidade a fungos e bactérias

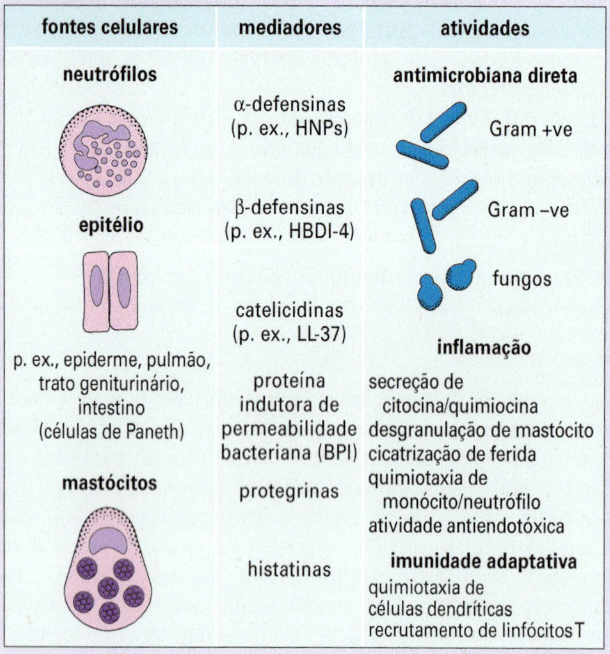

fontes celulares	mediadores	atividades
neutrófilos	α-defensinas (p. ex., HNPs)	**antimicrobiana direta** Gram +ve
epitélio	β-defensinas (p. ex., HBDI-4)	Gram –ve
	catelicidinas (p. ex., LL-37)	fungos
p. ex., epiderme, pulmão, trato geniturinário, intestino (células de Paneth)	proteína indutora de permeabilidade bacteriana (BPI)	**inflamação** secreção de citocina/quimiocina desgranulação de mastócito cicatrização de ferida
mastócitos	protegrinas	quimiotaxia de monócito/neutrófilo atividade antiendotóxica
	histatinas	**imunidade adaptativa** quimiotaxia de células dendríticas recrutamento de linfócitos T

Fig. 14.10 Inúmeros peptídeos catiônicos de defesa do hospedeiro são produzidos por neutrófilos, monócitos, epitélio e mastócitos. Sua síntese, usualmente, é constitutiva, mas também é estimulada por citocinas pró-inflamatórias, tais como TNF, IL-1, IL-22 e IFN-γ gerados após infecção. Originalmente, devido à sua atividade direta na eliminação dos patógenos, eles são conhecidos atualmente por atuarem em células imunes, apresentando múltiplos efeitos imunomodulatórios na inflamação e imunidade adaptativa.

Outros peptídeos antimicrobianos incluem as **catelicidinas** (que podem eliminar *Mycobacterium tuberculosis* sob a regulação da vitamina D) e as **protegrinas**, as quais podem se ligar ao LPS e também formar poros na membrana.

Também há proteínas catiônicas com diferentes pH ótimos, incluindo a **catepsina G** e **azurocidina**, ambas relacionadas à elastase, mas possuem atividade contra bactérias Gram-negaivas – isso não está relacionado à sua atividade enzimática.

Neutrófilos (e possivelmente mastócitos e eosinófilos) possuem um mecanismo extracelular de atividade microbicida pela liberação das então chamadas armadilhas extracelulares de neutrófilos (NETs). Isso envolve a liberação de cromatina, histonas e proteínas antimicrobianas, as quais se ligam e matam bactérias e fungos, assim como geram uma barreira contra a propagação da infecção.

Outros mecanismos antimicrobianos também desempenham um papel

Após a fusão do lisossomo, há um aumento transitório do pH antes da ocorrência de acidificação do fagolisossoma. Isso ocorre em 10-15 minutos.

A acidificação dos fagossomos contendo bactérias após sua fusão com lisossomos é um importante passo no processo de extermínio e está relacionado ao ótimo baixo pH das enzimas lisossomais.

Certos organismos Gram-positivos podem ser eliminados pela **lisozima**, a qual é ativa contra a camada peptidoglicana exposta.

A restrição do acesso de bactérias intracelulares a nutrientes essenciais é uma estratégia microbistática de defesa do hospedeiro. A indução de indoleamina 2-3 dioxigenase (IDO) em macrófagos, pelo IFN-γ, depleta triptofano, que é um aminoácido essencial para o crescimento de *Chlamydia* e micobactéria. O NRAMP 1 (também conhecido por SLC11A1) realiza sua função microbistática através da remoção de cátions divalentes do fagossomo; estes são necessários para o metabolismo bacteriano e seu escape da explosão respiratória. (A via de degradação do triptofano também funciona em células endoteliais e fibroblastos.)

A disponibilidade de ferro intracelular é outro importante fator na atividade recíproca entre o hospedeiro e o patógeno. O ferro é essencial para o crescimento de muitas bactérias e também influencia a expressão de seus principais genes virulentos. O sequestro de ferro pode ser, portanto, uma estratégia antimicrobiana eficaz, particularmente para bactérias intracelulares.

A **lactoferrina** é uma proteína ligadadora de ferro em mamíferos, liberada pela desgranulação de neutrófilos que sequestra ferro dos patógenos, inibindo seu crescimento e, no caso da *P. aeruginosa*, também reduzindo a formação do biofilme, um evento-chave na patogênese da infecção em pacientes com fibrose cística. A **lactoferricina**, um peptídeo antimicrobiano derivado da lactoferrina, extermina outras bactérias.

O **ferro** também é requerido para muitas funções imunes do hospedeiro, incluindo a explosão respiratória, a geração de NO˙ e o desenvolvimento de linfócitos T patógeno-específicos.

Tanto o excesso quanto a deficiência de ferro podem ter, portanto, efeitos complexos sobre o desfecho de uma infecção. Por exemplo, indivíduos com síndromes de sobrecarga de ferro, devido a defeitos genéticos (tais como talassemia ou hemocromatose), excesso nutricional, ou após suplementação de ferro ou eritrócito (tal como no tratamento de anemias), elevam a suscetibilidade à infecção por *Yersinia* e *Salmonella* spp. e *M. tuberculosis*.

O poder microbicida dos macrófagos pode ser estimulado na ativação

Diferentemente dos neutrófilos, os quais têm uma baixa expectativa de vida mas são exterminadores eficazes em seu estado normal, os macrófagos são células de vida longa que, sem a adequada ativação, podem proporcionar, na verdade, um refúgio para o crescimento microbiano.

A ativação de macrófago ocorre mais eficazmente pela combinação da exposição a:

- produtos microbianos (através de receptores descritos anteriormente); e
- citocinas (particularmente IFN-γ) derivadas de células dos sistemas imunes inato e adaptativo.

A ótima ativação de macrófagos é dependente de linfócitos T CD4 T_H1

Produtos microbianos podem ativar diretamente monócitos e macrófagos residentes a secretar citocinas pró-inflamatórias e, assim, iniciar o processo imune. Entretanto, uma ativação completa, incluindo a capacidade de eliminação de microrganismos intracelulares, requer a atividade do IFN-γ. Os camundongos nocautes para IFN-γ são extremamente suscetíveis à infecção, e crianças com defciências, tanto no receptor de IFN-γ como nas citocinas necessárias para sua produção (tais como IL-12, IL-18 e IL-23), têm elevada suscetibilidade a bactérias intracelulares, tais como *Salmonella* spp. e micobactéria, incluindo o bacilo Calmette-Guérin (BCG).

O IFN-γ é muito potente, pois estimula diversas vias microbicidas, tais como a explosão respiratória e a geração de NO˙.

Assim como descrito anteriormente, células NK, células NKT e até os próprios macrófagos podem produzir IFN-γ durante a resposta imune inata. Entretanto, as atividades adicionais de linfócitos T antígeno-específicos são necessárias para ótima imunidade mediada por célula.

A mais importante fonte de IFN-γ durante a resposta imune adaptativa à bactéria intracelular são os linfócitos T CD4+ TH1 (Fig. 14.11).

Pacientes com AIDS, e devido à reduzida quantidade e função dos linfócitos T CD4, têm aumento dramático na suscetibilidade ao *M. tuberculosis*, assim como a *Mycobacterium avium* e salmonela atípica.

Como mencionado anteriormente, muitos componentes bacterianos ativam os receptores de reconhecimento de padrão TLR, garantindo a expressão preferencial de respostas de linfócitos T CD4+, TH1 em vez de TH2, na maioria dos casos.

Os linfócitos T TH1 fornecem tanto IFN-γ para ativação de macrófagos como auxiliam o linfócito B a produzir subclasses de IgG necessárias para opsonização de bactérias, em vez de eosinofilia, que é típica das respostas de IgE seguindo infecções helmínticas.

Há antagonismos mútuos entre as vias de TH1 e TH2 em relação à diferenciação de linfócitos T e à ativação direta do macrófago:

- IFN-γ regula positivamente a expressão de NO˙ sintetase induzida;
- IL-4 e -13 promovem a expressão de arginase, a qual inibe a produção de NO˙, reduzindo o potencial microbicida do macrófago e o divergindo para um fenótipo profibrótico. Em alguns casos, estas células são chamadas macrófagos alternativamente ativados.

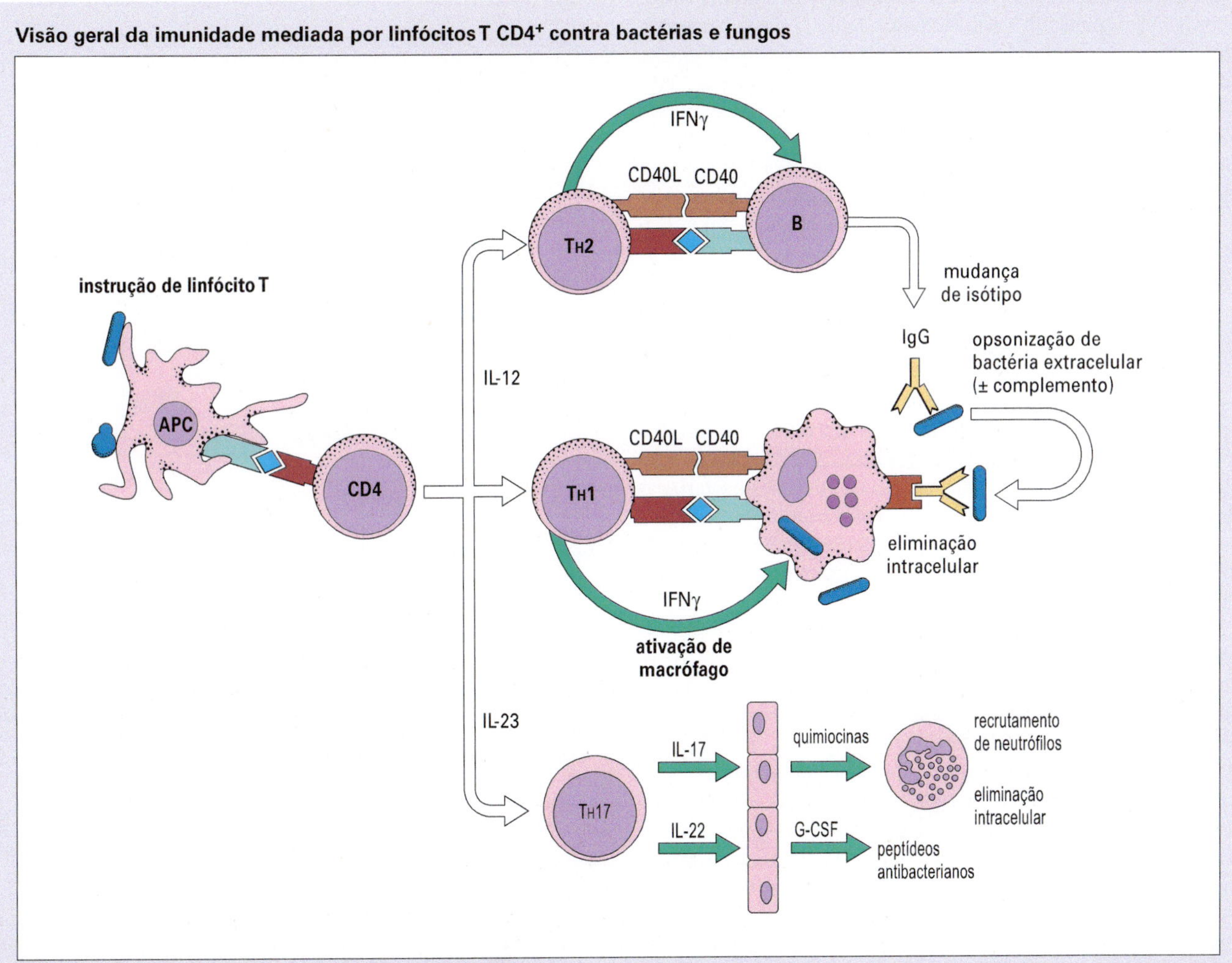

Fig. 14.11 Linfócitos T CD4+ virgens são estimulados pelas células dendríticas (DCs) carreadoras de antígeno ligado às moléculas do MHC classe II via TCR, em conjunto com moléculas coestimuladoras, tais como CD80/86 e CD28, as quais induzem ativação e proliferação de linfócito T. A diferenciação em linfócitos efetores TH1, TH17 ou TH2 é influenciada fortemente pelo ambiente e citocina durante esta interação – eventos de reconhecimento do padrão microbiano que favorecem a produção de IL-12 promovem o desenvolvimento de TH1, baixo IL-12 favorece respostas de TH2, enquanto as combinações de IL-6, IL-1, TGF-β, IL-21 e IL-23 são requeridas para desenvolvimento e manutenção de respostas de TH17. Os linfócitos TH17 medeiam suas atividades biológicas via sereção de IL-17, a qual induz G-CSF e a família de quimiocinas CXC a estimular a diferenciação e recrutamento de neutrófilos, e de IL-22, que induz peptídeos antimicrobianos, tais como defensinas e mucinas. Apesar de não estarem demonstradas aqui, as condições com altos níveis de IL-10 ou TGF-β podem induzir linfocitos T reguladores, em vez de subfamílias efetoras (*i.e.*, TH1, TH17 ou TH17). Ótimo auxílio por linfócitos T tanto para respostas de linfócitos B como para macrófagos, envolve citocinas derivadas do linfócito T e contato celular direto. Os linfócitos TH1 promovem produção de anticorpo opsonizante de alta afinidade (Fig. 9.8), o qual complementa sua atividade de fagocitose pelo IFN-γ, mas os principais ativadores da síntese de anticorpo são células TH2, elas mesmas induzidas por IL-4, produzindo IL-4, 5, 6, 10 e 13 (Fig. 9.7).

Outras citocinas, tais como GM-CSF e TNF, também podem contribuir para a ativação de macrófagos.

A ativação de macrófagos também é promovida pelo contato direto com células T CD4 via **interações CD40-C40L**.

Assim, a habilidade dos linfócitos T em auxiliar macrófagos e linfócitos B compartilha vias comuns de ativação mediada por mediadores solúveis e de contato fornecidos pelos linfócitos CD4 TH1.

Enquanto essa ligação funcional entre linfócitos CD4 TH1 e macrófagos tem sido conhecida por muitos anos, apenas recentemente nós descobrimos que uma subfamília diferente de linfócitos T (linfócitos CD4 TH17) medeia uma ligação com neutrófilos, o outro principal grupo de fagócitos no corpo. Linfócitos TH17 produzem, preferencialmente, IL-17 e IL-22, e foram descobertos, originalmente, pelo seu papel em doenças autoimunes. Linfócitos TH17 parecem ser particularmente importantes na resistência a fungos e bactérias extracelulares (ao invés de intracelulares) nas superfícies mucosas. A principal atividade biológica da IL-17 é a de aumentar o recrutamento e diferenciação de neutrófilos de uma forma indireta, pela atuação em células epiteliais, que produzem quimiocinas CXC, TNF, IL-6 e G-CSF, enquanto IL-22 induz a produção de peptídeos antimicrobianos. Desde que as respostas de neutrófilos também possam causar patologia, se em excesso, em diferentes modelos animais, os linfócitos TH17 podem tanto ser protetores como contribuir para patologia imune. Estas células também são encontradas em humanos, mas, até agora, sua importância não está clara.

Os persistentes recrutamento e ativação de macrófagos podem resultar na formação de granuloma

Caso os patógenos intracelulares não sejam rapidamente eliminados, os persistentes recrutamento e ativação de macrófagos e linócitos T para um tecido infectado podem resultar na formação de **granulomas**. Em geral, eles estão associados a infecções bacterianas crônicas, tais como tuberculose e sífilis, mas estruturas semelhantes (apesar de não serem idênticas) também são induzidas em doenças parasitárias, tais como a esquistossomose, e em resposta a materiais não infecciosos, tais como asbestos.

No clássico exemplo da tuberculose, os granulomas são compostos de um centro de macrófagos infectados (e não infectados), células epitelioides e células gigantes multinucleadas (derivadas da fusão de macrófagos ativados) e um acúmulo periférico de linfócitos T. Neutrófilos e células dendríticas também podem ser encontrados nos granulomas, juntos com componentes da matriz extracelular, tais como o colágeno. Na tuberculose humana, o centro dos granulomas sofre necrose caseosa. Acredita-se que a presença de macrófagos ativados e a fibrose que se impõe controlam o crescimento bacteriano e evitam a disseminação a outros órgãos, mas também podem proporcionar um nicho para persistência bacteriana e podem ser um obstáculo à penetração dos antibióticos. Há também evidência experimental de que, pelo menos inicialmente, os bacilos TB induzem ativamente a resposta granulomatosa para ter uma fonte de macrófagos virgens nos quais crescerem. A geração dessas estruturas imunológicas novas é um evento altamente complexo envolvendo múltiplas moléculas de adesão, quimiocinas e citocinas. Uma vez formadas, a continuação de sua existência também requer uma entrada imunológica ativa. Novas técnicas de imagem intravital, em que o movimento das células hospedeiras para dentro e para fora do granuloma pode ser mensurado em tempo real, estão agora fornecendo percepções sobre quão dinâmicas são essas estruturas *in vivo*.

A AIDS e o diabetes melito são importantes fatores de risco para a perda do controle de *M. tuberculosis*. O TNF também e crítico para a manutenção do granuloma – alguns pacientes que receberam anticorpos bloqueadores de TNF, para aliviar os sintomas de artrite reumatoide, reativaram rapidamente a tuberculose que estava sendo, até o presente momento, controlada por muitos anos.

Patógenos bem-sucedidos têm criado mecanismos para evitar o extermínio mediado por fagócitos

Pelo fato de a maioria dos organismos ser eliminada ao final por fagócitos, não é supreendente que os patógenos bem-sucedidos tenham criado uma série de mecanismos para se esquivar dessas ameaças (Fig. 14.12).

Mecanismos de evasão das bactérias (e alguns fungos)

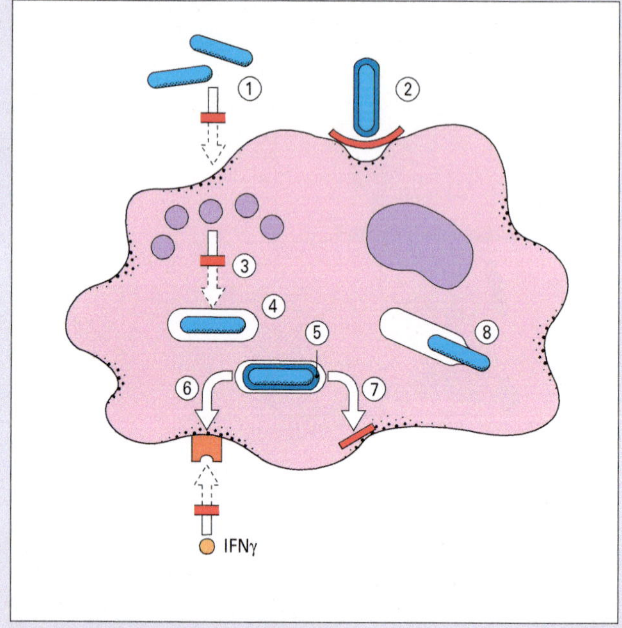

Fig. 14.12 Mecanismos de evasão de bactérias (e de alguns fungos), particularmente aquelas que são parasitas intracelulares de sucesso, têm desenvolvido a capacidade de evadir diferentes aspectos do extermínio mediado por fagocitose. (**1**) Alguns podem secretar repelentes ou toxinas que inibem a quimiotaxia. (**2**) Outros têm cápsulas ou coberturas externas que inibem a ligação de fagócitos (p. ex., *Streptococcus pneumoniae* ou a levedura *C. neoformans*). (**3**) Outros permitem captação, mas liberam fatores que bloqueiam o desencadeamento subsequente dos mecanismos de eliminação. Uma vez ingeridos, alguns microrganismos, tais como *M. tuberculosis*, inibem a fusão do lisossomo com o fagossomo. Eles também inibem a bomba de prótons que acidifica o fagossomo, então o pH não diminui. (**4**) Eles ainda podem secretar catalase (p. ex., estafilococos), a qual quebra o peróxido de hidrogênio. (**5**) Organismos tais como *M. leprae* apresentam coberturas externas altamente resistentes. O glicolipídio fenólico que recobre o *M. leprae* remove radicais livres. (**6**) Micobactérias também liberam lipoarabinomanana, que bloqueia a capacidade dos macrófagos de responderem aos efeitos ativadores do IFN-γ. (**7**) Células infectadas por *Salmonella enterica*, *M. tuberculosis* ou *Chlamydia trachomatis* têm comprometimento da função de apresentação de antígeno. (**8**) Diversos organismos (p. ex., *Listeria* e *Shigella* spp.) podem escapar do fagossomo para se multiplicar no citoplasma. Enfim, o organismo pode matar o fagócito tanto via necrose (p. ex., estafilococos) como pela indução de apoptose (p. ex., *Yersinia* spp.).

Patógenos intracelulares podem "se esconder" nas células

Alguns organismos podem se multiplicar dentro dos fagócitos dos hospedeiros metabolicamente danificados ou escapar do extermínio pela saída dos fagossomos para o citoplasma.

Listeria monocytogenes, *Shigella* spp. e *Burkholderia pseudomallei* alcançam isso através da liberação de enzimas que lisam a membrana do lisossomo e permitem que entrem no citoplasma. Entretanto, nem tudo está perdido, uma vez que o hospedeiro ainda pode capturar bactérias citosólicas no sistema lisossomo para destruição, um processo denominado autofagia, no qual estes patógenos também tentam ativamente evadir. Esses organismos claramente ilustram o conceito de que as bactérias não são apenas partículas inertes, mas têm desenvolvido múltiplas estratégias para assumir o controle das funções da célula hospedeira.

Outros organismos, tais como *M. leprae* e salmonela, fazem com que eles mesmos sejam capturados pelas células que, normalmente, não são consideradas fagocíticas e têm pouco potencial antibacteriano, tais como as células de Schwann, hepatócitos e células epiteliais.

Antes que possam ser capturados pelos fagócitos ativados ou expostos a outros mecanismos microbicidas, os organismos podem necessitar ser liberados de tais células.

Atividades antibacterianas diretas de linfócitos T

Células infectadas podem ser eliminadas por CTLs

Linfócitos T CD8+ citotóxicos (CTLs) podem liberar organismos intracelulares através da morte da célula infectada. Por exemplo, camundongos se tornam muito suscetíveis ao *M. tuberculosis* se os genes do MHC classe I são nocauteados, para que os linfócitos T CD8+ antígeno-específicos não se desenvolvam e eliminem os macrófagos infectados.

Isso é consistente com um papel essencial dos CTLs na resistência a bactérias intracelulares, e a indução dessas respostas é agora uma meta primária de novas vacinas contra bactérias, tais como *M. tuberculosis*, assim com outros patógenos.

Células teciduais que não são componentes do sistema imune também podem abrigar bactérias, tais como *M. leprae*, *Shigella* e *Salmonella* spp. invasivas, e *Rickettsia* e *Chlamydia* spp. Essas células infectadas também podem ser sacrificadas por CTLs.

Células dendríticas parecem ser particularmente importantes na geração de fortes respostas celulares mediadas pelos linfócitos T CD8 contra bactérias tais como *L. monocytogenes* e *Salmonella* spp.

Apesar de o processamento do antígeno e apresentação através da via MHC classe I (Cap. 8) ser mais eficiente para antígenos microbianos derivados do citosol, mesmo assim os CTLs também são claramente induzidos por bactérias que nunca escapam do fagossomo, tais como *M. tuberculosis*, salmonela e clamídia. Isso corre tanto por **apresentação cruzada** de antígenos na mesma célula, como por **instrução cruzada,** em que os antígenos são liberados das células infectadas sofrendo apoptose e então transferidos para DCs próximas para apresentação eficaz através da via MHC I. Em alguns casos, a lise de células infectadas do hospedeiro por CTLs pode resultar no extermínio do organismo no seu interior. Isso pode ser devido à atividade de **granulisina** – um peptídeo antibacteriano armazenado nos grânulos citotóxicos e liberado durante o processo citotóxico.

Os CTLs também podem secretar IFN-γ quando eles reconhecem alvos infectados, proporcionando uma via adicional de ativação do macrófago e imunidade protetora (Fig. 14.13).

Vias de ativação e funcionamento de linfócitos T CD8

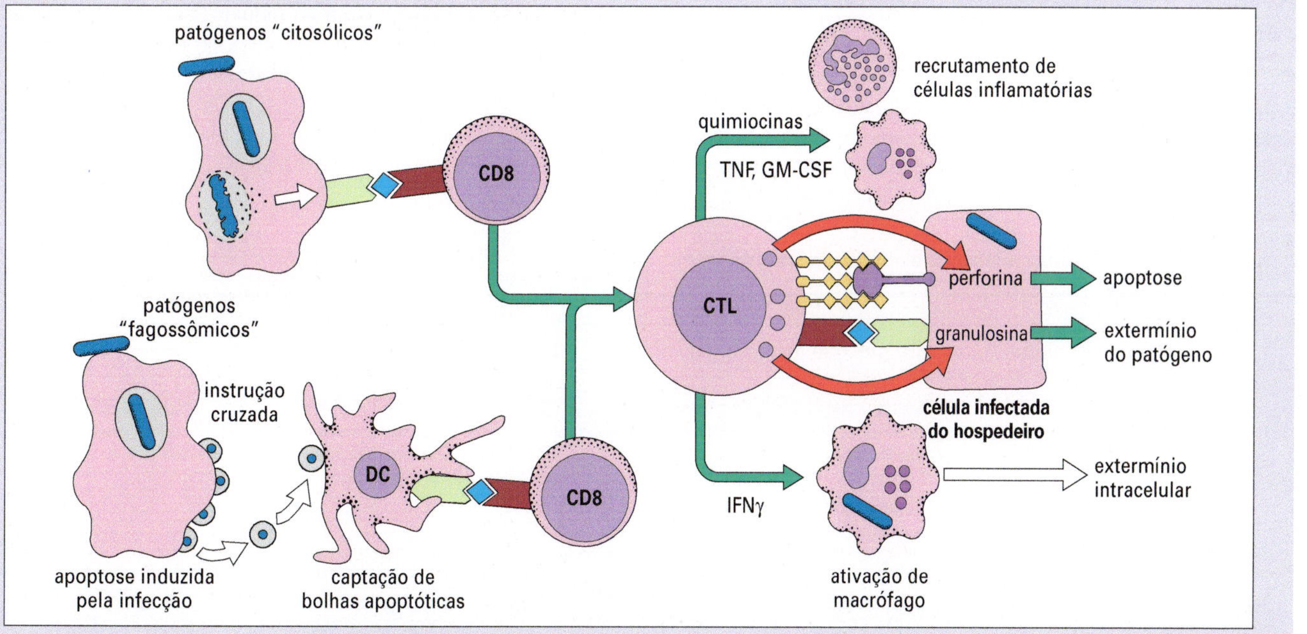

Fig. 14.13 Linfócitos T CD8 virgens são ativados por peptídeos apresentados via moléculas do MHC classe I, primariamente derivadas de microrganismos que residem no citoplasma, como vírus e algumas bactérias intracelulares que escapam do fagossomo, tais como *Listeria* spp. Outros patógenos que não escapam do fagossomo (tais como *M. tuberculosis*) ainda podem induzir respostas de linfócitos T CD8 via instrução cruzada, na qual células infectadas e apoptóticas do hospedeiro liberam fragmentos antigênicos que são captados por células dendríticas (DCs). Linfócitos T CD8 efetores (CTLs) proporcionam proteção através da liberação de citocinas pró-inflamatórias e ativadoras de macrófagos e eliminação de células infectadas do hospedeiro via liberação de perforina e Fas. Em alguns casos, a liberação de granulosina por CTL também pode resultar na morte do patógeno.

Outras populações de linfócitos T podem contribuir para a imunidade antibacteriana

Além do clássico reconhecimento de proteínas bacterianas por linfócitos T CD8 e CD4 αβ, mediado por MHC classes I e II, outras populações de linfócitos T "não convencionais" permitem que o hospedeiro responda rapidamente a outras químicas microbianas.

Os linfócitos T expressando receptores γδ (em vez de αβ) (Cap. 5) proliferam em resposta à infecção bacteriana.

P. Onde no corpo os linfócitos Tgδ estão localizados?
R. Eles residem preferencialmente nas superfícies epiteliais (Cap. 2).

Alguns linfócitos Tγδ reconhecem pequenos fosfoligantes derivados de *M. tuberculosis* e possivelmente outras bactérias, enquanto outros são desencadeados de uma maneira antígeno-independente, pela presença de células dendríticas ativadas por patógenos expressando altos níveis de moléculas coestimuladoras e IL-12.

Linfócitos NKT são um grupo diverso de linfócitos T, alguns dos quais têm um receptor de antígeno de linfócito T invariante. Eles não reconhecem proteínas mas antígenos hidrofóbicos, particularmente glicolipídios microbianos, tais como **lipoarabinomanana** de *M. tuberculosis*, apresentados via moléculas de CD1.

Tais linfócitos γδ e NKT podem ter atividade citotóxica e também secretar múltiplas citocinas, incluindo IFN-γ e IL-17 (dependendo de como eles são estimulados), fornecendo um possível papel na defesa do hospedeiro. Em modelos animais de infecção, esses linfócitos T não convencionais podem ser protetores ou imunorreguladores, mas sua importância relativa na imunidade humana não está resolvida.

Exemplos para ilustrar a relação entre a natureza de um organismo, a doença e a imunopatologia causada, e o mecanismo de resposta imune que leva à proteção, são fornecidos na Figura 14.14.

Reações imunopatológicas induzidas por bactérias

Os eventos descritos até agora são, em geral, benéficos ao hospedeiro e críticos para resistência contra bactérias patogênicas. Entretanto, todas as respostas imunes delineadas para exterminar patógenos invasores têm o potencial de causar dano colateral para o hospedeiro.

Liberação excessiva de citocina pode levar ao choque endotóxico

Se a liberação de citocina é repentina e massiva, pode resultar nas graves síndromes de dano tecidual agudas, que são possivelmente fatais.

Um dos exemplos mais graves disso é o **choque (septicêmico) endotóxico**, quando há uma produção massiva de citocinas, usualmente causada por produtos bacterianos liberados druante os episódios septicêmicos. A endotoxina (LPS) de bactérias Gram-negativas é usualmente responsável, apesar de que a septicemia Gram-positiva pode causar uma síndrome semelhante. Pode haver febre com risco de morte, colapso circulatório, coagulação intravascular difusa e necrose hemorrágica, levando eventualmente à falência múltipla de órgãos (Fig. 14.15).

Paradoxalmente, os indivíduos que se recuperam da fase inicial com risco de morte geralmente compensam em excesso e mudam de uma fase hiper para uma hiporresponsiva, na qual a produção excessiva de reguladores imunes endógenos, tais como IL-10 e TGF-β (e possivelmente outros mecanismos), resulta em paralisia imune, tornando-os suscetíveis à infecção secundária.

A toxicidade dos superantígeos resulta da liberação massiva de citocinas

Certos componentes bacterianos, chamados **superantígenos**, ligam-se diretamente às regiões variáveis de cadeias β (Vβ) dos receptores de antígeno em subfamílias de linfócitos T, e apresentam ligação cruzada com as moléculas de MHC de APCs, usualmente fora da fenda normal de ligação do antígeno (Fig. 14.16). Entre eles, os estafilococos e estreptococos têm cerca de 21 diferentes superantígenos e estas moléculas também podem ser encontradas em outras bactérias, tais como micoplasmas. O completo significado biológico desta adaptação bacteriana ainda não está claro – isso poderia ser uma vantagem do organismo ao induzir exaustão e depleção dos linfócitos T que seriam, de outra forma, protetores.

Uma provável causa é a toxicidade devido à liberação massiva de citocinas (incluindo IL-2, TNF-α e TNF-β, juntos com a IL-1β de macrófagos ativados), devido à estimulação simultânea de até 20% das reservas inteiras de linfócito T.

Imunidade em algumas infecções bacterianas importantes

infecção	patogênese	principais mecanismos de defesa
Corynebacterium diphtheriae	faringite não invasiva – toxina	anticorpo neutralizante
Vibrio cholerae	enterite não invasiva – toxina	anticorpos neutralizantes e bloqueador de adesão
Neisseria meningitidis (Gram-negativa)	nasofaringite → bacteremia → meningite → endotoxemia	eliminada por anticorpo e complemento lítico; opsonizada e fagocitada
Staphylococcus aureus (Gram-positivo)	invasivo localmente e tóxico na pele etc.	opsonizado pelo anticorpo e complemento; eliminado por fagócitos
Mycobacterium tuberculosis	invasivo, provoca imunopatologia	ativação de macrófago por citocinas de linfócitos T, CTLs
Mycobacterium leprae	invasivo, ocupador de espaço e/ou imunopatologia	

Fig. 14. 14 Esta tabela fornece exemplos de como o conhecimento de um organismo e o mecanismo da doença podem levar à predição de um mecanismo protetor relevante.

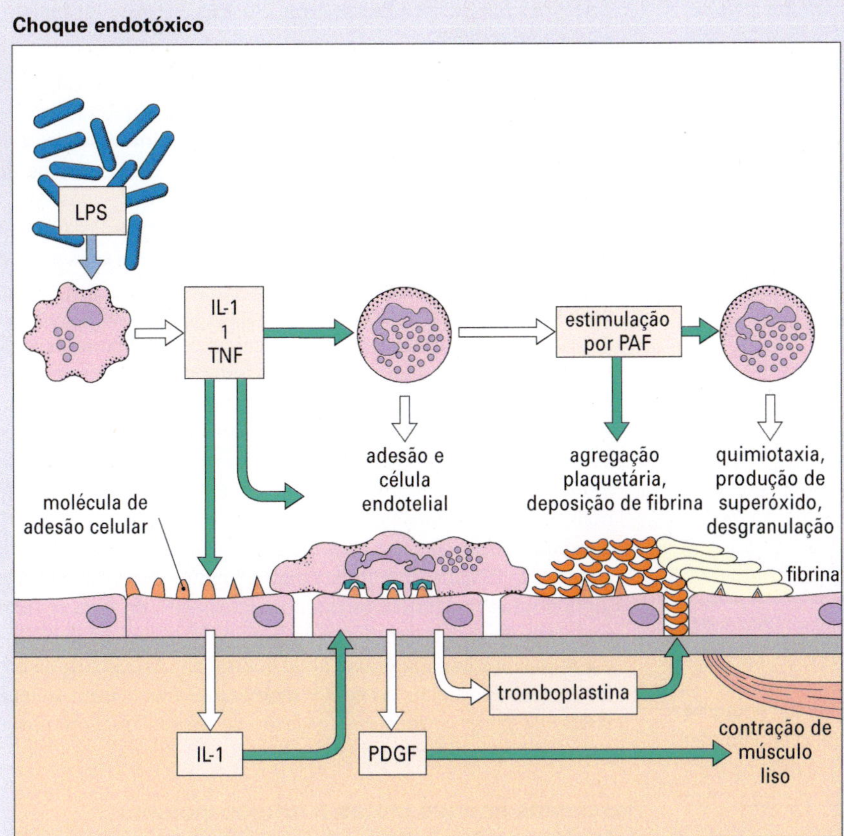

Fig. 14.15 Liberação excessiva de citocinas, geralmente desencadeada pela endotoxina (LPS) de bactérias Gram-negativas, pode levar à coagulação intravascular difusa com consequente coagulação defeituosa, alterações na permeabilidade vascular, perda de fluido para os tecidos, queda da pressão arterial, colapso circulatório e necrose hemorrágica, particularmente no intestino. Esta figura ilustra algumas partes importantes da via em nível celular. As citocinas TNF e IL-1 induzem células endoteliais a expressarem moléculas de adesão celular e tromboplastina tecidual. Estas promovem adesão de células circulantes e deposição de fibrina, respectivamente. O fator ativador de plaquetas (PAF) estimula estes efeitos. Em modelos experimentais, o choque pode ser bloqueado por anticorpos neutralizantes para TNF e muito diminuído por anticorpos para tromboplastina tecidual, ou por inibidores de PAF ou produção de óxido nitrico, apesar de estes não terem sido clinicamente bem-sucedidos. Bactérias Gram-positivas podem induzir o choque, por exemplo, pela liberação massiva de citocinas medidas por superantígenos. (PDGF, fator de crescimento derivado de plaquetas, produzido por plaquetas e endotélio.)

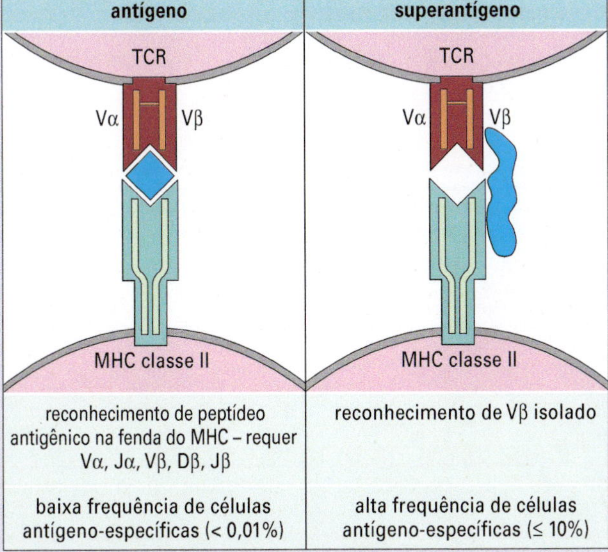

Fig. 14.16 Normalmente peptídeos antigênicos são processados e apresentados via moléculas do MHC (à esquerda). Superantígenos, tais como enterotoxinas estafilocócicas, não são processadas mas se ligam diretamente a moléculas do MHC classe II e Vβ do TCR (à direita). Cada superantígeno ativa um arranjo distinto de linfócitos T que expressam Vβ.

As toxinas estafilocócicas responsáveis pela **síndrome do choque tóxico** (toxina-1 da síndrome do choque tóxico [TSST-1] etc.) operam dessa maneira, apesar de nem todas as síndromes do choque causadas por estafilococos serem o resultado de uma ativação de linfócito T.

Evidências recentes sugerem que a proteína M estreptococócica, um fator de virulência conhecido de *S. pyogenes*, forma um complexo com o fibrinogênio, o qual então se liga à integrina-β em neutrófilos, causando a liberação de mediadores inflamatórios, os quais resultam no derrame de líquido vascular massivo e choque.

A "hipótese da higiene"

Diversos grupos de doenças, todas caracterizadas pelos defeitos na regulação do sistema imune, estão se tornando mais comuns, particularmente em países em desenvolvimento. Estas doenças incluem:

- alergias;
- doenças intestinais inflamatórias (donça de Crohn e colite ulcerativa); e
- condições autoimunes, tais como esclerose múltipla.

Isso pode ter muitas causas, mas a "hipótese da higiene" sugere que o aumento da desregulação imunológica se correlaciona com a diminuição da exposição aos microrganismos ambientais. A diminuição da exposição poderia ser devido à higiene, a vacinas e ao uso de antibióticos. Acreditava-se que isso atuava em crianças à medida que elas se desenvolviam nos primeiros anos de vida, mas agora há indicativos de que isso pode ser precedido por programação imune *in utero*, onde a infecção e estresses inflamatórios atuando na mãe (tais como exposição por aerossol à poeira contendo microrganismos) durante a gravidez influenciam diretamente a resposta do recém-nascido. Se provada estar correta, a solução obviamente não seria o abandono dos avanços mais importantes da medicina (higiene, vacinas e antibióticos), mas sim a melhora na saúde materna e identificação de outros fatores ambientais que estão ausentes no moderno estilo de vida, que estão sendo substituídos por vacinas ou probióticos.

Entretanto, dados recentes sugerem que a correlação nem sempre é verdadeira – algumas infecções virais (tais como por vírus sincicial respiratório) parecem promover, em vez de diminuir, a alergia e asma em modelos animais e humanos.

Seja qual for a causa, a prevenção ou tratamento dessas doenças precisarão se referir:

- ao equilíbrio de respostas TH1/TH2; e
- à manipulação de circuitos de linfócitos T reguladores que normalmente controlam a alergia e autoimunidade.

Infecções fúngicas

Os fungos são eurocariontes com uma rígida parede celular enriquecida por polissacarídeos complexos, tais como quitina, glicanas e mananas.

Entre as 70.000 ou mais espécies de fungos, apenas um pequeno número é patogênico para os humanos. Entretanto, pelo fato de não haver vacinas aprovadas e os fármacos antifúngicos geralmente causarem efeitos colaterais graves, os fungos podem causar infecções graves e, às vezes, com risco de morte.

P. Por que tem sido mais difícil identificar antibióticos antifúngicos do que antibióticos antibacterianos?
R. Fungos são organismos eucarióticos e, portanto, têm maquinário de síntese de proteínas semelhante e mecanismos para organizar e replicar o genoma como células de mamíferos.

Fungos podem existir como:

- células isoladas (leveduras) pequenas, suficientes para serem ingeridas pelos fagócitos do hospedeiro; ou
- hifas longas finas e ramificadas, as quais podem requerer processos de eliminação extracelular.

Alguns fungos patogênicos são dimórficos, de modo que podem mudar da forma de hifa no ambiente para a forma de levedura, uma vez que eles se adaptam à vida no hospedeiro. Ambas as fases possuem determinantes de virulência importantes e impõem diferentes probemas ao sistema imune.

Há quatro categorias de infecções fúngicas

Apesar de alguns fungos poderem causar doença em indivíduos saudáveis, infecções fúngicas severas são um problema crescente devido ao aumento marcante no número de hospedeiros imunologicamente comprometidos. Infecções fúngicas são, portanto, regularmente vistas em:

- pacientes com AIDS não tratada;
- pacientes com câncer e recebendo quimioterapia;
- pacientes com transplantes recebendo agentes imunossupressores; e
- alguns pacientes tomando corticosteroides em longo prazo.

Estes achados clínicos apontam para os papéis-chave de neutrófilos e macrófagos e das subfamílias de linfócitos T CD4 que regulam sua atividade (*i.e.*, TH1 e TH17) na imunidade antifúngica.

Infecções fúngicas humanas caem em uma das seguintes quatro categorias principais:

- **micoses superficiais** causadas por fungos conhecidos como dermatófitos, usualmente restritos aos componentes queratinizados não vivos da pele, cabelo e unhas, e incluindo infecção por *Trichophyton* e *Microsporum* spp. (que causam micose ou pé de atleta) e *Malassezia* spp. (que causam pitiríase);
- **micoses subcutâneas** nas quais fungos saprofíticos causam nódulos crônicos ou úlceras em tecidos subcutâneos após trauma (p. ex., cromomicose, esporotricose e micetoma);
- **micoses sistêmicas** causadas por saprófitos do solo, que são inalados do ambiente e produzem infecções pulmonares subclínicas ou agudas que podem se disseminar para quase todos os tecidos no hospedeiro imunocomprometido – *Histoplasma*, *Blastomyces*, *Coccidioides* e *Paracoccidioides* spp. podem causar doença primária em indivíduos imunocompetentes, enquanto *Aspergillus* spp., *Pneumocstis jiroveci* e *C. neoformans* atuam mais como oportunistas;
- **candidíase** causada por *Candida albicans*, um comensal ubíquo e o patógeno fúngico oportunista mais comum – distúrbio da fisiologia normal por fármacos imunossupressores, da flora normal por antibióticos ou da função de linfócio T (como na deficiência imune combinada grave, aplasia tímica e AIDS) resulta em infecções superficiais da pele e membranas mucosas, e doença sistêmica pode ocorrer em usuários de drogas intravenosas e pacientes com linfoma ou leucemia.

Respostas imunes inatas a fungos incluem defensinas e fagócitos

As características protetoras básicas da pele e flora comensal normal descritas anteriormente contra as infecções bacterianas também são importantes na resistência ao fungo.

As defensinas têm propriedades antifúngicas, assim como antibacterianas, e colectinas tais como MBL e as proteínas surfactantes A e D podem se ligar, agregar e opsonizar fungos para fagócitos.

Fagócitos, particularmente neutrófilos (Fig. 14.17) e macrófagos, são essenciais para o extermínio de fungos, ou por:

- desgranulação e liberação de materiais tóxicos em hifas indigeríveis grandes, ou
- ingestão de levedura ou conídia.

Evidência de imunidade mediada por neutrófilo contra mucormicose

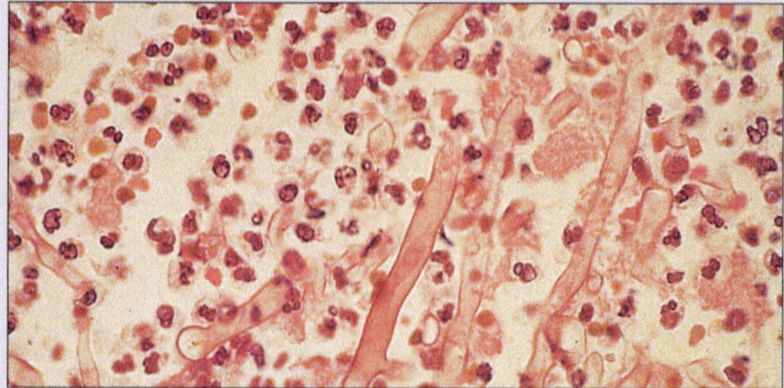

Fig. 14.17 Esta é uma secção do pulmão de um paciente que sofre de mucormicose – uma infecção oportunista em um sujeito imunossuprimido. A reação inflamatória consiste quase inteiramente em neutrófilos polimórficos ao redor de hifas fúngicas. A doença é associada particularmente à neutropenia (falta de neutrófilos.). Coloração prata. 400×. *(Cortesia do Professor RJ Hay.)*

Eliminação dos fungos pelos monócitos/macrófagos

organismo	fonte de monócitos/macrófagos		
	normal	CGD	deficiência de MPO
Candida albicans	eliminada	eliminada às vezes	eliminada às vezes
Candida parapsilosis	eliminada	não eliminada	desconhece-se
Cryptococcus neoformans	eliminado	desconhece-se	eliminado
Aspergillus fumigatus conídia	eliminado	eliminado às vezes	eliminado
Aspergillus fumigatus hifas	eliminado	eliminado	eliminado

Fig. 14.18 Muitos fungos são exterminados por monócitos ou macrófagos. Indivíduos com doença granulomatosa crônica (CGD) são altamente suscetíveis à infecção por *Aspergillus* spp., enquanto a deficiência de mieloperoxidase (MPO) usualmente não leva à infecção oportunista, sugerindo que os mecanismos não dependentes de oxigênio também sejam importantes na defesa do hospedeiro.

A explosão oxidativa desempenha um papel crucial em algumas respostas antifúngicas, assim como visto na suscetibilidade à aspergilose grave de pacientes com CGD, os quais têm defeito no sistema NADPH oxidase. Entretanto, os fagócitos de tais pacientes com vias de redução de oxigênio defeituosas, mesmo assim, eliminam outras leveduras e hifas com eficiência quase normal, demonstrando assim o papel de outros mecanismos fungicidas (Fig. 14.18). Por exemplo, NO˙ e seus derivados são importantes para a resistência ao *C. neoformans*.

Essas respostas baseiam-se no reconhecimento de PAMPs na parede celular fúngica por moléculas de reconhecimento de padrão solúveis ou ligadas à célula. A família TLR desempenha de novo um papel importante neste processo, junto com o receptor de manose e receptores de complemento:

- TLR2 (o qual pode cooperar com o receptor β-glicana, dectina-1) reconhece fosfolipomananas fúngicas, leveduras de *C. albicans* e hifas e conídio de *A. fumigatus*;
- TLR4/CD14 reconhece *C. albicans*, *Aspergillus fumigatus* e a cápsula de glicuronoxilomanana de *C. neoformans*.

A dectina-1, um receptor lectina do tipo C, é amplamente expressa em células mieloides do intestino e mucosa de vias aéreas. O reconhecimento de fungos via este receptor promove fagocitose, desencadeia a explosão respiratória, e induz a produção de citocinas e quimiocinas inflamatórias e respostas de prostaglandinas. O TNF é uma dessas importantes citocinas em humanos, uma vez que indivíduos que receberam terapia anti-TNF tiveram aumento da suscetibilidade a patógenos fúngicos múltiplos. Nem todos esses eventos de reconhecimento são vantajosos para o hospedeiro; por exemplo, ligação de manana de *Candida albicans* ao TLR4 induz respostas de quimiocinas pró-inflamatórias, enquanto a ligação de fosfolipomanana e glicanas da *Candida* com TLR2/dectina-1 gera uma forte resposta de IL-10, a qual pode inibir a resposta imune protetora.

A imunidade mediada por linfócito T é crítica para a resistência ao fungo

A maioria dos fungos é altamente imunogênica e induz fortes respostas imunes mediadas por anticorpos e linfócitos T, as quais podem ser detectadas por sorologia e reações de pele de hipersensibilidade (tipo IV) do tipo retardada (Cap. 26).

Evidências consideráveis apontam para o papel protetor dominante de TH1 (e talvez também linfócitos TH17) e ativação de fagócito, em vez de respostas mediadas por anticorpos.

Pacientes com deficiências de linfócitos T, em vez de defeitos na produção de anticorpos, estão sob maior risco de doença fúngica disseminada, e os títulos de anticorpo, apesar de serem úteis como uma ferramenta epidemiológica para determinar exposição, não necessariamente se correlacionam com o bom prognóstico. Apesar disso, os fungos podem desencadear tanto anticorpos protetores quanto não protetores, e a proteção proporcionada por algumas vacinas experimentais pode ser passivamente transferida pelo soro imune.

A resistência à maioria dos fungos patogênicos (incluindo dermatófitos e a maioria de micoses sistêmicas, abrangendo *C. neoformans*, *Histoplasma capsulatum* etc., mas não *Aspergillus* spp.) é claramente dependente na imunidade mediada por linfócitos T, particularmente linfócitos TH1 CD4+ secretando IFN-γ, e em menor extensão por linfócitos T CD8 (Fig. 14.19). Assim como no caso das bactérias, as células dendríticas são necessárias para esta resposta e produzem IL-12 após engolfar os fungos.

A relevância clínica de respostas de TH1, em relação às de TH2, também está clara para algumas micoses humanas, por exemplo:

- indivíduos com paracoccidioidomicose leve têm respostas imunes privilegiadas de TH1; enquanto
- indivíduos com infecção disseminada grave têm altos níveis de citocinas TH2, tais como IL-4 e IL-10, e eosinofilia.

Evidência de imunidade por linfócitos T na cromomicose

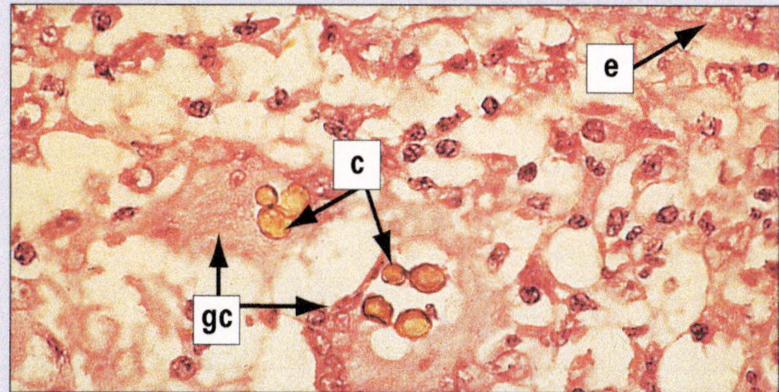

Fig. 14.19 As células fúngicas pigmentadas da cromomicose (uma micose subcutânea) (c) são visíveis dentro de células gigantes (gc) na derme do paciente. A área está circunscrita predominantemente por um infiltrado celular mononuclear. A camada basal da epiderme (e) está visível no topo do quadro. Coloração H & E. 400×. *(Cortesia do Professor RJ Hay.)*

Crianças com a imunodeficiência primária chamada síndrome de hiper-IgE têm defeito na produção de IFN-γ e, portanto, falham em desenvolver linfócitos TH17, apresentando, consequentemente, maior suscetibilidade a infecções fúngicas.

Um aumento do nível de IL-10 (com reduções concomitantes de IFN-γ) também é um marcador de imunidade comprometida para micose sistêmica, *C. albicans* e na aspergilose associada à neutropenia.

Fungos possuem muitas estratégias de evasão para promoverem sua sobrevivência

As estratégias de evasão utlizadas por fungos para promoverem sua sobrevivência incluem os seguintes:

- *Cryptococcus neoformans* produz uma cápsula de polissacarídeo, que inibe a fagocitose (semelhantemente, em princípio, ao observado em bactérias encapsuladas), embora isso possa ser superado pelos efeitos opsônicos do complemento e anticorpos;
- *Candida*, de maneira semelhante, esconde as β-glicanas da sua parede celular, a qual, de outra maneira, seria eficientemente reconhecida pela dectina-1 do hospedeiro, sob uma cobertura externa de manana, uma molécula que é consideravelmente menos imunorreativa. As β-glicanas também são diferencialmente expressas na levedura *versus* formas filamentosas de alguns fungos, contribuindo para as diferenças na resposta imune a estas duas fases distintas da infecção;
- *Histoplasma capsulatum* é um patógeno intracelular obrigatório que evade a eliminação por macrófagos através de sua entrada na célula via CR3 e então alterando as vias normais de maturação de fagossomos, em paralelo às estratégias das bactérias intracelulares, tais como *M. tuberculosis*;
- dermatófitos suprimem as respostas de linfócitos T para atrasar a destruição mediada por célula.
- Respostas imunes aos fungos são, portanto, tão complexas e interessantes quanto aquelas contra bactérias, e essas respostas permanecem pouco compreendidas para muitas infecções (tais como as micoses subcutâneas).

Novas abordagens imunológicas são desenvolvidas para prevenir e tratar as infecções fúngicas

Diferentemente de muitos antibióticos, os quais são diretamente microbicidas, os fármacos antifúngicos precisam de assistência significativa do sistema imune para serem mais eficazes.

A redução da imunossupressão subjacente que leva à suscetibilidade ao fungo é uma meta importante, e imunoterapias genéricas, tais como a administração de citocina (utilizando IFN-γ em pacientes com CGD e tratamento com fator estimulador de colônia de granulócio [G-CSF] para reduzir neutropenia em pacientes com câncer), têm tido algum sucesso. Em ensaios clínicos, a administração de linfócitos T CD4 de doador específico para *Aspergillus* reduziu a incidência de aspergilose invasiva em pacientes submetidos ao transplante de medula óssea alogênica. Há também um interesse considerável em estratégias de vacina baseadas em célula dendrítica para promover imunidade mediada por TH1.

RACIOCÍNIO CRÍTICO: INTERAÇÕES IMUNOENDÓCRINAS NA RESPOSTA À INFECÇÃO (VEJA A PÁG. 445 PARA RESPOSTAS)

Humanos infectados subclinicamente por tuberculose (cerca de um terço da população mundial) podem abrigar organismos vivos pelo resto de suas vidas. De modo semelhante, a tuberculose pode estabelecer uma infecção latente não progressiva em camundongos. Caso os animais com tal infecção latente sejam submetidos a um período de estresse de contenção (colocados em um tubo que limita seu movimento) todos os dias por diversos dias, a infecção pode se reativar. Isso também ocorre caso bovinos com doença latente sejam transportados em caminhões. De maneira semelhante, o aumento da tuberculose em populações humanas em zonas de guerra ocorre provavelmente devido à reativação da doença latente.

1 Qual a fisiologia dessa reativação? Quando militares americanos foram submetidos a um programa de treinamento extremamente estressante, seus níveis séricos de IgE aumentarm e eles perderam suas respostas de testes de pele de hipersensibilidade tardia positivas. Os níveis de mRNA que codificam IFN-γ nas células mononucleares do sangue periférico de estudantes de medicina foram menores durante o período de exames do que em outras épocas do ano.

2 Essas observações sugerem mudanças no perfil de citocinas? Se sim, por que isso ocorreu?

Leituras sugeridas

Anas A, van der Poll T, de Vos AF. Role of CD14 in lung inflammation and infection. Crit Care 2010;14:209.

Andrea M. Cooper cell-mediated immune responses in tuberculosis. Annu Rev Immunol 2009;27:393–422.

Borghetti P, Saleri R, Mocchegiani E, et al. Infection, immunity and the neuroendocrine response. Vet Immunol Immunopathol 2009;130:141–162.

Cerf-Bensussan N, Gaboriau-Routhiau V. The immune system and the gut microbiota: friends or foes? Nat Rev Immunol 2010;10:735–744.

Cunha C, Romani L, Carvalho A. Cracking the Toll-like receptor code in fungal infections. Expert Rev Anti Infect Ther 2010;8:112.

Curtis MM, Way SS. Interleukin 17 in host defence against bacterial, mycobacterial and fungal pathogens. Immunology 2009;126:177–185.

Davis M, Ramakrishnan L. The role of the granuloma in expansion and dissemination of early tuberculous infection. Cell 2009;136:37–49.

Deretic V. Autophagy in infection. Curr Opin Cell Biol 2010;22:252–262.

Dietrrich J, Doherty TM. Interaction of mycobacterium tuberculosis with the host: consequence for vaccine development. APMIS 2010;117:440–457.

Flannagan RS, Cosio G, Grinstein S. Antimicrobial mechanisms of phagocytes and bacterial evasion strategies. Nat Rev Microbiol 2009;7:355–366.

van de Veerdonk FL, Mihai G. Netea T-cell subsets and antifungal host defenses. Curr Fungal Infect Rep 2010;4:238–243.

Harty JT, Tvinnereim AR, White DW. CD8β T cell effector mechanisms in resistance to infection. Annu Rev Immunol 2000;18:275–308.

Hazlett L, Wu M. Defensins in innate immunity. Cell Tissue Res 2011;343:175–188.

Hooper LV, Macpherson AJ. Immune adaptations that maintain homeostasis with the intestinal microbiota. Nat Rev Immunol 2010;10:159–169.
Hohl TM, Pamer EG. Cracking the fungal armor. Nat Med 2006;12:730–732.
Hohl TM, Rivera A, Pamer EG. Immunity to fungi. Curr Opin Immunol 2006;18:465–472.
Holt PG, Strickland DH. Soothing signals: transplacental transmission of resistance to asthma and allergy. J Exp Med 2010;206:2861–2864.
Jo EK. Innate immunity to mycobacteria: vitamin D and autophagy. Cell Microbiol 2010;12:1026–1035.
Kaufmann SH, Hussey G, Lambert PH. New vaccines for tuberculosis. Lancet 2010;375:2110–2119.
Kaufmann SH, Schaible UE. Antigen presentation and recognition in bacterial infections. Curr Opin Immunol 2005;17:79–87.
Kronenberg M, Kinjo Y. Innate-like recognition of microbes by invariant natural killer T cells. Curr Opin Immunol 2009;21:391–396.
Kumar V, Sharma A. Neutrophils: Cinderella of innate immune system. Int Immunopharmacol 2010;10:1325–1334.
Lambris JD, Ricklin D, Geisbrecht BV. Complement evasion by human pathogens. Nat Rev Microbiol 2008;6:132–142.
Mackenzie CR, Heselar K, Muller A, Daubener W. Role of indole 2,3-dioxygenase in antimicrobial defence and immune regulation: tryptophan depletion versus production of toxic kynurenes. Curr Drug Metab 2007;8:237–244.
MacLennan C, Fieschi C, Lammas DA, et al. Interleukin (IL)-12 and IL-23 are key cytokines for immunity against Salmonella in humans. J Infect Dis 2004;190:1755–1757.
Monack DM, Mueller A, Falkow S. Persistent bacterial infections: the interface of the pathogen and the host immune system. Nat Rev Microbiol 2004;2:747–765.
Papayannopoulos V, Zychlinsky A. NETs: a new strategy for using old weapons. Trends Immunol 2009;30:513–521.
Park SJ, Mehrad B. Innate immunity to Aspergillus species. Clin Microbiol Rev 2009;22:535–551.
Philpott DJ, Girardin SE. NOD like receptors: sentinels at host membranes. Curr Opin Immunol 2010;22:428–434.
Puel A, Picard C, Cypowyj S, et al. Inborn errors of mucocutaneous immunity to Candida albicans in humans: a role for IL-17 cytokines? Curr Opin Immunol 2010;22:467–474.
Sansonetti PJ. To be or not to be a pathogen: that is the mucosally relevant question. Mucosal Immunol 2011;4:8–14.
Schaible UE, Kaufmann SH. Iron and microbial infection. Nat Rev Microbiol 2004;2:946–953.
Stewart GR, Young DB. Heat-shock proteins and the host–pathogen interaction during bacterial infection. Curr Opin Immunol 2004;16:506–510.
Thornton CA, Macfarlane TV, Holt PG. The hygiene hypothesis revisited: role of maternal–fetal interactions. Curr Allergy Asthma Rep 2010;10:444–452.
Umetsu DT. Revising the immunological theories of asthma and allergy. Lancet 2005;365:98–100.
van de Vosse E, Hoeve MA, Ottenhoff TH. Human genetics of intracellular infectious diseases: molecular and cellular immunity against mycobacteria and salmonellae. Lancet Infect Dis 2004;4:739–749.
Voyich JM, Musser JM, DeLeo FR. Streptococcus pyogenes and human neutrophils: a paradigm for evasion of innate host defense by bacterial pathogens. Microbes Infect 2004;6:1117–1123.
Wills-Karp M, Santeliz J, Karp CL. The germless theory of allergic disease: revisiting the hygiene hypothesis. Nat Rev Immunol 2001;1:69–75.
Zelante T, DeLuca A, D'Angelo C, et al. IL-17/TH17 in antifungal immunity: what's new. Eur J Immunol 2009;39:645.

CAPÍTULO 15

Imunidade a Protozoários e Helmintos

RESUMO

- **Os parasitas estimulam uma variedade de mecanismos de defesa imune.**
- **Infecções parasitárias geralmente são crônicas e acometem muitas pessoas.** Em geral, elas apresentam especificidade ao hospedeiro e a maioria causa infecções crônicas. Muitas são transmitidas por vetores invertebrados e apresentam ciclos de vida complexos. Seus antígenos geralmetne são estágio-específicos.
- **A resposta imune inata consiste na primeira linha de defesa imunológica.**
- **Linfócitos T e B apresentam papel central no desenvolvimento da imunidade.** Ambos linfócitos T, CD4 e CD8, são necessários para proteção contra alguns parasitas, e citocinas, quimiocinas e seus receptores têm grande importância.
- **Células efetoras, tais como macrófagos, neutrófilos, eosinófilos e plaquetas, podem matar tanto protozoários como vermes.** Elas secretam moléculas citotóxicas, tais como radicais reativos de oxigênio e óxido nítrico (NO•). Essas células são mais efetivas quando ativadas por citocinas. Infecções helmínticas frequentemente estão associadas ao aumento no número de eosinófilos e nos níveis circulantes de IgE, os quais são característicos de respostas T_H2. Células T_H2 são necessárias para eliminação de vermes intestinais.
- **Parasitas têm muitos mecanismos diferentes de escape para evitar que sejam eliminados pelo sistema imune.** Alguns exploram a resposta do hospedeiro para seu próprio desenvolvimento.
- **Respostas inflamatórias podem ser uma consequência da elininação de infecções parasitárias.**
- **Infecções parasitárias têm consequências imunopatológicas.** Infecções parasitárias estão associadas a doenças, que podem incluir autoimunidade, esplenomegalia e hepatomegalia. Alterações imunopatológicas podem ser mediadas pela resposta imune adaptativa.
- **Vacinas contra parasitas humanos ainda não estão disponíveis para uso de rotina.**

Infecções parasitárias

Infecções parasitárias estimulam tipicamente inúmeros mecanismos de defesa imune, tanto mediados por anticorpo como por célula, e as respostas que são mais efetivas dependem do tipo de parasita e do estágio de infecção. Algumas das mais importantes infecções parasitárias em humanos (Fig. 15.1) acometem o hospedeiro de diversas formas. Os protozoários podem viver:

- no intestino (p. ex., ameba);
- na circulação sanguínea (p. ex., tripanosomas africanos);
- dentro de eritrócitos (p. ex., *Plasmodium* spp.);
- no interior de macrófagos (p. ex., *Leishmania* spp., *Toxoplasma gondii*);
- no fígado e baço (p. ex., *Leishmania* spp.); ou
- no músculo (p. ex., *Trypanosoma cruzi*).

Helmintos que infectam humanos incluem trematódeos ou vermes achatados dorsoventralmente (p. ex., parasitas causadores da esquistossomose), cestódeos (p. ex., tênias), e nematódeos ou vermes cilíndricos (p. ex., *Trichinella spiralis*, ancilostomídeos, oxiúros, *Ascaris* spp. e as filárias).

Tênias e ancilostomídeos adultos habitam o intestino, adultos do gênero *Schistosoma* vivem nos vasos sanguíneos, e alguns filarídeos vivem nos vasos linfáticos (Fig. 15.2). Fica claro que há um potencial generalizado para ocorrência de alterações danosas ao organismo.

Muitos helmintos passam por ciclos de vida complexos, incluindo migração através de diversas partes do corpo do hospedeiro:

- ancilostomídeos e esquistossômulos invadem diretamente seus hospedeiros pela penetração através da pele;
- tênias, oxiúros e nematódeos são ingeridos; e
- filárias dependem de um inseto como hospedeiro intermediário ou vetor para que seja possível a transmissão de pessoa a pessoa.

A maioria dos protozoários depende de um inseto vetor, exceto *Toxoplasma* e *Giardia* spp. e amebas, os quais são transmitidos por ingestão. Portanto:

- espécies causadoras de malária são propagadas por mosquitos;
- tripanosomas, por moscas tsé-tsé;
- *T. cruzi,* por barbeiros triatomíneos; e
- espécies de *Leishmania,* por flebotomíneos.

Infecções parasitárias importantes de humanos
PROTOZOÁRIOS
Plasmodium vivax
Plasmodium falciparum
Plasmodium ovale
Plasmodium malariae
malária
Leishmania tropica
Leishmania donovani
Leishmania braziliensis
leish-maniose
úlcera tropical
calazar
espúndia
Trypanossoma rhodesiense
Trypanossoma gambiense
doença do sono
Trypanosoma cruzi
doença de Chagas
HELMINTOS
trematódeos (vermes achatados)
Schistossoma mansoni
Schistossoma haematobium
Schistossoma japonicum
esquistossomose
cestódeos (tênias)
teníase
nematódeos (vermes cilíndricos)
Trichuris trichura (verme semelhante a um chicote)
tricuríase
Ascaris lumbricoides
ascaridíase
Trichinella spiralis
triquinose
Ancylostoma duodenale
Necator americanus
ancilostomose
Wuchereria bancrofti
Brugia malayi
Dipetalonema perstans
filariose linfática
Onchocerca volvulus
cegueira dos rios
0 1 10 100 1.000
milhões de pessoas infectadas (escala log)

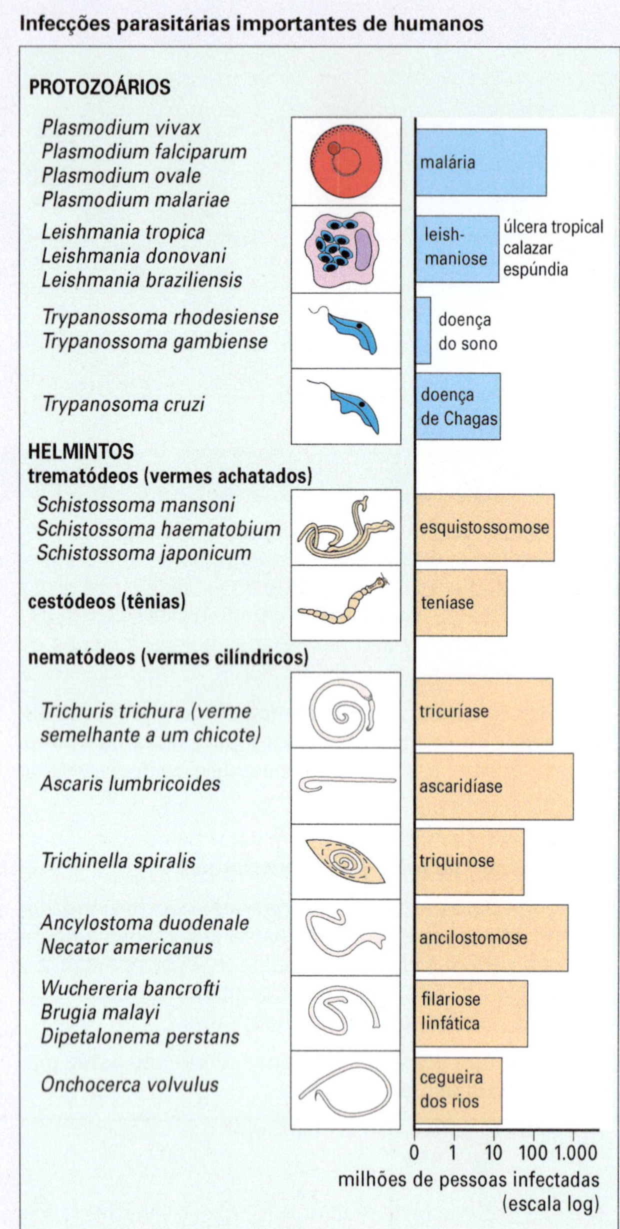

Fig. 15.1 Infecções parasitárias importantes, incluindo dados da Organização Mundial da Saúde (1993). Seus tamanhos variam de 1 m para a tênia, a cerca de 10^{-5} m para *Plasmodium* spp.

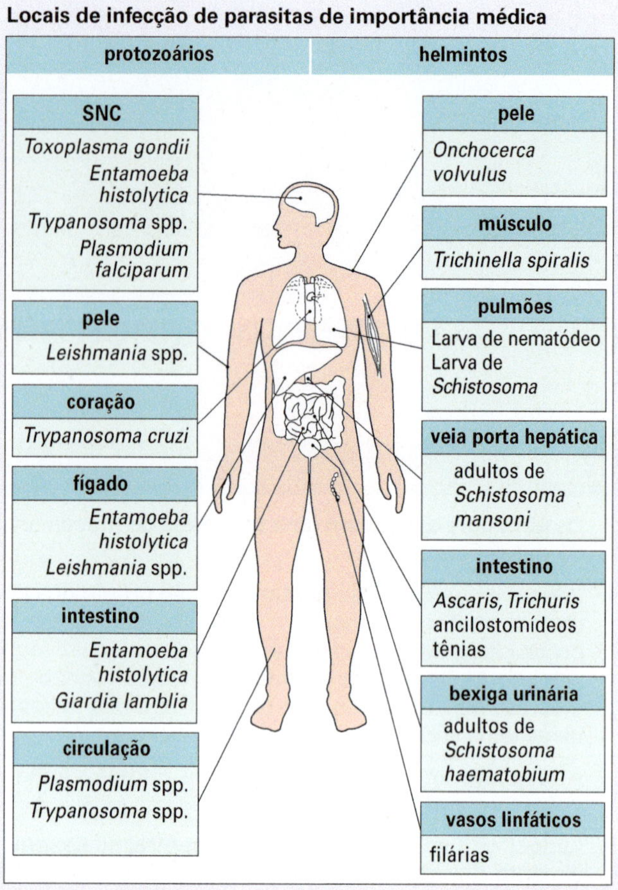

Locais de infecção de parasitas de importância médica
protozoários
helmintos
SNC
Toxoplasma gondii
Entamoeba histolytica
Trypanosoma spp.
Plasmodium falciparum
pele
Leishmania spp.
coração
Trypanosoma cruzi
fígado
Entamoeba histolytica
Leishmania spp.
intestino
Entamoeba histolytica
Giardia lamblia
circulação
Plasmodium spp.
Trypanosoma spp.
pele
Onchocerca volvulus
músculo
Trichinella spiralis
pulmões
Larva de nematódeo
Larva de Schistosoma
veia porta hepática
adultos de Schistosoma mansoni
intestino
Ascaris, Trichuris
ancilostomídeos
tênias
bexiga urinária
adultos de Schistosoma haematobium
vasos linfáticos
filárias

Fig 15.2 Locais de infecção de parasitas de importâmcia médica.

Resposta imune contra parasitas

A resistência do hospedeiro contra infecção parasitária pode ser genética

A resistência do hospedeiro contra infecção é variável e pode ser controlada por inúmeros genes. Estes podem ser MHC, não MHC ou outros genes (Fig. 15.3).

Não se pode assumir que o perfil genético do hospedeiro seja a única razão que determine a evolução da infecção. Pode haver muitos fatores envolvidos. Na maioria das infecções helmínticas, por exemplo, uma elevada carga parasitária está presente comparativamente em poucos indivíduos, mas pode estar presente em uma mesma família, indicando um componente genético associado.

Por outro lado, estudos têm demonstrado que o comportamento humano pode ser responsável por grandes variações na exposição entre famílias.

Muitas infecções parasitárias são de vida longa

Não é interessante para o parasita matar o hospedeiro, pelo menos não até que sua transmissão para outro hospedeiro tenha sido assegurada. Durante o curso de uma infecção crônica, o tipo de resposta imune pode mudar e a imunossupressão e os efeitos imunopatológicos são eventos comuns.

A defesa do hospedeiro depende de diversos mecanismos imunológicos

O desenvolvimento da imunidade é um processo complexo que se inicia da ativação tanto da resposta imune adaptativa como inata, e há troca de muitos tipos diferentes de célula durante este período. Os efeitos geralmente são locais e muitos tipos celulares que secretam diferentes mediadores podem estar presentes nos locais de rejeição imune. Além disso, os processos envolvidos no controle da multiplicação de um parasita em um indivíduo infectado podem diferir daqueles responsáveis pelo desenvolvimento de resistência em uma infecção subsequente.

Em algumas infecções helmínticas, ocorre um processo de "imunidade concomitante", em que uma infecção inicial não é eliminada, mas se torna estável, e o hospedeiro então adquire resistência à invasão por novos parasitas, a maioria vermes da mesma espécie.

Polimorfismos genéticos humanos que influenciam o padrão da infecção parasitária

parasita	característica genética
Plasmodium spp.	hemoglobina em forma de foice (HbS) protege contra a malária certos genes de MHC comuns em africanos ocidentais, mas raros em caucasianos, protegem contra malária (p. ex., HLA-B53) eritrócitos negativos para o antígeno (Fy/Fy) do grupo sanguíneo Duffy protegem contra *Plasmodium vivax*
Leishmania spp.	polimorfismos no *Nramp1* favorecem a suscetibilidade à invasão de macrófagos
Schistosoma spp.	genes polimórficos no cromossomo 5q31-q33, uma região que inclui as citocinas-chave IL-4 e IL-5
Ascaris spp.	genes polimórficos nos cromossomos 1 e 13, uma região que inclui a família de citocinasTNF

Fig. 15.3 Polimorfismos genéticos humanos que influenciam o padrão da infecção parasitária.

De maneira geral, a resposta imune humoral é mais importante para eliminar parasitas extracelulares, como aqueles que vivem na circulação sanguínea (Fig. 15.4), fluidos corporais ou no intestino.

Entretanto, o tipo de resposta que irá conferir maior proteção irá variar de acordo com o parasita. Por exemplo, o anticorpo, isolado ou com complemento, pode danificar alguns parasitas extracelulares, mas é melhor quando atua com uma célula efetora.

Como enfatizado anteriormente, em uma mesma infecção, diferentes mecanismos efetores atuam contra diferentes estágios de desenvolvimento do parasita. Assim, na malária:

- anticorpo contra formas extracelulares bloqueia sua capacidade de invadir novas células;
- a resposta mediada por células evita o desenvolvimento do estágio hepático no interior dos hepatócitos.

Resposta imune inata

As respostas imunes inata e adaptativa evoluíram juntas para permitir aos mamíferos identificar e eliminar parasitas.

O sistema imune inato fornece a primeira linha de defesa imune pela detecção imediata da presença e natureza da infecção.

Casais adultos de *Schistosoma* spp. em vasos sanguíneos mesentéricos

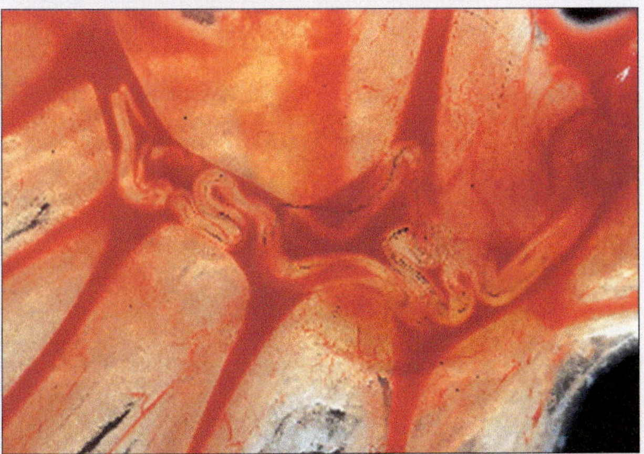

Fig. 15.4 Apesar de muito expostos a resposta imune efetora, adultos de *Schistosoma* spp. são altamente resistentes e podem persistir em média de 3-5 anos. *(Cortesia do Dr. Alison Agnew.)*

Muitas células diferentes estão envolvidas na geração da resposta inata, incluindo células fagocíticas e células NK. Também está se tornando claro que o reconhecimento inicial dos parasitas por células apresentadoras de antígeno (APCs), por exemplo, células dendríticas, determina o fenótipo da resposta adaptativa (Fig. 15.5).

O reconhecimeto pela resposta imune inata depende dos receptores de reconhecimento de padrões (PRRs), que estão relacionados em reconhecer padrões moleculares associados aos patógenos (PAMPs).

P. Quais grupos de receptores e moléculas solúveis reconhecem os PAMPs?

R. Receptores tipo Toll (Fig. 6.20), o receptor de manose (Fig. 7.11) e receptores *scavenger* (Fig. 7.10) permitem que os fagócitos reconheçam diretamente os patógenos. Ficolinas, colectinas e pentaxinas atuam como opsoninas solúveis para se ligarem à superfície do patógeno.

Um padrão comum destes alvos são suas estruturas altamente conservadas, as quais não variam entre parasitas de determinada classe.

Apesar de muitos parasitas serem conhecidos por ativarem o sistema imune de uma forma não específica pouco tempo após a infecção, apenas recentemente foi dada atenção a este mecanismo.

Enquanto os principais avanços são alcançados na área do reconhecimento microbiano por PRRs, um pequeno mas crescente número de estudos mostra que os parasitas também possuem padrões moleculares específicos capazes de acoplarem-se aos PRRs. Exemplos de alguns PAMPs parasitários junto com seus receptores estão ilustrados na Figura 15.6.

Receptores tipo Toll reconhecem moléculas parasitárias

A descoberta da família TLR, um grupo de PRRs de mamíferos conservado evolutivamente, envolvido na imunidade antimicrobiana, tem favorecido o entendimento sobre como as imunidades inata e adaptativa são mutuamente dependentes.

Poucos estudos têm avaliado o papel dos TLRs na imunidade contra parasitas. Por exemplo:

- *T. gondii* se liga ao TLR11 via profilina e se associa a TLR3, TLR7 e TLR9 através da proteína do retículo endoplasmático UNC93B1;
- o TLR9 medeia a ativação da imunidade inata pelo pigmento malárico hemozoína;

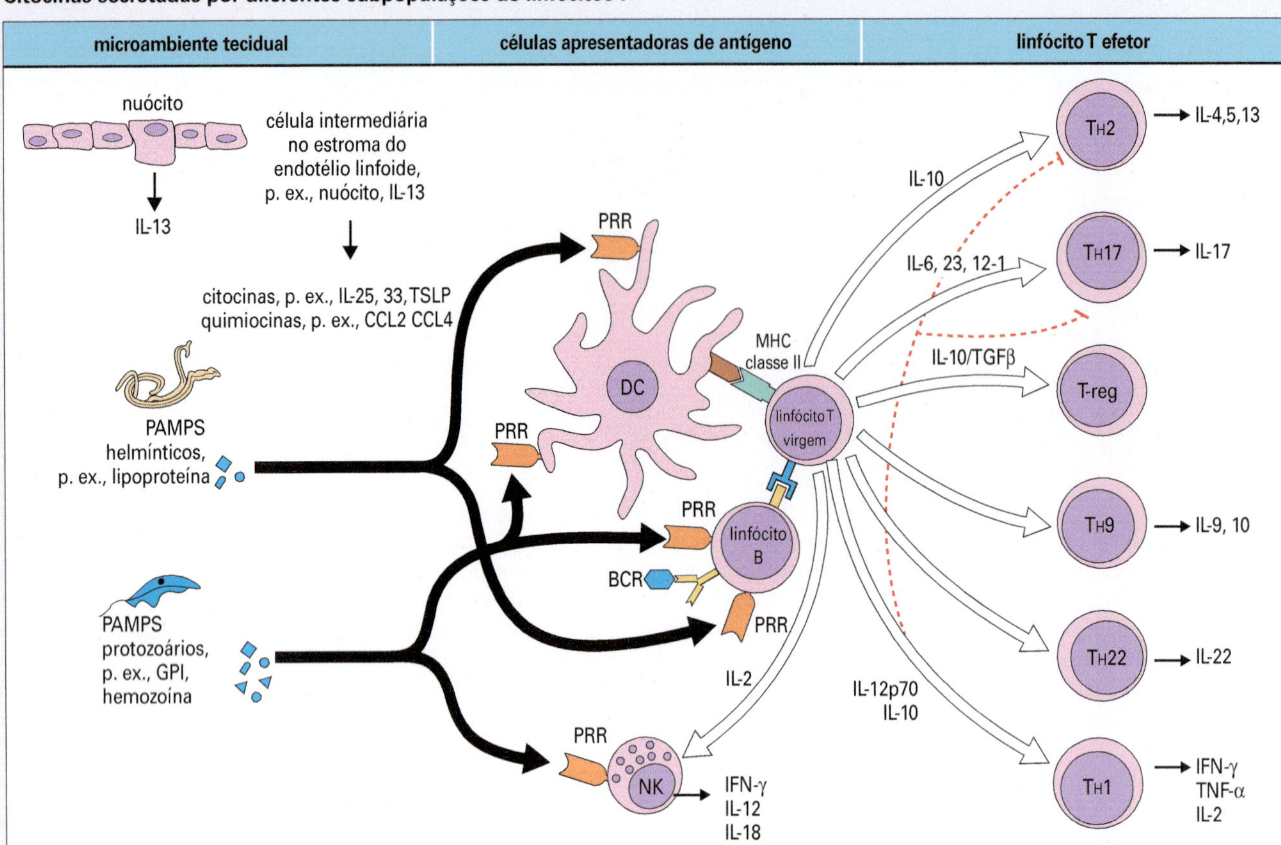

Fig. 15.5 Demonstração das citocinas secretadas por diferentes subpopulações de células T. Observe a importância das células apresentadoras de antígeno, por exemplo, DCs e linfócitos B direcionando a maturação de diferentes subpopulações de células TH.

- liso-fosfatidilserina (liso-PS) do *S. mansoni*, âncora de glicofosfatidilinositol (GPI), e o Tc52 de *T. cruzi* são capazes de sinalizar através do TLR2.

Curiosamente, a ativação do TLR2 por estes diversos padrões parasitários leva a diferentes padrões da resposta imune: para o *S. mansoni*, a ativação leva ao desenvolvimento de células dendríticas completamente maduras capazes de induzir uma resposta de células Treg (Cap. 11), caracterizada por elevados níveis de IL-10; para o *T. cruzi*, células dendríticas maduras induzem uma resposta TH1 (Cap. 7) com níveis elevados de IL-12. Essa resposta dicotômica poderia, em parte, ser explicada pela cooperação entre TLR2 e outros TLRs. Entretanto, tem havido dificuldade em se atribuir contribuições definitivas dos TLRs à ativação por proteínas parasitárias específicas, uma vez que as amostras são facilmente contaminadas, por exemplo, com PAMPs bacterianos.

PRRs humanos clássicos também contribuem para o reconhecimento de parasitas

PRRs clássicos também desempenham papéis importantes na resposta inata à infecção parasitária (Fig. 15.6) e incluem colectinas (p. ex., MBL), pentaxinas (p. ex., CRP), lectinas tipo C (p. ex., receptor de manose de macrófago) e receptores *scavenger* (p. ex., CD36) – consulte os Capítulos 6 e 7. Por exemplo, o MBL se liga ao LPG rico em manose de *Leishmania*, *Plasmodium*, tripanosomas e *Schistosoma*; e polimorfismos no gene *MBL* estão associados ao aumento da suscetibilidade à malária grave.

Receptores-complemento são arquétipos de PRRs

Receptores-complemento, em particular o CR3, são semelhantes aos PRRs envolvidos na resposta imune inata (Fig. 15.6). Eles são verdadeiramente multifuncionais, sendo envolvidos na adesão do fagócitos, reconhecimento, migração, ativação e eliminação do microrganismo.

Por que então o CR3, um componente-chave de respostas fagocitárias, é a porta de entrada preferida de diversos parasitas intracelulares, incluindo *Leishmania* via LPG?

- o CR3 oferece uma variedade de sítios de ligação, permitindo a ligação com ou sem opsonização;
- a fagocitose apenas pela via do CR3 não gera a explosão oxidativa em células fagocitárias;
- a ligação com CR3 suprime a secreção de IL-12.

P. Que efeito a supressão da secreção de IL-12 teria sobre a resposta imune?

R. Pelo fato de a IL-12 promover o desenvolvimento da resposta TH1, a diminuição da secreção tende a reduzir a imunidade mediada por macrófago.

O CR3 isolado não é um receptor de ativação. Ele requer cooperação de outros receptores, a maioria receptores Fc, que possibilitam

Receptores da resposta imune inata envolvidos no reconhecimento do parasita

família	membro	ligante(s) do parasita
colectinas	MBL	açúcares ricos em manose de inúmeros protozoários e helmintos
pentraxinas	CRP	fosfolipídios e fosfoaçúcares
		Leishmania spp. LPG
lectinas tipo C (Fig. 7.11)	receptor de manose de macrófago, DC-SIGN	*Trypanosoma cruzi, Schistosoma* spp. (Lewis X e/ou Ômega-1)
receptores *scavenger* (Fig. 7.10)	SR-B (CD36)	*Plasmodium falciparum* (PfEMP1)
receptores de complemento	CR1/CR3	*Leishmania* spp. LPG
		Necator NIF
		Plasmodium PfEMP1
receptores tipo Toll (Fig. 6.21)	TLR2 (com TLR1/TLR6)	âncora de GPI de muitos protozoários
		liso-PS de *Schistosoma* spp.
	TLR3	dupla-fita de RNA de *Schistosoma* spp.
	TLR2/6	Lipoproteína diacetilada da filária *Wolbachia* spp.
	TLR9	DNA de protozoário
		pigmento malárico hemozoína

CRP, proteína C-reativa; GPI, glicosilfosfatidilinositol; LPG, lipofosfoglicano; liso-PS, liso-fosfatidilserina; MBL, lectina ligadora de manose; NIF, fator inibidor de neutrófilo (NIF); PfEMP1, proteína 1 de membrana do eritrócito do *P. falciparum*

Fig. 15.6 Receptores da resposta imune inata envolvidos no reconhecimento do parasita.

a morte do patógeno. Helmintos também têm explorado este brecha no arsenal imune. Tem sido demonstrado que ancilostomídeos NIF se ligam a um domínio na subunidade α do CR3, presumivelmente para reduzir a imunidade mediada por células.

Resposta imune adaptativa contra parasitas

Linfócitos T e B apresentam papel central no desenvolvimento da resposta imune

Na maioria das infecções parasitáris, a proteção pode ser conferida experimentalmente em animais normais, pela transfêrencia de células do baço, principalmente linfócitos T, de animais imunes.

A necessidade de linfócito T também é demonstrável em função de camundongos *nude* (atímicos) ou sem linfócitos T falharem em controlar de outra forma infecções não letais de protozoários, tais como *T. cruzi* ou *Plasmodium yoelii*, e ratos sem linfócitos T falharem em remover o helminto intestinal *Nippostrongylus brasiliensis* (Fig. 15.7).

Surpreendentemente, diversos parasitas requerem sinais de células do sistema imune para se desenvolver – por exemplo, parasitas causadores da esquistossomose falham em se desenvolver na ausência de linfócitos CD4+ hepáticos.

Linfócitos B também desempenham papel-chave na regulação e no controle da resposta imune contra parasitas. Por exemplo:

- linfócitos B e anticorpos são necessários para resistência ao nematódeo gastrointestinal *Trichuris muris*; e
- a transferência passiva de IgG pode proteger indivíduos da ma lária.

Tanto linfócitos T CD4 como CD8 são necessários para proteção contra alguns parasitas

O tipo de linfócito T responsável pelo controle de uma infecção varia com o parasita e o estágio de infecção, e depende dos tipos de citocinas que são produzidos. Por exemplo, linfócitos T CD4+ e CD8+ protegem contra diferentes fases da infecção por *Plasmodium*:

- linfócitos T CD4+ medeiam a imunidade contra o estágio eritrocítico de *P. yoelii*;
- linfócitos T CD8+ protegem contra o estágio hepático de *Plasmodium berghei*.

Infecções parasitárias em camundongos privados de linfócitos T

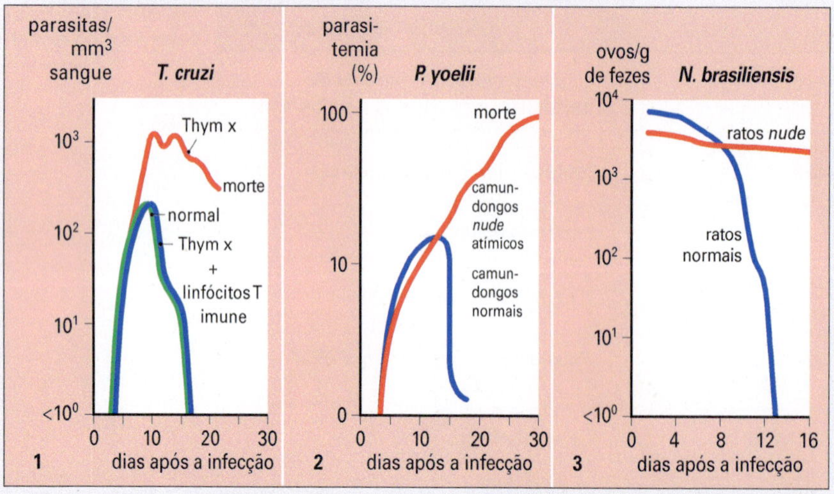

Fig. 15.7 Os primeiros dois gráficos ilustram o aumento do número de protozoários na circulação sanguínea (parasitemia) após a infecção. (**1**) *T. cruzi* se multiplica mais rápido (e causa parasitemia fatal) em camundongos que foram timectomizados e irradiados para destruir linfócitos T (Thym x). Em camundongos normais, os parasitas são eliminados da circulação sanguínea por volta do 16º dia. O restabelecimento dos camundongos privados de linfócito T com linfócitos T de camundongos imunes recupera sua habilidade de controlar a parasitemia. Nesses experimentos, ambos grupos timectomizados receberam células hepáticas fetais para restaurar a função vital hematopoiética. (**2**) *P. yoelii* causa uma infecção autolimitante em camundongos normais e os parasitas são eliminados do sangue em torno do 20º dia. Em camundongos *nude* atímicos, os parasitas continuam a se multiplicar, matando o camundongo após cerca de 30 dias. (**3**) Este gráfico ilustra o tempo da eliminação do nematódeo intestinal *N. brasiliensis* do intestino de ratos. Em ratos normais, os vermes são expelidos em torno do 13º dia, como determinado pelo número de ovos do parasita presentes nas fezes dos ratos. Linfócitos T são necesários para ocorrer esta expulsão, como demonstrado pelo estabelecimento de uma infecção crônica no intestino de ratos *nude* atímicos.

A ação de linfócitos T $CD8^+$ é dupla:

- eles secretam IFN-γ, que inibe a multiplicação de parasitas nos hepatócitos;
- eles são capazes de eliminar hepatócitos infectados, mas não eritrócitos infectados.

P. Por qual mecanismo os hepatócitos são eliminados, e por que os linfócitos $CD8^+$ não reconhecem os eritrócitos infectados?

R. Os linfócitos T CD8+ reconhecem os antígenos parasitários apresentados por moléculas MHC de classe I e induzem apoptose na célula-alvo, via ligante Fas, fator de necrose tumoral (TNF-α), linfotoxina e granzimas. Os eritrócitos não expressam moléculas de MHC.

A resposta imune contra *T. cruzi* depende não apenas dos linfócitos T $CD4^+$ e $CD8^+$, mas também de células NK e da produção de anticorpo; o mesmo é verdade para a resposta imune contra *T. gondii*.

Linfócitos T $CD8^+$ conferem proteção em camundongos depletados de linfócitos T $CD4^+$, tanto por meio da produção de IFN-γ, quanto pelo fato de serem citotóxicos para macrófagos infectados.

Células NK, estimuladas por IL-12 secretada por macrófagos, são outra fonte de IFN-γ – infecções crônicas estão associadas à redução na produção de IFN-γ.

Tais observações provavelmente constituem a base para a alta incidência de toxoplasmose em pacientes com AIDS, que são deficientes em linfócitos T $CD4^+$.

Os linfócitos T $CD4^+$ são fundamentais na expulsão de nematódeos intestinais, e como a imunidade ao *T. muris* pode ser transferida aos camundongos com SCID (imunodeficiência combinada severa) pela tranferência apenas de linfócitos T CD4+, não foram observadas evidências de que linfócitos T CD8+ apresentem esta mesma função.

As citocinas produzidas por linfócitos T $CD4^+$ podem ser importantes na determinação do padrão da infecção. Uma vez que linfócitos TH1 e TH2 possuem perfis diferentes de citocinas, os papéis de linfócitos TH1 e TH2 na determinação da evolução de infecções parasitárias têm sido amplamente investigados.

Como resultado de estudos iniciais, predominantemente em camundongos infectados, certos dogmas surgiram, sugerindo que:

- respostas TH1 medeiam a morte de patógenos intracelulares; e
- respostas TH2 eliminam patógenos extracelulares.

Entretanto, isso é excessivamente simplista, pois está baseado em trabalhos com modelos animais que podem não refletir completamente a resposta imune humana.

Embora o paradigma TH1/TH2 seja uma ferramenta útil em algumas situações, provavelmente é mais realista em humanos considerar que fenótipos TH1 e TH2 representem os extremos de perfis de citocinas, e que talvez possa ser mais acurado olhar para o papel das próprias citocinas na resolução da doença infecciosa, particularmente, conforme novas subpopulações de TH estão sendo descobertas; por exemplo, TH17, TH22 e TH9, e o estudo de suas funções na imunidade contra parasitas deve ser considerado.

Células T reguladoras são capazes de modular os extremos de ambas as respostas, de TH2 e TH1.

Citocinas, quimiocinas e seus receptores têm papéis importantes

P. Quais métodos experimentais podem ser utilizados para elucidar se uma citocina em particular é necessária para eliminar uma infecção parasitária?

R. Experimentos com animais deficientes de citocinas ou o bloqueio de uma citocina com anticorpo específico podem determinar se aquela citocina em particular é necessária. Isso pode ser confirmado pela análise da administração exógena de uma citocina em favorecer a recuperação.

As citocinas não atuam apenas em células efetoras para estimular suas capacidades citotóxicas ou citostáticas, mas também atuam como fatores de crescimento para aumentar o número de células, enquanto as quimiocinas atraem as células para o local da infecção. Assim, na malária, o aumento característico do tamanho do baço é causado pelo enorme aumento no número de células.

Outros exemplos incluem:

- o acúmulo de macrófagos em granulomas que se desenvolvem no fígado na esquistossomose;
- a eosinofilia característica de infecções helmínticas; e
- o recrutamento de eosinófilos e mastócitos para a mucosa intestinal, que ocorre nas infecções helmínticas do trato gastrointestinal.

Tanto mastócitos como eosinófilos da mucosa são importantes na determinação do perfil de algumas infecções helmínticas e se proliferam em resposta aos produtos de linfócitos T – IL-3, fator estimulador de colônia de granulócito e macrófago (GM-CSF) e IL-5, respectivamente.

Entretanto, o aumento no número celular pode, por si só, ser prejudicial ao hospedeiro. Assim, a administração de IL-3 em camundongos infectados por *Leishmania major* pode exacerbar a infecção local e aumentar a disseminação dos parasitas, provavelmente por meio da proliferação de precursores de células na medula óssea que os parasitas habitam.

A IL-10 e o fator transformador do crescimento- β (TGF-β), as citocinas reguladoras (Cap. 11), reduzem a resposta pró-inflamatória e, assim, minimizam o dano tecidual.

As quimiocinas são moléculas-chave no recrutamento de células do sistema imune por quimiotaxia, mas também atuam na ativação leucocitária, hematopoiese, inflamação e imunidade antiparasitária.

Os protozoários parasitas têm sido amplamente estudados no contexto das quimiocinas e seus diversos papéis na relação parasita-hospedeiro. Por exemplo, *T. gondii* possui ciclofilina-18, a qual se liga ao receptor de quimiocina CCR5 e induz a produção de IL-12 por células dendríticas.

A resposta de linfócitos T aos protozoários depende da espécie

A imunidade mediada por linfócito T, que opera para controlar os parasitas protozoários, depende da espécie do animal infectado e da localização e complexidade do ciclo de vida do parasita no hospedeiro.

Por exemplo, no modelo murino, a indução de linfócitos TH1 com regulação através do aumento de IFN-γ e óxido nítrico (NO•) é crucial para proteção contra *Leishmania* em camundongos. Linhagens de camundongos que direcionam para uma resposta TH2 na infecção, manifestada por altos níveis de IL-4, IL-13, IL-10 e anticorpo, desenvolvem doença progressiva e letal (Fig. 15.8).

A polarização de respostas de linfócitos TH em modelo murino não se traduz convenientemente em humanos, nos quais ambas as respostas, TH1 e TH2, parecem estar envolvidas na proteção.

A importância dos linfócitos TH1 para proteção contra toxoplasmose também é evidente em modelo murino.

Para malária, o paradigma TH1/TH2 é menos útil na compreensão da imunidade, pois o tipo de resposta imune montada e o risco de desenvolver doença dependem de se a primeira exposição ao parasita ocorreu na infância ou na vida adulta. Consequentemente, acredita-se que a imunidade contra malária é melhor no contexto de uma resposta regulada TH1. Assim, em populações em que a doença é endêmica, infecções primárias da malária em crianças induzem baixos níveis de IFN-γ e TNF-α, através da via inata (com envolvimento de células NK), a qual leva à sensibilização de linfócitos T.

A infecção induz mínimas alterações patológicas e o parasita pode ser eliminado, tanto imunologicamente via anticorpos maternos, como pela falha dos parasitas em se desenvolver na hemoglobina fetal. Na reinfecção, os linfócitos T sensibilizados pelo protozoário causador da malária produzem quantidades massivas de IFN-γ e TNF-α, levando a um aumento do risco de alterações patológicas, incluindo a malária cerebral.

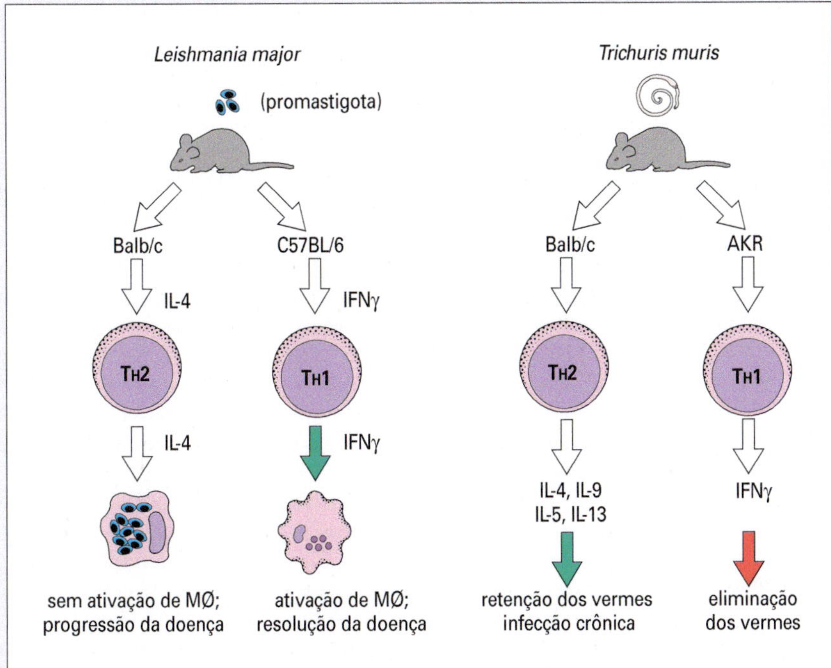

Fig. 15.8 Demonstração das citocinas secretadas por diferentes subpopulações de linfócitos T e seus efeitos na resolução da doença. Observe que a resolução da infecção é dependente da linhagem do camundongo. (MØ, macrófago)

P. Quais efeitos o IFN-γ e o TNF-α têm nos vasos sanguíneos cerebrais?

R. Estas citocinas causam um aumento na adesão de moléculas (ICAM-1, VCAM-1) e a síntese de quimiocinas inflamatórias (CCL2, CXCL10), causando a migração de leucócitos para o cérebro (Cap. 6). Elas também causam um aumento na permeabilidade de vasos, para que as grandes moléculas séricas entrem no SNC e o equilíbrio iônico seja perturbado. Isso é conhecido por ruptura da barreira hematoencefálica.

Infecções subsequentes induzem imunidade antiparasitária eficaz, principalmente por meio do desenvolvimento de um repertório próprio de anticorpos de alta afinidade no indivíduo, os quais inibem o desenvolvimento do parasita. Esta mudança no ambiente imune leva ao final à troca do fenótipo de células T de TH1 para um fenótipo de célula T reguladora, o qual eleva os níveis de IL-10, podendo-se detectar TGF-β.

Por outro lado, indivíduos não imunes que contraem malária pela primeira vez na vida adulta são incapazes de controlar suas infecções e são mais propensos a desenvolver a patologia grave. Acredita-se que isso tenha origem no aumento da reatividade cruzada de linfócitos T sensibilizados, gerados contra outros microrganismos, que parecem contribuir para o desenvolvimento de doença grave.

A resposta imune aos helmintos depende da secreção de citocinas TH2

IgE e eosinofilia são as características marcantes da resposta imune em infecções helmínticas e dependem das citocinas secretadas pelos linfócitos TH2 (Fig. 15.8).

Na esquistossomose humana e na infecção por nematódeos gastrointestinais, a resistência à reinfeção, após o tratamento farmacológico, está correlacionada à produção de IgE e aos altos níveis de citocinas TH2 antes do tratamento, tais como IL-4, IL-5 e IL-13.

Os estímulos primários para o desenvolvimento da resposta TH2 na esquistossomose estão relacionados aos antígenos do ovo. De modo semelhante, tem sido demonstrado que os produtos excretados e secretados pelos nematódeos polarizam as células para a resposta TH2. Novamente, o controle do fenótipo de linfócitos T parece ser exercido pela célula dendrítica, após a exposição a estas substâncias.

Os mecanismos de indução da resposta TH2 são bem menos compreendidos do que nas respostas TH1.

- uma hipótese, a hipótese padrão, sugere que a resposta TH2 ocorre, a não ser que haja um estímulo para a resposta TH1 (incluindo o aumento de IL-12);
- evidência mais recente, entretanto, sugere que sinais específicos induzem o linfócito T a produzir citocinas TH2, incluindo provavelmente interações célula-célula.

O padrão de produção de citocina em hospedeiros infectados pode ser diferente daquele dos hospedeiros vacinados. Por exemplo:

- em camundongos infectados por *S. mansoni*, há predomínio de linfócitos TH2 produtores de IL-5;
- em camundongos imunizados, os níveis de IgE e número de eosinófilos são baixos e há predomínio de linfócitos TH1.

IFN-γ ativa células efetoras que destroem o estágio larval pulmonar, via produção de NO•.

P. Como o IFN-γ leva à produção de NO•?

R. Ele causa a produção da NO• sintase induzível em macrófagos (Fig. 7.19).

Entretanto, quando helmintos adultos começam a produzir ovos, há liberação do antígeno solúvel de ovo que tem efeito apenas em camundongos suscetíveis. O antígeno reduz os níveis de IFN-γ e aumenta a produção de IL-5.

As citocinas TH2 controlam mecanismos efetores importantes no controle de infecções helmínticas intestinais. Talvez o exemplo que demonstre isso mais claramente seja a infecção de *T. muris* em camundongo.

- animais normalmente resistentes à infecção desenvolvem infecções persistentes em camudongos deficientes de IL-3 e/ou IL-13;
- por outro lado, camundongos suscetíveis expelem os helmintos se a atividade de IL-4 é promovida pela administração de anticorpo neutralizante contra IFN-γ.

IL-9 é outra citocina TH2 que parece ser importante na resistência à infecção por nematódeo intestinal e está envolvida na produção de respostas de mastócios na mucosa e à produção de IgE. Camundongo transgênico para IL-9, que produz altos níveis desta citocina, apresenta um aumento da expulsão de *T. muris*.

O que está claro a partir de inúmeros estudos é que não há um mecanismo único pelo qual a resposta de TH2 medeie a expulsão de todos os helmintos intestinais. As espécies de helmintos, suas posições anatômicas no intestino e o estado imunológico do hospedeiro são fatores que, provavelmente, influenciam se um mecanismo imune específico será efetivo para promover a eliminação do helminto.

Algumas infecções helmínticas desviam a resposta imune

O papel do IFN-γ na indução de infecção crônica é novamente demonstrado pela administração de IL-12 em camundongos logo após a infecção pelo helminto intestinal *Nippostrongylus braziliensis* (Fig. 15.2).

N. braziliensis estimula a produção do IFN-γ, o qual atrasa a expulsão dos helmintos.

A IL-12 atua pela inibição da produção de citocinas de TH2 – IL-4 e IL-5, prevenindo assim a produção de IgE, eosinofilia e hipertrofia de mastócitos.

O hospedeiro pode isolar o parasita com células inflamatórias

Em algumas infecções parasitárias, o sistema imune não pode eliminar completamente o parasita, mas reage isolando-o do organismo com células inflamatórias. O hospedeiro reage à liberação local do antígeno, o qual estimula a produção de citocinas que recrutam células para região. Um exemplo disso foi demonstrado em camundongos vacinados com cercária, que causa a esquistossomose, atenuada por radiação. A infiltração celular, que conta predominantemente com linfócitos tipo TH1, circunda a larva do estágio pulmonar logo após 24 horas do desafio pela infecção intravenosa. Isso evita a migração subsequente ao local necessário para o desenvolvimento em parasita adulto.

O granuloma no fígado induzido por ovos de parasitas causadores da esquistossomose é outro exemplo de reação do hospedeiro pelo "cercamento" do parasita. Esta reação é uma resposta crônica mediada por célula aos antígenos solúveis liberados pelos ovos que ficaram presos no fígado. Macrófagos acumulam e liberam fatores fibrinogênicos, os quais estimulam a formação de tecido granulomatoso e, ao final, a fibrose. Apesar de esta reação ser benéfica ao hospedeiro, de modo a isolar as células hepáticas de toxinas secretadas pelos ovos do helminto, é também a principal causa da patologia, causando alterações irreversíveis ao fígado e a perda de função hepática. Na ausência de linfócitos T, não há formação de granuloma e da subsequente formação da cápsula fibrosa. Diferentes mecanismos podem influenciar:

- helmintos que habitam diferentes locais anatômicos, tais como o intestino (p. ex., *T. trichura*) ou os tecidos (p. ex., *Onchocerca volvulus*); e
- diferentes estágios do ciclo de vida (p. ex., larva de parasitas que causam a esquistossomose nos pulmões e vermes adultos nas veias).

Os parasitas induzem produção de anticorpos específicos e não específicos

Muitas infecções parasitárias provocam uma hipergamaglobulinemia não específica, a qual ocorre provavelmente devido a substâncias liberadas pelos parasitas quando atuando como mitógenos de linfócito B.

Os níveis totais de imunoglobulinas são elevados:

- IgM em tripanossomíase e malária;
- IgG na malária e leishmaniose visceral.

A importância relativa das respostas dependentes e independentes de anticorpos varia com a infecção e hospedeiro (Fig. 15.9).

Os mecanismos pelos quais anticorpos específicos podem controlar as infecções parasitárias e seus efeitos estão resumidos na Figura 15.10. O anticorpo:

- pode atuar diretamente no protozoário para danificá-lo, tanto por si só como pela ativação do sistema complemento (Fig. 15.11);
- pode neutralizar um parasita diretamente pelo bloqueio de sua ligação a uma nova célula do hospedeiro, como nas *Plasmodium* spp., cujos merozoítas entram nos eritrócitos através de um receptor especial – sua entrada é inibida por anticorpo específico;
- pode evitar a distribuição do agente (p. ex., na fase aguda da infecção por *T. cruzi*);
- pode estimular a fagocitose por macrófagos – a fagocitose é aumentada ainda mais pela adição do complemento; estes efeitos são mediados pelos receptores Fc e C3 em macrófagos, os quais podem aumentar em número como resultado da ativação de macrófago;
- está envolvido na citotoxicidade mediada por célula dependente de anticorpo (ADCC), por exemplo, em infecções causadas por *T. cruzi*, *T. spiralis*, *S. mansoni* e helmintos filarioides – células citotóxicas tais como macrófagos, neutrófilos e eosinófilos aderem aos vermes recobertos com anticorpo, por meio de seus receptores Fc e C3, e desgranulam, derramando seus conteúdos tóxicos no helminto (Fig. 15.13).

Diferentes isótipos do anticorpo podem ter efeitos diferentes. Em indivíduos infectados por parasitas causadores da esquistossomose, IgE e IgA parasita-específicas estão associadas à resistência à infecção e há uma relação inversa entre a quantidade de IgE na circulação sanguínea e a reinfecção.

P. Quais papéis a IgE tem na defesa imune?
R. A IgE medeia a inflamação pela ligação a mastócitos e basófilos, sensibilizando-os aos antígenos parasitários. Além disso, ela pode atuar como uma opsonina para eosinófilos (Cap. 3). A ativação policlonal da produção de IgE pode inibir a ligação cruzada de IgE específica em mastócitos pelo "efeito de exclusão".

A IgG4 parece bloquear a atividade de IgE; a reinfecção é mais provável em crianças que têm altos níveis de IgG4, e as taxas de infecção são maiores aos 10-14 anos de idade, quandos os níveis

Importância relativa das respostas dependentes e independentes de anticorpo nas infecções por protozoários

parasita e *habitat*	dependente de anticorpo			independente de anticorpo	
	importância	mecanismo	meios de evasão	importância	mecanismo
T. brucei livre no sangue	++++	lise com complemento, o qual também opsoniza para fagocitose	variação antigênica	–	
Plasmodium spp. dentro do eritrócito	+++	bloqueio da invasão, opsoniza para fagocitose	intracelular; variação antigênica	estágio hepático +++ estágio eritrocitário +++	citocinas ativação do macrófago
T. cruzi dentro do macrófago	++	propagação limitada na infecção aguda, sensibiliza para ADCC	intracelular	+++ (fase crônica)	ativação do macrófago por IFN-γ e TNF-α, e destruição por NO˙ e metabólitos de O_2
Leishmania spp. dentro do macrófago	+	limitação a propagação	intracelular	++++	

Fig. 15.9 Esta tabela resume a importância relativa das duas respostas imunes; os mecanismos envolvidos, e, para o anticorpo, os mecanismos pelos quais os protozoários podem evitar danos pelo anticorpo. O anticorpo é a parte mais importante da resposta imune contra aqueles parasitas que vivem na circulação sanguínea, tais como os tripanossomas africanos e parasitas da malária, enquanto a imunidade mediada por células é ativa contra outros, como *Leishmania*, que habitam os tecidos. Os anticorpos podem danificar diretamente os parasitas, aumentando sua eliminação por fagocitose, ativando o complemento ou bloqueando sua entrada na célula hospedeira e, então, limitar a propagação da infecção. Uma vez que tenha entrado na célula, o parasita está seguro dos efeitos do anticorpo. Tanto *Trypanosoma cruzi* como *Leishmania* spp. são suscetíveis à ação dos metabólitos de oxigênio liberados pela explosão respiratória dos macrófagos, e ao NO•. O tratamento de macrófagos com citocinas aumenta a liberação destes produtos e diminui a entrada e a sobreviviência dos parasitas. (ADCC, citotoxicidade mediada por célula dependente de anticorpo.)

Mecanismos pelos quais anticorpos específicos controlam algumas infecções parasitárias

parasita	*Plasmodium* spp. esporozoíto, vermes intestinais, tripanossoma	*Plasmodium* spp. esporozoíto e merozoíto, *T. cruzi*, *T. gondii*	*Plasmodium* spp. tripanossoma	*Schistosomes*, *T. spiralis*, larvas de vermes filárias
mecanismo	1 proteína do complemento	2	3	4 secreção de mediadores tóxicos larva do verme
efeito	dano direto ou lise mediada por complemento	evita a propagação pela neutralização do sítio de ligação, previne o escape do vacúolo lisossomal e evita a inibição da fusão lisossomal	potencialização da fagocitose	citotoxicidade mediada por célula dependente de anticorpo (ADCC)

Fig. 15.10 (**1**) Dano direto. O anticorpo ativa a via clássica do complemento, causando dano à membrana do parasita e aumentando a suscetibilidade a outros mediadores. (**2**) Neutralização. Parasitas como *Plasmodium* spp. se espalham para novas células por ligação a receptor específico; o bloqueio do merozoíto no sítio de ligação com anticorpo evita a ligação aos receptores na superfície do eritrócito e evita a multiplicação subsequente. (**3**) Potencialização da fagocitose. Complemento C3b depositado na membrana do parasita o opsoniza para fagocitose por células com receptores C3b (p. ex., macrófagos). Macrófagos também têm receptores Fc. (**4**) Eosinófilos, neutrófilos, plaquetas e macrófagos podem ser citotóxicos para alguns parasitas quando os reconhecem via anticorpos específicos (ADCC). A reação é potencializada pelo complemento.

Efeito direto do anticorpo específico em esporozoítos da malária

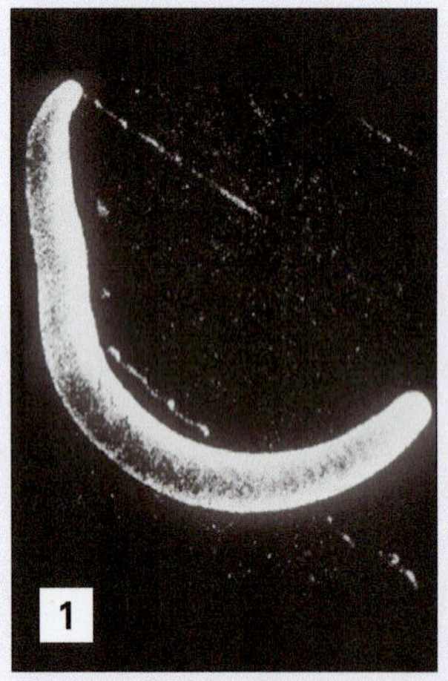

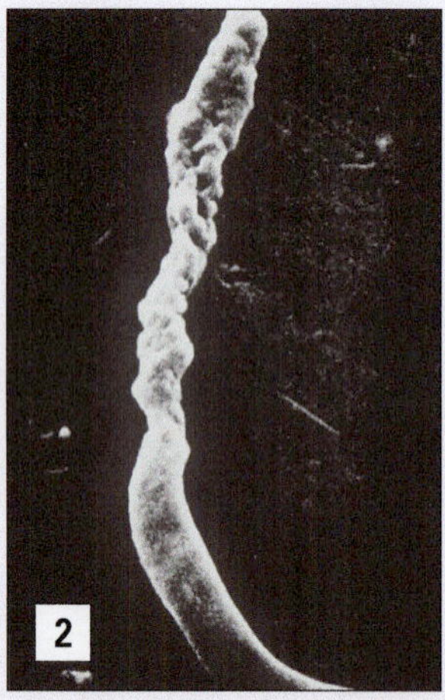

Fig. 15.11 Estas micrografias eletrônicas de varredura mostram um esporozoíto de *P. berghei*, que causa malária em roedores, antes (**1**) e depois (**2**) da incubação em soro imune. A supefície do esporozoíto é danificada pelo anticorpo, o qual perturba a membrana externa, causando extravasamento de líquido. Anticorpos específicos protegem contra infecção por *Plasmodium* spp. em diversos estágios extracelulares do ciclo de vida. O anticorpo é estágio-específico em cada caso. *(Cortesia do Dr. R Nussenzweig.)*

de IgG4 também estão em seu máximo. A mudança de classe para IgG4 parece ocorrer no contexto de uma resposta TH2 modificada, envolvendo a indução de Tregs.

Em muitas infecções é difícil distinguir entre as respostas mediada por célula e mediada por anticorpo, pois ambas podem atuar em conjunto contra o parasita. Isso está ilustrado na Figura 15.12, que resume a reação imune que pode ser montada contra a larva de parasitas causadores da esquistossomose.

Células efetoras imunes

Macrófagos, neutrófilos, eosinófilos, mastócitos e plaquetas podem danificar os parasitas. Anticorpos e citocinas produzidas especificamente em resposta aos antígenos do parasita aumentam a atividade antiparasitária de todas estas células efetoras, embora macrófagos teciduais, monócitos e granulócitos apresentem alguma atividade intrínseca antes da estimulação. O ponto de entrada do parasita é obviamente importante, por exemplo:

- a cercária de *S. mansoni* penetra através da pele – depleção experimental de macrófagos, neutrófilos e eosinófilos da pele de camundongos aumenta sua suscetibilidade à infecção;
- tripanossomas e parasitas da malária que entram na circulação sanguínea são removidos por células fagocíticas na pele, baço e fígado;
- a comparação de linhagens de camundongos com diferentes defeitos imunológicos para a resistência à infecção por *Trypanosoma rhodesiense* mostra que tripanossomas africanos são destruídos por macrófagos, e mais tarde na infecção, quando opsonizados com anticorpos e com a proteína C3b do complemento, eles são capturados por macrófagos no fígado ainda mais rapidamente.

Antes de atuarem como APCs inicando uma resposta imune, os macrófagos atuam como células efetoras para inibir a multiplicação de parasitas ou mesmo para destruí-los. Eles também secretam moléculas que regulam a resposta inflamatória:

- algumas dessas moléculas – IL-1, IL-12, TNF-α e os fatores estimuladores de colônias (CSFs) – aumentam a imunidade pela ativação de outras células ou estimulando sua proliferação;
- outras, como IL-10, prostaglandinas e TGF-β, podem ser anti-inflamatórias e imunossupressoras.

Possíveis respostas efetoras contra esquistossômulos

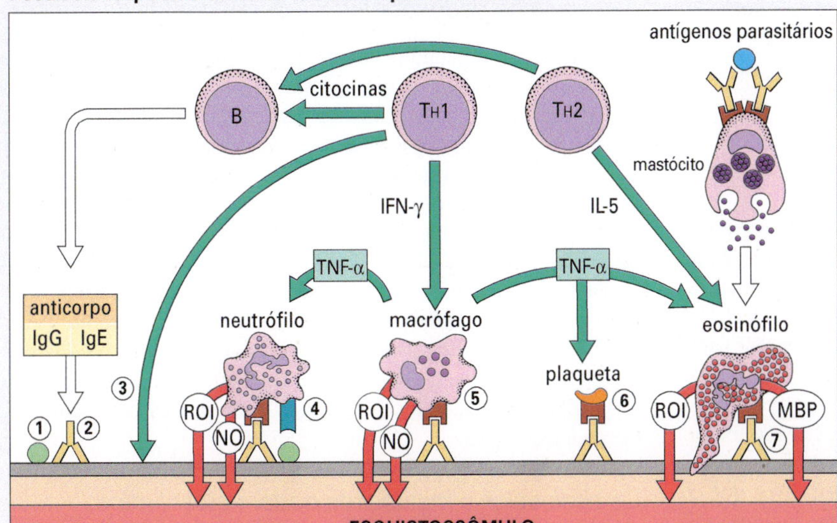

Fig. 15.12 Demonstração dos diversos mecanismos efetores danificando *Schistosoma in vitro*. O complemento isoladamente danifica os vermes (**1**) e também o faz em associação ao anticorpo (**2**). Os linfócitos TH1 podem atuar diretamente, reduzindo o número de larvas nos pulmões (**3**). Os anticorpos sensibilizam neutrófilos (**4**), macrófagos (**5**), plaquetas (**6**) e eosinófilos (**7**) para ADCC. Os neutrófilos e macrófagos provavelmente atuam pela liberação de metabólitos tóxicos de oxigênio e nitrogênio, enquanto os eosinófilos danificam o tegumento do verme pela liberação de proteína básica principal (MBP) além de intermediários reativos de oxigênio (ROI). A resposta é potencializada por citocinas (p. ex., TNF-α). O anticorpo IgE é importante na sensibilização tanto de eosinófilos como de mastócitos locais, os quais liberam uma variedade de mediadores, incluindo aqueles que ativam os eosinófilos.

Macrófagos podem matar parasitas extracelulares

A fagocitose por macrófagos proporciona uma importante defesa contra os parasitas menores. Os macrófagos também podem secretar muitos fatores citotóxicos, permitindo que matem parasitas sem envolvê-los.

Quando ativados por citocinas, os macrófagos podem matar tanto parasitas extracelulares relativamente pequenos, como os estágios eritrocitários da malária, quanto também parasitas maiores, como estágios larvais de parasitas que causam a esquistossomose. Macrófagos também:

- atuam como células exterminadoras através de ADCC – IgG e IgE específicas, por exemplo, aumentam sua capacidade de matar esquistossômulos;
- secretam citocinas, tais como TNF-α e IL-1, as quais interagem com outros tipos de células, por exemplo, tornando os hepatócitos resistentes aos parasitas da malária.

Intermediários reativos do oxigênio (ROIs) são gerados por macrófagos e granulócitos após fagocitose de *T. cruzi*, *T. gondii*, *Leishmania* spp. e parasitas da malária, por exemplo. Helmintos filarídeos e parasitas causadores da esquistossomose também estimulam a explosão respiratória.

Quando ativados por citocinas, macrófagos liberam mais superóxido e peróxido de hidrogênio do que os macrófagos residentes normais, e seus mecanismos de extermínio independentes de oxigênio estão aumentados.

O óxido nítrico, um produto do metabolismo da L-arginina, é outra toxina potente. Sua síntese por macrófagos em sistemas experimentais em camundongos é induzida pelas citocinas IFN-γ e TNF-α, e encontra-se muito aumentada quando elas atuam sinergicamente. O NO• também pode ser produzido por células endoteliais. Isso contribui para resistência do hospedeiro na leishmaniose, esquistossomose e malária e, provavelmente, é importante no controle da maioria das infecções parasitárias (Fig. 15.13). Por exemplo, a resistência inata à infecção por *T. gondii*, que é perdida em indivíduos imunocomprometidos, parece ocorrer devido à inibição da multiplicação do parasita por um mecanismo independente de oxigênio.

A ativação de macrófagos é uma característica do início da infecção

Todas as funções efetoras dos macrófagos estão aumentadas logo após a infecção. Apesar de sua ativação específica ocorrer por citocinas secretadas por linfócitos T (p. ex., IFN-γ, GM-CSF, IL-3 e IL-4), eles também podem ser ativados por mecanismos independentes de linfocito T, por exemplo:

- células NK secretam IFN-γ quando estimuladas por IL-12 produzida por macrófagos;
- macrófagos secretam TNF-α em resposta a alguns produtos parasitários (p. ex., antígenos contendo fosfolipídio dos parasitas da malária e alguns antígenos de *T. brucei*) – este TNF-α então ativa outros macrófagos.

Apesar de o TNF-α ser secretado por diversos outros tipos celulares, macrófagos ativados são a principal fonte de TNF-α, que é necessário para respostas protetoras para diversas espécies de protozoários (p. ex., *Leishmania* spp.) e helmintos. Assim, o TNF-α ativa os macrófagos, eosinófilos e plaquetas para matar a forma larvária do *S. mansoni*, sendo seus efeitos estimulados por IFN-γ.

O TNF-α pode ser nocivo, assim como benéfico ao hospedeiro infectado, dependendo da quantidade produzida e de se está livre na circulação ou localmente confinado. Concentrações séricas de TNF-α na malária *falciparum* se correlacionam com a gravidade da doença. A administração de TNF-α cura uma linhagem suscetível de camundongo infectado com o parasita da malária de roedores, *Plasmodium chabaudi*, mas mata a linhagem geneticamente resistente. Presumivelmente, esta última também pode produzir TNF-α suficiente para controlar a replicação do parasita, e ainda apresentar efeitos tóxicos.

Os neutrófilos podem eliminar grandes e pequenos parasitas

As propriedades efetoras exibidas por macrófagos também são observadas em neutrófilos. Neutrófilos são células fagocitárias e podem matar tanto por mecanismos dependentes como independentes de oxigênio, incluindo NO•. Eles produzem uma explosão respiratória mais intensa que os macrófagos e seus grânulos de secreção contêm proteínas altamente citotóxicas.

P. Quais grupos de proteína citotóxica são encontrados nos grânulos de neutrófilos?
R. Defensinas, seprocidinas e catelicidinas (Cap. 2).

Neutrófilos podem ser ativados por citocinas, tais como IL-8, IFN-γ, TNF-α e GM-CSF.

A destruição extracelular pelos neutrófilos é mediada por peróxido de hidrogênio, enquanto os componentes granulares estão envolvidos na destruição intracelular de organismos internalizados.

Neutrófilos estão presentes nas lesões inflamatórias infectadas por parasitas e, provavelmente, atuam na eliminação de parasitas das células rompidas.

Assim como macrófagos, os neutrófilos apresentam receptores Fc e do complemento e podem participar em reações de citotoxicidade dependente de anticorpo para eliminar a larva de *S. mansoni*, por exemplo. Desse modo, eles podem ser mais destrutivos que os eosinófilos contra diversas espécies de nematódeos, incluindo *T. spiralis*, embora a eficácia dos dois tipos de célula possa depender do isótipo e da especificidade do anticorpo presente.

Os eosinófilos estão caracteristicamente associados a infecções helmínticas

Tem sido sugerido que:

- os eosinófilos estão envolvidos especificamente como uma defesa contra estágios teciduais de parasitas que são muito grandes para serem fagocitados;
- a reação de mastócitos dependentes de IgE está envolvida primariamente em localizar os eosinófilos próximos do parasita e aumentar suas funções antiparasitárias.

A importância dos eosinófilos *in vivo* tem sido demonstrada por experimentos utilizando antissoro contra eosinófilos. Camundongos infectados por *T. spiralis* e tratados com antissoro desenvolvem mais cistos em seus músculos do que os controles – sem a proteção conferida pelos eosinófilos, os camundongos não podem eliminar os helmintos e então encistam os parasitas para minimizar o dano tecidual.

Entretanto, um trabalho recente demonstrou que embora os eosinófilos possam ajudar o hospedeiro a controlar a infecção helmíntica, particularmente por limitar a migração pelos tecidos, nem sempre este é o papel destas células. Por exemplo, sua remoção não elimina a imunidade de camundongos infectados por *S. mansoni* nem aumenta a carga parasitária na infecção por tênia.

A remoção de IL-5, que é importante na geração e ativação de eosinófilos, não muda o perfil da infecção por *T. spiralis* ou *T. muris*. Por outro lado, a infectividade de *Strongyloides venezuelensis* é aumentada em camundongos deficientes de IL-5. Apesar de a quantidade do helminto *T. spiralis* não ter sido alterada na infecção primária de camundongos deficientes de IL-5, o número dos helmintos foi significativamente maior após a infecção.

O papel da IL-5 e, portanto, dos eosinófilos tem sido sugerido a partir de estudos epidemiológicos em humanos sobre infecções de nematódeos gastrointestinais, nas quais após o tratamento farmacológico, baixas quantidades de helmintos na reinfecção foram associadas aos altos níveis de IL-5 pré-tratamento.

A eosinofilia elevada geralmente está associada aos altos níveis de IgE, sendo ambos característiccas marcantes da infecção por parasitas. Apesar de os eosinófilos expressarem FcεR1, a maioria das proteínas está confinada ao citoplasma, e há pouca evidência para função dependente de IgE.

Os eosinófilos podem destruir helmintos por mecanismos dependentes e independentes de oxigênio

Os eosinófilos fagocitam menos que os neutrófilos. Eles desgranulam em resposta à perturbação na superfície de sua membrana e suas atividades são estimuladas por citocinas, tais como TNF-α e GM-CSF. A maioria de suas atividades, entretanto, é controlada por mecanismos antígeno-específicos. Assim, sua ligação *in vitro* às larvas de helmintos (p. ex., *S. mansoni* e *T. spiralis*) aumenta a liberação de seus conteúdos granulares sobre a superfície dos helmintos (Fig. 15.13).

Danos aos esquistossômulos podem ser causados pela proteína básica principal (MBP) do núcleo cristaloide dos eosinófilos. A MBP não é específica para determinado alvo, mas como está confinada a um pequeno espaço entre o eosinófilo e o parasita causador da esquistossomose, há pouco dano próximo às células do hospedeiro.

Os eosinófilos e mastócitos podem atuar juntos

A morte de larvas de *S. mansoni* por eosinófilos é estimulada por produtos de mastócitos, e quando estudados *in vitro*, os eosinófilos de pacientes com esquistossomose foram mais eficazes do que os de indivíduos normais. Os antígenos liberados desencadeiam a desgranulação local de mastócitos dependente de IgE e a liberação de mediadores. Estes atraem seletivamente os eosinófilos ao local e estimulam ainda mais sua atividade. Outros produtos de eosinófilos mais tarde bloqueiam as reações dos mastócitos. Estes mecanismos efetores podem fucionar *in vivo*, assim como tem sido demonstrado em macacos, nos quais a morte do parasita causador da esquistossomose está associada ao acúmulo de eosinófilos.

Os mastócitos controlam helmintos gastrointestinais

No caso do *T. spiralis* e *Heligmosomoides polygyrus*, evidências sugerem o envolvimento de mastócitos da mucosa (Fig. 15.14).

Após a ativação dos mastócitos, seu conteúdo é liberado resultando em alterações na permeabilidade do epitélio intestinal, e, ao final, em um ambiente que parece hostil para manter a sobre-

Adesão e desgranulação de eosinófilo

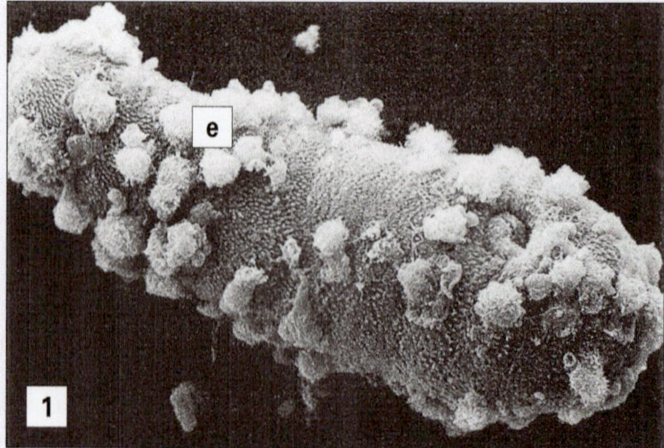

Fig. 15.13 Um esquistossômulo sendo destruído por eosinófilos da medula óssea de camundongos, cultivado na presença de IL-5. A larva do helminto foi inicialmente tratada com IgG e os eosinófilos aderiram por meio dos seus receptores Fcγ. *(Cortesia do Dr. C Sanderson.)*

Corte histológico do intestino de um camundongo infectado por *Heligmosomoides polygyrus*

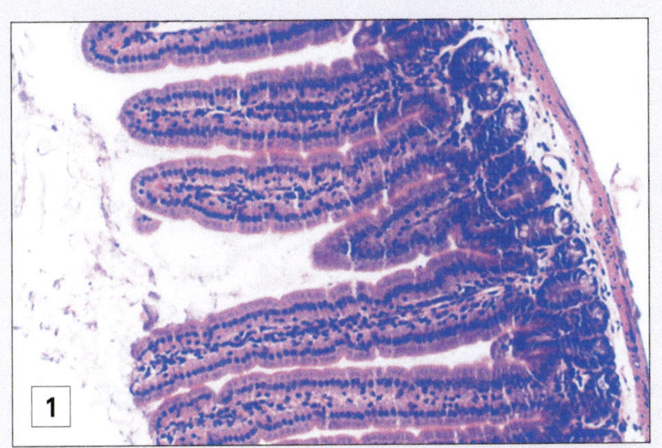

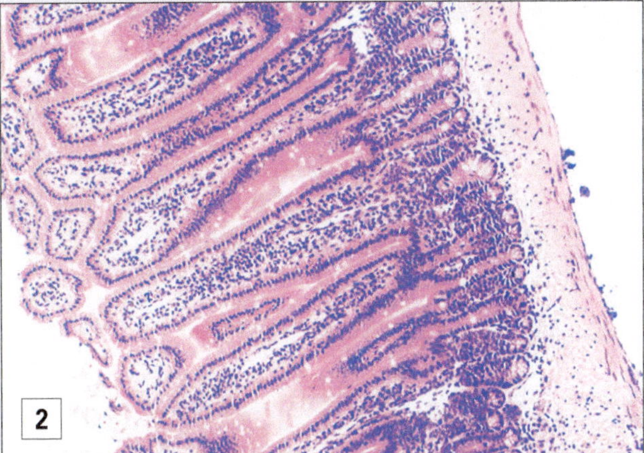

Fig. 15.14 (1) Intestino de um camundongo não infectado. (2) Intestino de um camundongo infectado. As criptas foram encurtadas e um grande influxo de mastócitos pode ser claramente observado.

vivência de *T. spiralis*. Por outro lado, a expulsão de *N. braziliensis* e *T. muris* ocorre normalmente após a diminuição da mastocitose, sugerindo que o mastócito não é o principal tipo de célula efetora.

Assim, apesar de as citocinas TH2 serem fundamentais para a eliminação de helmintos intestinais, pode ocorrer variação no tipo de mecanismo efetor.

As plaquetas podem destruir muitos tipos de parasitas

Entre os alvos possíveis para plaquetas, destacam-se o estágio larval de trematódeos, *T. gondii* e *T. cruzi*.

Assim como outras células efetoras, a atividade citotóxica das plaquetas é estimulada pelo tratamento com citocinas (p. ex., IFN-γ e TNF-α). Em ratos infectados por *S. mansoni*, as plaquetas se tornam larvicidas quando elementos da fase aguda surgem no soro, mas antes dos anticorpos serem detectados. A incubação de plaquetas normais em tal soro pode causar sua ativação.

As plaquetas, assim como macrófagos e as outras células efetoras, também possuem receptores Fcε e Fcγ, a partir dos quais medeiam a citotoxicidade dependente de anticorpo associada à IgE.

Mecanismos de escape parasitário

É uma característica necessária de todas as infecções parasitárias bem-sucedidas que elas possam evadir totalmente a resposta imune de seus hospedeiros. Os parasitas têm desenvolvido muitas formas diferentes de escape. Alguns até mesmo exploram as células e moléculas do sistema imune para seu próprio benefício – parasitas do gênero *Leishmania* utilizam receptores do complemento para entrar nos macrófagos e evitam o acionamento da explosão oxidativa e, assim, a destruição pelos seus produtos tóxicos.

Apesar de seu papel protetor na resposta imune contra muitos parasitas diferentes:

- o TNF-α do hospedeiro, na verdade, estimula a produção do ovo por helmintos adultos de *S. mansoni*;
- o IFN é utilizado como um fator de crescimento pelo *T. brucei*.

Os parasitas podem resistir à destruição pelo complemento

No caso de *Leishmania*, a resistência se correlaciona com a virulência:

- *L. tropica*, a qual é facilmente eliminada pelo complemento, causa uma infecção autolimitante localizada na pele; enquanto
- *L. donovani*, que é 10 vezes mais resistente ao complemento, dissemina-se pelas vísceras, causando uma doença que geralmente é fatal.

Os diferentes mecanismos pelos quais os parasitas podem resistir ao efeito do complemento:

- a superfície de *L. major* coberta por lipofosfoglicano (LPG) ativa o complemento, mas o complexo é então liberado para que o parasita evite a lise;
- as tripomastigotas de *T. cruzi* apresentam uma glicoproteína de superfície, a qual possui atividade semelhante à do fator acelerador do decaimento (DAF), que limita a reação do complemento. A resistência que os esquistossômolos adquirem à medida que se diferenciam também está correlacionada ao aparecimento de uma molécula de superfície semelhante ao DAF.

Parasitas intracelulares podem impedir que sejam mortos por metabólitos de oxigênio e enzimas lisossomais

Parasitas intracelulares que vivem no interior de macrófagos têm desenvolvido diferentes vias para impedir que sejam mortos por metabólitos de oxigênio e enzimas lisossomais (Fig. 15.15):

- *T. gondii* penetra no macróafgo por uma via não fagocítica e então evita acionar a explosão oxidativa;
- *Leishmania* spp. podem entrar pela ligação aos receptores do complemento, outra via que evita a explosão respiratória.

Organismos como *Leishmania* também possuem enzimas, tais como a superóxido dismutase, que os protege contra a atividade dos radicais de oxigênio.

As diferentes maneiras pelas quais os protozoários se multiplicam nos macrófagos e escapam da digestão por enzimas lisossomais

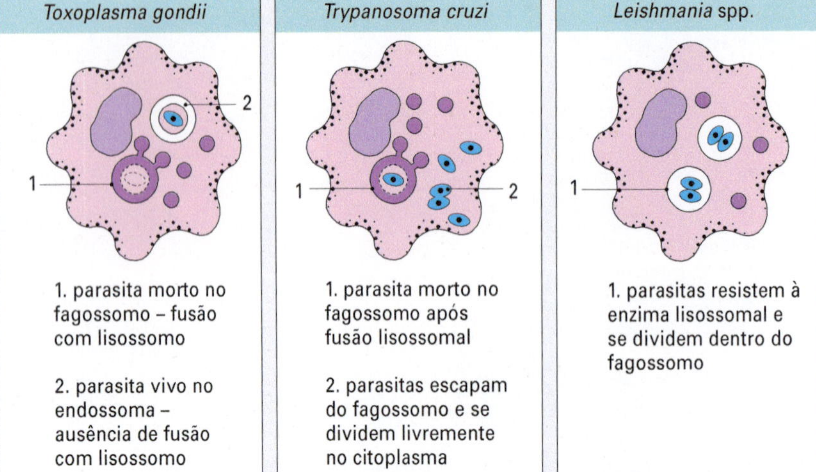

Fig. 15.15 *T. gondii* – parasitas vivos entram ativamente na célula por um vacúolo ligado à membrana. Eles não são atacados por enzimas, pois lisossomos não se fundem com este vacúolo. Parasitas mortos, entretanto, são captados pela fagocitose normal em um fagossomo (pela interação com receptores Fc no macrófago, caso estiverem recobertos com anticorpos) e são então destruídos por enzimas dos lisossomos que se fundem com o fagossomo. *T. cruzi* – a sobrevivência destes parasitas depende de seu estágio de desenvolvimento; os tripomastigotas escapam do fagossomo e se dividem no citoplasma, enquanto os epimastigotas não escapam e são eliminados. A proporção de parasitas encontrados no citoplasma é reduzida se houver ativação dos macrófagos. *Leishmania* spp. – estes parasitas se multiplicam no fagossomo e a presença de uma protease de superfície os ajuda a resistir à digestão. Há diminuição do número de parasitas que entram na célula e de sua multiplicação, caso os macrófagos sejam inicialmente ativados por citocinas.

Pode ser demonstrado que o vacúolo no qual a *Leishmania* sobrevive é de natureza lisossomal (Fig. 15.16), mas os parasitas têm desenvolvido mecanismos que os protege contra o ataque enzimático. A cobertura de LPG na superfície atua como um eliminador de metabólitos de oxigênio e proporciona proteção contra o ataque enzimático, mas uma glicoproteína, a Gp63, inibe a ação das enzimas lisossomais do macrófago.

O vacúolo da *Leishmania* é de natureza lisossomal

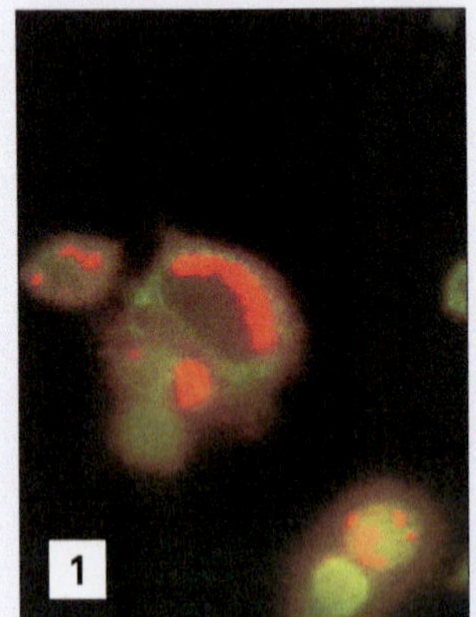

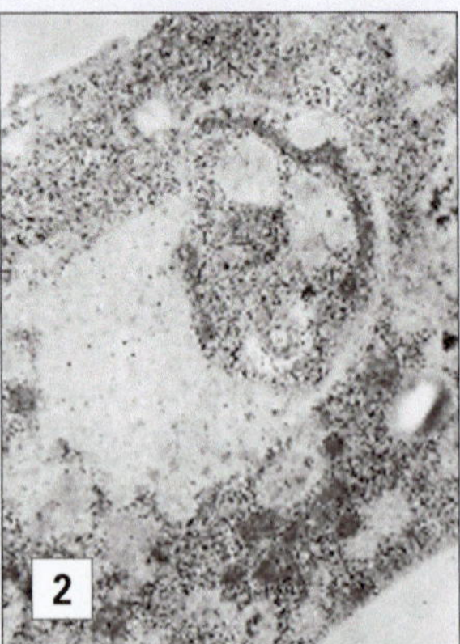

Fig. 15.16 (**1**) Imunofluorescência de macrófagos murinos infectados por *Leishmania mexicana,* marcados com um anticorpo antitubulina conjugado com rodamina para ilustrar o parasita (corado de amarelo/vermelho) e o anticorpo monoclonal conjugado com fluoresceína, o qual reage com um marcador endossomal tardio/lisossomal LAMP-1 (corado de verde). (**2**) Micrografia imunoeletrônica de macrófago murino infectado por *L. mexicana* analisado com anticatepsina D marcada com ouro, demonstrando a proteinase aspártica lisossomal no vacúolo da *Leishmania*. *(Cortesia do Dr. David Russell.)*

Leishmania spp. também podem reduzir a expressão de moléculas do MHC classe II nos macrófagos que elas parasitam, reduzindo assim sua capacidade de estimular células TH.

Estes mecanismos de escape, entretanto, são menos eficientes no hospedeiro imune.

P. Por que a redução da expressão de moléculas do MHC seria menos eficaz em um hospedeiro imune?

R. Em um hospedeiro imune, a liberação de IFN-γ aumenta a expressão da molécula do MHC pelas APCs. Além disso, o nível de estimulação necessária para um linfócito T primado é menor do que para um linfócito T virgem, em parte devido ao nível aumentado de receptores para sinais coestimulatórios (Cap. 8).

Os parasitas podem se disfarçar

Os parasitas que são vulneráveis a anticorpos específicos têm desenvolvido diferentes métodos de evasão.

Tripanossomas africanos e malária sofrem variação antigênica

A molécula que forma a cobertura de superfície dos tripanossomas africanos, a glicoproteína variável de superfície (VSG, do inglês, *variable surface glycoprotein*), altera-se para proteger a membrana dos mecanismos de defesa do hospedeiro. Novas populações de parasita são distintas antigenicamente das anteriores (Fig. 15.17).

Diversos antígenos dos parasitas da malária também apresentam variação antigênica.

Por exemplo, a proteína 1 de membrana do eritrócito do *P. falciparum* (PfEMP1) é extremamente polimórfica e variável entre diferentes cepas do parasita, pois é exposta constantemente ao sistema imune pela sua localização na membrana do eritrócito. A PfEMP1 pode se ligar a inúmeras proteínas do hospedeiro imune, particu-

Variação antigênica em tripanossomas

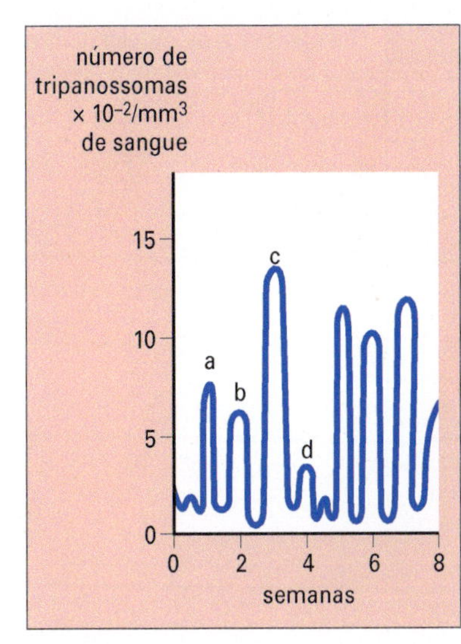

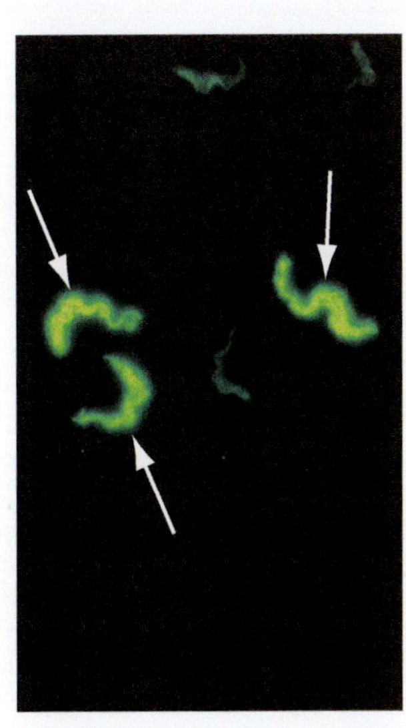

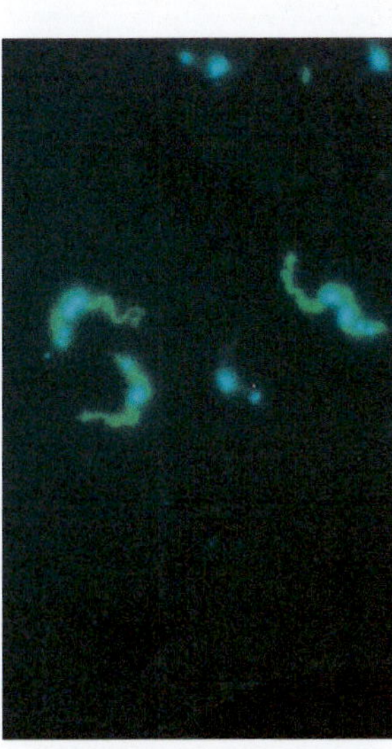

Fig. 15.17 Infecções por tripanossoma podem permanecer por vários meses, dando origem a sucessivas ondas de parasitemia. O gráfico mostra um quadro da flutuação na parasitemia em um paciente com doença do sono. Apesar de a infecção ser iniciada por um único parasita, cada onda é causada por uma população de parasitas distinta imunologicamente (a, b, c, d); a proteção não é proporcionada por anticorpos contra qualquer uma das variantes precedentes. Há uma forte tendência para novas variantes aparecerem na mesma ordem em diferentes hospedeiros. As micrografias mostram marcação imunofluorescente de tripanossomas com um anticorpo monoclonal específico a uma variante antigênica (à esquerda). O painel à direita mostra o mesmo campo, mas com o núcleo e cinetoplasto de todos os parasitas revelados com um corante que se liga ao DNA. Apenas alguns dos parasitas expressam uma dada variante antigênica. *(Cortesia do Dr. Mike Turner.)*

larmente aos receptores do tipo *scavenger*, por exemplo, CD36 e anticorpos sequestradores que eliminam células apoptóticas ou danificadas, por exemplo, IgM natural (Fig. 15.20).

Outros parasitas adquirem uma camada superficial de antígenos do hospedeiro

Parasitas causadores da esquistossomose adquirem uma camada superficial de antígenos do hospedeiro de modo que este não os distingue como "próprios". Esquistossômulos cultivados em um meio contendo soro humano e eritrócitos podem adquirir moléculas de superfície contendo determinantes de grupos sanguíneos A, B e H. Eles também adquirem moléculas do MHC e imunoglobulinas. Entretanto, os esquistossômulos mantidos em um meio de cultivo isentos de moléculas do hospedeiro também se tornam resistentes ao ataque por anticorpo e complemento, como mencionado.

Alguns parasitas extracelulares se escondem ou resistem ao ataque imune

Algumas espécies de protozoários (p. ex., *Entamoeba histolytica*) e helmintos (p. ex., *T. spiralis*) formam cistos protetores, enquanto helmintos adultos de *Onchocerca volvulus* na pele induzem no hospedeiro uma formação que os envolve com nódulos colagenosos.

Nematódeos intestinais e tênias são protegidos das diversas respostas do hospedeiro, simplesmente porque eles vivem no intestino.

Há inúmeros exemplos de estratégias físicas e simples que protegem os parasitas:

- nematódeos têm uma espessa cutícula extracelular, a qual os protege contra efeitos tóxicos da resposta imune;
- o tegumento de parasitas que causam a esquistossomose se torna mais espesso durante a maturação, para oferecer proteção semelhante;
- a cobertura superficial frouxa de muitos nematódeos pode se desprender sob o ataque imune;
- tênias evitam o ataque pela secreção de um inibidor de elastase, o qual as impede de atrair neutrófilos.

Muitos helmintos parasitas têm desenvolvido métodos de resistência à explosão oxidativa. Por exemplo, parasitas que causam a esquistossomose têm S-transferases de glutationa associadas à superfície, e *Onchocerca spp.* podem secretar superóxido dismutase.

Alguns nematódeos e trematódeos têm desenvolvido um método elegante de interferir na ação dos anticorpos pela secreção de proteases, as quais clivam imunoglobulinas, removendo a porção Fc e evitando sua interação com receptores Fc em células fagocíticas; por exemplo, parasitas causadores da esquistossomose podem clivar IgE.

A maioria dos parasitas interfere na resposta imune para seu próprio benefício

Os parasitas produzem moléculas que interferem na função imune do hospedeiro

Os parasitas produzem moléculas que podem afetar o fenótipo de respostas adaptativas, as quais podem ocorrer para seu benefício próprio (Figs. 15.18 e 15.19).

Na leishmaniose, os linfócitos T de pacientes infectados por *L. donovani,* quando cultivados com antígeno específico, não secretam IL-2 ou IFN-γ. A produção de IL-1 e a expressão de molé-

Alguns mecanismos pelos quais os parasitas evitam a imunidade do hospedeiro

parasita	*habitat*	principal mecanismo efetor do hospedeiro	método de evasão
Trypanosoma brucei	circulação sanguínea	anticorpo + complemento	variação antigênica
Plasmodium spp.	hepatócito circulação sanguínea	linfócitosT, anticorpo	variação antigênica, sequestro
Toxoplasma gondii	macrófago	ROI, NO•, enzimas lisossomais	supressão de IL-12, inibição da fusão de lisozimas
Trypanosoma cruzi	muitas células	ROI, NO•, enzimas lisossomais	escapa para o citoplasma, evitando assim a digestão
Leishmania spp.	macrófago	ROI, NO•, enzimas lisossomais	indução deTregs, resistem à digestão no fagolisossoma
Schistosoma spp.	pele, sangue, pulmões, veia porta	células mieloides anticorpo + complemento	aquisição de antígenos do hospedeiro (p. ex., IgG), clivagem proteolítica de proteínas imunes, inibição da maturação de células dendríticas
filariose	vasos linfáticos	células mieloides	indução deTregs, mimetização da secreção de citocina, interferência no processamento do antígeno

NO•, óxido nítrico; ROI, intermediários reativos de oxigênio

Fig. 15.18 Um resumo dos diversos métodos que os parasitas desenvolveram para evitar os mecanismos de defesa do hospedeiro.

culas do MHC classe II estão também diminuídas, enquanto há aumento da secreção de prostaglandinas. A IL-2, característica de respostas TH1, também encontra-se deficiente em outras infecções por protozoários, incluindo malária, tripanossomíase africana e doença de Chagas. Em camundogos infectados por *T. cruzi*, um produto parasitário parece interferir na expresão do receptor para IL-2.

Helmintos filárias secretam um inibidor de protease, o qual tem-se demonstrado acometer proteases críticas no processamento de antígeno para peptídeos, resultando na redução da apresentação de moléculas de classe II na filariose. A oncocistatina – um desses inibidores de protease – também é capaz de modular a proliferação de linfócito T e desencadear o aumento da expressão de IL-10 e, portanto, é capaz de modular o fenótipo de linfócito T. As prostaglandinas (PGs) produzidas por helmintos parasitas também podem realizar um papel semelhante, pela modulação da função de APC. A PGE_2 é produzida por parasitas filárias e tênias e bloqueia a produção de IL-12 pelas células dendríticas e então pode direcionar a resposta TH2.

As moléculas contendo fosforilcolina (PC), comumente encontradas em organismos infecciosos e experimentos utilizando glicoconjugados acoplados à PC de nematódeos, o ES-62, têm demonstrado desensibilizar APCs na exposição subsequente ao LPS e podem, portanto, também ser um viés contra uma resposta TH1 (LPS é um clássico indutor de respostas TH1). O ES-62 é capaz de inibir a proliferação de linfócitos T e B e inibir as respostas de mastócitos mediadas por IgE.

Os parasitas também produzem moléculas semelhantes à citocina, mimetizando TGF-β, fator inibidor de migração (MIF) e o fator liberador de histamina.

Genes que possivelmente codificam homólogos de citocinas estão sendo encontrados nos projetos de sequenciamento do genoma de diversos parasitas. Apesar de as sequências estarem relacionadas às citocinas ou aos receptores de citocinas, suas funções ainda não foram definidas.

Antígenos solúveis de parasitas liberados em grandes quantidades podem comprometer as respotas do hospedeiro por um processo denominado distração imune. Assim, acredita-se que os antígenos solúveis (antígenos S ou termoestáveis) de *P. falciparum* removam os anticorpos da circulação, proporcionando uma "cortina de fumaça", desviando os anticorpos do corpo do parasita.

Muitos dos antígenos de superfície que são liberados são formas solúveis de moléculas inseridas na membrana do parasita por uma âncora GPI, incluindo o VSG de *T. brucei*, o LPG ou "fator excretado" de *Leishmania*, e diversos antígenos de superfície de esquistossômulos. Estes são liberados por fosfolipases específicas à fosfatidilinositol endógena.

A hipergamaglobulinemia induzida pelos parasitas da malária apresentam anticorpos que podem se ligar ao FcγRIIB, que pode ser benéfico ao parasita.

P. Quais células expressam FcγRIIB e qual efeito que a ligação deste receptor tem sobre elas?

R. Linfócitos B expressam o receptores e a ligação inibe a função do linfócito B.

Alguns efeitos imunomodulatórios de parasitas

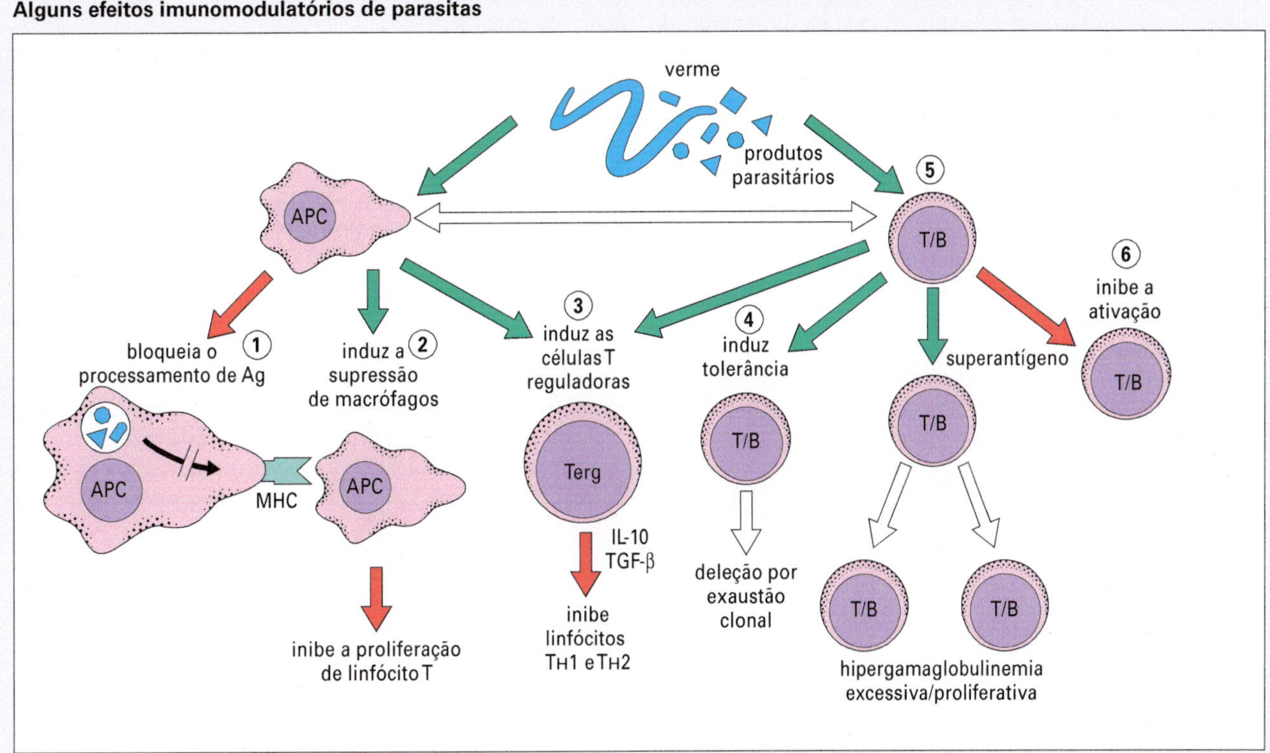

Fig. 15.19 Interferência na resposta imune do hospedeiro por moléculas liberadas por protozoários ou vermes. Os produtos parasitários atuam via APCs para (**1**) interferir no processamento ou apresentação do antígeno (p. ex., inibidores de protease de filárias interferem com proteases na via de sinalização do MHC e bloqueiam a apresentação do antígeno); (**2**) induzir a supressão de macrófagos, os quais podem inibir a proliferação de linfócito T; (**3**) induzir células T reguladoras (p. ex., lyso-PS de *Schistosoma* atua via TLR2 em células dendríticas para induzir linfócitos T que secretam IL-10, a qual inibe a resposta inflamatória). Os produtos parasitários também podem influenciar os linfócitos a (**3**) se tornar células reguladoras; (**4**) induzir a tolerância de linfócitos T ou B por exaustão clonal ou pela indução de anergia; (**5**) causar ativação policlonal (muitos produtos parasitários são mitogênicos para linfócitos T ou B, e as altas concentrações séricas de IgM não específica [e IgG], comumente encontradas nas infecções parasitárias, provavelmente resultam desta estimulação policlonal - acredita-se que sua continuação leve ao comprometimento da função do linfócito B, à depleção progressiva de linfócitos B reativos ao antígeno e, assim, à imunossupressão); (**6**) inibir diretamente a ativação de linfóitos T ou B (p. ex., ES-62, um produto secretado por filárias parasitas, é capaz de inibir a proliferação de linfócitos T e B).

Alguns parasitas suprimem a inflamação ou a resposta imune

A imunossupressão é uma característica comum das infecções helmínticas crônicas, sendo tanto específicas do parasita, quanto generalizadas. Por exemplo, os pacientes com esquistossomose e filariose têm diminuição da resposta aos antígenos de parasitas infectantes. Estudos também têm demonstrado diminuição da resposta em infecções latentes e vacinações. Esta supressão pode de fato ser benéfica ao hospedeiro em algumas situações. Por exemplo, tem sido observada redução da resposta inflamatória na infecção por *Helicobacter pylori* associada à malária.

Os parasitas têm coevoluído com humanos por milhões de anos e até recentemente era normal que as pessoas carreassem helmintos, um fato que demonstra sua importância na "**hipótese da higiene**", a qual propõe que o aumento nas desordens imunes, incluindo alérgias e doenças autoimunes, ocorre devido às condições de vida mais higiênicas e à eliminação quase completa de infecções parasitárias em sociedades ocidentalizadas.

Acredita-se que a capacidade dos parasitas de suprimirem as respostas imunes hiperativas ocorra devido à indução de células T reguladoras (Fig. 15.19). A compreensão de como as células T reguladoras, também conhecidas como células T supressoras, são induzidas e como diminuem a resposta imune é tema de pesquisas. Aparentemente, são as células dendríticas que polarizam os linfócitos T para um fenótipo regulador, após exposição aos extratos de parasitas.

Consequências imunopatológicas das infecções parasitárias

Além dos efeitos destrutivos diretos de alguns parasitas e seus produtos nos tecidos do hospedeiro, muitas respostas imunes, por si sós, têm efeitos patológicos.

Na malária, tripanossomíase africana e leishmaniose visceral, o alto número e a elevada atividade de macrófagos e linfócitos no fígado e baço levam ao aumento de tamanho destes órgãos. Na esquistossomose, grande parte da patologia resulta dos granulomas dependentes de linfócitos T formados ao redor dos ovos no fígado. As alterações macroscópicas em indivíduos com elefantíase provavelmente são causadas pela resposta imunopatológica à filária adulta nos vasos linfáticos.

A formação de complexos imunes é comum – eles podem ser depositados nos rins, como na síndrome nefrótica de malária quartã, e podem dar origem a muitas outras alterações patológicas. Por exemplo, as imunoglobulinas ligadas ao tecido têm sido encontradas nos músculos de camundongos infectados por parasitas causadores da tripanossomíase africana e no plexo coroide de camundongos com malária.

A IgE de infecções helmínticas pode ter efeitos graves no hospedeiro, devido à liberação de mediadores dos mastócitos. O choque anafilático pode ocorrer quando há ruptura de cistos hidáticos. As reações semelhantes à asma ocorrem nas infecções por *T. canis* e na eosinofilia pulmonar tropical, quando as filárias migram pelos pulmões.

Autoanticorpos, os quais provavelmente surgem como resultado da ativação policlonal, têm sido detectados contra eritrócitos, linfócitos e DNA (p. ex., na tripanossomíase e na malária).

Anticorpos contra o parasita podem ter reação cruzada com os tecidos do hospedeiro. Por exemplo, acredita-se que a cardiomiopatia crônica, o megaesôfago e o megacólon que ocorrem na doença de Chagas sejam o resultado de efeitos autoimunes em gânglios nervosos por anticorpos e linfócitos TC, que têm reação cruzada com *T. cruzi*. De modo semelhante, o *O. volvulus*, a causa da cegueira de rio, possui um antígeno que tem reação cruzada com uma proteína da retina.

A produção excessiva de citocinas pode contribuir para algumas das manifestações da doença. Assim, febre, anemia, diarreia e alterações pulmonares da malária aguda lembram os sintomas de endotoxemia e provavelmente são causadas pelo TNF-α. A grave perda de bovinos com tripanossomíase também pode ser mediada por TNF-α.

Uma única proteína do parasita pode produzir múltiplos efeitos patológicos, assim como observado com a PfEMP1, codificada pelos genes *var* e expressa na superfície de eritrócitos infectados (Fig. 15.20).

Enfim, a imunossupressão não específica, que é tão difundida, provavelmente explica o porquê de as pessoas com infecções parasitárias serem especialmente suscetíveis às infecções bacterianas e virais (p. ex., sarampo). Isso pode ainda ser responsável pela associação do linfoma de Burkitt à malária, pois indivíduos infectados por parasitas causadores da malária são menos capazes de controlar infecções pelo vírus Epstein-Barr, que causa o linfoma de Burkitt.

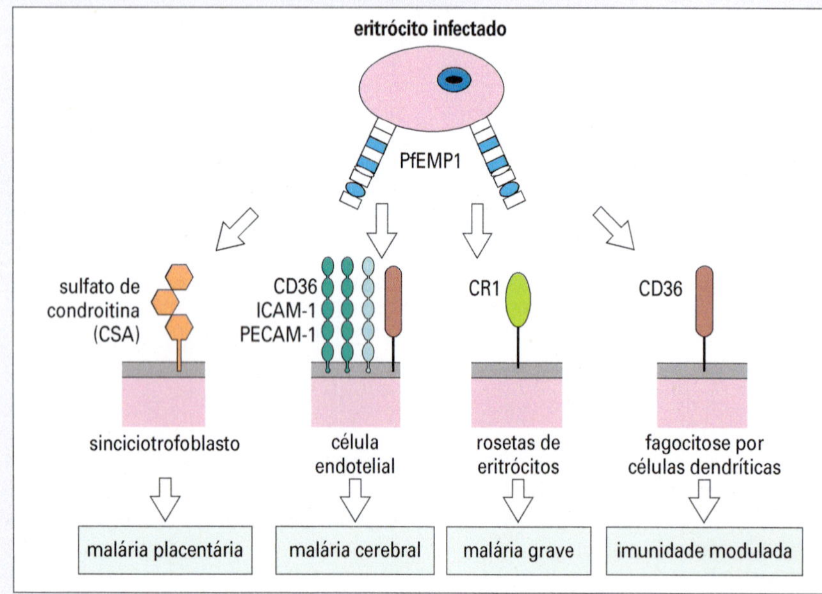

Fig. 15.20 Eritrócitos infectados por malária causam doenças por muitos mecanismos envolvendo a interação entre proteína 1 de membrana do eritrócito do *P. falciparum* (PfEMP1) e diversos receptores do hospedeiro.

RACIOCÍNIO CRÍTICO: IMUNIDADE CONTRA PROTOZOÁRIOS E HELMINTOS (VEJA A PÁG. 445 PARA RESPOSTAS)

1 Em geral, os protozoários e helmintos adotam diferentes estratégias de sobrevivência e de trasmissão para os hospedeiros seguintes. Como eles diferem?

2 Muitos parasitas têm evoluído para viver nas células hospedeiras. Considere as vantagens e desvantagens deste modo de existência. Considere os diferentes tipos celulares e como os parasitas têm que se adaptar a este ambiente para tirar vantagem. Em particular, *Toxoplasma gondii*, *Trypanosoma cruzii* e *Leishmania* spp. têm se adaptado para viver em macrófagos e podem escapar da destruição por enzimas lisossomais, mas a forma como o fazem é diferente. Como essas adaptações têm ajudado na sobrevivência do parasita?

3 Parasitas extracelulares desenvolveram mecanismos sofisticados para evitar a resposta imune. Considere exemplos de como eles fazem isso.

Leituras sugeridas

Anthony RM, Rutitzky LI, Urban JF Jr, et al. Protective immune mechanisms in helminth infection. Nat Rev Immunol 2007;7:975–987.

Couper KN, Blount DG, Riley EM. IL-10: the master regulator of immunity to infection. J Immunol 2008;180:5771–5777.

Czajkowsky DM, Salanti A, Ditlev SB, et al. IgM, Fc mu Rs, and malarial immune evasion. J Immunol 2010;184:4597–4603.

Erb KJ. Helminths, allergic disorders and IgE-mediated immune responses: where dowe stand? Eur J Immunol 2007;37:1170–1173.

Langhorne J, Ndungu FM, Sponaas AM, Marsh K. Immunity to malaria: more questions than answers. Nat Immunol 2008;9:725–732.

Martinez FO, Helming L, Gordon S. Alternative activation of macrophages: an immunologic functional perspective. Annu Rev Immunol 2009;27:451–483.

Paul WE, Zhu J. How are T(H)2-type immune responses initiated and amplified? Nat Rev Immunol 2010;10:225–235.

Pleass RJ, Behnke JM. B-cells get the T-cells but antibodies get the worms. Trends Parasitol 2009;25:443–446.

Soong L. Modulation of dendritic cell function by Leishmania parasites. J Immunol 2008;180:4355–4360.

Voehringer D. The role of basophils in helminth infection. Trends Parasitol 2009;25:551–556.

Referências da internet

Explorando palavras-chave é possível acessar vários novos grupos em www (nem todos dedicados à imunologia)

Muitos grupos de discussão funcionam por meio da bionet, por exemplo, http://www.bio.net/archives.html (um grupo de notícias por e-mail sobre parasitologia) e http://www.parasitology.org.uk (British Society for Parasitology)

CAPÍTULO 16

Imunodeficiências Primárias

RESUMO

- **Doenças de imunodeficiência primária** resultam de deficiências intrínsecas de células e mediadores do sistema imune inato e adaptativo.
- **Os defeitos de função de linfócitos B** resultam em infecções piogênicas recorrentes. Respostas de anticorpos defeituosas ocorrem devido à falha na função do linfócito B, como ocorre na agamaglobulinemia ligada ao X, ou falha na sinalização adequada de linfócitos T para linfócitos B, assim como observado na síndrome de hiper-IgM (HIgM) e na imunodeficiência variável comum (CVID).
- **Defeitos de função de linfócitos T** devido à apresentação de antígeno ou reconhecimento imune ineficaz resultam em suscetibilidade a infecções oportunistas. Outras anormalidades de linfócitos T também podem levar à desregulação imune com autoimunidade ou respostas imunes exageradas.
- **Defeitos hereditários de componentes do complemento** causam inúmeras síndromes clínicas; a mais comum afeta o inibidor de C1, o que resulta em angioedema hereditário (HAE). Deficiências dos componentes terminais do complemento (C5, C6 , C7 e C8) e das proteínas da via alternativa (fator H, fator I e properdina) levam ao aumento da suscetibilidade a infecções por *N. gonorrheae* e *N. meningitidis.*
- **Defeitos de fagócitos**, devido ao número reduzido ou ao comprometimento da função, podem resultar em infecções bacterianas ou fúngicas graves. A falha na eliminação de bactéria e a persistência de produtos bacterianos em fagócitos levam a abscessos ou granulomas, dependendo do patógeno.
- **A deficiência de adesão leucocitária (LAD)** está associada à leucocitose persistente, pois as células fagocitárias não conseguem migrar para os tecidos.

As doenças de imunodeficiência primárias (PIDs, do inglês, *primary immunodeficiency diseases*) compreendem um grupo heterogêneo de distúrbios caracterizados por deficiências de desenvolvimento e/ou função do sistema imune. A classificação das PIDs é baseada na natureza da deficiência imunológica subjacente.

- **Deficiências de anticorpos** refletem o comprometimento da função de linfócitos B como resultado de anormalidades intrínsecas dos linfócito B ou de deficiências de linfócitos T que afetam a ativação e maturação terminal de linfócitos B
- **Imunodeficiências combinadas** são caracterizadas pelo comprometimento do desenvolvimento e/ou função de linfócitos T e anormalidades funcionais de linfócitos B
- **Desordens de células fagocitárias** incluem deficiências de desenvolvimento e/ou função de células mieloides (granulócitos, macrófagos)
- **Deficiências no complemento** estão representadas pelas deficiências determinadas geneticamente de componentes funcionais ou reguladores do sistema complemento
- **Distúrbios de regulação imune** incluem doenças caracterizadas por anormalidades nos mecanismos que controlam a autoimunidade, apoptose ou término das respostas imunes
- **As síndromes de imunodeficiência** representam um grupo heterogêneo de PIDs, no qual as deficiências de um ou mais componentes do sistema imune estão associadas a manifestações extraimunes.

As PIDs causam aumento da suscetibilidade a infecções, consistentes com o papel desempenhado pelo sistema imune na vigilância contra patógenos. Entretanto, diversas formas de PID também são caracterizadas pelo aumento da frequência de autoimunidade e de condições malignas, refletindo os distúrbios da regulação imune e da vigilância tumoral.

Consistente com o papel de diferentes elementos das respostas imunes, as PIDs são caracterizadas por um padrão distinto de suscetibilidade a infecções. Em particular:

- pacientes com deficiências de anticorpo são altamente suscetíveis a **infecções piogênicas recorrentes** por bactérias encapsuladas (*Haemophilus influenza, Streptococcus pneumoniae, Staphylococcus aureus*);
- imunodeficiências combinadas são caracterizadas pela grande suscetibilidade a infecções, que incluem não apenas bactérias, mas também vírus e **patógenos oportunistas** (por exemplo, germes ubíquos que não provocam danos significativos em indivíduos imunocompetentes);
- pacientes com distúrbios de neutrófilos são mais propensos a infecções bacterianas e fúngicas;
- defeitos de macrófagos resultam no aumento da suscetibilidade à doença micobacteriana;

- deficiência de receptores tipo Toll (TLRs), que atuam como sensores microbianos, causa suscetibilidade seletiva a tipos específicos de patógenos;
- defeitos do complemento podem levar ao aumento do risco de infecções piogênicas, mas também da autoimunidade, consistente com o papel desempenhado pelo complemento na remoção de imunocomplexos.

Deficiências de linfócitos B

As deficiências de linfócitos B têm como resultado o comprometimento da produção de anticorpos. Os pacientes acometidos com essas desordens apresentam infecções recorrentes, as quais envolvem o trato respiratório superior e inferior, particularmente pneumonia e sinusite, assim como o ouvido (otite média). A pneumonia recorrente pode causar dano pulmonar irreversível (bronquiectasia) e doença pulmonar obstrutiva.

Entretanto, as infecções também podem envolver outros tratos, tais como o intestino (em particular, infecção por *Giardia lamblia*), a pele e, menos frequentemente, outros órgãos.

A agamaglobulinemia congênita é resultado de defeitos no desenvolvimento inicial do linfócito B

Os linfócitos B se desenvolvem na medula óssea, a partir de células-tronco hematopoiéticas (HSC, do inglês, *hematopoietic stem cell*), através de diversos estágios de maturação, durante os quais eles rearranjam seus genes de imunoglobulinas para gerar o receptor celular pré-B. Deficiências de expressão e/ou sinalização através do pré-BCR causam agamaglobulinemia congênita com ausência de linfócitos B circulantes.

A **agamaglobulinemia ligada ao X (XLA)** é o protótipo dessas desordens, e foi descrita pelo Dr. Bruton em 1952. Pessoas do sexo masculino afetadas sofrem de infecções piogênicas recorrentes. Elas têm ausência de IgA, IgM, IgD e IgE sérica, e os níveis de IgG são extremamente baixos, usualmente <100 mg/dL. Os linfócitos B circulantes estão ausentes ou marcadamente reduzidos (<1% dos linfócitos periféricos). As tonsilas estão ausentes e os linfonodos encontram-se anormalmente pequenos. A XLA é causada por mutações do gene da tirosina quinase de Bruton (*BTK*), que codifica uma enzima envolvida na sinalização através do pré-BCR e BCR (Fig. 16.2). As mutações da *BTK* causam um bloqueio incompleto, porém grave, no estágio de linfócitos pré-B na medula óssea (Fig. 16.2). As proteínas BTK também são expressas em outras células (incluindo monócitos e megacariócitos), mas sua deficiência não afeta o desenvolvimento desses tipos celulares.

Nos primeiros 4-6 meses de vida, os homens com XLA estão protegidos pela IgG derivada da mãe, que atravessa a placenta, mas uma vez que este suprimento de IgG seja exaurido, eles desenvolvem infecções bacterianas recorrentes. Pacientes com XLA estão também sob risco de infecções enterovirais (tais como ecovírus), que podem causar encefalite. Se imunizados com vacina poliovírus atenuada, eles podem desenvolver poliomielite paralítica. O tratamento da XLA é baseado na administração regular de imunoglobulinas (IgG).

Mais raramente, a agamaglobulinemia congênita é herdada como um traço autossômico recessivo, devido a mutações de outros genes que codificam os componentes do pré-BCR ou da molécula adaptadora BLNK (Fig. 16.1). Em todos esses casos, há um bloqueio grave no desenvolvimento do linfócito B no estágio de linfócito pré-B na medula óssea. O fenótipo clínico é praticamente idêntico ao da XLA.

Agamaglobulinemia congênita

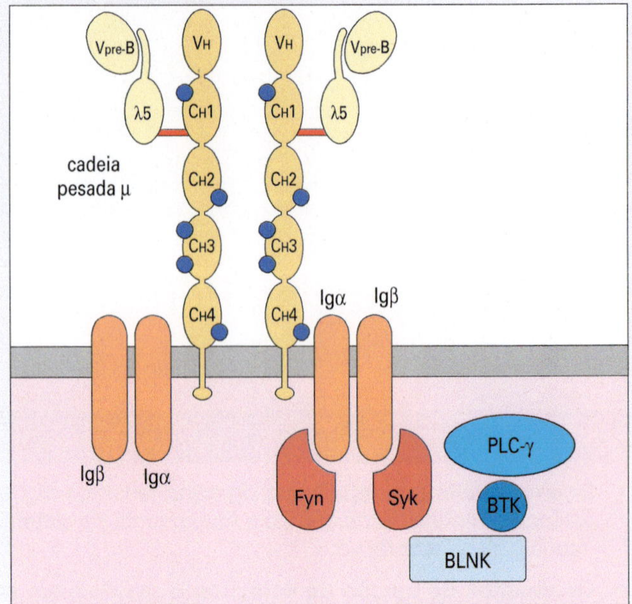

Fig. 16.1 A agamaglobulinemia congênita resulta de defeitos nas proteínas que participam da sinalização através do receptor de linfócito pré-B (pré-BCR). Ele é composto por uma cadeia pesada μ, o substituto das cadeias leves V-preB e λ5, e as moléculas tradutoras de sinal Igα e Igβ. A sinalização através do pré-BCR desencadeia a ativação de tirosina quinases, tais como Fyn, Syk e BTK, e envolve moléculas adaptadoras BLNK. Ao final, esses sinais convergem na ativação da fosfolipase C-γ (PLC-γ) e indução de fluxo de cálcio. As proteínas cujas mutações resultam numa forma conhecida de agamaglobulinemia congênita em humanos estão nos quadros vermelhos.

Defeitos na diferenciação terminal de linfócitos B produzem deficiências seletivas de anticorpo

A maturação terminal de linfócitos B é marcada pela sua diferenciação em células plasmáticas secretoras de anticorpos. A produção de células plasmáticas encontra-se marcadamente reduzida em pacientes com **CVID** (Fig. 16.2), os quais tipicamente desenvolvem hipogamaglobulinemia progressiva na segunda e terceira décadas de vida. A CVID é a imunodeficiência primária mais comum (1:10.000 indivíduos acometidos na população em geral), caracterizada por extensa heterogeneidade clínica e imunológica. Alguns pacientes têm uma redução no número de linfócitos B circulantes e, principalmente, de linfócitos B de memória $CD27^+$; outros mostram comprometimento da função de linfócitos T. A CVID usualmente é rara, e a deficiência molecular subjacente permanece desconhecida na maioria dos casos. Entretanto, em algumas famílias, a CVID é herdada como um traço autossômico dominante ou autossômico recessivo. Uma minoria dos pacientes com CVID porta mutações em genes que desempenham um papel-chave na interação de linfócitos T-B e na sinalização de linfócito B (Fig. 16.3).

A CVID é caracterizada pela redução nos níveis de isótipos de anticorpos específicos

Indivíduos com CVID têm comprometimento da produção de anticorpos em resposta à imunização ou a infecções naturais, havendo ausência de células plasmáticas em tecidos linfoides e na medula

Maturação de linfócito B nas imunodeficiências ligadas ao X

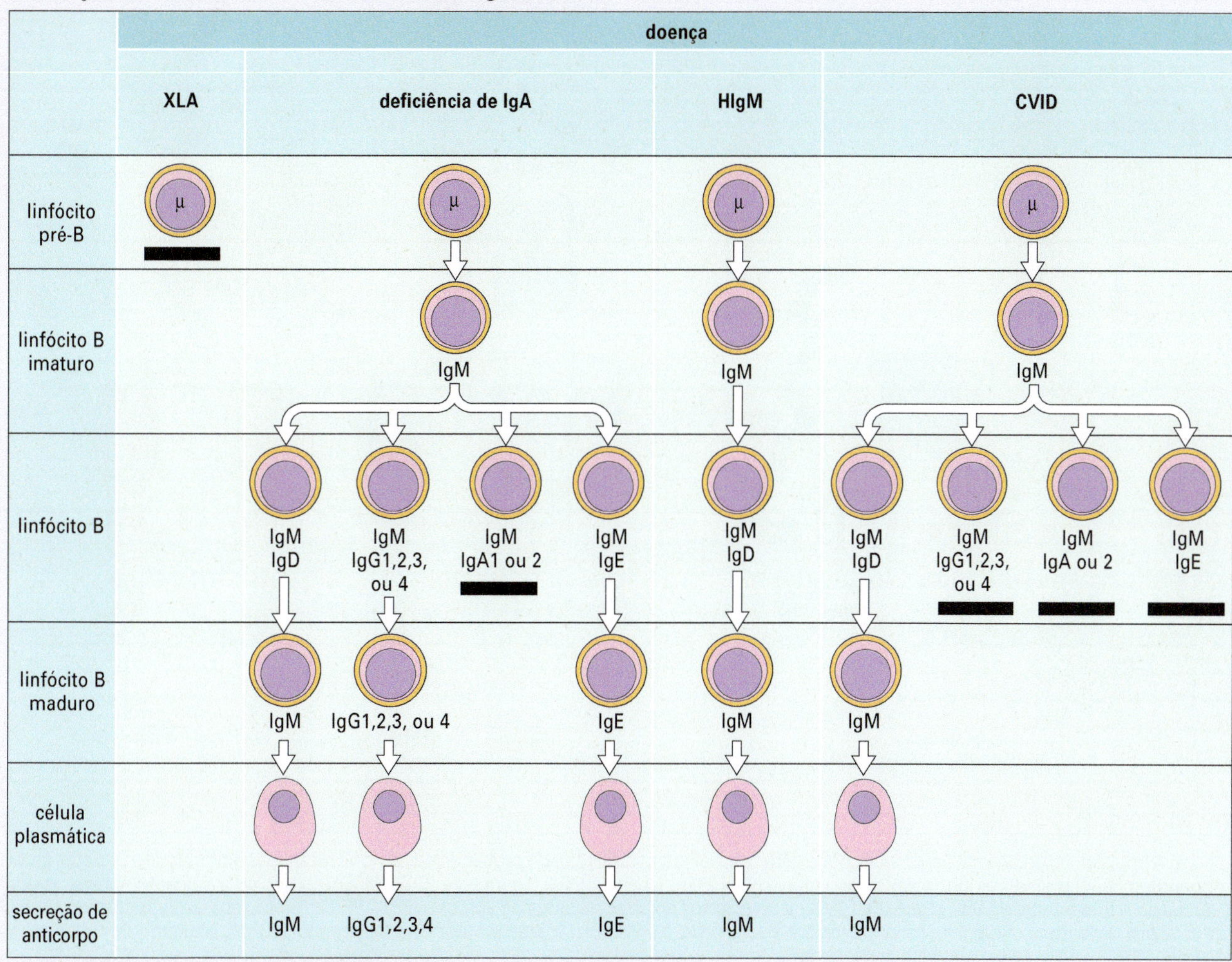

Fig. 16.2 Na XLA, crianças do sexo masculino afetadas não têm linfócitos B e imunoglobulinas séricas, exceto por uma pequena quantidade de IgG materna. Na deficiência de IgA, linfócitos B que expressam IgA, e em alguns casos linfócitos B que expressam IgG2 e IgG4, não são capazes de se diferenciar em células plasmáticas. Pessoas com HIgM não produzem IgG e IgA. Na CVID, os linfócitos B da maioria dos isótipos são incapazes de se diferenciar em células plasmáticas. As barras pretas denotam pontos de inibição.

óssea. Eles sofrem de infecções recorrentes do trato respiratório (sinusite, otite, bronquite e pneumonia), por bactérias comuns (*H. influenzae*, *S. pneumoniae* não tipáveis etc.); ausência de anticorpos de mucosa, resultando no aumento de risco de infecção gastrointestinal por *Giardia lamblia* (Fig. 16.4). Eles também são altamente propensos a manifestações autoimunes (citopenias, doença intestinal inflamatória), lesões granulomatosas, hiperplasia linfoide e tumores (principalmente linfomas). O tratamento é baseado na terapia de reposição de imunoglobulinas e antibióticos. Os fármacos imunossupressores e anti-inflamatórios podem ser necessários em pacientes com complicações autoimunes ou inflamatórias.

A deficiência de IgA é relativamente comum

A IgAD é comum na população em geral (1:600 indivíduos), mas permanece assintomática na maioria dos casos. Entretanto, as infecções recorrentes, a autoimunidade e a alergia são possíveis, principalmente quando a IgAD está associada à deficiência das subclasses IgG2 e IgG4. A base molecular da IgAD permanece desconhecida; a ocorrência de CVID e IgAD tem sido relatada em algumas famílias.

Defeitos de recombinação de mudança de classe (CSR)

A recombinação de mudança de classe (CSR, do inglês, *class switch recombination*) é o mecanismo pelo qual a cadeia μ das imunoglobulinas é substituída por outras cadeias pesadas, resultando na produção de IgG, IgA e IgE. O processo ocorre nos centros germinativos e é acompanhado pela maturação de afinidade, assim como descrito no Capítulo 9.

P. Qual é a função do CD40 e do ligante de CD40 (CD154)?
R. A interação entre a molécula CD40 na superfície do linfócito B e o ligante de CD40 em linfócitos T ativados é um potente sinal coestimulador necessário para a mudança de classe e maturação de afinidade.

A **deficiência de CD40L** (ligada ao X) ou, mais raramente, de **CD40** (autossômica recessivo) resulta na falha da CSR, com níveis muito baixos ou indetectáveis de IgG, IgA e IgE, e níveis normais ou aumentados de IgM sérica (Fig. 16.2). No passado, esta condição era também conhecida por "**síndrome de hiper-IgM**". Nos linfonodos, os folículos primários estão presentes, mas os centros

Mutações associadas à CVID

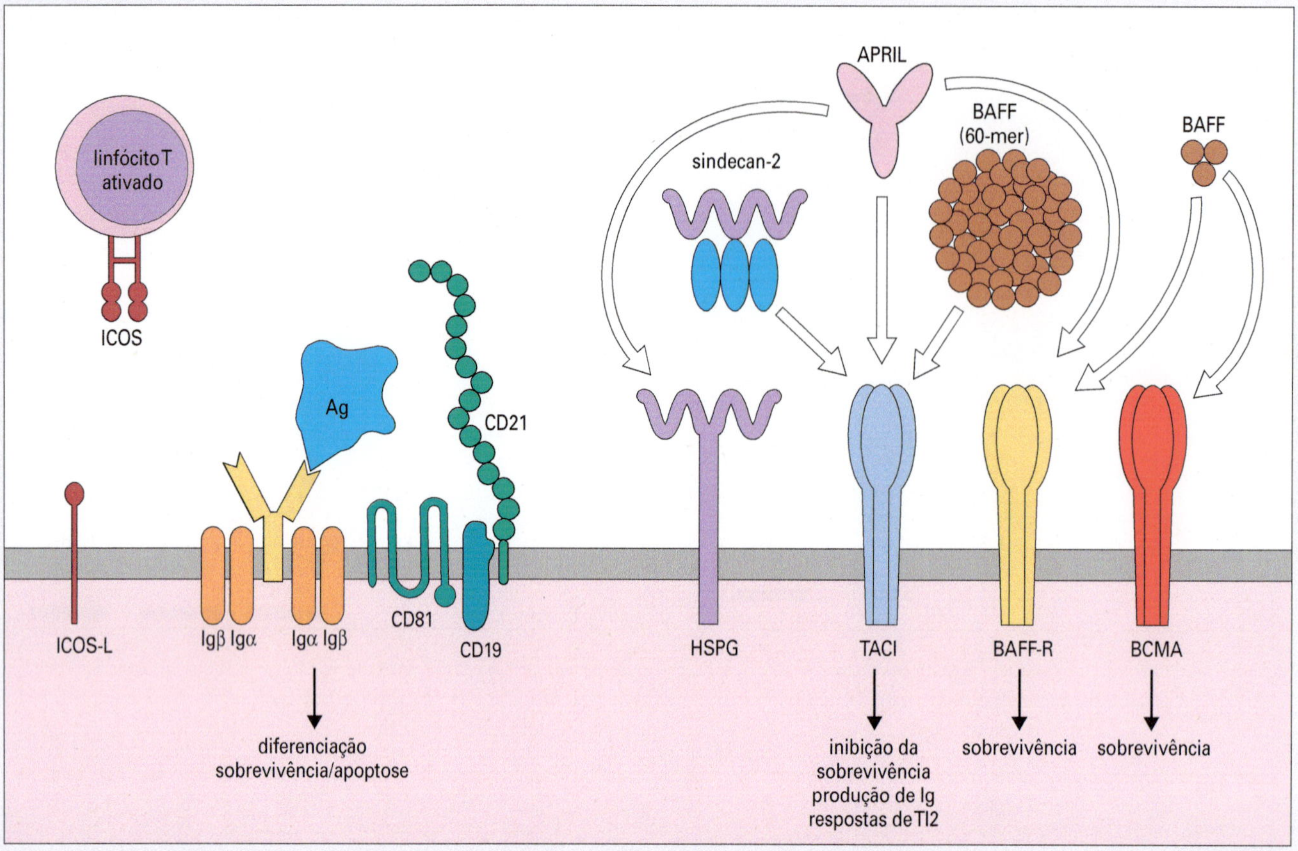

Fig. 16.3 A imunodeficiência variável comum pode estar associada a mutações de proteínas envolvidas na ativação de linfócito B. Estas incluem componentes coestimuladores do receptor do linfócito B (CD19, CD81, CD21), ligante de ICOS (ICOS-L), ativador transmembrana, modulador de cálcio e interagente ligante ciclofilina,(TACI), e o receptor do fator ativador de linfócito B (BAFF-R). Estas moléculas entregam sinais de sobrevivência, ativação e diferenciação em linfócitos B maduros. (APRIL, um ligante indutor de proliferação; BCMA, antígeno de maturação de linfócito B; HSPG, proteoglicana sulfato de heparan.)

Giardia lamblia

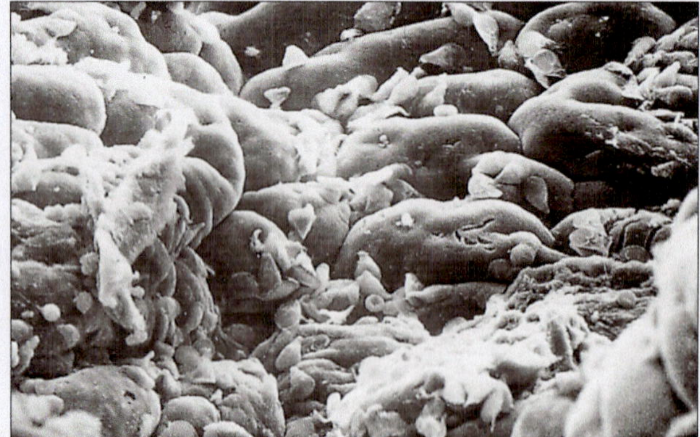

Fig. 16.4 Inúmeros parasitas *Giardia lamblia* podem ser observados sobre a mucosa do jejuno de um paciente com CVID.

deficiência de ligante de CD40

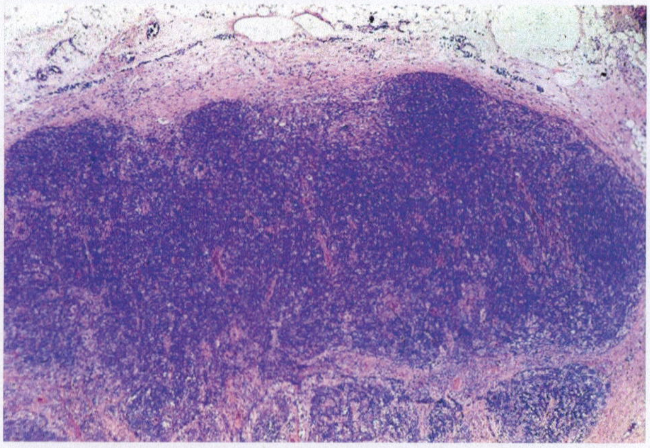

Fig. 16.5 Linfonodos de pacientes com deficiência do ligante de CD40 mostram folículos primários, mas não apresentam centros germinativos.

germinativos estão ausentes (Fig. 16.5). A ligação do CD40L ao CD40 é também importante para promover interação entre linfócitos T ativados e células dendríticas ou monócitos/macrófagos. Isso promove ativação do linfócito T, produção de IFN-γ e ativação de macrófagos, que são importantes na resposta imune contra patógenos intracelulares. Consistente com isso, o fenótipo clínico da deficiência de CD40 e de CD40L é caracterizado não apenas por infecções bacterianas recorrentes, mas também pelo aumento do risco de infecções oportunistas de início precoce (pneumonia por *Pneumocystis jiroveci*, infecção por citomegalovírus, diarreia aquosa profusa devido ao *Cryptosporidium*). Neutropenia e doença hepática grave são frequentes. Portanto, a deficiência de CD40 e de CD40L não é uma deficiência pura de anticorpos, mas sim um exemplo representativo de imunodeficiência combinada. O tratamento dessas desordens é baseado na administração de imunoglobulinas e antibióticos, mas geralmente requer transplante de células-tronco hematopoiéticas (HSCT, do inglês, *hematopoietic stem cell transplantation*).

Em linfócitos B, a sinalização através do CD40 promove a transcrição do gene que codifica a **citidina desaminase induzida por ativação** (AID), uma enzima de edição de DNA que substitui resíduos de desoxicitidina por desoxiuracil no DNA de regiões de mudança da cadeia pesada da imunoglobulina. O erro resultante no DNA é reconhecida pela enzima uracil N-glicosilase (UNG), que remove os resíduos de dexosiuracil, deixando locais abásicos que são solucionados por meio de mecanismos de reparação de DNA. Essas modificações no DNA desencadeiam tanto a CSR quanto a hipermutação somática. Ambas as mutações, AID e UNG, causam deficiência grave na produção de IgG, IgA e IgE; além disso, as imunoglobulinas (quase totalmente IgM) produzidas por esses pacientes têm baixa afinidade pelo antígeno. Clinicamente, estas doenças de imunodeficiência são caracterizadas por infecções bacterianas recorrentes. A expansão dramática de centros germinativos (levando ao aumento de tonsilas e linfonodo) e a não suscetibilidade a infecções oportunistas distinguem a síndrome de hiper-IgM devido a mutações AID e UNG, das formas causadas pela deficiência de CD40L ou CD40. O tratamento da deficiência de AID e UNG é baseado na administração de imunoglobulinas.

Deficiências de linfócitos T

Os linfócitos T desempenham um papel crítico na defesa contra patógenos intracelulares, tais como vírus. Além disso, eles permitem o desenvolvimento de respostas de anticorpos contra antígenos T-dependentes. Da mesma maneira, deficiências graves de desenvolvimento e/ou função de linfócitos T causam imunodeficiências combinadas, com ampla suscetibilidade a infecções bacterianas, virais e oportunistas.

A imunodeficiência combinada grave (SCID) pode ser causada por diferentes deficiências genéticas

A SCID inclui um grupo heterogêneo de desordens genéticas que acometem diversos estágios do desenvolvimento ou função dos linfócitos T (Fig. 16.6). Os principais mecanismos fisiopatológicos da SCID (e das doenças associadas) são:

- comprometimento da sobrevivência de timócitos e linfócitos T (disgenesia reticular, deficiência de adenosina desaminase, deficiência de purina nucleosídeo fosforilase);
- expansão mediada por citocinas defeituosas de progenitores linfoides (SCID ligada ao X, deficiência de JAK3, deficiência de receptor de interleucina-7);
- expressão defeituosa do receptor do linfócito pré-T (deficiência de RAG1, RAG2 e de outros componentes da maquinaria de recombinação V(D)J);
- sinalização defeituosa através do receptor de linfócito pré-T (deficiência de cadeias CD3, deficiência de CD45);
- comprometimento na seleção positiva de linfócitos $CD4^+$ ou de $CD8^+$ (deficiência de HLA classe II e deficiência de ZAP-70, respectivamente);
- deficiência de saída dos linfócitos T do timo (deficiência de coronina 1A);
- comprometimento do fluxo de cálcio e da ativação de linfócitos T (deficiências de Stim1, Orai1).

Enquanto as anormalidades de linfócitos T graves são uma marca de todas as formas de SCID, algumas dessas doenças também envolvem anormalidades de linfócitos B e/ou NK. Em particular, algumas formas de SCID são caracterizadas pela ausência de linfócitos T, mas com a presença de linfócitos B (SCID T^-B^+), enquanto outras demonstram ausência de ambos os linfócitos, T e B (SCID T^-B^-). Ambos os grupos de SCID incluem formas com ou sem células NK.

A SCID tem uma prevalência de aproximadamente 1:50.000 nascimentos vivos, e é mais comum no sexo masculino, refletindo a existência de SCID ligada ao X (X-SCID), a forma mais comum de SCID em humanos. Esta doença ocorre devido a uma mutação no gene que codifica a cadeia gama comum (γc), compartilhada por diversos receptores de citocina, a saber aqueles para IL-2, IL-4, IL-7, IL-9, IL-15 e IL-21.

P. Qual dessas citocinas é mais importante no desenvolvimento inicial do linfócito B?

R. Dessas, a ligação da IL-7 ao receptor de IL-7 é mais importante para maturação do linfócito T. Em humanos, a IL-7 é intensamente necessária para o desenvolvimento de linfócito T (mas não para o desenvolvimento do linfócito B, e isso é uma diferença importante quando comparada aos camundongos), enquanto a IL-15 é necessária para o desenvolvimento de células NK.

Portanto, pacientes com SCID ligada ao X têm um fenótipo $T^-B^+NK^-$.

Entre as formas recessivas autossômicas de SCID em humanos, as mais comuns estão representadas pelo defeitos de RAG1 ou RAG2, e pelo defeito na adenosina desaminase (ADA). Os genes ativadores da recombinase (RAG) 1 e 2 são genes linfoide-específicos que iniciam o processo de recombinação de V(D)J, que é necessário para o desenvolvimento de ambos linfócitos, T e B. Assim, a mutação dos genes RAG1 e RAG2 causa SCID $T^-B^-NK^+$.

A ADA é uma enzima expressa ubiquamente, envolvida no metabolismo da purina. Ainda, a purina nucleosídeo fosforilase (PNP) está envolvida na mesma via metabólica (Fig. 16.7). A falta de ADA resulta no acúmulo de adenosina, desoxiadenosina e seus derivados fosforilados. Entre eles, a dATP é particularmente tóxica; ela inibe a enzima ribonucleotídeo redutase, que é necessária para a síntese de DNA, e acelera a replicação celular.

Linfopenia (tipicamente, menos de 3.000 linfócitos/mL) e marcada redução na contagem de linfócitos T, em particular, são um marco da SCID. Entretanto, algumas crianças com SCID têm linfócitos T circulantes, ocasionalmente até em números normais. Isso pode refletir a presença de defeitos genéticos que permitem o desenvolvimento de linfócitos T (assim como em defeitos tardios de desenvolvimento de linfócitos T, ou em pacientes com mutações hipomórficas nos genes que causam aSCID), mas mais frequentemente ocorre devido ao enxertamento de linfócitos T maternos. A passagem transplacentária de linfócitos T derivados da mãe é comum na gravidez, mas essas células são rejeitadas pelo sistema imune do feto. Em contraste, os linfócitos T derivados da mãe persistem e se expandem em crianças com SCID, e podem causar dano tecidual (doença do enxerto-*versus*-hospedeiro, GvHD) pelo reconhecimento de aloantígenos HLA derivados do pai expressos pelas células do paciente.

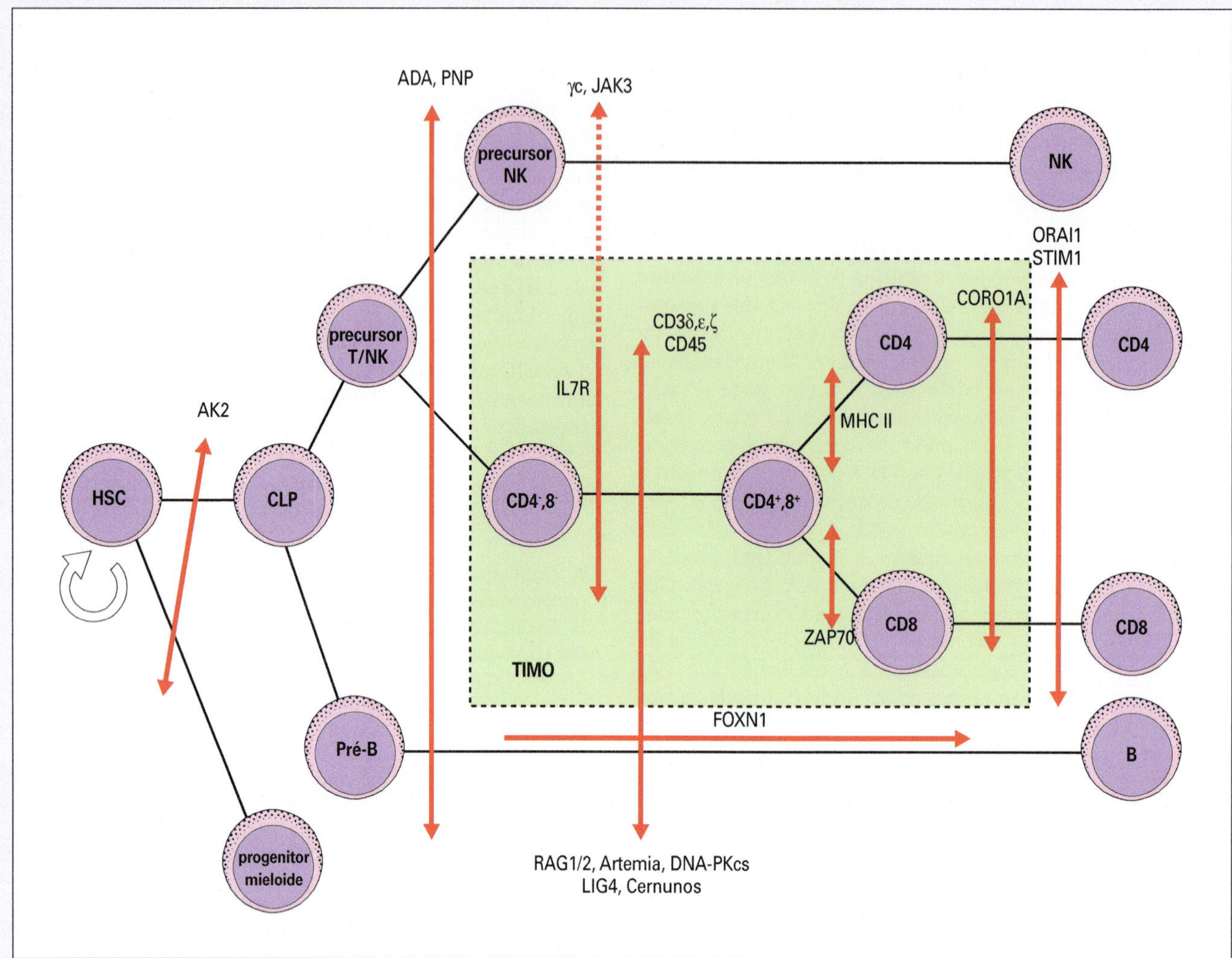

Fig. 16.6 Há uma grande variedade de defeitos genéticos que afetam o desenvolvimento ou maturação do linfócito T e causam imunodeficiência combinada em humanos. Alguns desses defeitos também afetam o desenvolvimento de células B e/ou NK. O diagrama indica os principais estágios que são afetados por cada deficiência. (γc, cadeia γ comum; ADA, adenosina desaminase; AK2, adenilato cinase 2 (causando disgenesia reticular); CORO-1A, coronon-1ª; DNA-PKcs; subunidade catalítica proteína cinase de DNA; IL-7R, receptor de interleucina 7; JAK3, cinase associada ao janus 3; LIG4, DNA ligase IV; MHC II, antígenos de histocompatibilidade principal classe II (devido à mutação de diversos fatores de transcrição); PNP, purina nucleosídeo fosforilase; RAG, gene ativador de recombinase; STIM1, molécula 1 de interação estromal.)

O timo das crianças com SCID é muito pequeno e tipicamente desprovido de elementos linfoides (Fig. 16.8); os linfonodos geralmente estão ausentes ou – quando presentes– contêm em sua maioria células estromais. Apesar de os linfócitos B estarem presentes normalmente em algumas formas de SCID, as respostas de anticorpos encontram-se intensamente comprometidas e os níveis de imunoglobulinas estão usualmente reduzidos.

Clinicamente, a SCID é aparente nos primeiros meses de vida. A pneumonia intersticial (devido ao *Pneumocystis jiroveci* ou a infecções virais: citomegalovírus, vírus sincicial respiratório, adenovírus, vírus da parainfluenza tipo 3), diarreia profusa levando à falha no crescimento e candidíase persistente (Fig. 16.9) são achados clínicos comuns; entretanto, outras infecções (meningite, sepse) também são possíveis. O uso de vacinas vivas em crianças com SCID geralmente leva a consequências graves e deve ser rigorosamente evitada; em particular, a administração da vacina de rotavírus pode causar diarreia não tratável e a imunização com BCG pode levar à infecção disseminada.

A deficiência de linfócito TH resulta da deficiência de HLA classe II

A falha em expressar moléculas HLA classe II em células apresentadoras de antígenos é herdada como um traço autossômico recessivo, que não é ligado ao *locus* HLA. Crianças acometidas têm infecções recorrentes, particularmente dos tratos respiratório e gastrointestinal.

Devido ao desenvolvimento de linfócitos T auxiliares CD4⁺ (TH) depender da seleção positiva por moléculas HLA classe II no timo (Cap. 2), crianças deficientes em moléculas de HLA classe II têm uma deficiência de linfócitos T CD4⁺. Esta falta de linfócitos TH leva a uma deficiência também de anticorpos. A deficiência de

Possível papel da adenosina desaminase e deficiência da purina nucleosídeo fosforilase em SCID

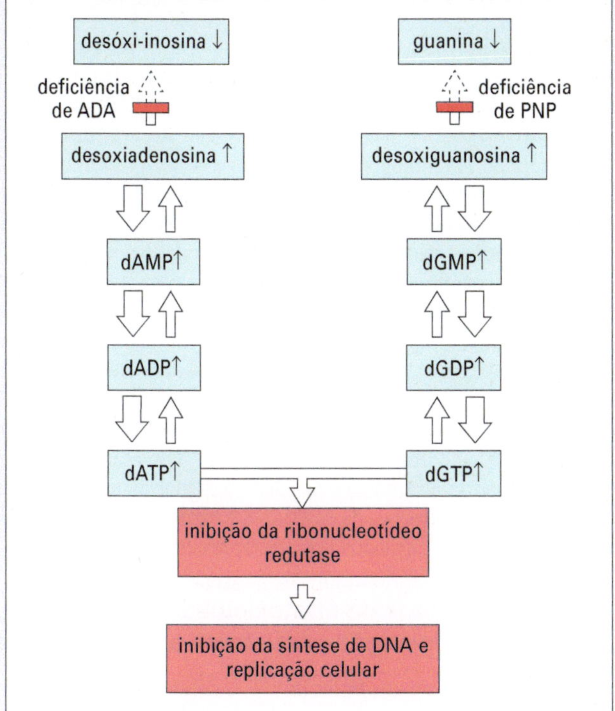

Fig. 16.7 Acredita-se que as deficiências de ADA e PNP levam ao acúmulo de dATP e dGTP, respectivamente. Ambos metabólitos são potentes inibidores da ribonucleotídeo redutase, que é uma enzima essencial para a síntese de DNA.

Timo do SCID

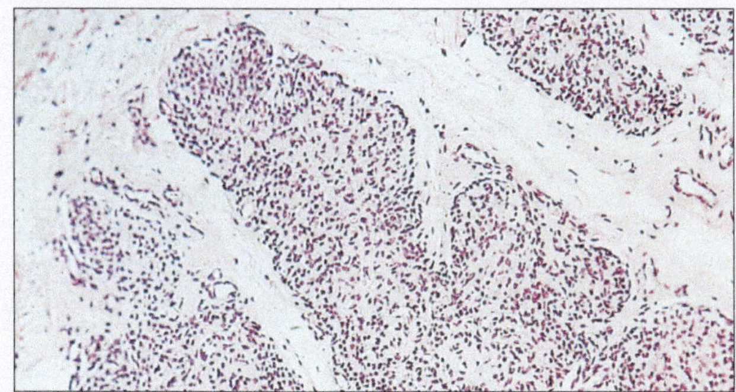

Fig. 16.8 Observe que o estroma do timo não foi invadido por células linfoides, e corpúsculos de Hassall não são vistos. A glândula tem uma aparência fetal.

HLA classe II resulta de defeitos em fatores de transcrição que se ligam à região promotora não traduzida 5´ dos genes de HLA classe II.

A síndrome de DiGeorge decorre de uma deficiência na embriogênese do timo

O epitélio do timo é derivado da terceira e quarta bolsas faríngeas, ao redor da sexta semana de gestação humana. Subsequentemente, o primórdio endodérmico é invadido por células-tronco linfoides, as quais se desenvolvem em linfócitos T.

***Candida albicans* na boca de um paciente com SCID**

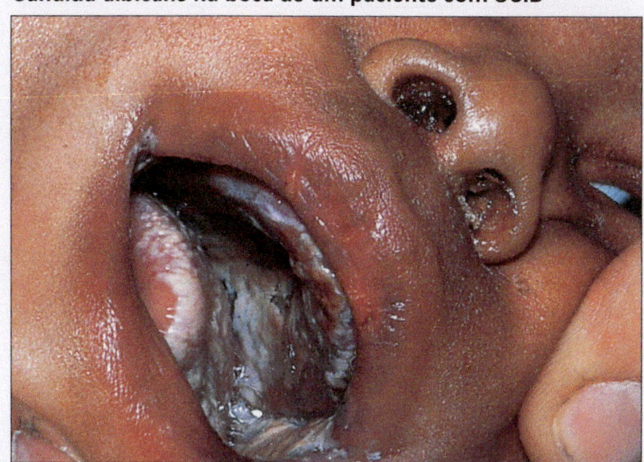

Fig. 16.9 A *C. albicans* cresce exuberantemente na boca e na pele de pacientes com SCID.

Síndrome de DiGeorge

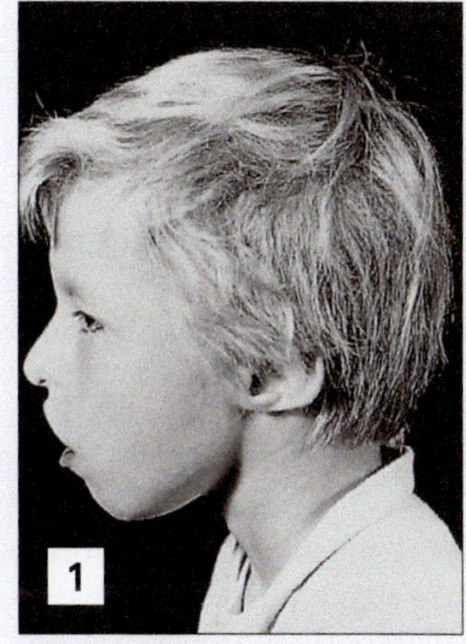

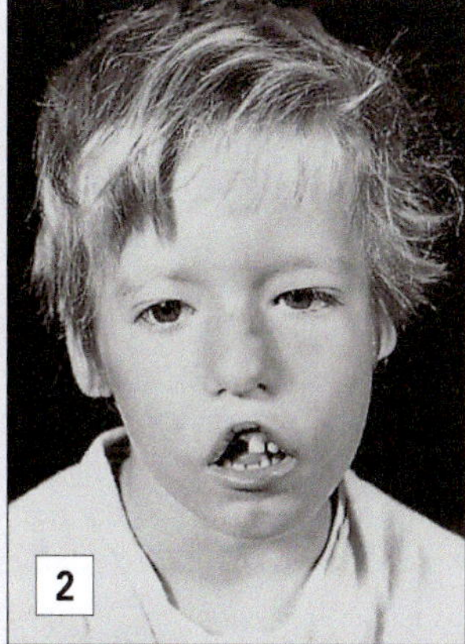

Fig. 16.10 Observe o arranjo amplo dos olhos, arranjo baixo das orelhas e encurtamento do filtro do lábio superior.

A deficiência congênita em órgãos derivados da terceira e quarta bolsas faríngeas resulta na **síndrome de DiGeorge**. A deficiência de linfócito T é variável, dependendo da gravidade do acometimento do timo; apenas em <1% dos pacientes, a deficiência de linfócito T é grave o suficiente para causar SCID. Crianças com síndrome de DiGeorge têm características faciais distintas (Fig. 16.10). Elas também têm malformações congênitas do arco cardíaco ou aórtico e tetania neonatal devido à hipocalcemia resultante da hipoplasia ou aplasia das glândulas paratireoides.

A maioria dos pacientes com síndrome DiGeorge tem monossomia parcial de 22q11.2 ou 10p. Pacientes com síndrome DiGeorge que apresentam fenótipo SCID podem ser tratados pelo transplante de timo. Os tecidos tímicos derivados de crianças não relacionadas doadoras no momento de cirurgia cardíaca são tratados para remoção de todas as células linfoides (para evitar a doença do enxerto-*versus*-hospedeiro) e são implantados no tecido muscular dos pacientes acometidos. Apesar da completa incompatibilidade HLA, os progenitores linfoides derivados de células-tronco hematopoiéticas dos pacientes colonizam o tecido tímico transplantado, onde maturam e então são exportados para a periferia.

Desordens de imunorregulação

A discriminação próprio e não próprio é uma função essencial do sistema imune adaptativo. A falha no reconhecimento de antígenos estranhos leva ao aumento da suscetibilidade às infecções, como observado em pacientes com deficiência congênita de imunidade mediada por linfócitos T e/ou B. Em contraste, defeitos no reconhecimento e tolerância a antígenos próprios estão associados à autoimunidade. Finalmente, a modulação de respostas imunes é importante para manutenção da homeostase. Em algumas formas de imunodeficiência primária, a incapacidade de eliminar patógenos resulta em reações inflamatórias persistentes e pode causar danos teciduais graves.

A função defeituosa de células T reguladoras (Treg) causa autoimunidade grave

As células T reguladoras ($CD4^+$ $CD25^+$) suprimem as respostas imunes a antígenos próprios na periferia.

P. Qual é o fator de transcrição característico de linfócitos Treg?
R. O FOXP3, que é expresso no timo.

As mutações no gene *FOXP3* causam a síndrome de desregulação imune-poliendocrinopatia-enteropatia ligada ao X (IPEX), uma forma grave de autoimunidade ligada ao X. Pessoas do sexo masculino acometidas pela síndrome IPEX apresentam, nos primeiros meses de vida, uma diarreia não tratável, diabetes dependente de insulina e erupções na pele. Em seguida, pode haver infecções graves, devido à quebra das barreiras cutânea e mucosa. Há uma ausência de linfócitos $CD4^+$ $CD25^+$ $FOXP3^+$ funcionais. Linfócitos T autorreativos ativados infiltram-se em órgãos-alvo (Fig. 16.11) e há altos níveis de autoanticorpos contra a insulina, outros antígenos pancreáticos e enterócitos. Em casos típicos, a doença evolui rapidamente. O tratamento com fármacos imunossupressores é necessário para o controle de manifestações autoimunes; entretanto, a terapia com células-tronco é a única abordagem curativa.

Mucosa intestinal de um paciente com IPEX

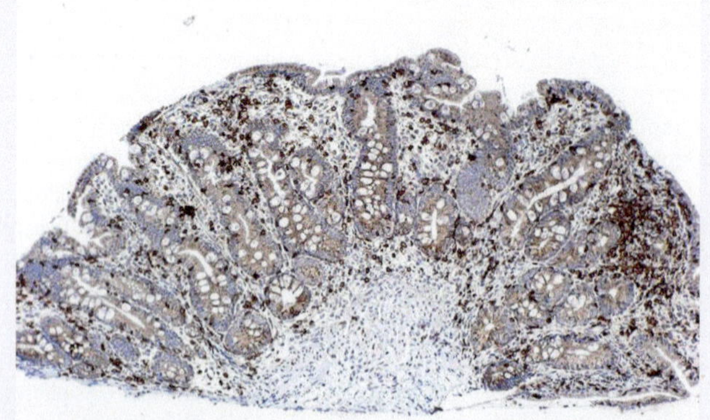

Fig. 16.11 A mucosa do intestino de pacientes com IPEX demonstra atrofia das vilosidades e infiltração grave por linfócito T, identificada pela coloração para CD3.

O comprometimento da apoptose de linfócitos autorreativos causa síndrome linfoproliferativa autoimune (ALPS)

A apoptose de linfócitos autorreativos é importante para a preservação da homeostase imune. A interação entre o ligante de FAS (FasL), expresso por linfócitos ativados, e o FAS (CD95), desencadeia a sinalização intracelular que, ao final, resulta na ativação de caspases e morte celular. As mutações no FAS são a causa predominante da síndrome linfoproliferativa autoimune (ALPS), com linfadenopatia, hepatoesplenomegalia e citopenia autoimune. Há um aumento no risco de condições malignas (principalmente de linfomas de linfócitos B), que ocorrem em 10% dos pacientes com mutações no FAS. Os pacientes com ALPS têm um aumento no número de linfócitos T "duplo-negativos" que expressam a forma $\alpha\beta$ do TCR, mas não expressam moléculas CD4 ou CD8. A ALPS é mais frequentemente herdada como um traço autossômico dominante e ocorre devido a mutações negativas dominantes que interferem na atividade de transdução do sinal dos complexos triméricos FAS. Uma rara variante do FAS ocorre devido a mutações no FasL. Em alguns pacientes, têm sido identificadas mutações da caspase-8 e caspase-10. O tratamento é baseado no uso de fármacos imunossupressores.

Defeitos congênitos de citotoxicidade de linfócitos resultam em inflamação persistente e dano tecidual

A atividade citotóxica de linfócitos T e células NK depende da expressão de proteínas citolíticas que são reunidas em grânulos e transportadas através de microtúbulos para a sinapse lítica que é formada no contato com células-alvo. A **linfo-histiocitose hemofagocítica familiar** (FHL) inclui um grupo de distúrbios caracterizados pelo comprometimento de mecanismos de transporte, acoplamento ou liberação de grânulos líticos. A deficiência de perforina (Fig. 10.12) é a forma mais comum de FHL. Nessas doenças, a persistência do patógeno (a maioria deles vírus) causa expansão de linfócitos T $CD8^+$,que, embora incapazes de montar uma resposta citotóxica, secretam elevadas quantidades de citocinas TH1, e IFN-γ. Quantidades excessivas de IFN-γ desencadeiam a ativação do macrófago, causando fagocitose de elementos sanguíneos e dano tecidual. Usualmente, a doença é fatal e o tratamento é baseado em fármacos imunossupressores (para reduzir a ativação imune) e HSCT.

De modo semelhante, a **síndrome proliferativa ligada ao X (XLP)** resulta da falha no controle da proliferação normal de linfócitos TC após uma infecção pelo vírus Epstein-Barr (EBV), que causa mononucleose infecciosa.

Pessoas do sexo masculino afetadas parecem normais até encontrarem o EBV, quando elas desenvolvem:

- mononucleose infecciosa fatal;
- hipogamaglobulinemia (geralmente com níveis normais de IgM);
- linfoma; ou
- anemia aplásica.

O gene defeituoso no cromossomo X codifica uma proteína adaptadora de linfócitos T e B denominada **SAP** ou **proteína associada ao SLAM**. SLAM é expresso na superfície de linfócitos T e B. Sua cauda intracelular interage com uma proteína adaptadora, a SAP, a qual é necessária para a atividade citolítica de linfócitos T e NK. Além disso, a SAP é importante também para a função de linfócitos T auxiliares foliculares (T_{FH}), que controlam o tráfico de linfócitos B para os centros germinativos. A função defeituosa de linfócitos T_{FH} é responsável pela hipogamaglobulinemia da XLP. O tratamento é baseado em HSCT.

Síndromes de imunodeficiência

As síndromes de imunodeficiência incluem um grupo heterogêneo de desordens caracterizadas por manifestações imunes e extraimunes. As anormalidades imunológicas associadas a essas doenças podem envolver a imunidade adaptativa e inata.

Quebras cromossômicas ocorrem no gene do TCR e de imunoglobulinas na ataxia telangiectasia hereditária

A ataxia telangiectasia (AT) hereditária é herdada como um traço autossômico recessivo. Crianças acometidas desenvolvem um andar oscilante (ataxia) ao redor dos 18 meses e, ao final, necessitam de cadeira de rodas. Capilares dilatados (telangiectasia) aparecem nos olhos e na pele ao redor dos 6 anos de idade (Fig. 16.12). A AT é acompanhada por uma deficiência de linfócitos T variável. Cerca de 70% dos pacientes com AT são deficientes em IgA e alguns também têm deficiência de IgG2 e IgG4.

P. De que outras formas IgA, IgG2 e IgG4 estão relacionadas (ao contrário de IgM, IgG1 e IgG3)?

R. Os genes de cadeia pesada de IgA1, IgA2, IgG2 e IgG4 encontram-se todos abaixo do gene VDJ recombinado de IgM, IgG1 e IgG3 (Fig. 9.16). Isso pode ser responsável pela deficiência seletiva em fazer a mudança de classe para IgA, IgG2 e IgG4. A mudança de classe envolve a produção e resolução de quebras de DNA de cadeia dupla.

O número e a função dos linfócitos T circulantes encontram-se imensamente diminuídos, havendo, portanto, depressão da imunidade mediada por célula. Os pacientes desenvolvem sinusite e infecções pulmonares graves. Suas células exibem quebras cromossômicas, usualmente no cromossomo 7 e cromossomo 14, nos locais dos genes para o receptor de linfócito T (TCR) e genes que codificam as cadeias pesadas de imunoglobulinas.

As células dos pacientes com AT são muito suscetíveis à irradiação ionizante, pois o gene defeituoso na AT codifica uma proteína envolvida no reparo das quebras da cadeia dupla no DNA. Esta deficiência leva ao aumento do risco de condições malignas, principalmente linfoma e leucemia.

Telangiectasia ocular

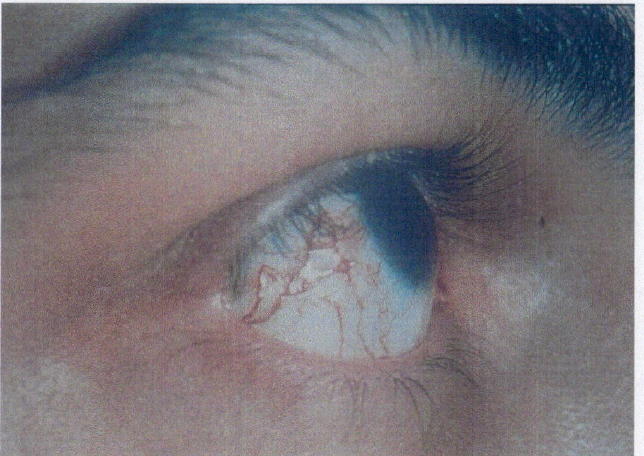

Fig. 16.12 Telangiectasia ocular em um paciente com ataxia telangiectasia.

Na síndrome de Wiskott-Aldrich há ocorrência de defeitos de linfócitos T e níveis anormais de imunoglobulinas

A **síndrome de Wiskott-Aldrich (WAS)** é uma imunodeficiência ligada ao X. Pessoas do sexo masculino afetadas por WAS:

- têm um baixo número de plaquetas (trombocitopenia), que também são usualmente pequenas no tamanho;
- desenvolvem eczema grave, assim como infecções piogênicas e oportunistas;
- geralmente têm níveis séricos elevados de IgA e IgE, níveis normais de IgG e níveis reduzidos de IgM;
- têm linfócitos T com função defeituosa.

O mau funcionamento da imunidade mediada por célula fica progressivamente pior. Os linfócitos T têm uma aparência anormal única, demonstrada pela microscopia eletrônica de varredura, refletindo uma deficiência no citoesqueleto. Eles têm menos microvilos na superfície celular do que linfócitos T normais. Deficiências semelhantes de reorganização do citoesqueleto são observadas nos monócitos e células dendríticas dos pacientes, com comprometimento grave na formação de filopódio e migração em resposta às quimiocinas. Os pacientes com WAS também têm uma deficiência grave na atividade citolítica de células NK, o que é responsável pelo aumento na taxa de infecções por vírus da herpes.

A proteína da síndrome de Wiskott-Aldrich (WASp) desempenha um papel crítico na reorganização do citoesqueleto. Nos linfócitos T e NK, ela participa da formação da sinapse imunológica, favorecendo a estreita interação dos linfócitos T com células dendríticas e células B, e de células NK com células-alvo.

Devido à gravidade da doença e à expressão do gene WAS estar restritas ao sistema hematopoiético, o tratamento definitivo é baseado em HSCT.

A deficiência de STAT3 provoca comprometimento no desenvolvimento e função de linfócitos TH17 na síndrome de hiper-IgE

A síndrome de hiper-IgE (HIES) pode ser herdada como um traço autossômico recessivo ou dominante; entretanto, as características clínicas e imunológicas destas formas são diferentes. A HIES autossômica dominante ocorre devido a mutações heterozigotas no gene do **transdutor de sinal e ativador de transcrição 3 (*STAT3*)**. Esse é um fator de transcrição que é ativado em resposta à ativação da via de sinalização JAK-STAT, através de receptores de citocina e do fator de crescimento que contêm a proteína gp130. Respostas biológicas a IL-6 e IL-10 encontram-se deprimidas e há comprometimento do desenvolvimento de linfócitos TH17, resultando na baixa secreção de IL-17 e IL-22. Isso causa comprometimento na defesa imune contra infecções bacterianas e fúngicas; além disso, também há acometimento da produção de moléculas antibacterianas (p. ex., defensinas) por células epiteliais. O fenótipo clínico inclui eczema e infecções cutâneas e pulmonares sustentadas por *S. aureus* (com formação de pneumatoceles) e *Candida* spp. Pacientes com deficiência de STAT também apresentam queda defeituosa da dentição primária, escoliose, aumento no risco de fraturas ósseas, hiperextensibilidade articular e traços faciais característicos.

Em contraste, a síndrome HIES autossômica recessiva ocorre devido a mutações no gene **dedicador de citocinese 8 (*DOCK8*)**, que codifica uma proteína envolvida na reorganização do citoesqueleto. Os pacientes com deficiência de DOCK8 sofrem de infecções graves desde o início da vida. Infecções virais por CMV, HPV e HSV e alergias são particularmente comuns. Também há um aumento no risco de doenças malignas. Há redução marcante na proliferação *in vitro* de linfócitos T a mitógenos. Os níveis de imunoglobulina são variáveis, mas a IgG geralmente encontra-se elevada, enquanto a IgM encontra-se reduzida. O fenótipo clínico e imunológico da deficiência de DOCK8 indica que esta é uma imunodeficiência combinada.

Defeitos genéticos de fagócitos

As células fagocíticas (fagócitos polimorfonucleares e mononucleares) são importantes na defesa do hospedeiro contra bactérias piogênicas e outros microrganismos intracelulares.

Uma deficiência grave de neutrófilos (**neutropenia**) pode resultar em infecção bacteriana esmagadora. A **neutropenia congênita grave** (SCN) é definida como uma contagem de neutrófilos que é persistentemente menor que $0{,}5 \times 10^9$ células/L. Vários defeitos genéticos podem causar SCN em humanos. A maioria destes pacientes tem um bloqueio grave no desenvolvimento mieloide na medula óssea. A forma mais comum de SCN ocorre devido à mutação no gene *ELA2*, que codifica a elastase do neutrófilo. Em alguns casos, as mutações do *ELA2* causam neutropenia cíclica, com oscilações na contagem de neutrófilos, que alcança um ponto mais baixo a cada 21 dias, aproximadamente, resultando na periodicidade das infecções.

Dois grupos de defeitos genéticos acometem a função de fagócitos sem alterar seu desenvolvimento:

- doença granulomatosa crônica (CGD); e
- deficiência na adesão leucocitária (LAD).

Essas desordens são clinicamente importantes pelo fato de resultarem na suscetibilidade a infecções graves e serem geralmente fatais.

A doença granulomatosa crônica resulta de um defeito na via de redução do oxigênio

Pacientes com CGD apresentam **NADPH oxidase** defeituosa, que catalisa a redução de O_2 para $\bullet O_2^-$ pela reação: $NADPH + 2O_2 \rightarrow NADP^+ + 2\bullet O_2^- + H^+$. Eles são, portanto, incapazes de formar ânions superóxido (O_2^-) e peróxido de hidrogênio em seus fagócitos, após a ingestão de microrganismos.

P. Qual seria a consequência da falha na geração de superóxido?

R. Os fagócitos não podem exterminar prontamente bactérias ou fungos ingeridos, particularmente organismos produtores de catalase (Fig. 7.18 e o Cap.14).

Como resultado, os microrganismos permanecem vivos em fagócitos de pacientes com CGD. Isso dá início a uma resposta mediada por células contra antígenos microbianos intracelulares persistentes, com formação de granulomas.

Crianças com CGD desenvolvem pneumonia, infecções em linfonodos (linfadenite) e abscessos na pele, fígado e outras vísceras. Infecções por *Staphylococcus aureus* são particularmente comuns, entretanto pacientes com CGD são propensos unicamente a infecções fúngicas (*Aspergillus* e *Candida*, em particular) e micobacterianas. O tratamento da CGD requer uso regular de profilaxia antibacteriana e antifúngica e manejo agressivo das infecções. O HSCT pode fornecer uma cura definitiva.

A LAD ocorre devido a defeitos no tráfego de leucócitos

O receptor CR3 na membrana do fagócito que se liga ao C3bi em microrganismos opsonizados é crítico para a ingestão de bactérias por fagócitos. Este receptor é deficiente em pacientes com **LAD tipo 1** (LAD1), que consequentemente desenvolvem infecções bacterianas, particularmente na boca e no trato gastrointestinal. O CR3 é composto por duas cadeias polipeptídicas:

- uma cadeia α de 165 kDa (CD11b); e
- uma cadeia β de 95 kDa (CD18).

Na LAD1, há uma deficiência genética da cadeia β, codificada por um gene no cromossomo 21.

Duas outras proteínas integrinas compartilham a mesma cadeia β que o CR3 – a saber, antígeno funcional do linfócito (LFA-1) e p150,95 (Cap. 6); essas proteínas também são defeituosas na LAD1.

O LFA-1 é importante na adesão celular e interage com a molécula de adesão intercelular-1 (ICAM-1) em superfícies celulares endoteliais e em outras membranas celulares. Devido ao defeito na LFA-1, os fagócitos de pacientes com LAD1 não conseguem aderir ao endotélio vascular e, assim, migrar para fora dos vasos sanguíneos em direção às áreas de infecção. Como resultado, os pacientes com LAD1 não podem formar pus de forma eficaz e isso permite a rápida propagação de invasores bacterianos.

Quando os leucócitos circulantes entram em uma área de inflamação, a velocidade de seu movimento é muito retardada pela interação das **selectinas** com seus ligantes (Fig. 6.6). A E-selectina interage com Sialyl Lewis^x (SLeX), uma molécula fucosilada que é expressa na superfície de neutrófilos e monócitos. Na **LAD2**, uma deficiência genética do transportador de fucose intracelular impede a fucosilação de glicoproteínas de membrana, incluindo a SLeX. Consequentemente, os leucócitos de pacientes com LAD2 não conseguem rolar no endotélio e falham em extravasar e alcançar tecidos inflamados. Uma vez que o metabolismo da fucose é importante também no sistema nervoso central, pacientes com LAD2 também apresentam retardo mental e dismorfismos, além de infecções.

Uma terceira forma de LAD (**LAD3**) ocorre devido ao comprometimento da sinalização da integrina, que também envolve plaquetas. Os pacientes sofrem de infecções graves e aumento de sangramento. Todas as formas de LAD são caracterizadas pela elevação marcante da contagem de leucócitos no sangue periférico (leucocitose); isso reflete a resposta da medula óssea ao estímulo inflamatório (com aumento da produção de células mieloides) e incapacidade dos leucócitos de deixarem a circulação e alcançarem tecidos periféricos.

Imunodeficiências com suscetibilidade seletiva a infecções

A maioria das formas de doença de imunodeficiência primária (PID) é caracterizada por ampla suscetibilidade a infecções, tais como infecções bacterianas em pacientes com deficiência de anticorpo, deficiência de neutrófilos ou complemento; e infecções de origem viral, fúngica ou bacteriana em pacientes com imunodeficiência combinada. Em contraste, algumas formas de PID são caracterizadas pela suscetibilidade a alguns patógenos específicos. O estudo desses pacientes tem demonstrado o papel crítico desempenhado por alguns componentes do sistema imune na resposta a esses patógenos.

A atividade microbicida dos macrófagos encontra-se comprometida por defeitos de sinalização do IFN-γ

A destruição de microrganismos intracelulares que crescem em macrófagos depende da ativação da atividade microbicida dos macrófagos por IFN-γ. Quando os microrganismos são capturados pelos macrófagos, eles secretam IL-12, a qual então se liga ao receptor de IL-12 nos linfócitos T e induz a secreção de IFN-γ.

Crianças com deficiências genéticas nos genes codificadores de IL-12, do receptor de IL-12 (IL-12R) ou do receptor de IFN-γ sofrem de infecção recorrente por micobactéria não patogênica e, em menor extensão, por salmonela. Essas diversas deficiências são herdadas como traço autossômico recessivo ou dominante. O tratamento com IFN-γ é benéfico em pacientes com mutações no IL-12 e IL-12R, enquanto o HSCT é o tratamento de escolha para pacientes com mutações no receptor de IFN-γ.

Defeitos na sinalização do TLR causam suscetibilidade a infecções piogênicas

Os receptores tipo Toll (TLR) são uma série de moléculas que são expressas na superfície celular ou na membrana de endossomas e que medeiam o reconhecimento de padrões moleculares associadas a patógenos, tais como lipopolissacarídeos, glicolipídios, RNA de cadeia simples ou dupla (Fig. 6.20). A via clássica de ativação do TLR envolve as moléculas adaptadoras MyD88 e as quinases intracelulares IRAK-4 e IRAK-1. A ativação desta via após ligação dos TLRs aos seus ligantes resulta na indução de NFκB e produção de citocinas inflamatórias (IL-1, IL-6, TNFα, IL-12). Mutações no **IRAK4** e **MyD88** causam infecções piogênicas graves e invasivas no início da vida, geralmente sem resposta inflamatória significativa. As infecções tendem a se tornar menos frequentes mais tarde na vida, quando o sistema imune adaptativo já amadureceu.

Os receptores TLR-3, -7, -8 e -9 podem ativar uma via alternativa que envolve a molécula adaptadora UNC-93B, resultando na indução de interferons tipo 1 (IFNα-β). Mutações no **TLR3** e **UNC-93B** causam suscetibilidade seletiva à encefalite por herpes simples devido à infecção por HSV-1. Infecções virais graves também são observadas em pacientes com deficiência completa de STAT1, um fator de transcrição que é ativado após a ligação do interferon tipo I ao receptor específico, o que resulta na expressão de genes dependentes de IFN.

Deficiências genéticas de proteínas do complemento

As proteínas do sistema complemento e suas interações com o sistema imune foram discutidas no Capítulo 4. Deficiências genéticas de quase todas as proteínas do complemento têm sido encontradas em humanos (Fig. 16.13) e essas deficiências revelam muito sobre a função normal do sistema complemento.

Depuração de imunocomplexos, inflamação, fagocitose e lise de bactérias podem ser afetadas pelas deficiências do complemento

As deficiências dos componentes da via clássica, C1q, C1r, C1s, C4 ou C2, resultam na propensão ao desenvolvimento de doenças do imunocomplexo, tais como o lúpus eritematoso sistêmico.

P. Por que essas deficiências resultam em doença do imunocomplexo?

R. A via clássica do complemento é necessária para a solubilização de imunocomplexos pela ligação covalente de C4b e C3b aos componentes do complexo. Ela também é requerida para o transporte dos complexos em eritrócitos em humanos (Fig. 25.6).

Deficiências de C3, fator H ou fator I resultam em um aumento da suscetibilidade a infecções piogênicas – isso se correlaciona com o importante papel de C3 na opsonização de bactérias piogênicas.

As deficiências dos componentes terminais C5, C6, C7 e C8 e dos componentes da via alternativa, fator D e properdina, resultam em uma marcante suscetibilidade à infecção pelas duas espécies patogênicas do gênero Neisseria: *N. gonorrhoeae* e *N. meningitidis*. Isso claramente demonstra a importância da via alternativa e do complexo de ataque macromolecular na lise deste gênero de bactéria.

Deficiências genéticas de complemento em humanos

grupo	tipo	deficiência	hereditariedade		
			AR	AD	XL
I	doença do imunocomplexo	C1q	•		
		C1s ou C1r + C1s	•		
		C2	•		
		C4	•		
II	angioedema	inibidor de C1		•	
III	infecções piogênicas recorrentes	C3	•		
		fator H	•		
		fator I	•		
IV	infecções por *Neisseria* recorrentes	C5	•		
		C6	•		
		C7	•		
		C8	•		
		properdina			•
		fator D	•		
V	assintomático	C9	•		

Fig. 16.13 Deficiências genéticas de complemento em humanos. (AR, fenotipicamente autossômico recessivo; AD, autossômico dominante; XL, recessivo ligado ao X.)

Todas essas deficiências de componentes do complemento determinadas geneticamente são herdadas como traços autossômicos recessivos, exceto:

- deficiência de properdina, a qual é herdada como um traço recessivo ligado ao X; e
- deficiência do inibidor C1, o qual é herdado como um traço autossômico dominante.

O edema angioneurótico hereditário (HAE) resulta da deficiência do inibidor de C1

O inibidor de C1 (C1INH) é responsável pela dissociação de C1 ativado, pela ligação com C1r2C1s2. A deficiência de C1INH resulta em HAE (Fig. 16.14), que é herdada como um traço autossômico dominante. Os pacientes apresentam episódios recorrentes de edema em diversas partes do corpo (angioedema):

- quando o edema envolve o intestino, resulta em dores abdominais excruciantes e câimbras, com vômito grave;
- quando o edema envolve a via aérea superior, os pacientes podem morrer de obstrução respiratória – angioedema de via aérea superior, portanto, representa uma emergência médica, a qual requer rápida ação para restauração da respiração normal.

O C1INH inibe não só a via clássica do complemento, mas também elementos dos sistemas da cinina, plasmina e de coagulação.

O edema é mediado por dois peptídeos gerados pela ativação não inibida do complemento e sistemas de contato com a superfície:

- um peptídeo derivado da ativação de C2, denominado cinina C2; e
- bradicinina derivada da ativação do sistema de contato (Fig. 16.15).

O efeito destes peptídeos ocorre sobre a vênula pós-capilar, onde eles causam retração de células endoteliais, formando espaços que permitem vazamento de plasma (Cap. 6).

Edema angioneurótico hereditário

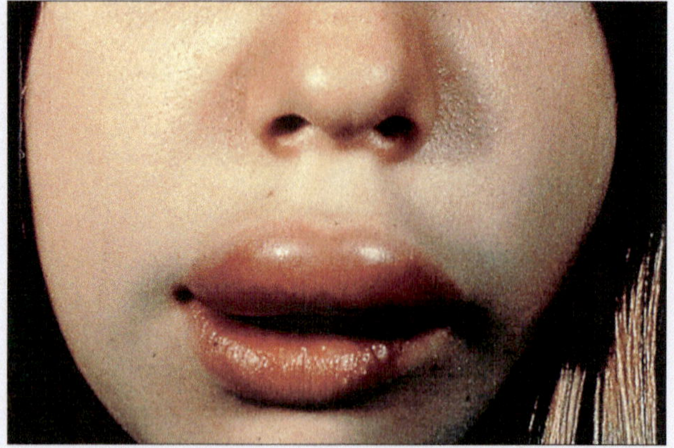

Fig. 16.14 Esta fotografia clínica mostra o inchaço localizado transitório que ocorre nessa condição.

Patogênese do edema angioneurótico hereditário

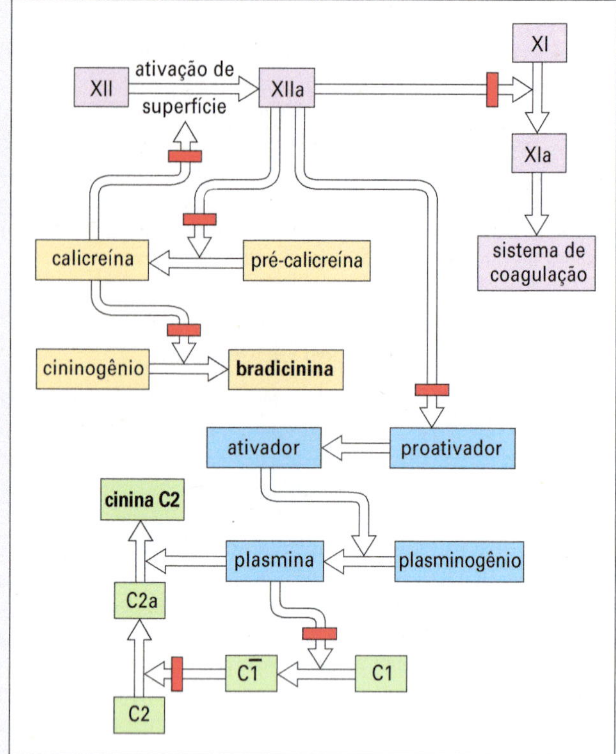

Fig. 16.15 O inibidor de C1 está envolvido na inativação de elementos dos sistemas de coagulação, cinina, plasmina e complemento, os quais podem ser ativados após a ativação dependente de superfície do fator XII (fator Hageman). Os pontos nos quais o inibidor de C1 atua estão demonstrados em vermelho. A ativação descontrolada destas vias resulta na formação de bradicinina e cinina C2, as quais induzem a formação de edema.

Há duas formas determinadas geneticamente de HAE:

- no tipo I, o gene do C1INH é defeituoso e não há formação de transcritos; e
- no tipo II, há mutações pontuais no gene do C1INH, resultando na síntese de moléculas defeituosas.

A distinção entre tipo I e tipo II é importante, pois o diagnóstico da doença tipo II não pode ser feito pela determinação quantitativa isolada do inibidor de C1 sérico. Simultaneamente, determinações de C4 devem também ser realizadas. O C4 está sempre diminuído no soro de pacientes com HAE devido à sua destruição por C1 ativado não inibido.

A deficiência de C1INH nem sempre é determinada geneticamente, mas pode ser adquirida mais tarde na vida. Em particular, pacientes com doenças autoimunes ou desordens linfoproliferativas do linfócito B (leucemia linfocítica crônica, mieloma múltiplo ou linfoma de linfócito B) podem produzir autoanticorpos contra o C1INH. Formas comerciais de C1INH estão disponíveis para uso intravenoso, para o tratamento ou prevenção de ataques agudos de angioedema.

RACIOCÍNIO CRÍTICO: IMUNODEFICIÊNCIA DE HIPER-IgM (VEJA A PÁG. 446 PARA RESPOSTAS)

Uma menina de 3 anos de idade foi trazida para o setor de emergência devido a febre e respiração rápida. Ela havia tido pneumonia uma vez aos 25 meses de idade. Ela também havia tido otite média em 10 diferentes ocasiões. Ela já havia sofrido episódios repetidos de aumento de tonsilas e linfonodos. Uma radiografia de tórax confirmou o diagnóstico de pneumomia do lobo inferior esquerdo. Culturas de sangue e escarro continham *Streptococcus pneumoniae*. A contagem de leucócito era de 13.500/mL, dos quais 81% eram neutrófilos e 14%, linfócitos. A IgM sérica era de 470 mg/dL, IgG de 40 mg/dL, e IgA e IgE eram indetectáveis. O anticorpo para toxoide tetânico era indetectável. Seu grupo sanguíneo era A-positivo, com anti-B de 1:320. A distribuição de linfócitos T, B e NK era normal, com 72% de linfócitos T $CD3^+$, 47% de linfócitos $CD4^+$, 23% de linfócitos $CD8^+$, 17% de linfócitos $CD19^+$ e 11% de linfócitos $CD16^+$.

1 Quais testes clínicos e laboratoriais levaram à suspeita de que a criança apresentava imunodeficiência de hiper-IgM (HIgM) e como você conclui que não é devido à mutação no ligante de CD40?

2 Qual o diagnóstico mais provável neste caso?

3 Como você explica que esta criança não respondia à imunização tetânica e ainda tinha um alto título de anticorpo contra a substância B do grupo sanguíneo para sua idade?

4 Que tratamento você recomendaria para os pais desta criança e o qual prognóstico você diria que ela apresenta?

Leituras sugeridas

Conley ME, Dobbs AK, Farmer DM, et al. Primary B cell immunodeficiencies: comparisons and contrasts. Annu Rev Immunol 2009;27:199–227.

Fischer A. Human primary immunodeficiency diseases. Immunity 2007; 27:835–845.

Fischer A, Le Deist F, Hacein-Bey-Abina S, et al. Severe combined immunodeficiency. A model disease for molecular immunology and therapy. Immunol Rev 2005;203:98–109.

Frank MM. Complement disorders and hereditary angioedema. J Allergy Clin Immunol 2010;125:S262–S271.

Holland SM. Chronic granulomatous disease. Clin Rev Allergy Immunol 2010;38:3–10.

Klein C. Congenital neutropenia. Hematology Am Soc Hematol Educ Program 2009;344–350.

Notarangelo LD. Primary immunodeficiencies. J Allergy Clin Immunol 2010;125:S182–S194.

Pachlopnik Schmid J, Co^te M, Ménager MM, et al. Inherited defects in lymphocyte cytotoxic activity. Immunol Rev 2010;235:10–23.

Sancho-Shimizu V, Zhang SY, Abel L, et al. Genetic susceptibility to herpes simplex virus 1 encephalitis in mice and humans. Curr Opin Allergy Clin Immunol 2007;7:495–505.

Thrasher AJ, Burns SO. WASP: a key immunological multitasker. Nat Rev Immunol 2010;10:182–192.

Zhang SY, Boisson-Dupuis S, Chapgier A, et al. Inborn errors of interferon (IFN)-mediated immunity in humans: insights into the respective roles of IFN-alpha/beta, IFN-gamma, and IFN-lambda in host defense. Immunol Rev 2008; 226:29–40.

CAPÍTULO 17

AIDS, Imunodeficiência Secundária e Imunossupressão

RESUMO

- **Deficiências nutricionais geralmente levam ao comprometimento das respostas imunes.** A desnutrição aumenta o risco de mortalidade infantil por infecção pela redução da imunidade mediada por células, o que inclui redução no número e função de linfócitos $CD4^+$ auxiliares e uma redução nos níveis de IgA secretora. Os oligoelementos ferro, selênio, cobre e zinco também são importantes na imunidade. A falta destes elementos pode levar a uma diminuição da morte de bactérias e fungos por neutrófilos, suscetibilidade a infecções virais e diminuição das respostas de anticorpos. As vitaminas A, B6, C, E e o ácido fólico são também importantes para a resistência total à infecção. Dieta e nutrição adequadas, portanto, reduzem a morbidade e mortalidade causadas pela infecção.
- **Alguns fármacos alteram seletivamente a função imune.** Os fármacos imunomoduladores podem diminuir gravemente as funções imunes. Estes fármacos são geralmente necessários para se tratar pacientes com transplante de órgãos sólidos e aqueles com uma doença autoimune. Apesar de serem necessários em tais situações, estes fármacos são geralmente de amplo espectro, aumentando, portanto, a suscetibilidade do paciente a uma ampla variedade de infecções *oportunistas* causadas por vírus, bactérias e fungos.
- **O HIV é uma causa importante de imunodeficiência.** O vírus da imunodeficiência humana (HIV) é um retrovírus que tem como alvo predominantemente os linfócitos T $CD4^+$. Infecções agudas depletam os subtipos de linfócitos T CD4 e suprimem transitoriamente o número de linfócitos T CD4 circulantes, antes de o sistema imune estabelecer o controle parcial do vírus e de iniciar-se a fase crônica da infecção. Apesar de os pacientes poderem permanecer na fase crônica em média por 10 anos, sem o tratamento com fármaco antirretroviral, os níveis de linfócitos T CD4 diminuem gradualmente, resultando em deficiência de imunidade mediada por células e suscetibilidade a infecções oportunistas com risco de morte. Este estágio final, a AIDS (síndrome da imunodeficiência adquirida) é marcada por uma baixa contagem de linfócitos T CD4, altos níveis plasmáticos de HIV, reativação de outras infecções latentes e, geralmente, doenças malignas associadas ao vírus, tais como sarcoma de Kaposi e linfoma não Hodgkin.
- **O tratamento combinado para a AIDS** com inibidores da transcriptase reversa do HIV, da protease e de entrada é razoavelmente bem-sucedido, mas associado à toxicidade a longo prazo em quase 50% das pessoas. Uma vacina eficaz permanece como uma meta ilusória, em parte devido à rápida taxa de mutação do vírus durante a transcrição reversa.

Visão geral

As imunodeficiências secundárias são adquiridas e prejudicam o desenvolvimento ou função de um sistema imune de outra maneira normal. Diferentemente das imunodeficiências primárias, que ocorrem devido a anormalidades genéticas e geralmente possuem uma apresentação clínica bem definida, os defeitos secundários são tanto mais comuns como mais heterogêneos. A estratégia terapêutica para as deficiências imunes secundárias geralmente envolve o tratamento do fator estressante extrínseco primário, associado ao aumento dos cuidados contra infecção, assim como intervenção farmacológica ou profilaxia para infecções ativas ou potenciais. As principais causas de imunodeficiência secundária incluem:

- desnutrição;
- infecção viral (p. ex., HIV);
- supressão imune iatrogênica (p. ex., após transplante de órgão);
- metástases de câncer ou leucemias, principalmente aquelas envolvendo a medula óssea; tratamentos para o câncer, tais como quimioterapia ou irradiação;
- cirurgia ou trauma;
- doença crônica, debilidade ou estresse;
- idade avançada.

Deficiências nutricionais

A desnutrição é globalmente a causa mais comum de imunodeficiência. A ligação entre nutrição e imunidade tem um longo registro histórico com períodos de fome precedendo períodos de peste. Como um diagnóstico primário, a desnutrição é um problema tratável que pode variar de uma grave desnutrição calórico-proteica (DCP) a deficiências marginais de um único micronutriente. As respostas imunes ficam significativamente comprometidas quando as calorias, macronutrientes ou qualquer micronutriente-chave encontram-se com suprimento limitado, deixando o desnutrido com risco aumentado de infecção.

Infecção e desnutrição podem exacerbar uma a outra

A desnutrição e a infecção atuam sinergicamente para deprimir a imunidade e aumentar a morbidade e a mortalidade. A presença de infecção geralmente exacerba o estado de desnutrição por meio de:

- aumento das demandas metabólicas;
- diminuição do apetite, diminuindo, portanto, a ingestão de nutrientes; e
- diminuição da absorção de nutrientes devido à infecção gastrointestinal.

Uma vez que o ciclo se inicia, ele se autopropaga, pois a infecção compromete a imunidade, a qual então contribui para a evolução da infecção e debilidade (Fig. 17.1). Em um nível populacional, isto pode levar à diminuição da produtividade, diminuindo ainda mais os recursos econômicos e alimentares e, novamente, conduzindo ao ciclo de desnutrição e deficiência imune.

Os fatores de risco para desnutrição incluem pobreza, escassez de alimento, analfabetismo e debilidade crônica. Os impactos da desnutrição são observados globalmente. A Organização Mundial da Saúde (OMS) estima que, no mundo, 50% das mortes infantis são devido à desnutrição, muitas em nações em desenvolvimento. Entretanto, a desnutrição não é apenas um problema dos países mais pobres. Nos EUA, estima-se que menos de 50% dos idosos estão adequadamente nutridos, e mesmo em populações que consomem quantidades adequadas de calorias, a pouca ingestão de nutrientes na dieta pode causar deficiências nutricionais marginais com um impacto prejudicial significativo na morbidade e mortalidade.

É difícil se referir ao impacto individual de qualquer micronutriente isolado na função imune, pois a desnutrição geralmente está presente junto com deficiências múltiplas. Para se entender o papel dos nutrientes na função imune, muitos estudos têm avaliado as correlações tanto da DCP quanto de micronutrientes isolados nas taxas de infecção e respostas imunes. Por exemplo, em um estudo em pacientes com trauma e cirurgia, aqueles que apresentaram níveis mais baixos de albumina sérica tiveram um risco aumentado para complicações infecciosas. Além dos estudos populacionais, tanto estudos *in vitro* com células imunes humanas quanto estudos *in vivo* com animais têm auxiliado na elucidação dos efeitos diretos da desnutrição sobre a imunidade. Em alguns casos, tem-se estabelecido o efeito usando-se dietas deficientes em um nutriente isolado. A seguir, apresentamos uma visão geral destes achados.

Desnutrição e infecção exacerbam uma a outra em um círculo vicioso

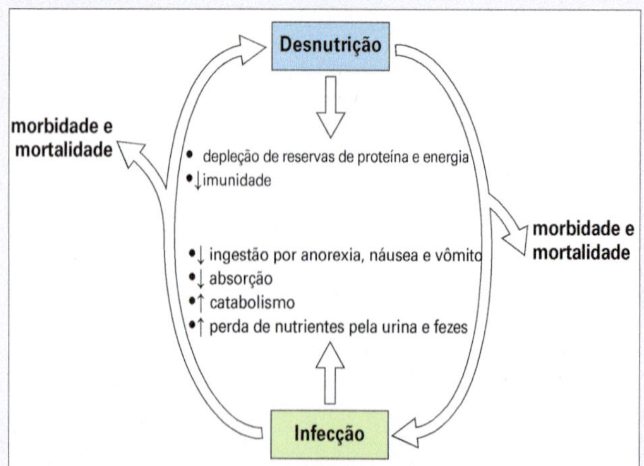

Fig. 17.1 Desnutrição e infecção exacerbam uma a outra em um círculo vicioso.

Desnutrição calórico-proteica e disfunção linfocitária

Apesar de nem todos os mecanismos envolvidos estarem esclarecidos, diversos estudos têm correlacionado a DCP com defeitos em todos os aspectos da defesa pelo sistema imune, mas principalmente com a imunidade mediada por células. A atrofia linfoide é uma característica morfológica importante da desnutrição. O timo, em particular, é um barômetro sensível em crianças jovens, e a grande perda de peso e o tamanho do órgão resultam efetivamente em **timectomia nutricional**. Tanto o aumento da apoptose de timócitos $CD4^+$ $CD8^+$ imaturos quanto a diminuição na proliferação contribuem para a involução do timo. A atrofia é evidente nas áreas periarteriolares timo-dependentes do baço e na porção paracortical dos linfonodos. A diminuição dos hormônios tímicos, timulina e timopoetina, acompanha esta perda de celularidade. Histologicamente:

- a arquitetura lobular encontra-se mal definida;
- há uma perda da demarcação corticomedular;
- há poucas células linfoides; e
- os corpúsculos de Hassall encontram-se aumentados e degeneram-se – alguns podem estar calcificados.

Sendo assim, na DCP há uma diminuição significativa do número de linfócitos T circulantes, com acometimento desproporcional dos linfócitos T CD4, resultando em uma baixa relação $CD4^+/CD8^+$. Estudos funcionais em camundongos recebendo dietas deficientes em proteínas têm demonstrado que tanto o baixo número de precursores de linfócitos T quanto a diminuição da resposta proliferativa dos linfócitos remanescentes a antígeno contribuem para a incapacidade de combater a infecção viral.

Mecanisticamente, a DCP pode contribuir para os defeitos funcionais dos linfócitos devido à limitação da disponibilidade do aminoácido glutamina, necessário tanto para a síntese de nucleotídeo e produção de citocina, quanto para o aumento do estresse oxidativo. Além disso, a DCP causa desequilíbrios nos sinais neuroendócrinos, afetando a sobrevivência de linfócitos. Os glicocorticoides liberados durante o estresse encontram-se aumentados na DCP, enquanto os níveis de leptina estão diminuídos. A leptina, um hormônio liberado por tecidos adiposos, possui efeitos pleiotrópicos, mas em camundongos isso pode proteger os timócitos da apoptose induzida por glicocorticoides. Não é surpreendente, então, que a DCP diminua significativamente a imunidade mediada por células.

Os defeitos funcionais de linfócitos B são menos evidentes na DCP. Apesar de os níveis séricos de anticorpos estarem geralmente normais, estudos clínicos têm encontrado uma redução na resposta do anticorpo IgA secretor a antígenos vacinais comuns, o que pode contribuir para uma maior incidência de infecções de mucosa.

A nutrição também afeta mecanismos inatos da imunidade

A desnutrição também causa defeitos na resposta da imunidade inata, por exemplo,

- um maior número de bactérias se liga às células epiteliais de indivíduos desnutridos;
- há comprometimento da cicatrização de feridas;
- há diminuição da produção de certas citocinas inflamatórias, tais como IL-2 e TNF-α;
- há diminuição da opsonização, em grande parte devido a uma redução nos níveis de diversos componentes do complemento – C3, C5 e fator B.

P. Como uma diminuição nos componentes do complemento afetaria a imunidade inata?
R. A diminuição da opsonização e morte de microrganismos extracelulares aumentam a suscetibilidade a infecções bacterianas (Cap. 4).

Deficiências de oligoelementos têm impacto na imunidade

O zinco é um dos diversos oligoelementos essenciais para o ótimo funcionamento do sistema imune. A OMS estima que cerca de um terço da população mundial esteja acometido por algum nível de deficiência de zinco. Em particular, as populações com dietas baseadas em vegetais estão em risco, uma vez que a fibra e o fitato dos alimentos vegetais inibem a absorção de zinco. Semelhante às deficiências proteicas, a **privação de zinco** pode causar uma involução progressiva do timo, com uma redução rápida e significativa do peso do timo, principalmente devido à perda da região cortical. O zinco é um elemento estrutural tanto do hormônio peptídico timulina, assim como de muitos fatores de transcrição. Assim, a redução da atividade da timulina contribui para a atrofia do timo e linfonodos, e a diminuição da atividade de fatores como NFκB evita a produção adequada de IL-2 e IFN-γ, comprometendo as respostas imunes mediadas por células. A atividade lítica de células NK também se encontra diminuída na deficiência de zinco.

A **deficiência de ferro** resulta em uma redução da capacidade de fagocitose ou morte de bactérias e fungos pelos neutrófilos, assim como em uma diminuição da resposta de linfócitos a mitógenos e antígenos, e comprometimento da atividade de células NK. O ferro é uma faca de dois gumes, uma vez que as enzimas dependentes de ferro têm papéis cruciais na função dos linfócitos e dos fagócitos, enquanto a biodisponibilidade de ferro favorece o crescimento de muitos microrganismos.

P. De que maneiras os neutrófilos e macrófagos restringem a disponibilidade de ferro para os microrganismos?
R. Proteínas solúveis, tais como lactoferrina produzida por neutrófilos, reduzem a disponibilidade de ferro livre no fagolisossoma. Os macrófagos possuem bombas iônicas (p. ex., nRAMP) em sua membrana fagossomal, que removem o ferro do fagossomo (Cap. 15).

O **selênio**, incorporado como aminoácido selenocisteína, é um componente importante dos antioxidantes catalase e glutationa peroxidase. *In vitro*, a deficiência de selênio leva à diminuição das respostas de linfócitos T, diminuição da função de células NK e alteração da produção de citocinas. Há alguma correlação entre os baixos níveis de selênio e a progressão da doença em pacientes infectados com HIV, e com o aumento dos títulos virais nos pacientes recebendo o vírus da pólio atenuado; entretanto, o impacto da suplementação de selênio na imunidade antiviral permanece não esclarecido.

Deficiências de vitaminas e função imune

Deficiências isoladas das **vitaminas B1, B6** e **B12** são raras; entretanto, assim como com todos nutrientes, as deficiências graves têm impacto nas respostas imunes. Estudos *in vivo* avaliando os efeitos de deficiências de vitamina B, tanto em humanos quanto em modelos animais, provam tipicamente um comprometimento da celularidade no timo e linfonodos, diminuição de respostas proliferativas e diminuição da produção de anticorpos. A **vitamina C** e a **vitamina E** possuem funções antioxidantes. Os níveis séricos de vitamina C diminuem rapidamente com o estresse ou infecção. O tratamento de DCs *in vitro* com a vitamina C pode mediar a ativação de p38 e NFκB, aumentando a secreção de IL-12. O tratamento de macrófagos com vitamina E, através de seu papel antioxidante, pode diminuir a produção de PGE_2.

P. Como pode um aumento na secreção de IL-12 ou uma diminuição de PGE_2 influenciar as respostas imunes?
R. As PGE_2 normalmente suprimem a produção de IL-12, o aumento global da IL-12 favoreceria as respostas tipo T_H1.

Outros trabalhos também têm documentado os efeitos imunorreguladores da **vitamina A** na função imune. A deficiência de vitamina A, que é endêmica em países em desenvolvimento, compromete as barreiras epitelial e mucosa, levando à hiperplasia, à perda de células produtoras de muco, e à suscetibilidade à infecção gastrointestinal. Além disso, há uma redução no número e função de subtipos de linfócitos, principalmente aqueles do tecido linfoide associado ao intestino, contribuindo para os defeitos globais dos níveis de IgA.

P. NFATc1, um membro da família do fator de transcrição NFAT, é necessário para o desenvolvimento da população de célula B B-1. Experimentos recentes utilizando camundongos têm demonstrado que a deficiência de vitamina A reduz gravemente a expressão de NFAT-c1, resultando em perda da população de B-1. Por que isso poderia contribuir para defeitos na imunidade da mucosa?
R. Células B1 são células que se autorrenovam e que contribuem significativamente para a resposta de IgA de mucosa e são importantes para manutenção da homeostase com bactérias intestinais comensais.

Até o advento dos antibióticos, o óleo de fígado de bacalhau e a luz do sol, ambos fontes de **vitamina D**, eram utilizados como tratamentos primários para tuberculose (TB). A deficiência de vitamina D pode levar ao aumento das taxas de infecção, e estudos recentes têm começado a elucidar alguns dos mecanismos moleculares envolvidos no papel anti-infeccioso da vitamina D. Muitos tipos celulares expressam o receptor de vitamina D (VDR), e além de os metabólitos da vitamina D poderem modular as respostas imunes adaptativas, eles também podem aumentar a imunidade inata. Importante, particularmente para TB, é a sinalização via VDR, que pode aumentar a expressão tanto de catelicidina quanto de defensina, aumentando, portanto, a atividade antimicrobiana dos macrófagos (Cap. 7).

Diversos estudos em animais com deficiência de **vitamina A** têm demonstrado que a suplementação de vitamina A ou de seus metabólitos aumenta as respostas imunes à vacinação e a produção de anticorpos contra antígenos T-dependentes e polissacarídicos. Entretanto, o benefício para a saúde da incorporação de suplementos de vitamina A nos programas de vacinação para doenças tais como sarampo, pólio, difteria, coqueluche e tétano tem sido equivocado. Há alguma evidência de que a falha em alguns estudos em de fato corrigir a deficiência de vitamina A pode, em parte, contribuir para os maus resultados. Enfim, é importante observar que a desnutrição devido à ingestão ou absorção insuficiente é raramente unidimensional. Por isso, a interpretação de tais estudos nos quais se suplementa com os micronutrientes isoladamente deve levar em consideração que pode haver permanência de outras deficiências nutricionais.

A obesidade está associada à alteração das respostas imunes

Apesar de os mecanismos permanecerem não esclarecidos, a obesidade aumenta a suscetibilidade a infecções nasocomiais e pós-cirúrgicas e aumenta o risco de complicações sérias de infecções comuns. Indivíduos e animais obesos apresentam alteração de diversas respostas imunes, incluindo:

- citotoxicidade;
- atividade de NK; e
- capacidade dos fagócitos eliminarem bactérias e fungos.

Níveis alterados de alguns micronutrientes, lipídios e hormônios podem explicar estas alterações imunológicas.

Imunodeficiência secundária a tratamentos farmacológicos

Diversas classes de fármacos suprimem a função imune, tanto intencionalmente como um efeito terapêutico quanto como um efeito colateral indesejado. Por exemplo, pacientes que receberam transplantes de órgãos geralmente recebem uma variedade de imunossupressores para evitar a rejeição do tecido do doador e para tratar a doença do enxerto contra o hospedeiro (GvHD, Cap. 21). Do mesmo modo, pacientes com reações inflamatórias, alérgicas ou autoimunes graves geralmente requerem imunossupressão terapêutica (Cap. 20 e Seção 5). Os tratamentos farmacológicos que suprimem a imunidade como um efeito colateral incluem os tratamentos para câncer como reagentes citotóxicos ou antimetabólitos que podem ainda deprimir gravemente a hematopoiese na medula óssea. A seguir, avaliaremos as diferentes classes de fármacos imunossupressores comumente utilizados e seus impactos na função imune.

Supressão imune iatrogênica após transplante de órgão

Os receptores de transplantes de órgãos recebem regimes imunossupressores, geralmente em longo prazo, devido a diferenças genéticas que fazem com que seu sistema imune reconheça os órgãos do doador como estranhos. O objetivo destes tratamentos é essencialmente evitar a resposta imune contra os tecidos do doador ou do hospedeiro, tentando minimizar os efeitos colaterais tóxicos e a suscetibilidade do paciente a infecção. Os efetores primários tanto para a rejeição de órgão do doador quanto para a GvHD são os linfócitos T. Sendo assim, tanto os fármacos imunossupressores profiláticos quanto os terapêuticos têm como alvo a classe de linfócitos T do sistema imune. A seguir, resumimos brevemente a imunologia do transplante e os fármacos que auxiliam na prevenção da rejeição, e o Capítulo 21 discute sobre estes assuntos com mais detalhes.

As estratégias para suprimir os danos mediados pelos linfócitos T incluem interferência em:

- sinalização e ativação de receptores de linfócitos T;
- secreção de citocina;
- função citolítica;
- proliferação de células; e
- controle de mediadores inflamatórios.

Fármacos tais como a ciclosporina A e o tacrolimus se ligam à imunofilina celular e, como um complexo, inibem a calcineurina. Este bloqueio diminui a sinalização de linfócitos T mediada pela translocação de NFAT que, por sua vez, diminui a produção de IL-2 e IFN-γ, comprometendo tanto a ativação quanto a proliferação de linfócitos T. O fármaco sirolimus também se liga a uma imunofilina; entretanto, esta interação resulta na inibição da resposta, mais do que na produção de IL-2, também bloqueando tanto a proliferação quanto a ativação de algumas subclasses de linfócitos.

A interferência na proliferação celular é outro mecanismo de imunossupressão. Fármacos tais como a azatioprina ou o inibidor mais específico de linfócitos, micofenolato de mofetila, impedem a proliferação de linfócitos B e T por interferirem na síntese de DNA.

Os glicocorticoides e seus análogos funcionais são potentes fármacos anti-inflamatórios com efeitos em todos os ramos da resposta imune. Em vista de seu amplo uso, incluímos a seguir uma discussão mais detalhada desta classe de fármacos.

Glicocorticoides são potentes imunomoduladores

Entre os agentes farmacológicos que diminuem as respostas imunes, os glicocorticoides são os de aplicação mais ampla. Os glicocorticoides têm efeitos pleiotrópicos que variam com a dose e duração de uso; entretanto, são talvez mais bem conhecidos pelos seus potentes efeitos anti-inflamatórios. Eles têm sido os fármacos de primeira linha por décadas no tratamento de uma variedade de condições inflamatórias e alérgicas, e continuam sendo um importante componente dos regimes imunossupressores após transplante de órgão.

Os pacientes podem receber glicocorticoides:

- sistemicamente, por exemplo, durante o período inicial imediatamente após o transplante de órgão (Cap. 21);
- localmente, por exemplo, como inalação para o tratamento de asma (Cap. 23);
- topicamente, por exemplo no tratamento de hipersensibilidade de contato induzida por hera venenosa (Cap. 23).

Os glicocorticoides são encontrados naturalmente como esteroides produzidos pelo córtex adrenal. Em resposta a estresse crônico ou a citocinas inflamatórias, uma cascata de sinais hormonais originados no hipotálamo conduz à produção adrenal do esteroide imunomodulador, cortisol (Fig. 17.2 e veja a Fig. 11.17). O cortisol e seus análogos são hormônios esteroides pequenos que atravessam prontamente a membrana celular e se ligam a receptores glicocorticoides citosólicos. Receptores de glicocorticoides ativados entram no núcleo e podem tanto se ligar diretamente ao DNA para afetar a transcrição gênica, como regular a expressão por romper outros complexos de fatores de transcrição, tais como NFκB e AP-1 (Cap. 8).

A duração dos efeitos negativos desta regulação transcricional varia de diversas horas a diversos dias, dependendo da taxa de *turnover* proteico e da expressão proteica *de novo* que pode variar entre diferentes vias, provocando mudanças na resposta celular. Podem ainda ocorrer efeitos imunossupressores mais rápidos dos glicocorticoides. Em linfócitos T, por exemplo, o tratamento com análogos de esteroides impede a atividade das tirosina quinase, Fyn e Lck.

P. Como a supressão de Fyn e Lck afetaria as respostas de linfócitos T?
R. Durante a sinalização do TCR, ambas, Lck e Fyn, são importantes na ativação tanto da cascata da fosfolipase C quanto da cascata das MAP quinase. Por isso, a prevenção da atividade da tirosina quinase suprimiria a ativação de linfócitos T na resposta aos antígenos.

Eixo hipotalâmico-hipofisário-adrenal (eixo HPA)

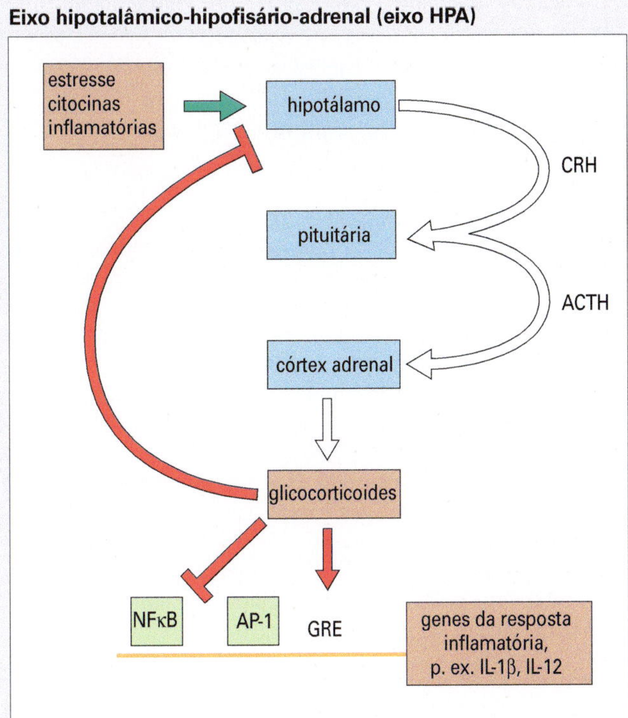

Fig. 17.2 O eixo hipotalâmico-hipofisário-adrenal (eixo HPA). A sinalização neuroendócrina desempenha um papel-chave na integração da retroalimentação positiva do sistema imune para manter a homeostase. As citocinas inflamatórias desencadeiam a liberação do hormônio liberador de corticotropina (CRH) pelo hipotálamo. Os elevados níveis de CRH desencadeiam a produção de hormônio adrenocorticotrópico pela pituitária que, por sua vez, sinaliza às glândulas adrenais a aumentarem a produção de glicocorticoide. A ligação dos glicocorticoides aos seus receptores pode interferir na ligação dos complexos fatores de transcrição NFκB e AP-1 a regiões promotoras. Além disso, eles podem interferir na transcrição por se ligarem diretamente aos elementos responsivos aos glicocorticoides (GRE) Inibitórios. Sob condições normais, esta via de sinalização serve como parte da anulação das respostas imunes pela alça de retroalimentação negativa após o controle da infecção.

Efeitos funcionais do tratamento com esteroide

Os glicocorticoides têm efeitos significativos em ambos os ramos, inato e adaptativo, do sistema imune. Há uma intensa supressão da secreção de citocinas inflamatórias (IL-1β, IL-6, IL-8, TNF-α, IL-12) e expressão de quimiocina. Ambas contribuem para diminuição do recrutamento de neutrófilos e macrófagos para os locais de lesão ou infecção. Os glicocorticoides interferem na síntese de prostaglandinas, produção de COX2 e também na degranulação de mastócitos. Curiosamente, enquanto os glicocorticoides aumentam tanto a fagocitose de antígenos opsonizados quanto a captação via receptores de varredura, eles reduzem a ativação de células dendríticas (aumento da expressão de MHC de classe II e de moléculas coestimuladores B7).

Dentro do ramo adaptativo da imunidade, a intensa regulação negativa das citocinas inflamatórias e a resposta de linfócitos T a estas citocinas preferencialmente desviam o perfil imune adaptativo de TH1 para TH2 (Cap. 11). Em particular, os glicocorticoides suprimem tanto a produção de IL-12 por DC quanto a expressão do receptor de IL-12 pelos linfócitos T. Em contraste, o efeito dos corticosteroides na resposta de linfócitos B é menos intensa. Por isso, em geral, as respostas imunes humorais predominam sobre as respostas mediadas por células durante o tratamento com glicocorticosteroide.

P. Após a alta dosagem de esteroide por um longo período, há uma diminuição modesta em todos os isótipos de imunoglobulina. Por que isso ocorre?

R. A falta de auxílio pelos linfócitos T CD4+ para os linfócitos B resultará em uma redução geral nos números de linfócitos B maduros que se desenvolvem.

Enquanto os glicocorticoides são uma ferramenta inestimável, particularmente para o controle de processos inflamatórios, eles geralmente são utilizados por curtos períodos devido ao risco de efeitos colaterais potentes. Ao se administrar qualquer um dos fármacos imunossupressores, os médicos devem pesar os benefícios terapêuticos em relação aos riscos de ampla imunossupressão. Por isso, o desafio farmacológico que permanece é o de se desenvolver fármacos que tenham como alvo apenas aquelas respostas imunes envolvidas no processo patológico ou na rejeição de órgão, enquanto deixam intacto ao máximo o funcionamento global do sistema imune. Isso, de alguma forma, permanece como uma meta ilusória devido à natureza altamente integrada do sistema imune, em que a perturbação de um ramo afeta a função dos outros.

Outras causas de imunodeficiências secundárias

Há diversas outras condições clínicas que levam à supressão imune e aumentam a suscetibilidade a infecção. Muitos regimes quimioterápicos, assim como o tratamento radioativo para o câncer, têm as células em divisão como alvo e causam perda de células precursoras na medula óssea. De modo semelhante, as metástases de câncer no osso e a leucemia envolvendo a medula óssea podem diminuir o rendimento da medula óssea ou levar à geração de populações de leucócitos imaturas ou atípicas. Cirurgias de grande porte e/ou trauma, assim como fatores estressantes ou debilidade crônica e a idade avançada, correlacionam-se todos com uma diminuição da função imune, em parte devido à regulação positiva de glicocorticoides endógenos. Por último, as infecções virais podem causar perda da função imune.

O vírus da imunodeficiência humana causa AIDS

A infecção pelo vírus da imunodeficiência humana (HIV) é a segunda maior causa de deficiência imune, atrás apenas da desnutrição, sendo uma causa importante de morbidade e mortalidade no mundo. O HIV é um retrovírus que, ao infectar, tem como alvo celular primário os linfócitos T CD4+, DCs e macrófagos. Caso não tratado, o HIV leva à depleção do sistema imune ou à síndrome da imunodeficiência adquirida (AIDS), deixando o hospedeiro suscetível a infecções oportunistas fatais. Ocorrem doenças causadas por agentes infecciosos normalmente não patogênicos, tais como pneumonia por *Pneumocystis jirovecii*, retinite por citomegalovírus e meningite criptococócica, assim como câncer como o sarcoma de Kaposi e o linfoma não Hodgkin.

Presente principalmente na circulação sanguínea, sêmen, secreções vaginais e no leite materno de indivíduos infectados, o HIV é transmitido principalmente através de relação sexual sem proteção, agulhas/produtos com sangue contaminado ou verticalmente da mãe para o filho durante o período perinatal. Em geral, mais de 30 milhões de pessoas estão vivendo com o vírus, com 2-3 milhões recém-infectados e uma estimativa de 1,6-2,1 milhões de mortes a cada ano (estimativa da OMS, 2009). Mais de 25 milhões de pessoas já morreram de AIDS desde as descrições dos primeiros casos em 1981.

Há duas variantes principais, o HIV-1 e HIV-2:

- o HIV-2 é endêmico na África Ocidental e parece ser menos patogênico;
- o HIV-1 tem diversos subtipos (ou variantes genômicas), os quais são designados pelas letras A até K, e a prevalência dos diferentes subtipos varia de acordo com a região geográfica – mais de 90% das pessoas infectadas com o HIV-1 vivem em países em desenvolvimento e 80% da propagação é pela via sexual.

Ciclo de vida do HIV

O HIV é um lentivírus RNA de fita simples. Cada virion envelopado contém duas cópias do genoma de 10 quilobases, cada uma codificando nove genes flanqueados em cada extremidade por uma longa sequência repetida terminal (LTR). As LTRs são essenciais para a integração do DNA viral ao cromossomo do hospedeiro e ainda fornecem locais de ligação para início da replicação.

O genoma do HIV contém genes *gag* (codificam proteínas do capsídeo), *pol* (codificam as enzimas transcriptase reversa, protease e integrase) e *env* (proteína do envelope) (Fig. 17.3). Além desses três produtos genômicos principais, o vírus codifica seis proteínas reguladoras e acessórias (Tat, Rev, Vpr, Vpu, Vif e Nef). Transcritos de *splicing* alternativo com matrizes de leitura aberta (OPR, do inglês, *open reading frame*) sobrepostas permitem a expressão coordenada destas proteínas a partir do genoma do HIV compacto.

O HIV tem como alvo os linfócitos T CD4 e fagócitos mononucleares

O HIV tem como alvo principal os linfócitos T CD4+, macrófagos CD4+ e algumas células dendríticas (DC). O *env* codifica um precursor de 160 kDa das glicoproteínas do envelope e a clivagem proteolítica gera a gp120 e a gp41. A infecção das células-alvo requer a ligação inicial do gp120 ao principal receptor, o CD4. A entrada do vírus ainda requer uma ligação adicional a correceptores, mais comumente os receptores de quimiocina CCR5 e CXCR4. Uma vez ligado às células, a interação via gp41 medeia a fusão célula-vírus. Com a entrada do capsídeo do HIV, a transcrição reversa do genoma RNA gera cDNA que, subsequentemente, se integra ao DNA do hospedeiro. Estes últimos dois passos ocorrem principalmente no interior de células ativadas.

Diferenças na sequência de glicoproteínas do envelope determinam se o vírus pode utilizar os receptores de quimiocina CCR5 ou CXCR4, ou ambos. As variantes do HIV que utilizam CCR5 ou

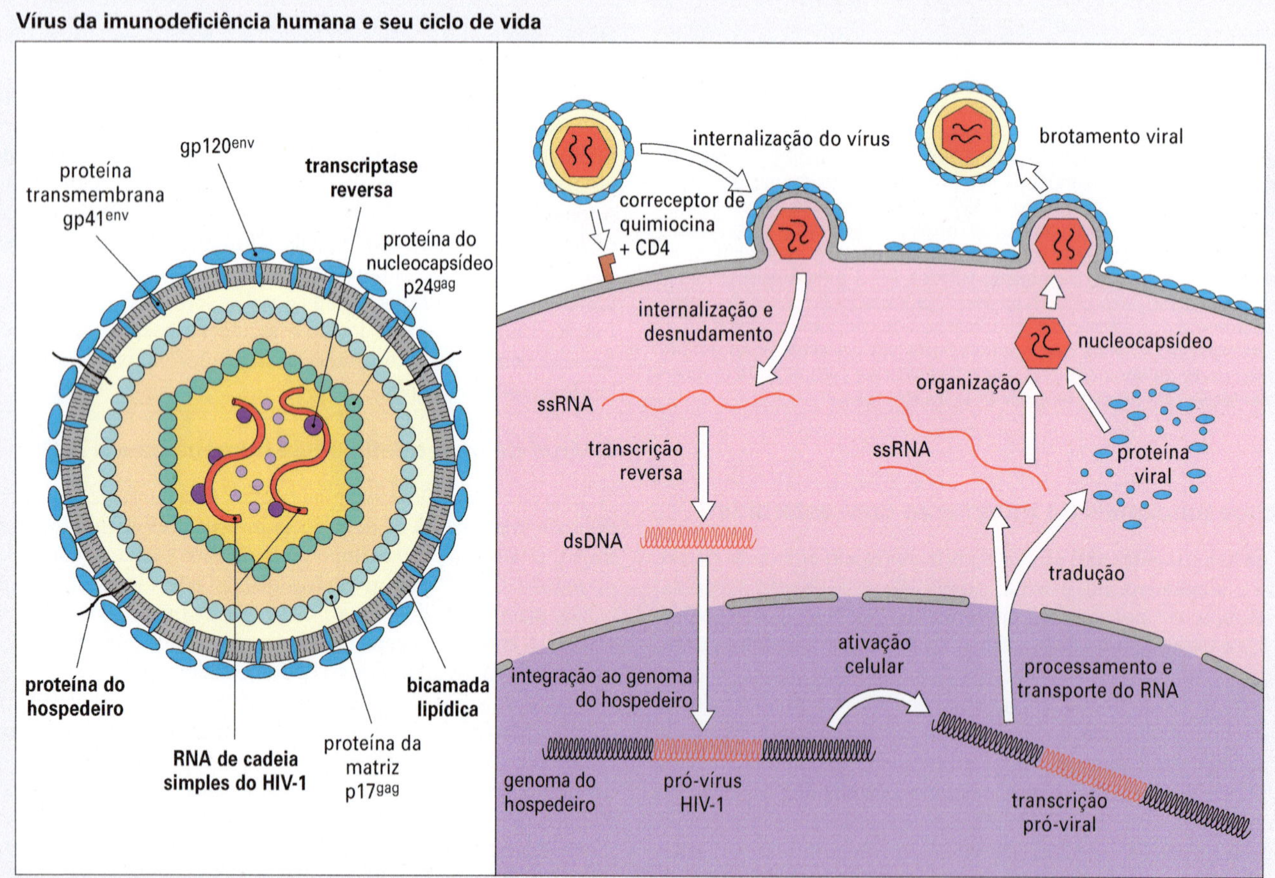

Fig. 17.3 Após ligação ao CD4 e a um correceptor de quimiocina (geralmente CCR5), a membrana do vírus funde-se com a membrana celular para permitir a entrada na célula. Após o desnudamento, a transcrição reversa do RNA viral resulta na produção de DNA de dupla-hélice (dsDNA). Este é inserido no genoma do hospedeiro como o pró-vírus HIV, por uma enzima integrase codificada pelo vírus, que é um alvo para novas medicações antivirais atualmente em desenvolvimento. A ativação celular leva à transcrição e à produção de mRNAs virais. As proteínas estruturais são produzidas e reunidas. Os vírus HIV livres são produzidos por brotamento viral a partir da célula hospedeira, após ocorrer a organização interna pela clivagem de uma grande proteína do nucleocapsídeo precursora em pequenos componentes de proteína do nucleocapsídeo por uma enzima protease codificada pelo vírus, produzindo partículas virais maduras, as quais liberam e podem continuar a infecção subsequente de células que expressam CD4 e o correceptor de quimiocina.

CXCR4 são conhecidas como vírus R5 ou X4, respectivamente. Os vírus R5, portanto, podem infectar linfócitos T CD4 de memória e fagócitos mononucleares que expressam o CCR5. O tropismo R5 predomina no início da infecção pelo HIV, enquanto as variantes duais trópicas X4, R5 e R5/X4 podem ser encontradas em pacientes durante as fases tardias. Indivíduos homozigotos para uma deleção do par de base 32 no alelo CCR5 (CCR5Δ32) são altamente resistentes à infecção pelo vírus HIV R5, mas permanecem suscetíveis à infecção pelo vírus R4. Outros receptores para o HIV incluem o DC-SIGN nas células dendríticas e a galactosil ceramida (GalC), o principal local de ligação para infecção no cérebro, intestino e vagina.

Sintomas agudos ocorrem após 2-4 semanas de infecção

A doença é, em geral, o resultado da infecção por um único virion. Na infecção através de uma superfície mucosa (~80% das infecções), a provável célula-alvo inicial é uma DC ou macrófago tecidual que pode então transportar o vírus para o tecido linfoide de drenagem. A migração do vírus para um tecido linfoide permite a infecção produtiva de um linfócito T CD4 ativado ou macrófago, induzindo a liberação de citocina e o subsequente recrutamento de células ativadas. Estudos recentes têm demonstrado que o tecido linfoide associado ao intestino (GALT), um local rico em linfócitos T $CD4^+$ $CCR5^+$ de memória, é um sítio inicial de infecção. A infecção pelo HIV leva rapidamente à depleção de linfócitos T CD4 do GALT. Após aproximadamente 2-4 semanas da infecção, o paciente apresenta sintomas semelhantes aos de uma gripe, com febre, aumento dos linfonodos, mal-estar, erupções ocasionais, dor de cabeça e náusea. Durante a viremia aguda, os níveis plasmáticos do vírus podem atingir até 10 milhões de cópias/mL, com ampla disseminação do vírus pelos tecidos, geralmente também acompanhada da depleção aguda de linfócitos T CD4 no sangue e, mais importante, do estabelecimento de reservatórios de HIV. Estima-se que mais da metade dos linfócitos T $CD4^+$ de memória seja depletada durante a fase aguda.

A latência viral está associada com infecção crônica

Sem o tratamento antirretroviral, os níveis de HIV atingem o pico após 3-4 semanas de infecção, diminuindo então gradualmente e alcançando um platô (Fig. 17.4). Isso reflete a combinação de uma diminuição de alvos ativados disponíveis e, talvez mais importante, o controle pelas respostas imunes inata e adaptativa. Neste ponto, geralmente há um efeito rebote moderado no número de linfócitos T CD4 circulantes, apesar de estudos recentes indicarem que não há recuperação das populações de linfócitos T CD4 do GALT. Simultaneamente, o vírus estabelece reservatórios virais estáveis. O primeiro destes consiste em células que dão suporte à replicação viral de baixo nível em tecidos linfoides e outros tecidos, com uma provável propagação eficiente do vírus de célula para célula. O segundo reservatório é dentro dos linfócitos T CD4, no qual o genoma do HIV é integrado como um pró-vírus, ainda que permaneça latente como uma infecção *silenciosa* sem transcrição de proteínas virais. A ativação subsequente de linfócitos T pode então estimular a produção viral.

A carga viral plasmática após a infecção aguda diminuir (*set point* viral) pode ser um indicador de progressão da doença. O período médio de infecção estável é de 10 anos com uma carga viral plasmática média de ~30.000 cópias/mL. Progressores rápidos podem apresentar aumento da viremia, depleção de linfócitos $CD4^+$ e início de doença oportunista tão cedo quanto 6 meses.

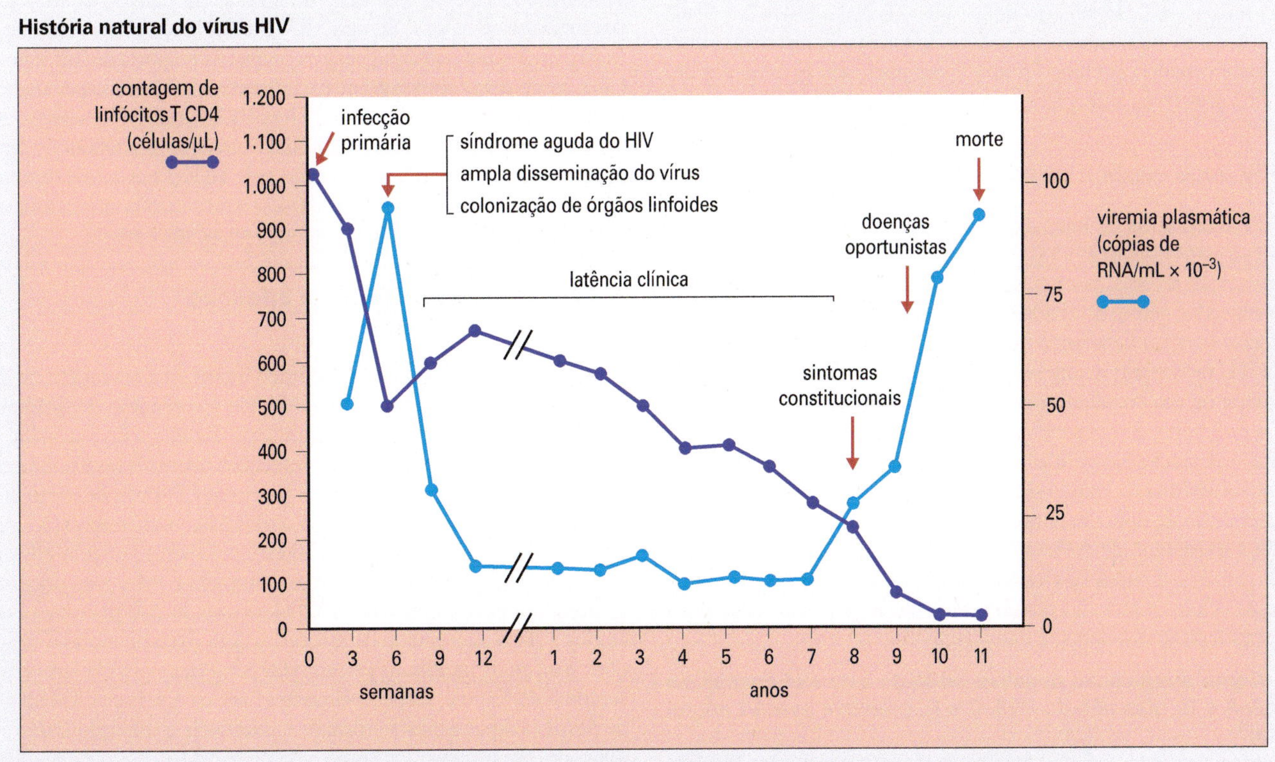

Fig. 17.4 Um curso típico da infecção pelo HIV. (Cortesia do Dr. AS Fauci. Modificada com permissão de Pantaleo G, Graziosi C. N Engl J Med 1993;328:327-335. Copyright 1993 Massachusetts Medical Society. Todos os direitos reservados.)

Os níveis plasmáticos de RNA viral > 100.000 cópias/mL, após 6 meses de infecção, estão associados a um risco 10 vezes maior de progressão para AIDS em 5 anos, comparados aos pacientes com carga plasmática de HIV < 100.000 cópias/mL. Em contraste, não progressores em longo prazo (LTNP), em geral, têm um *set point* viral mais baixo e podem permanecer assintomáticos por mais de 25 anos com número estável de linfócitos T CD4. Durante este período de infecção crônica, as respostas imunes ativas mantêm os níveis virais controlados. A maioria dos indivíduos infectados é assintomática durante este período, mas pode ainda transmitir a infecção viral para outros.

A infecção pelo HIV induz respostas imunes vigorosas

Há desenvolvimento de ambas as respostas imunes, humoral e celular, após a infecção. Anticorpos anti-HIV-específicos detectáveis são evidentes nas primeiras semanas de infecção. Não há produção de anticorpos neutralizantes (os quais evitam a fusão vírus-célula e se correlacionam com a proteção) até no mínimo 12 semanas após a infecção. Por isso, apesar de os anticorpos serem suficientes para conduzir à evolução de epítopos virais, eles são insuficientes para impedir a progressão da doença.

A queda na viremia do HIV para o nível de *set point* coincide com a expansão de linfócitos T CD8$^+$ HIV-específicos. Em modelos de infecção animal depletados de linfócitos T CD8, o controle viral não ocorre. Por isso, assim como com muitos vírus, as respostas de linfócitos T CD8 são componentes importantes no controle da infecção. Estas respostas geralmente são contra peptídeos derivados de múltiplas proteínas virais e compreendem uma porção considerável (até 25%) do total de células T CD8; entretanto, nem o nível nem a intensidade da resposta de CTL se correlacionam com o controle da viremia. Por outro lado, o contexto genético, especificamente o haplótipo HLA do hospedeiro, é importante no estabelecimento do controle viral. Ambos os alelos, HLA-B*27 e HLA-B*-57 de classe I, estão associados a *set point* viral baixo e controle da infecção assintomático em longo prazo. Estes pacientes geralmente são LTNP e podem ter infecção estável por > 10 anos.

O HIV pode evadir a resposta imune

O HIV é um vírus de mutação rápida. Tanto a transcrição reversa sujeita a erros quanto as altas frequências de recombinação durante a transcrição reversa, associadas a uma taxa de produção viral extremamente alta, geram diversidade genética. Particularmente durante a infecção aguda, a depuração imune por anticorpo e reconhecimento por CTL favorecem a sobrevivência de virions com mudanças no envelope ou nas sequências peptídicas em regiões tidas como epítopos protetores do hospedeiro. Além disso, a proteína Nef do HIV limita a detecção de células infectadas pelo CTL, via regulação negativa seletiva da expressão de HLA-A e HLA-B, reduzindo a apresentação de epítopos virais na superfície. O escape viral, associado à existência de reservatórios virais latentes não detectáveis pelas respostas imunes HIV-específicas, impede que o sistema imune elimine células infectadas por HIV. Para piorar, as respostas imunes se tornam progressivamente mais fracas com o tempo.

P. Como a regulação negativa mediada pelo Nef apenas do HLA-A e B, mas não do HLA-C e E, promove evasão imune viral?

R. O HLA-C e HLA-E são sinais inibitórios para células NK. Por isso, o Nef pode diminuir o reconhecimento de células infectadas por CTL sem aumentar a suscetibilidade para células NK (Cap. 10).

A disfunção imune resulta dos efeitos diretos do HIV e comprometimento de linfócitos T CD4

A fase crônica da infecção pelo HIV é marcada por ativação imune generalizada persistente. Indivíduos infectados apresentam ativação policlonal de linfócitos B e hipergamaglobulinemia. A ligação da gp120 à lectina ligante de manose e a subclasses de linfócitos B Ig$^+$ contribui para esta ativação. Citocinas inflamatórias como IFN-α, IFN-γ, IL-18, IL-15 e TNF-α apresentam-se elevadas durante a infecção aguda. Finalmente, o aumento da translocação de bactérias através da barreira intestinal, devido à extensa infecção pelo HIV no GALT e lâmina própria, aumenta os níveis de LPS circulantes, ativando muitos efetores imunes através de receptores tipo Toll. Em pacientes com alta carga viral, o CTL HIV-específico tipicamente contém baixos níveis de perforina intracelular (Figs. 10.10 e 10.12) e uma baixa capacidade proliferativa. Durante a fase crônica, os linfócitos T CD8 geralmente expressam PD-1, um receptor associado à morte celular programada (Cap. 8). Os pontos citados são todos consistentes com uma ativação persistente e eventual exaustão do suprimento de linfócitos T CD8 anti-HIV, o que piora com o tempo.

De igual impacto, senão maior, sobre a disfunção imune geral da infecção pelo HIV, entretanto, é a perda de linfócitos T CD4. Apesar de a contagem de linfócitos T CD4 circulantes geralmente apresentar um efeito rebote (pelo menos quantitativamente, senão qualitativamente) para níveis pré-infecção após a fase aguda, essa contagem não é recuperada nos tecidos linfoides associado à mucosa. Subsequentemente, em pacientes não tratados, os níveis de linfócitos T CD4 eventualmente diminuem, apesar de poderem permanecer acima de níveis críticos por um período de 6 meses a 10 anos.

A perda de linfócitos T CD4 ocorre devido à depleção direta pelo HIV e à apoptose induzida por ativação. Além disso, os linfócitos T CD4 infectados apresentam tanto gp120 quanto complexos peptídeo HIV:HLA na superfície celular, tornando-os suscetíveis à eliminação por linfócitos B e por CTL anti-HIV. Por último, a perda contínua de linfócitos T CD4 contribui para o colapso da resposta de linfócitos T CD8, assim como demonstrado experimentalmente pela capacidade de resgatar a funcionalidade de linfócitos T CD8 anti-HIV, substituindo a população de células TCD4 perdida. Entretanto, a imunodeficiência progressiva é um marco da infecção pelo HIV, e a eventual diminuição dos níveis de linfócitos T CD4 se correlaciona intimamente à subsequente progressão para a doença avançada e morte.

A AIDS é o estágio final da infecção pelo HIV e da doença

A progressão para este estágio clínico inclui uma contagem de linfócitos T CD4 < 200/μL. À medida que a contagem de linfócitos T CD4 no sangue diminui gradualmente durante a fase crônica, os pacientes se tornam suscetíveis a infecções oportunistas e condições malignas (Fig. 17.4). Abaixo de 500 células CD4/μL, ocorrem condições menos severas, tais como candidíase oral, reativação pelo herpesvírus recorrente (p. ex., cobreiro pelo vírus varicela-zóster e herpes anogenital pelo vírus herpes simples) e infecções pneumocócicas. Níveis de linfócitos T CD4 abaixo de 200/μL estão associados a risco aumentado de infecções com risco de morte e condições malignas, incluindo pneumonia por *Pneumocystis jirovecii* e sarcoma de Kaposi, respectivamente. Com os níveis de CD4 abaixo de 50/μL, os pacientes se tornam vulneráveis à infecção sistêmica adicional por organismos como o complexo *Mycobacterium avium*. Os três principais sistemas orgânicos acometidos são o sistema respiratório, trato gastrointestinal e sistema nervoso central.

A pneumonia pelo ***Pneumocystis jirovecii*** (antigo *P. carinii*) é a infecção respiratória oportunista mais comum (Fig. 17.5), mas as infecções bacterianas pulmonares, incluindo ***Mycobacterium tuberculosis***, também ocorrem. Os **protozoários** (criptosporidia e microsporidia) são os patógenos mais comuns isolados de pacientes com diarreia e perda de peso (Fig. 17.5). **Bactérias entéricas**, tais como *Salmonella* e *Campylobacter* spp., podem ainda acometer pacientes com AIDS.

As complicações neurológicas da AIDS ocorrem devido aos efeitos diretos da infecção pelo HIV, infecções oportunistas ou linfoma. A demência relacionada à AIDS acometia entre 10%-40% dos pacientes com outras manifestações da AIDS, mas com os tratamentos antivirais mais eficazes, tem se tornado menos comum. O envolvimento neurológico pode ocorrer devido a inúmeros patógenos. O ***Cryptococcus neoformans*** é um fungo e é a causa mais comum de meningite relacionada à AIDS. A **toxoplasmose**, uma infecção protozoária, provoca o aparecimento de cistos no cérebro e *deficits* neurológicos (Fig. 17.5) A reativação do **citomegalovírus** pode causar inflamação da retina, cérebro, e medula espinhal e suas raízes nervosas, e um **poliomavírus (vírus JC)**, que infecta oligodendrócitos no cérebro, produz uma doença desmielinizante rapidamente fatal – **leucoencefalopatia multifocal progressiva**.

O **sarcoma de Kaposi (KS)**, causado pela infecção pelo **herpesvírus associado a KS (KSHV)**, é a condição maligna mais comum associada à AIDS (Fig. 17.5). Infecções pelo KSHV, semelhantemente às infecções pelo herpesvírus CMV, geralmente são assintomáticas em indivíduos com imunidade de linfócitos T competente. Com a coinfecção pelo HIV, entretanto, os títulos de KSHV aumentam e o sarcoma de Kaposi emerge com lesões multifocais (Fig. 17.5) de celularidade mista, geralmente resultando em ampla disseminação envolvendo a pele, membranas mucosas, vísceras (intestino e

Características comuns do estágio tardio da infecção pelo HIV

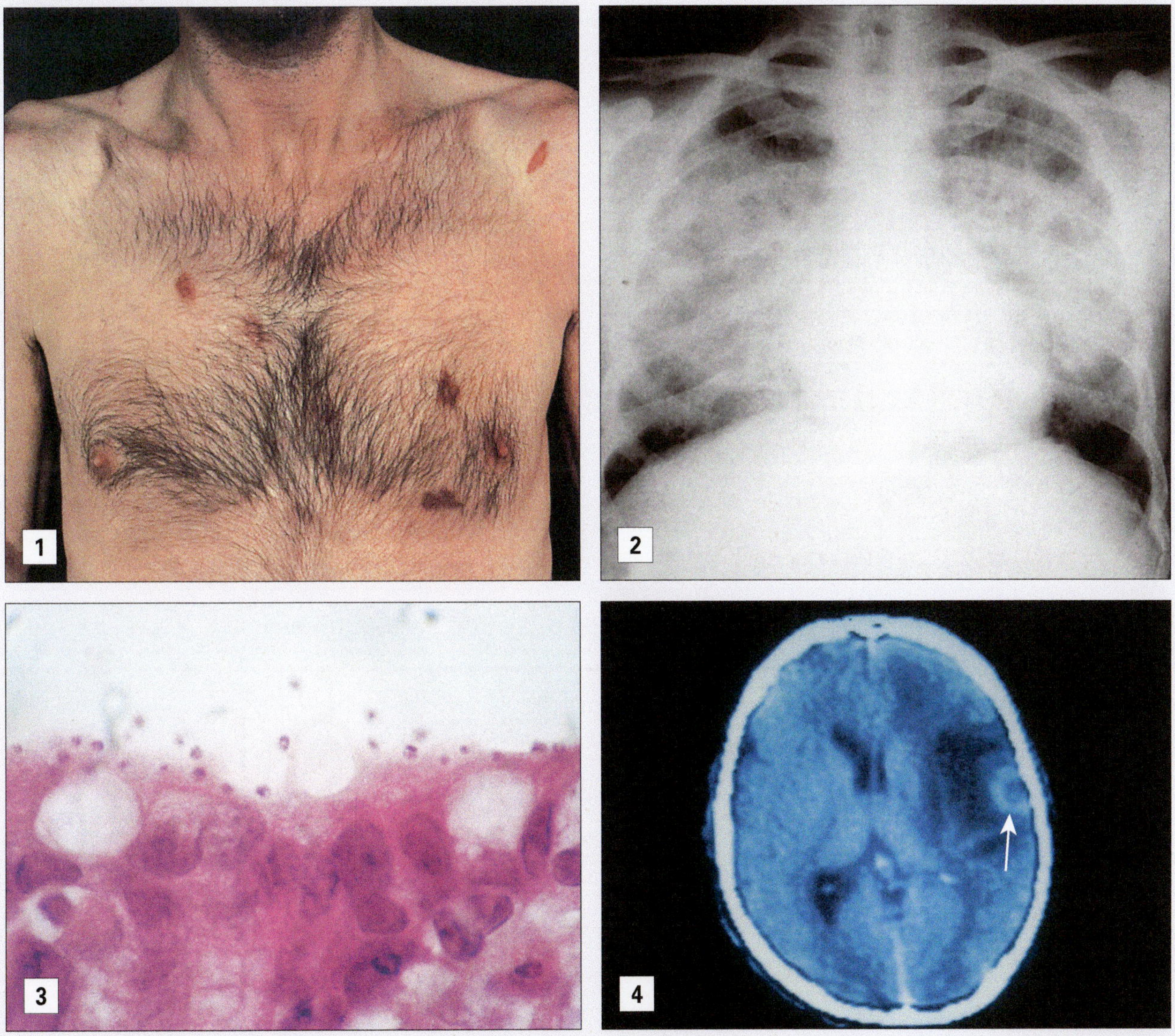

1

2

3

4

Fig. 17.5 (**1**) Múltiplas lesões do sarcoma de Kaposi no tórax e abdome. (**2**) Radiografia do tórax de um paciente com pneumonia por *Pneumocystis jirovecii*, demonstrando opacidade intersticial bilateral. (**3**) Biópsia de intestino delgado de um paciente com diarreia causada por criptosporidia, demonstrando formas intermediárias de criptosporidia (pontos rosa pequenos) na superfície da mucosa. (**4**) Imagem de tomografia computadorizada da cabeça de um paciente com toxoplasmose cerebral. O paciente apresentava um histórico de desmaios e fraqueza no braço e perna esquerdos. A administração de contraste revelou uma lesão em anel crescente no hemisfério direito (seta), com edema circundante (área escura).

pulmões) e linfonodos. A infecção por KSHV pode ainda levar ao desenvolvimento de linfomas de linfócitos B, acometendo o cérebro, intestino, medula óssea, linfonodos, baço e cavidades corporais, tais como os espaços pericárdico e pleural. O KSHV ainda causa duas doenças linfoproliferativas de linfócitos B, a doença multicêntrica de Castleman e o linfoma de efusão primário.

A maioria das infecções oportunistas, assim como as condições malignas, tais como o KS e os linfomas não Hodgkin associados ao vírus Epstein-Barr, ocorre devido à incapacidade da resposta imune de suprimir níveis basais de reativação dos organismos latentes no hospedeiro e, em alguns casos, a organismos ubíquos aos quais somos continuamente expostos. Elas são difíceis de serem diagnosticadas e, geralmente, o tratamento suprime mais do que os erradica. Recidivas são comuns e são necessários supressão contínua e tratamento de manutenção.

Uma vacina eficaz permanece como uma meta ilusória

Atualmente, o tratamento para HIV é baseado em coquetéis de medicamentos antivirais que reduzem significativamente a carga viral do paciente. Devido à rápida taxa de mutação do genoma viral durante a replicação, a monoterapia farmacológica quase sempre leva à rápida resistência ao fármaco. Entretanto, ao se fornecer um coquetel de fármacos antivirais ao paciente, cada um tendo como alvo um aspecto diferente do ciclo de vida do vírus, é possível prolongar o período de tempo antes do aumento da carga viral plasmática e queda da contagem de linfócitos T. As terapias antirretrovirais, infelizmente, não são uma cura, e nem podem evitar a transmissão do vírus.

Apesar do aumento da caracterização das respostas imunes adaptativas, os correlatos de proteção permanecem a ser definidos, e isto tem deixado o campo com a maioria das abordagens empíricas. Idealmente, os pesquisadores desenvolverão uma vacina que proporcione proteção suficiente para prevenir a transmissão viral. Relatos iniciais encorajadores de pessoas expostas repetidamente ao HIV, que nunca se tornaram infectadas, sugeriram que as respostas imunes adaptativas, particularmente as respostas de linfócitos T CD8 HIV-específicas, podem ser responsáveis pela aparente proteção, mas isto permanece controverso de alguma maneira. Tal vacina ainda irá requerer, quase certamente, a indução de amplas respostas de anticorpos neutralizantes; algo que as vacinas candidatas ainda têm que alcançar. Até o momento, tem havido ensaios clínicos de inúmeras vacinas candidatas anti-HIV, mas a maioria concorda que uma vacina eficaz ainda é uma meta ilusória.

P. Por que é difícil a identificação de antígenos adequados que possam ser utilizados em uma vacina neutralizante?

R. A taxa de mutação muito rápida do HIV e a alta taxa de produção viral indicam que o vírus pode prontamente sofrer mutação para evadir uma resposta imune específica, e ainda desenvolver variantes que retêm a infectividade.

Muitos acreditam que uma vacina que proteja contra a progressão da doença, mesmo que não necessariamente proteja contra a infecção inicial, é uma meta de curto prazo mais realista. Em direção a esta meta, os pesquisadores têm focado em abordagens que induzem respostas imunes celulares, particularmente respostas de linfócitos T CD8. Entretanto, há um aumento de evidências sugerindo que a eficácia ótima ainda precisará desencadear respostas robustas de linfócitos T CD4 ao HIV.

Uma vez que não há cura ou vacinas disponíveis, nossa principal arma é a prevenção através de educação para saúde e controle da infecção.

RACIOCÍNIO CRÍTICO: IMUNODEFICIÊNCIA SECUNDÁRIA (VEJA A PÁG. 446 PARA RESPOSTAS)

Um produtor de discos de 52 anos de idade desenvolveu uma tosse grave com aumento da falta de ar. Ele ainda teve uma febre, dor no tórax e mal-estar. Na semana antes da primeira consulta, ele se queixou de dor ao deglutir. Sua história médica pregressa incluía gonorreia e herpes genital nos 3 anos anteriores. Durante os 2 meses anteriores, ele sofreu de diarreia persistente e perdeu 9 kg de peso de um peso inicial de 68 kg. Ele viveu com sua namorada com quem ele tem tido relações sexuais sem proteção por diversos anos. Não havia histórico de abuso de drogas intravenosas.

Ao exame ele estava abaixo do peso e apresentava aumento de linfonodos no pescoço, axilas e virilha. Placas de *Candida albicans* eram visíveis em sua garganta. Observaram-se sons respiratórios anormais em seus pulmões. Os resultados dos testes sanguíneos estão apresentados na Tabela 1.

Tabela 1

Resultados dos exames na consulta inicial

Exame	Resultado (valor de referência)
hemoglobina (g/dL)	12,8 (13,5-18,0)
contagem de plaquetas (× 10^9/L)	128 (150-400)
contagem de leucócitos (× 10^9/L)	6,2 (4,0-11,0)
neutrófilos (× 10^9/L)	5,4 (2,0-7,5)
eosinófilos (× 10^9/L)	0,24 (0,4-0,44)
Total de linfócitos (× 10^9/L)	0,75 (1,6-3,5)
linfócitos T	
$CD4^+$ (× 10^9/L)	0,12 (0,7-1,1)
$CD8^+$ (× 10^9/L)	0,42 (0,5-0,9)
linfócitos B (× 10^9/L)	0,11 (0,2-0,5)
gasometria arterial	
PaO_2 (kPa)	7,8 (> 10,6)
$PaCO_2$ (kPa)	5,52 (4,7-6,0)
pH	7,39 (7,35-7,45)
HCO_3	25,6
excesso de base	–0,9
ECG	normal
radiografia de tórax	opacidade intersticial difusa bilateral
broncoscopia com lavado broncoalveolar	positivo para *Pneumocystis jirovecii*

Devido ao seu histórico sexual, o paciente foi aconselhado e consentiu a fazer um teste para o vírus da imunodeficiência humana (HIV). Um ensaio imunoabsorvente ligado à enzima (ELISA, veja Método no Quadro 3.2, Fig. 2) foi positivo para anticorpos anti-HIV, e uma reação em cadeia da polimerase (PCR) demonstrou o RNA do HIV-1 no plasma.

O exame de uma amostra de escarro induzido revelou *Pneumocystis jiroecii*, o qual, juntamente com um ELISA positivo para HIV, é considerado uma doença definidora de AIDS. Assim, estabeleceu-se um diagnóstico evidente de síndrome de deficiência imune adquirida (AIDS) e a pneumonia por *P. jirovecii* do paciente foi tratada com oxigênio por máscara e cotrimoxazol parenteral. Ele recebeu alta do hospital tomando cotrimoxazol oral.

Em 3 meses ele foi reavaliado no setor de emergência com visão embaçada e "*flashes* de luzes" em seus olhos. Demonstrou-se que ele tinha uma infecção na retina por citomegalovírus e ele foi tratado com injeções de ganciclovir. A contagem de CD4 neste momento era de 0,04 × 10^9/L. Enquanto recebia este tratamento o paciente se sentiu cada vez mais indisposto e semiconsciente. Os exames neste momento estão apresentados na Tabela 2.

continua

RACIOCÍNIO CRÍTICO: IMUNODEFICIÊNCIA SECUNDÁRIA (VEJA A PÁG. 446 PARA RESPOSTAS) CONT.

Tabela 2

Resultados dos exames 3 meses após a consulta inicial

Exame	Resultado (valor de referência)
hemoglobina (g/dL)	10,4 (13,5-18,0)
contagem de plaquetas (× 10^9/L)	104 (150-400)
contagem de leucócitos (× 10^9/L)	4,1 (4,0-11,0)
neutrófilos (× 10^9/L)	4,2 (2,0-7,5)
eosinófilos (× 10^9/L)	0,24 (0,4-0,44)
linfócitos totais (× 10^9/L)	0,62 (1,6-3,5)
linfócitos T	
$CD4^+$ (× 10^9/L)	0,03 (0,7-1,1)
$CD8^+$ (× 10^9/L)	0,40 (0,5-0,9)
linfócitos B (× 10^9/L)	0,09 (0,2-0,5)
radiografia de tórax	áreas mínimas de opacidade difusa
cultura sanguínea	negativa
glicose sanguínea (mmol/L)	7,6 (< 10,0)
LCR de punção lombar	
Aparência	turva
leucócitos (polimorfonucleares/mm^3)	2.500
proteína (g/L)	4,2 (0,15-0,45)
glicose (mmol/L)	4,5 (> 60% da glicose sanguínea)
coloração pela tinta nanquim	positiva para criptococos

Um diagnósico de meningite criptococócica foi estabelecido e deu-se início à anfotericina intravenosa. O paciente não respondeu ao tratamento e morreu pouco tempo depois. Na autópsia, isolou-se *P. jirovecii* dos pulmões e se observou evidência de início de linfoma cerebral.

1 Quais testes diagnósticos estão disponíveis para infecção por HIV?

2 Quais destes testes devem ser utilizados se houver suspeita de infecção por HIV em uma mãe e em seu filho infectado verticalmente?

3 Que índices sorológicos e celulares podem ser utilizados para monitorar o curso da infecção pelo HIV?

Leituras sugeridas

Altfeld M, Allen TM, Yu XG, et al. HIV-1 superinfection despite broad CD8+ T cell responses containing replication of the primary virus. Nature 2002;420:434–439.

Brenchley JM, Schacker TW, Ruff LE, et al. CD4+ T cell depletion during all stages of HIV disease occurs predominantly in the gastrointestinal tract. J Exp Med 2004;200:749–759.

Cunningham-Rundles S, McNeeley DF, Moon A. Mechanisms of nutrient modulation of the immune response. J Allergy Clin Immunol 2005;115:1119–1128.

Day CL, Walker BD. Progress in defining CD4 helper cell responses in chronic viral infections. J Exp Med 2003;198:1773–1777.

International HIV Controllers Study. The major genetic determinants of HIV-a control affect HLA class I peptide presentation. Science 2010;330:1551–1557.

McElrath MJ, Haynes BF. Induction of immunity to human immunodeficiency virus type-1 by vaccination. Immunity 2010;33:542–554.

Migueles SA, Laborico AC, Shupert WL, et al. HIV-specific CD8+ T cell proliferation is coupled to perforin expression and is maintained in nonprogressors. Nat Immunol 2002;3:1061–1068.

Paczesny S, Hanauer D, Sun Y, Reddy P. New perspectives on the biology of acute GVHD. Bone Marrow Transplant 2010;45:1–11.

Stahn C, Löwenberg M, Hommes DW, Buttgereit F. Molecular mechanisms of glucocorticoid action and selective glucocorticoid receptor agonists. Mol Cell Endocrinol 2007;275:71–78.

CAPÍTULO 18

Vacinação

RESUMO

- **A vacinação aplica princípios imunológicos à saúde humana.** A imunidade adaptativa e a capacidade dos linfócitos de desenvolver memória para os antígenos de patógenos constituem a base da vacinação. A imunização ativa é conhecida por vacinação.
- **Uma ampla variedade de preparações de antígenos é utilizada como vacinas**, desde organismos inteiros a peptídeos ou polissacarídeos simples. Vacinas vivas ou mortas têm diferenças importantes, sendo as vacinas vivas, em geral, mais eficazes.
- **Os adjuvantes aumentam a produção de anticorpos** e geralmente são necessários nas vacinas inativadas. Elas concentram o antígeno em locais apropriados ou induzem citocinas.
- **A maioria das vacinas ainda é de administração parenteral**, mas outras vias estão sendo investigadas.
- **A eficácia da vacina precisa ser revista de tempos em tempos.**
- **A segurança da vacina é uma consideração primordial.** Quando a frequência de imunização falha, a população como um todo não está protegida. Receios quanto à segurança da vacina MMR (tríplice viral) resultaram em epidemias de sarampo e aumento na incidência de rubéola.
- **As vacinas de uso geral têm taxas de sucesso variáveis.** Algumas vacinas estão reservadas apenas para grupos especiais, e vacinas contra parasitas e algumas outras infecções são apenas experimentais.
- **A imunização passiva pode salvar vidas.** A administração direta de anticorpos ainda tem importância em certas circunstâncias, por exemplo, quando a toxina tetânica já encontra-se na circulação.
- **A imunoterapia não específica pode estimular a atividade imune.** A imunização não específica, por exemplo por citocinas, pode ser útil em condições específicas.
- A imunização contra uma variedade de condições não infecciosas está sendo investigada.
- **A tecnologia de DNA recombinante será a base para a próxima geração de vacinas.** No futuro, a maioria das vacinas será aquela constituída de subunidades recombinantes incorporadas aos vetores viral ou bacteriano. Isso deve proporcionar aumento da eficácia e segurança.

Vacinação

As vacinas aplicam princípios imunológicos à saúde humana

A vacinação é a melhor e mais bem-sucedida aplicação conhecida dos princípios imunológicos à saúde humana. Ela explora a propriedade de memória imunológica para proporcionar proteção de longa duração contra doenças infecciosas.

O termo vacina foi empregado pela primeira vez após o *Vaccinia*, o vírus da varíola bovina. Jenner foi o pioneiro no seu uso há 200 anos. Foi a primeira tentativa científica que considerou a prevenção de uma doença infecciosa com base na noção de que a infecção por uma doença branda (varíola bovina) poderia proteger contra a infecção por outra semelhante, mas muito mais grave (varíola), embora tenha sido realizada com total ignorância a respeito do vírus (ou de fato qualquer tipo de micróbio) e de conceitos imunológicos.

Somente com a publicação dos trabalhos de Pasteur, 100 anos mais tarde, surgiram os princípios gerais que governam a vacinação – preparações modificadas de micróbios puderam ser utilizadas para gerar aumento de imunidade contra organismos completamente virulentos. Assim, Pasteur usou medulas espinais de coelhos infectados com o vírus da raiva inativado por desidratação e bacilos do antraz inativados pelo calor, que constituem os verdadeiros precursores das vacinas atuais, enquanto, até muito recentemente, o vírus vacínia de Jenner, que acomete animais (*i.e.*, "heterólogo"), não deixou sucessores.

Mesmo Pasteur não teve uma compreensão adequada da memória imunológica ou das funções dos linfócitos, o que só veio acontecer na metade do século seguinte.

Finalmente, o mecanismo-chave foi esclarecido com a teoria da seleção clonal de Burnet (1957) e a descoberta dos linfócitos T e B (1965).

Em qualquer resposta imune, o(s) antígeno(s) induz(em) expansão clonal de células T e/ou B específicas, deixando para trás uma população de células de memórias. Estas permitem que o próximo encontro com o(s) mesmo(s) antígeno(s) induza uma resposta secundária, a qual é mais rápida e eficaz que a resposta primária normal.

Enquanto em muitas infecções a resposta primária pode ser muito lenta para evitar uma doença grave, caso o indivíduo tiver sido exposto a antígenos do organismo em uma vacina antes de encontrar o organismo patogênico, a expansão da população de células de memória e elevação dos níveis de anticorpos específicos são capazes de proteger contra a doença. Os princípios de vacinação podem ser resumidos em:

- sensibilização de linfócitos específicos para expandir as reservas e células de memória;
- uso de formas inofensivas de imunógenos – organismos atenuados, fragmentos subcelulares, toxoides ou vetores;
- uso de adjuvantes para aumentar as respostas imunes; e
- produção de vacinas seguras e acessíveis para promover imunidade coletiva.

P. A raiva é uma das poucas doenças em que a imunização ativa pode ser realizada após a infecção de um indivíduo. Qual característica particular da infecção pelo vírus da raiva torna possível este tratamento?

R. O tempo entre a infecção e o desenvolvimento da doença é longo, portanto há tempo para o desenvolvimento de uma resposta imune eficaz antes de o vírus atingir o SNC para produzir sintomas.

As vacinas podem proteger populações assim como indivíduos

As vacinas protegem indivíduos contra a doença, e caso haja indivíduos imunes suficientes em uma população, previne-se a transmissão da infecção. Isso é conhecido por **imunidade coletiva**.

A proporção da população que precisa estar imune para se evitar a ocorrência de epidemias depende da natureza da infecção:

- caso o organismo seja altamente infeccioso, de modo que um indivíduo possa rapidamente infectar diversos indivíduos não imunes, assim como no caso do sarampo, uma grande proporção da população deve estar imune para manutenção da imunidade coletiva;
- caso a infecção seja transmitida mais lentamente, a imunidade em uma pequena proporção da população pode ser suficiente para evitar a transmissão da doença.

Vacinas eficazes devem ser de administração segura, induzir o tipo correto de imunidade e ser acessível para as populações-alvo. Ao longo da metade do século XX, para muitas das principais doenças infecciosas do mundo, isso foi alcançado com um brilhante sucesso, culminando na erradicação oficial da varíola em 1980. Depois desta era, o progresso foi muito mais lento e receios quanto à segurança da vacina tornaram seu desenvolvimento mais longo e caro. Entretanto, o advento da tecnologia do DNA recombinante tem levado a inúmeros avanços significativos na primeira década do século XXI, e um certo número de vacinas novas, seguras e eficazes foi lançado no mercado durante este período. Apesar desse sucesso para muitas doenças, o desenvolvimento de uma vacina eficaz não tem logrado êxito, em particular, para doenças parasitárias e HIV.

Ainda assim, com a viabilidade de novas tecnologias e uma melhor compreensão dos princípios imunológicos que subsidiam vacinas eficazes, o futuro para o desenvolvimento de novas vacinas parece mais promissor do que tem sido por alguns anos.

Preparações de antígenos utilizadas nas vacinas

Uma ampla variedade de preparações é utilizada como vacinas (Fig. 18.1). Em geral, quanto mais antígenos microbianos forem preservados nas vacinas, melhor, e organismos vivos tendem a ser mais eficazes que organismos inativados. Exceções a esta regra são:

- doenças em que a toxina é responsável pela patologia – neste caso a vacina pode ser constituída pela toxina isolada;
- uma vacina na qual os antígenos microbianos são inseridos em um vetor e expressos em uma célula hospedeira.

As principais preparações antigênicas

tipo de antígeno		exemplos de vacinas
organismos vivos	natural	vacínia (para varíola) bacilo vole (para tuberculose; histórica)
	atenuada	poliomielite (Sabin; vacina de poliomielite oral)*, sarampo*, caxumba*, rubéola*, febre amarela 17D, varicela-zóster (herpes-vírus humano 3), BCG (para tuberculose)*
organismos mortos, porém intactos	vírus	poliomielite (Salk)*, raiva, influenza, hepatite A, tifo
	bactéria	*coqueluche, febre tifoide, cólera, peste
fragmentos subcelulares	polissacarídeos capsulares	pneumococos, meningococos, *Haemophilus influenzae*
	antígeno de superfície	hepatite B*
toxoides		tétano*, difteria*
baseado em DNA recombinante	gene clonado e expressado	hepatite B (derivada de levedura)*
	genes expressos em vetores	experimentais
	DNA "nu"	experimental

*padrão na maioria dos países

Fig. 18.1 Uma grande variedade de preparações antigênicas empregadas como vacinas.

Vacinas vivas podem conter organismos vivos ou atenuados

Vacinas com organismos vivos são raramente utilizadas

Exceto o vírus vacínia, nenhum outro organismo totalmente vivo teve seu uso padronizado. Entretanto:

- os retrovírus de bovinos e símios têm sido utilizados em crianças;
- o bacilo da tuberculose total já foi popular contra a tuberculose e;
- no Oriente Médio e na Rússia, casos menos graves da infecção por *Leishmania* são tidos como indutores de imunidade.

Apesar da possibilidade de uma outra vacina heteróloga eficaz ser encontrada, problemas com a segurança empregando-se esta abordagem são consideráveis. Apesar disso, a capacidade de manipular organismos geneticamente heterólogos pode aumentar a segurança (p. ex., pela remoção de genes responsáveis pela virulência) e permitir a criação de organismos híbridos capazes de induzir uma intensa resposta imune ao patógeno humano vivo. Um exemplo recente da aplicação bem-sucedida desta abordagem é o desenvolvimento de novas vacinas para rotavírus.

Vacinas vivas atenuadas

doença		considerações
vírus	poliomielite	tipos 2 e 3 podem reverter a virulência; também vacina inativada
	sarampo	80% de eficácia
	caxumba	
	rubéola	atualmente fornecida a ambos os sexos
	febre amarela	estável desde 1937
	varicela-zóster	principalmente em leucemias
	hepatite A	também vacina inativada
bactéria	tuberculose	estável desde 1921; alguma proteção também contra hanseníase

Fig. 18.2 Vacinas atenuadas estão disponíveis para muitas das infecções, mas nem todas. Em geral, tem sido demonstrado ser mais fácil atenuar vírus do que bactérias.

Vacinas com organismos vivos atenuados têm sido altamente eficazes

Historicamente, a estratégia preferida para o desenvolvimento de vacinas tem sido a atenuação de patógenos humanos, com o objetivo de diminuir sua virulência enquanto retém os antígenos desejados.

Isso foi realizado pela primeira vez com sucesso por Calmette e Guérin, com uma cepa bovina (*Mycobacterium bovis*) do *Mycobacterium tuberculosis*, que foi cultivada durante 13 anos (1908-1921) *in vitro* e modificou-se para uma forma muito menos virulenta, hoje conhecida por BCG (bacilo de Calmette-Guérin), mas que ainda apresenta efeito protetor contra a tuberculose.

Os sucessos reais foram obtidos com os vírus, começando com a cepa de 17D do vírus da febre amarela, obtida pela passagem em camundongo e ovos embrionados de frangos (1937), seguida por uma abordagem relativamente semelhante para com os vírus da poliomielite, sarampo, caxumba e rubéola (Fig. 18.2).

P. Por que a passagem de um vírus em uma espécie não humana seria uma forma racional de desenvolvimento de uma vacina para uso em humanos?

R. A pressão seletiva sobre o vírus favorece a perda de genes necessários para virulência em humanos e de sua transmissão de humano para humano. Consequentemente, algumas variantes podem perder estes genes sem estar sob desvantagem no animal, e ainda permanecem antigênicas para uso como cepas de vacinas atenuadas.

O quão bem-sucedidas as vacinas para poliomielite, sarampo, caxumba e rubéola são é demonstrado pelo declínio destas quatro doenças entre 1950 e 1980 (Fig. 18.3).

Microrganismos atenuados são menos capazes de causar doença em seus hospedeiros naturais

A atenuação "modifica" os microrganismos para torná-los menos capazes de crescer e causar doença em seus hospedeiros naturais. Os primeiros organismos atenuados, "modificados", significavam um conjunto puramente aleatório de mutações induzidas por condições desfavoráveis ao crescimento. Candidatos vacinais foram selecionados por monitoração constante para retenção da antigenicidade e perda da virulência – um processo maçante.

Quando o sequenciamento do genoma viral tornou-se possível, constatou-se que os resultados da atenuação foram muito divergen-

Efeito da vacinação sobre a incidência de doença viral

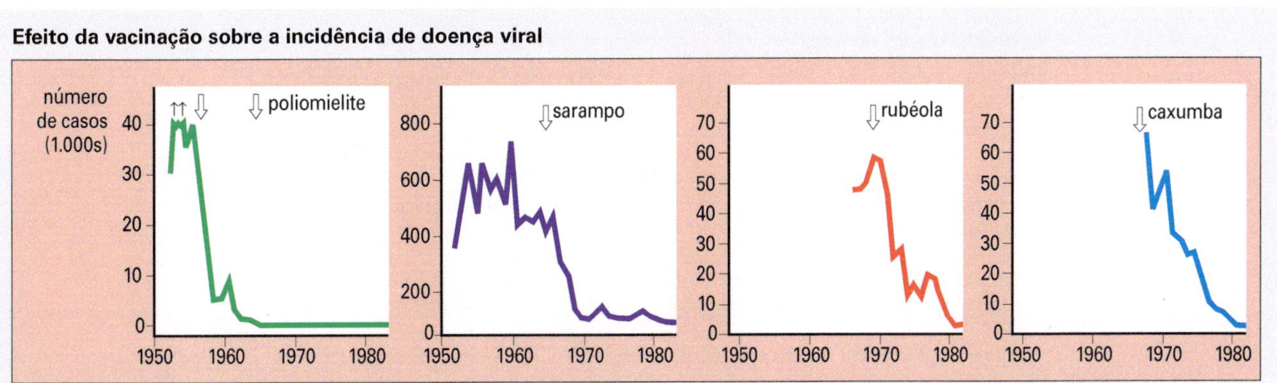

Fig. 18.3 O efeito da vacinação sobre a incidência de diversas doenças virais nos EUA mostra que a maioria das infecções tem demonstrado uma forte tendência de redução desde a introdução das vacinas (*setas*).

tes. Um exemplo desta divergência entre os três tipos de vacina viva para poliomielite (Sabin):

- vacina de poliomielite tipo 1 possui 57 mutações e quase nunca reverte para uma forma mais virulenta;
- vacinas tipos 2 e 3 dependem de apenas duas mutações cruciais para garantir sua segurança e **virulência** – ocorre reversão frequente para forma virulenta, em alguns casos levando a surtos de poliomielite paralítica.

Aqueles genes não essenciais para replicação do vírus estão, em sua maioria, relacionados à evasão das respostas do hospedeiro e virulência, que é a capacidade de replicar-se eficientemente e disseminar-se pelo corpo, com consequências patológicas. Muitos vírus patogênicos contêm genes de virulência que mimetizam ou interferem com a função da citocina e quimiocina. Alguns destes têm sequência homóloga a seus equivalentes em mamíferos, e outros não.

P. Frequentemente observa-se que os vírus atenuados que são avirulentos não produzem boas vacinas. Por que isso ocorreria?

R. A inflamação induzida pelo dano ao hospedeiro tem um efeito adjuvante, levando à apresentação mais eficaz dos antígenos da vacina.

Vacinas inativadas (organismo inteiro)

doença		considerações
vírus	poliomielite	preferida na Escandinávia; segura para pacientes imunocomprometidos
	raiva	pode ser administrada após-exposição, com antissoro passivo
	influenza	cepa-específica
	hepatite A	também vacina atenuada
bactéria	coqueluche	dano cerebral em casos raros? substituída por vacina acelular, que é mais segura
	febre tifoide	cerca de 70% de proteção
	cólera	combinada com toxina modificada recombinante
	peste	apenas proteção de curta duração
	febre Q	boa proteção

Fig. 18.4 As principais vacinas utilizando organismos inteiros mortos.

Vacinas inativadas são constituídas por organismos intactos, porém mortos

Vacinas inativadas são as sucessoras das vacinas mortas de Pasteur mencionadas anteriormente:

- algumas são muito eficazes (vacina da raiva e a vacina Salk da poliomielite);
- algumas são moderadamente eficazes (febre tifoide, cólera e influenza);
- algumas são de valor discutível (peste e tifo); e
- algumas são controversas em termos de toxicidade (coqueluche).

A Figura 18.4 lista as principais vacinas inativadas atualmente em uso. Estas estão sendo gradualmente substituídas por vacinas atenuadas ou de subunidade. Entretanto, no caso da vacina para poliomielite, alguns países estão retornando para o uso de vacina inativada, que é mais segura que a vacina atenuada, apesar de ser menos eficaz. Esta escolha apenas se torna relevante quando o risco de contrair a doença é baixo em comparação ao risco de desenvolver reações adversas à vacina.

Toxinas inativadas e toxoides são as vacinas bacterianas de melhores resultados

A mais bem-sucedida de todas as vacinas bacterianas – tétano e difteria – é baseada em exotoxinas inativadas (Fig. 18.5) e, a princípio, a mesma abordagem pode ser utilizada para diversas outras infecções. Uma forma inativa e mutante da toxina causadora da difteria (CRM_{197}) tem sido utilizada como base para diversas vacinas conjugadas geradas recentemente (veja a seguir).

Vacinas de subunidade e carreadoras

Além das vacinas baseadas em toxinas, as quais são subunidades de seus respectivos microrganismos, diversas outras vacinas que estão em uso empregam antígenos purificados de microrganismos ou produzidos pela tecnologia de DNA recombinante (Fig. 18.6). Por exemplo, o antígeno de superfície da hepatite B recombinante, sintetizado em levedura, tem sido utilizado desde 1986.

A vacina acelular da coqueluche, consistindo em um pequeno número de proteínas purificadas da bactéria, está disponível há alguns anos, e tem demonstrado ser eficaz, segura e menos tóxica

Vacinas baseadas em toxinas

organismo	vacina	considerações
Clostridium tetani	toxina inativada (formalina)	três doses, precipitadas em alúmen; reforço a cada 10 anos
Corynebacterium diphtheriae		geralmente administrada com a vacina contra o tétano
Vibrio cholerae	toxina modificada recombinante	combinada com organismos mortos inteiros
Clostridium perfringens	toxina inativada (formalina)	para ovinos recém-nascidos

Fig. 18.5 As principais vacinas baseadas em toxinas. Note que não há vacinas contra as diversas exotoxinas de estafilococos e estreptococos, ou contra endotoxinas bacterianas tais como lipopolissacarídeos.

Vacinas de subunidade

	organismo	considerações
vírus	vírus da hepatite B	antígeno de superfície pode ser purificado a partir do sangue de portadores ou produzido em leveduras por tecnologia de DNA recombinante
bactéria	*Neisseria meningitidis*	polissacarídeos capsulares ou conjugados dos grupos A, C, γ e W-135 são eficazes grupo B não é imunogênico
	Streptococcus pneumoniae	84 sorótipos: vacinas do polissacarídeo capsular contêm 23 sorótipos; conjugados com cinco ou sete sorótipos bacterianos agora disponíveis
	Haemophilus influenzae B	boas vacinas conjugadas atualmente disponíveis

Fig. 18.6 Vacinas conjugadas estão substituindo polissacarídeos puros. *N. meningitidis* tipo B não é imunogênica em humanos, porque o polissacarídeo capsular tem reação cruzada com os carboidratos próprios do organismo, contra os quais o hospedeiro é imunologicamente tolerante.

que a vacina com o organismo inteiro morto. Geralmente é administrada como parte de uma vacina combinada DTaP (difteria, tétano, coqueluche) rotineiramente administrada nas crianças.

Vacinas conjugadas são eficazes para indução de anticorpos contra carboidratos antigênicos

Apesar de os antígenos proteicos, tais como o antígeno de superfície da hepatite B, serem imunogênicos quando administrados com o adjuvante alúmen (veja a seguir), para muitos tipos de bactérias, a virulência é determinada por um polissacarídeo capsular bacteriano, sendo exemplos primários a *Neisseria meningitiis*, *Streptococcus pneumoniae* e *Haemophilus influenzae B*. Tais carboidratos antigênicos, apesar de poderem ser isolados e terem sido utilizados para vacinação, são pouco imunogênicos, particularmente em crianças com menos de 2 anos de idade, e geralmente não induzem as respostas com produção de IgG ou proteção de longa duração. As tentativas de reforçar a imunidade pela administração repetida dessas vacinas podem na verdade comprometer a imunidade pela depleção das reservas de células B produtoras de anticorpos.

P. Por que os antígenos polissacarídeos não induzem respostas com produção de IgG ou imunidade de longa duração?
R. Os antígenos polissacarídeos não são processados pela apresentação às células T_H, então não podem induzir troca de classe, maturação da afinidade ou gerar células T de memória (Caps. 8 e 9).

O maior avanço na eficácia das vacinas de subunidade tem sido obtido pela conjugação dos polissacarídeos purificados a proteínas carreadoras, tais como toxoide causador do tétano ou da difteria. Presume-se que estas proteínas carreadoras, que agora podem ser produzidas na forma altamente purificada pelas técnicas de DNA recombinante, recrutam células T_H e os conjugados induzem respostas de anticorpos IgG e proteção de longa duração mais eficaz.

Tendo início com o *Haemophilus influenzae* (Hib) no começo dos anos 1990, as vacinas conjugadas das cepas A, C, Y e W-135 de *Neisseria meningitis* são agora amplamente utilizadas. No Reino Unido, até 1992, quando a vacina foi introduzida, o Hib era a principal causa de meningite infantil, causando muitas centenas de casos por ano. A introdução da vacina levou a um declínio muito rápido, tornando a meningite por Hib agora uma ocorrência muito rara (Fig. 18.7).

Antígenos podem ser expressos a partir de vetores

Muitos antígenos agora podem ser produzidos na forma recombinante pela clonagem de seus genes em um vetor de expressão adequado. Esta abordagem tem sido altamente bem-sucedida com o antígeno de superfície da hepatite B (HBsAg), clonado em levedura, que agora tem substituído a primeira geração de vacina HBsAg, a qual foi laboriosamente purificada a partir do sangue de portadores de hepatite B; isto também tem baixado o custo da vacina.

O sucesso mais espetacular desta abordagem, entretanto, tem sido o desenvolvimento de vacinas contra a infecção pelo papiloma vírus humano (HPV, do inglês, *human papilloma virus*). O HPV tem-se estabelecido como o agente causador do carcinoma cervical, e mais de 70% dos casos são ocasionados pelos sorótipos 16 e 18. Duas novas vacinas (marcas registradas Gardasil e Cervarix) têm sido desenvolvidas utilizando-se vetores de expressão recombinantes que produzem a proteína de superfície viral L1. Os agregados de L1 montam-se espontaneamente em partículas semelhantes ao vírus (VLP, do inglês, *virus-like particles*), que são altamente imunogênicas. Pelo fato de estas partículas não conterem o ácido nucleico, a vacina não pode levar à infecção pelo HPV e é muito segura. Ensaios sugerem que estas vacinas proporcionam níveis muito altos de proteção contra a infecção pelo HPV e carcinoma cervical. Uma vacina foi licenciada no Reino Unido para garotas de 9-15 anos de idade e para mulheres de 16-26 anos de idade desde 2007, e em setembro de 2008 a vacinação para HPV foi adotada como parte do programa de imunização nacional para garotas de 12-13 anos de idade em todo o Reino Unido.

Adjuvantes aumentam a produção de anticorpos

O aumento do uso de antígenos purificados ou recombinantes tem voltado a atenção para a necessidade de se proporcionar um reforço à resposta imune pelo uso de adjuvantes. Estes geralmente são necessários, uma vez que os antígenos isolados não são suficientemente imunogênicos.

Trabalho da década de 1920 sobre a produção de soro animal para terapia humana descobriu que certas substâncias, notavelmente os sais de alumínio (alúmen), adicionados ou emulsificados ao antí-

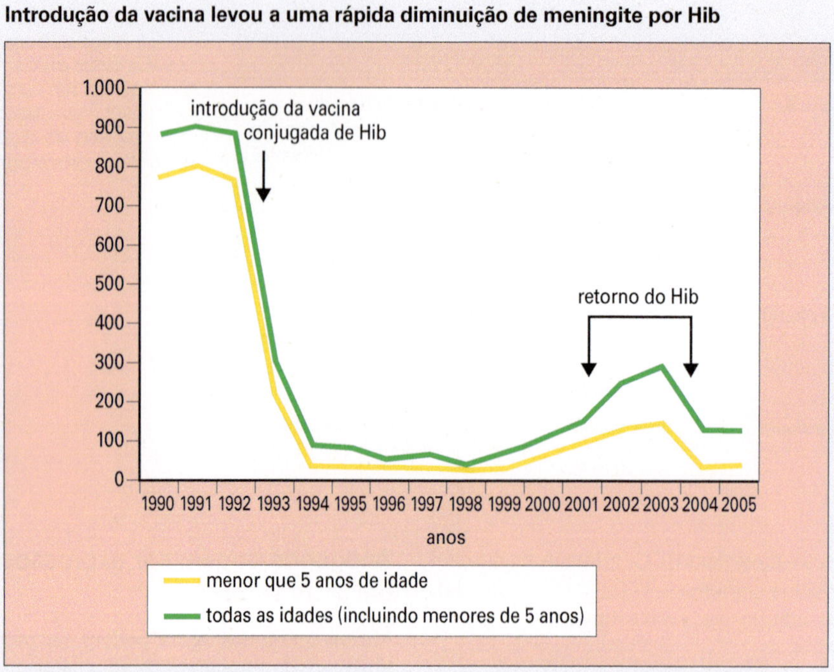

Introdução da vacina levou a uma rápida diminuição de meningite por Hib

Fig. 18.7 Incidência de *H. influenzae* tipo B em crianças na Inglaterra e no País de Gales (1990-2004). A vacinação foi iniciada em 1992. Houve um grande aumento de casos após 1999, possivelmente pela menor eficácia da vacina quando associada a outras vacinas, mas isto foi controlado com uma campanha subsequente, iniciada em 2003. (*Baseada em dados do Health Protection Agency*)

geno, aumentam muito a produção de anticorpo – ou seja, elas agem como adjuvantes. O hidróxido de alumínio ainda é amplamente utilizado, por exemplo, com os toxoides diftérico e tetânico.

A dificuldade do uso de adjuvantes é que eles medeiam seus efeitos pela estimulação da resposta inflamatória, em geral necessária para produzir uma boa resposta imune ao antígeno. Infelizmente, a resposta inflamatória geralmente é responsável pelos efeitos colaterais da imunização, tais como dor e inchaço no local da injeção, e podem levar a um grande mal-estar, aumento da temperatura e/ou "sintomas semelhantes aos da gripe". Estes sintomas geralmente impedem o uso da vacina, principalmente quando estes efeitos são causados a crianças pequenas, que são o público-alvo mais comum da vacinação.

Com a compreensão moderna do processo que leva à ativação de linfócitos e ao desenvolvimento de memória, espera-se que melhores adjuvantes possam ser desenvolvidos. Esforços consideráveis têm sido realizados para produção de melhores adjuvantes, particularmente para respostas mediadas por células T. Uma lista dessas substâncias está apresentada na Figura 18.8, a maioria das quais ainda está em fase experimental ou é muito tóxica para uso em humanos. Uma exceção recente, entretanto, é o monofosforil lipídio A (MPL). Este componente é derivado de uma degradação química do lipopolissacarídeo (LPS), o principal componente da parede celular de bactérias gram-negativas. O MPL induz um potente efeito adjuvante, mas, diferentemente do LPS em si, possui baixa toxicidade. É combinado ao alúmen no produto adjuvante AS04, o qual é incorporado à nova vacina de HPV, Cervarix®. Em outra formulação adjuvante (AS02), o MPL é combinado a uma saponina (QS21) em uma emulsão óleo-água. O AS02 provou ser de grande importância, reforçando a imunogenicidade da vacina candidata para malária, RS,S.

Os adjuvantes concentram antígenos em locais adequados ou induzem a produção de citocinas

Aparentemente, o efeito dos adjuvantes é decorrente principalmente de duas atividades:

- a concentração do antígeno no local onde os linfócitos possam encontrar o antígeno (o efeito "depósito"); e
- a indução de citocinas que regulam a função linfocitária.

Os sais de alumínio provavelmente têm uma função predominante de depósito, induzindo a formação de pequenos granulomas nos quais o antígeno é retido.

Formulações mais recentes, tais como os lipossomos e complexos imunoestimulantes (ISCOMs), alcançam o mesmo objetivo garantindo que os antígenos aí capturados sejam liberados para as células apresentadoras de antígeno (APCs).

Antígenos particulados, tais como partículas semelhantes a vírus (polímeros das proteínas do capsídeo viral que não contêm DNA ou RNA viral), são altamente imunogênicos e têm propriedade útil de poderem induzir apresentação cruzada (*i.e.*, entram na via de processamento pelo MHC classe I, apesar de não serem sintetizados nas APC; Cap. 8).

P. Muitos carboidratos e glicolipídios bacterianos são bons adjuvantes, apesar de não serem bons imunógenos. Por que isso ocorre?

R. A descoberta dos receptores tipo Toll (TLRs, Fig. 6.20) e de outros receptores de reconhecimento de padrão, tais como receptores semelhantes à lectina para carboidratos (Fig. 7.10), tem proporcionado uma explicação para a eficácia duradoura de muitos produtos bacterianos como adjuvantes. Fica claro que eles agem principalmente pela ligação a PRRs e estimulam a formação de citocinas adequadas pelas APCs.

Adjuvantes

tipo de adjuvante	rotineiramente utilizado em humanos	experimental* ou muito tóxico para uso em humanos†
sais inorgânicos	hidróxido de alumínio (Alhydrogel®) fosfato de alumínio fosfato de cálcio	hidróxido de berílio
sistemas de liberação		lipossomos* ISCOMs* polímeros em blocos formulações de liberação lenta*
produtos bacterianos	*Bordetella pertussis* (com toxoides diftéricos e tetânicos)	BCG *Mycobacterium bovis* e óleo† (adjuvante completo de Freund) muramil dipeptídeo (MDP)†
mediadores naturais (citocinas)		IL-1 IL-2 IL-12 IFNγ

ISCOMs, complexos imunoestimulantes

Fig. 18.8 Uma variedade de substâncias estranhas e endógenas pode agir como adjuvantes, mas apenas os sais de alumínio e cálcio e extratos de pertussis (coqueluche) são rotineiramente utilizados na prática clínica.

A ligação a diferentes PRRs pode influenciar a resposta, direcionando para produção de citocinas TH1 e TH2.

Não é surpreendente que as citocinas por si sós tenham se demonstrado eficazes adjuvantes, particularmente quando combinadas diretamente ao antígeno. As citocinas podem ser particularmente úteis em pacientes imunocomprometidos, que geralmente falham em responder a vacinas convencionais. Espera-se que elas ainda possam ser úteis no direcionamento da resposta imune na orientação desejada, por exemplo, em doenças em que apenas a célula TH1 (ou TH2) de memória seja desejada.

Administração da vacina

A maioria das vacinas é administrada por via parenteral

A administração parenteral possui alguns riscos, particularmente em países em desenvolvimento, onde a reutilização de agulhas e seringas pode transmitir doenças, particularmente o HIV. Entretanto, há alternativas ao uso de agulhas, podendo ser benéficas para o uso em programas de vacinação em massa e para melhorar a aceitação daqueles com "fobia por agulhas". Por muitos anos, a vacinação em massa utilizou de injetores a jato multiuso que atiravam um jato líquido de alta velocidade, o que é muito eficaz. Infelizmente, a possibilidade de contaminação cruzada pelo mecanismo de inoculação reutilizável tem limitado sua aplicação mais recentemente. Agora estão sendo realizados esforços para o desenvolvimento de cartuchos descartáveis de uso único para tais injetores, mas inevitavelmente a um custo maior por vacinação.

Injetores a jato podem administrar a vacina via intramuscular, assim como uma agulha, mas também podem ser utilizados para administração cutânea, o que deve ajudar a reduzir o desconforto e possibilidade de estresse em crianças. A administração cutânea é um método altamente eficaz de vacinação; a pele abriga muitas células de Langerhans, as quais são muito efetivas na apresentação do antígeno às células T nos linfonodos, aos quais elas migram quando ativadas pela exposição ao antígeno. Elas ainda ajudam a iniciar uma resposta inflamatória pela liberação de citocinas e mediadores químicos, todos os quais podem potencializar a vacina.

A principal dificuldade da administração cutânea é a penetração abaixo da camada córnea externa da pele. As técnicas para melhorar esta situação, tais como o uso de conjuntos de microagulhas (Fig. 18.9), estão sendo desenvolvidas e poderão um dia permitir a vacinação utilizando adesivos na pele, semelhantes aos utilizados atualmente para administração (molécula pequena) de fármacos, tais como contraceptivos.

A imunização de mucosa é uma abordagem alternativa racional

A lógica da imunização de mucosa baseia-se no fato de que a maioria dos organismos penetra através de superfícies mucosas. O sucesso da vacina oral de poliomielite, a vacina de rotavírus mais recentemente formulada e uma vacina efetiva para cólera indicam de que isso pode funcionar. Entretanto, apesar da possibilidade de as vacinas vivas atenuadas serem eficazes quando administradas pela via oral, para a maioria das vacinas inativadas isto não ocorre.

P. Quais os problemas-chave associados às vacinas orais poderiam ser esperados?
R. Os antígenos podem ser degradados na passagem pelo estômago e sistema digestivo, mas o maior problema é que o sistema imune intestinal é projetado para gerar tolerância em vez de resposta imune contra antígenos alimentares.

A imunização ocorre apenas quando os organismos patogênicos penetram pela parede intestinal. Isso pode ser mimetizado ao se administrar um adjuvante. As toxinas de organismos intestinais pato-

Conjunto de microagulha

conjunto de microprojeção

suporte de adesivo

(A)

(B)

1 mm

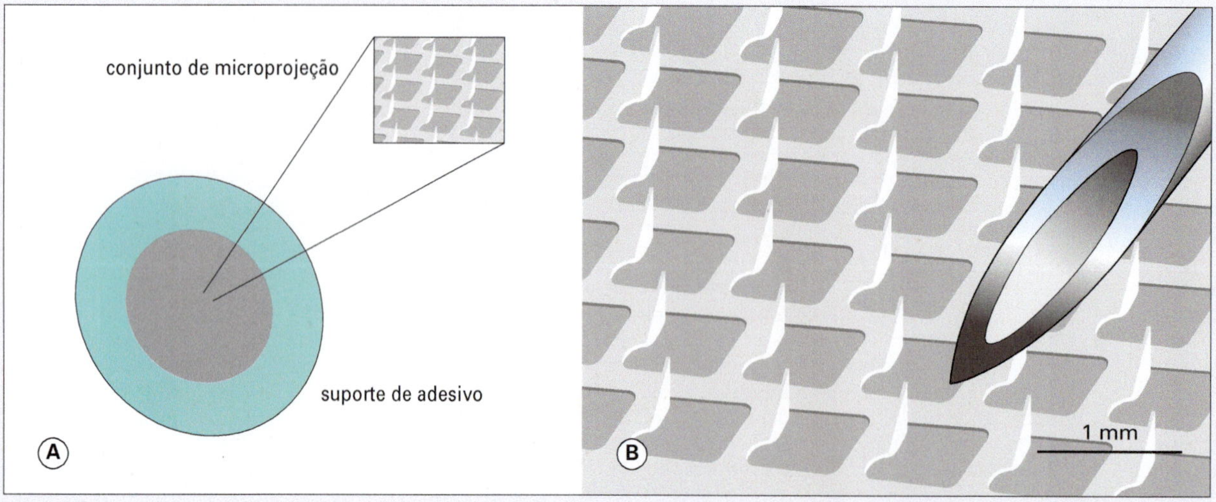

Fig. 18.9 **A,** Demonstração do tamanho de um conjunto de microagulhas experimental. **B,** Fotomicrografia eletrônica de varredura de um conjunto de agulhas de microinjeção, o qual está coberto pela suspensão vacinal e é utilizado para administrar o antígeno na pele por via subcutânea. Demonstração de uma agulha de calibre 25G (à direita) para comparação do tamanho. *(Figura redesenhada cortesia de J. Matriano (ALZA Corporation) com gentil permissão de Springer Science and Business Media).*

gênicos (cólera e *Escherichia coli*) têm sido os adjuvantes intestinais mais estudados. Pelo fato de as toxinas nativas serem extremamente potentes, mutações parcialmente inativadoras têm sido introduzidas para evitar uma excessiva estimulação intestinal. Apesar de esses adjuvantes funcionarem em modelos experimentais, há dificuldade em se alcançar um equilíbrio reproduzível entre:

- a estimulação adequada de uma resposta imune; e
- a inflamação intestinal excessiva.

Uma alternativa é o uso de bactérias recombinantes desenvolvidas para expressarem os antígenos de interesse, mas se observa a mesma dificuldade:

- se a bactéria não for patogênica, ela pode não imunizar;
- se a bactéria for muito patogênica, ela pode causar sintomas desagradáveis.

Diversas cepas de *Salmonella* recombinantes e parcialmente atenuadas têm sido utilizadas experimentalmente para explorar esta estratégia vacinal.

Problemas semelhantes relacionam-se à imunização nasal, geralmente testada contra infecções de trato respiratório superior, tais como a influenza ou o vírus sincicial respiratório (RSV). Com a exceção abaixo, nenhuma vacina nasal foi introduzida no uso como *rotina* devido a:

- dificuldades no processo de atenuação de modo que se mantenha a imunogenicidade, no caso de cepas de vacinas RSV vivas;
- necessidade de um adjuvante para o vírus influenza nasal inativado; e
- preocupação com a segurança devido à proximidade da mucosa nasal ao cérebro via placa cribiforme.

Uma vacina trivalente contra influenza administrada por via nasal, apesar de conter vírus vivo atenuado, foi licenciada nos EUA desde 2003, sendo considerada segura e bem tolerada, mesmo em crianças. Excepcionalmente, o sucesso dessa vacina talvez esteja parcialmente relacionado à maior segurança proporcionada pela incapacidade da cepa da vacina em se replicar nas células que não sejam do epitélio nasofaríngeo. Por outro lado, uma vacina de gripe inativada de administração nasal, originalmente desenvolvida na Suíça, foi retirada de uso por questões de segurança relacionadas ao seu adjuvante.

Eficácia e segurança vacinais

Para ser aprovada e colocada em uso, uma vacina deve obviamente ser efetiva e sua eficácia deve ser revista de tempos em tempos. Muitos fatores podem alterá-la.

Uma vacina eficaz deve induzir uma resposta imune apropriada:

- anticorpo para toxinas e organismos extracelulares, tais como *Streptococcus pneumoniae*;
- imunidade mediada por células para organismos intracelulares, tais como o bacilo da tuberculose.

Caso não se conheça o tipo ideal de resposta (assim como na malária, por exemplo), o desenvolvimento de uma vacina eficaz se torna mais difícil. Uma vacina eficaz também deve:

- ser **estável durante o armazenamento** – isso é particularmente importante para vacinas vivas, as quais normalmente precisam ser mantidas refrigeradas (*i.e.*, uma completa "cadeia fria" para logística na refrigeração necessária desde o fabricante até a clínica, o que não é sempre fácil de se manter);
- apresentar **imunogenicidade suficiente** – com vacinas inativadas geralmente é necessário ativar a imunogenicidade empregando-se um adjuvante.

Em geral, as vacinas vivas são mais eficazes que as vacinas inativadas.

A indução de imunidade adequada depende das propriedades do antígeno

As vacinas vivas têm a grande vantagem de proporcionar um aumento da resposta ao antígeno, que dura dias ou semanas, induzida

Respostas dos anticorpos à vacina atenuada e inativada contra poliomielite

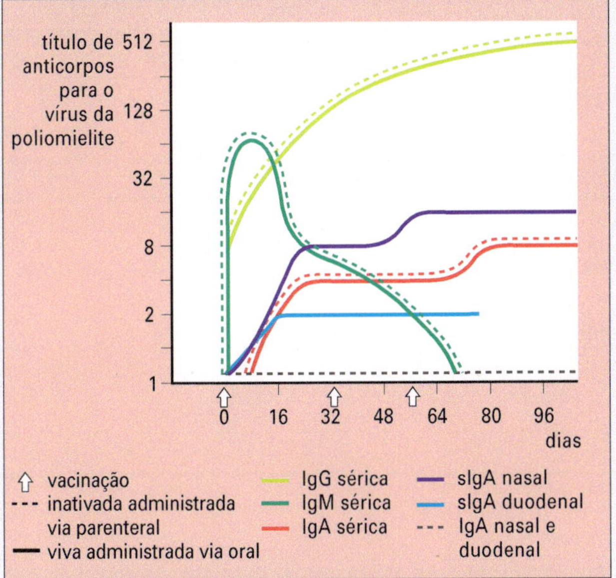

Fig. 18.10 Resposta de anticorpos à vacina da poliomielite viva atenuada (linhas sólidas) administrada por via oral e da vacina de poliomielite inativada administrada pela via intramuscular (linhas tracejadas). A vacina viva induz a produção de IgA secretória (sIgA) além dos anticorpos séricos, enquanto a vacina inativada não induz sIgA na mucosa nasal ou duodenal. Pelo fato de a sIgA ser uma imunoglobulina associada ao sistema do tecido linfoide associado à mucosa (MALT) (Cap. 2), a vacina viva confere proteção na porta de entrada do vírus, a mucosa gastrointestinal. *(Cortesia do Professor JR Pattison, Ch. 26 em Brostoff J, et al., eds. Clinical Immunology, London: Mosby; 1991.)*

no mesmo sítio do inóculo – o que é, na prática, muito importante quando se deseja estabelecer a imunidade de mucosa (Fig. 18.10).

Vacinas vivas podem conter um maior número de antígenos microbianos, mas a segurança é motivo de preocupações devido à necessidade de se reduzirem os efeitos colaterais das vacinas.

Vacinas produzidas a partir de organismos inteiros mortos têm sido usadas, mas pelo fato de um organismo morto não mais apresentar a vantagem de produzir um estímulo antigênico prolongado, as vacinas inativadas têm sido frequentemente substituídas por vacinas de subunidade. Estas podem ser associadas a diversos problemas:

- subunidades purificadas podem ser relativamente pouco imunogênicas e necessitam de adjuvante;
- quanto menor o antígeno, maior a probabilidade de restrição pelo complexo principal de histocompatibilidade (MHC) ser um problema (Caps. 5 e 8); e
- polissacarídeos purificados são tipicamente timo-independentes – eles não se ligam ao MHC e, portanto, não sensibilizam as células T.

Esses problemas têm sido superados nas vacinas que são rotineiramente de uso humano, pelo uso de adjuvantes e pela ligação de polissacarídeos a:

- um carreador proteico padrão, tal como toxoide tetânico ou diftérico; ou
- uma proteína imunogênica do organismo, tal como a proteína da membrana externa do pneumococo.

Entretanto, a imunização mesmo com as vacinas conjugadas mais recentes, principalmente quando utilizadas em crianças menores de 12 meses, tem demonstrado que os níveis de anticorpos diminuem após alguns anos. Para o Hib isto tem indicado a necessidade de um reforço, geralmente administrado na idade escolar, apesar de que, ironicamente, o fato de o meningococo colonizar indivíduos saudáveis pode estimular a imunidade naqueles que estão imunizados. Este último efeito pode se tornar menos comum no futuro com a melhora da imunidade coletiva e, portanto, uma redução na frequência de portadores.

A restrição ao MHC é provavelmente mais uma dificuldade hipotética do que real, pois muitos candidatos vacinais são grandes o suficiente para conter diversos epítopos que se ligam ao MHC. Apesar disso, mesmo as vacinas mais eficazes geralmente falham em imunizar todos os indivíduos – por exemplo, cerca de 5% dos indivíduos não apresentam soroconversão após a imunização completa com a vacina da hepatite B.

A maioria das vacinas de uso rotineiro em humanos depende da indução de anticorpos protetores. Entretanto, para muitas infecções importantes, particularmente de organismos intracelulares (p. ex., tuberculose, malária, infecção por HIV), a resposta imune celular consiste em um importante mecanismo protetor.

Recentemente, tem-se despendido um grande esforço para se desenvolver vacinas que induzam imunidade tanto de células T CD4 como de células T CD8. Até agora o uso de DNA e vetores virais tem sido a via mais comumente explorada, pois ambas estratégias levam à produção de antígenos nas células e, portanto, à apresentação de epítopos peptídicos processados em moléculas de MHC.

Apesar de esses métodos, particularmente combinados em protocolo de dose-reforço, terem sido altamente efetivos em modelos animais experimentais, até o momento tem se mostrado difícil a indução em humanos de altas frequências de células T de memória antígeno-específicas de longa duração.

Mesmo nos animais experimentais, a duração da proteção pode não ser de longo prazo, talvez pelo fato de a proteção pelos mecanismos celulares requerer mais células efetoras ativadas do que células de memória em repouso. Tais células são difíceis de serem mantidas na ausência do antígeno.

A segurança da vacina é uma consideração primordial

A segurança vacinal é uma expressão relativa, é claro, sendo em geral aceitável uma pequena dor local ou inchaço no sítio da injeção, e até mesmo uma febre leve. Complicações mais sérias podem ser decorrentes da composição vacinal ou do paciente (Fig. 18.11):

- vacinas podem ser contaminadas por proteínas ou toxinas indesejadas, ou mesmo vírus vivos;
- vacinas com organismos supostamente mortos podem não ter sido adequadamente inativadas;
- vacinas atenuadas podem reverter para a forma mais virulenta; e
- o paciente pode ser hipersensível a pequenas quantidades da proteína contaminante, ou estar imunocomprometido; neste caso, qualquer vacina viva geralmente é contraindicada.

Apesar de as complicações graves serem muito raras, a segurança de vacinas tem se tornado agora uma consideração fundamental, em parte devido ao grande sucesso das vacinas:

- pelo fato de muitas doenças infecciosas que ocorrem na infância terem se tornado incomuns em países desenvolvidos, as populações destes países não estão mais cientes dos efeitos potencialmente devastadores das doenças infecciosas;

Problemas relacionados à segurança vacinal

tipo de vacina	possíveis problemas de segurança	exemplos
vacinas atenuadas	reversão para o tipo virulento	principalmente poliomielite tipos 2 e 3
	doença grave em pacientes imunossuprimidos	vacínia, BCG, sarampo
	infecção persistente	varicela-zóster
	hipersensibilidade aos antígenos virais	sarampo
	hipersensibilidade aos antígenos do ovo	sarampo, caxumba
vacinas inativadas	vacina não inativada	acidentes com poliomielite no passado
	contaminação por fungos	hepatite B
	contaminação por vírus animal	poliomielite
	contaminação por endotoxina	coqueluche

Fig. 18.11 Os problemas com a segurança encontrados em vacinas chamam a atenção para a necessidade do monitoramento contínuo tanto na produção como na administração.

- diferentemente de muitos fármacos, vacinação é realizada em indivíduos saudáveis;
- a população está se tornando cada vez mais informada sobre as possibilidades de ações judiciais e as empresas, por sua vez, mais cautelosas.

P. Por que a segurança vacinal parece ser uma questão de pouca importância quando uma vacina é colocada em uso pela primeira vez?

R. No momento em que a vacina é colocada em uso, a prevalência e o perigo associado à infecção são tão grandes que quaisquer riscos associados à vacina são relativamente pequenos.

A polêmica sobre o uso da vacina MMR resultou em epidemia de sarampo

Movimentos antivacinais no Reino Unido são essencialmente tão antigos quanto a vacinação em si, sendo relatados poucos anos após a introdução da vacina de varíola por Jenner, em 1796. Na era moderna, as dificuldades acerca da segurança vacinal são bem ilustradas pela controvérsia da vacina MMR (tríplice viral contra sarampo, caxumba e rubéola).

Em 1998, a publicação de um artigo científico recebeu ampla divulgação na mídia do Reino Unido, ao propor a associação entre o uso da vacina MMR e o desenvolvimento de autismo e doença intestinal crônica. Apesar de uma grande quantidade de trabalhos subsequentes não ter comprovado estes achados e o artigo original ter sido corrigido, o uso da MMR no Reino Unido e Irlanda diminuiu por diversos anos e ocorreu uma epidemia de sarampo devido ao declínio da imunidade coletiva (Fig. 18.12).

Em 2004, a introdução de uma nova vacina pentavalente, contendo toxoides diftéricos e tetânicos, bactéria causadora da coqueluche obtida em cultivo acelular, *Haemophilus influenzae* tipo b e o vírus da poliomielite inativado, foi ameaçada em ter seu uso comprometido no Reino Unido, apesar de ter sido demonstrado que a vacina era segura e eficaz. Argumentou-se que o fornecimento de cinco imunógenos simultaneamente era "exagero" para o delicado sistema imune das crianças. Este argumento é falso, uma vez que a maioria das composições vacinas é de subunidades (exceto para o vírus da poliomielite inativada). A vacina com organismo inteiro, portanto, contém na verdade menos antígenos que a bactéria viva e outros organismos que as crianças se deparam todos os dias. Felizmente, o uso da vacina permaneceu elevado.

Novas vacinas podem ter custo muito elevado

Apesar de a vacinação ser considerada como o tratamento de melhor custo-benefício para doenças infecciosas, novas vacinas podem ser muito caras. O alto custo inicial é necessário para compensar os enormes custos de seu desenvolvimento (US$200-400 milhões).

Um bom exemplo é a vacina de hepatite B recombinante, a qual em 1986 foi inicialmente comercializada a US$ 150 por três doses. Apesar de o custo ter reduzido muito, mesmo US$1 estaria além do orçamento da saúde de muitas das nações mais pobres do mundo.

Por outro lado, o custo de seis vacinas incluídas no *Expanded Program on Immunization* da Organização Mundial da Saúde (difteria, tétano, coqueluche, poliomielite, sarampo e tuberculose) é menor que US$1. O custo atual da imunização de uma criança é muitas vezes maior que isto, pelo fato de incluir o custo de laboratórios, transporte, logística para refrigeração, mão de obra e pesquisadores.

A *Children´s Vaccine Initiative*, estabelecida em 1990, é um fórum global que objetiva reunir pesquisadores de vacinas, agências de desenvolvimento, governos, doadores e fabricantes de vacina do setor comercial e público para buscar meios de fornecer vacinas às populações mais pobres do mundo, as quais mais precisam delas.

Após grandes epidemias de meningites na África em 1996/1997, a Organização Mundial da Saúde estabeleceu o *Meningitis Vaccine Project* em 2001, com um apoio financeiro da Fundação Bill and Melinda Gates. Este projeto tem como objetivo produzir uma nova vacina para África a um baixo custo, suficiente para que os países afetados pudessem custear. Isso culminou na produção do MenAfriVac®, fabricado pelo Serum Institute of India Ltd e disponibilizado a um custo de apenas US$0,50 por dose. O principal programa de vacinação para África subsaariana teve início no final de 2010.

As vacinas de uso corrente apresentam taxas variáveis de sucesso

As vacinas de uso corrente em todo mundo estão listadas na Figura 18.13. Quatro delas – poliomielite, sarampo, caxumba e rubéola – são tão bem-sucedidas que as previsões são de erradicação destas

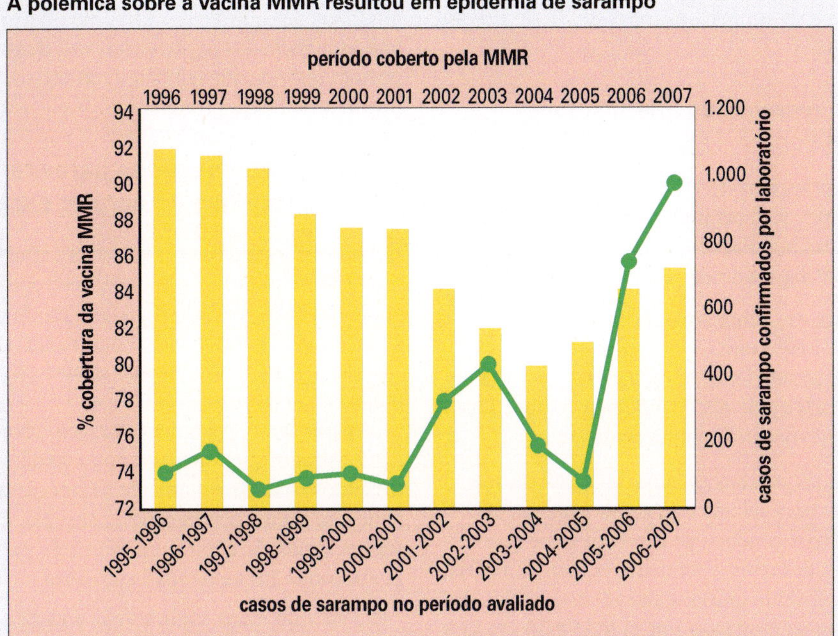

Fig. 18.12 A queda na administração da vacina MMR no Reino Unido a um nível crítico em 2002, resultou em um grande aumento de casos de sarampo. (*Dados de BMJ 2008; 336:729.*)

Vacinas de uso comum

doença	vacina	considerações
tétano difteria coqueluche poliomielite (DTPP)	toxoide toxoide inteira inativada inativada (Salk) ou atenuada (Sabin)	administradas juntas em três doses entre 2 e 6 meses; reforço de toxoide tetânico e diftérico a cada 10 anos
sarampo caxumba rubéola	atenuada	administradas juntas (MMR) aos 12-18 meses
Haemophilus influenzae tipo b	polissacarídeo	novo; pode ser fornecido com o DTPP

Fig. 18.13 Vacinas que são atualmente administradas, na medida do possível, em todos os indivíduos.

doenças no início do século XXI. Caso isso acontecer, será uma extraordinária realização, pois os modelos matemáticos sugerem que elas são todas alvos mais "difíceis" de erradicação quando comparadas ao que foi a varíola.

No caso da poliomielite, em que pode ocorrer reversão da virulência dos tipos 2 e 3, tem-se sugerido que será necessário mudar para o uso da vacina de vírus morto por alguns anos, para evitar a propagação do vírus virulento por indivíduos vacinados com o vírus vivo.

Por inúmeras razões, outras vacinas têm menores chances de auxiliarem na erradicação de doenças. Estas incluem:

- **o estado de portador** – a erradicação da hepatite B seria um grande sucesso, mas requer a interrupção do estado de portador, especialmente no Extremo Oriente, onde a transmissão vertical é uma via normal de infecção;
- **eficácia relativamente baixa** – a eficácia da vacina BCG varia significativamente entre países, possivelmente devido à variação nas espécies micobacterianas de cada região (a tuberculose está aumentando, principalmente em pacientes com imunodeficiência ou AIDS), e a eficácia da vacina de coqueluche é de apenas 70%-80%;
- **preocupações sobre à segurança** – principalmente quando o risco de infecção é baixo, geralmente levando a níveis reduzidos de aceitação. No Reino Unido, a falsa associação da vacina MMR ao autismo tem ainda influenciado a intenção do público em receber a vacina;
- **formas de vida livre e hospedeiros animais** – a forma de vida livre do tétano possivelmente irá sobreviver indefinidamente e não será possível erradicar doenças que também tenham um hospedeiro animal, tais como a febre amarela.

Futuramente, um dos problemas será manter a conscientização sobre a necessidade de vacinação contra doenças que parecem estar desaparecendo, enquanto à medida que o reservatório da infecção diminui, os casos tendem a ocorrer num estágio mais tardio, podendo, como no caso do sarampo e da rubéola, na verdade, levar à piora das consequências clínicas.

Algumas vacinas são reservadas apenas para determinados grupos

No mundo desenvolvido, as vacinas do BCG e de hepatite B estão nesta categoria, mas algumas vacinas irão provavelmente sempre estar restritas a determinadas populações – viajantes, enfermeiras, idosos etc. (Fig. 18.14). Em alguns casos isso ocorre devido a:

- restrições geográficas (p. ex., febre amarela);
- exposição ao agente ser muito rara (p. ex., raiva);
- problemas para a produção suficiente de vacinas a tempo de atender a demanda (p. ex., cada epidemia de influenza é causada por uma cepa diferente, sendo necessária uma nova vacina).

Pandemias de gripe causadas pela emergência de cepas totalmente novas da influenza ocorrem periodicamente, geralmente em decorrência da aquisição de material genético de cepas da gripe que normalmente infectam animais, tais como a influenza equina ou aviária.

No passado recente, ocorreram grandes surtos pandêmicos das gripes aviária e suína. Tem-se realizado um grande esforço para melhorar os métodos de produção de vacinas, para que estejam disponíveis em quantidade suficiente para conter tais surtos. Para isto, a produção de vírus foi realizada em cultura celular, no lugar da forma convencional, obtida em ovos embrionados de frangos, e a aplicação de novos imunógenos baseados em VLPs consiste em associações de antígenos recombinantes e não em composições contendo vírus inativados. Também têm sido utilizados virossomos produzidos a partir de vírus solubilizado purificado, complexados a vesículas lipídicas, apresentando um aumento na imunogenicidade, quando comparados às vacinas convencionais. A vacina virossomal tem provado ser altamente eficaz em pacientes idosos.

Ambos antígenos, hemaglutinina e neuraminidase, os quais juntos formam a camada externa do vírus, são antígenos importantes na vacina, estão porém sujeitos a grande variação. Uma vacina eficaz contra todas as cepas de influenza iria, portanto, ser de grande valor. Uma abordagem promissora para este problema é o uso de modificações químicas, tais como glicosilação, para reduzir a imunodominância das regiões variáveis desses antígenos, de modo que possam ser induzidos títulos significativos de anticorpos para regiões invariantes destas proteínas.

Vacinas para infecções parasitárias e de outros tipos são apenas de caráter experimental

A maioria das vacinas pesquisadas é aquela para as principais infecções por helmintos e protozoários tropicais (Cap. 15). Entretanto, nenhuma delas foi padronizada de modo que fosse possível seu uso, e alguns argumentam que dificilmente o serão, pois nenhuma dessas doenças induz imunidade efetiva ou ainda que "você não pode melhorar a natureza".

Apesar disso, pesquisas extensas em animais de laboratório têm demonstrado que vacinas contra malária, leishmaniose e esquistossomose são perfeitamente viáveis, e há uma eficácia moderada para uma vacina contra babésia em cães. Em rebanhos bovinos, uma vacina irradiada contra um helminto pulmonar tem sido utilizada por décadas em medicina veterinária.

P. Por que será impossível erradicar muitas das infecções parasitárias, mesmo com vacinas eficazes?
R. Muitos parasitas têm outros hospedeiros além do homem (Cap. 15).

É possível, entretanto, que as doenças parasitárias de humanos sejam significativamente mais difíceis de tratar, possivelmente devido à natureza polimórfica e de rápida mutação de muitos antígenos parasitários. Por exemplo:

- nenhum dos modelos experimentais destinados ao estudo da malária apresenta tantas variações antigênicas como o *Plasmodium falciparum*, que é o protozoário causador de malária terçã em humanos;
- de modo semelhante, os ratos parecem ser modelos experimentais muito mais fáceis de serem imunizados contra esquistossomose, quando comparados a outros animais, incluindo o homem.

Vacinas atualmente restritas a certos grupos de pessoas

doença	vacina	grupos selecionados
tuberculose	BCG	trópicos – ao nascimento; Reino Unido – 10-14 anos; EUA – apenas grupos de risco
hepatite B	antígeno de superfície	grupos de risco (médicos, equipe de enfermagem etc.); usuários de drogas; homossexuais do sexo masculino; contatos com carreadores conhecidos
raiva	inativada	grupos de risco (profissionais que têm contato com animais); pós-exposição
meningite febre amarela febre tifoide, cólera hepatite A	polissacarídeo atenuada inativada ou mutante inativada ou atenuada	viajantes
influenza	inativada	grupos de risco; idosos
pneumonia pneumocócica	polissacarídeo	idosos
varicela-zóster	atenuada	crianças com leucemia

Fig. 18.14 Vacinas que estão restritas atualmente a certos grupos de pessoas.

Parte do problema é que, no laboratório, estes parasitas geralmente não são mantidos nos seus hospedeiros naturais.

Uma vacina contra *Plasmodium falciparum* tem sido uma das mais procuradas há vários anos, pois o fardo da doença e a morte são enormes em áreas endêmicas para malária na África. A malária é uma doença que apresenta particularidades, considerando que seu ciclo biológico apresenta uma variedade de possíveis alvos vacinais (Fig. 18.15).

Ao longo dos anos, diversos ensaios clínicos vacinais contra malária foram publicados, utilizando antígenos derivados de seu estágio hepático ou eritrocitário, com um sucesso muito limitado.

Durante os últimos 5 anos ou mais, entretanto, um candidato vacinal mais promissor surgiu a partir de uma parceria iniciada no começo dos anos de 1980, entre a companhia farmacêutica GlaxoSmithKline (GSK) e o US Walter Reed Army Institute of Research (WRAIS). A vacina conhecida como RS,S foi produzida por engenharia genética da proteína circunsporozoítica (CS), que é expressa em esporozoítos e esquizontes da fase hepática (Fig. 18.15). A proteína recombinante CS é expressa em células de leveduras como uma proteína de fusão com o antígeno de superfície da hepatite B (HbsAg), que é a base da vacina HepB recombinante de sucesso. A coexpressão da proteína de fusão e o HbsAg não modificado permitem a formação de agregados de antígenos do tipo VLP. Para tornar esta preparação suficientemente imunogênica, foi necessária a associação de um novo poderoso adjuvante, o AS02 (veja anteriormente).

Estratégias de vacinas contra malária

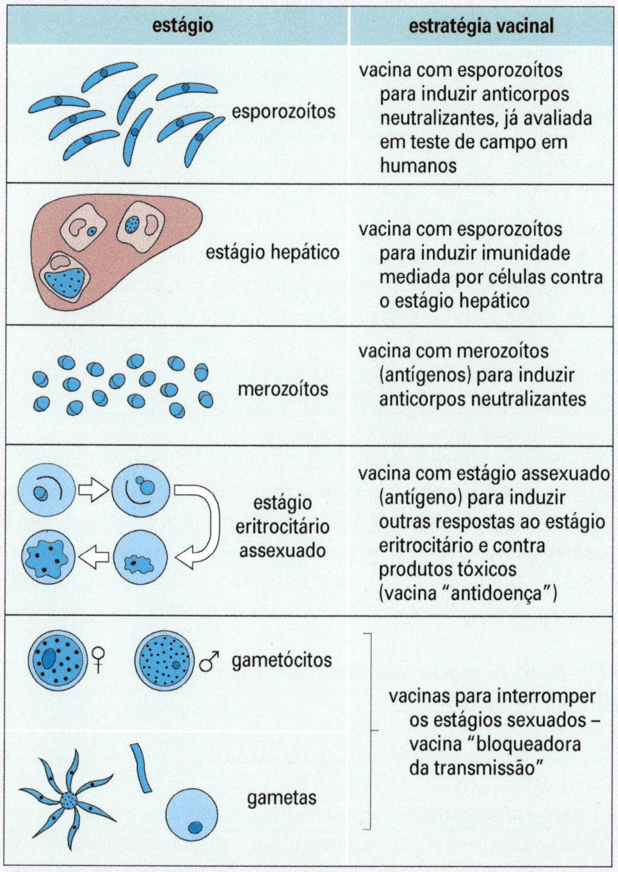

estágio	estratégia vacinal
esporozoítos	vacina com esporozoítos para induzir anticorpos neutralizantes, já avaliada em teste de campo em humanos
estágio hepático	vacina com esporozoítos para induzir imunidade mediada por células contra o estágio hepático
merozoítos	vacina com merozoítos (antígenos) para induzir anticorpos neutralizantes
estágio eritrocitário assexuado	vacina com estágio assexuado (antígeno) para induzir outras respostas ao estágio eritrocitário e contra produtos tóxicos (vacina "antidoença")
♀ ♂ gametócitos	vacinas para interromper os estágios sexuados – vacina "bloqueadora da transmissão"
gametas	

Fig. 18.15 Diferentes abordagens para vacinas de malária estão sendo investigadas, refletindo a complexidade tanto do ciclo de vida como da imunidade à malária.

Os ensaios de fase II na África demonstraram um efeito protetor significativo tanto nas taxas de infecção e como no desenvolvimento de malária clínica. Um grande ensaio de fase III está agora em andamento e, possivelmente, a promessa inicial será cumprida, e a primeira vacina antimalária licenciada estará disponível até 2015.

Nossa compreensão sobre como a vacina RS,S induz uma resposta imune protetora, infelizmente, ainda é incipiente, e o nível de proteção é limitado. Espera-se, porém, que os próximos estudos possam resultar em uma vacina de segunda geração ainda mais efetiva no futuro.

Um problema dessas doenças parasitárias crônicas está relacionado aos aspectos imunopatológicos. Por exemplo, os sintomas da infecção por *Trypanosoma cruzi* (doença de Chagas) são em grande parte devido ao sistema imune (*i.e.*, autoimunidade). Um paralelo em doença bacteriana é a hanseníase, na qual os sintomas são decorrentes da (aparente) excessiva reatividade de células TH1 e TH2. Uma vacina que estimulasse a imunidade eliminar o patógeno poderia piorar essas condições.

Outro exemplo semelhante é a dengue, em que determinados tipos de anticorpos aumentam a infecção, por permitirem que o vírus entre nas células via receptores Fc.

De maneira semelhante, o ensaio vacinal contra o HIV foi cancelado, pois apesar da promissora indução da resposta mediada por células, o risco da infecção por HIV nos indivíduos vacinados foi maior que nos controles não vacinados.

Outras vacinas virais e bacterianas que ainda são de caráter experimental são:

- *Shigella* atenuada;
- glicoproteína de superfície do vírus Epstein-Barr;
- vírus sincicial respiratório (RSV);
- grupo *Streptococcus aureus* b.

Não há vacina disponível para muitas doenças

Não há vacina atualmente disponível para muitas doenças infecciosas graves, incluindo as infecções por estafilococos e estreptococos, sífilis, clamídia, hanseníase e infecções fúngicas. O problema predominante geralmente é a falta de entendimento sobre como induzir uma resposta imune efetiva. A infecção por HIV lidera esta lista de doenças (Cap. 17), a qual representa o maior desafio para pesquisa e desenvolvimento da próxima década.

A imunização passiva pode salvar vidas

Embora existam os antibióticos, ainda é valido o tratamento de infecções sob certas circunstâncias pela administração de anticorpos pré-formados (Fig. 18.16). Isso pode salvar vidas quando:

- as toxinas já estão circulantes no organismo (p. ex., no tétano, difteria e mordida de cobra);
- há necessidade de altos títulos de anticorpos específicos, em geral produzidos em equinos, mas ocasionalmente obtidos a partir de pacientes que se recuperaram.

No extremo oposto, um concentrado normal de imunoglobulina humana contém anticorpos suficientes contra infecções comuns em uma dose de 100-400 mg de IgG, capaz de proteger pacientes com hipogamaglobulinemia por 1 mês. Mais de 1.000 doadores são necessários para cada concentrado e os soros devem ser avaliados quanto à presença de HIV e hepatites B e C.

É surpreendente que o uso de anticorpos monoclonais específicos, embora seja altamente interessante do ponto de vista teórico, ainda

Imunização passiva

doença	fonte de anticorpo	indicação
difteria, tétano	humanos, equinos	profilaxia, tratamento
varicela-zóster	humanos	tratamento em imunodeficiências
gangrena gasosa, botulismo, mordida de cobra, picada de escorpião	equinos	pós-exposição
raiva	humanos	pós-exposição (mais vacina)
hepatite B	humanos	pós-exposição
hepatite A, sarampo	imunoglobulina humana concentrada	profilaxia (viagem), pós-exposição

Fig. 18.16 Apesar de não utilizada tão frequentemente como há 50 anos, a administração de anticorpos específicos ainda pode ser um tratamento para salvar vidas em condições clínicas específicas.

não tenha se mostrado melhor do que os métodos tradicionais, e, até o momento, apresenta aplicação restrita pricipalmente ao diagnóstico de doenças infecciosas.

Uma exceção a esta regra tem sido o anticorpo monoclonal Palivizumab®, lançado em 1998, que tem sido aplicado na profilaxia contra a infecção do vírus sincicial respiratório (RSV), considerando que ainda não há uma vacina disponível. O Palivizumab® tem demonstrado eficácia na proteção de indivíduos de alto risco, tais como bebês prematuros.

Os genes de anticorpos podem agora ser manipulados para formarem Fab, cadeia simples FV ou fragmentos VH (Cap. 3). Bibliotecas destes podem ser expressas em fagos recombinantes para identificação de antígenos de interesse. Fragmentos de anticorpos selecionados podem ser produzidos em bactérias, leveduras ou células de mamíferos para uso *in vitro* ou *in vivo*. Esta tecnologia tem ajudado na produção de anticorpos monoclonais humanos e de camundongos destinada ao uso humano com aplicação terapêutica.

Vacinas do futuro

Sem dúvida, a futura geração de novas vacinas melhoradas e mais seguras tem como base a exploração da tecnologia de DNA recombinante e engenharia genética de organismos patogênicos e seus antígenos. O desenvolvimento da capacidade de se clonar genes possibilita a utilização de vírus não patogênico benigno como um vetor para apresentar antígenos ao sistema imune, de modo que mimetize sua exposição natural, mas sem o risco associado aos patógenos atenuados. O(s) gene(s) codificando o(s) antígeno(s) desejado(s) é(são) incorporado(s) ao material genético do vetor, que pode então expressar o gene e produzir o antígeno *in situ*. O vetor pode então ser administrado ao paciente e, em alguns casos, pode se replicar.

O vacínia é um vetor prático

O vacínia é um vetor conveniente, pois é grande o suficiente para carrear diversos antígenos. A cepa Ankara modificada (MVA) foi utilizada clinicamente por muitos anos como uma vacina de varíola segura e imunogênica. Através do crescimento contínuo em células aviárias, a MVA teve deletado os genes necessários para sua replicação em células humanas, o que então a torna altamente apropriada para utilização como vetor.

A cepa de MVA do vacínia é a base para uma vacina experimental contra TB (MVA-85A), na qual o vírus foi geneticamente manipulado para expressar o antígeno 85A de *Mycobaterium tuberculosis*.

Apesar de a vacina BCG estar disponível há muitos anos e proteger contra infecção por TB infantil grave, ela não é eficaz na prevenção da doença pulmonar crônica, tipicamente observada em crianças e adultos. Esta forma de TB é responsável por cerca de dois milhões de mortes por ano no mundo e tem se tornado um problema ainda maior desde a disseminação do HIV e a supressão imune relacionada a esta infecção.

Os ensaios com a nova vacina foram iniciados em 2002 no Reino Unido, sendo avaliada poeteriormente em ensaios clínicos no Gâmbia, África do Sul e Senegal. Os resultados sugerem que esta vacina pode atuar como um reforço muito eficaz para a imunização da BCG. Os resultados completos destes ensaios devem ser disponibilizados em 2012.

Diversas outras vacinas experimentais utilizando o vacínia recombinante tem sido testadas, apesar de nenhuma ser ainda de uso na rotina. Muitos outros vírus, tais como o adenovírus, alfavírus, o vírus da poliomielite e do sarampo, têm sido propostos como vetores de vacina e testados experimentalmente. O adenovírus, por exemplo, têm sido utilizado para apresentar antígenos do HIV, sendo utilizado em ensaios clínicos vacinais.

Como uma alternativa aos vetores virais, as bactérias atenuadas têm a vantagem de apresentarem genomas grandes o suficiente para incorporarem muitos genes de outros organismos, e então podem ser utilizadas como imunógeno polivalente. As formas recombinantes do BCG, em particular, têm sido utilizadas em vacinas bacterianas experimentais.

O DNA "nu" pode ser transferido para células hospedeiras

Umas das possibilidades mais interessantes a serem desenvolvidas no futuro é o uso de DNA para vacinação. Os genes que codificam antígenos de interesse, clonados em um apropriado vetor de expressão plasmidial, são administrados diretamente no músculo, por via subcutânea ou recobertos em micropartículas de ouro e "disparadas" na pele por gás pressurizado – uma "**arma de genes**" ou ***gun gene*** (essencialmente um jato injetor como aqueles mencionados anteriormente). As células que capturam o DNA expressam a proteína codificada. As possíveis vantagens dessa abordagem consistem na exposição de longo prazo ao antígeno, na possibilidade de estimulação tanto da resposta imune humoral como da resposta imune celular, e numa atividade adjuvante devido à presença de dinucleotídeos CpG no DNA recombinante. Este último é um potente ativador de TLRs. Os genes imunomoduladores (citocinas ou moléculas coestimuladoras) ainda podem ser incorporados à construção do DNA junto com os genes codificadores de antígenos, para gerar e amplificar a reposta imune desejada. A captação e expressão do DNA pelas APCs podem induzir uma imunidade celular e humoral de longa duração em animais experimentais, mas as vacinas de DNA ainda não têm correspondido completamente às expectativas para serem usadas em humanos como demonstrado em modelos animais.

RACIOCÍNIO CRÍTICO: VACINAÇÃO (VEJA A PÁG. 447 PARA RESPOSTAS)

1 Por que não têm sido desenvolvidas vacinas atenuadas para todos os vírus e bactérias?
2 "Uma vacina não pode melhorar a natureza". Isso é demasiadamente pessimista?
3 "É pouco provável que a história de sucesso da varíola se repita". Isso é verdade?
4 As vacinas serão eventualmente substituídas pelos antibióticos?
5 BCG: vacina, adjuvante ou estimulante não específico?
6 Por que uma vacina contra helmintos poderia ser mais prejudicial do que benéfica?
7 Por quais meios, além daqueles que empregam reações com anticorpos, seria permitida a identificação de antígenos para serem utilizados como vacinas?

Leituras sugeridas

Almond JW. Vaccine Renaissance. Nat Rev Microbiol 2007;5:478–481.

Kaufmann SHE. The contribution of immunology to the rational design of novel antibacterial vaccines. Nat Rev Microbiol 2007;5:491–504.

Kusters I, Almond JW. Vaccine Strategies. In: Mahy DWJ, van Regenmortel MHV, eds. Desk Encylopedia of General Virology. Oxford UK and San Diego USA: Academic Press; 2010:235–243.

Pollard AJ, Perret KP, Beverly PC. Maintaining protection against invasive bacteria with polysaccharide conjugate vaccines. Nat Rev Immunol 2009;9:213–220.

SEÇÃO 4

Respostas Imunes Contra Tecidos

CAPÍTULO 19

Tolerância Imunológica

RESUMO

- **A tolerância imunológica é um estado de não responsividade a um determinado antígeno**, o qual é primariamente estabelecido por linfócitos T e B. Os receptores clonais de linfócitos são gerados por recombinação aleatória dos diversos genes que codificam as regiões de ligação aos antígenos. Isso cria a necessidade de retirar receptores perigosos que podem reconhecer e destruir os próprios tecidos. O desarranjo da tolerância imunológica contra os próprios antígenos é a causa das doenças autoimunes.
- **A tolerância imunológica pode ocorrer por diferentes mecanismos**, atuando em diferentes tipos celulares.
- **A tolerância central se refere aos processos de seleção pelos quais os precursores de linfócitos T são submetidos no timo** antes de serem liberados como linfócitos T saudáveis maduros. As células epiteliais do timo e células dendríticas apresentam antígenos próprios aos precursores imaturos de linfócitos T. Estes precursores de linfócitos T que respondem fortemente aos antígenos próprios apresentados no timo sofrem apoptose. Isto é chamado de seleção negativa. Uma população especializada de células epiteliais do timo é capaz de expressar genes que são expressos de uma maneira específica estritamente nos órgãos (p. ex., insulina, a qual é expressa apenas no pâncreas e timo).
- A tolerância periférica se refere aos diversos mecanismos que forçam e mantêm a tolerância de linfócitos T fora do timo. Estes incluem a prevenção do contato entre linfócitos T autorreativos e seus antígenos-alvo (tolerância imunológica), a deleção periférica de linfócitos T autorreativos pela ativação da morte celular ou abstinência de citocina, a incapacidade dos linfócitos T de montar respostas eficazes no reconhecimento de seu antígeno-alvo (anergia), e a supressão de respostas imunes pelos linfócitos T reguladores.
- **A tolerância de linfócitos B** é estabelecida por diversos mecanismos, incluindo a deleção clonal de linfócitos B autorreativos, a maior parte na medula óssea; o rearranjo de receptores de linfócitos B autorreativos **(edição de receptor)** ou a **anergia de linfócitos B**. Além disso, a tolerância de linfócitos B é mantida pela tolerância de linfócitos T. A produção de anticorpos de alta afinidade com mudança de classe depende do auxílio de linfócitos T. Por isso, caso a tolerância a um antígeno particular seja fortemente estabelecida no compartimento de linfócitos T, os linfócitos B que reconhecem este antígeno, geralmente, irão permanecer tolerantes.
- **O estabelecimento ou restabelecimento de tolerância** é uma meta importante dos tratamentos inovadores de autoimunidade, alergia e transplante. Em contraste, a superação da tolerância imunológica é uma meta importante para tratamentos inovadores contra o câncer.

Geração de receptores de antígenos autorreativos durante o desenvolvimento linfocitário

A especificidade dos receptores para antígenos de linfócitos T e B é o resultado de uma mistura aleatória de muitos genes que codificam o local de ligação dos antígenos destes receptores. Teoricamente, este processo pode gerar mais de 10^{15} receptores de linfócitos T diferentes, incluindo alguns que podem se ligar a antígenos próprios (Fig. 19.1).

Considerações semelhantes se aplicam aos receptores de linfócitos B. As células expressando tais receptores geralmente são chamadas de linfócitos autorreativos: de um lado, o repertório de diferentes receptores de antígenos necessita ser o maior possível para evitar "furos no repertório", que poderiam ser explorados por patógenos para evadir a resposta imune. Por outro lado, o repertório de receptores deve ser formado para evitar que o sistema imune ataque o próprio organismo. Qualquer distúrbio nesse delicado sistema equilibrado pode ter consequências patogênicas ou até mesmo letais, tanto pelas infecções como pelas reações não desejadas com antígenos próprios ou antígenos externos não nocivos como na alergia. Este paradoxo foi reconhecido no início do último século por Paul Ehrlich, que criou o termo "horror autotóxico", pela necessidade de se evitar reações imunológicas contra antígenos próprios. A tolerância é o processo que elimina ou neutraliza tais células autorreativas e o desarranjo deste sistema pode causar autoimunidade. Para se evitar a autorreatividade, o repertório gerado aleatoriamente por receptores de linfócitos T e B é censurado por diversos mecanismos distintos. Os linfócitos auxiliares T $CD4^+$ são pivôs para diversos mecanismos imunológicos que induzem e mantêm a tolerância imunológica. Neste capítulo, discutiremos a tolerância imunológica dos linfócitos B e linfócitos T expressando TCR $\alpha\beta$ convencionais.

A necessidade de tolerância imunológica

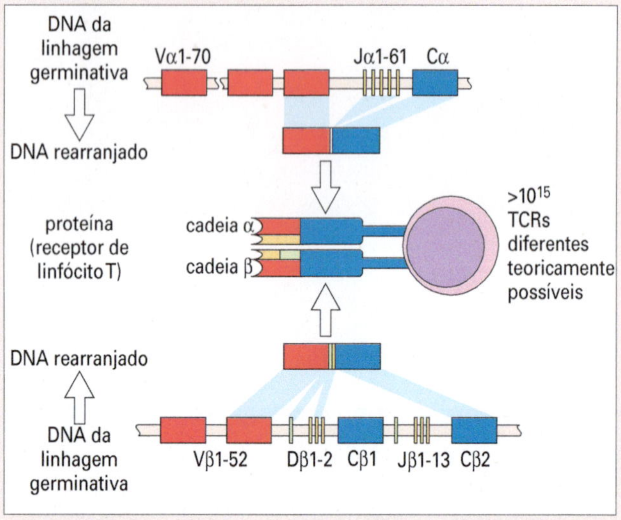

Fig. 19.1 Receptores de linfócitos são produzidos por recombinação aleatória dos muitos genes que codificam seus recepores heterodiméricos. Os humanos possuem mais de 70 diferentes elementos gênicos Vα, 61 elementos gênicos Jα, e 1 elemento gênico Cα de receptores de linfócitos T (TCR) na configuração da linhagem germinativa. Um elemento gênico Vα, Jα e Cα é utilizado para codificar uma cadeia TCRα única. Para a cadeia TCRβ há 52 elementos gênicos Vβ, 2 Dβ, 13 Jβ e 2 Cβ. Outras possibilidades de combinações são criadas pela inserção randômica de regiões N (V-J para o TCRα e V-D, D-J para o TCRβ). As combinações aleatórias destes diferentes elementos permitem a geração de mais de 10^{15} TCRs diferentes. Números semelhantes se aplicam às cadeias leve e pesada de receptores de linfócitos B. Devido à recombinação aleatória de elementos gênicos, serão produzidos receptores úteis, inúteis e nocivos. Sendo assim, processos de seleção são necessários para se estabelecer um repertório de receptores linfocitários capazes de reconhecer todos os patógenos microbianos sem causar danos ao organismo que os abriga.

Tolerância de células T

A tolerância de células T é estabelecida em dois níveis. Os timócitos imaturos são submetidos a exigentes processos de seleção no timo. Isso geralmente é denominado **tolerância central** e resulta na deleção da maioria dos linfócitos T com alta afinidade por antígenos próprios. Células T maduras também são reguladas para evitar a reatividade própria. Os mecanismos que reforçam a tolerância de linfócitos T fora do timo são coletivamente denominados **tolerância periférica**.

A tolerância central de linfócitos T se desenvolve no timo

O principal mecanismo da tolerância de células T é a deleção de células T autorreativas no timo. Os precursores de células T imaturas migram da medula óssea ao timo. Lá, estas células se proliferam, diferenciam-se e são submetidas a processos de seleção antes que alguns selecionados reentrem na circulação sanguínea como linfócitos T virgens maduros. Essas diferenciações e processos de seleção dependem das intereações com células epiteliais do timo e células dendríticas em microambientes especializados no timo (Fig. 19.2).

A geração de seus TCRs clonais é o primeiro passo no desenvolvimento de linfócitos T

No timo, os precursores de linfócitos T – também chamados timócitos – começam a expressar os produtos do gene ativador da recombinação (RAG, do inglês, *recombinase-activating gene*) e iniciam o rearranjo de seus genes TCR αβ. Os precursores de linfócitos T que entram no timo não expressam CD4 ou CD8, e são, portanto, chamados timócitos duplo-negativos (DN). Os precursores DN se proliferam ativamente, sendo submetidos a aproximadamente 20 divisões celulares, reunindo a cadeia TCR β. Apenas aquelas células DN que rearranjam uma cadeia TCR β irão progredir para o próximo estágio e expressar CD4 e CD8 simultaneamente. Esses timócitos duplo-positivos (DP) $CD4^+CD8^+$ imaturos começam a reunir cadeias TCR α e expressam receptores de células T (TCR). Os TCRs rearranjados aleatoriamente, expressos por timócitos DP, constituem coletivamente o repertório não selecionado de TCR do organismo, o que também é chamado de repertório da linhagem germinativa. Estes timócitos são submetidos a **processos de seleção positiva e negativa**. Menos de 5% deles sobrevivem a estes eventos seletivos e são autorizados a deixar o timo como linfócitos T maduros virgens.

Além dos linfócitos T αβ, outras linhagens incluem linfócitos T *natural killer* (NKT) e linfócitos T γδ, que também se desenvolvem no timo. Apesar de muito pouco se conhecer sobre a seleção de linfócitos T γδ no timo, há grandes diferenças no desenvolvimento de linfócitos T γδ e linfócitos T αβ no timo. Eventos seletivos mediados por ligantes não parecem ser necessários para seleção do repertório de linfócitos γδ. Em contraste, a instrução para funções efetoras específicas ocorre no timo para linfócitos T γδ. Dadas as diversas incertezas atuais sobre seleção de linfócito T γδ e seleção de NKT no timo, esta seção irá abordar exclusivamente a seleção tímica de linfócitos T αβ.

Os timócitos são submetidos à seleção positiva de acordo com sua capacidade de interagir com moléculas do MHC próprias

Os linfócitos T DP interagem com células epiteliais corticais do timo que apresentam peptídeos derivados de proteínas endógenas ligadas às moléculas do complexo principal de histocompatibilidade (MHC). O reconhecimento de complexos peptídeos-MHC próprios é vital para os linfócitos T DP por duas razões:

- nos linfócitos T DP, o RAG é ativo e as cadeias TCR α são continuamente rearranjadas para maximizar a chance de produzir um TCR capaz de interagir com MHC próprio;
- somente até o reconhecimento de um complexo peptídeo-MHC via TCR é que há interrumpção da expressão do RAG e a célula é comprometida a expressar um TCR αβ específico.

Além disso, o reconhecimento do complexo peptídeo-MHC via TCR é necessário para o linfócito T DP receber um sinal de sobrevivência. Isso é chamado de **seleção positiva** (Fig. 19.2). Experimentos têm demonstrado que linfócitos T são submetidos à seleção positiva pela interação com MHC próprios, preparando-os para a ativação subsequente por complexo peptídeo não próprio/MHC próprio, indicando o benefício biológico da seleção positiva.

P. O que determina se um linfócito T se tornará um linfócito T $CD4^+$ ou um linfócito $CD8^+$?

R. Isso depende de se o TCR interage produtivamente com um complexo peptídeo-MHC I ou um peptídeo-MHC II (Cap. 2).

Seleção do repertório de células T no timo

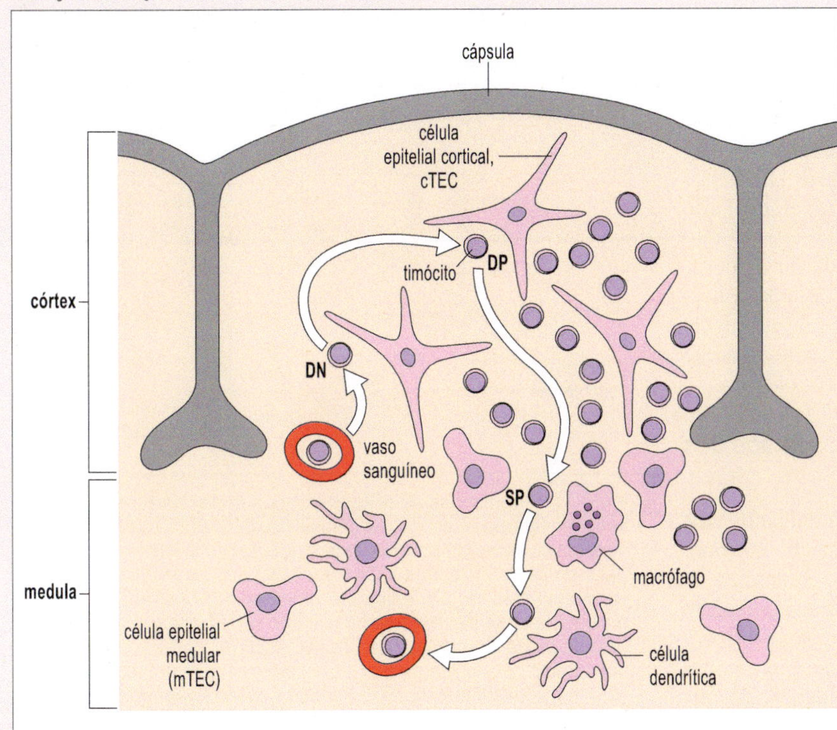

Fig. 19.2 Precursores de linfócitos T, os timócitos, entram no córtex do timo através dos vasos sanguíneos. Neste estágio, as células do timo são chamadas duplo-negativas (DN), pois não expressam CD4 nem CD8. Elas se proliferam e expressam produtos do *gene ativador de recombinase* para formar seus TCRs. Os timócitos que tiveram o rearranjo de cadeia TCRβ bem-sucedida expressam ambos, CD4 e CD8 (duplo-positivo, DP) e reúnem cadeias para formar o TCR. Eles interagem com células epiteliais corticais do timo (cTECS, do inglês, *cortical thymic epithelial cells*). O reconhecimento de um ligante seletivo é necessário para a sobrevivência do timócito, a chamada seleção positiva. A seleção positiva também induz comprometimento das linhagens CD4+ ou CD8+, as células se tornam positivas apenas para um marcador (SP), e se movimentam para a medula do timo. Neste local, elas interagem com células apresentadoras de antígenos, incluindo células epiteliais medulares do timo (mTECS), capazes de expressar antígenos restritos a tecidos (TRAs). Os timócitos que reagem fortemente com ligantes apresentados pelas APCs na medula do timo sofrem apoptose. Isso é chamado de seleção negativa. *(Adaptada de Kyewsky B, Klein L, Ann Rev Immunol 2006;24:571-606.)*

Da mesma maneira, camundongos que não expressam moléculas do MHC classe II não têm linfócitos T CD4+, e camundongos que não expressam moléculas do MHC classe I não possuem linfócitos T CD8+.

A seleção positiva ocorre predominantemente no córtex do timo

APCs especializadas, as células epiteliais corticais do timo (cTECs, do inglês, *cortical thymic epithelial cells*), são pivôs para seleção positiva. As cTECs diferem das células apresentadoras de antígeno hematopoiéticas pelo seu maquinário de processamento de antígeno (catepsinas, subunidades de proteossomo). Dado que o número de peptídeos diferentes que podem ser apresentados por qualquer molécula de MHC em particular seja muito menor que o número de TCRs diferentes que são submetidos à seleção positiva, cada peptídeo deve ser envolvido na seleção positiva de muitos linfócitos T diferentes. Da mesma maneira, experimentos têm demonstrado que o peptídeo no qual um TCR sofre seleção positiva não necessita compartilhar uma semelhança de sequência com peptídeos reconhecidos por aquele mesmo TCR na periferia.

Observe que a seleção positiva depende do reconhecimento de peptídeos próprios ligados a MHC próprios. Os TCRs da seleção positiva, com base nas interações de baixa afinidade com complexo peptídeo próprio-MHC, formam o repertório selecionado que faz o reconhecimento final de antígenos microbianos, para proteger o organismo de doenças infecciosas. Essa é uma ilustração da flexibilidade do reconhecimento de antígeno por linfócitos T. Os peptídeos que medeiam a seleção positiva no timo também são apresentados fora do timo, onde ajudam na sobrevivência de linfócitos T maduros e ainda podem atuar como coagonistas que aumentam a ativação de linfócito T por peptídeos agonistas.

Um questionamento é por que os linfócitos T selecionados, com base no reconhecimento próprio, geralmente não causam dano ao organismo. Uma resposta é que o limiar da sinalização TCR é mais baixo em linfócitos T DP imaturos no timo do que em linfócitos T maduros na periferia. Por isso, os linfócitos T DP podem responder à interação de baixa afinidade com complexos peptídeo-MHC que não desencadeariam linfócitos T maduros. Um importante regulador deste limiar de sinalização TCR é o microRNA miR-181a que regula a expressão de diversas fosfatases envolvidas na sinalização TCR. Os linfócitos T DP expressam níveis muito mais altos de miR181a que linfócitos T SP maduros.

A falta de sinais de sobrevivência leva à morte por negligência

Os linfócitos T DP, cujos receptores têm afinidade muito baixa por complexos peptídeo-MHC que encontram durante sua vida de aproximadamente 3-4 dias no córtex do timo, não recebem sinais de sobrevivência e sofrem apoptose no timo. Isso é chamado **morte por negligência**. Da mesma maneira, os linfócitos T não progridem além do estágio DP em camundongos que foram submetidos à falta de expressão de moléculas do MHC. Análises do repertório de TCRs da linhagem germinativa têm revelado que este repertório não selecionado contém mais TCRs reativos ao MHC próprio do que o esperado pelo acaso. Em outras palavras: a coevolução de TCR e moléculas do MHC tem formado o repertório da linhagem germinativa de TCR αβ para favorecer a geração de receptores que podem interagir com MHC próprio.

Os timócitos sofrem seleção negativa caso se liguem fortemente aos peptídeos próprios em moléculas do MHC

Após a seleção positiva e comprometimento com a linhagem CD4 ou CD8 no epitélio tímico, os timócitos expressam o receptor de quimiocina CCR7 e migram em direção à região central do timo, a medula tímica, onde são produzidos os ligantes CCR7, CCL19 e CCL20. Na medula tímica, os timócitos são sondados por outros 4-5 dias. Os linfócitos T, cujos receptores têm uma alta afinidade por complexos peptídeo-MHC encontrados na medula, são autorreativos e, portanto, possivelmente perigosos. Eles recebem sinais de morte e sofrem apoptose. Isso é chamado de **seleção negativa** (Fig 19.2). A evidência experimental sugere que a maioria dos linfócitos T DP que passaram pela seleção positiva é eliminada por seleção negativa mais tarde.

A importância da seleção negativa no timo pode ser demonstrada por timectomia neonatal. Os camundongos que são timectomizados nos primeiros 3 dias após o nascimento desenvolvem uma síndrome autoimune que inclui sialoadenite, diabetes, gastrite autoimune e hepatite.

Uma biblioteca de antígenos próprios é apresentada aos linfócitos T em desenvolvimento no timo

A indução de tolerância central requer a presença de autoantígenos no timo. Isso impõe um problema óbvio para a seleção no timo: alguns autoantígenos, por exemplo, a insulina, que é expressa de uma maneira tecido-específica, são denominados frequentemente de antígenos restritos aos tecidos (TRAs, do inglês, *tissue-restricted antigens*). A questão então é, como os TRAs adentram o timo para a apresentação de linfócitos T em desenvolvimento? Alguns podem ser conduzidos ao timo por células apresentadoras de antígeno imigrantes, mas é muito pouco provável que isso produziria uma representação confiável dos TRAs do organismo. Além disso, TRAs regulados no desenvolvimento, por exemplo, antígenos que são expressos apenas após a puberdade, não teriam acesso ao timo fetal. A resposta é que células especializadas no timo, as células epiteliais medulares do timo (mTECs, do inglês, *medullary thymic epithelial cells*), expressam proteínas que estariam, de outra maneira, estritamente restritas ao tecido. Isso tem sido denominado de **expressão genética promíscua** ou ectópica (Fig. 19.3).

As mTECs expressam centenas ou até milhares de antígenos de estrutura altamente diversa, que representam quase todos os tecidos do corpo. Uma consideração importante é que as mTECs expressam não apenas antígenos restritos aos tecidos, mas também antígenos regulados no desenvolvimento. Os mecanismos exatos desta expressão genética promíscua não estão completamente compreendidos. Tem se tornado claro que nem todas mTECs expressam todos TRAs. Qualquer TRA em particular é expresso por menos de 5% de mTECs.

Enquanto as mTECs são as únicas células conhecidas capazes de realizar expressão genética promíscua, elas não são as únicas células importantes para seleção negativa. As células dendríticas do timo podem captar TRAs expressos por mTECs e promover a apresentação cruzada destes TRAs aos linfócitos T. Estudos recentes de imagem intravital têm fornecido a estimativa de que um timócito faz contato com aproximadamente 500 células dendríticas durante sua jornada na medula do timo. Apesar de não termos estimativas quantitativas baseadas em experimentos sobre o contato timócito:mTECs, a purificação de linfócitos T reativos próprios na medula do timo é uma conquista de destaque.

Alterações quantitativas sutis na expressão de TRAs no timo podem ser uma consequência. Os níveis de expressão intratímica murina de autoantígenos, incluindo os antígenos da insulina e mielina, correlacionam-se inversamente com a suscetibilidade a doenças autoimunes, como o diabetes tipo I e encefalite autoimune experimental (EAE), respectivamente. Da mesma maneira, variantes genéticas humanas que resultam em baixos níveis de expressão de insulina no timo estão fortemente associadas à suscetibilidade ao diabetes tipo I.

Células epiteliais medulares do timo expressam e apresentam antígenos restritos aos tecidos

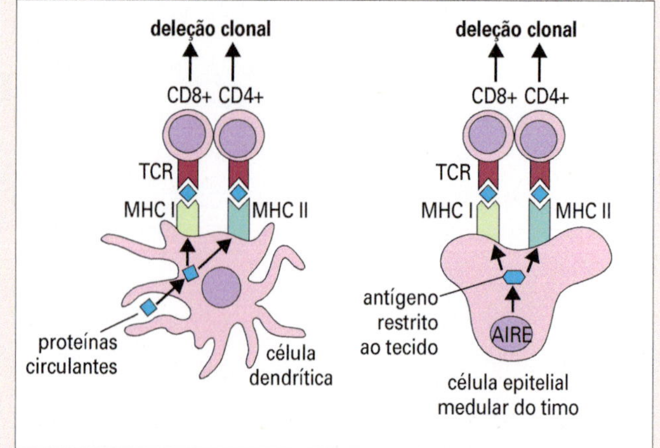

Fig. 19.3 Populações de células apresentando diferentes antígenos induzem tolerância tímica. As células dendríticas e outras APCs convencionais apresentam proteínas fagocitadas ou sintetizadas endogenamente aos linfócitos T. Os linfócitos T que expressam receptores com alta afinidade por estas proteínas ubíquas sofrerão apoptose. As células epiteliais medulares do timo (mTECs) expressam o fator de trancrição regulador autoimune, AIRE, e, portanto, possuem a capacidade exclusiva de expressar antígenos restritos aos tecidos (TRAs) ectópicos ao timo. Isto permite a deleção clonal intratímica de linfócitos T expressando TCRs com altas afinidades para antígenos que são expressos estritamente em tecidos fora do timo. *(Adaptada de Sprent J, Surh CD. Nature Immunol 2003;4:303-304.)*

Variações qualitativas de TRAs expressas em mTECs têm sido associadas também a modelos de doença autoimune. A união diferencial ou a expressão das variantes embrionárias, mais que das maduras, de autoantígeno de mielina têm sido associadas a suscetibilidade cepa-específica de EAE e podem bem ter um papel na patogênese da esclerose múltipla em humanos.

O AIRE controla indiscriminadamente a expressão de genes no timo

O que permite que as mTECs expressem uma ampla gama de TRAs, independentemente da regulação espacial ou de desenvolvimento? As mTECs expressam o regulador transcricional **Aire (regulador autoimune)**. O Aire controla a expressão de um grande número de TRAs nas mTECs (Fig. 19.3).

P. Que efeito você acha que a ausência do gene Aire teria?
R. Camundongos com ausência proposital do gene aire apresentam diminuição da expressão genética promíscua nas mTECs e sofrem de diversas manifestações autoimunes.

Da mesma maneira, em humanos, mutações pontuais no gene que codifica o Aire são a causa da rara síndrome da poliendocrinopatia autoimune–candidíase–distrofia ectodérmica (APECED, do inglês, *autoimmune polyendocrinopathy–candidiasis–ectodermal dystrophy*). A APECED é caracterizada por altos títulos de diversos autoanticorpos diferentes que causam doença, principalmente em órgãos endócrinos. Juntos, estes achados sugerem fortemente que manifestações autoimunes são causadas pela diminuição na expressão de TRAs nas mTECs do timo devido à deficiência de Aire. O Aire se associa a um grande número de parceiros para formar complexos distintos que interferem em diferentes fases da transcrição. As diferentes funções das proteínas parceiras do Aire incluem estrutra da cromatina e resposta do DNA danificado, transcrição genética, processamento de RNA e transporte nuclear. Ainda não está claro, entretanto, como o Aire controla a expressão genética promíscua. Além disso, a evidência experimental sugere fortemente que outros reguladores transcricionais ainda não identificados devem estar envolvidos na expressão genética promíscua por mTECs.

Tolerância periférica de linfócitos T

Apesar dos mecanismos intrínsecos de indução da tolerância central no timo, aproximadamente um terço de clones autorreativos não é detectado. Sendo assim, um grande número de linfócitos T autorreativos de baixa avidez escapa para a periferia; por isso, linfócitos T autorreativos são parte do repertório normal. Por exemplo, linfócitos T que reconhecem insulina ou proteína básica da mielina podem ser isolados de pessoas que não têm diabetes ou esclerose múltipla. Apesar de sua baixa avidez por antígenos próprios, estas células são possivelmente perigosas e podem causar destruição tecidual autoimune. Doenças autoimunes, entretanto, são mais a exceção que o normal. Além disso, os mecanismos de tolerância periférica devem existir para se evitar que linfócitos T autorreativos causem danos.

A tolerância imunológica ocorre caso os linfócitos T não encontrem seus antígenos cognatos

A **tolerância imunológica** é mantida enquanto os linfócitos T autorreativos não adentram no tecido que expressa os autoantígenos que eles reconhecem. Os linfócitos T virgens autorreativos não são tolerados e podem ser ativados no reconhecimento de seu antígeno cognato.

A importância da tolerância imunológica foi demonstrada em camundongos que expressam um TCR transgenicamente codificado, que reconhece um peptídeo derivado do vírus da coriomeningite linfocítica (LCMV). Estes camundongos foram cruzados com outra cepa transgênica que expressava o peptídeo viral na superfície de suas células das ilhotas pancreáticas. Surpreendentemente, não houve desenvolvimento de diabetes nos descendentes, apesar de seus linfócitos T poderem exterminar *in vitro* células que exibissem o peptídeo viral (Fig. 19.4). Os linfocitos T nesses camundongos duplamente transgênicos, portanto, não eram tolerantes *in vivo*, em vez disso, não reconheciam suas células-alvo.

Quando os camundongos foram infectados por LCMV, os linfócitos T transgênicos se ativaram, invadiram o pâncreas e destruíram as células das ilhotas. Consequentemente, os camundongos tornaram-se diabéticos. Um fato importante é que a infecção por LCMV não causou diabetes naqueles camundongos que expressavam o TCR transgênico, mas não o peptídeo do LCMV no pâncreas. Uma vez ativados pela infecção por LCMV, os linfócitos T autorreativos ignorantes até o momento (autorreativos pelo fato de o peptídeo derivado do LCMV ter sido expresso transgenicamente no pâncreas) adquiriram a capacidade de migrar para seu tecido-alvo, onde reconheceram e destruíram o peptídeo do LCMV expresso pelas células das ilhotas (Fig. 19.4).

Alguns antígenos próprios são sequestrados pelos tecidos privilegiados imunologicamente

Linhagens de linfócitos T autorreativos que reconhecem autoantígenos, incluindo antígenos de mielina e antígenos pancreáticos, podem ser facilmente clonadas a partir de humanos saudáveis. Como então se previne da doença autoimune na presença de linfócitos T autorreativos possivelmente patogênicos?

Uma explicação é o **sequestro** de linfócitos T com potencial danificador por tecidos que expressam seus próprios antígenos-alvo. O sequestro pode ocorrer quando os antígenos são fisicamente separados dos linfócitos T (p. ex., pela barreira hematoencefálica, Cap. 12). A barreira hematoencefálica pode ser ultrapassada por linfócitos ativados, entretanto, e muitos órgãos não possuem uma barreira física para evitar a entrada de linfócitos da circulação sanguínea. Em vez disso, a migração linfocitária é controlada por quimiocinas, selectinas e seus receptores.

A ativação de linfócitos aumenta sua migração para os tecidos não linfocitários

Na ativação em órgãos linfáticos secundários, os linfócitos T virgens adquirem funções efetoras e expressam uma configuração diferente de receptores de quimiocina e moléculas de adesão, o que

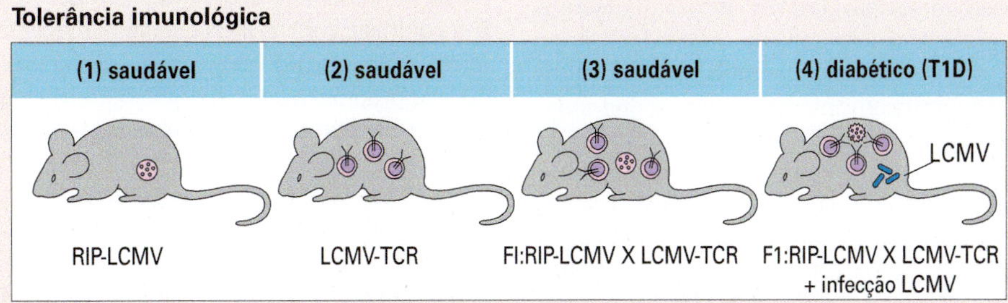

Fig. 19.4 Tolerância imunológica foi primeiramente demonstrada em camundongos transgênicos. (**1**) Uma linhagem transgênica de camundongos expressa um antígeno viral (LCMV) sob o controle do promotor de insulina do rato (RIP) em células das ilhotas pancreáticas. Estes camundongos permanecem saudáveis. (**2**) Outra linhagem expressa receptor específico de linfócitos T transgenicamente codificado para o antígeno LCMV (LCMV TCR). Estes camundongos também permanecem saudáveis. (**3**) Camundongos F1 do cruzamento de camundongos RIP-LCMV e LCMV TCR expressam o antígeno viral no pâncreas e têm linfócitos T que expressam o TCR LCMV-específico transgênico. Os linfócitos T transgênicos não são deletados no timo destes camundongos e eles respondem adequadamente ao antígeno LCMV *in vitro*, porém o camundongo permanece saudável, indicando que os linfócitos T LCMV-específicos saudáveis não entram em contato com o antígeno LCMV, que é expresso no pâncreas. (**4**) Quando os camundongos F1 são infectados com LCMV, os linfócitos T LCMV-específicos são ativados nos órgãos linfoides secundários sob altas concentrações de antígeno processado e podem então entrar no pâncreas e destruir as células sintetizadoras de insulina. Consequentemente, o camundongo torna-se diabético.

então permite que eles migrem para outros órgãos, particularmente no contexto da inflamação. Linfócitos T virgens que não possuem essas moléculas de superfície, entretanto, são excluídos de tecidos não linfoides para que, sob condições normais, os linfócitos T com potencial autorreativo ignorem seus antígenos, mantendo assim a tolerância própria. Caso tais células fossem ativadas acidentalmente, elas representariam uma ameaça permanente ao organismo. As DCs que são ativadas durante a infecção têm a probabilidade de apresentar não apenas antígenos próprios, mas também microbianos. Os linfócitos T ativados neste processo adquiririam a capacidade de migrar para os tecidos e, assim, perder sua tolerância. Consequentemente, mecanismos adicionais devem confirmar a manutenção da autotolerância imunológica.

Células apresentadoras de antígenos reforçam a autotolerância

Células dendríticas podem apresentar antígeno de modo tolerogênico

Experimentos delineados para avaliar as respostas de linfócitos T CD4 e CD8 aos antígenos expressos de modo restrito ao tecido (p. ex., exclusivamente no pâncreas ou na pele) mostraram que os linfócitos T específicos auto-Ag se acumularam nos linfonodos de drenagem como o resultado da reação com antígenos próprios transportados por DCs. Dependendo da informação recebida pela DC, além da apresentação do peptídeo, os linfócitos TH podem se tornar:

- ativados;
- anérgicos;
- convertidos a linfócitos T reguladores; ou
- sofrerem apoptose.

A importância crítica das DCs para manutenção da tolerância também tem sido demonstrada em experimentos nos quais a depleção condicional de DC em camundongos não jovens resultou em autoimunidade espontânea.

P. Qual o mecanismo-chave para a ativação de linfócitos T?
R. Sinais coestimuladores e instrutivos da DC madura são necessários para ativação de linfócitos T (Cap. 8).

A maturação funcional de DCs, caracterizada pela forte expressão de moléculas do MHC e coestimuladoras, é induzida pelos estímulos microbianos ou autoderivados, que às vezes são conhecidos como sinais perigosos (Fig. 19.5). Na ausência de tais estímulos, as DCs imaturas expressam moléculas do MHC e coestimuladoras em baixos níveis, e a apresentação de antígeno induz anergia ou depleção de linfócito T, dependendo da expressão de níveis altos ou baixos de autoantígenos, respectivamente. Os sinais que induzem a maturação das DCs tolerogênicas, assim como as interações tolerogênicas entre DCs e infócitos T, são pouco compreendidos. Ainda há alguns candidatos evidentes. Diversas moléculas que são necessárias para interações DC tolerogênica:linfócitos já foram identificadas. Isso inclui moléculas de superfície, tais como E-caderina, PD-1 L, CD103, CD152 (CTLA-4) e ICOS-L (CD275), e citocinas, incluindo IL-10 e TGF-β.

DCs tolerogênicas maduras sob estado de latência

A maturação de DC em estado de latência pode ser desencadeada pela ruptura da adesão DC-DC, a qual é mediada pela E-caderina. Semelhante à maturação de DC induzida por produtos microbianos, a ruptura de contatos DC-DC induz o aumento da expressão de moléculas do MHC classe II, moléculas coestimuladoras e receptores de quimiocina, e este processo requer a ativação de β-catenina. Em contraste com as DCs que amadureceram ao detectar produtos microbianos, as DCs que tiveram sua maturação sob estado de latência não produzem citocinas pró-inflamatórias. Consequentemente, quando elas apresentam o antígeno a linfócitos T virgens, estas DCs induzem a formação de linfócitos T reguladores, em vez de linfócitos T efetores. A ativação da via de sinalização da Wnt-β-catenina nas DCs é necessária para a expressão de interleucina-10, fator transformador do crescimento-β e enzimas metabolizadoras de ácido retinoico, que são importantes para induzir a diferenciação de Treg e a supressão de linfócitos T efetores. Camundongos que não expressam seletivamente a β-catenina na DC desenvolvem uma inflamação mais grave em um modelo de doença intestinal inflamatória em camundongos.

Além disso, as DCs recebem sinais instrutivos de células teciduais. Células epiteliais, por exemplo, produzem moléculas no hospedeiro capazes de instruir o desenvolvimento de DC para funções efetoras imunogênicas ou tolerogênicas. Em condições de latência, a produção de linfopoetina estromal do timo (TSLP, do inglês,

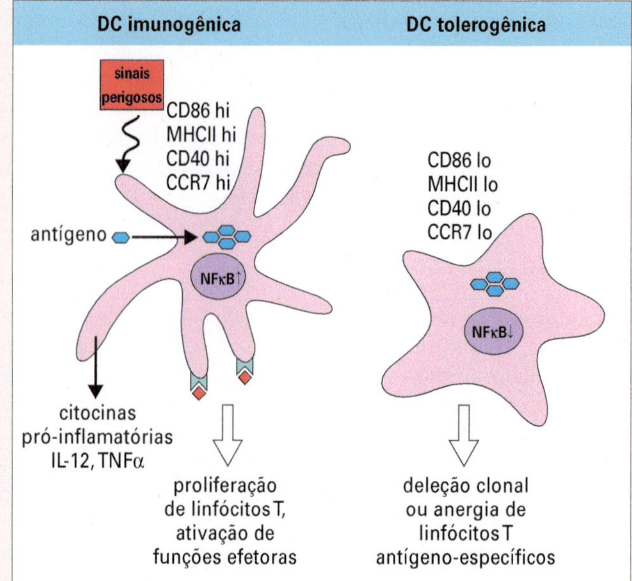

Fig. 19.5 As células apresentadoras de antígeno (APCs) têm papel importante na determinação entre a ativação ou tolerância de linfócitos T. Após a captura e processamento do antígeno, as APCs são ativadas se recebem sinais perigosos exógenos ou endógenos. Tais APCs classicamente ativadas apresentam o antígeno de uma maneira imunogênica aos linfócitos T e induzem proliferação e função efetora de celulas T. Tais DCs imunogênicas, que têm maturado sob condições inflamatórias (*i.e.*, elas têm recebido sinais via seus TLRs ou outras vias de receptores de reconhecimento), induzem a expressão das moléculas coestimuladoras (p. ex., CD86, CD40), moléculas do MHC classe II e CCR7. Estas alterações aumentam sua capacidade de apresentar antígeno às células T de forma imunogênica. Elas também ativam NFκB e expressam citocinas pró-inflamatórias (p. ex., IL-12), as quais instruem funções efetoras aos linfócitos T. Caso, em contraste, a APC não receba sinais perigosos, ela pode ainda sofrer maturação homeostática. Tal APC apresenta antígeno de maneira não imunogênica aos linfócitos T e induz deleção clonal ou anergia. As DCs tolerogênicas que são imaturas ou têm maturado sob estado estacionário expressam apenas quantidades baixas de coestimulador e moléculas do MHC-II e não secretam citocinas pró-inflamatórias.

thymic stromal lymphopoietin), IL-25 e IL-33 é dominante e estas citocinas favorecem o desenvolvimento de DC tolerogênica. Em resposta ao trauma tecidual, as células epiteliais modificam a produção de IL-1, IL-6, TNF-α e interferons tipo I, o que favorece fortemente a maturação DC imunogênica. Diversos outros desencadeadores, que induzem as DCs a se tornarem tolerogênicas, são conhecidos. Isso inclui a captação de células apoptóticas e certas citocinas imunossupressoras, tais como IL-10 e TGF-β1 ou substâncias tais como prostaglandina E2 ou o metabólito da vitamina D3 1α,25-di-hidroxi.

Linfócitos T reguladores

Linfócitos T reguladores (Treg) são especializados em impedir e suprimir respostas imunes e são de grande importância na prevenção de doenças autoimunes. Geralmente, os Tregs compreendem aproximadamente 10% de todos os linfócitos T CD4$^+$. Uma falta congênita de linfócitos Treg é a causa de inflamação autoimune grave em pacientes sofrendo da síndrome IPEX (imunodesregulação, poliendocrinopatia, enteropatia ligada ao X – *immunodysregulation, polyendocrinopathy, enteropathy, X-linked*). Os linfócitos Treg não apenas limitam as respostas autoimunes, mas também amenizam respostas contra antígenos microbianos e virais, alérgenos, tumores, reações a enxertos, e protegem fetos (semienxertos) durante a gravidez.

Linfócitos T reguladores suprimem as respostas imunes

A timectomia neonatal em camundongos resulta em uma síndrome autoimune que acomete um certo número de órgãos diferentes, incluindo a tireoide, estômago, ovários e testículos. A transferência adotiva de linfócitos T CD4$^+$ ou timócitos CD4$^+$CD8$^+$ de camundongos singênicos não timectomizados evita as manifestções de doença autoimune. Estes achados têm três implicações importantes:

- camundongos normais abrigam células autorreativas, o que pode causar dano autoimune;
- camundongos normais produzem linfócitos T CD4$^+$ no timo, o que pode suprimir as células autorreativas;
- depleção dessas células supressoras pode causar doença autoimune.

Sendo assim, foi importante se identificar a classe T CD4$^+$ capaz de suprimir doenças autoimunes. Experimentos subsequentes revelaram que a transferência passiva de linfócitos T CD4$^+$ induziram uma variedade de doenças autoimunes em hospedeiros imunodeficientes, desde de que a transferência de linfócitos T CD4$^+$ tenha sido purificada de células que coexpressam CD25 (a cadeia alfa receptora de IL-2). A cotransferência de células T CD4$^+$CD25$^+$ evitou a autoimunidade. Da mesma maneira, estas células T CD4$^+$CD25$^+$ foram nomeadas **linfócitos T reguladores** (Treg). Experimentos subsequentes demonstraram que a maioria dessas células constitui uma linhagem de linfócitos T CD4$^+$ distinta derivada do timo. Estas células Treg derivadas do timo são geralmente denominadas "linfócitos Treg naturais".

Desde o relato inicial destes achados, diversos relatos têm confirmado que os Tregs suprimem respostas imunes contra ambos, antígenos próprios e não próprios *in vivo* e *in vitro*. Quando cultivados *in vitro*, os Tregs não se proliferam e não produzem citocinas efetoras, tais como IL-2, TNF-α, IFN-γ ou IL-4 na estimulação via seus TCRs. Esse estado de anergia não é superado por sinais coestimuladores.

Quando cocultivados *in vitro* com células efetoras CD25$^-$, os Tregs podem suprimir a proliferação de células efetoras. Para serem capazes de suprimir, os Tregs necessitam ser estimulados via seus TCRs.

Além dos linfócitos Tregs, diversos outros tipos celulares podem ajudar a suprimir as respostas imunes por mecanismos efetores distintos. Além disso, nem todas as céulas T CD4$^+$CD25$^+$ são Tregs.

P. Quais células, além dos Tregs, expressam CD25?
R: A CD25 também é expressa por linfócitos T ativados (Fig. 8.18).

Sendo assim, os Tregs não podem ser considerados linfócitos efetores TH ativados, baseando-se apenas na expressão de CD25.

A transcrição do fator FoxP3 controla o desenvolvimento de Treg

Os linfócitos T reguladores expressam o fator de transcrição *forkhead box P3* (FoxP3), um membro da família *forkhead/winged-helix* de fatores de transcrição.

P. O camundongo mutante *Scurfy* recessivo ligado ao X é caracterizado por uma mutação frameshift no gene FoxP3. Que efeito você acha que isso teria no sistema imune?
R. Camundongos *scurfy* machos são caracterizados pela hiperativação de linfócitos T CD4+, superprodução em massa de diversas citocinas e infiltração linfocítica extensa de múltiplos órgãos.

As mesmas manifestações ocorrem em camundongos FoxP3-nulos. Ambos, camundongos *scurfy* e camundongos FoxP3-nulos, são deficientes em linfócitos T reguladores CD4$^+$CD25$^+$. Em camundongos normais, apenas linfócitos T periféricos CD4$^+$CD25$^+$ e timócitos CD4$^+$CD25$^+$ expressam FoxP3. Outros linfócitos T, em respouso ou ativados, não expressam FoxP3. A expressão forçada de FoxP3 pode converter os linfócitos T CD4$^+$CD25$^-$ em linfócitos T CD4$^+$CD25$^+$, que podem suprimir a ativação de outros linfócitos T. Assim, o FoxP3 é essencial para a diferenciação e manutenção de Treg e é importante para as funções efetoras de Treg. Consequentemente, a coexpressão de CD4, CD25 e FoxP3 é amplamente utilizada para identificar linfócitos Tregs murinos.

Defeitos no FoxP3 resultam em doenças autoimunes multissistêmicas

Desde a descoberta do FoxP3, diversos estudos em modelos animais de autoimunidade provaram que uma deficiência de Treg CD4$^+$CD25$^+$FoxP3$^+$ pode acelerar o desenvolvimento ou aumentar a gravidade da doença autoimune. De maneira recíproca, em alguns modelos, a doença pode ser evitada ou até mesmo revertida através da transferência passiva de Treg.

De modo semelhante, o Treg isolado de sangue periférico humano pode suprimir a proliferação de linfócito T e a produção de citocina *in vitro*. O equivalente humano da mutação *scurfy* é a síndrome IPEX (desregulação imune, poliendocrinopatia, enteropatia ligada ao X) mencionada anteriormente, que é causada por defeitos na expressão de FoxP3, resultando na falta de Treg, e possui manifestações clínicas semelhantes às observadas em camundongos *scurfy*. Os pacientes com IPEX sofrem de doenças autoimunes, mais predominantemente diabetes autoimune (diabetes tipo I, TID), tireoidite, anemia hemolítica e doença intestinal inflamatória e manifestações alérgicas, tais como eczema. Mais de 90% dos pacientes com IPEX morrem de diabetes autoimune em um estágio precoce. Isso demonstra que (quase) todos os indivíduos abrigam possivelmente linfócitos

T autorreativos diabetogênicos em seu repertório periférico. Geralmente, em pessoas saudáveis, estes linfócitos T autorreativos são controlados pelos Tregs.

Em contraste aos linfócitos T murinos, os linfócitos T *humanos* expressam FoxP3 pronta e transitoriamente na sinalização TCR. A maioria dessas células não possui capacidade imunossupressora. Por isso, a expressão de FoxP3 não é um marcador confiável de linfócitos Tregs humanos. De fato, a estabilidade da expressão de FoxP3 em Tregs naturais, atualmente, ainda é uma questão em debate.

Linfócitos Tregs naturais são diferenciados no timo

Durante o desenvolvimento no timo, a expressão de FoxP3 se inicia em timócitos duplo-positivos CD4$^+$CD8$^+$. Aproximadamente 5% dos timócitos CD4$^+$CD8$^-$ mais maduros expressam FoxP3. Estes linfócitos Tregs, que adquirem seu fenótipo e habilidades funcionais no timo e que são liberados na periferia como linfócitos T CD4$^+$CD25$^+$FoxP3$^+$, são denominados linfócitos Tregs naturais ou **nTregs** (Fig. 19.6).

O número de timócitos FoxP3$^+$ encontra-se drasticamente reduzido em camundongos que não expressam MHC classe I ou II. Assim, os nTregs devem ser submetidos à seleção positiva e negativa, baseando-se no reconhecimento de complexos peptídeo próprio-MHC apresentados por APCs do timo. Sendo assim, os mesmos tipos celulares que medeiam a seleção negativa também são importantes para geração de Treg. Como então os Tregs são selecionados durante o desenvolvimento no timo? A análise do repertório de TCR não sustenta a ideia de que o repertório de Treg foi distorcido para autorreatividade. Evidências atuais sugerem que as interações de alta afinidade de TCR com complexo peptídeo próprio-MHC no timo favorecem o recrutamento de timócitos para a linhagem Treg.

Linfócitos iTreg se diferenciam na periferia

Além dos Tregs naturais, os quais se diferenciam no timo, os linfócitos T maduros fora do timo também podem adquir fenótipo e função Treg. Estes são denominados linfócitos Treg induzidos (**iTregs**) (Fig. 19.6). A expressão de FoxP3 pode ser induzida em linfócitos CD4$^+$ virgens *in vitro* pelo reconhecimento de antígeno

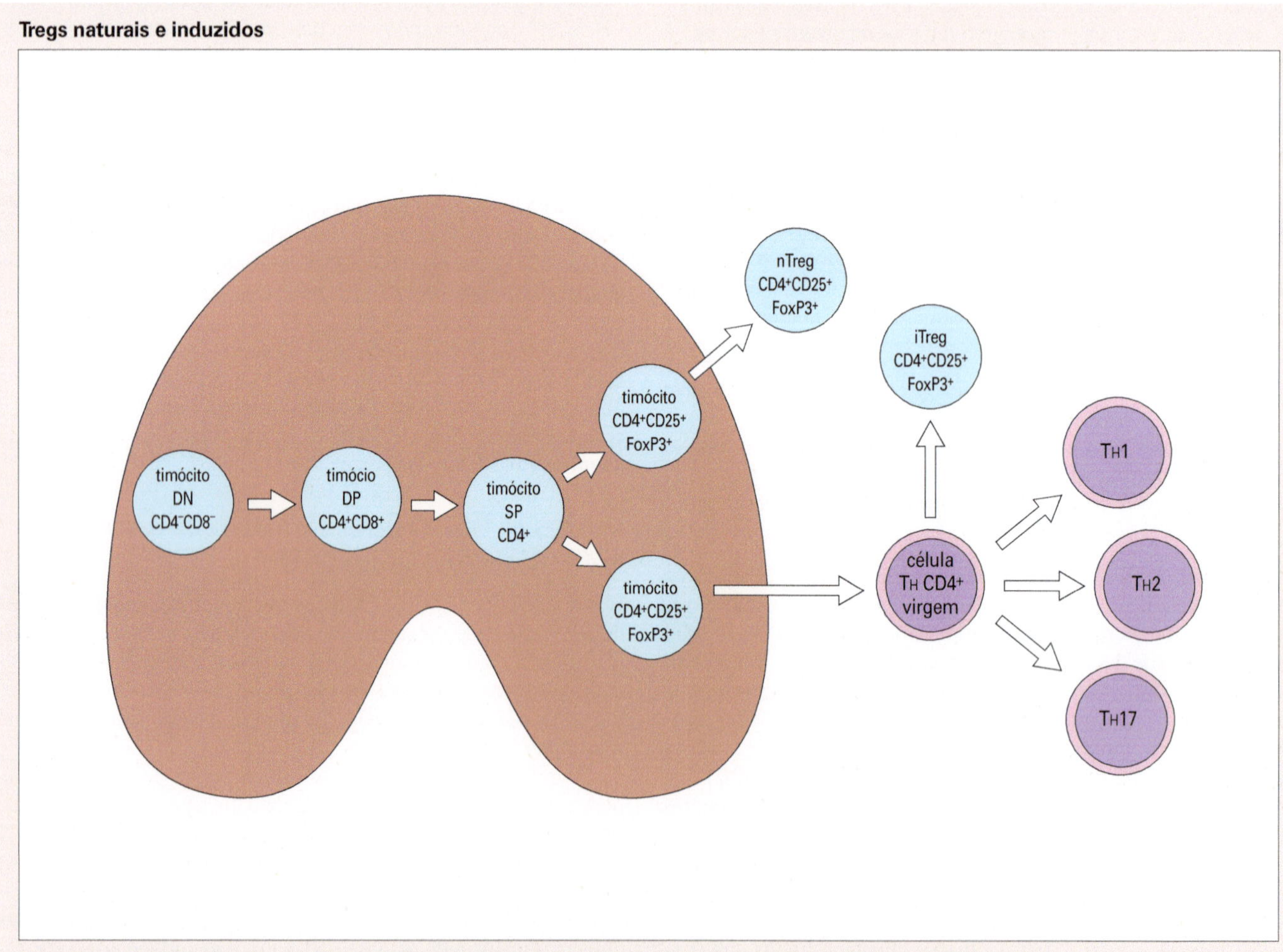

Fig. 19.6 Em camundongos duplo-negativos (DN) CD4$^-$CD8$^-$, os precursores de linfócitos T entram no timo e são submetidos a diversos processos de seleção. No estágio de expressão de apenas um único marcador CD4, uma população de timócitos começa a expreessar FoxP3 e CD25. Estas células deixam o timo como linfócitos T reguladores naturais (Tregs), os quais compreendem aproximadamene 5%-10% de todos os linfócitos T CD4$^+$ periféricos. Os timócitos CD4$^+$FoxP3$^-$CD25$^-$ migram do timo como células T_H efetoras virgens. Até ativação e instrução pelas APCs, os linfócitos podem assumir diferentes funções efetoras, caracterizados amplamente como células T_H1, T_H2 ou T_H17. Algumas das células T_H CD4$^+$FoxP3$^-$CD25$^-$ virgens também podem se desenvolver para células Tregs induzidas CD4$^+$FoxP3$^+$CD25$^+$. Esses iTregs exercem funções similares aos nTregs, porém sua expressão de FoxP3 é menos estável.

na presença de TGF-β. Há uma íntima relação de desenvolvimento entre iTregs e linfócitos TH17. O reconhecimento de antígeno, na presença de TGF-β, induz a expressão de FoxP3, caso a IL-6 não estiver presente. Em contraste, a presença de TGF-β e IL-6 no reconhecimento de antígeno evita a expressão de FoxP3, induz a expressão do receptor de ácido retinoico (RAR, do inglês, *retinoic acid receptor*) relacionado à expressão do receptor órfão nuclear RORγt e, portanto, à diferenciação de TH17. O fator de transcrição IRF4 é necessário para a regulação negativa da expressão de FoxP3 induzido por TGF-β na resposta à IL-6 (Fig. 19.7).

A estimulação antigênica crônica *in vivo*, particularmente em doses subótimas, também induz a expressão de FoxP3 e a diferenciação de iTreg.

P. Qual tecido do corpo normalmente é submetido a um alto nível de estimulação contínua de antígeno?

R. O intestino – um grande número de linfócitos iTreg está presente no intestino, onde linfócitos T são estimulados continuamente por antígenos microbianos e células residentes produzem TGF-β (Fig. 12.12).

A metilação do gene FoxP3 é menos propagada em iTreg do que em linfócitos Tregs naturais. Consequentemente, a diferenciação de iTreg é menos estável, sendo possível a perda de suas capacidades regulatórias e aquisição de funções efetoras alternativas *in vivo*. Em contraste com linfócitos T murinos, a indução de FoxP3 por TGF-β não induz capacidades reguladoras em linfócitos T humanos.

Estreita relação entre TH17 e Tregs induzidos

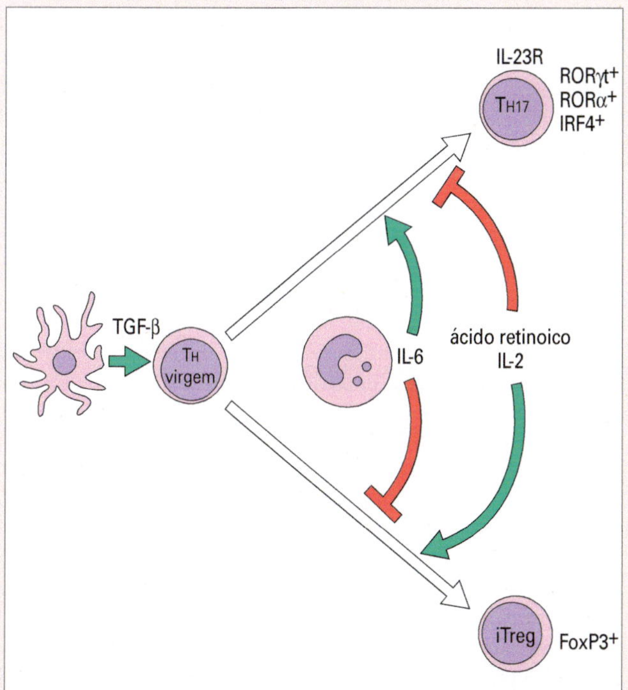

Fig. 19.7 A diferenciação de linfócitos T depende amplamente das citocinas secretadas pela APC após ativação do linfócito T. O TGF-β é um sinal importante para o desenvolvimento de ambos, TH17 e iTregs. Se, em resposta à IL-6, o fator de transcrição IRF-4 suprimir a expressão de FoxP3 enquanto aumenta a expressão de RORγt, ocorrerá mais o desenvolvimento de células TH17 do que de iTreg. Em contraste, a IL-2 ou ácido retinoico favorece o desenvolvimento de iTreg e inibe a diferenciação de TH17. Principais fatores de transcrição para a diferenciação funcional de TH17 e iTreg estão demonstrados.

Funções dos Tregs efetores

As funções dos Tregs efetores tanto podem ser avaliadas, *in vivo*, tanto pela depleção quanto pela transferência de linfócitos Tregs ou *in vitro*. Quando cultivados *in vitro*, os Tregs se proliferam pouco na estimulação via seus TCRs, a não ser que se adicione também IL-2 à cultura. Apesar disso, a proliferação de Treg pode ser demonstrada *in vivo*. Os Tregs precisam de estimulação via seus TCRs para exercer suas funções imunossupressoras. Uma vez ativados, os linfócitos Tregs suprimem as respostas imunes, independentemente de sua própria antígeno-especificidade. Esta imunossupressão não específica para o antígeno tem sido denominada **supressão *bystander***. Outra característica da ação Treg tem sido conhecida há tempos por **tolerância à infecção**. O conceito de tolerância à infecção é baseado em estudos de transferência nos quais a transferência passiva de Tregs induziu a diferenciação ou crescimento seletivo de Tregs no hospedeiro. Estes Tregs endógenos manteriam a tolerância mesmo após, quando os Tregs transferidos não fossem mais detectávies no hospedeiro.

Os Tregs podem atuar em diferentes células-alvo, incluindo os linfócitos T efetores e células dendríticas, mas também em inúmeros outros tipos celulares, incluindo linfócitos B, macrófagos, linfócitos NK, linfócitos NKT, mastócitos, osteoblastos e osteoclastos. Eles produzem ou consomem citocinas para modular suas células-alvo, e os Tregs também são capazes de lisar células-alvo (Fig. 19.8).

Os Tregs secretam citocinas imunossupressoras

Um possível mecanismo de imunossupressão dos Tregs seria a secreção de citocinas imunossupresssoras (Fig. 19.8). De fato, três citocinas inibitórias, IL-10, TGF-β e IL-35, são produzidas pelos Tregs, sendo importantes para o desenvolvimento ou função efetora de Treg. É importante destacar que a IL-10 e o TGF-β não são produzidos exclusivamente pelos Tregs, mas podem ser produzidos por diversos tipos celulares diferentes. Além disso, a maioria dos estudos *in vivo* observou que IL-10 ou TGF-β produzidos por Treg não são essenciais para supressão mediada pelo Treg.

A **IL-10** é uma potente citocina supressora da função de macrófagos e linfócitos T efetores, além de extremamente importante para diminuição da resposta imune. Muitos tipos celulares, incluindo os linfócitos TH2 e TH17, normalmente produzem IL-10, e alguns linfócitos TH1 começam a produzi-la após estimulação antigênica crônica. Sendo assim, a produção de IL-10 por Tregs não é extremamente necessária em muitos delineamentos experimentais. Camundongos que não expressam IL-10 especificamente em Tregs não desenvolvem manifestações de doença autoimune espontaneamente. Apesar disso, a hipersensibilidade de vias aéreas induzida experimentalmente é mais grave nestes camundongos do que nos seus filhotes selvagens, e então a IL-10 produzida por Treg parece ser mais importante para o controle de respostas imunes nas mucosas aos estímulos ambientais. A importância da IL-10 produzida por Treg parece depender dos estímulos e da localização da resposta imune.

O **TGF-β** possui funções imunossupressoras e é importante para a diferenciação dos precursores de linfócitos Treg *in vivo* e *in vitro*. O TGF-β também é necessário para manutenção da expressão de FoxP3 em linfócitos nTregs e, por isso, para homeostase de linfócitos Tregs. Em contraste, ainda não se comprovou a importância do TGF-β produzido por linfócitos Tregs como um mediador de função efetora de Treg *in vivo*. Em um sistema experimental, Tregs de camundongos deficientes em TGF-β1 foram capazes de inibir a

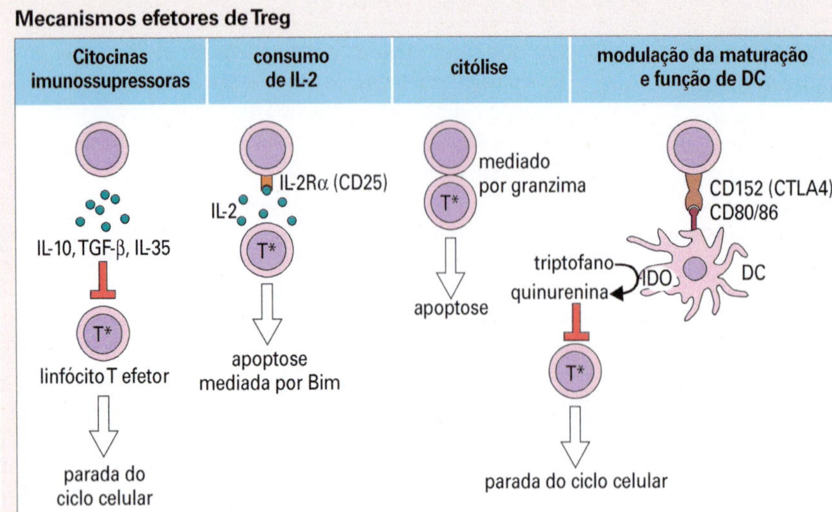

Fig. 19.8 Células Tregs empregam diferentes mecanismos para controlar linfócitos T efetores (T*). Estes incluem a secreção de citocinas imunossupressoras; o consumo de IL-2, levando à ausência de IL-2 para sustentar a proliferação e sobrevivência de linfócitos T efetores, resultando em apoptose mediada por Bim, citólise de linfócitos T efetores, e modulação da maturação e função de DC. IDO, indolamina 2,3-disoxigenase. *(Adaptada de Shevach EM, Immunity 2009;30:636 e Vignali DAA et al. Nature Reviews Immunology 2008;8:523.)*

inflamação do cólon, induzida por transferência passiva de linfócitos T FoxP3-negativos. É importante destacar que a administração de anti-TGF-β mAb anulou a supressão de colite induzida por Treg deficiente em TGF-β1. Estes resultados demonstram que o TGF-β é absolutamente requerido para supressão de colite, mas não precisa ser produzido pelos Tregs.

A **IL-35** é um membro heterodimérico da família da IL-12. Ela consiste em uma subunidade de Ebi3 (gene 3 induzido pelo vírus Epstein-Barr) e p35, que também é conhecido por IL-12. Em camundongos, a IL-35 é seletivamente expressa pelo Treg e necessária para sua função efetora.

A importância da IL-35 para as funções efetoras do Treg humano é menos evidente. Diferentes tipos celulares em humanos expressam p35. Os Tregs humanos em repouso não expressam Ebi3. Juntos, estes achados tornam improvável a importância da IL-35 para o Treg humano. Entretanto, a IL-35 pode induzir linfócitos T CD4+ virgens humanos a produzir IL-35 e adquirir capacidade imunossupressora sem expressar FoxP3.

Os Tregs também secretam outros mediadores solúveis imunossupressores, incluindo galetina 10, que pode ser importante para as funções efetoras de Treg.

Tregs podem depletar IL-2

Um importante efeito dos Tregs em linfócitos T efetores é inibir a indução de mRNA para citocinas, incluindo a IL-2. É importante destacar que a adição de IL-2 exógena não resgata a produção de mRNA de IL-2 nos linfócitos efetores.

O consumo de IL-2 pelos Tregs pode induzir apoptose desencadeada pela privação de IL-2 de linfócitos T efetores. Entretanto, os Tregs podem impedir o desenvolvimento de doenças autoimunes mesmo em camundongos deficientes em IL-2, e a importância do consumo de IL-2 para a função efetora de Treg ainda é uma questão de debate.

A situação é complicada pelo fato de a IL-2 ser importante para a apoptose de linfócitos T ativados por antígenos. Além disso, a falta de IL-2 ou de sinalização de IL-2 não apenas resulta na deficiência de Treg, mas também elimina a deleção clonal periférica de linfócitos T ativados por receptores. Assim, as manifestações clínicas da síndrome da deficiência de IL-2 não podem ser atribuídas completamente à perda de Tregs.

Citólise

Os Tregs são citotóxicos para diferentes tipos celulares, incluindo células dendríticas e linfócitos T CD8+, NK e B. Em diferentes sistemas experimentais, a citotoxicidade do Treg depende de vias de granzima B, perforina ou dependente de Fas-Fas. A morte de DCs mediada pelo Treg em linfonodos tem sido demonstrada *in vivo* e limita o início de respostas de linfócitos T CD8+.

Modulação da maturação e função de DC

Alguns dos experimentos *in vitro* para avaliar a função supressora de Tregs são realizados estimulando-se linfócitos T efetores com anticorpos ligados à placa na ausência de células apresentadoras de antígeno. Dados de tais experimentos indicam que os Tregs podem atuar diretamente em linfócitos T efetores. *In vivo*, entretanto, a modulação das interações DC-T também é um importante mecanismo de imunossupressão mediado pelo Treg. A depleção de linfócitos Treg *in vivo* resulta em aumento da maturação de DC e números elevados de DC. Interações diretas entre linfócitos Treg e DCs também têm sido observadas por microscopia intravital. Durante estas interações, os linfócitos Treg podem exercer diferentes efeitos nas DCs.

Citólise direta. Estudos *in vivo* têm demonstrado que linfócitos Tregs podem induzir a morte de DCs apresentadoras de antígeno em linfonodos, de modo perforina-dependente. Esta depleção de DCs é limitante para o início de respostas de linfócitos T CD8+.

Linfócitos Tregs também podem modular a maturação e função de DCs e, provavelmente, podem também modular a função de fagócitos mononucleares. *In vitro*, os linfócitos Tregs podem diminuir a expressão de moléculas coestimuladoras, incluindo o CD80 e CD86 pelas DCs. Ao evitarem as interações coestimuladoras entre DC e linfócitos T efetores, os linfócitos Tregs podem eficientemente inibir a sensibilização de linfócitos T. O CD152 (CTLA4), o qual é expresso constitutivamente por linfócitos Tregs, desempenha um importante papel na redução da capacidade coestimuladora de DCs.

P. Que efeito a expressão de CTLA4 tem na função de linfócitos T e como ela exerce seu efeito?
R. CTLA4 é um ligante de alta afinidade por moléculas coestimuladoras CD80 e CD86, e a ligação de CTLA4 inibe a ativação de linfócitos T.

Os efeitos de linfócitos Treg em DCs são intensamente reduzidos quando anticorpos bloqueadores contra CD152 são adicionados ou se utilizam linfócitos Tregs deficientes em CD152 nestes ensaios. Além disso, camundongos que não expressam seletivamente CD152 em linfócitos Tregs desenvolvem doença autoimune sistêmica espontaneamente. Este último achado ilustra claramente que o CD152 é o pivô para as funções efetoras de Treg.

Os linfócitos Tregs podem induzir as DCs a expressarem indolamina 2,3- disoxigenase (IDO), a qual depleta triptofano, resultando na supressão de respostas de linócitos T efetores. Esta interação também depende da interação entre CD152 e C80/86 (Fig. 19.8).

Esta lista de mecanismos efetores de linfócitos Tregs não está completa. Diversas outras moléculas e interações celulares, que podem ser importantes para a função efetora de Treg, têm sido identificadas. Claramente, não há uma interação celular ou molecular dominante pela qual os Tregs exerçam suas funções efetoras. Em vez disso, os linfócitos Tregs utilizam diferentes funções efetoras para evitar ou suprimir diferentes respostas imunes inatas ou adaptativas, desencadeadas por diferentes estímulos em diferentes loalizações anatômicas. Com poucas exceções, um fenótipo ruim observado em camundongos *scurfy* ou pacientes com IPEX, os quais não possuem FoxP3, não se desenvolve quando apenas uma das vias mencionadas nesta seção está ausente. Uma tal exceção é a ausência de CD152, que causa propagação da infiltração linfocítica em múltiplos órgãos. Além disso, a deficiência de IL-10 e a síndrome da deficiência de IL-2, as quais causam fenótipos dramaticamente semelhantes, não são atribuíveis apenas à função desequilibrada de Treg.

A perda de função de Treg pode explicar a doença autoimune?

Diversos mecanismos patológicos têm sido propostos para se explicar a ocorrência de autoimunidade, apesar da presença de Tregs. Poderiam os Tregs, apesar de estarem presentes em número normal ou mesmo aumentado, ter perdido (parte de) suas funções efetoras? Há alguma evidência de que os Tregs podem perder suas funções ou que linfócitos T efetores se tornam resistentes à sua ação.

Entretanto, exceto para a síndrome IPEX (Fig. 19.9), na qual há ausência completa de Tregs FoxP3$^+$, não há atualmente evidência convincente de que o número reduzido de Tregs poderia causar doença autoimune. Em contraste, os Tregs são frequentemente encontrados em números aumentados no local das lesões autoimunes.

Anergia de linfócitos T

Os linfócitos T que não podem ser completamente ativados no reconhecimento de seu antígeno são denominados anérgicos. O fenômeno de **anergia clonal de linfócitos T** foi descoberto em clones de TH1 CD4$^+$ que falharam na produção de IL-2 e proliferação, quando estimulados *in vitro* pelo antígeno, na ausência de sinais coestimuladores. Em tais clones, o estado anérgico pode ser mantido por diversas semanas. De maneira característica, as funções efetoras completas podem ser resgatadas em clones de linfócitos T anérgicos pela exposição à IL-2 *in vitro*.

Os linfócitos T com proliferação e produção de citocina reduzidas também podem ser isolados *ex vivo*, por exemplo, após aplicação de peptídeo não imunogênico, exposição a superantígenos ou exposição prolongada ao antígeno. Este fenômeno às vezes é denominado **tolerância adaptativa**. A anergia clonal de linfócitos T induzida *in vitro* difere da anergia de linfócitos T, ou tolerância adaptativa, *in vivo*. Apesar disso, algumas das principais vias moleculares que levam à anergia parecem ser similares *in vitro* e *in vivo*. Os camundongos deficientes em moléculas conhecidas por serem importantes para indução da anergia *in vitro* são resistentes à indução de anergia de linfócitos T *in vivo*.

Uma explicação plausível para as diferenças funcional e molecular entre anergia de linfócitos T clonais *in vitro* e *in vivo* é que diversas vias diferentes podem induzir e reforçar a anergia clonal

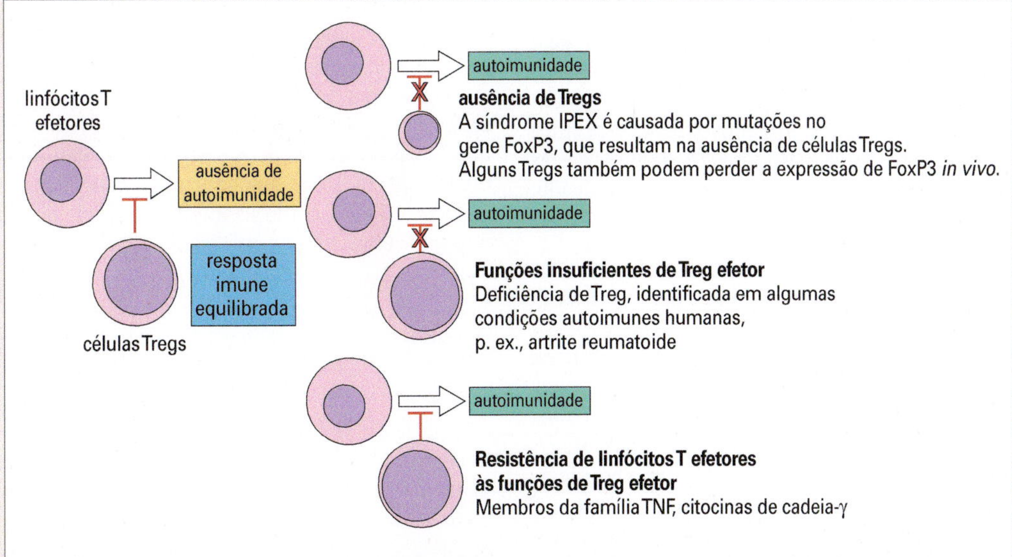

Fig. 19.9 No equilibrado estado estacionário, os Tregs previnem respostas imunes exageradas ou não desejadas. Mutações no gene FoxP3 podem resultar em uma completa falta de células Treg e manifestações de doenças autoimunes letais. A expressão de FoxP3 é instável em Tregs e estas células podem se converter para linfócitos T efetores. O comprometimento da função de Treg poderia contribuir também para a patogênese de doenças autoimunes. Linfócitos T efetores podem se tornar resistentes à supressão mediada por Treg. *(Adaptada de Buckner JH, Nat Rev Immunol 2010;10:849.)*

de linfócitos T. Até o momento, não há marcador(es) de superfície que permitiria(m) uma identificação confiável de linfócitos T anérgicos.

A indução de anergia é um processo ativo

Os linfócitos T cuja síntese de proteína é farmacologicamnete bloqueada não podem ser considerados anérgicos. Como então os linfócitos T integram sinais recebidos via TCR, receptores coestimuladores e receptores de citocinas para responder com ativação, diferenciação ou anergia? A indução de anergia pode ser descrita como uma série de alterações moleculares, todas as quais compartilham de três características:

- elas são apresentadas em linfócitos T virgens;
- elas resultam na supressão da expressão do gene *il2*;
- suas ações são antagonizadas por sinais vindos de CD28 ou IL-2R.

O fator de transrição NFATI preenche estes critérios e é, de fato, central para indução de anergia. Outras moléculas importantes para indução de anergia têm sido também identificadas e incluem p27kipI, Tob.

In vitro, a anergia de linfócitos T pode ser superada pela adição de IL-2 exógena à cultura. O destino dos linfócitos T anérgicos *in vivo* está menos evidente. Tem sido demonstrado que linfócitos T anérgicos podem sobreviver por diversas semanas *in vivo*. Atualmente, não se sabe se tais células serão removidas ao final ou se podem ser reativadas.

Linfócitos T podem ser deletados na periferia

Os linfócitos T selecionados no timo também podem ser deletados na periferia. Quando os TCR transgênicos de linfócitos T são transferidos passivamente para camundongos receptores que expressam o antígeno reconhecido pelo TCR transgênico, os linfócitos T transferidos sofrerão apoptose no camundongo receptor. Os linfócitos T transferidos sobrevivem se a proteína pró-apoptótica Bim (mediador de morte celular Bcl2) estiver ausente ou se eles expressarem a proteína antiapoptótica Bcl2 (Bim antagoniza Bcl2) em excesso. A deleção periférica não apenas reforça a autotolerância, mas também ajuda a manter a homeostase linfocitária ao longo da vida. No pico da resposta imune contra certos vírus, quase metade de todos os linfócitos T CD8$^+$ no sangue de pacientes infectados pode ser específica para um peptídeo dominante derivado do vírus. A maioria destas células deve ser removidas uma vez que o vírus tenha sido eliminado.

A ausência de citocina pode induzir apoptose

Um mecanismo de deleção periférica resulta da ausência de fatores de crescimento, particularmente IL-2, pelos quais todos os linfócitos T ativados competem. A ausência de citocina desencadeia uma via intrínseca de apoptose, envolvendo ativação do fator Bim. Linfócitos T reguladores podem acelerar ou levar à morte celular de linfócitos T efetores, através da remoção de citocina pelo consumo de IL-2.

A IL-2 não é apenas extremamente importante para a proliferação e diferenciação de linfócitos T virgens. Quandos linfócitos T efetores são reestimulados com grandes quantidades de antígenos, a adição de IL-2 induz apoptose de linfócitos T cicladores. Esta forma de deleção periférica tem sido denominada de **morte celular induzida pela ativação (AICD**, do inglês, ***activation induced cell death***) ou **morte celular induzida pela reestimulação (RICD, do inglês, *restimulation induced cell death*)**. Camundongos deficientes em IL-2 ou que sinalizam IL-2 desenvolvem uma síndrome autoimune caracterizada pela abundância de linfócitos T ativados e infiltração múltipla de autoanticorpos e linfocitária de diversos órgãos. A morte celular induzida pela reestimulação é uma explicação para a observação de que a administração de altas doses de antígeno pode induzir tolerância. Este fenômeno tem sido denominado de **tolerância por dose alta**.

Sendo assim, a IL-2 tem efeitos contraditórios em diferentes fases da resposta de linfócito T. Durante a sensibilização, a IL-2 é intensamente necessária para ajudar na expansão e diferenciação clonal, e a ausência de IL-2 neste estágio irá induzir apoptose. Quando já ativado, o linfócito T efetor na presença simultânea de altas concentrações de antígeno e IL-2 sofrerá apoptose. Por isso, a IL-2 inicia e termina as respostas de linfócitos T.

Os linfócitos T podem ser eliminados pela ligação do Fas

A morte de linfócitos T também é mediada pela via envolvendo o Fas (CD95) e seu ligante (FasL ou CD95L); a ligação ao receptor Fas induz apoptose. Desde que haja expressão de ambos, Fas e seu ligante, pelos linfócitos T na ativação, a interação entre as duas moléculas pode induzir apoptose. A importância deste mecanismo para a manuteção da autotolerância é ilustrada pelo fato de os pacientes com Fas defeituoso terem uma doença linfoproliferativa autoimune grave. Um fenótipo semelhante, incluindo o acúmulo de linfócitos T ativados cronicamente e o desenvolvimento de autoimunidade, é causado pela mutação do Fas em camundongos lpr e por uma mutação FasL em camundongos gld.

Alguns tecidos, tais como a câmara anterior do olho, o SNC e os testículos, normalmente expressam o ligante Fas. Consequentemente, quando os linfócitos T efetores CD95$^+$ entram nestes tecidos, eles sofrem apoptose e não podem danificar o tecido.

Tolerância de linfócito B

Os linfócitos B e os plasmócitos produtores de anticorpos que reconhecem antígenos próprios, então denominados autoanticorpos, impõem uma ameaça ao organismo. A doença de Graves, a qual é clinicamente caracterizada pela produção exagerada de hormônios tireóideos, é causada por autoanticorpos que atuam como agonistas do receptor do hormônio estimulador da tireoide. Doenças que causam bolhas na pele são causadas por autoanticorpos que reconhecem as moléculas de adesão na epiderme. Além de tais doenças órgão-específicas, os autoanticorpos podem causar autoimunidade sistêmica, assim como exemplificado pela doença autoimune de múltiplos órgãos lúpus eritematoso sistêmico (Cap. 20).

P. Que processo permite a geração de um vasto número de diversificados receptores de linfócitos B distribuídos clonalmente, durante o desenvolvimento de linfócito B?
R. Eles são gerados pelo rearranjo aleatório de muitos genes que codificam para o sítio de ligação antigênica dos receptores (Figs. 3.21 e 3.22).

Receptores autorreativos podem ser gerados neste processo e, de fato, uma grande porcentagem de linfócitos B imaturos tem demonstrado ser autorreativa, criando uma demanda de vias imunológicas que asseguram indução de tolerância e manutenção em linfócitos B. Como a tolerância de linfócitos B é alcançada e mantida, difere em diversas formas das vias imunológicas da tolerância de linfócitos T:

- primeiramente, linfócitos B sofrem maturação na medula óssea e em mamíferos não há um linfócito B equivalente da seleção do repertório tímico de linfócitos T;

- em segundo lugar, linfócitos B maduros mudam seus receptores por mutação aleatória em um processo conhecido por maturação de afinidade. Enquanto a maturação de afinidade serve para gerar anticorpos com afinidade aumentada para antígenos nocivos, estas mutações aleatórias também podem gerar anticorpos com alta afinidade para antígenos próprios. O sistema imune deve ter desenvolvido mecanismos para evitar a geração de tais autoanticorpos de alta afinidade. De fato, mesmo após a imunização com antígenos estranhos, que se assemelham a antígenos próprios, os anticorpos de alta afinidade geralmente não são produzidos;
- em terceiro lugar, a produção de anticorpos de alta afinidade, com mudança de classe, depende do auxílio de linfócitos. Por isso, a tolerância de linfócitos B é, em grande parte, senão completamente, monitorada pela tolerância de linfócitos T a antígenos próprios.

No total, menos de 10% de linfócitos B foliculares maduros são autorreativos. A tolerância de linfócios B a autoantígenos é estabelecida pela deleção clonal, edição de receptor, indução de anergia e dependência do auxílio dos linfócitos T (Fig. 19.10).

Linfócitos B são submetidos à seleção negativa na medula óssea

A deleção clonal de linfócitos B foi primeiramente demonstrada diretamente em camundongos que expressavam um BCR transgênico específico para antígenos estranhos (lisozima de ovo de galinha, HEL). Estes camundongos foram criados com outra cepa de camundongo transgênico que expressava HEL. O camundongo F1 expressava ambos, HEL e BCRs, que reconheciam HEL. Os linfócitos B HEL-específicos foram deletados (seleção negativa) na medula óssea de camundongos F1 (Fig. 19.10(1)). Quando os linfócitos B maduros HEL-específicos de camundongos que não expressavam o HEL transgênico foram transferidos passivamente para camundongos que expressavam HEL, estes linfócitos B também foram deletados no camundongo receptor. A apoptose de linfócitos B maduros nos centros germinativos ocorre rapidamente, em 4-8 horas após encontrar os autoantígenos. Quando os camundongos com BCR transgênico foram também deficientes para Bim, eles sobreviveram no camundongo receptor. Assim como os linfócitos T, o fator pró-apoptótico Bim é importante para induzir apoptose por BCR. Isso é ilustrado ainda pelo fato de camundongos deficientes em Bim produzirem espontaneamente autoanticorpos contra DNA.

A edição do receptor permite que linfócitos B possivelmente autorreativos evitem a seleção negativa

A morte por apoptose não é o único desfecho possível de linfócitos B imaturos na medula óssea, quando a força dos sinais recebidos pelo BCR excede um certo limiar. A internalização do BCR é um importante passo inicial do programa de apoptose induzida pelo BCR. Isso tem inúmeras consequências importantes para a apoptose induzida por BCR, incluindo a expressão reduzida de receptores para a citocina fator ativador de linfócitos B (BAFF, do inglês, *B-cell activating factor*), o qual é necessário para manter a sobrevivência de linfócitos B. Em contraste, a expressão de genes que codificam as enzimas-chave para recombinação V(D)J, RAG1 e RAG2 continua. Isso oferece aos linfócitos B a chance de rearranjar suas regiões VH ou VL para substituir aquela autorreativa. Este processo é denominado **edição do BCR** (Fig. 19.10(2)). Aproximadamente 2 dias são necessários para o linfócito B rearranjar um receptor menos autorreativo. Se isso falhar, ele irá sofrer apoptose na medula óssea ou ao chegar no baço. A análise de PCR de célula isolada mostra rearranjos secundários em cerca de dois terços dos linfócitos B imaturos na medula óssea. Como a frequência de células com rearranjos secundários é apenas cerca de 50% de todos os linfócitos B no baço, a edição de receptor nem sempre resulta em um BCR útil, não autorreativo.

A anergia de linfócito B pode ser induzida por antígenos próprios

Linfócitos B também podem se tornar anérgicos ao reconhecerem um antígeno indutor de tolerância (Fig. 19.10(3)). Linfócitos B anérgicos não apresentam a capacidade de proliferação e produzem anticorpos em reposta à sinalização BCR. Em linfócitos B anérgicos, a sinalização via BCR não está relacionada ao NFκB, impedindo, assim, a proliferação de linfócitos B. Ao mesmo tempo,

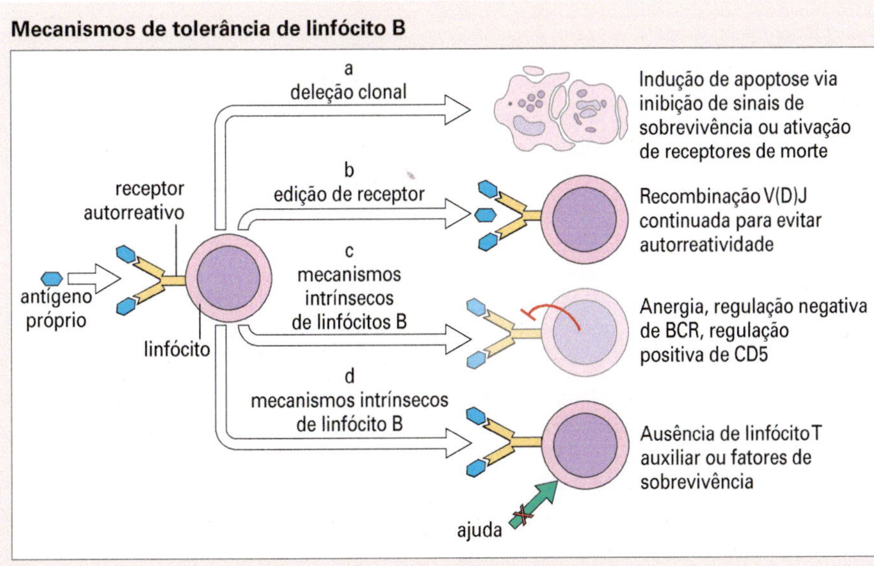

Fig. 19.10 Linfócitos B autorreativos podem ser controlados por deleção clonal (**1**), edição de receptor (**2**), mecanismos intrínsecos de linfócito B, tais como indução de anergia (**3**), e mecanismos extrínsecos de linfócitos B, tais como sua dependência de linfócito T auxiliar e fatores de crescimento (**4**). *(Adaptada de Goodnow CC et al. Nature 2005;435:590.)*

a sinalização BCR ainda impede a apoptose. Semelhantemente a outros linfócitos B imaturos e virgens, linfócitos B anérgicos têm uma vida útil muito limitada se não receberem sinais apropriados. O estado anérgico pode ser revertido se o linfócito B receber, simultaneamente, a sinalização via BCR e sinais sinérgicos de outro receptor. É mais provável que tais sinalizações simultâneas ocorram quando os linfócitos B encontram microrganismos do que antígenos próprios. Um exemplo é a sinalização tanto através da via do BCR quanto dos receptores tipo Toll (TLRs). Isso seria tipicamente o caso, quando um linfócito B encontrasse um patógeno, por exemplo, bactérias gram-negativas possuindo LPS, que desencadeia a sinalização via TLR4.

Uma outra via de resgate para linfócitos B anérgicos é a ativação de fosfatidilinositol 3-cinase (PI3 cinase). Novamente, isso tipicamente ocorreria quando o linfócito B encontrasse os antígenos microbianos, os quais são marcados com C3d, um produto da clivagem do componente do complemento C3.

P. Como o C3d pode aumentar a apresentação de antígeno ao linfócito B?

R. As ligações simultâneas do antígeno ao BCR e do C3d ao receptor complemento CD21 na superfície do linfócito B proporcionam um sinal de ativação forte e reduzem a ligação ao antígeno (Fig. 9.5).

A sinalização dupla resulta na ativação de PI3 cinase e resgata o linfócito B do estado anérgico.

Tolerância de linfócito B devido à falta de auxílio pelo linfócito T

Provavelmente o principal mecanismo que assegura a tolerância de linfócito B é a sua dependência do auxílio de linfócitos T para produção de anticorpo de isótipo alterado de alta afinidade (Fig. 19.10(4)). A sinalização BCR resulta em alterações na expressão gênica, que facilitam a apresentação do antígeno aos linfócitos T:

- aumento da expressão de CCR7 permite que os linfócitos B migrem do folículo para a zona de linfócitos T nos órgãos linfoides secundários;
- a indução de CD86 aumenta o número de ligantes para o receptor coestimulador CD28 em linfócitos T;
- a apresentação produtiva de antígeno aos linfócitos T resulta no aumento da secreção de citocinas de linfócitos T, tais como IL-4 e IL-21, que evitam a apoptose de linfócitos B e ajudam sua proliferação.

Estudos de imagem *in vivo* têm demonstrado a formação de conjugados entre linfócitos T e B na borda entre o folículo e a zona de linfócitos T. Cada um desses contatos dura aproximadamente 10-40 minutos e os linfócitos B gastam cerca de 1,5 dia nesta área perifolicular. Uma classe de linfócitos T, os linfócitos auxiliares foliculares T (TFH, do inglês, *T follicular helper*), expressa os receptores de quimiocina CXCR5, os quais permitem que eles migrem para os folículos de linfócitos B. Isso também produz citocinas, tais como IL-4 e IL-21, que ajudam a diferenciação para células secretoras de anticorpos, e tem o receptor coestimulador ICOS que aumenta as interações com linfócitos B ICOSL^{+}. A desregulação do desenvolvimento ou função de TFH tem sido associada à autoimunidade. Por exemplo, camundongos com uma mutação na proteína reguladora de TFH, Roquin, têm aumento em massa do número de TFH em seus centros germinativos e desenvolvem autoanticorpos patogênicos.

A sobrevivência do centro germinativo (GC) de linfócitos B também depende de interações repetidas entre CD40 em linfócitos B e seu ligante CD154 em linfócitos T. A administração de um bloqueador mAb contra CD154 resulta na dissolução de centros germinativos por vários dias. Para sobreviver e se diferenciar em células produtoras de anticorpos, os linfócitos B virgens precisam receber dois sinais:

- sinal um na ligação do antígeno ao BCR; e
- sinal dois de linfócitos TH.

Apenas aqueles linfócitos B que apresentam antígeno reconhecido por um linfócito TH receberá sinais antiapoptóticos de linfócitos T. Uma vez que o repertório de linfócitos T tenha sido amplamente purificado de receptores autorreativos, é muito mais provável que um linfócito B que reconheça e apresente um antígeno microbiano receba ajuda de um linfócito T, do que um linfócito B que reconheça um autoantígeno. Sendo assim, ambas tolerâncias de linfócitos T e B devem ser superadas antes que anticorpos de alta afinidade possam ser produzidos.

RACIOCÍNIO CRÍTICO: TOLERÂNCIA IMUNOLÓGICA (VEJA A PÁG. 447 PARA RESPOSTAS)

1 A Figura 19.10 retrata quatro mecanismos para estabelecimento de tolerância de linfócito B. Compare-os com os mecanismos utilizados para estabelecimento de tolerância de linfócitos T e explique as semelhanças e diferenças.

2 Considera-se que o regulador transcricional AIRE (regulador autoimune) é crítico para o estabelecimento de autotolerância. Explique a evidência experimental e clínica na qual se baseia esta constatação.

3 Precursores de linfócitos T são submetidos a processos de seleção positiva no timo. Explique "seleção positiva". Não há seleção positiva para linfócitos B. Você pode especular por que a seleção positiva é requerida para os linfócitos T, mas não para os linfócitos B?

4 Explique como as células dendríticas contribuem para tolerância periférica de células T.

5 Os patógenos com tropismo exclusivo por tecidos periféricos (tais como o vírus do papiloma) podem evadir as respostas imunes. Você pode explicar qual mecanismo de tolerância é destruído por tais patógenos?

6 Camundongos que expressam um TCR transgenicamente codificado, o qual é específico para um autoantígeno, geralmente não desenvolvem doença autoimune. Como você poderia distinguir, em um ensaio *in vitro*, se os linfócitos T transgênicos são tolerantes ou anérgicos?

7 Pacientes com doenças autoimunes geralmente têm um número aumentado de linfócitos T reguladores (Tregs) nos tecidos lesados – especule sobre possíveis explicações para este achado aparentemente paradoxal.

Leituras sugeridas

Germain RN. Special regulatory T-cell review: A rose by any other name: from suppressor T cells to Tregs, approbation to unbridled enthusiasm. Immunology 2008;123:20–27.

Goldrath AW, Bevan MJ. Selecting and maintaining a diverse T-cell repertoire. Nature 1999;402:255–262.

Goodnow CC, Vinuesa CG, Randall KL, et al. Control systems and decision making for antibody production. Nat Immunol 2010;11:681–688.

Kamradt T, Mitchison NA. Tolerance and autoimmunity. N Engl J Med 2001;344:655–664.

Klein L, Hinterberger M, Wirnsberger G, Kyewski B. Antigen presentation in the thymus for positive selection and central tolerance induction. Nat Rev Immunol 2009;9:833–844.

Matzinger P, Kamala T. Tissue-based class control: the other side of tolerance. Nat Rev Immunol 2011;11:221–230.

Pulendran B, Tang H, Manicassamy S. Programming dendritic cells to induce T(H)2 and tolerogenic responses. Nat Immunol 2010; 11:647–655.

Saibil SD, Deenick EK, Ohashi PS. The sound of silence: modulating anergy in T lymphocytes. Curr Opin Immunol 2007;19:658–664.

Sakaguchi S, Yamaguchi T, Nomura T, Ono M. Regulatory T cells and immune tolerance. Cell 2008;133:775–787.

Schwartz RH. T cell anergy. Annu Rev Immunol 2003;21:305–334.

Shevach EM. Mechanisms of $FoxP3^+$ T regulatory cell-mediated suppression. Immunity 2009;30:636–645.

von Boehmer H, Melchers F. Checkpoints in lymphocyte development and autoimmune disease. Nat Immunol 2010;11:14–20.

CAPÍTULO 20

Autoimunidade e Doença Autoimune

RESUMO

- **A autoimunidade está associada a doença.** Os mecanismos de autoimunidade são a base de muitas doenças, algumas órgão-específicas, outras de distribuição sistêmica, e desordens autoimunes podem se sobrepor – um indivíduo pode ter mais de uma desordem órgão-específica ou mais de uma doença sistêmica.
- **Fatores genéticos desempenham um papel no desenvolvimento de doenças autoimunes**. Estudos em gêmeos mostram que há um componente hereditário para a autoimunidade. A grande maioria das doenças autoimunes é poligênica, mas os genes HLA são particularmente importantes.
- **Linfócitos T e B autorreativos persistem mesmo em indivíduos sadios.** Linfócitos T e B autorreativos persistem em indivíduos sadios, mas na doença são selecionados por antígenos próprios na produção de respostas autoimunes.
- **Os controles do desenvolvimento de autoimunidade podem ser ignorados**. A reação cruzada com antígenos microbianos e a desregulação de citocina podem levar à autoimunidade.
- **Na maioria das doenças associadas com autoimunidade, o processo autoimune produz as lesões**. O papel patogênico da autoimunidade pode ser demonstrado em modelos experimentais. Autoanticorpos humanos podem ser diretamente patogênicos. Imunocomplexos são frequentemente associados com doença autoimune sistêmica. Testes de autoanticorpos são valiosos para o diagnóstico e, às vezes, para o prognóstico.
- **O tratamento da doença autoimune tem uma série de objetivos.** O tratamento das doenças órgão-específicas geralmente envolve o controle metabólico. O tratamento de doenças sistêmicas inclui o uso de drogas anti-inflamatórias e imunossupressoras. As terapias biológicas que utilizam anticorpos monoclonais contra citocinas pró-inflamatórias têm revolucionado o tratamento de doenças reumáticas autoimunes. Terapias direcionadas aos linfócitos B têm se mostrado altamente eficazes em muitas doenças autoimunes.

Assim como um exército altamente treinado, o sistema imune evoluiu para reconhecer e destruir forças invasoras estranhas. Às vezes, o reconhecimento imune falha, resultando no "fogo amigo" contra o tecido do próprio corpo. Por exemplo, o "fogo amigo" dirigido contra o tecido sinovial causa a artrite reumatoide, enquanto um ataque a células do pâncreas resulta em diabetes melito.

A inflamação não específica (p. ex., na resposta à infecção) invariavelmente leva a algum grau de dano "colateral", mas devido à depuração eficaz do patógeno incitante e às alças de *feeedback* negativo, isto é geralmente autolimitado. Em contraste, uma vez iniciadas, as reações autoimunes geralmente persistem, pois o antígeno próprio incitante não pode ser depurado sem destruição completa do tecido-alvo. Além disso, a destruição tecidual resultante do ataque autoimune pode expôr antígenos previamente escondidos, levando à subsequente produção de autoanticorpo. Este fenômeno é conhecido como propagação do epítopo.

Autoimunidade e doença autoimune

Pelo fato de o repertório de especificidades que é expresso por linfócitos B e T ser aleatoriamente gerado, ele inclui muitos receptores que são específicos para componentes próprios. Assim, o corpo requer mecanismos de autotolerância para distinguir entre determinantes próprios e não próprios para evitar a autorreatividade (Cap. 19). Entretanto, tais mecanismos podem falhar e inúmeras doenças têm sido identificadas, nas quais há autoimunidade, com produção abundante de autoanticorpos e linfócitos T autorreativos. Os alvos dos "ataques" autoimunes variam amplamente, como veremos.

Nem todo "evento autoimune" leva à manifestação clínica da doença. Por exemplo, anticorpos antinucleares podem ser observados em parentes sadios de pacientes com lúpus eritematoso sistêmico, assim como um pequeno número de indivíduos sadios sem parentesco.

A autoimunidade se refere estritamente a uma resposta imune *adaptativa* inadequada, ou seja, uma perda de tolerância ao próprio. Apesar dos termos autoinflamatório e autoimunidade serem geralmente utilizados intercambiavelmente, os dois não são sinônimos. Doenças autoinflamatórias podem ocorrer sem autoimunidade. Por exemplo, as síndromes febris periódicas, as quais incluem a febre Mediterrânea familiar e a síndrome periódica associada ao receptor do fator de necrose tumoral (TRAPS), são causadas pela desregulação do sistema imune *inato*, sem qualquer resposta imune adaptativa contra "o próprio". Reciprocamente, as doenças autoimunes não precisam ser inflamatórias; exemplos incluem a trombocitopenia imune, anemia hemolítica e miastenia grave.

Condições autoimunes apresentam um espectro entre a doença órgão-específica e a sistêmica

A tireoidite de Hashimoto é altamente órgão-específica

Um dos exemplos mais antigos nos quais a produção de autoanticorpos foi associada com doença em um dado órgão é a tireoidite de Hashimoto. (A tireoidite é uma condição que é mais comum em mulheres de meia-idade e geralmente leva à formação de bócio ou hipotireoidismo.) A glândula é infiltrada, às vezes em uma extensão extraordinária, com células linfoides inflamatórias. Estas são predominantemente fagócitos mononucleares, linfócitos e células plasmáticas, e folículos linfoides secundários são comuns (Fig. 20.1) A glândula geralmente também tem folículos tireoideanos em regeneração.

O soro de pacientes com doença de Hashimoto geralmente contém anticorpos contra a tireoglobulina. Estes anticorpos são demonstrados por reações de aglutinação e de precipitação, quando presentes em título alto. A maioria dos pacientes também tem anticorpos direcionados contra um antígeno citoplasmático ou microssomal, também presente na superfície apical das células epiteliais foliculares (Fig. 20.2), e agora conhecido por ser a peroxidase tireoidiana, a enzima que iodiniza a tireoglobulina. Os anticorpos associados à tireoidite de Hashimoto reagem apenas com a tireoide, então a lesão resultante é altamente localizada.

O LES é uma doença autoimune sistêmica

Em contraste, o soro de pacientes com doenças tais como lúpus eritematoso sistêmico (LES) reage com muitos, se não todos, tecidos no corpo. No LES, um dos anticorpos dominantes é dirigido contra o núcleo celular (Fig. 20.2).

A tireoidite de Hashimoto e o LES representam os extremos do espectro autoimune (Fig. 20.3):

- os órgãos-alvo comuns na **doença órgão-específica** incluem a tireoide, adrenal, estômago e pâncreas;
- as doenças não órgão-específicas, geralmente chamadas de **doenças autoimunes sistêmicas**, as quais incluem doenças reumáticas, caracteristicamente envolvem a pele, rim, articulações e músculo (Fig. 20.4).

Alterações patológicas na tireoidite de Hashimoto

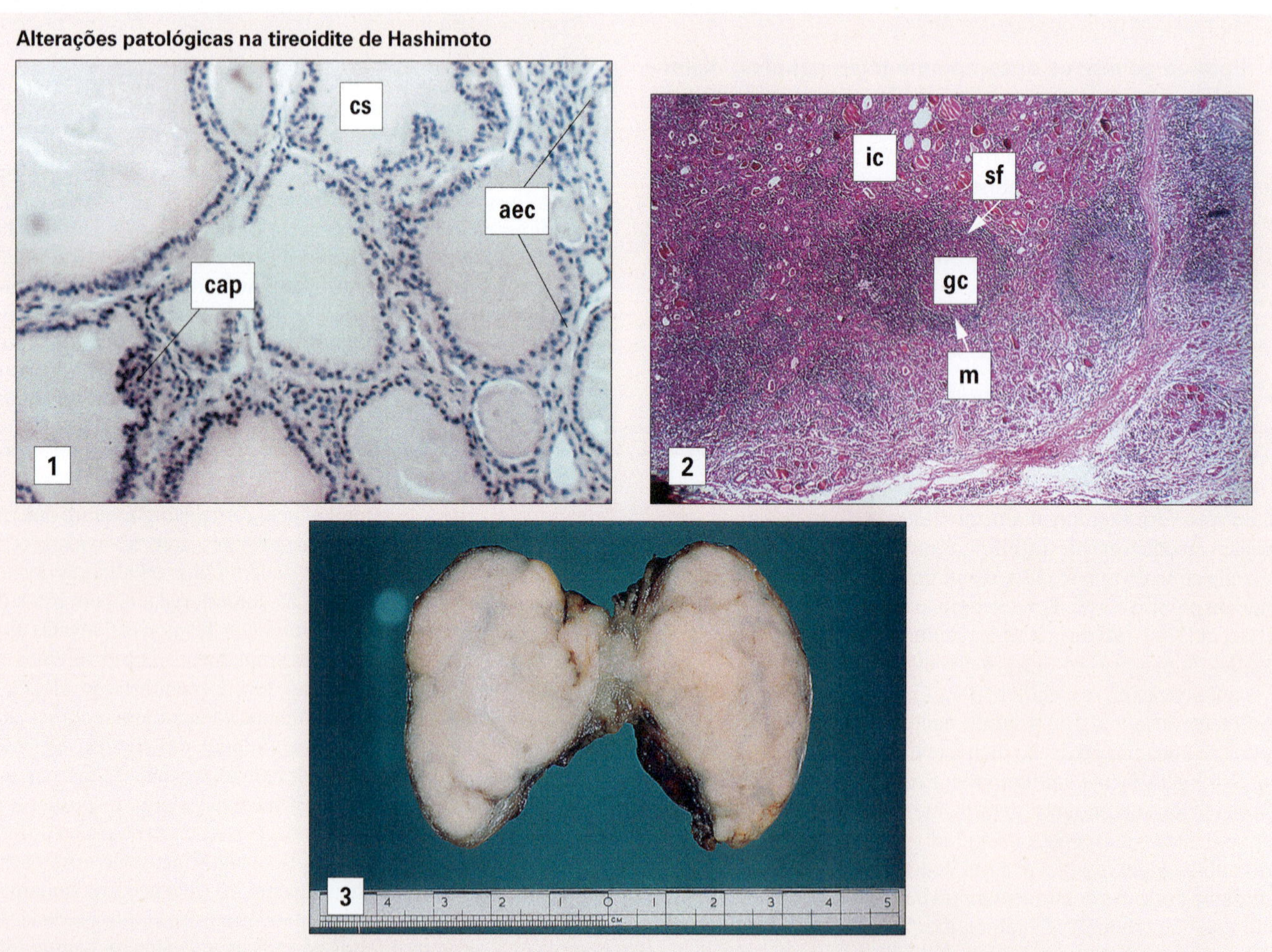

Fig. 20.1 Na glândula tireoide normal (**1**), as células epiteliais acinares (aec) se alinham no espaço coloide (cs) dentro do qual elas secretam tireoglobulina, a qual é quebrada sob demanda para fornecimento de hormônios tireoidianos (cap, capilares contendo eritrócitos). Na glândula da tireoidite de Hashimoto (**2**), a arquitetura normal é praticamente destruída e substituída por células que invadem o tecido (ic), as quais consistem essencialmente em linfócitos, macrófagos e células plasmáticas. Um folículo linfoide secundário (sf), com um centro germinativo (gc) e um manto de linfócitos pequenos (m), está presente. Coloração H&E. 80×. (**3**) Em contraste à coloração vermelha e textura macia da tireoide normal, a aparência grosseiramente pálida e firme da glândula de Hashimoto reflete a perda de coloide e a densa infiltração por células inflamatórias. *((2) Reproduzida de Woolf N. Pathology: basic and systemic. London: WB Saunders; 1998.)*

Autoanticorpos contra tireoide

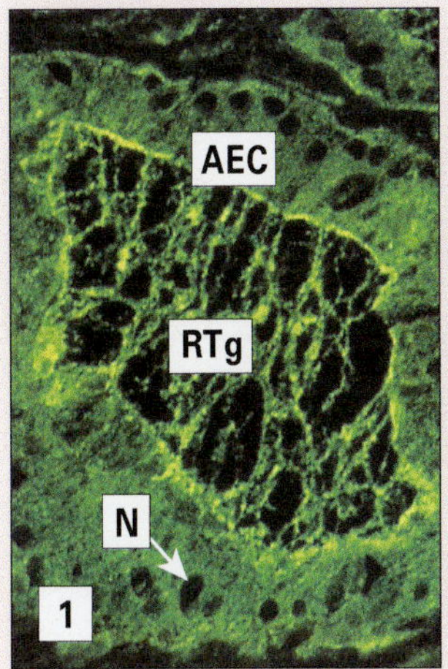

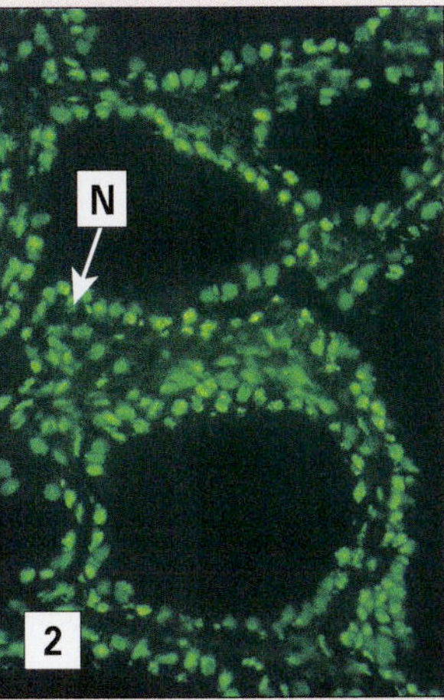

Fig. 20.2 Secções de tireoide humana saudáveis não fixadas foram tratadas com o soro de paciente e então com imunoglobulina de coelho anti-humana fluorescente. (**1**) Algumas tireoglobulinas residuais nas células coloidais (RTg) e epiteliais acinares (AEC) dos folículos, particularmente na superfície apical, estão coradas por anticorpos de um paciente com doença de Hashimoto, os quais reagem com o citoplasma da célula, mas não com o núcleo (N). (**2**) Em contraste, o soro de um paciente com lúpus eritematoso sistêmico (LES) contém anticorpos que reagem apenas com o núcleo de celulas epiteliais acinares e deixam o citoplasma não corado. *(Cortesia do Sr. G Swana.)*

O espectro de doenças autoimunes

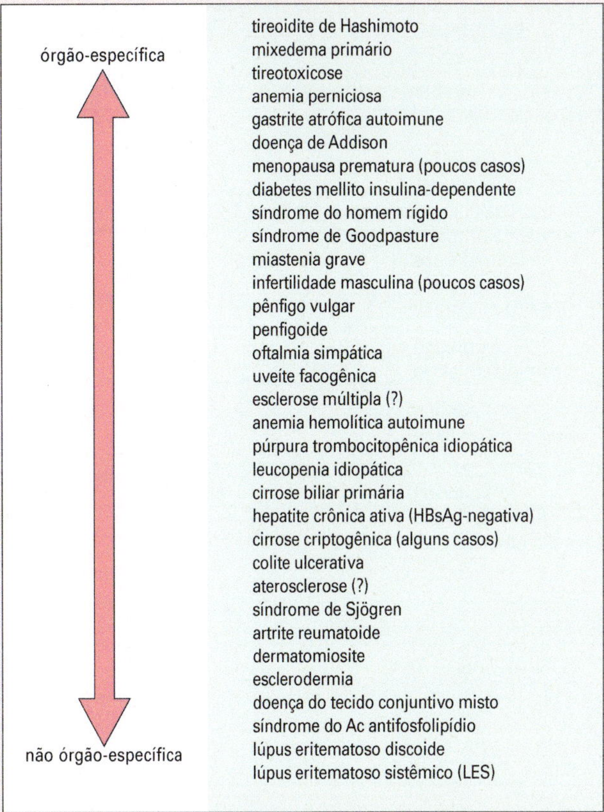

Fig. 20.3 Doenças autoimunes podem ser classificadas como órgão-específicas ou não órgão-específicas, dependendo da resposta, se é principalmente contra antígenos localizados em órgãos particulares ou contra antígenos comuns a vários tecidos.

A localização do antígeno determina onde uma doença se situa no espectro

O antígeno próprio na doença autoimune órgão-específica é expresso apenas naquele tecido. Em contraste, os antígenos próprios na doença autoimune sistêmica estão tipicamente presentes em múltiplos tecidos (se não ubiquamente) ao longo do corpo. Exemplos incluem sintetases tRNA na miosite (a qual, apesar do nome, pode também se manifestar na pele, articulações, pulmões e coração), ribonucleoproteínas nucleares pequenas (snRNPs) no LES, e topoisomerases na esclerose sistêmica. Estas proteínas pequenas desempenham um papel vital na "maquinaria" celular. As tRNA sintetases estão envolvidas na tradução proteica, snRNPs, no *splicing* do mRNA, e topoisomerases, na replicação do DNA. Assim, não é difícil apreciar as inúmeras manifestações clínicas de um "ataque" autoimune nestes alvos.

Um indivíduo pode ter mais de uma doença autoimune

As doenças autoimunes "andam em bandos"; em pacientes com uma doença autoimune, é significativamente alta a chance de desenvolver uma doença autoimune adicional. Isso é verdade para as doenças autoimunes órgão-específicas e sistêmicas.

- Anticorpos tireoidianos ocorrem com uma alta frequência em pacientes com anemia perniciosa, que têm autoimunidade gástrica, e esses pacientes têm uma incidência mais alta de doença autoimune da tireoide do que a população sadia. Da mesma maneira, os pacientes com doença autoimune da tireoide têm uma alta incidência de autoanticorpos estomacais e, em menor grau, a doença clínica em si (anemia perniciosa).
- Cerca de 15% dos pacientes com síndrome de Sjögren primária têm hipotireoidismo autoimune concomitante, e até 40% têm anticorpos tireoidianos. Cerca de 10% dos pacientes com LES têm anticorpos tireoidianos em seu soro.
- 30% dos pacientes com LES e síndrome de Sjögren têm uma segunda, terceira ou até quarta doença autoimune.

As doenças reumáticas autoimunes sistêmicas mostram sobreposição considerável. Isso é representado pelas chamadas "síndromes de sobreposição", nas quais os pacientes exibem características mistas de LES, miosite e esclerodermia. Características da artrite reumatoide, notavelmente artrite erosiva, estão presentes em 5% dos pacientes com LES. Nessas doenças, imunocomplexos são depositados sistemicamente, particularmente nos rins, articulações e pele, dando início a lesões generalizadas.

Os mecanismos de dano imunopatológico variam dependendo de onde a doença se situa no espectro:

- quando o antígeno se localiza em um órgão em particular, as reações de hipersensibilidade tipo II (p. ex., anemia hemolítica autoimune) e mediada por célula tipo IV, assim como no diabetes dependente de insulina tipo I, são mais importantes (Caps. 24-26);
- nas desordens sistêmicas, tais como LES, a deposição de imunocomplexos tipo III leva à inflamação, através de uma variedade de mecanismos, incluindo a ativação do complemento e recrutamento de fagócitos. Na artrite reumatoide, os imunocomplexos estimulam diretamente a produção de citocinas, tais como o TNF-α.

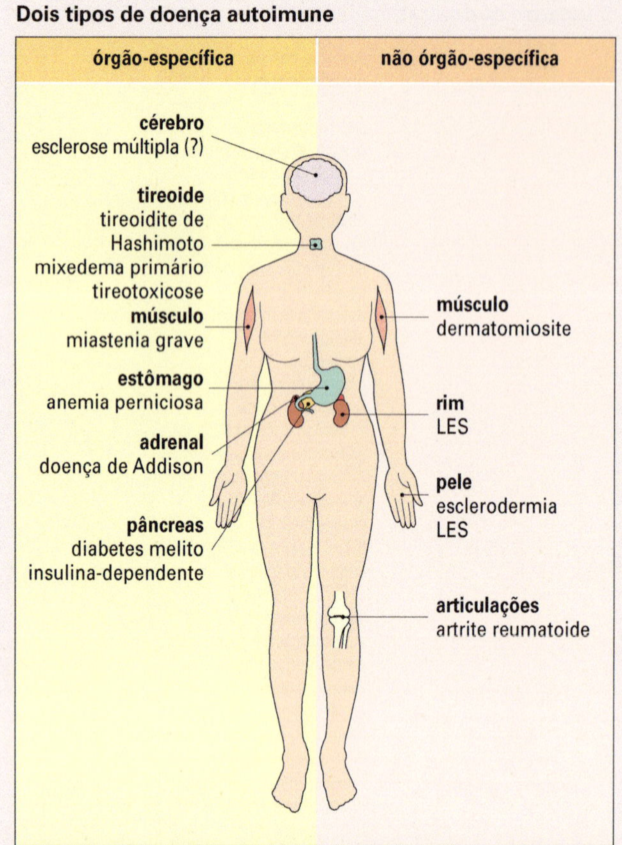

Fig. 20.4 Apesar de as doenças não órgão-específicas caracteristicamente produzirem sintomas na pele, articulações, rim e músculos, os órgão isolados são mais marcantemente acometidos por doenças em particular, por exemplo, o rim no LES e articulações na artrite reumatoide.

Sobreposição entre autoimunidade tireóidea e gástrica

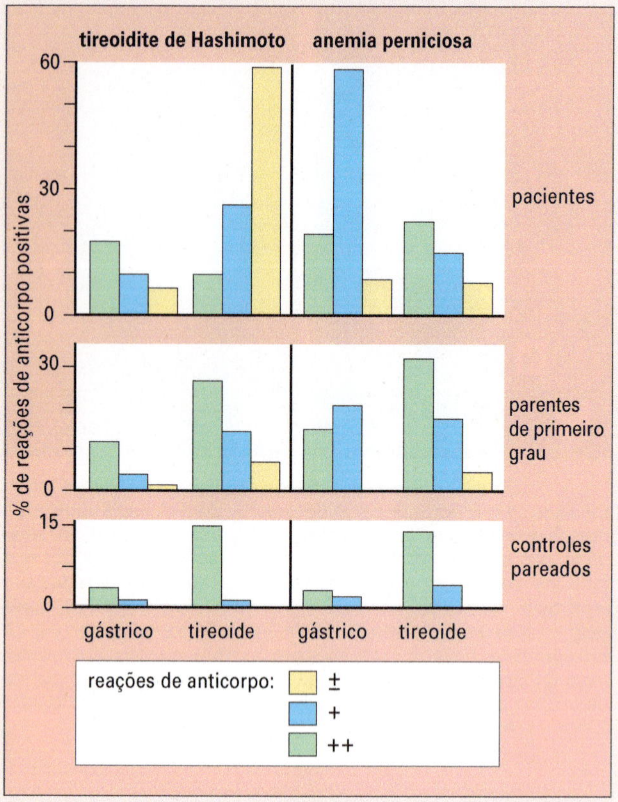

tireoidite de Hashimoto | anemia perniciosa

% de reações de anticorpo positivas

pacientes | parentes de primeiro grau | controles pareados

gástrico | tireoide | gástrico | tireoide

reações de anticorpo: ± | + | ++

Fig. 20.5 Fatores genéticos influenciam a predisposição à autoimunidade e seleção do órgão-alvo nos parentes de pacientes com tireoidite de Hashimoto e anemia perniciosa. *(Dados adaptados de Doniach D, Roittt IM, Taylor KB. Ann NY Acad Sci 1965;124:605.)*

Fatores genéticos na autoimunidade

Sem dúvida, há uma incidência familiar de autoimunidade. Isto é, em grande parte, mais genético que ambiental, conforme pode ser visto em estudos de gêmeos idênticos e não idênticos. Assim, se um dos indivíduos do par de gêmeos idênticos desenvolve LES, há uma chance de 25% de o outro desenvolver a doença. Se os gêmeos não forem idênticos, a taxa de concordância é de apenas 2%-3%.

Nas famílias, tem se relatado o agrupamento de doenças autoimunes distintas. Uma grande pesquisa baseada na população verificou que famílias com um caso de artrite reumatoide tiveram maior probabilidade de manifestarem outras desordens autoimunes. Este achado permanece verdade para parentes de pacientes com outras doenças autoimunes, tais como esclerose múltipla, o que sugere a presença de fatores patogênicos compartilhados entre as doenças autoimunes. Entretanto, a maioria dos indivíduos com doença autoimune não apresentará um parente de primeiro grau acometido. Assim, enquanto fatores genéticos são importantes na patogênese da autoimunidade, geralmente eles não são suficientes para causar a doença sem influências ambientais adicionais.

Nas famílias dos pacientes com autoimunidade órgão-específica, não apenas há uma predisposição geral para desenvolver anticorpos órgão-específicos, mas também outros fatores controlados geneticamente tendem a selecionar o órgão que é principalmente acometido. Assim, embora parentes dos pacientes com tireoidite de Hashimoto e familiares de pacientes com anemia perniciosa tenham uma incidência e título mais altos que o normal de autoanticorpos tireoidianos, os parentes dos pacientes com anemia perniciosa têm uma frequência muito mais alta de autoanticorpos gástricos (Fig. 20.5), indicando que há fatores genéticos que selecionam diferencialmente o estômago como o alvo nestas famílias.

Geralmente, diversos genes estão envolvidos na suscetibilidade à autoimunidade

Claramente, a grande maioria das doenças autoimunes não é de desordens genéticas únicas. Em vez disso, elas ocorrem como um resultado da interação complexa de múltiplos fatores genéticos e ambientais. Evidência de estudos de associação ampla do genoma tem demonstrado que muitos genes contribuem para suscetibilidade à doença, ou seja, que a autoimunidade geralmente é poligênica. Assim, o efeito da variação em qualquer um dos genes é, por si só, tipicamente pequeno.

Há um interesse emergente em como as modificações epigenéticas do DNA e histonas associadas podem proporcionar explicações da base molecular dos traços de doença poligênica complexa, tais como autoimunidade. Alterações epigenéticas podem ocorrer como resultado de um estímulo ambiental, mas também podem ser, em parte, herdáveis.

Certos haplótipos HLA predispõem à autoimuidade

Evidência adicional para o papel de fatores genéticos na doença autoimune se origina da tendência de eles serem associados a especificidades HLA particulares (Fig. 20.6). Para a maioria das doenças autoimunes, a região do MHC, a qual está localizada no braço curto do cromossomo 6, é o componente genético mais forte para suscetibilidade à doença. Evidências de estudos de associação genômica de larga escala em várias doenças autoimunes tem demonstrado efeitos complexos em muitos *loci* que se estendem por toda a região, com *loci* exclusivos ou compartilhados entre as doenças.

Em algunas desordens autoimunes, um único gene HLA parece determinar a suscetibilidade à doença (p. ex., HLA-B27 e espondilite anquilosante). Em outras, tais como artrite reumatoide, interações complexas entre alelos em múltiplos genes do HLA estão envolvidas. A artrite reumatoide demonstra nenhuma associação com os haplótipos dos *loci* HLA-A e HLA-B, mas está associada a uma sequência de nucleotídeos conhecida como "epítopo compartilhado" (que codifica os aminoácidos 70-74 na cadeia β do HLA-DR), que é comum ao DR1 e principais subtipos de DR4; a associação do MHC com a artrite reumatoide é restrita a pacientes que são positivos para anticorpos contra peptídeos citrulinados. A sequência de nucleotídeos do epítopo compartilhado também está presente nas **proteínas de choque térmico** dnaJ de diversos bacilos e proteínas gp110 do EBV, sugerindo uma possiblidade interessante de indução de autoimunidade por reação cruzada com um epítopo do microrganismo (veja a seguir). O enredo se torna mais profundo, entretanto, com a percepção de que moléculas HLA-DR que apresentam esta sequência podem se ligar a outra proteína de choque térmico bacteriana, dnaK, e ao análogo humano, chamado hsp73, que marca proteínas selecionadas nos lisossomas para processamento antigênico.

O haplótipo B8, DR3 é comum tanto em doenças órgão-específicas quanto em doenças autoimunes sistêmicas como o LES e miosite, apesar de que a tireoidite de Hashimoto tende a ser associada mais ao DR5. Curiosamente, para o diabetes melito tipo I, os heterozigotos DQ2/8 têm um risco muito maior de desenvolver a doença (Fig. 20.6).

Genes do MHC, incluindo HLA-A1, B8 e DR3, têm sido associados ao LES, embora mais de uma dúzia de outros genes (incluindo aqueles que regulam o interferon-α) têm demonstrado uma ligação mais forte.

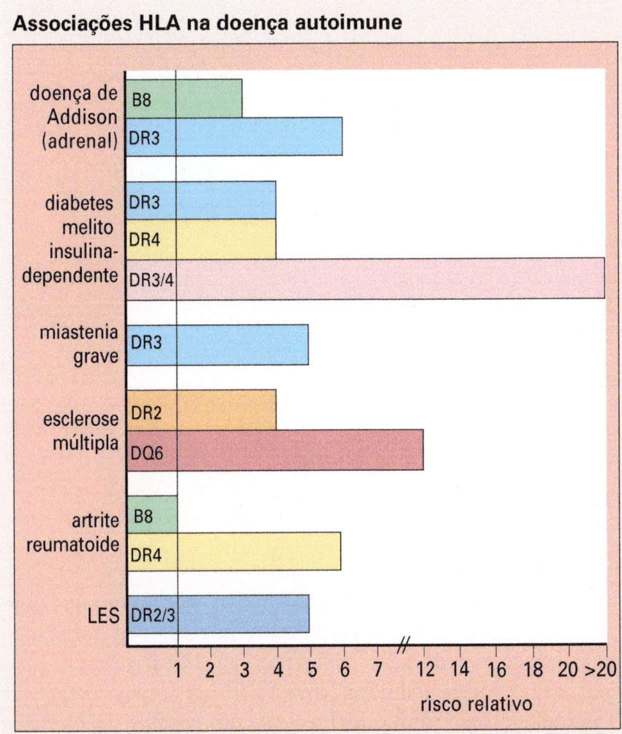

Fig. 20.6 O risco relativo é uma medida do aumento do risco de contrair uma doença por indivíduos que portam um HLA, em comparação com aqueles que não o têm. Praticamente todas as doenças auoimunes estudadas têm demonstrado uma associação com alguma especificidade de HLA. O maior risco relativo para a doença de Addison associada ao HLA-DR3, quando comparado com HLA-B8, sugere que DR3 esteja intimamente ligado a, ou mesmo que seja idêntico, ao "gene de suscetibilidade à doença". Neste caso, não é surpresa que B8 tenha um risco relativo maior que 1, pois sabe-se que DR3 ocorre mais frequentemente do que o esperado pelo acaso na população em geral, um fenômeno chamado desequilíbrio de ligação. Ambos, DQ2 e DQ8, também estão associados ao diabetes melito tipo 1, e geralmente são encontrados em conjunto com o haplótipo estendido contendo os alelos associados à doença DR3/4. A artrite reumatoide está ligada a uma sequência pentamérica no DR1 e certos subtipos de DR4, mas não a qualquer um dos alelos de HLA-A ou HLA-B.

Genes fora da região HLA também conferem suscetibilidade à autoimunidade

Apesar de os fatores de risco associados ao HLA tenderem a ser dominantes, as desordens de autoimunidade são geneticamente complexas, e pesquisas do amplo genoma para mapear os intervalos genéticos que contêm genes que predispõem à doença também revelaram vários genes não HLA (Fig. 20.7) envolvidos em:

- perda de tolerância;
- ativação de linfócito (vias de sinalização de receptor e coestimulação);
- reconhecimento microbiano;
- citocinas e receptores de citocinas;
- órgão-alvo.

Um dos genes mais comuns fora da região HLA associados com doença autoimune é o gene da proteína tirosina fosfatase (PTPN22), que é expresso nos linfócitos. O alelo menor de PTPN22 (Trp620) está associado ao diabetes tipo I, artrite reumatoide, tireoidite autoimune e LES. A doença de Crohn, por outro lado, está ligada ao alelo mais comum (Arg620). O alelo menor resulta no ganho de função e resulta na inibição da ativação de linfócitos T e B, e indivíduos homozigotos têm um defeito profundo na sinalização do receptor de linfócito. Os mecanismos pelos quais isso leva à autoimunidade não estão claros, mas algumas possibilidades incluem falência de deletar linfócitos T autorreativos no timo, comprometimento da função do célula T reguladora e depuração ineficaz de patógenos. É interessante notar que dois alelos com efeitos contrastantes na sinalização do receptor do linfócito estão associados com doenças autoimunes distintas.

Autoimunidade e doença autoimune

Apesar de mecanismos de seleção complexos operarem para estabelecer a autotolerância durante o desenvolvimento de linfócitos, o corpo contém um grande número de linfócitos que são potencialmente autorreativos.

Assim, muitos antígenos próprios, quando injetados com adjuvantes, levam à produção de autoanticorpos em animais normais, demonstrando a presença de linfócitos B autorreativos, e é possível

Alguns *loci* genéticos associados com doença autoimune

Localização cromossômica	Genes candidatos	Função da proteína codificada pelo gene	Doenças
1p13	PTPN22	Sinalização de receptor de linfócito T & B	RA, T1D, SLE, IBD, AT
	CD2/CD58	Ativação de linfócito T	RA, MS
1p31	IL23R	Componente do receptor de IL-23	IBD, Psoríase, AS
1q23	PCR	Imunidade inata	LES
	FCGR2A	Fagocitose e depuração de imunocomplexo	LES
	FCGR2B	Regulação do linfócito B. Fagocitose de imunocomplexos	LES
	FCGR3A	Expresso em células *natural killer*. Medeia a citotoxicidade celular dependente de anticorpo	LES
	FCGR3B	Depuração de imunocomplexos	LES, AAV
1q32	IL10	Supressão das respostas imunes	IBD, T1D, LES
1q41-42	PARP	Apoptose	LES
	TLR5	Imunidade inata	LES
2q33	CTLA4	Transmite sinais inibitórios para linfócitos T	RA, T1D
2q35-37	PDCD1	Proteína transmembrana; ativação leva à inibição de citocina e controle da ativação celular & produção de anticorpo	LES
5q33	IL12B	Subunidade p40 de ambas, IL-12 e IL-23	IBD, psoríase
6p21	região do MHC: múltiplos genes, p. ex., TNF-α, C2, C4	Múltipla	maioria das doenças autoimunes
6q23	TNFAIP3	Induzido por TNF e ativação de reconhecimento padrão. Inibe sinalização NK-κB	RA, LES, psoríase
10p15	IL2RA	Cadeia α do receptor para IL-2	MS, T1D, LES, doença de Graves, AAV

Fig. 20.7 PCR, proteína C-reativa; CTLA4, proteína associada ao linfócito T citotóxico; FCGR, receptor para a porção Fc da cadeia gama; IL, interleucina; MHC, complexo principal de histocompatibilidade; PARP, polimerase poli-ADP-ribose; PDCD1, morte celular programada 1; PTPN22, proteína tirosina fosfatase, não receptor tipo 22; TLR5, receptor tipo Toll 5; TNF-α, fator de necrose tumoral-α; AAV, vasculite associada ao ANCA; AS, espondilite anquilosante; AT, tireoidite autoimune; IBD, doença intestinal inflamatória; MS, esclerose múltipla; RA, artrite reumatoide; LES, lúpus eritematoso sistêmico; T1D, diabetes melito tipo 1.

identificar um pequeno número de células B autorreativas (p. ex., antitireoglobulina) na população sadia.

Linfócitos T autorreativos também estão presentes em indivíduos sadios, como demonstrado pelo fato de ser possível produzir linhagens de linfócitos T autoimunes pela estimulação de linfócitos T circulantes normais com o antígeno próprio adequado (p. ex., proteina básica da mielina [MBP] e IL-2.

Produção de autoanticorpo isoladamente não equivale a doença autoimune

Indivíduos saudáveis podem ter autoanticorpos sem doença clínica. Por exemplo, 13% dos indivíduos saudáveis têm níveis significativos de anticorpos antinucleares (ANA) e sua prevalência na população geral com idade maior que 60 anos aumenta para 20%-30%. Após infecção, pode-se observar ANA positivo transitoriamente. Em pacientes que eventualmente desenvolvem doença autoimune, a produção de autoanticorpo pode preceder a doença clínica em anos – em um estudo, os autoanticorpos precederam o início das manifestações clínicas por até 9 anos.

Os autoanticorpos tipicamente aparecem em uma ordem estereotipada, fornecendo conhecimento sobre as alterações patogênicas sequenciais que ocorrem à medida que o LES se desenvolve. Anticorpos antinucleares, anticorpos contra Ro e anticorpos contra beta2 glicoproteína 1 aparecem primeiro; anticorpos anti-dsDNA tipicamente aparecem 1-2 anos antes do início dos sintomas; anticorpos contra Sm e RNP aparecem nos meses que precedem imediatamente os sintomas. De modo semelhante, os fatores reumatoides e anticorpos anti-CCP têm sido identificados no soro de indivíduos anos antes de eles desenvolverem artrite reumatoide clinicamente manifestada.

A progressão para doença autoimune ocorre em estágios

Esses achados nos permitem conceitualizar a doença autoimune como um processo de muitos estágios. O primeiro estágio é a predisposição de um indivíduo à autoimunidade pelos seus genes, e outros fatores como hormônios femininos. A segunda fase é iniciada por um evento, provavelmente estocástico ou talvez causado por um estímulo ambiental, tal como uma infecção ou radiação ultravioleta, levando à perda de autotolerância e à produção de autoanticorpo. Isso sozinho, entretanto, não é suficiente para causar a doença. Um estágio adicional é necessário antes da progressão para uma terceira fase, que envolve dano tecidual por um ataque autoimune. Este ataque autoimune leva à liberação subsequente de antígenos próprios, os quais não são removidos de uma maneira eficiente (veja a seguir), e à propagação da resposta autoimune, o que resulta nas manifestações clínicas da doença. As características clínicas mais iniciais das doenças autoimunes sistêmicas como o LES ou a AR geralmente são inespecíficas, como fadiga ou sintomas constitucionais. Esse pródromo tipicamente precede o desenvolvimento do fenótipo de doença clássica em semanas ou meses.

Durante a fase de propagação, não apenas há uma resposta autoimune contra um número crescente de antígenos próprios (demonstrado pelo desenvolvimento sequencial de múltiplos autoanticorpos em pacientes com LES), mas também contra mais epítopos dentro de cada antígeno – um fenômeno nomeado **propagação do epítopo**. A propagação do epítopo pode envolver múltiplos epítopos na mesma molécula (propagação intramolecular), ou epítopos em diferentes moléculas associadas como parte de um complexo macromolecular (propagação intermolecular). O último fornece um mecanismo para como anticorpos contra antígenos próprios não proteicos como DNA e fosfolipídio podem ocorrer.

A autoimunidade resulta de linfócitos autorreativos antígeno-dirigidos

Visto que linfócitos B autorreativos existem, permanece a questão de se eles são estimulados a proliferarem e produzirem autoanticorpos pela interação com antígenos próprios ou por algumas outras formas, tais como ativadores policlonais não específicos ou interações idiotípicas (veja a seguir e na Fig. 20.8).

A evidência de que linfócitos B são selecionados pelo antígeno surge da existência de autoanticorpos de alta afinidade, os quais se originam pela mutação somática, um processo que requer a presença de ambos, linfócitos T e antígeno próprio. Além disso, o soro dos pacientes geralmente contém autoanticorpos direcionados a grupamentos de epítopos que ocorrem na mesma molécula de antígeno próprio. Além da presença do antígeno próprio em si, é muito difícil prever um mecanismo que poderia ser responsável pela coexistência de respostas de anticorpos contra diferentes epítopos na mesma molécula. Um argumento semelhante se aplica à indução, em um único indivíduo, de autoanticorpos contra organelas (p. ex., nucleossomos e spliceossomos, os quais aparecem como bolhas na superfície de células apoptóticas) ou antígenos ligados ao mesmo órgão (p. ex., tireoglobulina e peroxidase tireóidea).

A evidência mais direta para a autoimunidade ser dirigida pelo antígeno surge de estudos da linhagem de frangos Obese, a qual desenvolve autoimunidade contra a tireoide espontaneamente. Se a glândula tireoide (a fonte do antígeno) é removida ao nascimento, os frangos crescem sem o desenvolvimento de autoanticorpos tireoidianos (Fig. 20.9). Além disso, uma vez que a autoimunidade contra a tireoide tenha se desenvolvido, a remoção tardia leva a uma forte queda dos autoanticorpos tireoidianos, geralmente para níveis indetectáveis.

Experimentos semelhantes têm sido realizados em camundongos diabéticos não obesos (NOD, do inglês, *non-obese diabetic*), os quais são modelos humanos de diabetes autoimune – a destruição química de células β leva ao declínio dos autoanticorpos pancreáticos.

Em desordens órgão-específicas, há uma ampla evidência de que linfócitos T respondem aos antígenos presentes nos órgãos sob ataque. Porém, na autoimunidade não órgão-específica, a identificação

Modelo possível de auxílio por linfócito T via processamento de complexos intermoleculares na indução de autoimunidade

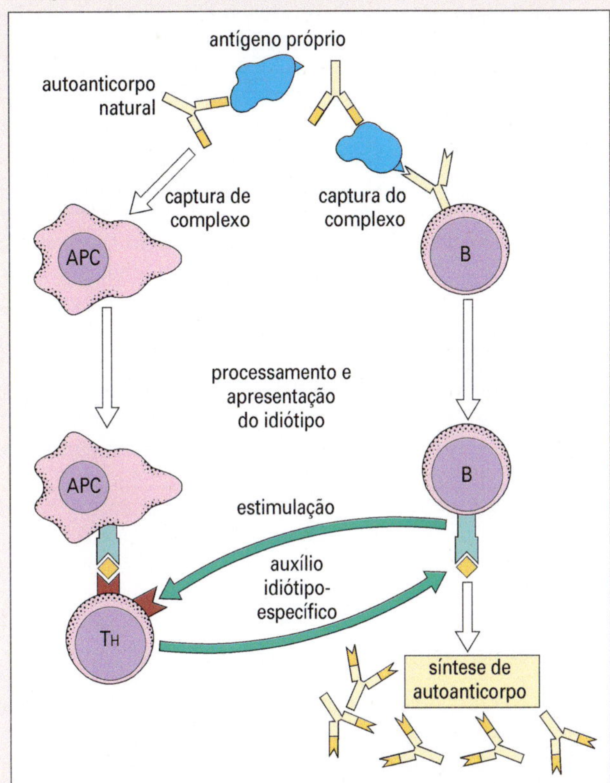

Fig. 20.8 Um complexo imune constituído de antígeno próprio (p. ex., DNA) e um autoanticorpo de ocorrência natural (linha germinativa) é capturado por uma célula apresentadora de antígeno (APC), e os peptídeos derivados pelo processamento do segmento idiotípico do anticorpo (Id) são apresentados aos linfócitos T_H. Os linfócitos B que expressam um autoanticorpo "patogênico" podem capturar o complexo e então podem receber ajuda do linfócito T via apresentação do Id processado para o linfócito T_H. De modo semelhante, um linfócito B anti-DNA-específico, que havia internalizado um complexo histona-DNA, poderia ser estimulado pela produção de autoanticorpo por linfócitos T_H histona-específicos.

Efeito da tireoidectomia neonatal nos frangos Obese

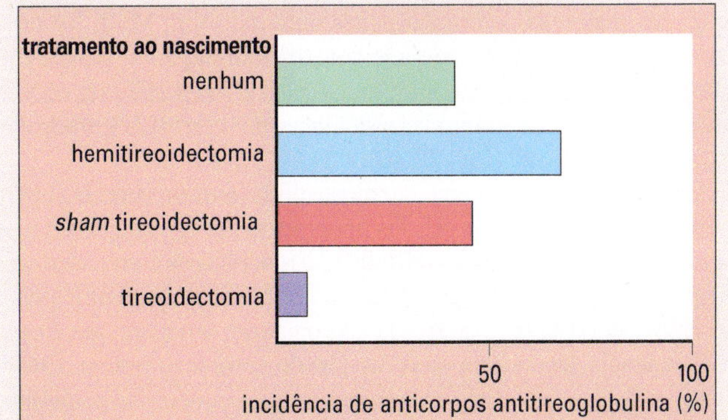

Fig. 20.9 O processo autoimune parece ser conduzido pelo antígeno próprio na glândula tireoide, pois a remoção da tireoide ao nascimento previne o desenvolvimento de autoanticorpos antitireoidianos.*(Baseada nos dados de Carvalho et al. J Exp Med 1982;155:1255.)*

de antígenos reconhecidos por linfócitos T geralmente é inadequada. Entretanto, linfócitos T histona-específicos são gerados em pacientes com LES e a histona poderia desempenhar um papel de transporte na formação de anticorpos anti-DNA, pela substituição de anticorpo natural, no mecanismo destacado na Figura 20.8.

Outra possibilidade é de que linfócitos T não "veem" antígeno peptídico convencional (possivelmente verdade nas respostas anti-DNA), mas, em vez disso, reconhecem um idiótipo de anticorpo (um determinante antigênico na região V do anticorpo).

Nessa visão, o LES pode, por exemplo, às vezes ser iniciado como uma "doença idiotípica", seguindo o modelo mostrado na Figura 20.8. Neste esquema, autoanticorpos são produzidos normalmente em baixos níveis por linfócitos B, utilizando genes da linhagem germinativa. Se estes então formam complexos com o antígeno próprio, os complexos podem ser capturados por APCs (incluindo linfócitos B) e componentes dos complexos, incluindo o idiótipo de anticorpo, apresentados aos linfócitos T. Linfócitos T idiótipo-específicos poderiam então fornecer auxílio aos linfócitos B produtores de autoanticorpos.

A evidência de que há indução de anti-DNA e glomerulonefrite pela imunização de camundongos com o idiótipo de autoanticorpo anti-DNA da linhagem germinativa "natural" dá credibilidade a esta hipótese.

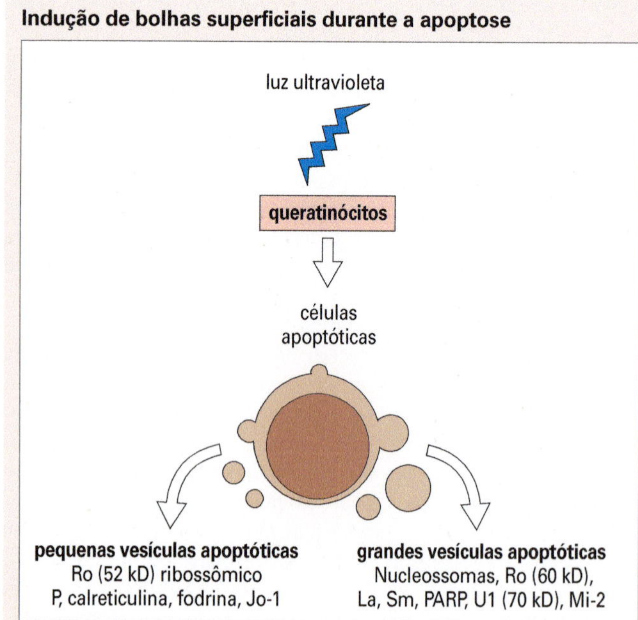

Fig. 20.10 Ilustração da apoptose de queratinócitos expostos à luz ultravioleta. Demonstração de diferentes constituintes das pequenas e grandes vesículas superficiais durante a apoptose. PARP denota polimerase poli-ADP-ribose. *(Baseada em Rahman A, Isenberg DA: Systemic lupus erythematosus. N Engl J Med, 2008;358;929-939.)*

A hipótese da "eliminação de desperdício" do LES

Anticorpos contra componentes nucleares são a marca sorológica do LES. A questão que surge desta observação é como os componentes nucleares, normalmente escondidos, são detecados pelo sistema imune como antígeno. A resposta parece se dever à apoptose. Há uma forte evidência de que o LES (e possivelmente outras doenças autoimunes) é uma doença em que há uma falha na remoção de células apoptóticas, devido à diminuiçao da função de "varredura" (*scavenger*) dos macrófagos. Quando uma célula sofre apoptose (morte celular programada), vesículas de material celular são formadas na superfície celular. Antígenos normalmente escondidos na célula (e, por isso, não detectados pelo sistema imune) são expostos na superfície celular. Em indivíduos normais, estas células apoptóticas são eficientemente depuradas. Entretanto, a apoptose no LES é deficiente; tem sido demonstrado que a eliminação de restos apoptóticos *in vitro* por macrófagos de pacientes com lúpus é menos eficiente do que por macrófagos de controles saudáveis. Assim, os antígenos contidos nas bolhas apoptóticas podem desencadear uma resposta autoimune. As vesículas apoptóticas variam em tamanho; vesículas maiores contêm antígenos incluindo Sm, Mi-2, Ro-60 e La, enquanto vesículas menores contêm fodrina, Jo-1, Ro-52 e P ribossômica. Anticorpos contra todos estes alvos podem ser encontrados nas doenças autoimunes sistêmicas, tais como LES, síndrome de Sjögren e miosite (Fig. 20.10).

Uma via do complemento deficiente pode também contribuir para a eliminação ineficaz de células apoptóticas, uma vez que C1q se liga aos restos celulares, permitindo que macrófagos com receptores C1q fagocitem as células apoptóticas. A deficiência de complemento no LES, geralmente, é atribuída ao consumo, uma vez que é uma consequência secundária da formação do complexo imune. Entretanto, está claro que em um número muito pequeno de pacientes, a deficiência de complemento é a causa, mais do que o efeito, do LES. Em pacientes com estas desordens genéticas raras de deficiência de componentes do complemento (incluindo C1a, C2 e C4, conforme discutido anteriormente), há um grande aumento de risco de desenvolver uma doença tipo lúpus. A diminuição da depuração de imunocomplexos pelo baço foi demonstrada em um paciente com deficiência de C2 e LES. Este problema foi corrigido por transfusões com plasma fresco congelado contendo C2. Os camundongos nocaute (*knockout*) para C1q também fornecem evidência para o papel do complemento na depuração de células apoptóticas. Este camundongo desenvolve uma glomerulonefrite semelhante ao lúpus e a biópsia renal revela múltiplos fragmentos apoptóticos.

O agrupamento de antígenos próprios do lúpus em vesículas apoptóticas fornece uma explicação elegante para como a propagação do epítopo ocorre no LES. A propagação intermolecular de epítopo ocorre quando moléculas fisicamente próximas são capturadas por uma APC. A captura de uma célula apoptótica atua como uma plataforma celular ou "andaime", ligando-se, fisicamente, a múltiplos antígenos próprios tidos como alvos da resposta imune no LES.

Indução de autoimunidade

Normalmente, linfócitos T autorreativos virgens que reconhecem epítopos próprios ocultos não são eliminados, pois o antígeno é apresentado em APCs "não profissionais", tais como células das ilhotas β pancreáticas ou células epiteliais tireóideas, as quais não apresentam moléculas coestimuladoras, ou é apresentado apenas em baixas concentrações em APCs "profissionais". Entretanto, os mecanismos normais que mantêm a autotolerância podem não ocorrer.

O mimetismo molecular por antígenos microbianos com reação cruzada pode estimular linfócitos autorreativos

A infecção por um microrganismo que possui antígenos que apresentam reação cruzada com os epítopos próprios ocultos (ou seja, tem epítopos compartilhados) irá carregar as APCs profissionais com níveis de peptídeos processados que são suficientes para ativar os linfócitos T autorreativos virgens. Uma vez estimulados, estes lin-

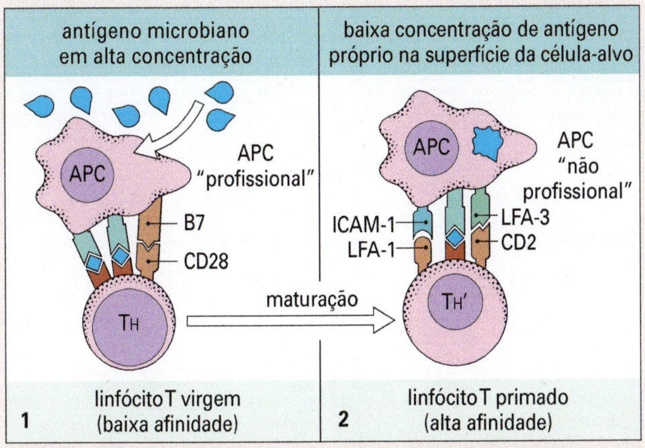

Fig. 20.11 A incapacidade de os linfócitos TH virgens de reconhecerem um antígeno próprio em uma célula tecidual, seja devido à baixa concentração ou baixa afinidade, pode ser modificada por uma reação cruzada do antígeno microbiano em concentração mais alta ou com afinidade inata maior, juntamente com um coestimulador, tal como B7 em uma APC "profissional"; isso ativa os linfócitos TH (**1**). Devido ao aumento da expressão de moléculas acessórias (p. ex., LFA-1 e CD2), os linfócitos TH primados agora têm alta afinidade e, pelo fato de não precisarem de um sinal coestimulador, eles podem interagir com um antígeno próprio em APCs "não profissionais", tais como células epiteliais órgão-específicas para produzir doença autoimune (**2**).

fócitos T são capazes de reconhecer e reagir com o epítopo próprio nas APCs não profissionais, pois eles:

- não mais requerem um sinal coestimulador; e
- têm uma avidez mais alta para o alvo, devido ao aumento de moléculas de adesão acessórias (Fig. 20.11).

A reação cruzada com antígenos que compartilham epítopos de linfócitos B com moléculas próprias pode também quebrar a tolerância, mas por um mecanismo diferente. Muitos linfócitos B autorreativos não podem ser ativados, pois linfócitos TH CD4+ precisam ser não responsivos, porque:

- estes linfócitos TH são tolerizados em concentrações mais baixas de antígenos próprios do que linfócitos B; ou
- porque eles reconhecem apenas epítopos ocultos. Entretanto, estes linfócitos B "sem ajuda" podem ser estimulados se a reação cruzada ocorrer com um antígeno que possua um epítopo carreador "estranho" ao qual os linfócitos T não tenham sido tolerizados (Fig. 20.12). O processo autoimune pode persistir após a eliminação do antígeno estranho se os linfócitos B ativados agora reconhecerem o antígeno próprio em seus receptores de superfície e o apresentarem a linfócitos T autorreativos em repouso, que então irão proliferar e atuar como auxiliares da estimulação de linfócitos B frescos.

O mimetismo molecular atua na febre reumática

Um exemplo de uma doença na qual tais mimetismos moleculares podem operar é a febre reumática, na qual podem ser detectados autoanticorpos contra antígenos da válvula cardíaca. Estes se desenvolvem em uma proporção pequena de indivíduos várias semanas após uma infecção estreptocócica da garganta. Antígenos de carboidrato no estreptococo têm reação cruzada com um antígeno nas válvulas cardíacas, então a infecção pode ignorar a autotolerância

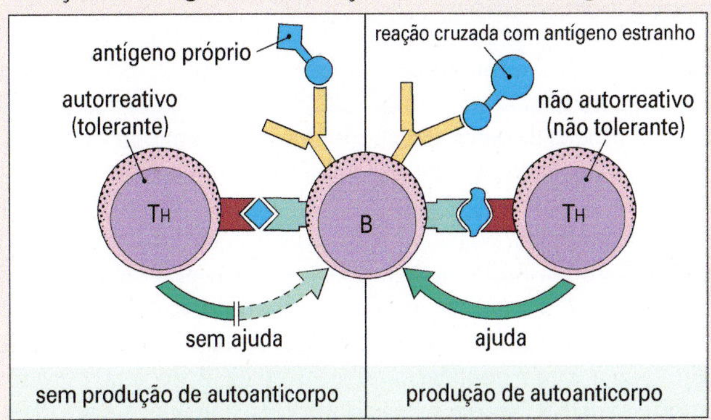

Fig. 20.12 O linfócito B reconhece um epítopo presente no antígeno próprio, mas coincidentemente presente também em um antígeno estranho. Normalmente, o linfócito B apresenta o antígeno próprio, mas não recebe ajuda dos linfócitos TH autorreativos, os quais são funcionalmente deletados. Se uma reação cruzada com um antígeno estranho é encontrada, o linfócito B pode apresentar peptídeos desta molécula a linfócitos T não autorreativos e assim pode ser ativado para proliferação, diferenciação e secreção de anticorpos.

de linfócito T contra antígenos da válvula cardíaca. Historicamente, muitos conceitos sobre autoimunidade apareceram, pois os imunologistas antigos geralmente se baseavam nas doenças infecciosas, e trouxeram com eles ideias sobre a reatividade cruzada e o mimetismo molecular extrapoladas da febre reumática. Entretanto, a evidência para mimetismo molecular, na maioria das doenças autoimunes crônicas, é insuficiente ou ausente. Uma exceção notável é a polineuropatia pós-infecciosa.

Há evidência circunstancial para o mimetimo molecular no anticorpo citoplasmático antineutrófilo (ANCA, do inglês, *anti-neutrophil cytoplasmic antibody*) associado à vasculite (AAV). Anticorpos contra proteína da membrana lisossômica-2 (LAMP-2) são um subtipo de ANCA encontrado na maioria dos pacientes com glomerulonefrite focal necrotizante (FNGN, do inglês, pauci-imune *focal necrotizing glomerulonephritis*) de pauci-imune. Os autoanticorpos contra LAMP-2 comumente reconhecem um epítopo com 100% de homologia à adesina bacteriana FimH. Ratos que recebem injeção de FimH desenvolvem anticorpos contra LAMP-2 e FNGN de pauci-imune. Além disso, muitos humanos com FNGN de pauci-imune têm evidência de infecção recente por organismos fimbriados.

Epítopos de linfócitos B compartilhados entre *Yersinia enterolytica* e o domínio extracelular do receptor de hormônio estimulante de tireoide (TSH) têm sido descritos.

Em alguns casos, o antígeno estranho pode estimular diretamente células autorreativas

Outro mecanismo para passar por cima da tolerância autorreativa de linfócito TH é quando o antígeno ou outro estimulador diretamente desencadeia as células efetoras autorreativas.

Por exemplo, o lipopolissacarídeo ou o vírus Epstein-Barr causam estimulação direta de linfócito B e alguns dos clones de células ativadas irão produzir autoanticorpos, apesar de que na ausência de auxílio pelo linfócito T, estes normalmente têm baixos título e afinidade. Entretanto, é concebível que um linfócito B ativado possa capturar e processar seu antígeno próprio cognato e apresentá-lo ao linfócito T autorreativo virgem.

A infecção pode desencadear recidiva da doença autoimune

Muitas doenças autoimunes têm um fenótipo remitente-recorrente, caracterizado por períodos de atividade da doença pontuados por períodos de quiescência. Este fenótipo remitente-recorrente sugere que possa haver algumas influências variáveis no processo autoimune. A observação clínica sugere que as infecções parecem desencadear aumento da atividade da doença autoimune, apesar de ser difícil proporcionr uma ligação causal. Nas granulomatoses de Wegener, as recidivas estão intimamente correlacionadas à infecção recente, e o carreamento crônico de *Staphylococcus aureus* nasal está ligado à maior frequência de recidivas de doença do trato respiratório superior. Não se sabe se a infecção aumenta o suprimento de antígeno próprio ou causa uma estimulação geral da resposta imune por meio da estimulação por citocina.

Desregulação de citocina, expressão inadequada de MHC e falha na supressão podem induzir autoimunidade

Parece que a desregulação da rede de citocina pode também levar à ativação de linfócitos T autorreativos, e assim como observado, os genes que influenciam as citocinas e seus receptores (p. ex., IL2RA) estão implicados na doença autoimune por estudos de associação genômica ampla.

Uma demonstração experimental disso é a introdução de um transgene para interferon-γ (IFN-γ) nas células das ilhotas β pancreáticas. Se o transgene para IFN-γ é completamente expresso nas células, os genes do MHC classe II são regulados positivamente e resultam na destruição autoimune das células da ilhota. Isso não é simplesmente o resultado de um ambiente inflamatório local induzido por IFN-γ caótico não específico, pois ilhotas normais enxertadas em um local separado são rejeitadas, implicando claramente que a autorreatividade de linfócito T ao pâncreas tenha sido estabelecida.

A expressão de MHC classe II na superfície em si não é o suficiente para ativar os linfócitos T autorreativos virgens, mas pode ser necessária para permitir que uma célula atue como um alvo dos linfócitos TH autorreativos estimulados. Assim, foi mais excitante quando se verificou que as células obtidas de glândulas de pacientes com doença de Graves estavam sintetizando ativamente moléculas do MHC classe II (Fig. 20.13) e então eram capazes de serem reconhecidas pelos linfócitos T CD4+.

Neste contexto, é interessante que células isoladas de diversas linhagens animais que são suscetíveis à autoimunidade também são mais prontamente induzidas pelo IFN-γ para expressar moléculas do MHC classe II do que células de linhagens não suscetíveis.

O argumento de que a produção desequilibrada de citocina pode também contribuir para a autoimunidade recebe mais apoio do achado inesperado de que o fator de necrose tumoral (TNF; introduzido por meio de um transgene TNF) melhora a doença tipo LES espontânea de camundongos F1 (NZB × NZW). Além disso, características sorológicas (e menos comumente clínicas) do LES têm se desenvolvido em humanos tratados com bloqueador de TNF.

Além da "ignorância" normal dos epítopos próprios ocultos, outros fatores que normalmente restringem potencialmente as células autorreativas podem incluir:

- células T reguladoras;
- hormônios (p. ex., esteroides);
- citocinas (p. ex., fator transformador do crescimento-β ([TGF-β]); e
- produtos de macrófagos.

Secções tireóideas humanas coradas para MHC classe II

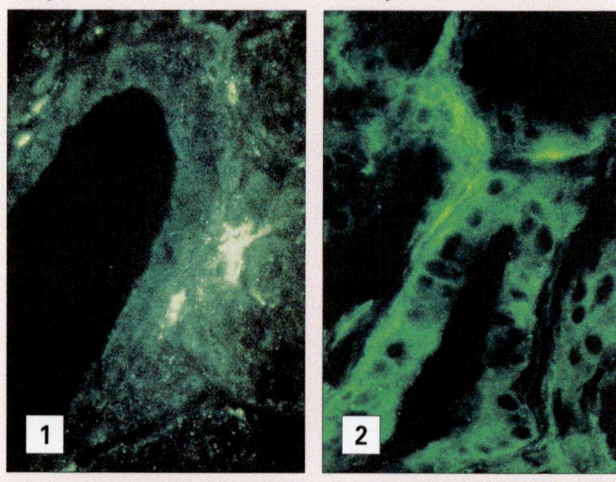

Fig. 20.13 (1) Tireoide normal com células foliculares não coradas e uma célula dendrítica isolada, que está fortemente positiva para MHC classe II. (2) Tireoide tireotóxica (doença de Graves) com moléculas do MHC classe II abundantes no citoplasma, indicando a ocorrência de rápida síntese de moléculas do MHC classe II.

Deficiências em qualquer destes fatores podem aumentar a suscetibilidade à autoimunidade.

O *feedback* sequencial nos linfócitos TH e macrófagos no eixo hipofisário-adrenal é particularmente interessante porque defeitos em diferentes estágios desse eixo dão origem a uma variedade de distúrbios autoimunes (Fig. 20.14).

Por exemplo, pacientes com artrite reumatoide têm baixos níveis de corticosteroides circulantes quando comparados aos controles. Após cirurgia, apesar de produzirem grandes quantidades de IL-1

Defeitos na alça de feeback citocina/ hipotalâmica-pituitária-adrenal na autoimunidade

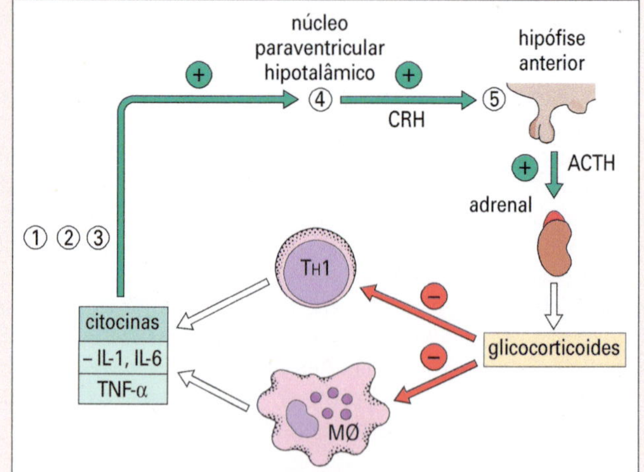

Fig. 20.14 A produção de IL-1 é defeituosa no camundongo NOD (1) e rato BB propenso a diabetes (2); a doença pode ser corrigida pela injeção de citocina. O mesmo é verdade para a produção de TNF-α pelo camundongo lúpus NZB × W (3). Pacientes com artrite reumatoide têm uma resposta hipotalâmica ruim para IL-1 e IL-6 (4). O eixo hipotalâmico-hipofisário é defeituoso no frango da linhagem Obese e no rato Lewis, os quais são propensos a desenvolver doença autoimune experimental mediada pelo adjuvante Freund (5). *(CRH, hormônio liberador de corticotropina; MØ, macrófago.)*

e IL-6, um defeito no núcleo paraventricular hipotalâmico evita o aumento esperado na liberação de adrenocorticotropina (ACTH) e esteroide adrenal.

Atualmente, há grande interesse no papel dos Tregs. Pacientes com artrite reumatoide, por exemplo, revelam uma deficiência da função de Treg.

Um subtipo de células reguladoras CD4 presentes em camundongos saudáveis jovens da linhagem NOD, os quais desenvolvem espontaneamente IDDM, pode evitar a transferência da doença induzida pela injeção de células esplênicas de animais diabéticos em camundongos NOD isogênicos para o traço de imunodeficiência combinada grave; esta subclasse reguladora é perdida em camundongos mais velhos.

Defeitos preexistentes no órgão-alvo podem aumentar a suscetibilidade à autoimunidade

Nós já notamos a sensibilidade das células-alvo à regulação positiva de moléculas do MHC classe II por IFN-γ em animais suscetíveis a certas doenças autoimunes. Outra evidência também favorece a hipótese de que possa haver um defeito preexistente no órgão-alvo.

Na linhagem Obese de frangos, modelo de autoimunidade tireóidea, não apenas há um baixo limiar para expressão de moléculas do MHC de classe II por timócitos induzido pelo IFN-γ, mas também quando o TSH endógeno é suprimido pelo tratamento com tiroxina, a captação de iodo pelas glândulas tireoides é muito maior na linhagem Obese do que em uma variedade de linhagens normais. Além disso, isso não ocorre devido a um efeito estimulador de autoimunidade, pois os animais imunossuprimidos demonstram até mesmo captações mais altas de iodo (Fig. 20.15).

Curiosamente, a linhagem Cornell (da qual a linhagem Obese foi derivada pela criação) mostra até mesmo captações mais altas de iodo, porém esses animais não desenvolvem tireoidite espontânea. Esse pode ser um indicativo de um tipo de comportamento anormal da tireoide, o qual por si só é insuficiente para induzir a doença autoimune, mas contribui para suscetibilidade na linhagem Obese.

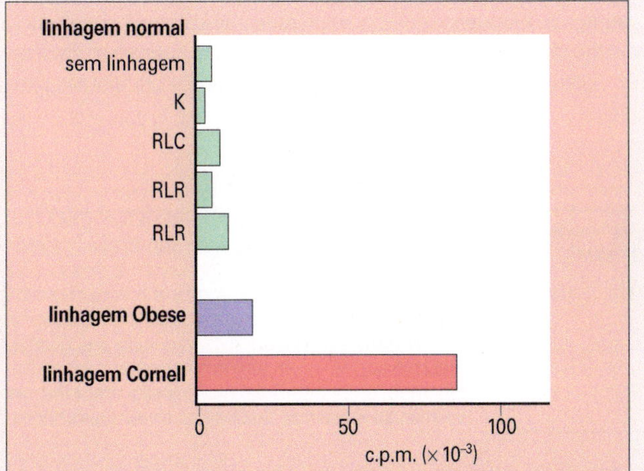

Fig. 20.15 A captação de ^{131}I pela tireoide em frangos da linhagem Obese e na linhagem relacionada Cornell é anormalmente alta quando comparada com aquela de linhagens normais. A produção de TSH endógeno foi suprimida pela administração de tireoxina; assim, o experimento mediu a captação de ^{131}I independente de TSH. Os valores foram muito mais altos do que o normal em frangos da linhagem Obese, os quais espontaneamente desenvolveram autoimunidade tireoidiana, e ainda mais altos na linhagem Cornell não autoimune, dos quais a linhagem Obese foi obtida. Esta alteração não ocorreu devido a mecanismos imunes, pois a imunossupressão na verdade aumenta a captação de ^{131}I na glândula tireoide.

Outras situações nas quais a produção de antígeno próprio é afetada são:

- diabetes melito, no qual um dos fatores de risco genético está ligado a um fator de transcrição que controla a taxa de produção de insulina; e
- artrite reumatoide, na qual a glicoforma não galactosilada de IgG é anormalmente abundante.

A modificação pós-traducional de arginina para citrulina, produzindo um novo antígeno na artrite reumatoide, representa ainda outro mecanismo pelo qual a autoimunidade pode ser induzida.

P. Qual evidência da artrite reumatoide suporta a hipótese de que as doenças autoimunes têm uma etiologia multifatorial?
R. Defeitos no *feedback* hipotalâmico, Tregs e modificação pós-traducional de antígenos (glicosilação e formação de citrulina), assim como uma forte associação do MHC, têm sido identificados.

Processos e patologia autoimunes

Processos autoimunes são geralmente patogênicos. Quando autoanticorpos são encontrados em associação à doença em particular, há três possíveis inferências:

- a autoimunidade é responsável pela produção de lesões da doença;
- há um processo da doença que, através da produção de dano tecidual, leva ao desenvolvimento de autoanticorpos;
- há um fator que produz tanto as lesões quanto a autoimunidade.

Autoanticorpos secundários a uma lesão (a segunda possibilidade) são às vezes encontrados. Por exemplo, autoanticorpos cardíacos podem se desenvolver após o infarto do miocárdio.

Entretanto, a produção sustentada de autoanticorpos raramente ocorre após a liberação de antígenos pelo trauma simples. Na maioria das doenças associadas à autoimunidade, a evidência apoia a primeira possibilidade, a de que o processo autoimune produz as lesões.

Autoanticorpos humanos podem ser diretamente patogênicos

Ao se investigar a autoimunidade humana diretamente, em vez de utilizar modelos animais, é claramente mais difícil realizar experimentos. Apesar disso, há muita evidência para sugerir que autoanticorpos possam ser importantes na patogênese, conforme discutido a seguir.

Autoanticorpos podem dar origem a um amplo espectro de disfunção de tireoide clínica

Inúmeras doenças têm sido reconhecidas, nas quais autoanticorpos contra receptores hormonais podem de fato mimetizar a função do hormônio normal e produzir a doença. A doença de Graves (tireotoxicose) foi a primeira desordem na qual tais **anticorpos antirreceptor** foram claramente reconhecidos.

O fenômeno da tireotoxicose neonatal nos fornece um modelo de "transferência passiva" natural, pois os anticorpos IgG da mãe tireotóxica atravessam a placenta e reagem diretamente com o receptor de TSH na tireoide do feto. Tem sido relatado que muitos bebês que nascem de mães tireotóxicas demonstram hiper-reatividade da tireoide, mas o problema se resolve espontaneamente quando os anticorpos derivados da mãe são catabolizados no bebê após várias semanas.

Enquanto autoanticorpos contra o receptor de TSH podem estimular a divisão celular e/ou aumentar a produção de hormônios tireoidianos, outros podem provocar o efeito oposto pela inibição destas funções, um fenômeno frequentemente observado nas respostas de receptores a ligantes que atuam como agonistas ou antagonistas.

Diferentes combinações de diversas manifestações de doença autoimune tireoidiana – destruição celular inflamatória crônica e estimulação ou inibição da síntese de hormônio tireoidiano e de crescimento – podem dar origem a um amplo espectro de disfunção de tireoide clínica (Fig. 20.16).

Várias outras doenças estão associadas a autoanticorpos

A miastenia grave fornece um exemplo de uma doença em que alguns dos autoanticorpos podem atuar como um antagonista de receptor, bloqueando o receptor de acetilcolina na membrana pós-sináptica da junção neuromuscular, causando assim fraqueza muscular e fadiga. Um paralelo com o hipertireoidismo neonatal tem sido observado – **anticorpos contra receptores de acetilcolina** de mães que têm miastenia grave atravessam a placenta até o feto e podem causar fraqueza muscular transitória no recém-nascido.

Um fenômeno semelhante é observado em 5% das mulheres que têm anticorpos anti-Ro (os quais são encontrados tanto no LES quanto na síndrome de Sjögren). Estes anticorpos podem atravessar a placenta para a circulação fetal, causando bloqueio cardíaco e/ou erupções tipo lúpus transitórias no neonato e fornecendo evidência direta de sua patogenicidade. Isso é conhecido como síndrome do lúpus neonatal.

Acredita-se que os ANCA sejam diretamente patogênicos nas vasculites associadas ao ANCA, por causar desgranulação de neutrófilo levando ao dano endotelial. ANCAs direcionados contra mieloperoxidase (MPO) são comumente encontrados na poliangite microscópica. Camundongos nocaute que não possuem MPO murina (muMPO) podem ser imunizados com muMPO para produzir anticorpos contra muMPO, e a transferência passiva destes anticorpos em receptores adequados produz arterite necrotizante, glomerulonefrite crescentérica necrotizante focal e capilarite alveolar e hemorragia reminescente de doença humana.

Raramente, de alguma maneira, **autoanticorpos contra os receptores de insulina e receptores α-adrenérgicos** podem ser encontrados, sendo os últimos associados à asma brônquica.

Defeitos neuromusculares podem ser induzidos nos camundongos injetados com soro **contendo anticorpos contra canais de cálcio pré-sinápticos** de pacientes com síndrome de Lambert-Eaton, enquanto **autoanticorpos contra o canal de sódio** têm sido identificados na síndrome de Guillain-Barré.

Ainda, outro exemplo de doença autoimune é observado em casos raros de infertilidade masculina, em que **anticorpos para espermatozoides** levam à aglutinação de espermatozoides, tanto pelas suas cabeças quanto pelas suas caudas, no sêmen.

Na anemia perniciosa, um autoanticorpo interfere com a captação normal de vitamina B_{12}

A vitamina B_{12} não é diretamente absorvida, devendo antes se associar a uma proteína chamada fator intrínseco; o complexo vitamina-proteína é então transportado através da mucosa intestinal.

Estudos iniciais de transferência passiva demonstraram que o soro de um paciente com anemia perniciosa (AP), se transferido para um indivíduo saudável junto com um complexo de fator intrínseco B_{12}, inibe a captação da vitamina.

Subsequentemente, o fator no soro que bloqueou a captação de vitamina foi identificado como **anticorpo contra fator intrínseco**. Sabe-se agora que células plasmáticas na mucosa gástrica de pacientes com AP secretam este anticorpo no lúmen do estômago (Fig. 20.17).

Anticorpos contra a membrana basal capilar glomerular causam doença de Goodpasture

A doença de Goodpasture é caracterizada clinicamente por glomerulonefrite rapidamente progressiva e hemorragia pulmonar. Pacientes com doença de Goodpasture possuem anticorpos circulantes para a

O espectro da doença tireoidiana autoimune

doença tireoidiana	destruição tireoidiana	divisão celular: estimulação	divisão celular: inibição	síntese de hormônio tireoidiano: estimulação	síntese de hormônio tireoidiano: inibição
tireoidite de Hashimoto	■				
bócio persistemte de Hashimoto	■	■			
bócio coloide autoimune		■			
doença de Graves		■		■	
hipertireoidismo não bócio				■	
"hashitoxicose"	■			■	
mixedema primário	■		■		■

Fig. 20.16 Respostas envolvendo a tireoglobulina e o antígeno de microvilosidade superficial (microssomal) peroxidase tireoidiana levam à destruição tecidual, enquanto autoanticorpos contra receptores TSH (e outro?) podem estimular ou bloquear a atividade metabólica ou divisão celular tireoidiana. "Hashitoxicose" é um termo não convencional que descreve uma glândula mostrando tireoidite de Hashimoto e doença de Graves, simultaneamente.

Falha da absorção de vitamina B_{12} na anemia perniciosa

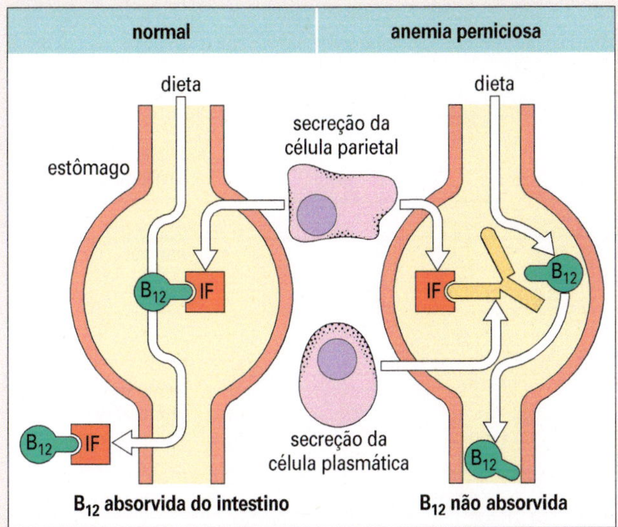

Fig. 20.17 Normalmente, a vitamina B_{12} da dieta é absorvida pelo intestino delgado, complexada com fator intrínseco (IF), o qual é sintetizado por células parietais na mucosa gástrica. Na anemia perniciosa, autoanticorpos sintetizados localmente, específicos para fator intrínseco, combinam-se com o fator intrínseco, inibindo o papel como um carreador de vitamina B_{12}.

Regulação positiva da proteína 60 de choque térmico em células endoteliais no local de estresse hemodinâmico

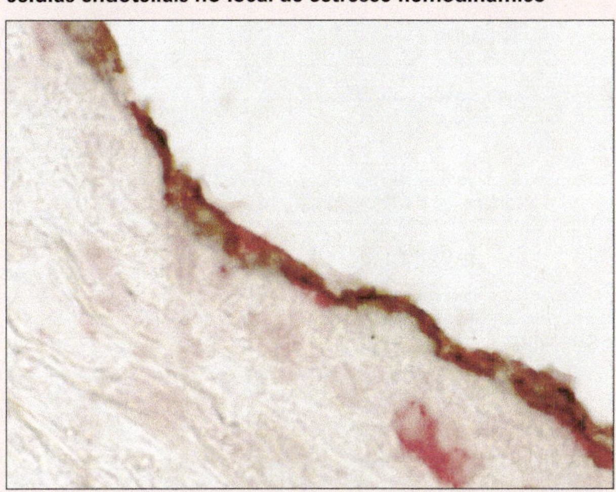

Fig. 20.18 A expressão de Hsp60 (em vermelho) colocalizada com a expressão da molécula de adesão intercelular-1 (ICAM-1) (em preto) pelas células endoteliais e células na íntima (macrófagos), na bifurcação da artéria carótida de uma criança de 5 meses de idade. 240×. *(Fotografia gentilmente fornecida pelo Professor G Wick.)*

membrana basal capilar glomerular, que se ligam ao rim e pulmão (Fig. 25.3). Evidência de patogenicidade direta destes anticorpos foi demonstrada pela transferência passiva de anticorpos eluídos de amostras de biópsia renal em primatas (cujos antígenos renais eram semelhantes aos de humanos). Os macacos injetados morreram posteriormente de glomerulonefrite. Trabalhos subsequentes têm demonstrado que estes anticorpos se ligam aos diversos domínios não colagenosos 1 (NC-1) do colágeno tipo IV no GBM. Além disso, a imunização de animais com domínios NC-1 induz glomerulonefrite, fornecendo uma ligação causal entre antígeno próprio e anticorpo.

Distúrbios sanguíneos e vasculares causados por autoanticorpos incluem AHA e ITP

A anemia hemolítica autoimune (AHA) e a púrpura trombocitopênica idiopática (ITP) resultam da síntese de **autoanticorpos para eritrócitos e plaquetas**, respectivamente.

A síndrome do anticorpo antifosfolipídio primária, caracterizada por fenômeno tromboembólico recorrente e perda fetal, é desencadeada pela reação de **autoanticorpos com um complexo de β_2-glicoproteína 1 e cardiolipina**.

A β_2-glicoproteína é um componente abundante das placas ateroscleróticas e há crescente atenção à hipótese de que a autoimunidade possa iniciar ou exacerbar o processo de deposição lipídica e formação de placa nesta doença, com os dois antígenos candidatos líderes sendo **proteína 60 de choque térmico** (Fig. 20.18) e a lipoproteína de baixa densidade, **apoproteína B**.

Imunocomplexos parecem ser patogênicos na autoimunidade sistêmica

No caso do LES, pode ser demonstrado que complexos de anticorpo com DNA fixadores de complemento e outros componentes do nucleossoma, tais como histonas, são depositados no rim (Fig. 25.3), pele, articulações e plexo coroide de pacientes, e devem produzir reações de hipersensibilidade tipo III, como destacado no Capítulo 25. Uma variedade de diferentes anticorpos tem sido eluída de biópsias renais de pacientes com LES. Estes incluem anti-dsDNA (nucleossomas), anti-Ro e anti-Sm/RNP. Embora estes anticorpos estejam na cena do crime, sua mera presença não prova que "apertaram o gatilho". Entretanto, experimentos utilizando anticorpos murinos monoclonais anti-dsDNA em um sistema de perfusão de rim de rato, e outra evidência do uso de hibridoma humano derivado de anticorpos anti-dsDNA em camundongo SCID, fornecem evidência convincente de que alguns anticorpos anti-dsDNA são genuinamente patogênicos.

Tem sido proposto que anticorpos anti-dsDNA/nucleossoma se ligam à superfície negativamente carregada dos glomérulos renais através de uma "ponte" de histona (carregada positivamente). A histona é parte do complexo do nucleossoma. Acredita-se que a formação de imunocomplexos na membrana da superfície glomerular induza uma resposta inflamatória levando ao dano renal tão frequentemente observado em pacientes com LES, apesar de os mecanismos precisos ainda não terem sido elucidados.

Autoanticopos contra IgG provocam dano patológico na artrite reumatoide

As erosões da cartilagem e osso na artrite reumatoide são mediadas por macrófagos e fibroblastos, os quais são estimulados por citocinas de linfócitos T ativados e imunocomplexos gerados por uma reação imunológica vigorosa no tecido sinovial (Fig. 20.19).

Os complexos podem se originar através da autoassociação de IgG e fatores reumatoides específicos para os domínios Fcγ – um processo facilitado pela deficiência marcante de galactose terminal nos oligossacarídeos biantenados Fc ligados ao N (Fig. 20.20). Esta glicoforma não galactosilada de IgG nos complexos pode exacerbar a inflamação através da reação com lectina ligadora de manose e produção de TNF-α.

Patologia da artrite reumatoide

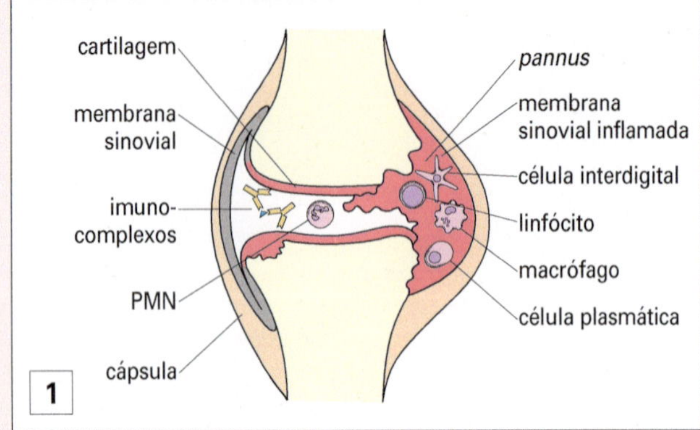

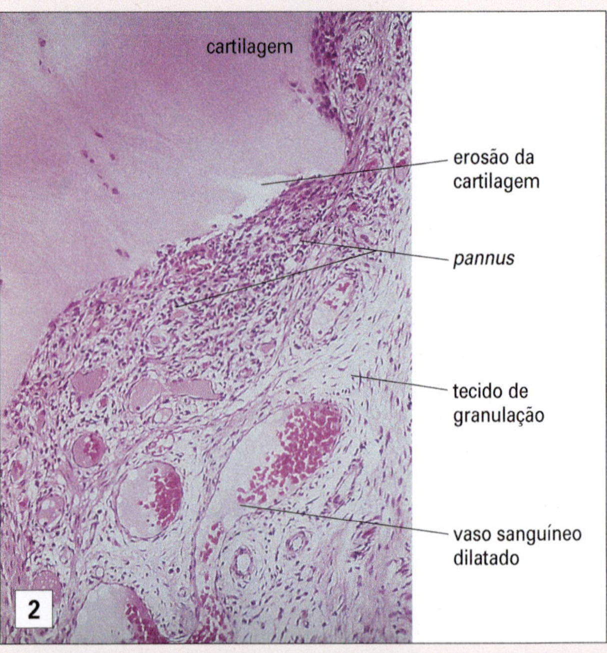

Fig. 20.19 Na articulação da artrite reumatoide, um infiltrado inflamatório é encontrado na membrana sinovial, a qual se hipertrofia formando um "pannus" (**1** e **2**). Ele cobre e eventualmente causa erosão da cartilagem sinovial e osso. Os imunocomplexos e neutrófilos (PMNs) são detectáveis no espaço articular e nos tecidos extra-articulares, onde eles podem dar origem a lesões vasculíticas e nódulos subcutâneos. *(Secção histológica reproduzida de Woolf N. Pathology: basic and systemic. London: W.B. Saunders; 1998.)*

Fatores reumatoides IgG associados entre si formando imunocomplexos

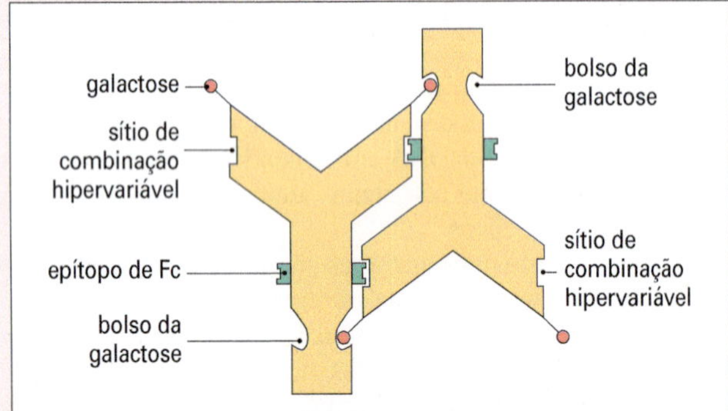

Fig. 20.20 A ligação entre a porção Fab em um fator reumatoide IgG e o Fc de outro envolve a região hipervariável do sítio de combinação. Uma vez que foi estabelecido que os oligossacarídeos de Fab, os quais ocorrem em aproximadamente uma em três diferentes moléculas de imunoglobulina, não são defeituosos em relação à glicosilação na artrite reumatoide, um resíduo de galactose do Fab poderia se inserir no bolso de Fc deixado vago por um oligossacarídeo Cγ2 deficiente em galactose, aumentando então a força da ligação intermolecular. A estabilidade e potência inflamatória destes complexos são aumentadas pela ligação ao fator reumatoide IgM e Clq.

É difícil obter evidência de linfócitos T diretamente patogênicos na doença autoimune humana

Estudos de transferência adotiva têm demonstrado que linfócitos TH1 são responsáveis por iniciar diretamente as lesões em modelos experimentais de autoimunidade órgão-específica.

Em humanos, a evidência de um papel pivô de linfócitos T no desenvolvimento de imunidade órgão-específica inclui:

- a produção de autoanticorpos IgG de alta afinidade mutados somaticamente, característicos de respostas dependentes de T;
- o isolamento de clones de linfócitos T específicos da tireoide das glândulas de pacientes com doença de Graves;
- os efeitos benéficos da ciclosporina em indivíduos pré-diabéticos; e
- as associações com certos haplótipos de HLA.

Entretanto, é difícil identificar um papel para os linfócitos T como agentes patogênicos que seja diferente de uma função de TH nas desordens órgão-específicas.

Evidência indireta de situações que mostram que anticorpos por si sós não causam doença, tais como em bebês nascidos de mãe com diabetes melito tipo I, pode ser indicativa.

O papel central dos linfócitos TH1 em algumas doenças autoimunes tem sido questionado

Acreditava-se que muitas doenças autoimunes, tais como artrite reumatoide, eram principalmente mediadas por linfócitos TH1. Por esta razão, a proposta de utilizar Rituximab (um anticorpo monoclonal contra a molécula CD20, que é expressa em linfócitos B, mas não em células plasmáticas) na artrite reumatoide foi inicialmente vista com grande ceticismo. Entretanto, o sucesso do Rituximab no tratamento da RA tem enfatizado que linfócitos B desempenham um papel-chave na patogênese, e tem levado a algumas dúvidas de que a RA é "mediada por TH1". Entretanto, o mecanismo preciso pelo qual a depleção de linfócito B tem um efeito terapêutico não está claro. Linfócitos B são mais do que simplesmente precursores de células plasmáticas produtoras anticorpos – eles também atuam como uma célula apresentadora de antígeno, interagindo com linfócitos T de diversas maneiras. Assim, a eficácia do Rituximab na RA não pode ser utilizada como prova de que linfócitos T não são importantes em sua patogênese.

Linfócitos TH17 – um novo jogador na autoimunidade?

Interesse recente tem focado no papel de linfócitos TH17 na autoimunidade. Sua descoberta inicial surgiu quando foi notado que a deleção de moléculas TH1-chave, tais como IL-12 e IFN-γR, não aboliam a EAE e artrite induzida por colágeno (CIA) em camundongos. De fato, estes animais mostraram aumento da suscetibilidade, causando dúvida sobre o papel de linfócitos TH1 como jogadores fundamentais na autoimunidade. Isso levou à identificação de uma nova citocina IL-23 – o nocaute de IL-23 é protetor contra autoimunidade induzida experimentalmente e, subsequentemente, demonstrou-se que a IL-23 induzia IL-17 de linfócitos T ativados. Essas células TH dirigidas por IL-23 mostram um padrão único de expressão gênica (a qual difere daquele da IL-12 mediada por linfócitos TH1), e são agora conhecidas por serem células TH17. Enquanto TGF-β, IL-1β e IL-6, e não IL-23, são as citocinas-chave para a indução de linfócitos TH17, a IL-23 é importante para sua manutenção; camundongos deficientes em IL-23 mostram números normais de linfócitos TH1, mas uma redução de linfócitos TH17.

Em humanos, altos níveis de IL-17 e de seu receptor são encontrados no líquido e tecido sinoviais de pacientes com RA. Entretanto, o número de linfócitos TH17 não se encontra elevado no líquido sinovial ou PBMCs de pacientes com RA comparado a controles saudáveis. SNPs múltiplos na região do gene para receptor de IL-23, assim como outros genes envolvidos na via IL-23/TH17, estão associados à doença intestinal inflamatória. Os resultados de estudos sobre anticorpos monoclonais anti-IL-17 em pacientes com RA e MS irão ajudar a esclarecer o papel de linfócitos TH17 nestas doenças.

Autoanticorpos para diagnóstico, prognóstico e acompanhamento

Qualquer que seja a relação dos autoanticorpos com o processo da doença, eles frequentemente fornecem marcadores valiosos para propósitos de diagnóstico. Um exemplo particularmente bom é o teste para anticorpos mitocondriais, utilizado no diagnóstico de cirrose biliar primária (Fig. 20.21). Historicamente, a laparotomia exploratória era necessária para ter este diagnóstico, e foi na maioria das vezes ameaçadora, devido à idade e à condição dos pacientes em questão. Alguns outros anticorpos úteis para o diagnóstico estão listados a seguir:

- anticorpos para peptídeos citrulinados cíclicos (CCP) têm uma especificidade mais alta do que o fator reumatoide no diagnóstico da RA;
- a presença de anticorpos antinucleares é um dos critérios da ACR revisados para LES, mas não é específica. Em contraste, anticorpos anti-dsDNA (também um dos critérios da ACR) são altamente específicos para LES, estando presentes em 70% dos pacientes com LES, mas em menos de 0,5% dos controles. Anticorpos anti-Sm são encontrados em 10% dos caucasianos e em 30% dos pacientes afro-caribenhos com LES; como anticorpos dsDNA, eles têm uma alta especificidade para LES;
- autoanticorpos geralmente têm valor preditivo. Por exemplo, indivíduos com resultado positivo no teste de anticorpos para a insulina e ácido glutâmico descarboxilase têm um alto risco de desenvolver diabetes melito tipo I.

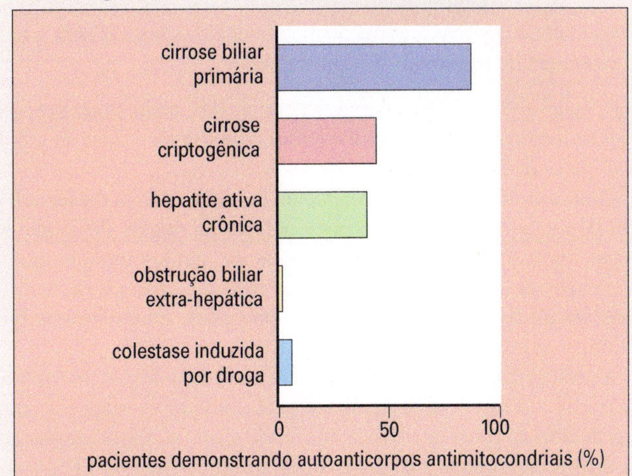

Fig. 20.21 Testes de anticorpos antimitocondriais utilizando imunofluorescência indireta, juntamente com biópsia hepática percutânea, podem ser utilizados para ajudar no diagnóstico diferencial destas doenças. Muitos pacientes com cirrose biliar primária, mas menos da metade dos pacientes com cirrose criptogênica ou hepatite ativa crônica, têm anticorpos antimitocondriais. Os anticorpos são raros nas outras doenças.

Prognóstico e subtipo da doença:

- na artrite reumatoide, anticorpos anti-CCP estão associados a um prognóstico ruim e predizem doença erosiva;
- no contexto de um paciente com LES, a presença de autoanticorpos específicos está associada a determinadas manifestações da doença. Por exemplo, anticorpos anti-La estão associados a características da síndrome de Sjögren; anticorpos anticardiolipina e anticorpos anti-beta 2 glicoproteína 1, à trombose e ao aborto espontâneo; anticorpos anti-dsDNA, à glomerulonefrite; anti-RNP, à hipertensão pulmonar, e anti-Ro à fotossensibilidade e à síndrome do lúpus neonatal.

Monitoramento da doença:

- anticorpos anti-dsDNA podem ser utilizados como uma medida de atividade da doença no LES. Um título crescente de anticorpos anti-dsDNA geralmente prediz um agravamento da doença, especialmente se acompanhado por uma queda no nível de C3, e deve chamar a atenção do clínico para monitorar o paciente mais frequentemente;
- de modo semelhante, um título crescente de ANCA pode indicar uma recidiva iminente na AAV. Entretanto, a associação entre título de ANCA e atividade da doença na AVV é muito menor do que aquela entre título de anticorpo anti-dsDNA e atividade do lúpus.

Tratamento de doenças autoimunes

Muitas doenças autoimunes podem ser tratadas com sucesso. Geralmente, em distúrbios autoimunes órgão-específicos, os sintomas podem ser corrigidos por controle metabólico. Por exemplo:

- hipotireoidismo pode ser controlado pela administração de tiroxina;
- diabetes melito tipo I pode ser controlado pela administração de insulina;

- na anemia perniciosa, a correção metabólica é alcançada pela injeção de vitamina B_{12};
- na miastenia grave, a correção metabólica é alcançada pela administração de inibidores de colinesterase.

Se o órgão-alvo não estiver completamente destruído, pode ser possível proteger as células sobreviventes pela transferência de genes *FasL* ou *TGF*-β.

Onde a função está completamente perdida e não pode ser substituída por hormônios, como pode ocorrer na nefrite do lúpus ou artrite reumatoide crônica, os enxertos de tecidos ou substitutos mecânicos podem ser adequados. No caso de enxertos de tecido, pode ser necessária a proteção dos processos imunológicos que fizeram o transplante ser necessário.

A terapia imunossupressora convencional com drogas antimitóticas em altas doses pode ser utilizada para diminuir a resposta imune, mas devido ao risco envolvido, ela tende a ser utilizada apenas em distúrbios com ameaça ao órgão ou de morte, tais como LES, miosite e vasculite associada a ANCA (AAV).

Avanços no tratamento têm mudado a taxa de sobrevida de 5 anos para doenças autoimunes sistêmicas, tais como LES e AAV, de cerca de 50% e menos do que 10%, respectivamente, na metade do século XX, para mais de 90% atualmente. Entretanto, os custos deste sucesso no controle da atividade da doença autoimune são os efeitos adversos dos imunossupressores, principalmente glicocorticoides. A maior parte da mortalidade no LES ou na AAV é agora devida à infecção secundária à terapia imunossupressora, em vez de sê-lo pela doença autoimune não controlada. O uso em longo prazo de drogas tais como ciclofosfamida e azatioprina também aumenta o risco de infertilidade e, possivelmente, malignidade. O desafio agora é minimizar a toxicidade do tratamento. É muito provável que isso será alcançado de diversas maneiras. Primeiramente, o projeto racional do tratamento direcionado (em contraste com a abordagem "espingarda" de citotóxicos não específicos, tais como ciclofosfamida) deve reduzir a toxicidade dos regimes terapêuticos. Em segundo lugar, deve se tornar possível identificar pacientes nos quais a imunossupressão pode ser seguramente reduzida por meio biomarcadores. Alguns desses marcadores já têm sido identificados, mas requerem validação subsequente antes da introdução na prática clínica. Por exemplo, assinaturas de transcrição de linfócito T $CD8^+$ de amostras de sangue coletadas no momento do diagnóstico, em pacientes com AAV e LES, identificam subgrupos de pacientes com alto e baixo risco de subsequente recidiva.

Os mais recentes tratamentos para doença autoimune são anticorpos que têm como alvo elementos individuais do sistema imune, incluindo:

- TNF-α e IL-6 na artrite reumatoide;
- linfócitos B nas diversas doenças autoimunes (RA, LES, AAV);
- interações com coestimuladores na artrite reumatoide;
- migração transendotelial na esclerose múltipla.

Abordagens menos bem estabelecidas para o tratamento podem se tornar possíveis

À medida que entendemos mais sobre os mecanismos moleculares envolvidos na autoimunidade, a terapia-alvo está se tornando cada vez mais possível (Fig. 20.22):

- diversos centros estão tentando o transplante de célula-tronco autóloga após a hematoimunoablação com drogas citotóxicas para pacientes com LES e vasculite grave;
- a injeção repetida de Cop1 (um copolímero aleatório de alanina, ácido glutâmico, lisina e tirosina) reduz a taxa de recidiva na forma remitente-recorrente da esclerose múltipla. O Cop1 foi originalmente criado para simular o antígeno próprio postulado como "culpado", o MBP, e induz encefalite autoimune experimental; paradoxalmente, ele teve o efeito oposto. Isso sugere que é possível alcançar uma supressão imune antígeno-específica.
- O eculizumab, um anticorpo monoclonal contra o componente C5 do complemento, tem sido utilizado com sucesso na hemoglobinúria paroxística noturna. Este pode se mostrar eficaz no LES;
- subtipos de linfócito TH demonstram plasticidade considerável *in vivo*. A manipulação do balanço entre linfócitos TH17 pró-inflamatórios e células T reguladoras anti-inflamatórias pode ser produtiva. Intervenções terapêuticas para aumentar os números de Tregs podem aumentar a autotolerância e "frear" as cascatas inflamatórias. A transferência adotiva de Tregs policlonais pode

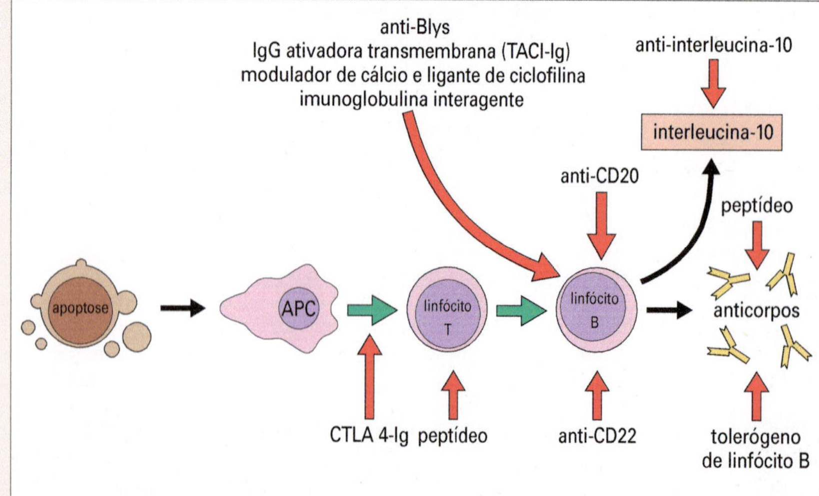

Fig. 20.22 Este diagrama simplificado, o qual é baseado em nossa compreensão sobre os eventos imunológicos que se acredita ocorrer no lúpus, indica os alvos das intervenções terapêuticas atuais. (APC, célula apresentadora de antígeno; BlyS, estimulador de linfócito B; CAML, modulador de cálcio e ligante de ciclofilina; CTLA-4-Ig, IgG1 proteína 4 associada ao linfócito T citotóxico; TACI-Ig, proteína transmembrana ativadora e interagente do CAML.) *(Baseada em Rahman A, Isenberg DA: Systemic lupus erythematosus. N Engl J Med 2008;358:929-939.)*

prevenir o início de diabetes em camundongos NOD. Entretanto, tem se tornado claro que o tratamento bem-sucedido da doença autoimune *estabelecida* pela transferência adotiva de Tregs é antígeno-específico; apenas Tregs específicas para antígenos pancreáticos (e não Tregs policlonais) podem reverter o diabetes em camundongos NOD. Isso representa uma dificuldade para o tratamento da doença humana, na qual o antígeno envolvido raramente é conhecido;

- a inibição da ativação ou diferenciação de linfócitos TH17 e/ou o bloqueio de citocinas associadas, tais como IL-17A e IL-23, podem se mostrar valiosos. Testes de anticorpos monoclonais anti-IL17 já estão sendo realizados;
- terapias com moléculas pequenas têm a vantagem de ser mais baratas para se produzir do que anticorpos monoclonais, o que tem relevância particular em uma era de custos crescentes com a saúde. Quinases são enzimas intracelulares que desempenham um papel crucial nas vias de transdução de sinais que controlam inúmeras funções celulares. Inibidores de quinase têm sido utilizados com sucesso na oncologia, mas também podem se mostrar efetivos nas doenças autoimunes. Por exemplo, um inibidor da tirosina quinase esplênica reduz a gravidade de glomerulonefrite mediada por anticorpo em ratos, e está sendo testado na RA.

As perspectivas para estes novos tratamentos, tanto individualmente como em associação a anticorpos terapêuticos, são muito positivas.

RACIOCÍNIO CRÍTICO: AUTOIMUNIDADE E DOENÇA AUTOIMUNE (VEJA A PÁG. 448 PARA RESPOSTAS)

Srta. Jacob, uma mulher caribenha de 30 anos de idade, foi avaliada em uma clínica reumatológica com dor e rigidez nas articulações de suas mãos, o que era pior logo de manhã. Outros sintomas incluíam fadiga, febre baixa, perda de peso de 2 kg e leve dor torácica. A Srta. Jacob havia retornado recentemente para o Reino Unido após umas férias na Jamaica e também relatou que estava tomando contraceptivo oral combinado. Na história médica pregressa foi relatada uma anemia hemolítica autoimune leve há 2 anos.

No exame, a Srta. Jacob apresentava erupções maculopapulares não específicas em sua face e tórax, e alopecia difusa (perda de cabelo) no couro cabeludo. Sua boca estava inchada e o exame revelou uma úlcera no palato mole. As articulações interfalangianas proximais estavam edemaciadas e inchadas. Suas outras articulações não estavam acometidas, mas ela tinha dores musculares generalizadas. Os resultados dos exames são mostrados na tabela.

Investigação	**Resultado**
radiografia das mãos	inchaço de tecidos moles, mas sem erosões ósseas
radiografia torácica	uma efusão pleural pequena na base do pulmão direito
contagem sanguínea completa	leve anemia normocítica, normocrômica e linfopenia
níveis de proteina C-reativa	normais
velocidade de hemossedimentação	aumentada
fator reumatoide	negativo
níveis de IgG séricos	aumentados
anticorpos antinucleares (ANA)	positivos por imunofluorescência
Ac anti-DNA de cadeia dupla, anti-RNA e anti-histona	positivos para anticorpos por ELISA
nível de proteínas do complemento (C3 e C4)	baixo
biópsia de pele de uma área não acometida pela erupção	deposição de IgG e componentes do complemento na junção entre a derme e epiderme (teste da "banda" lúpica)

Um diagnóstico de lúpus eritematoso sistêmico (LES) foi feito. A Srta. Jacob foi tratada com hidroxicloroquina, um antimalárico, para as erupções e a artrite.

Em uma consulta de acompanhamento, o exame de urina mostrou presença de proteína e eritrócitos. A creatinina sérica estava levemente aumentada, assim como sua pressão arterial. Uma biópsia renal mostrou nefrite lúpica membranosa. Foram prescritos corticosteroides orais, micofenolato de mofetila e um inibidor da enzima conversora de angiotensina (ECA), o que melhorou sua função renal e pressão arterial. Seu médico também lhe aconselhou sobre o controle contraceptivo e gravidez, e acompanhamentos regulares foram marcados.

1 Qual é o mecanismo imunológico responsável pela glomerulonefrite?

2 Os imunocomplexos são os principais mediadores do dano sistêmico?

3 Qual o mecanismo para a vasculite vista no LES?

4 Os anticorpos anti-DNA de cadeia dupla (anti-dsDNA) são patognomônicos do LES?

Leituras sugeridas

Arbuckle MR, McClain MT, Rubertone MV, et al. Development of autoantibodies before the clinical onset of systemic lupus erythematosus. N Engl J Med 2003;349:1526–1533.

Betterle C, Greggio NA, Volpato M. Clinical Review 93: Autoimmune polyglandular syndrome type 1. J Clin Endocrinol Metab 1998;83:1049–1055.

Edwards JC, Szczepanski L, Szechinski J, et al. Efficacy of the novel B cell targeted therapy, rituximab, in patients with active rheumatoid arthritis. N Engl J Med 2004;350:2572–2581.

Damsker JM, Hansen AM,Caspi RR. TH1andTH17 cells: adversaries and collaborators. Ann N Y Acad Sci 2010;1183:211–221.

Rioux JD, Goyette P, Vyse TJ, et al. International MHC and Autoimmunity Genetics Network: Mapping of multiple susceptibility variants within the MHC region for 7 immunemediated diseases. Proc Natl Acad Sci USA 2009;106:18680–18685.

Keymeulen B, Vandemeulebroucke E, Ziegler AG, et al. Insulin needs after CD3-antibody therapy in new-onset type 1 diabetes. N Engl J Med 2005;352:2598–2608.

Levine JS, Subang R, Nasr SH, et al. Immunization with an apoptotic cell-binding protein recapitulates the nephritis and sequential autoantibody emergence of systemic lupus erythematosus. J Immunol 2006;177:6504–6516.

McGaha TL, Sorrentino B, Ravetch JV. Restoration of tolerance in lupus targeted inhibiting receptor expression. Science 2005;307:590–593.

Notley CA, Ehrenstein MR. The yin and yang of regulatory T cells and inflammation in RA. Nat Rev Rheumatol 2010;6:572.

Park H, Li Z, Yang XO, et al. A distinct lineage of CD4 T cells regulates tissue inflammation by producing interleukin 17. Nat Immunol 2005;6:1133–1141.

Rahman A, Isenberg DA. Systemic lupus erythematosus. N Engl J Med 2008;358:929–939.

Roitt IM, Doniach D, Campbell PN, Vaughan-Hudson R. Autoantibodies in Hashimoto's disease (lymphadenoid goitre). Lancet 1956;(ii):820–821.

Suber T, Rosen A. Apoptotic cell blebs: repositories of autoantigens and contributors to immune context. Arthritis Rheum 2009;60:2216–2219.

Wakeland EK, Liu K, Graham RR, Behrens TW. Delineating the genetic basis of systemic lupus erythematosus. Immunity 2001;15:397–408.

Zenewicz LA, Abraham C, Flavell RA, Cho JH. Unraveling the genetics of autoimmunity. Cell 2010;140:791–797.

Referências adicionais

Botto M, Dell'Agnola C, Bygrave AE, et al. Homozygous C1q deficiency causes glomerulonephritis associated with multiple apoptotic bodies. Nat Genet 1998;19:56–59.

Carr EJ, Clatworthy MR, Lowe CE, et al. Contrasting genetic association of IL2RA with SLE and ANCA-associated vasculitis. BMC Med Genet 2009;10:22.

Davies KA, Erlendsson K, Beynon HL, et al. Splenic uptake of immune complexes in man is complement dependent. J Immunol 1993;151:3866–3873.

Ding B, Padyukov L, Lundstro¨m E, et al. Different patterns of associations with anti-citrullinated protein antibody-positive and anti-citrullinated protein antibody-negative rheumatoid arthritis in the extended major histocompatibility complex region. Arthritis Rheum 2009;60:30–38.

Herrmann M, Voll RE, Zoller OM, et al. Impaired phagocytosis of apoptotic cell material by monocyte-derived macrophages from patients with systemic lupus erythematosus. Arthritis Rheum 1998;41:1241–1250.

Isenberg DA, Manson JJ, Ehrenstein MR, et al. Anti-dsDNA antibodies- at journey's end? Rheumatology 2007;46:1052–1056.

Kain R, Exner M, Brandes R, et al. Molecular mimicry in pauciimmune focal necrotizing glomerulonephritis. Nat Med 2008;14:1088–1096.

Lerner RA, Glassock RJ, Dixon FJ. The role of anti-glomerular basement membrane antibody in the pathogenesis of human glomerulonephritis. J Exp Med 1967;126:989–1004.

Lin JP, Cash JM, Doyle SZ, et al. Familial clustering of rheumatoid arthritis with other autoimmune diseases. Hum Genet 1998;103:475–482.

Mattey DL, Dawes PT, Clarke S, et al. Relationship among the HLA-DRB1 shared epitope, smoking, and rheumatoid factor production in rheumatoid arthritis. Arthritis Rheum 2002;47:403–407.

McKinney E, Lyons PA, Carr EJ, et al.A $CD8^+$ T cell transcription signature predicts prognosis in autoimmune disease. Nat Med 2010;16:586–591.

Niewold TB, Hua J, Lehman TJ, et al. High serum IFN-alpha activity is a heritable risk factor for systemic lupus erythematosus. Genes Immun 2007;8:492–502.

Pinching AJ, Rees AJ, Pussell BA, et al. Relapses in Wegener's granulomatosis: the role of infection. Br Med J 1980;281:836–838.

Rioux JD, Goyette P, Vyse TJ, et al. Mapping of multiple susceptibility variants within the MHC region for 7 immunemediated diseases. Proc Natl Acad Sci USA 2009;106:18680–18685.

Silman AJ, Newman J, MacGregor AJ. Cigarette smoking increases the risk of rheumatoid arthritis: Results from a nationwide study of disease-discordant twins. Arthritis Rheum 1996;39:732–735.

Stone JH, Merkel PA, Spiera R, Seo P, et al. Rituximab versus cyclophosphamide for ANCA-associated vasculitis. N Engl J Med 2010;363:221–232.

Tan EM, Feltkamp TE, Smolen JS, et al. Range of antinuclear antibodies in "healthy" individuals. Arthritis Rheum 1997;40:1601–1611.

Wakeland EK, Liu K, Graham RR, Behrens TW. Delineating the genetic basis of systemic lupus erythematosus. Immunity 2001;15:397–408.

Weinblatt M, Kavanaugh A, Genovese M, et al. An oral spleen tyrosine kinase (Syk) inhibitor for rheumatoid arthritis. N Engl J Med 2010;363:1303–1312.

Yamada H, Nakashima Y, Okazaki K, et al. TH1 but not TH17 cells predominate in the joints of patients with rheumatoid arthritis. Ann Rheum Dis 2008;67:1299–1304.

CAPÍTULO 21

Transplante e Rejeição

RESUMO

- **O transplante é a única forma de tratamento** para a maioria dos estágios terminais das falências de órgão.
- **A barreira para o transplante** é a divergência genética entre o doador e receptor.
- **A resposta imune no transplante depende de diferentes fatores.** Respostas do enxerto-*versus*-hospedeiro causam rejeição do transplante. Os antígenos de histocompatibilidade são os alvos para rejeição. Antígenos menores podem ser alvos da rejeição, mesmo quando o doador e receptor são idênticos para MHC. A doença do enxerto contra reações do hospedeiro resultam do ataque dos linfócitos do doador ao enxerto receptor.
- **A rejeição resulta de uma variedade de mecanismos imunes efetores diferentes.** A rejeição hiperaguda é imediata e causada pelo anticorpo. A rejeição aguda ocorre dias a semanas após o transplante. A rejeição crônica é detectada meses ou anos após o transplante.
- **A compatibiliade de HLA é um dos dois principais métodos para se evitar a rejeição dos aloenxertos.** Quanto melhor a compatibilidade de HLA entre o doador e receptor, menor é a rejeição.
- **O sucesso do transplante de órgão depende do uso de drogas imunossupressoras.** 6-MP, azatioprina e MPA são drogas antiproliferativas. Ciclosporina, tacrolimus e sirolimus são inibidores de ativação de linfócitos T. Corticosteroides são drogas anti-inflamatórias utilizadas para imunossupressão do transplante. Anticorpos para o receptor IL-2 ou para leucócitos são amplamente utilizados.
- **A meta final no transplante é induzir a tolerância específica ao doador.** Há evidência de que a indução da tolerância em humanos e novos métodos para indução de tolerância estão sendo desenvolvidos. Células alorreativas podem ser transformadas em anérgicas. O privilégio imune pode ser uma propriedade do tecido ou local do transplante.
- **A escassez de doadores de órgãos e a rejeição crônica limitam o sucesso do transplante.** Doação em vida é uma forma de superar a escassez de doadores de órgãos. Abordagens alternativas estão sendo investigadas. O animal selecionado para xenotransplante é o porco.

O transplante é a única forma de tratamento para a maioria dos estágios finais da falência de órgão, e é um tópico central para imunologistas por duas razões:

- a primeira é que o transplante é um procedimento clínico importante;
- a segunda é que o transplante tem se mostrado uma ferramenta importante para o entendimento dos mecanismos imunológicos – por exemplo, o complexo principal de histocompatibilidade (MHC; Cap. 5) foi descrito primeiramente no contexto do transplante, e os modelos de transplante continuam sendo amplamente utilizados como ferramentas tanto na imunologia básica como na imunologia aplicada.

Como um procedimento clínico, o transplante é utilizado para substituir tecidos ou órgãos que tenham ido à falência. O primeiro transplante de sucesso foi o de córnea, descrito primeiramente em 1906.

P. Por que em retrospecto era mais provável que o transplante de córnea tivesse sucesso do que o transplante de outros tecidos?

R. A córnea é um local imunologicamente privilegiado.

A Segunda Guerra Mundial forneceu um importante ímpeto, com os problemas de enxerto de pele de aviadores, os quais apresentavam queimaduras extensas, motivando inúmeros cientistas, mais notavelmente Peter Medawar, a investigar a base imunológica da rejeição do enxerto.

A demonstração subsequente, pelo grupo Medawar, de que era possível manipular um animal receptor para que aceitasse enxertos de um animal doador sem parentesco, encorajou o subsequente desenvolvimento clínico do transplante. A descoberta (por Calne e colaboradores) de drogas e agentes imunossupressores permitiu então a propagação da prática do transplante nas últimas 3 a 4 décadas do século XX.

Transplante clínico

órgão transplantado	exemplos de doença
córnea	ceratocone, distrofias, ceratites
rim	doença renal em estágio terminal
coração	falência cardíaca
pulmão/coração-pulmão	hipertensão pulmonar, fibrose cística
fígado	câncer, cirrose, atresia biliar
células-tronco (medula óssea/sangue periférico)	leucemia, imunodeficiência
pele (autoenxertos)	queimaduras
pâncreas	diabetes melito
ilhotas pancreáticas	diabetes melito
intestino delgado	câncer, falência intestinal
células neuronais	doença de Parkinson
células-tronco hematopoiéticas	potencialmente muitas doenças

Fig. 21.1 Órgãos e tecidos mostrados em azul são rotineiramente transplantados para tratar diversas condições. O transplante de outros órgãos (mostrados em amarelo) está sendo desenvolvido, mas ainda tem que ser aplicado na rotina da maioria dos centros.

Na prática moderna, muitos transplantes são realizados rotineiramente (Fig. 21.1). Além do transplante de rotina de córnea, rim, coração, pulmões e fígado, há um crescente interesse no transplante de outros órgãos, tais como pâncreas inteiro ou células de ilhotas para o diabetes melito e também intestino delgado.

Em geral, a maioria dos transplantes utiliza órgãos de doadores mortos (**transplantes cadavéricos**), apesar de haver um número crescente de doadores vivos (geralmente parentes dos receptores) para o transplante de rim (veja a seguir).

Transplante de célula-tronco hematopoiética

Os transplantes de célula-tronco hematopoiética são realizados por dois motivos principais. Um é para tratar crianças que têm imunodeficiências herdadas. Estas crianças são muito propensas à infecção, e, consequentemente, o normal é que irão morrer novas. Entretanto, se elas receberem células-tronco de um doador saudável, as células-tronco infundidas podem substituir as células-tronco da medula óssea defeituosa. As células-tronco podem então maturar completamente em células imunes efetoras, dando assim à criança um sistema imune funcional.

A segunda maior aplicação é em pacientes com leucemia. É possível erradicar as células leucêmicas do paciente com quimioterpia e radioterapia. Entretanto, isso também resulta na destruição das células-tronco do paciente na medula óssea e circulação. Assim, o paciente se torna imunodeficiente e pode morrer de infecção. O transplante de célula-tronco pode "salvar" o paciente por fornecer uma fonte fresca de células-tronco. Em alguns casos, as células-tronco são autólogas (nas quais elas são coletadas antes da quimioterapia, armazenadas e então infundidas de volta no paciente após o término da terapia). Nessas condições, não há risco da doença do enxerto-*versus*- o hospedeiro (veja a seguir). No entanto, existe um risco de que as células leucêmicas estejam presentes nas células-tronco armazenadas, e que irão então crescer no paciente. Em outros casos, as células-tronco podem vir de um doador e, dessa maneira, eliminar a chance de carregar as células leucêmicas, mas não o risco da doença do enxerto-*versus*-hospedeiro. Em algumas formas de leucemia, tem sido demonstrado que há um efeito do enxerto contra a leucemia, no qual os linfócitos T alogênicos montam uma resposta contra qualquer célula leucêmica remanescente no paciente e evitam que elas cresçam.

Barreiras genéticas para o transplante

O principal problema imunológico com o transplante é que o órgão ou tecido enxertado é visto pelo sistema imune como "estranho" e é reconhecido e atacado – levando à rejeição do órgão.

O transplante é normalmente realizado entre indivíduos da mesma espécie que não são geneticamente idênticos, e as diferenças antigênicas são conhecidas por **diferenças alogênicas**, e o resultado, por uma **resposta imune aloespecífica** (Fig. 21.2).

Entretanto, é possível também, em condições experimentais (e, possivelmente, no cenário clínico futuro), realizar o enxerto entre espécies diferentes. Isso é chamado de **xenotransplante,** e as diferenças antigênicas entre o doador e receptor formam a **barreira xenogênica**.

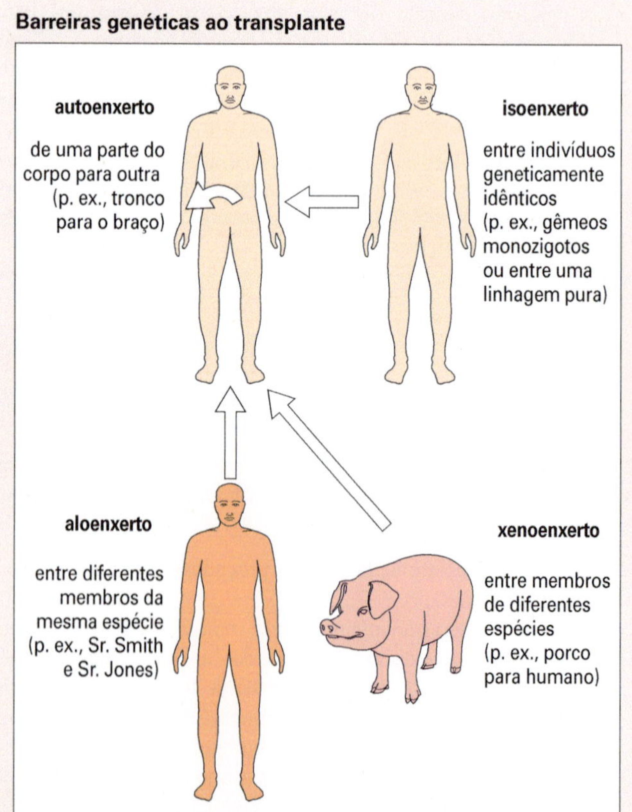

Fig. 21.2 A relação genética entre o doador e o receptor determina se irá ou não ocorrer rejeição. Os autoenxertos ou isoenxertos geralmente são aceitos, enquanto aloenxertos e xenoenxertos não o são.

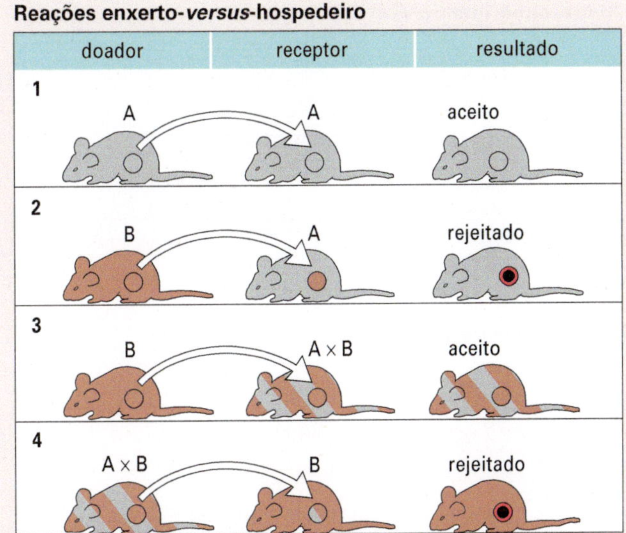

Fig. 21.3 Enxertos entre animais geneticamente idênticos são aceitos. Enxertos entre animais geneticamente não idênticos são rejeitados com uma velocidade que é dependente da localização das diferenças genéticas. Por exemplo, animais singênicos que são idênticos no *locus* do MHC aceitam enxertos um do outro (1). Animais que são diferentes no *locus* do MHC rejeitam enxertos um do outro (2). A capacidade de aceitar um enxerto é dependente de o receptor compartilhar todos os genes de histocompatibilidade do doador; isso é ilustrado pela diferença entre enxerto dos pais para animais F1 (A × B) (3) e vice-versa (4). Animais que são diferentes em outros *loci* que não o MHC rejeitam o enxerto um do outro, porém muito mais lentamente.

O transplante também pode envolver apenas o próprio invíduo (p. ex., enxerto de pele), e é conhecido por **autoenxerto**.

Isoenxertos ou **singênicos** podem ser realizados entre indivíduos idênticos geneticamente. Isso pode ocorrer clinicamente em gêmeos idênticos, porém é mais comumente visto em cenários experimentais com linhagens puras de animais.

No caso de autoenxertos e isoenxertos, não deve haver diferenças antigênicas entre o doador e receptor e, assim, não ocorre a geração da resposta imune. Isso pode ser facilmente ilustrado utilizando-se transplante de pele ou órgãos entre linhagens puras de animais (Fig. 21.3).

Rejeição de enxerto

Respostas do enxerto-*versus*-hospedeiro causam rejeição do transplante

O reconhecimento imune das diferenças antigênicas entre o doador de órgão e o receptor irá, a não ser que tratadas, levar a uma resposta imune na qual o sistema imune do hospedeiro responde e ataca o tecido do doador.

P. Quais são as principais diferenças genéticas reconhecidas pelo hospedeiro e por que elas devem ser assim?

R. Diferenças nos alótipos de moléculas do MHC são as mais importantes. O motivo é que todas as células nucleadas expressam moléculas do MHC, e o receptor de linfócito T nos linfócitos T do hospedeiro tem uma estrutura básica que interage com e reconhece moléculas do MHC. Além disso, as moléculas do MHC classes I e II têm um nível extremamente alto de variabilidade genética (Cap. 5).

A natureza da resposta do enxerto-*versus*-hospedeiro é discutida com mais detalhes a seguir.

Semelhante a outras respostas imunes adaptativas, a resposta imune contra um enxerto apresenta memória de encontros prévios com um antígeno. Assim, uma vez que o animal tenha rejeitado um enxerto de órgão pela primeira vez, se um segundo enxerto for realizado da mesma espécie ou doador, ele então será rejeitado mais rapidamente (**rejeição de segunda instância**).

Uma alta frequência de linfócitos T reconhece o enxerto

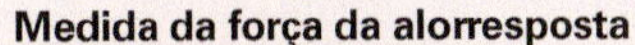

Uma das principais características da resposta imune contra um órgão transplantado é que ela é muito mais vigorosa e forte do que a resposta contra um patógeno, tal como um vírus. Isso é amplamente refletido pela frequência de linfócitos T que reconhecem um enxerto como estranho e reage contra ele.

Assim, em um indivíduo imunizado ou não, menos de 1/100.000 linfócitos T respondem a um vírus ou imunização com proteína; entretanto, 1/100–1/1.000 linfócitos T respondem a células apresentadoras de antígeno (APCs) alogênicas. Isso é refletido na forte resposta de linfócito T (proliferação) vista quando linfócitos T virgens são estimulados por células dendríticas alogênicas (Fig. 21.4).

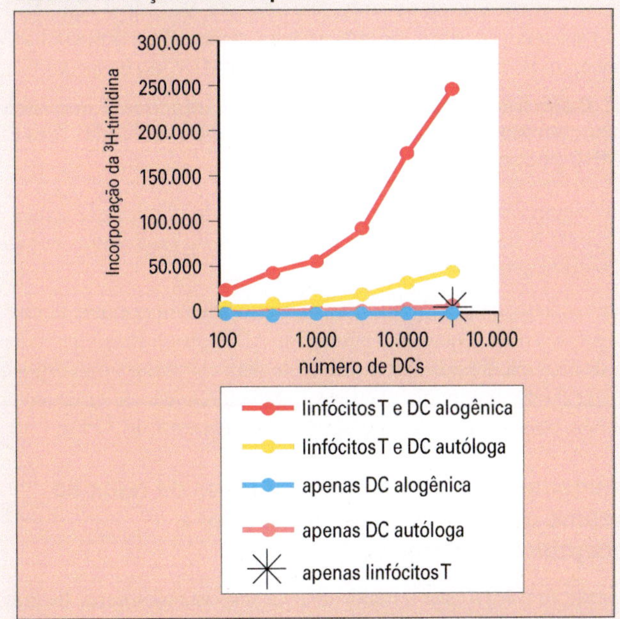

Fig. 21.4 A força da alorresposta pode ser mensurada em uma reação de linfócitos mistos. Neste ensaio, linfócitos T de um indivíduo foram misturados com números variáveis de células dendríticas (DCs), tanto do mesmo doador (DC autóloga) como de um doador diferente (DC alogênica). As células dendríticas foram irradiadas para evitar que se proliferassem. Como controle, incluíram-se culturas que continham apenas células dendríticas ou apenas linfócitos T. Após 5 dias, a proliferação de linfócito T foi medida por incorporação de 3H-timidina, a qual é incorporada ao DNA de células em divisão. Ocorre uma forte proliferação de linfócitos T expostos a células dendríticas alogênicas, mesmo que estes linfócitos T não tenham sido expostos a células alogênicas, ou seja, isso representa uma resposta imune primária.

Antígenos de histocompatibilidade são os alvos para rejeição

Experimentos inciais demonstraram que a carga de resposta aloespecífica ocorre contra moléculas de MHC. Nós agora sabemos que estas moléculas são as moléculas do MHC classes I e II (Cap. 5), as quais são responsáveis pela apresentação de antígeno (na forma de peptídeos) para:

- linfócitos T CD8 (MHC classe I); ou
- linfócitos T CD4 (MHC classe II).

Conforme discutido no Capítulo 8, as moléculas do MHC são altamente polimórficas, e são essas diferenças polimórficas que são vistas pelas células T alorreativas.

O reconhecimento indireto é importante na rejeição crônica

Na alorresposta primária (Fig. 21.4), a maioria dos linfócitos T CD8 ou T CD4 reativos reconhecem diretamente as moléculas do MHC do doador.

Entretanto, há outras formas de alorresposta, incluindo:

- aquelas contra **antígenos do MHC menores** (veja a seguir); ou
- a resposta indireta na qual os linfócitos T CD4 do receptor reconhecem as moléculas do MHC do doador que foram processadas pelas APCs do receptor e são apresentadas como peptídeos no contexto das moléculas do MHC classe II do receptor (Fig. 21.5).

A resposta indireta é muito semelhante ao reconhecimento de linfócito T convencional de antígenos normais, tais como aqueles de um patógeno, os quais são processados pelas APCs hospedeiras e apresentadas no contexto de moléculas do MHC do hospedeiro.

P. Quão frequente você espera que os linfócitos T que reconhecem moléculas alogênicas do enxerto codificadas fora do MHC podem ser?

R. A frequência de linfócitos T aloespecíficos em um indivíduo não imunizado capaz de reconhecer o tecido do doador por uma via indireta é baixa, equivalente à frequência da reatividade a qualquer antígeno normal.

Apesar disso, a via indireta de reconhecimento é importante durante a rejeição crônica, quando o número de APCs profissionais derivadas do doador não é mais alto o suficiente para estimular uma resposta imune direta. Isso também é importante na rejeição de enxertos de córnea, pois a córnea não possui grandes números de APCs.

Antígenos menores podem ser alvos da rejeição mesmo quando os MHCs do doador e receptor são idênticos

Apesar de o MHC ser o maior alvo da resposta aloimune, há também antígenos de histocompatibilidade menores. Estes podem servir como alvos da rejeição mesmo quando o MHC é idêntico entre o doador e receptor.

A natureza da maioria dos antígenos de histocompatibilidade menores é desconhecida, apesar de se supor que eles sejam moléculas polimórficas normais, peptídeos que se ligam ao MHC do hospedeiro e induzem uma resposta imune. Em alguns casos, eles são expressos de uma maneira tecido-específica.

Talvez o sistema de antígeno de histocompatibilidade menor mais bem estudado seja o sistema H-Y. Estes são antígenos codificados pelo cromossomo Y, e então são expressos apenas em células de machos. Assim, após a imunização, é possível determinar respostas imunes e rejeição de órgãos ou pele de machos, após transplante mediado por animais fêmeas (cromossomos 2X) contra células masculinas (cromossomos X e Y). Não é possível mostrar respostas contra antígenos de fêmeas por animais machos, pois os animais machos têm um cromossomo X e então são tolerantes a todos os antígenos codificados por ele (Fig. 21.6).

Alorreconhecimento direto e indireto

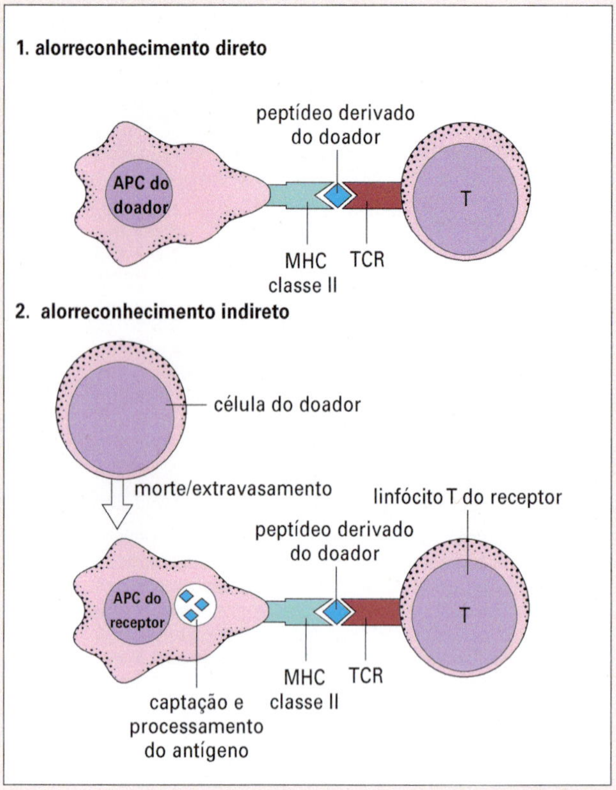

Fig. 21.5 (1) No aloreconhecimento direto, o linfócito T CD4 ou CD8 reconhece diretamente a APC doadora, com o recpetor de linfócito T (TCR) ligando-se às moléculas do MHC do doador carreadoras do peptídeo do doador. (2) O alorreconhecimento indireto é mais semelhante ao reconhecimento de linfócito T convencional, no qual o receptor de linfócito T CD4 reconhece antígenos estranhos (derivados do doador) que tenham sido captados e processados pelas APCs do receptor. O TCR, assim, reconhece o MHC do receptor carreador do peptídeo do doador. Os linfócitos T CD8 apenas veem aloantígeno pela via direta.

Reações do enxerto-*versus*-hospedeiro resultam do ataque linfocitário do doador ao receptor do enxerto

Apesar de ser comum pensar que a resposta imune reconhece e destrói o órgão transplantado, a situação é diferente quando as células imunes competentes são transplantadas para um receptor. Isso pode acontecer durante o transplante de medula óssea, quando os linfócitos T normais do doador podem ser infundidos no receptor. Em tais circunstâncias, os linfócitos T podem reconhecer moléculas do MHC e/ou antígenos de histocompatibilidade menores do receptor como estranhos e produzir uma resposta imune contra o receptor. Isso é conhecido por **doença do enxerto-*versus*-hospedeiro (GvHD, do inglês, *graft versus host disease*)**.

A GvHD pode ser letal, causando dano em particular à pele e ao intestino. Isso pode ser demonstrado em modelos animais pela

Antígenos de histocompatibilidade menor H-Y

doador	receptor	resultado
♂	♂	aceito
♂	♀	rejeitado
♀	♀	rejeitado
♀	♂	aceito

Fig. 21.6 Os antígenos H-Y são antígenos de histocompatibilidade menores, expressos apenas em animais machos. Sua existência pode ser demonstrada no enxerto de pele entre animais da mesma linhagem. Conforme esperado, os enxertos de camundongos fêmeas são sempre aceitos, enquanto aqueles de camundongos machos são aceitos em receptores machos, mas não nos receptores fêmeas.

Doença do enxerto-*versus*-hospedeiro

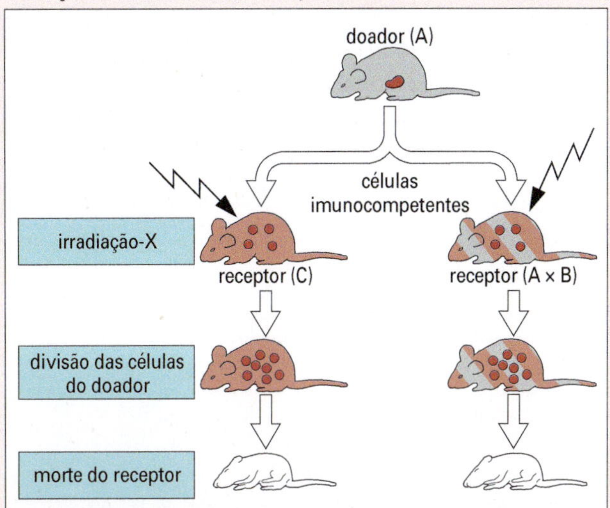

Fig. 21.7 A doença do enxerto-*versus*-hospedeiro é causada por células imunocompetentes que reagem contra seu animal hospedeiro. Células imunocompetentes de um doador do tipo A são injetadas no hospedeiro tipo C imunossuprimido (irradiado-X), ou no receptor normal F1 (A × B). O indivíduo imunossuprimido é incapaz de rejeitar as células e o animal F1 é completamente tolerante às células tipo A parental. Em ambos os casos, as células do doador reconhecem o tecido estranho tipo B ou C do receptor. Elas se dividem e reagem contra as células do tecido do receptor e recrutam grande número de células do hospedeiro para os locais inflamatórios. Muito comumente, o processo leva à morte do receptor.

transferência de medula óssea em receptores animais irradiados (Fig. 21.7). Isso pode ser evitado por:

- compatibilidade cuidadosa do doador e receptor;
- remoção de todos os linfócitos T do enxerto; e
- imunossupressão.

Mecanismos efetores imunes na rejeição do enxerto

A rejeição de órgãos ou tecidos pode ocorrer em vários momentos, cada um dos quais está associado aos mecanismos efetores imunes diferentes (Fig. 21.8). Estes são:

- rejeição hiperaguda, a qual ocorre em minutos a horas e é principalmente mediada pelo anticorpo;
- rejeição aguda, a qual geralmente ocorre em dias ou semanas em modelos animais e é iniciada pelos linfócitos T alorreativos; e
- rejeição crônica, a qual ocorre meses a anos após o transplante.

A rejeição hiperaguda é imediata e mediada por anticorpo

A rejeição hiperaguda é vista quando o receptor animal possui anticorpos preexistentes que são reativos contra o tecido do doador. Isso pode ocorrer porque:

- o indivíduo foi sensibilizado para o MHC do doador, por exemplo, por transplantes prévios, transfusões sanguíneas múltiplas ou gravidez;
- o animal tem anticorpos preexistentes naturais (p. ex., como o resultado de uma incompatibilidade de grupo sanguíneo ABO).

Um caso especial é visto no xenotransplante, em que humanos, macacos Old World e macacos têm todos anticorpos preexistentes para o antígeno carboidrato α-galactosil. Este carboidrato é expresso nas proteínas de superfície celular de todos os outros doadores. Portanto, um xenotransplante de um órgão celular de um porco (ou a maioria das outras espécies) para um primata está sob risco de rejeição hiperaguda.

A rejeição hiperaguda é vista em minutos após a restauração da circulação no órgão transplantado. É causada pelos anticorpos preexistentes que se ligam às células endoteliais e iniciam funções imunes efetoras.

P. Quais funções efetoras imunes seriam ativadas após a ligação do anticorpo ao endotélio?
R. O complemento seria ativado pela via clássica (Cap. 4).

A ativação do complemento pode levar à morte do endotélio ou, quando o dano é subletal, à ativação das células endoteliais. Isso não apenas causa uma resposta inflamatória, aumentando o extravasamento vascular, mas também pode causar coagulação sanguínea. O resultado é a rápida destruição do enxerto (Fig. 21.9).

A prevenção da rejeição hiperaguda é realizada evitando-se o transplante de um órgão a um indivíduo com anticorpos preexistentes àquele tecido. Isso é feito por meio de:

- indivíduos compatíveis ABO; e
- reação cruzada entre o doador e receptor.

Isso envolve a incubação de leucócitos do doador com o soro do receptor, na presença do complemento; a morte celular indica a presença de anticorpo antidoador e é uma contraindicação para se proceder com o transplante. Tal reação cruzada é normalmente realizada imediatamente antes da cirurgia. Existe sucesso crescente no transplante entre barreiras ABO-incompatíveis, no entanto isso requer uma preparação muito cuidadosa do receptor.

Tempo da resposta de rejeição

tipo de rejeição	tempo necessário	mecanismo de rejeição
rejeição hiperaguda	minutos a horas	anticorpos antidoador pré-formados
rejeição aguda	dias ou semanas	ativação de linfócitos T alorreativos
rejeição crônica	meses ou anos	resposta celular lenta, resposta do órgão à lesão, causas desconhecidas

Fig. 21.8 A rejeição de órgãos ou tecidos pode ocorrer em diversos momentos, cada um sendo associado a um mecanismo efetor imune diferente, desde mediado por anticorpo até respostas celulares agudas e crônicas.

Histologia renal demonstrando rejeição hiperaguda do enxerto

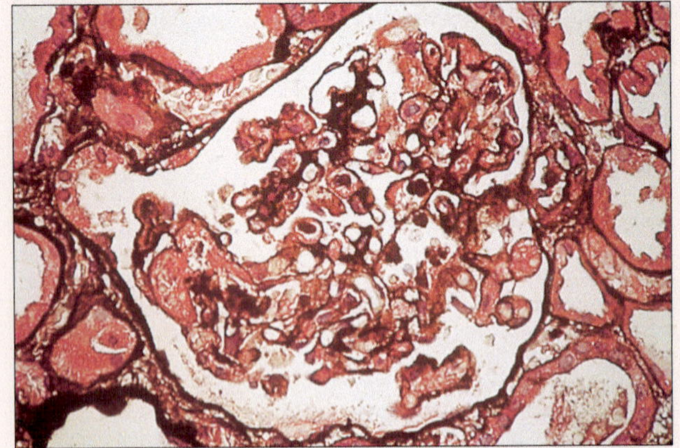

Fig. 21.9 A rejeição hiperaguda é causada por anticorpo preexistente no momento do transplante. Há uma necrose extensa do capilar glomerular associada à hemorragia intersticial massiva. Essa necrose extensa é precedida por uma infiltração polimorfonuclear intensa, a qual ocorre na primeira hora de revascularização do enxerto. As alterações mostradas aqui ocorreram 24-48 horas após isso. Coloração H&E. 200×.

A rejeição aguda ocorre dias a semanas após o transplante

A rejeição aguda é normalmente vista dias ou semanas após o transplante, e é causada pela ativação de linfócitos T aloespecíficos capazes de danificar o enxerto.

As células dendríticas do doador (às vezes chamadas de leucócitos passageiros) desempenham um papel importante no desencadeamento da rejeição aguda. As células dendríticas que estão presentes no órgão, após o transplante para o receptor, migram aos linfonodos que drenam o órgão e estimulam uma resposta imune primária.

A importância dessas células dendríticas pode ser demonstrada pelos "experimentos de transferência", nos quais:

- um rim é transplantado de uma linhagem de rato para outra sob cobertura imunossupressora (para evitar a rejeição) (Fig. 21.10);
- o rim é mantido naquele animal por tempo suficiente para assegurar-se de que todas as células dendríticas residentes tenham migrado para fora do órgão;
- o rim é então transplantado para um terceiro animal, da mesma linhagem do receptor original, onde apresenta longa sobrevida do enxerto.

Importância dos leucócitos passageiros na sensibilização ao enxerto

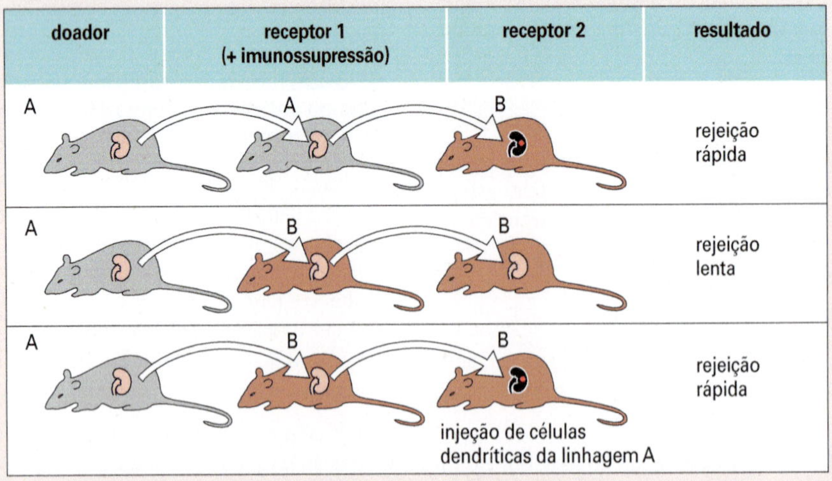

doador	receptor 1 (+ imunossupressão)	receptor 2	resultado
A	A	B	rejeição rápida
A	B	B	rejeição lenta
A	B	B injeção de células dendríticas da linhagem A	rejeição rápida

Fig. 21.10 O papel dos leucócitos passageiros (células dendríticas) pode ser demonstrado pelos experimentos "de transferência", nos quais os rins são enxertados de um rato da linhagem A em um receptor da linhagem B. A imunossupressão é utilizada para evitar a rejeição do enxerto pelo animal. Após um período, os enxertos são então retransplantados para um rato da linhagem B fresco. Ocorre uma rejeição muito lenta do enxerto (quando comparado à rápida rejeição vista quando o rim foi transferido primeiro para um rato da linhagem A), a qual se acredita ocorrer pela incapacidade de o rim do rato da linhagem A imunizar o receptor da linhagem B, devido à perda de células dendríticas durante o período em que o enxerto foi "transferido" no primeiro animal da linhagem A. A rejeição lenta provavelmente ocorre através da via indireta. A rejeição ocorre no tempo rápido normal se as células dendríticas da linhagem A são injetadas no animal receptor no mesmo momento do enxerto, sugerindo que as células dendríticas são capazes de sensibilizar o animal ao enxerto.

Entretanto, se o terceiro animal é injetado com células dendríticas derivadas do doador, há uma rápida rejeição do enxerto. Estes dados destacam a contribuição das células dendríticas do doador para início da alorresposta.

Apesar de se acreditar que a via direta predomina na rejeição aguda, a alorresposta indireta, apesar de significativamente mais fraca, pode também causar rejeição aguda em alguns modelos animais.

Uma vez ativados, os linfócitos T migram para o órgão e levam ao dano tecidual por mecanismos efetores imunológicos padronizados (Fig. 21.11). Eles incluem:

- a geração de linfócitos Tc; e
- a indução de reações de hipersensibilidade tipo tardia. O papel de linfócitos T na rejeição do enxerto pode ser demonstrado por estudos de depleção, nos quais anticorpos contra subpopulações de linfócitos T são administrados *in vivo*. Ambas as principais subpopulações de linfócito T, $CD4^+$ e $CD8^+$, podem causar rejeição do enxerto.

Se o animal ou paciente já tiverem sido expostos aos aloantígenos expressos pelo enxerto e, como consequência, tenham sido imunizados, haverá células de memória alorreativas. Isso irá levar a uma rejeição do enxerto muito mais rápida (acelerada) (Fig. 21.12).

A rejeição crônica é vista meses ou anos após o transplante

Em órgãos vascularizados, a rejeição crônica apresenta-se como uma oclusão de vasos sanguíneos, que na análise histológica mostram espessamento da íntima, semelhante em alguns aspectos ao espessamento visto na aterosclerose (Fig. 21.13). A proliferação celular de musculatura lisa geralmente é observada, juntamente com infiltração

Histologia renal mostrando rejeição aguda do enxerto

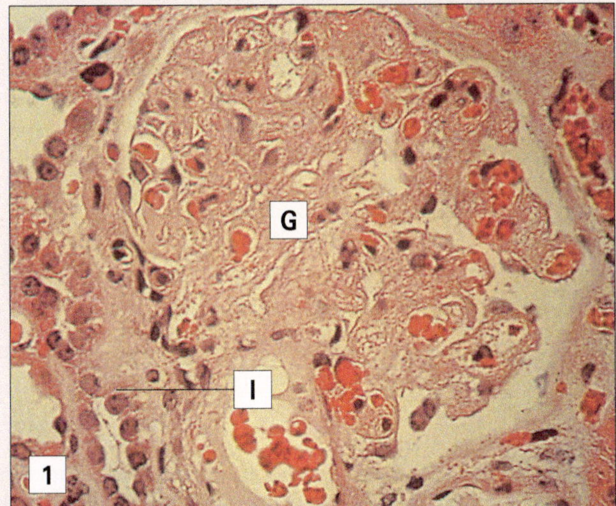

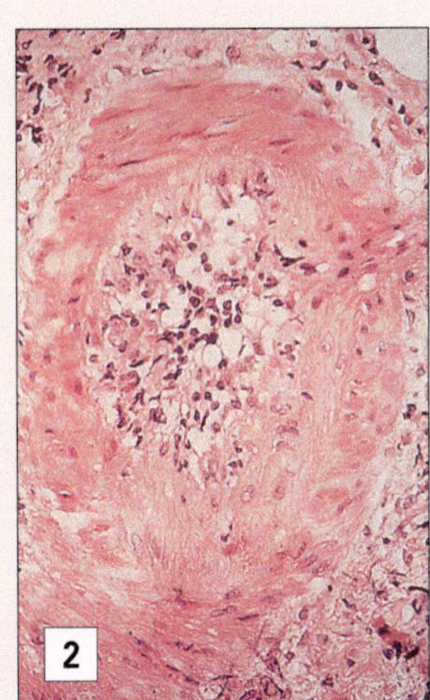

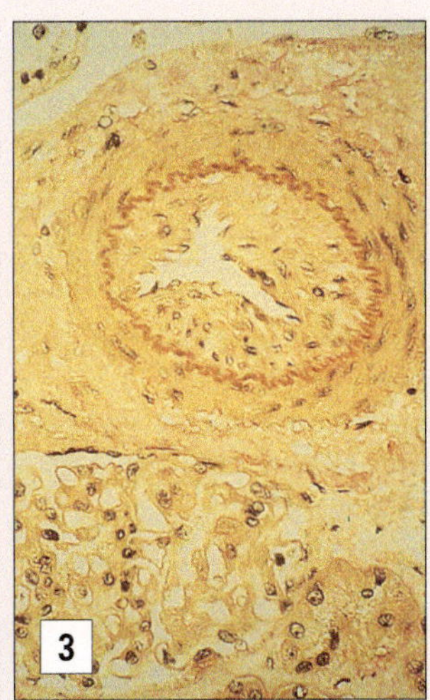

Fig. 21.11 (1) Linfócitos pequenos e outras células estão acumulados no interstício do enxerto. Tal infiltração (I) é característica da rejeição aguda e ocorre antes do aparecimento de qualquer sinal clínico. Coloração H&E. (2) Coloração H&E de rim rejeitado agudamente, mostrando obstrução vascular. (3) Coloração de van Gieson de rim rejeitado agudamente, mostrando o estágio final do processo. (G, glomérulo.)

A rejeição do enxerto desencadeia memória imunológica

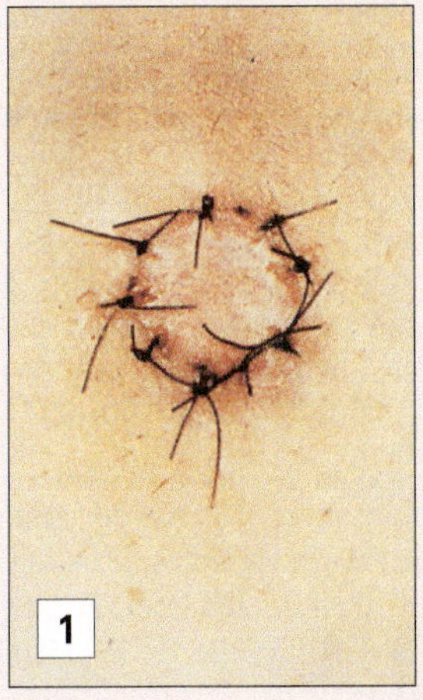

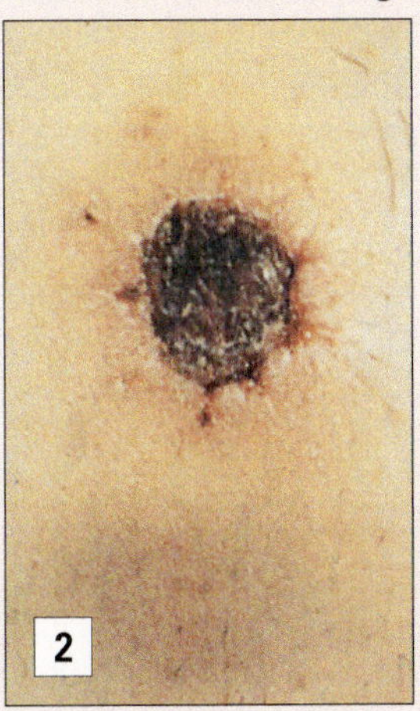

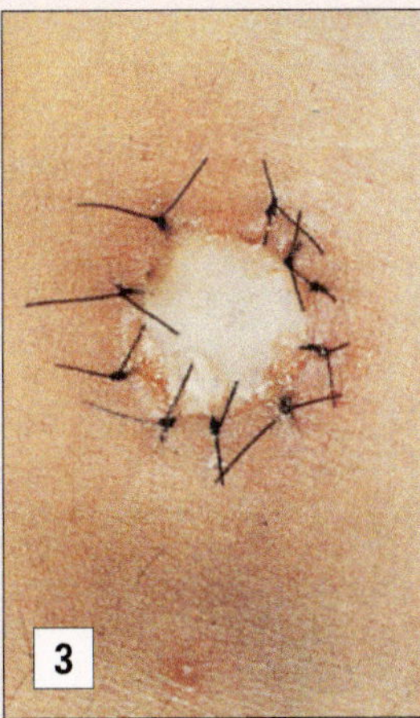

Fig. 21.12 Um aloenxerto de pele humana no dia 5 (1) encontra-se completamente vascularizado e as células estão se dividindo, porém, ao redor do dia 12 (2), encontra-se totalmente destruído. Um segundo enxerto (enxerto de "segunda instância") do mesmo doador mostrado aqui no dia 7 (3) não se vasculariza e é destruído rapidamente. Isso indica que a sensibilização ao primeiro enxerto produz memória imunológica.

Rejeição crônica

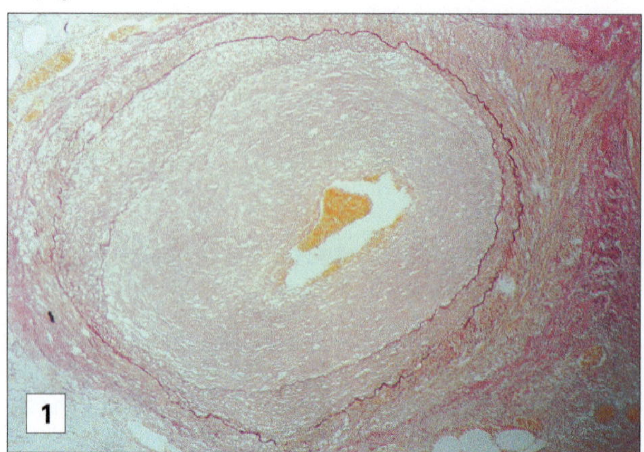

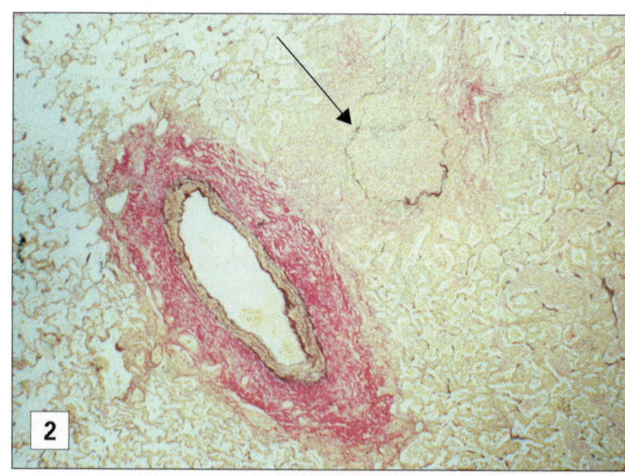

Fig. 21.13 Enxertos que sobrevivem à rejeição aguda ainda são capazes de sofrer rejeição crônica. (1) Secção feita a partir de um paciente com rejeição crônica de seu enxerto de coração. O lúmen do vaso sanguíneo no coração foi estreitado como resultado do espessamento da parede do vaso, limitando o suprimento sanguíneo ao coração. (2) Secção feita a partir de um paciente com rejeição crônica de pulmão mostra bronquiolite obliterativa (seta) bloqueando as vias aéreas. (Gentilmente fornecida pelo Professor Marlene Rose, Imperial College London, Harefield Hospital, e Dr. Margaret Burke, Pathology Department, Royal Brompton Hospital e Harefield Hospital.)

de macrófago (junto com alguns linfócitos). Isso eventualmente leva ao bloqueio de vasos sanguíneos e à subsequente isquemia do órgão.

Inúmeros mecanismos podem levar à rejeição crônica. Eles incluem:

- uma resposta de linfócito T de grau baixo (principalmente da via aloespecífica indireta, como um resultado da perda de leucócitos passageiros que ativam linfócitos T com especificidade da via direta);
- anticorpo pode também estar envolvido na rejeição crônica, assim como indicado pela deposição de componentes do complemento (C4d) nos tecidos.

Processos não imunológicos também são importantes, tais como:

- a resposta do enxerto à lesão causada no momento do transplante ou pelos episódios de rejeição aguda;
- recorrência da doença subjacente original; e
- toxicidades relacionadas a drogas (p. ex., a droga imunossupressora ciclosporina A é nefrotóxica e pode danificar os rins.).

Em alguns casos, o início da rejeição crônica pode ter natureza imunológica, mas sua progressão ocorre devido a mecanismos não imunológicos.

A rejeição crônica responde mal à terapia imunossupressora recorrente. Assim, apesar de haver ocorrido melhoras consideráveis na sobrevida geral do enxerto ao longo das últimas décadas, esta melhora é mais vista no primeiro ano após o transplante – a sobrevida subsequente dos enxertos mal tem sido alterada ao longo dos últimos 20-30 anos (Fig. 21.14). Isso indica a necessidade de melhorar o tratamento da rejeição crônica.

Compatibilidade de HLA é importante para se evitar a rejeição

Os dois principais métodos para se evitar a rejeição dos aloenxertos são:

- combinar o doador e receptor para minimizar as diferenças antigênicas; e
- utilizar estratégias imunossupressoras que bloqueiam a resposta imune contra o órgão.

Entretanto, nos modelos animais (e esperançosamente na clínica) há técnicas que podem induzir tolerância a um órgão, de tal forma que o sistema imune do receptor "aprende" a tratar o órgão doado como "próprio" e não destruí-lo. Conforme discutido a seguir, a capacidade de induzir tolerância específica ao doador é o "Santo Graal" da imunologia do transplante.

Quanto melhor a compatibilidade de HLA do doador e receptor, menor a força da rejeição

As maiores diferenças antigênicas reconhecidas pela resposta aloimune são encontradas em moléculas do MHC (HLA em humanos). Estas moléculas altamente polimórficas têm um papel vital na apresentação de antígenos a linfócitos T.

Há muitos alelos diferentes de moléculas do MHC, e uma forma de se reduzir a força da resposta de rejeição é combinar o doador e receptor, para que eles compartilhem dos mesmos alelos possíveis. Em geral, a compatibilidade é agora realizada utilizando-se técnicas moleculares, como a reação em cadeia da polimerase (PCR), que são específicas para os diferentes alelos.

Em humanos, a compatiblidade de HLA é raramente perfeita entre doadores não parentes, devido à dificuldade na compatibilidade de todos os *loci* genéticos do MHC classes I e II, e o alto nível de polimorfismos em cada *locus*.

P. Quantos *loci* de MHC precisariam ser combinados para se obter uma compatibilidade perfeita em uma população humana?

R. Há três *loci* de HLA classe I (HLA-A, HLA-B e HLA-C) e um indivíduo pode expressar até seis diferentes moléculas de HLA classe I (para cada antígeno haverá uma versão derivada da mãe e outra do pai). De modo semelhante, há três classes de *loci* classe II (HLA-DR, HLA-DP e HLA-DQ) e, novamente, os cromossomos maternos e paternos seriam normalmente diferentes. Em outras palavras, há 12 possíveis *loci* diferentes.

O extenso polimorfismo significa que pode haver centenas de variantes de cada antígeno. Por exemplo, o número de variantes (proteínas) de moléculas de HLA identificadas até abril de 2011 foi: HLA-A 1.176; HLA-B 1.641; HLA-C 808; HLA-DRA 2; -DRB 774; HLA-DQA 27, -DQB 106; HLA-DPA 16, -DPB 129.

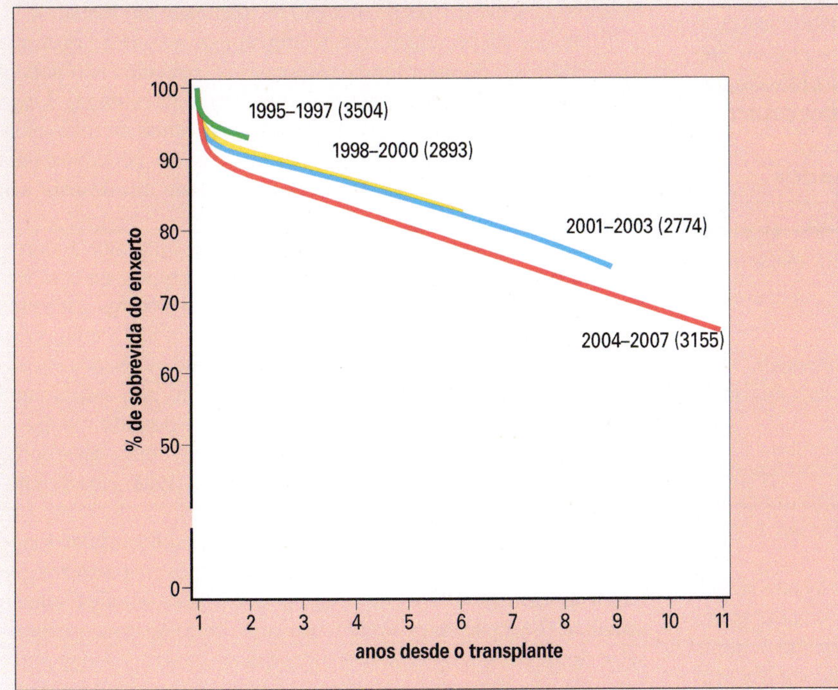

Fig. 21.14 O gráfico mostra a sobrevida dos enxertos de rim em pacientes transplantados de doadores com coração batendo no Reino Unido de 1995-2007. Para comparação, a sobrevida no programa de transplante no Reino Unido de 1975-1979 também está incluída. Tem ocorrido uma melhora considerável na sobrevida do enxerto desde 1975, mas a maioria desta melhora é vista no primeiro ano. Após este período, a meia-vida de sobrevida do enxerto é semelhante para todos os grupos de pacientes. (*Dados do Statistics and Audit Directorate, NHC Blood and Transplant, 2009.*)

Portanto, mesmo antes de se considerar outras moléculas polimórficas associadas ao *locus* de HLA, há uma complexidade considerável, a qual torna altamente improvável uma compatibilidade completa.

Em casos nos quais o transplante ocorre entre doadores vivos com parentesco (tais como irmãos e irmãs), há uma grande oportunidade para compatibilidade, pois em geral o *locus* de HLA é herdado em bloco como uma instância única (ou haplótipo) de cada um dos pais.

Loci fora do MHC também podem levar à rejeição (os antígenos de histocompatibilidade menores). Entretanto, não há tentativa de se combinar estes antígenos, pois há pouca possibilidade de se alcançar uma boa compatibilidade e o efeito da combinação de qualquer antígeno menor único é muito pequeno para ser significativo.

Deve-se notar que, mesmo quando os irmãos são perfeitamente compatíveis no *locus* do MHC, eles não serão compatíveis (a não ser que sejam gêmeos idênticos) para os antígenos de histocompatibilidade menor.

A importância da compatibilidade de HLA nem sempre é crucial

A compatibilidade de HLA é muito importante no transplante de medula óssea (em que uma grande reserva do possível doador pode reduzir o risco de GvHD) e tem uma influência significativa no desfecho do transplante de rim. Para outros órgãos, a importância é menos evidente, por exemplo:

- no transplante de córnea não há benefício da compatibilidade de HLA;
- para aqueles órgãos em que o transplante é essencial para a manutenção da vida (tais como coração e fígado), não há possibilidade de se esperar pela disponibilidade de um órgão bem compatível.

Drogas imunossupressoras

O sucesso do transplante de órgão é inteiramente dependente do uso de drogas imunossupressoras que controlam a resposta aloimune. Apesar de os episódios de rejeição ainda ocorrerem, eles geralmente são mantidos sob controle pelas drogas, para que o dano duradouro seja minimizado.

Ao longo das últimas décadas, tem havido uma melhora evidente nas taxas de sucesso a curto prazo, sendo que mais de 90% dos transplantes de rim estão funcionando após 1 ano do transplante. A principal razão para essas melhores taxas de sucesso é o advento de mais agentes imunossupressores potentes.

P. Quais problemas você esperaria resultar da imunossupressão de longo prazo?
R. Estas drogas causam supressão do sistema imune, então os receptores do transplante são mais propensos a infecções oportunistas e têm uma incidência elevada de malignidade. Esta é a razão do interesse contínuo nas estratégias para se promover tolerância imunológica específica (veja a seguir).

Apesar do interesse nas estratégias para promover tolerância imunológica específica, é provável que o transplante clínico requeira imunossupressão não específica pelos próximos anos. O desafio é utilizar os agentes atualmente disponíveis de maneira inteligente para minimizar os efeitos colaterais, enquanto se preserva a função do enxerto.

O coquetel de drogas mais comum utilizado nos pacientes de transplante de rim envolve três agentes, cada um dos quais têm um modo de ação distinto:

- uma droga que inibe a ativação de linfócito T;
- um antiproliferativo; e
- um agente anti-inflamatório.

Geralmente, três agentes são utilizados no início do período pós-transplante, enquanto a resposta imune antidoador encontra-se em seu pico. Cada vez mais, anticorpos monoclonais também estão sendo utilizados para evitar a rejeição.

Inúmeros estudos clínicos estão apontando a segurança de se remover um destes três agentes dentro de semanas ou meses após o transplante. Parece que a manutenção da imunossupressão com duas drogas é segura e tem um melhor perfil de efeitos colaterais.

Indução de tolerância específica ao doador

Apesar de a imunossupressão generalizada ter sido altamente bem-sucedida na prevenção da rejeição do enxerto, ela tem seu preço. Este inclui:

- a toxicidade não específica das drogas;
- a necessidade de manter a medicação indefinidamente; e
- as consequências da imunossupressão generalizada, tais como o aumento da incidência de câncer e infecção.

Seria, portanto, desejável induzir a tolerância ao enxerto, enquanto o sistema imune se torna especificamente não responsivo aos antígenos do doador, apesar de ainda ser capaz de responder normalmente a outros antígenos.

A tolerância a enxertos foi primeiramente demonstrada pelo grupo de Peter Medawar. Eles demonstraram que, se células alogênicas fossem injetadas em um animal neonatal, quando o animal se tornava adulto ele seria tolerante ao tecido do doador e iria aceitar enxertos sem a necessidade de imunossupressão. Desde então, tem havido inúmeros exemplos de indução de tolerância a enxertos em modelos animais, mas sua tradução para o cenário clínico têm sido difícil.

Uma das dificuldades no cenário clínico é demonstrar que a tolerância realmente existe. Em um modelo animal, é relativamente fácil demonstrar tolerância ao se:

- realizar um segundo enxerto (demostrando então que o sistema imune não irá mais responder ao antígeno); ou
- demonstrar que um enxerto de terceira instância irrelevante ainda é rejeitado (demonstrando que a sobrevida do enxerto não ocorre devido a uma imunossupressão generalizada).

Entretanto, isso é mais difícil em humanos.

Há evidência de indução de tolerância em humanos

Existem duas evidências de indução de tolerância em humanos.

Primeira, há pacientes que receberam os enxertos, mas não mais estão sob regimes imunossupressivos, pois eles não podem tolerar as drogas. Eles podem demonstrar sobrevida de longo prazo do enxerto. Esta não é uma evidência formal de tolerância, mas é altamente sugestiva de que algumas pessoas podem ter uma tolerância operacional, enquanto elas fracassam em destruir seu enxerto órgão.

Segunda, é possível observar a frequência de linfócitos T alorreativos em pacientes com enxertos. Em alguns grupos, há uma frequência reduzida dessas células, mas a resposta a outros antígenos permanece normal (Fig. 21.15). Novamente, esta não é uma prova formal de tolerância, pois ainda não se sabe como os ensaios *in vitro* se relacionam à resposta nos pacientes. Entretanto, eles indicam que pode ser possível desenvolver testes que irão nos permitir monitorar o desenvolvimento de tolerância em pacientes, e então saber como adaptar o tratamento ao indivíduo (p. ex., removendo eles da imunossupressão, quando indicado).

Terceira, há agora estudos que demonstram sobrevida de longo prazo do enxerto (e, portanto, tolerância aparente) em pacientes que têm recebido transplantes de célula-tronco hematopoiética, renal e articular. Estes pacientes tiveram um curso curto de imunossupressão e desde então tem-se visto a sobrevida do enxerto a longo prazo sem rejeição. Enquanto o número de pacientes tratados é limitado, estes dados são muito encorajadores.

Novos métodos para indução de tolerância estão sendo desenvolvidos

Há diversas formas pelas quais a tolerância (ou o aparecimento de tolerância) pode ocorrer. A maioria dessas é discutida com mais detalhes no Capítulo 19. Uma compreensão dos mecanismos pelos quais a tolerância é induzida e mantida permite o desenvolvimento de novos métodos para indução de tolerância.

A tolerância central resulta da deleção de linfócitos T no timo e é a forma de tolerância mais importante para evitar a autoimunidade. Tem sido aproveitada para a indução de tolerância em sistemas experimentais pelo transplante de timo do doador para o receptor.

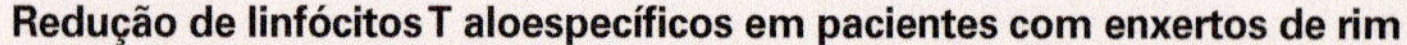

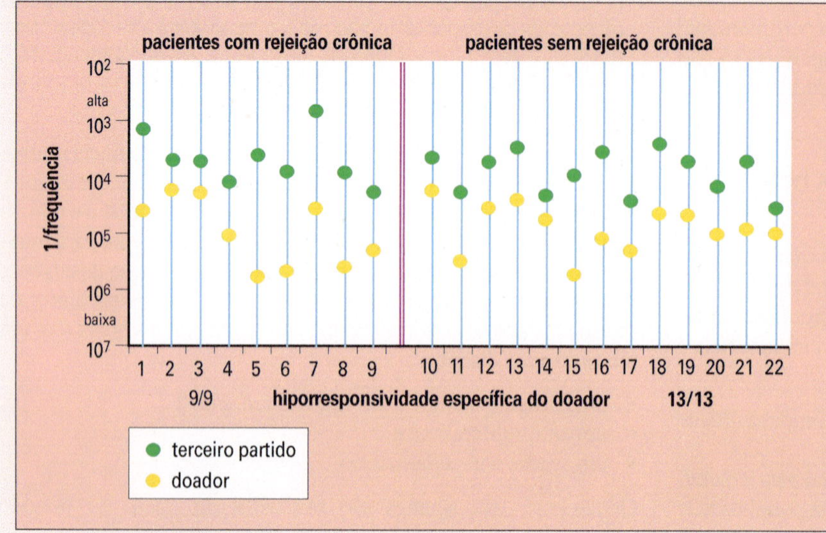

Fig. 21.15 O gráfico mostra a frequência dos linfócitos T capazes de produzir IL-2 de pacientes com enxertos de rim de longo prazo, que reagem com células carreadoras de aloantígeno do doador ou aloantígenos-controle (terceiro partido). Os dados mostram dois grupos de pacientes – aqueles com evidência de rejeição crônica e aqueles sem evidência. Ambos os grupos de pacientes mostram uma frequência reduzida de linfócitos T capazes de reconhecer aloantígeno do doador de órgão, comparada à frequência do aloantígeno do terceiro partido. Isso indica que os pacientes mostram um grau de redução de reatividade aos aloantígenos.

Esta abordagem pode ser particularmente útil no contexto do xenotransplante, em que há uma oportunidade de manipular o doador e/ou receptor antes de enxertar o órgão.

Células alorreativas podem ser transformadas em anérgicas

Nos órgãos periféricos, a indução de tolerância também resulta da deleção. Entretanto, também é possível que as células alorreativas sejam anergizadas. A anergia descreve um estado no qual a célula não é deletada, mas é irresponsiva à estimulação subsequente pelo mesmo antígeno.

P. Qual mecanismo torna os linfócitos T anérgicos na presença de um antígeno apresentado em uma molécula do MHC adequada?

R. A apresentação do antígeno por uma APC não profissional que não possui a capacidade de desencadear sinais coestimuladores (Fig. 8.18).

O bloqueio de moléculas coestimuladoras, tais como CD80 e CD86, por agentes tipo CTLA-4-Ig (uma proteína de fusão entre CTLA-4, um ligante para CD80 e CD86, e a parte Fc de uma molécula de anticorpo), pode ser utilizado para induzir anergia em células alorreativas (Fig. 21.16). Entretanto, deve-se notar que a situação pode ser mais complexa do que esta. Em muitas APCs, as reações cruzadas de CD80 e CD86 com CTLA-4-Ig resultam na regulação positiva de uma enzima imunomoduladora indoleamina 2,3-disoxigenase (IDO). Esta enzima cataboliza o triptofano e, como resultado, evita a ativação de linfócito T, ambos como resultado da:

- privação de linfócitos T deste aminoácido essencial; e
- atividade direta dos produtos da quebra do triptofano nos linfócitos T.

O papel da IDO na regulação imune foi primeiramente reconhecida na placenta, onde ela protege o feto da rejeição imune – inibição da IDO causa rejeição do feto histoincompatível.

Outra alternativa é a indução de uma resposta reguladora para o aloantígeno. O fenômeno de regulação de linfócito T tem há muito tempo sido reconhecido (Fig. 21.17), e pode ser demonstrado em modelos experimentais pela transferência de linfócitos T de um animal tolerante para um receptor virgem, mostrando que isso resulta na transferência de tolerância. Diversos tipos de linfócitos T são capazes de regular a resposta imune, e estratégias que buscam a expansão dessas células podem ser um método para induzir a tolerância *in vivo*.

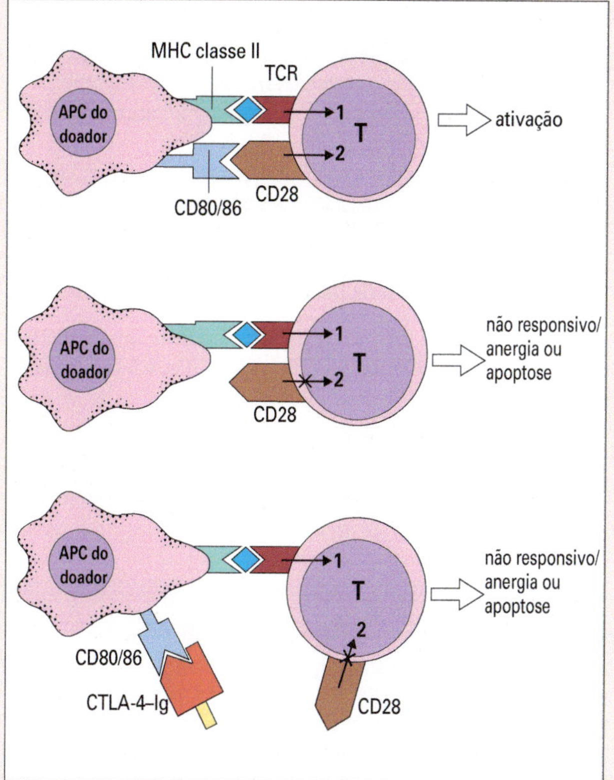

f21Fig. 21.16 Para que ocorra ativação completa do linfócito T, este precisa receber dois sinais – sinal 1 através da ligação do receptor de linfócito T ao complexo peptídeo-MHC adequado (o que proporciona especificidade antigênica), e sinal 2 através de moléculas coestimuladoras (das quais a mais importante para linfócitos T virgens é o CD28 do linfócito T na ligação CD80, ou CD86 na APC). A interação de um linfócito T com uma APC que não possui CD80 ou CD86, quando apenas o sinal 1 é recebido, falha em ativar o linfócito T, podendo resultar em apoptose ou anergia de linfócito. No cenário experimental ou clínico, é possível bloquear a interação de CD28 com CD80/86 pela adição de molécula solúvel, CTLA-4-Ig, a qual consiste na parte extracelular de CTLA-4 (um ligante alternativo para CD80/86) fundida ao Fc da imunoglobulina. Esta molécula impede a interação de CD28 com CD80/86. Isso também pode resultar na regulação positiva de enzimas imunorreguladoras, indoleamina 2,3-disoxigenase (IDO), como descrito no texto.

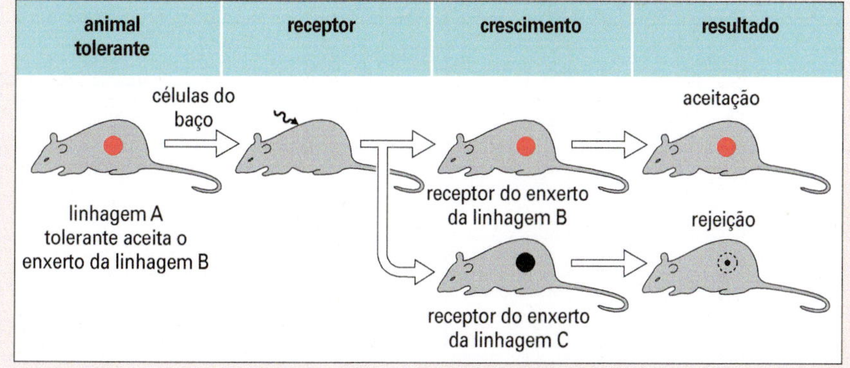

Fig. 21.17 Um animal da linhagem A que foi feito tolerante para um enxerto B pode conter células reguladoras. Se estas células são removidas do animal e transferidas para um receptor da linhagem A levemente irradiado, e este animal então recebe um enxerto de pele da linhagem B, o enxerto pode ser aceito. Na maioria dos casos, esta tolerância é específica, então se o segundo camundongo receber um enxerto da linhagem C, este pode ser rejeitado.

Limitações do transplante

Duas questões principais limitam o sucesso do transplante:

- a primeira é a escassez de doadores de órgãos – isso significa que nem todo mundo que se beneficiaria de um transplante, e que dada a alta taxa de sucesso do transplante, um número crescente de pacientes se beneficiaria;
- o segundo problema é a rejeição crônica, a qual resulta em uma perda contínua dos órgãos transplantados e na necessidade de os pacientes pemanecerem sob imunossupressão, com as consequências da toxicidade da droga, imunossupressão sistêmica, aumento da incidência de malignidade e infecção.

O segundo destes problemas, a rejeição crônica, se resolveria se fôssemos capazes de induzir tolerância aos enxertos nos pacientes. Para fazer isso, é necessário:

- desenvolver ensaios que nos permitiriam determinar quando a tolerância tivesse sido induzida; e
- traduzir as terapias desenvolvidas em modelos animais para a clínica.

Estes ensaios ainda estão sob desenvolvimento, mas podem envolver medidas da frequência de linfócitos T alorreativos e/ou reguladores em pacientes, assim como outros biomarcadores imunológicos. No momento, não está claro qual procedimento de indução de tolerância é mais provável que funcione no transplante clínico, e mais trabalhos em modelos primatas são necessários para resolver este problema.

Abordagens alternativas para superação da escassez de doador de órgãos estão sendo investigadas

Embora seja muito importante aumentar a reserva de doador, as abordagens discutidas anteriormente nunca irão fornecer todos os órgãos necessários. Alternativas incluem:

- o desenvolvimento de órgãos mecânicos artificiais;
- a longo prazo, o uso de estratégias de clonagem e/ou engenharia tecidual para produzir órgãos biológicos artificiais; e
- xenotransplante (o uso de órgãos animais).

RACIOCÍNIO CRÍTICO: TRANSPLANTE DE RIM (VEJA A PÁG. 448 PARA RESPOSTAS)

A Srta. X tem diabetes melito, e isso causou dano grave aos seus rins. Esta complicação é chamada nefropatia diabética, e é uma das maiores indicações para transplante de rim. A Srta. X estava sob tratamento por diálise, mas isso não estava funcionando bem para ela e a aconselharam que seria beneficiada pelo transplante renal. Entretanto, encontrar um doador cadavérico adequado para a Srta. X mostrou-se muito difícil e foi sugerido que um membro da família pudesse doar um órgão. Toda sua família imediata – seu marido, cinco crianças e dois irmãos – concordou ser eventuais doadores.

Os tipos de HLA e grupos sanguíneos dos membros da família estão mostrados na tabela. Com base nesses testes, um doador foi selecionado e o transplante foi realizado.

Apesar do sucesso da cirurgia, o rim tão logo se tornou escuro e inchado. Isso começou a acontecer em poucos minutos da restauração do fluxo sanguíneo através do enxerto e foi necessária sua remoção imediata.

Quatro anos mais tarde, a Srta. X ainda estava muito doente sob diálise, não havia disponibilidade de doador cadavérico, e foi decidido tentar-se novamente um transplante de um parente vivo. Outro membro da família foi selecionado para doar um rim, o qual funcionou bem no início. A Srta. X recebeu imunossupressão tripla. Ela teve apenas um episódio de rejeição 3 semanas após a cirurgia, que foi tratado com sucesso com terapia antirrejeição. Não houve outros problemas.

Pessoa	Idade	Relação com o paciente	Genótipos de HLA			Fenótipo do gene do grupo sanguíneo
			A	B	DR	
Srta. X	46	o paciente	1 2	8 44	3 4	BODd BRh+
Sr. X	52	marido	2 3	14 7	8 2	AOdd ARhr
Anne	25	filha	2 3	44 7	4 2	AOdd ARhr
Bert	24	filho	1 2	8 14	3 8	ABDd ABRh+
Chas	21	filho	1 3	8 7	3 2	BOdd BRhr
Dave	15	filho	2 1	44 60	4 8	BODd BRh+
Edna	13	filha	1 2	8 14	3 8	AODd Arh+
Fred	48	irmão	1 2	8 44	3 4	ABDd ABRh+
Gary	56	irmão	2 2	44 14	4 15	BODD BRH+

Continua

RACIOCÍNIO CRÍTICO: TRANSPLANTE DE RIM (VEJA A PÁG. 448 PARA RESPOSTAS)

O rim continuou a trabalhar por 8 anos, mas sua função gradualmente diminuiu a partir do 4º ano em diante. Os médicos não podiam evitar a piora da situação, e a Srta. X eventualmente teve que retornar para a diálise.

1 Quais são as dificuldades de se encontrar um doador de órgão?

2 Comente sobre as relações de HLA entre a Srta. X e seus irmãos.

3 Comente sobre as relações entre as crianças e a Srta. X.

4 Classifique cada membro da família em termos de sua relação de HLA com a Srta. X (HLA idêntico, compatibilidade do haplótipo doHLA, incompatibilidade completa do HLA).

5 Em termos de compatibilidade de HLA isoladamente, quem era o melhor doador para a Srta. X?

6 Considere qual efeito o antígeno do grupo sanguíneo teve na escolha do doador. De quem os rins poderiam ter sido transplantados e quem não poderia ter sido adequado?

7 Daqueles que tiveram um grupo sanguíneo compatível, quem você teria escolhido como o melhor doador? Explique seus motivos.

8 O desfecho do transplante foi um desastre! Por qual mecanismo o enxerto foi atacado?

9 Por que a Srta. X estava sob um risco maior desta reação desagradável?

10 Quais testes de laboratório são utilizados para evitar esta reação de rejeição, e o que parece ter saído errado nesta ocasião?

11 Quatro anos após o primeiro transplante, foi decidido se tentar novamente um doador vivo com parentesco. De todos os membros da família, quem você teria escolhido como o doador e quais rins eram mais prováveis de sobreviver na Srta. X?

12 O que é terapia tripla de imunossupressão?

13 Qual tipo de rejeição ocorreu 3 semanas após o transplante e quais mecanismos imunológicos foram envolvidos?

14 O que é terapia antirrejeição?

15 Não havia outros problemas com a Srta. X. Você pode pensar em alguns dos problemas que poderiam surgir em um receptor de transplante?

16 Por que a função do transplante diminuiu gradualmente, e por que os médicos não poderiam interromper este processo?

Pontos de discussão

1 Quais são as questões éticas envolvidas nesta forma de transplante?

2 Quais formas novas de imunoterapia poderiam estar disponíveis no futuro para se evitar a rejeição do enxerto?

CAPÍTULO 22

Imunidade aos Cânceres

RESUMO

- **O sistema imune possui o potencial de vigiar o corpo contra a presença de alguns tipos de tumor em desenvolvimento.**
- **Os tumores podem induzir imunidade.** Camundongos, ratos, *hamsters* e sapos podem ser imunizados contra tumores. Na maioria dos tumores animais, a imunidade tumoral induzida pela imunização é específica (ou mais potente) para o tumor individual utilizado no processo de imunização.
- **Os antígenos tumorais têm sido caracterizados por três vias — experimentos de desafio por imunização, reatividade de células T e reatividade de anticorpos.** Os experimentos de desafio por imunização revelaram a imunogenicidade de peptídeos antigênicos "auxiliados" ("chaperonados") por proteínas de choque térmico. Os antígenos identificados por meio da reatividade de células T e de anticorpos incluem antígenos mutados específicos para tumores individuais, antígenos de câncer de testículo, antígenos de diferenciação e de tumores virais.
- **Respostas imunológicas vigorosas aos tumores são comprometidas por mecanismos regulatórios.** Os tumores induzem uma imunidade em seu hospedeiro primário, e essa imunidade é suprimida. Células reguladoras tais como as células T $CD4^+$ $CD25^+$ e a inibição de células anti tumorais ativadas através do CTLA-4 encontram-se envolvidas no processo de inibição da imunidade tumoral.

Vigilância imunológica e proteção contra o câncer

O câncer parece ter envolvido a mente de imunologistas praticamente desde o início da imunologia propriamente dita. Ehrlich, que opinou sobre vários aspectos da imunologia, acreditava que o sistema imunológico poderia proteger o hospedeiro contra o câncer.

Burnet e Thomas refinaram esta ideia propondo a hipótese da vigilância imunológica do câncer. A hipótese permaneceu no limbo durante várias décadas, sem avanços e sem retrocessos, até muito recentemente, quando o estudo de Old, Schreiber e colaboradores demonstrou que camundongos com o estado imunológico comprometido eram mais vulneráveis que camundongos imunocompetentes ao desenvolvimento de uma gama de cânceres.

A hipótese da vigilância imunológica é frequentemente considerada como a base intelectual da imunologia do câncer. Apesar da pequena contribuição da hipótese por si só nas tentativas de tratamento imunológico do câncer, esta tem implicações significativas na compreensão das funções do sistema imunológico.

A infecção apresenta um efeito anticâncer?

Médicos alemães no século XIX reportaram regressões significativas de câncer em pacientes esporádicos que desenvolveram infecção estreptocócica. Esses relatos conduziram à exploração das infecções e da febre como uma modalidade imunoterapêutica por William Coley, um cirurgião da cidade de Nova Iorque.

O trabalho de Coley e seus antecessores, os quais sugeriam que uma estimulação inespecífica do sistema imunológico, como, por exemplo, através de uma infecção, poderia apresentar um efeito anticâncer, permanece como a ideia principal na área da imunologia do câncer. É apenas um pequeno exagero dizer que cada ideia na imunidade ao câncer tenha sido interpretada, em algum ou outro momento, segundo as observações de Coley.

Imunidade tumoral no hospedeiro primário

Totalmente não relacionado a essas duas linhas de investigação, o estudo da imunidade ao câncer foi reavivado pelas mãos daqueles que estavam transplantando tumores quimicamente induzidos em vários camundongos isogênicos, os quais se tornaram disponíveis nos anos 1950. Esses investigadores "mostraram uma imunização 'bem -sucedida' contra os 'tumores transplantáveis' e expressaram grandes esperanças acerca da vacinação contra o câncer".

Em contrapartida, essas imunizações bem-sucedidas eram simplesmente o resultado de diferenças alogênicas entre os tumores e a linhagem do hospedeiro (camundongo), um tópico que representou um papel importante na definição do MHC, contudo sem relevância na imunidade ao câncer.

P. O que irá acontecer se um tumor de um camundongo que possui certo alótipo de MHC for transplantado em um receptor com um alótipo diferente durante a primeira ou segunda vez?

R. Uma reação de rejeição se desenvolverá, exibindo características tanto de especificidade quanto de memória (Cap. 21).

No entanto, em meio a gama de experimentos nos quais tumores MHC-não pareados (incompatíveis) foram transplantados em camundongos, somente o estudo de Ludwik Gross, seguido dos trabalhos tanto de Prehn e Main como de George e Eva Klein, mostrou que, mesmo quando tumores MHC-compatíveis eram utilizados na imunização de camundongos, verificava-se uma proteção contra um crescimento tumoral subsequente (Fig. 22.1). Esses estudos embasaram a formulação de dois princípios que contribuíram muito para o desenvolvimento da imunologia do câncer, discutidos a seguir.

Cânceres estimulam uma imunidade protetora no hospedeiro primário e singeneico

Camundongos e ratos de um dado alótipo podem ser imunizados com células cancerosas irradiadas que se desenvolveram em animais de mesmo alótipo. Quando eles foram desafiados com células cancerosas vivas, os animais exibiram resistência ao desenvolvimento tumoral. As observações e deduções a seguir são derivadas desses resultados.

- A descoberta da imunogenicidade de tumores forneceu a pedra fundamental para a ideia de **antígenos tumorais específicos**. Se alguém pudesse imunizar, então antígenos deveriam existir.
- A imunidade tumoral depende de vários fatores. O grau de imunidade tumoral depende do tipo de câncer e do método de indução do mesmo, ou da falta de indução. Cânceres induzidos por luz UV são altamente imunogênicos, tumores induzidos por metilcolantreno são menos imunogênicos e tumores espontâneos, ainda menos. Ainda assim, a imunogenicidade de tumores foi demonstrada em todos os modelos de estudo testados.
- O animal primário desenvolve imunidade a um desafio tumoral subsequente. Além disso, este também é imune a desafios subsequentes utilizando-se o mesmo tumor (Fig. 22.1).
- A imunidade protetora é observada apenas em imunizações profiláticas e não nas imunizações terapêuticas – uma vez que um tumor foi implantado em um camundongo, a imunização com células cancerosas irradiadas (derivadas do tumor em crescimento) não reduz o crescimento tumoral (Fig. 22.2). As investigações das diferenças observadas entre a profilaxia e a terapia resultaram na descoberta de conceitos fundamentais acerca da imunidade tumoral.

Obviamente não é possível testar a imunogenicidade de tumores em humanos por meio de experimentos de desafio por imunização com transplantes. Não existe outro método confiável de determinação de imunogenicidade tumoral.

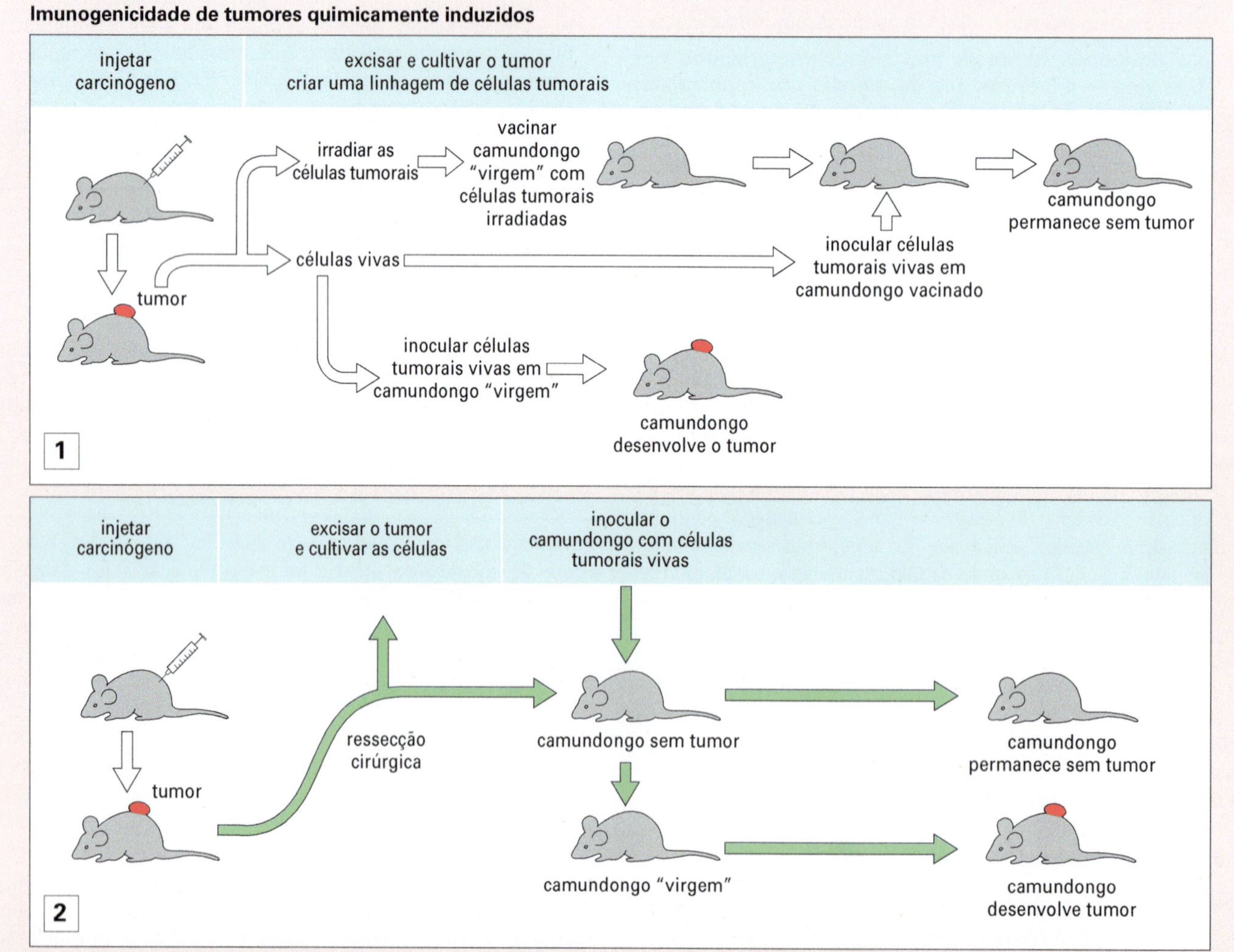

Fig. 22.1 (1) Camundongos imunizados com células tumorais são protegidos contra crescimento tumoral subsequente. (2) O animal primário que desenvolve o tumor é também imune a desafios subsequentes com o mesmo tumor.

Diferença entre a profilaxia contra futuros tumores e a terapia contra tumores preexistentes

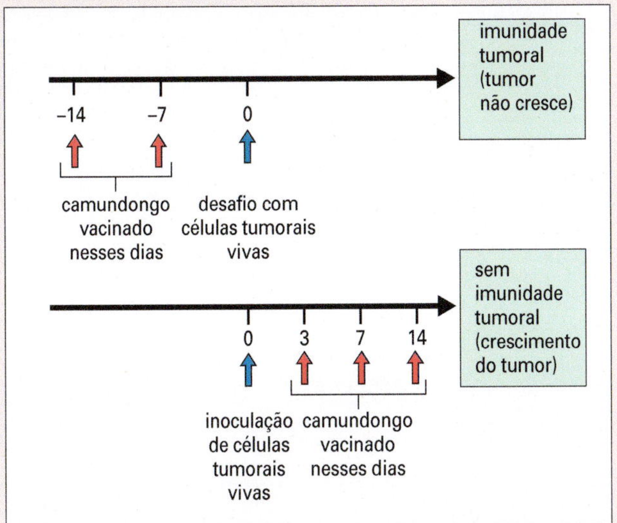

Fig. 22.2 A imunidade protetora é observada apenas na imunização profilática e não na imunização terapêutica – uma vez que um tumor é implantado em um camundongo, a imunização com células cancerosas irradiadas (derivadas do tumor em desenvolvimento) não reduz o crescimento tumoral.

Risco relativo de tumores em pacientes transplantados renais imunossuprimidos

tipo de tumor	risco relativo aproximado
sarcoma de Kaposi	50-100
linfoma não Hodgkin	25–45
carcinoma hepático	20–35
carcinoma de pele	20–50
carcinoma de cérvix	2,5–10
melanoma	2,5–10
pulmão	1–2

Fig. 22.3 Em todas as formas de imunodeficiência, o risco relativo de desenvolver tumores nos quais os vírus estão conhecidamente envolvidos é significativamente maior. Este é o caso de todos esses listados, exceto o câncer de pulmão. Os riscos relativos variam nos diferentes estudos de acordo com a duração do acompanhamento realizado e também pela presença de cofatores como a exposição à luz solar para o câncer de pele.

Portanto, torna-se impossível tecer comentários sobre a imunogenicidade de tumores humanos. A maior parte do trabalho acerca da imunidade do câncer humano foi realizada com melanomas, resultando na hipótese de que, dentre os tumores humanos, os melanomas são particularmente imunogênicos. Esta é uma crença errônea – melanomas são simplesmente os tumores humanos mais fáceis de cultivar *in vitro*, e, portanto, os mais fáceis de estudar também.

A imunidade específica pode se desenvolver em tumores induzidos e espontâneos

Quando camundongos são imunizados contra um dado fibrossarcoma, tornam-se imunes a esse fibrossarcoma específico, ou seja, somente a esse fibrossarcoma individual ou linhagens derivadas dele. Se outro fibrossarcoma for inoculado nesses camundongos, mesmo que induzido pelo mesmo carcinógeno, o crescimento tumoral não será afetado pela imunização anterior.

A principal questão que envolve a antigenicidade individualmente distinta de tumores quimicamente induzidos foi levantada por Basombio e Prehn. Os autores induziram fibrossarcomas em 25 camundongos BALB/c singeneicos através da administração de metilcolantreno e em seguida testaram a imunogenicidade de cada camundongo contra todos os outros tumores num modelo desafio-imunização. Eles concluíram que, apesar da indução simultânea do tumor na mesma linhagem de camundongos com a mesma idade, através do mesmo carcinógeno, e apesar de todos os tumores serem histopatologicamente diagnosticados como fibrossarcomas, os mesmos apresentavam antigenicidade individual distinta. Tumores independentes induzidos pelo mesmo carcinógeno no mesmo camundongo também são distintos antigenicamente.

P. O que se pode sugerir sobre a natureza da resposta imunológica contra tumores a partir dessa observação?
R. A resposta imunológica deve envolver o sistema imunológico adaptativo.

Tumores espontâneos também são distintos antigenicamente

A reatividade cruzada entre tumores não acontece por acaso. Tipicamente, observou-se que essa imunidade cruzada é significativamente mais fraca que a antigenicidade individual específica. Esforços na caracterização desses antígenos de reação cruzada que promovem proteção contra os tumores não progrediram muito, exceto no caso de tumores induzidos por vírus. Em contrapartida, houve progressos consideráveis na identificação de antígenos individualmente distintos.

Além desses estudos experimentais, várias observações clínicas apontam a existência de imunidade protetora tumoral em humanos. Estas incluem o risco relativo aumentado de câncer em pacientes que estão imunossuprimidos por serem receptores de transplante renal (Fig. 22.3) ou por várias outras razões (Fig. 22.4).

P. A constatação de que indivíduos imunossuprimidos são mais suscetíveis a tumores pode ser explicada por no mínimo duas teorias diferentes. Sugira quais seriam as possíveis explicações.
R. O indivíduo pode não ser capaz de controlar infecções virais que originem câncer (vírus oncogênicos), ou então estes podem ser incapazes de vigiar e controlar tumores primários provenientes de mutações. Uma explicação não exclui a outra.

Caracterização de antígenos tumorais

As duas principais abordagens para a identificação de antígenos tumorais são apresentadas na Figura 22.5 e discutidas individualmente a seguir. Não é de se surpreender que as metodologias alcançaram resultados não inteiramente concordantes. Essas diferenças auxiliaram a destacar uma interação fascinante entre imunidade e tolerância a tumores, discutida a seguir.

Vírus oncogênicos e imunodeficiência

causa da imunodeficiência	tipos de tumores comuns	vírus envolvidos
imunodeficiência hereditária	linfoma	EBV
imunossupressão causada por transplante de órgãos ou pela AIDS	linfoma câncer cervical câncer de pele câncer de fígado sarcoma de Kaposi	EBV papiloma vírus provavelmente papilomavírus vírus da hepatite B e C herpes-vírus humano-8
malária	linfoma de Burkitt	EBV
autoimunidade	linfoma	EBV

Fig. 22.4 O câncer de pele é o tipo de tumor mais comum na maioria dos receptores de transplante de órgãos. Em outras formas de imunodeficiência, os tumores do sistema imune predominam. A maioria dos adultos sadios é portadora do vírus Epstein-Barr (EBV) e de vários papilomavírus durante sua vida sem desenvolverem doenças por apresentarem imunidade antiviral.

	categoria do antígeno	antígenos individuais	tumores nos quais foram identificados	atividade em modelos de camundongo	ensaios de vacina em humanos
transplante do tumor (modelos em camundongo)	complexos de proteína-peptídeo de choque térmico	Gp96	fibrossarcoma, carcinoma de pulmão, linfoma, carcinoma de próstata etc.	+	fase III dos ensaios em carcinoma renal, melanoma em andamento
		Hsp70	fibrossarcoma, carcinoma de cólon	+	fase II dos ensaios em LMC em andamento
		Hsp90, CRT Hsp110, 170	fibrossarcoma carcinoma de cólon	+	nenhum ensaio ainda
reatividade de célula T/anticorpo (SEREX) (a maior parte dos estudos em humanos, alguns modelos em camunodongo)	antígenos de câncer/testículos	NY-ESO-1 MAGE etc.	melanomas outros tumores	N/A**	uma série de ensaios de fase I e II completos e em andamento
	antígenos de diferenciação (linhagem-específicos)	melan A tirosinase Gp100 PSA etc.	Melanomas (exceto PSA) (carcinoma de próstata)		
	antígenos com expressão ampla	humano – CEA, MUC, HER2, G250	muitos tumores, exceto G250 (somente carcinoma renal)		
		murino – P1A, gp70	muitos tumores	–	N/A
	antígenos tumor-específico comuns	P53 mutada, Ras mutada, BRC-ABL, etc. vírus do papiloma?	muitos tumores	N/T*** exceto um único estudo positivo com p53	nenhum ensaio clínico significativo em andamento
	antígenos tumor-específico únicos (mutações)	humano – MUM-1,2, β-catenina, HLA-A2-R170I, ELF2m, miosina-m, caspase-8, KIAA0205, HSP70-2m, CDK4*, TRP2*, NA17A*	melanoma	N/A	N/A
		murino – Erk2, R NA helicase proteínas ribossomais L9, L11	fibrossarcomas carcinoma de células escamosas	+	nenhum
	antígenos virais	(Fig. 22.5)			

LMC, leucemia mieloide crônica; SEREX, análise sorológica de bibliotecas de expressão de cDNA recombinante; *expressado como melanoma >1, porém em nenhum tecido normal; N/A**, não aplicável; N/T***, não testado

Fig. 22.5 Uma lista abrangente dos principais tipos de antígenos tumorais.

Os antígenos tumor-específicos definidos por imunização pertencem à família das HSPs

Quando os tumores foram bioquimicamente fracionados e frações proteicas individuais foram testadas quanto à sua capacidade de induzir imunidade tumoral protetora, vários antígenos tumorais protetores foram identificados em diversos modelos tumorais, como sarcomas de camundongo, melanomas, carcinomas de cólon e pulmão e hepatomas em rato.

Curiosamente, independentemente do modelo tumoral utilizado, todos os antígenos identificados pertenciam à família de proteínas conhecida como **proteínas de choque térmico** (HSPs, do inglês, *heat-shock proteins*), as quais:

- eram capazes de induzir imunidade protetora;
- pertenciam às famílias HSP90 (gp96 e HSP90), HSP70 (HSP110 e HSP/c70), calreticulina e HSP170 (também conhecida como grp170).

HSPs devem ser isoladas diretamente de tumores para serem imunologicamente ativas

Dois aspectos da imunidade tumoral induzida por HSP merecem destaque.

- Primeiro, as HSPs estão presentes tanto em tecidos normais quanto em tumores, e as HSPs provenientes de tecidos normais não promovem rejeição. Elas devem ser isoladas de tumores para apresentarem atividade imunológica.
- Segundo, as HSPs induzem imunidade especificamente contra os tumores individuais dos quais foram isoladas.

Essas duas observações sugerem que as HSPs nos tumores diferem daquelas presentes em tecidos normais, e que as HSPs em cada tumor diferem das mesmas moléculas encontradas em outros tumores.

Este dilema foi resolvido a partir da demonstração de que as moléculas de HSP funcionam como chaperonas de peptídeos numa fenda de ligação de peptídeo do mesmo modo que as moléculas de MHC o fazem, apesar das particularidades estruturais das fendas da HSP e do MHC (Fig. 22.6). A especificidade da imunogenicidade advém dos peptídeos, em vez da HSP propriamente dita – a dissociação dos peptídeos associados à HSP das HSPs elimina a atividade de rejeição tumoral.

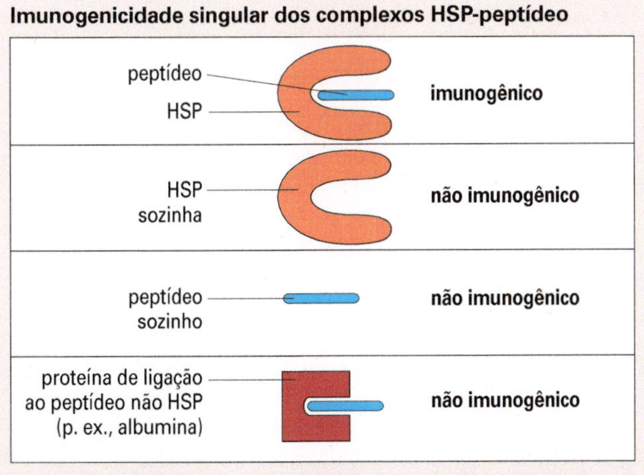

Fig. 22.6 Moléculas de HSP auxiliam peptídeos em uma fenda de ligação de peptídeos. A especificidade da imunogenicidade advém dos peptídeos em vez da HSP propriamente dita – a dissociação dos peptídeos associados à HSP eliminou a atividade de rejeição tumoral.

As HSPs podem auxiliar vários peptídeos diferentes, portanto os peptídeos auxiliados pela HSP não possuem entre eles nenhum epítopo antigênico tumor-específico encontrado nas células tumorais, nem a impressão antigênica do tumor do qual as HSPs são isoladas.

As moléculas de HSP se ligam às APCs e marcam peptídeos com alta eficiência

A própria molécula de HSP apresenta no mínimo duas funções fundamentais além de auxiliar peptídeos:

- as HSPs se ligam às células apresentadoras de antígeno (APCs) tais como macrófagos e células dendríticas (DC) por meio de receptores de HSP, como CD91, e, portanto, marcam os peptídeos auxiliados pelas HSPs para a APC com alta eficiência;
- além disso, os peptídeos ligados às HSPs, uma vez no interior da APC, seguem tanto a via endógena quanto a exógena de apresentação de antígeno, sendo processados e reapresentados pelas moléculas do MHC classes I e II das APCs (Fig. 22.7).

P. Como uma APC pode apresentar um antígeno internalizado via moléculas de MHC classe I?

R. Esta célula o faz através do processo de apresentação cruzada.

É por este mecanismo que a imunização via HSPs derivadas de tumores induz uma resposta de células CD4 e CD8 contra os tumores. Além disso, as moléculas de HSP estimulam as APCs a mediar a maturação das DCs, assim como a secreção de uma gama de citocinas que produzem um meio favorável para a resposta adaptativa.

"Antígenos específicos de tumores" reconhecidos por células T apresentam um amplo espectro de especificidade

Muitos estudos identificaram células T reativas a tumores no sangue ou em tumores, e esses achados fundamentaram a ideia da existência de antígenos tumorais.

O trabalho de Thierry Boon e colaboradores tornou tecnicamente possível a identificação de epítopos de CTLs de células cancerosas, sendo reconhecidos por células T reativas a tumores.

Embora a ideia de antígenos específicos de tumores em modelos de estudo de câncer em camundongos tenha sido fundamentada na rejeição de tumores *in vivo* e, portanto, apresentasse conotações específicas de especificidade tumoral, os antígenos tumorais definidos por células T reativas a tumores apresentam um espectro maior de especificidade, e sua relação com a imunidade tumoral *in vivo* é questionável.

Os antígenos tumorais definidos por células T provenientes de tumores murinos foram definidos em um mastocitoma, dois fibrossarcomas, um carcinoma de células escamosas e em um carcinoma de cólon, visto que essas linhagens tumorais são muito utilizadas no meio científico. Do mesmo modo, a maior parte do trabalho correspondente em tumores humanos foi realizada em melanomas, pelo fato de esta linhagem ser de fácil manuseio em cultura, mais do que devido a qualquer imunogenicidade única presente em melanomas humanos.

Os antígenos tumorais identificados como epítopos de células T se enquadram nas seguintes categorias (Fig. 22.5).

Mecanismos da imunogenicidade específica dos complexos HSP-peptídeo

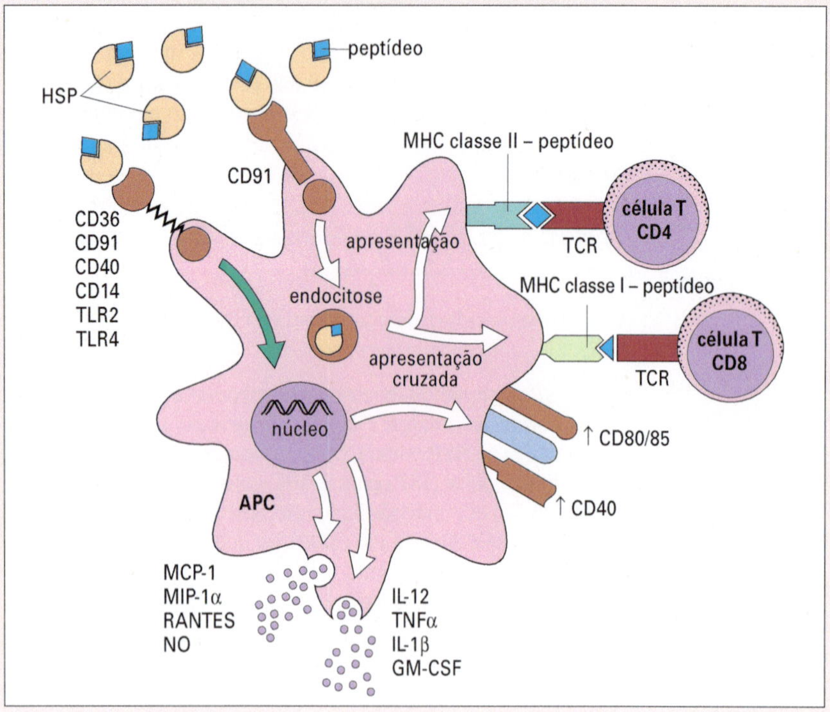

Fig. 22.7 Uma vez introduzidos na APC, os peptídeos auxiliados pelas HSPs seguem a via de apresentação de antígeno endógena classe I, assim como a exógena classe II, sendo processados e reapresentados através das moléculas do MHC classes I e II nas APCs. A ligação da HSP induz a produção de citocinas e quimiocinas e a estimulação positiva do CD40 e CD80/85. (MCP-1, proteína quimiotática de monócitos-1; MIP-1α, proteína inflamatória de macrófagos-1α.) *(Adaptada de Srivastava P. Nat Rev Immunol 2002;2:185–194. Copyright 2002, Nature Reviews Immunology.)*

Antígenos de câncer/testículo são expressos somente nos testículos

Os antígenos de câncer/testículo (CT), como o nome sugere, são expressos somente nas células cancerosas e nos testículos, estando ausentes em qualquer outro tecido humano normal. MAGE, BAGE, GAGE e NY-ESO1 são exemplos dessa classe de antígenos. Identificaram-se epítopos individuais nos antígenos CT tanto para os linfócitos CD8 quanto para os CD4. Atualmente, ensaios clínicos com o antígeno MAGE estão em andamento.

Antígenos de diferenciação são linhagem-específicos e não tumor-específicos

Antígenos de diferenciação, que são específicos de cada linhagem, e não específicos de cada tumor, são expressos tanto em tecidos normais (melanócitos) quanto em tumores (melanomas). Como exemplos de tais antígenos têm-se MART-1/Melan-A, tirosinase, gp100, Trp1 e Trp2. Epítopos individuais dos antígenos de diferenciação foram definidos tanto para os linfócitos CD4 quanto para os CD8. A maior parte dos antígenos de diferenciação foi identificada em melanomas humanos, porém em ensaios clínicos randomizados, de modo que há pouca evidência científica de que a imunização com os antígenos de diferenciação confira algum benefício clínico para pacientes com câncer.

Antígenos específicos de tumores únicos foram identificados em melanomas

Antígenos únicos ou específicos de tumores individuais apresentados por moléculas de MCH classe I ou II foram caracterizados em melanomas humanos (Fig. 22.5).

Em relação à sua especificidade, esses antígenos se assemelham mais aos antígenos tumor-específicos individuais provenientes de tumores murinos identificados em estudos de transplante tumoral. A imunização com esses antígenos torna os camundongos resistentes ao desafio tumoral. Eles são os únicos antígenos tumorais nos quais essa propriedade essencial foi comprovada. Os assim definidos antígenos únicos de tumores humanos não foram analisados em relação à sua atividade clínica.

Epítopos de células T de antígenos virais foram identificados

Epítopos de células T de antígenos virais provenientes de tumores induzidos por vírus foram definidos tais como:

- o antígeno de T do SV40 e os poliomavírus;
- os antígenos E6 e E7 dos papilomavírus humanos que causam câncer cervical e;
- alguns antígenos do EBV (Fig. 22.8).

Alguns destes, como os antígenos do HPV, são utilizados em vacinações profiláticas (Cap. 18) e estão sendo testados quanto à sua atividade clínica em tumores humanos.

"Antígenos específicos de tumor" definidos por anticorpos raramente são tumor-específicos

A pesquisa por anticorpos que diferenciem células cancerosas e normais tem uma longa tradição e tem sido realizada com toda a gama de ferramentas disponíveis desde antissoros até bibliotecas de anticorpos por meio da técnica de *panning*. Essa busca tem sido muito malsucedida e raramente anticorpos tumor-específicos foram produzidos. A maior parte dos anticorpos tumor-específicos, tais como o anticélulas T tumorais, reconhece antígenos CT, antígenos de diferenciação e antígenos comuns, e mesmo antígenos mais amplamente distribuídos (Fig. 22.5).

Microrganismos e tumores humanos

tumor	organismo
leucemia de células T do adulto	vírus T-linfotrópico humano tipo I (HTLV-I)
linfoma de Burkitt e linfoma em casos de imunossupressão	EBV
câncer cervical	papilomavírus humano (HPV-16 e 18, entre outros)
câncer hepático	hepatites B e C
câncer nasofaríngeo	EBV
câncer de pele	provavelmente papilomavírus humano
câncer de estômago	*Helycobacter pylori*

Fig. 22.8 O EBV causa linfoma de Burkitt em áreas onde a malária é endêmica na África e carcinoma nasofaríngeo na China, sugerindo que cofatores, ou genéticos ou ambientais, são essenciais para o desenvolvimento tumoral. *Helycobacter pylori* é a única bactéria conhecida até o momento que está envolvida na etiologia do câncer humano.

Anticorpos contra um antígeno da superfície da célula B, o CD20, contra o receptor do fator de crescimento epidérmico, e contra HER2/Neu foram aprovados para o tratamento de linfomas de células B, cânceres colorretais e cânceres de mama, respectivamente. Apesar de esses anticorpos demonstrarem certa eficácia no tratamento de alguns cânceres em determinado estágio, eles:

- não reconhecem antígenos tumor-específicos;
- na verdade são mais utilizados como fármacos do que como reagentes imunológicos.

Anticorpos utilizados no diagnóstico do câncer podem não ser tumor-específico

Como os anticorpos séricos são tecnicamente fáceis de se medir, eles sempre atraíram a atenção dos médicos. Desse modo, o anticorpo contra o antígeno carcinoembrionário (CEA) é frequentemente utilizado como um marcador da progressão ou *status* de certos carcinomas; contudo, o CEA ou outros antígenos similares não são antígenos tumor-específicos, e os marcadores de diagnóstico não precisam necessariamente ter a especificidade exigida de um "antígeno tumor-específico".

Respostas imunológicas antitumorais

Imunidade tumoral bem-sucedida é rara em pacientes com câncer

A maior parte dos mecanismos de imunidade tumoral vem sendo examinada em modelos de camundongo, em parte devido ao fato de que uma imunidade tumoral eficiente é rara em pacientes oncológicos. Além disso, como uma imunidade tumoral eficiente é rara no ambiente que abriga o tumor em modelos de camundongos, grande parte dos estudos foi realizada em um cenário profilático, não aplicável à realidade humana.

Não surpreendentemente, as vias de indução da resposta imunológica a tumores são simples (Fig. 22.9). O inóculo tumoral (com a sua carga antigênica) é reconhecido pelas APCs no local da imunização e ocorre apresentação cruzada a células CD8 virgens nos linfonodos que drenam a região. Geralmente, ambas as respostas são necessárias nos modelos de camundongos testados, e verificou-se que as duas respostas estavam presentes nos pacientes oncológicos estudados.

Geralmente, anticorpos não são eficientes na proteção contra tumores estabelecidos naturalmente.

A atividade das células NK tem sido demonstrada mais comumente, porém sua necessidade foi raramente examinada criticamente. Em poucos estudos em que esta foi examinada, parece que as células NK apresentam um papel crucial na resposta imunológica contra o câncer. Claramente, as citocinas necessárias para as funções efetoras das células NK, CD4 e CD8, tais como a IL-2, IFN-γ, IL-12, entre outras, são também essenciais.

Apesar da resposta imunológica, os tumores continuam crescendo

Apesar da clara evidência da existência de antígenos tumor-específicos e da resposta imunológica induzida pelos mesmos, geralmente os tumores continuam crescendo. Neste contexto, Ehrlich fez uma observação curiosa que permanece no centro da imunidade do câncer. Ele notou que animais que já apresentavam tumores em desenvolvimento eram estranhamente resistentes a um segundo desafio tumoral apesar do crescimento concomitante do primeiro tumor (Fig. 22.10). Esse fenômeno, denominado imunidade concomitante já em 1908, foi relativamente esquecido até recentemente.

A imunidade concomitante apresenta dois aspectos da imunidade tumoral

A imunidade concomitante exibe dois aspectos da imunidade tumoral:

- primeiro, um tumor em crescimento induz no hospedeiro primário uma resposta imunológica tumoral protetora;
- segundo, apesar de essa resposta ser eficiente para a eliminação de um tumor em formação, esta falha na eliminação do tumor que desencadeou a resposta.

Demonstrou-se que a imunidade concomitante é tumor-específica e eficiente somente em uma estreita janela de tempo correspondente a 7-10 dias após a implantação tumoral; se o segundo tumor fosse implantado depois de decorrido esse tempo, o mesmo não era rejeitado. A falta de imunidade após esta estreita janela foi atribuída a uma nova população de células T supressoras que surgiram naquele momento (Fig. 22.11). Semelhante ao fenômeno da imunidade concomitante, observou-se que camundongos em processo de rejeição

Um esquema do possível mecanismo de imunidade tumoral

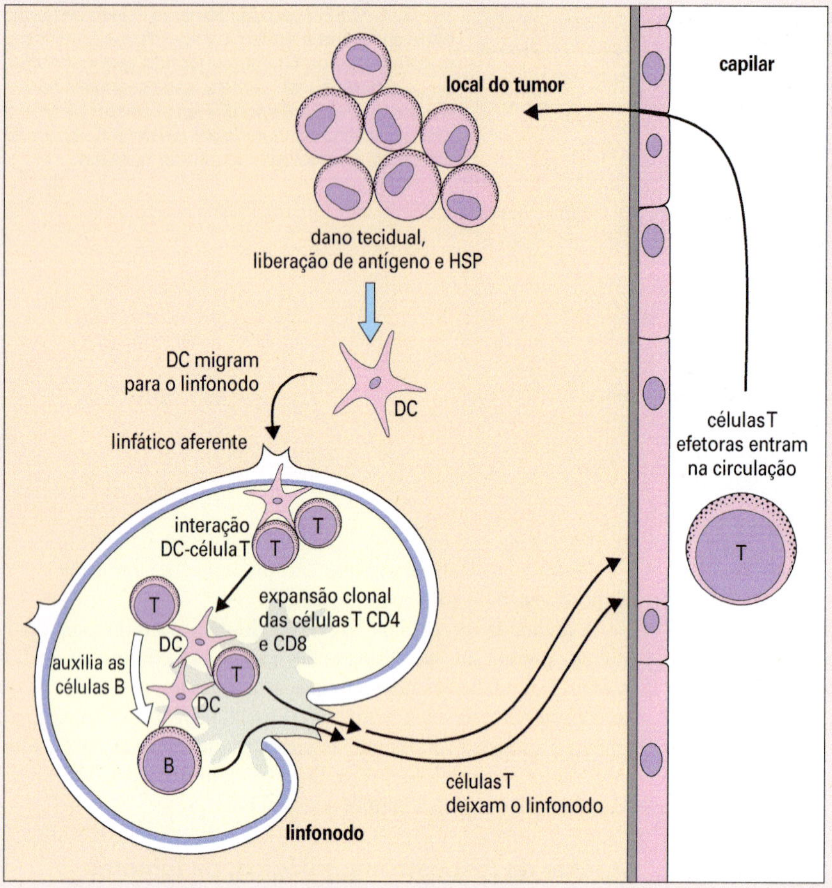

Fig. 22.9 O inóculo tumoral (com a sua carga antigênica) é fagocitado por APCs no local da imunização e é exposto por apresentação cruzada a células CD8 virgens nos linfonodos que drenam a região.

de um enxerto eram incapazes de rejeitar concomitantemente um tumor em crescimento apresentando os mesmos aloantígenos que o enxerto.

P. Como você interpreta a observação anterior?

R. Seria de se esperar que o enxerto fosse rejeitado nessas circunstâncias, consequentemente existe alguma característica tumoral que permite que o mesmo escape de uma reação normal de rejeição aloespecífica.

A imunização é efetiva profilaticamente, porém como medida terapêutica é raramente eficaz

Os achados discutidos anteriormente corroboram perfeitamente com as observações que reportam que os camundongos virgens podem ser imunizados com sucesso por meio da utilização de vacinas com células tumorais irradiadas em praticamente qualquer modelo tumoral, e que esta mesma vacina contendo células irradiadas é ineficaz no tratamento de tumores já estabelecidos.

A profilaxia é relativamente eficiente, mesmo se iniciada 3 dias antes da implantação do tumor, contudo a terapia é ineficiente mesmo se iniciada precocemente, como, por exemplo, 2 dias após a implantação do tumor (Fig. 22.2).

É fácil, e ao mesmo tempo incorreto, inferir a partir dessas observações que os camundongos portadores de tumor ou pacientes oncológicos estão, de modo geral, imunossuprimidos. Os camundongos portadores de tumor geralmente apresentam uma forte resposta imunológica a antígenos padrão e mesmo a tumores não relacionados, quase até o final de suas vidas. Da mesma maneira, pacientes com câncer geralmente não sucumbem a infecções oportunistas, que são marcadores clássicos de imunossupressão.

O estado virgem e o estado de portador de tumor são essencialmente diferentes

Coletivamente, as observações anteriores fundamentaram a ideia de que imunologicamente o hospedeiro portador de um tumor encontra-se em um estado completamente diferente quando se compara a um hospedeiro virgem.

Quais são os mecanismos que permeiam essa mudança de *status*? Eles são exatamente os mesmos previstos para a iniciação e manutenção da tolerância periférica. Nenhuma das explicações é inteiramente satisfatória por si só, contudo cada uma talvez contribua para o estado final de tolerância de algum modo. A falta de resposta imunológica por si própria é abordada em detalhes no Capítulo 19. Aspectos que são de relevância específica na imunidade tumoral incluem:

- citocinas inibidoras, tais como TGF-β e IL-10;
- inibição da atividade de células T através de CTLA-4 e PD1;
- regulação negativa da resposta imunológica através de células T reguladoras;
- redução no processo de reconhecimento de antígenos através da regulação negativa de moléculas do MHC de classe I e;
- geração de variantes com perda de antígenos.

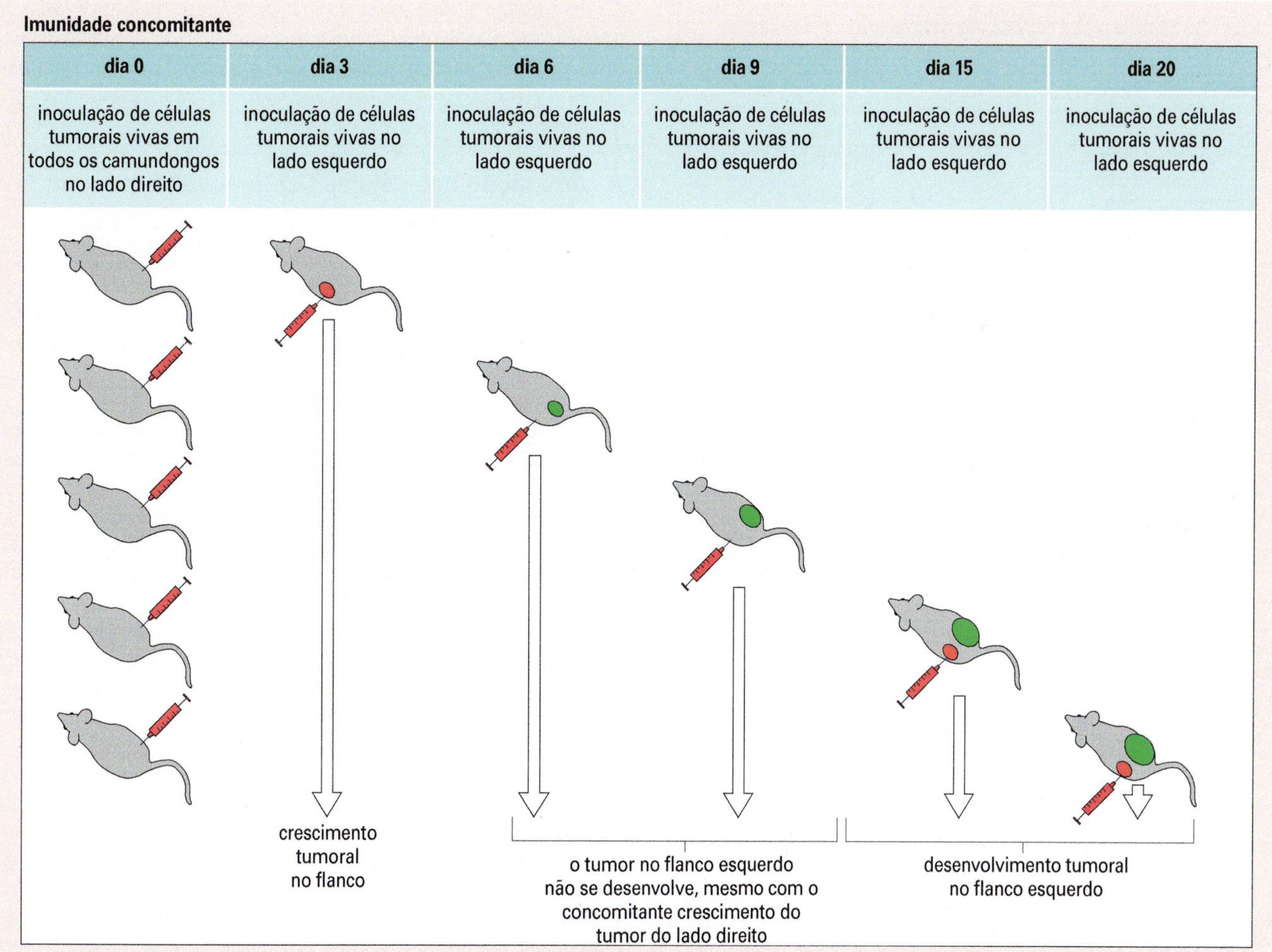

Fig. 22.10 Animais com tumores em desenvolvimento são resistentes a um segundo desafio tumoral apesar do crescimento contínuo do primeiro tumor.

A supressão de moléculas do MHC de classe I pode resultar em uma resistência a reconhecimento e lise

Vários estudos demonstraram uma:

- regulação negativa da expressão de um ou mais alelos do MHC classe I;
- perda da β_2-microglobulina ou;
- perda ou supressão de algum dos vários componentes da via de processamento de antígenos.

Apesar de essas alterações claramente inibirem o reconhecimento de células tumorais por células T, elas provavelmente também tornam os tumores mais suscetíveis às células NK.

De modo geral, não está claro qual o efeito dessas alterações, se houver, na real capacidade do tumor de escapar da resposta imunológica *in vivo*.

A geração de variantes com perda de antígenos é outro mecanismo que, sem dúvida, apresenta um papel importante na evasão imunológica das células tumorais. Entretanto, devido à falta de conhecimento significativo da real identidade dos verdadeiros antígenos protetores tumorais, o papel das variantes com perda de antígenos não pode ser criticamente avaliado.

A atividade das células T é inibida através do CTLA-4

Uma explicação interessante para a falta de resposta é o papel da inibição da atividade das células T através do CTLA-4.

P. Quais são as funções do CD28 e do CTLA-4 (CD152) nas células T?

R. O CD28 traduz sinais coestimuladores para as células T, enquanto o CTLA-4 também se liga a B7, porém é inibidor (Fig. 22.12).

O CTLA-4 inibe as células T através do aumento do limiar estimulatório ou da inibição da proliferação das células T (Fig. 22.12). A função biológica do CTLA-4 aparentemente está relacionada à limitação da resposta de células T contra antígenos estranhos, assim como a antígenos próprios.

A administração de anticorpos anti-CTLA-4 (que inibem a interação CTLA-4:B7) em camundongos portadores de uma ampla variedade de tumores reduziu o crescimento tumoral, mesmo quando o anticorpo foi administrado após os tumores tornarem-se visíveis e palpáveis. Geralmente, tal atividade era observada somente contra os tumores mais imunogênicos e não contra melanomas pouco imunogênicos (p. ex., B16). Nesse contexto, a combinação do anticorpo anti-CTLA-4 com uma vacina contendo células irradiadas de mela-

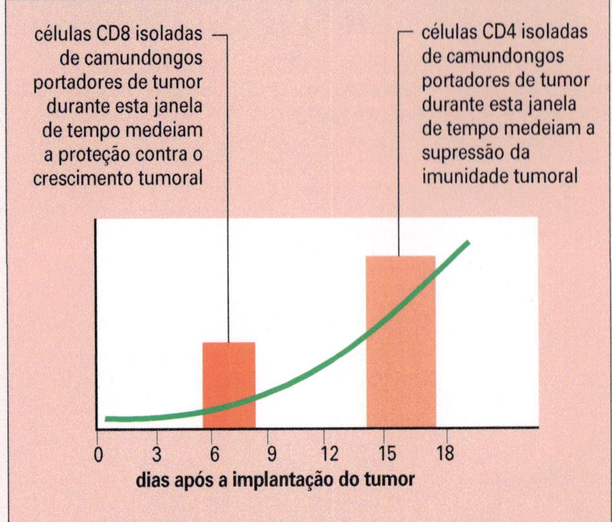

Fig. 22.11 A imunidade concomitante é tumor-específica e eficaz somente em uma estreita janela de tempo de 7-10 dias após a implantação tumoral. Se um segundo tumor for implantado depois de decorrido esse tempo, não há rejeição. A falta de imunidade após esta janela de tempo é atribuída a uma nova população de células T supressoras que surgem nesse momento.

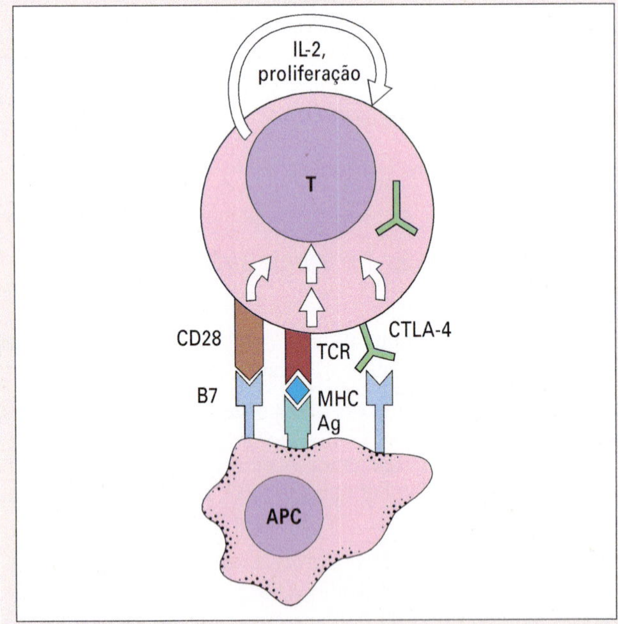

Fig. 22.12 O CTLA-4 inibe a célula T através do aumento do limiar estimulatório ou através da redução da proliferação das células T.

noma que, por sua vez, foram também transfectadas com o fator estimulador de colônias de macrófagos e granulócitos (GM-CSF), resultou em uma resposta antitumoral mais intensa quando comparada tanto ao anticorpo anti-CTLA-4 quanto à a vacina isoladamente. O desenvolvimento clínico dessa ideia será discutido a seguir.

Resultados semelhantes foram observados em outros modelos tumorais. Esses resultados fundamentam a teoria derivada de estudos sobre a imunidade concomitante, a qual diz que o crescimento tumoral progressivo culmina na geração de sinais inibitórios sobre a resposta imunológica antitumoral.

A eliminação das células CD25+ resulta em uma imunidade tumoral protetora

A ideia de que o crescimento tumoral progressivo resulta na geração de sinais inibitórios sobre a resposta imunológica antitumoral é ainda apoiada por um trabalho recente acerca da atividade das células Treg CD25+ CD4+ (Cap. 11). Demonstrou-se que, de modo geral, essas células suprimem a resposta das células T CD8+, inclusive as respostas autoimunes.

Estudos recentes demonstraram que a eliminação da subpopulação de células CD25+ (através de anticorpos anti-CD25 ou de manipulação genética) em camundongos portadores de tumor resulta em uma resposta intensa das células T e em uma imunidade tumoral protetora mesmo em modelo tumoral agressivo tal como o melanoma B16. Entretanto, a reinoculação dessas células pode suprimir a resposta imunológica antitumoral.

Ainda de acordo com os resultados descritos anteriormente, observou-se em pacientes com melanoma que suas células T reguladoras CD4+ especificamente inibiam a atividade de CD8+ contra células de melanoma autólogas, mas não contra outras células-alvo.

Estudos mais recentes examinaram esse paradigma através do prisma das células T CD25+. Em um estudo com pacientes portadores de câncer ovariano, estas células exibiram uma relação com um alto risco de morte e baixa sobrevida. Curiosamente, as células T CD25+ migraram preferencialmente na direção dos tumores sólidos e das ascites e raramente dos linfonodos que drenavam a região.

Tais resultados indicam que, apesar dos pobres resultados clínicos em câncer avançado, o portador desenvolve uma intensa resposta imunológica antitumoral, que é comprometida por mecanismos reguladores. A manipulação de tais mecanismos reguladores visando ao aumento da imunidade ao câncer influencia, consequentemente, o frágil equilíbrio entre tolerância e autoimunidade. Em certas situações, este pode ser um preço razoável a pagar.

Imunoterapia para o câncer humano

Os modelos animais são limitados na tradução da terapia

Existe um "senso comum", porém incorreto, de que o tratamento dos cânceres em camundongos é fácil e não apresenta relação com o tratamento de cânceres humanos. Os tumores de camundongo são difíceis de curar – nenhuma publicação relata a cura de um camundongo com doença disseminada em estágio IV.

A maioria dos trabalhos explora a vacinação profilática em camundongos, um número menor estuda o tratamento no dia do desafio tumoral, e somente poucos trabalhos iniciam o tratamento mais de 10 dias após a inoculação tumoral. Na maior parte dos modelos de tumor em camundongo, os animais morrem dentro de 4-6 semanas após o desafio tumoral, por isso a janela de tempo disponível para o tratamento é muito estreita.

A maioria das metodologias empregadas na imunoterapia do câncer humano ou nunca foi testada em modelos de camundongo apropriados ou falhou em induzir atividade antitumoral quando testada. Deve-se ter isso em mente ao se analisar as três principais categorias de abordagens utilizadas na imunoterapia do câncer humano, discutidas a seguir.

Anticorpos foram utilizados com sucesso

Como os anticorpos são os mais antigos reagentes imunológicos conhecidos, é de se esperar que a primeira e as abordagens mais bem-sucedidas até agora na imunoterapia do câncer humano tenham sido realizadas utilizando-se estas moléculas.

Há cerca de 20 anos, Ronald Levy e colaboradores trataram pacientes portadores de linfomas de células B com anticorpos anti-idiotípicos tumor-específicos na premissa de que os anticorpos reconheceriam e ajudariam na eliminação dos seus alvos – a imunoglobulina de superfície nos linfomas monoclonais. O tratamento foi bem-sucedido clinicamente, resultando em regressões tumorais significativas, contudo foi limitado pela reemergência de variantes de evasão imunológica que não exibiam o idiótipo. Esta abordagem não tem mais sido explorada, porém permanece como um poderoso lembrete do que os verdadeiros anticorpos antitumorais podem fazer aos tumores na vida real.

Anticorpos selecionados estão agora aprovados para utilização clínica, contudo estes se enquadram na categoria de uso farmacológico em vez de imunológico e incluem anticorpos para:

- CD20 – rituximab – contra linfoma de células B;
- HER2/Neu – trastuzumab (Herceptin®) – contra câncer de mama;
- Receptor do fator de crescimento epidérmico – cetuximab (Erbitux®) – contra câncer de cólon.

É irônico o fato de que os anticorpos antitumorais capazes de reconhecer de modo efetivo ou relativo moléculas específicas tumorais, e que foram as primeiras esperanças da maior parte dos esforços nessa área de pesquisa, ainda não se encontram na fase de testes clínicos randomizados. Tais anticorpos são de difícil caracterização e, consequentemente, apresentam desenvolvimento tecnológico lento.

Técnicas de vacinação para a imunoterapia do câncer humano que estão sendo testadas atualmente

vacina	câncer
abordagens com antígenos únicos (individuais, paciente-específicos)	
idiótipos + KLH + GM-CSF	linfoma de células B
células tumorais irradiadas autólogas intactas + BCG	câncer de cólon
células tumorais irradiadas associadas a haptenos autólogas intactas	melanoma
células tumorais transfectadas com GM-CSF autólogas intactas	melanoma, câncer renal, câncer pulmonar
lisados tumorais autólogos	câncer renal
complexos HSP-peptídeo	melanoma, câncer renal, câncer de cólon, leucemia mieloide crônica
abordagens com antígenos tumorais compartilhados	**melanoma**
linhagens celulares alogênicas irradiadas	melanoma
antígenos de diferenciação	melanoma
antígenos de câncer/testículo	

Fig. 22.13 Várias técnicas de vacinação estão sendo desenvolvidas atualmente.

A vacinação pode ser utilizada no tratamento do câncer

Apesar de o termo vacinação ser tipicamente utilizado como medida profilática, os pesquisadores da área de oncologia usam esta terminologia para indicar o tratamento de indivíduos já portadores de câncer, através de agentes que estimulam uma resposta imunológica anticâncer. Atualmente, várias técnicas de vacinação estão sendo desenvolvidas (Fig. 22.13).

Os idiótipos de linfomas de células B vêm sendo utilizados como vacinas

Subsequente ao uso de anticorpos anti-idiótipo e considerando-se suas limitações discutidas anteriormente, os idiótipos dos linfomas de células B têm sido utilizados como vacinas. Nesta abordagem, o idiótipo de um paciente é determinado através de reações em cadeia da polimerase a partir de tecido tumoral e um idiótipo sintético, conjugado a um carreador, tal como a *keyhole limpet hemocyanin*, é administrado juntamente com GM-CSF. Um estudo em fase III com pacientes portadores de linfoma folicular de células B foi finalizado recentemente. Dos 117 pacientes que estavam em remissão completa após a quimioterapia, o tempo mediano de recidiva para os 76 pacientes vacinados foi de 44,2 meses, em comparação a 30,6 meses para os 41 pacientes que receberam placebo. Esta foi a primeira e, até o momento, a única vacina que apresentou atividade clínica significativa em linfomas de células B. Por razões óbvias, esta abordagem é limitada a linfomas de células B e condições malignas hematológicas relacionadas.

P. Qual outro grupo de células é teoricamente suscetível ao ataque anti-idiótipo da terapia tumoral?

R. O receptor de células T recombinado é expresso também em clones específicos de células. As limitações inerentes à terapia de linfomas de células B (evasão imune por mutação) também se aplicam aqui; além disso, o desenvolvimento de anticorpos antirreceptor de células T é mais complicado.

A imunoterapia com DCs que apresentam um antígeno prostático demonstra uma melhora clínica

Em tais estudos, as DCs são isoladas do paciente com câncer, pulsadas com peptídeos antigênicos, proteínas inteiras ou lisados tumorais e infundidas novamente no paciente. O ensaio clínico mais avançado com esta abordagem foi realizado em pacientes com câncer de próstata, utilizando a proteína fosfatase ácida prostática por ser específica desta região e também devido à sua baixa homologia com proteínas não prostáticas. As células apresentadoras de antígenos dos pacientes são pulsadas com uma proteína de fusão que inclui a fosfatase ácida prostática e GM-CSF, sendo reinfundidas no paciente.

Em um estudo randomizado de fase 3, 512 pacientes portadores de câncer de próstata que receberam a fosfatase ácida pulsada com APCs autólogas (Sipuleucel-T) exibiram uma sobrevida mediana de 25,8 meses, em comparação com 21,7 meses para os pacientes que receberam placebo. Este ensaio fundamentou a aprovação deste tratamento pela FDA para pacientes portadores de câncer de próstata assintomáticos ou com pouca sintomatologia.

A imunização com complexos HSP-peptídeo demonstra benefício clínico

O papel dos complexos HSP-peptídeos na indução da imunidade tumoral já foi discutido anteriormente.

Estudos bem-sucedidos em murinos evoluíram para uma série de ensaios clínicos de fases I e II envolvendo pacientes com câncer de pâncreas, gástrico, de estômago e renal, assim como casos de melanoma, linfoma de células B e leucemia mieloide crônica.

Nesses ensaios, espécimes tumorais obtidas cirurgicamente (ou células de leucemia obtidas por leucoferese) de um dado paciente são utilizados como material primário para a preparação de complexos gp96-peptídeo ou hsp70-peptídeo específicos para esse paciente (Fig. 22.14).

Em um estudo randomizado de fase 3 em pacientes com carcinoma de células renais não metastático, nenhuma diferença foi observada na sobrevida livre de recidiva entre os pacientes que receberam a vacina gp96-peptídeo derivado de tumor autólogo (vitespen) e aqueles que não receberam nenhum tratamento. No entanto, no subgrupo de pacientes com doença de fases I e II, o risco de recorrência dos 125 pacientes que receberam vitespen era aproximadamente a metade do risco correspondente dos 115 pacientes não tratados ($p = 0{,}056$). Além disso, em outro subgrupo de indivíduos com doença de risco intermediário, o risco de recorrência dos pacientes que receberam vitespen foi significativamente reduzido. Com base nestes dados, a vacina gp96-peptídeo vitespen foi aprovada para uso em pacientes de risco intermediário não metastáticos portadores de carcinoma de células renais na Rússia.

Imunoterapia adotiva utilizando células T: os benefícios clínicos

A imunoterapia adotiva com o uso de células T apresenta uma história de sucesso em modelos murinos de câncer (Fig. 22.15). Experiências clínicas com pacientes receptores de transplante de medula óssea também fornecem fortes justificativas para essa abordagem.

Pacientes submetidos a altas doses de quimioterapia perdem sua medula óssea, que é então reconstituída com células-tronco alogênicas, que "pegam" no receptor. No entanto, as células T do doador podem reconhecer os tecidos normais do hospedeiro como tecidos estranhos, causando, assim, doença do enxerto-*versus*-hospedeiro (GVHD).

Tratamento de pacientes com câncer utilizando complexos HSP-peptídeo

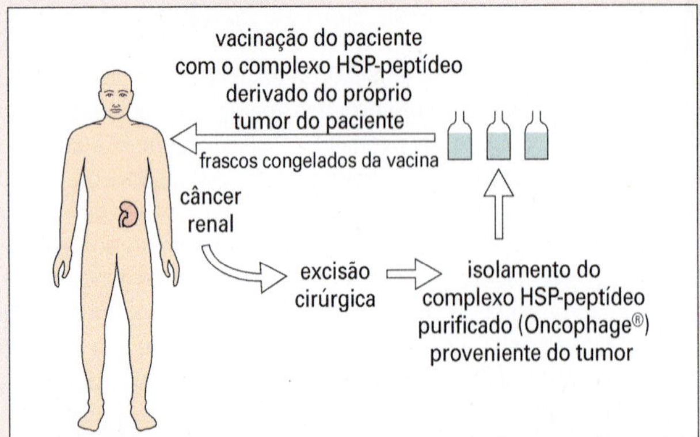

Fig. 22.14 Espécimes tumorais obtidos cirurgicamente de um dado paciente são utilizados como material primário para a preparação de complexos gp96–peptídeo ou HSP70–peptídeo especificamente para este paciente.

Imunoterapia adotiva com células T

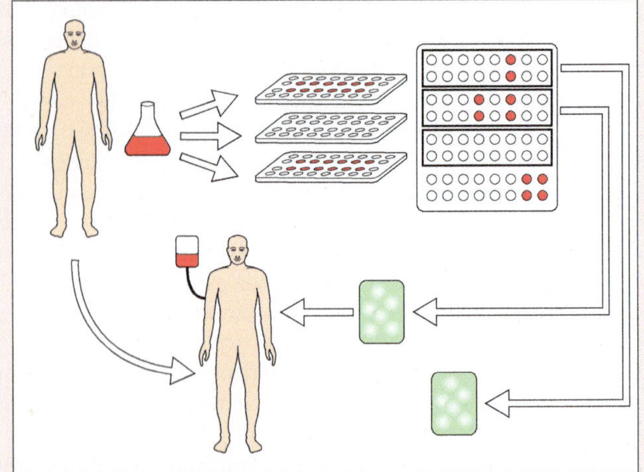

Fig. 22.15 Linfócitos removidos de um paciente portador de tumor são expandidos *in vitro*. As células que reconhecem o tumor são selecionadas e reinfundidas no paciente original. A terapia adotiva com linfócitos alogênicos também pode ser realizada. *(Adaptada de Dudley ME, Rosenberg SA. Adoptive-cell-transfer therapy for the treatment of patients with cancer. Nat Rev Cancer 2003; 3:666–675. Copyright 2002, Nature Reviews Cancer, Macmillan Magazines Ltd.)*

Curiosamente, os pacientes que desenvolvem GVHD também apresentam uma menor incidência de recidiva do câncer ou de enxerto-*versus*-tumor (GVT). A experiência clínica com GVHD e GVT permaneceu por muito tempo como uma forte evidência da premissa de que as células T podem eliminar cânceres humanos *in vivo* (Fig. 22.16).

Alguns estudos isolaram células T infiltrantes de tumor em pacientes com câncer, as quais foram expandidas *in vitro*, e em seguida foi realizada uma infusão destas nos mesmos pacientes. Tais estudos demonstraram uma marcante redução tumoral de proporções significativas em pacientes que participaram de ensaios clínicos não randomizados.

Numa variação desta abordagem, células T clonadas com especificidade definida foram expandidas para um número muito alto e infundidas em pacientes com melanoma, resultando em uma redução marcante do tumor.

No entanto, dificuldades na expansão das células T, assim como na determinação das suas funções efetoras *in vivo*, ainda permanecem; existem trabalhos experimentais em andamento para o desenvolvimento de células T que manterão sua especificidade e autonomia de crescimento, além de serem relativamente refratárias a sinais inibitórios do hospedeiro.

A inibição da supressão da modulação imune é clinicamente válida

O papel da supressão da imunidade tumoral no crescimento tumoral progressivo em modelos de camundongo já foi discutido anteriormente. A inibição dessa supressão consiste em um alvo terapêutico de tradução, e anticorpos contra CTLA-4 estão sendo testados em relação a esse aspecto. Alguns ensaios clínicos de fase I e II utilizando anticorpos contra CTLA-4 foi finalizado em pacientes com melanoma e cânceres ovariano e renal.

Os resultados mais dramáticos foram obtidos em pacientes que haviam sido previamente vacinados com células tumorais transfectadas com GM-CSF autólogas como parte de outro estudo e não apresentaram resposta significativa a essa vacinação. Quando estes

Doença do enxerto-*versus*-hospedeiro e enxerto-*versus*-tumor

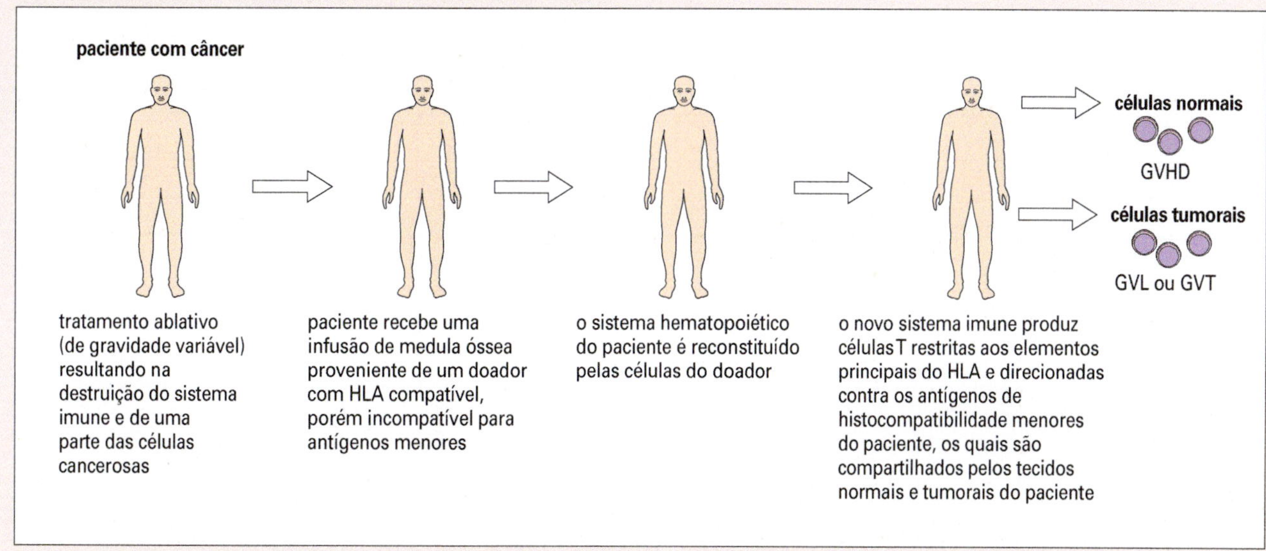

Fig. 22.16 Os efeitos da doença do enxerto-*versus*-hospedeiro (GVHD) e enxerto-*versus*- leucemia (GVL). Ambas as respostas estão restritas aos alelos do MHC e direcionadas contra antígenos menores. Estes antígenos são os mesmos encontrados nos tecidos normal e tumoral do paciente, portanto a GVHD (resposta imunológica contra tecidos normais) e a GVL (resposta imunológica contra a leucemia ou outro tumor) são geralmente indissociáveis (GVT, enxerto-*versus*-tumor).

pacientes foram tratados com anticorpos anti-CTLA-4, houve redução tumoral significativa e infiltração tumoral por linfócitos e granulócitos.

Curiosamente, pacientes previamente imunizados com vacinas contendo antígenos de diferenciação e que receberam o mesmo anticorpo anti-CTLA-4 não apresentaram nenhuma resposta clínica.

A sinergia entre a vacinação com células tumorais transfectadas com GM-CSF e a administração de anticorpos anti-CTLA-4 também foi relatada anteriormente em modelos de melanoma em camundongo. Maiores estudos clínicos desta estratégia terapêutica estão em andamento.

RACIOCÍNIO CRÍTICO: IMUNIDADE AOS CÂNCERES (VEJA A PÁG. 449 PARA RESPOSTAS)

1 Animais podem ser facilmente imunizados contra cânceres. Por que então os mesmos cânceres crescem progressivamente e matam seus hospedeiros?

2 Proteínas de choque térmico não diferem entre tecidos tumorais e normais. No entanto, preparações de HSP isoladas de tumores induzem imunidade tumoral, enquanto preparações similares provenientes de tecidos normais não o fazem. Explique o princípio básico deste fenômeno.

3 Como os antígenos tumorais foram definidos? Quantas classes de antígenos tumorais foram definidas até hoje?

4 Explique o fenômeno da imunidade concomitante.

5 Discuta a evidência de que a resposta imunológica contra tumores é inibida em camundongos portadores de tumores e em pacientes com câncer.

Leituras sugeridas

Belli F, Testori A, Rivoltini L, et al. Vaccination of metastatic melanoma patients with autologous tumor-derived heat shock protein gp96–peptide complexes: clinical and immunologic findings. J Clin Oncol 2002;20:4169–4180.

Coulie PG, Karanikas V, Lurquin C, et al. Cytolytic T-cell responses of cancer patients vaccinated with a MAGE antigen. Immunol Rev 2002;188:33–42.

Egen JG, Kuhns MS, Allison JP. CTLA-4: new insights into its biological function and use in tumor immunotherapy. Nat Immunol 2002;3:611–618.

Fehervari Z, Sakaguchi S. CD4+ Tregs and immune control. J Clin Invest 2004;114:1209–1217.

HoWY, Blattman JN, DossettML, et al. Adoptive immunotherapy: engineering T cell responses as biologic weapons for tumor mass destruction. Cancer Cell 2003;3:431–437.

Klein G. The strange road to the tumor-specific transplantation antigens (TSTAs). Cancer Immun 2001;1:6.

North RJ. Down-regulation of the antitumor immune response. Adv Cancer Res 1985;45:1–43.

Scanlan MJ, Gure AO, Jungbluth AA, et al. Cancer/testis antigens: an expanding family of targets for cancer immunotherapy. Immunol Rev 2002;188:22–32.

Srivastava PK. Do human cancers express shared protective antigens? or the necessity of remembrance of things past. Semin Immunol 1996;8:295–302.

Srivastava PK. Interaction of heat shock proteins with peptides and antigen presenting cells: chaperoning of the innate and adaptive immune responses. Annu Rev Immunol 2002;20:395–425.

Van Der Bruggen P, Zhang Y, Chaux P, et al. Tumor-specific shared antigenic peptides recognized by human T cells. Immunol Rev 2002;188:51–64.

Wick M, Dubey P, Koeppen H, et al. Antigenic cancer cells grow progressively in immune hosts without evidence for T cell exhaustion or systemic anergy. J Exp Med 1997;186:229–238.

SEÇÃO 5

Hipersensibilidade

CAPÍTULO 23

Hipersensibilidade Imediata (Tipo I)

RESUMO

- **A classificação das reações de hipersensibilidade é baseada no sistema proposto por Coobs e Gell.**
- **As observações históricas têm delineado nosso entendimento sobre a hipersensibilidade imediata.** A gravidade dos sintomas depende dos anticorpos IgE, da quantidade do alérgeno e também de uma variedade de fatores que podem aumentar a resposta, incluindo infecções virais e poluentes ambientais.
- **A maioria dos alérgenos são proteínas.**
- **A produção de IgE depende do genótipo.** Em indivíduos geneticamente propensos, a produção de IgE ocorre em resposta à exposição repetida a baixas doses de alérgenos inalados, tais como ácaros de poeira, pelo de gato ou pólen de gramíneas.
- Os alérgenos são antígenos que induzem à hipersensibilidade imediata e contribuem para rinite asmática ou alergia a alimentos.
- **Os mastócitos e basófilos contêm histamina.** Os anticorpos IgE se ligam a receptores específicos, FcεRI, em mastócitos e basófilos. Este receptor Fc tem uma afinidade muito alta, e quando a IgE ligada é reconhecida pelo alérgeno específico, há liberação de mediadores, incluindo histamina, leucotrienos e citocinas.
- **Múltiplos genes têm sido associados à asma em diferentes populações.** *Loci* genéticos múltiplos influenciam a produção de IgE, a resposta inflamatória à exposição ao alérgeno e a resposta ao tratamento. Os polimorfismos têm sido identificados nos genes, nas regiões promotoras e nos receptores para IgE, citocinas, leucotrienos e nos receptores β_2.
- **Teste de pele são utilizados para o diagnóstico e como um guia para o tratamento.**
- **Diversas vias diferentes contribuem para os sintomas crônicos da alergia.**
- **A imunoterapia pode ser utilizada para a febre do feno e sensibilidade anafilática.**
- **Novas abordagens são investigadas para o tratamento da doença alérgica.**

Classificação das reações de hipersensibilidade

A resposta imune adaptativa fornece proteção específica contra infecção por bactérias, vírus, parasitas e fungos. Algumas respostas imunes, entretanto, dão origem a uma reação excessiva ou inadequada – isso é geralmente chamado de **hipersensibilidade**.

O termo hipersensibilidade, introduzido a partir das observações de Richet e Portier há 100 anos, descreve o resultado catastrófico da exposição de um animal pré-sensibilizado ao antígeno sistêmico. O desfecho resultante, denominado **anafilaxia**, se tornou o protótipo das respostas de hipersensibilidade imediatas.

Coombs e Gell em 1963 propuseram um esquema de classificação, no qual a hipersensibilidade alérgica do tipo descrito por Portier e Richet foi denominada tipo I, e ampliou a definição da hipersensibilidade para incluir:

- **Respostas de hipersensibilidade imediata (Tipo I)** são caracterizadas pela produção de anticorpos IgE contra proteínas estranhas, que estão comumente presentes no ambiente (p. ex., polens, pelos de animais ou ácaros de poeira na casa) e podem ser identificadas pelas reações papuloeritematosas em testes de pele, as quais se desenvolvem em 15 minutos.
- **Reações de hipersensibilidade mediadas por anticorpo (Tipo II)** ocorrem quando anticorpos IgG e IgM são produzidos contra antígenos de superfície em células do corpo. Esses antígenos podem desencadear reações tanto pela ativação do complemento (p. ex., anemia hemolítica autoimune), quanto por facilitar a ligação das células *natural killer* (Cap. 24).
- **Doenças do complexo imune (hipersensibilidade Tipo III)** envolvem a formação de complexos imunes na circulação, que não são adequadamente depurados por macrófagos ou outras células do sistema reticuloendotelial. A formação de complexos imunes requer quantidades significativas de anticorpo e antígeno (tipicamente em níveis de microgramas de cada). As doenças clássicas deste grupo são lúpus eritematoso sistêmico (LES), glomerulonefrite crônica e doença sérica (Cap. 25).

- **Reações mediadas por células (hipersensibilidade Tipo IV)** são aquelas nas quais linfócitos T específicos são as células efetoras primárias (Cap. 26). Exemplos de linfócitos T induzindo respostas indesejadas são:
  - sensibilidade de contato (p. ex., a níquel ou plantas como hera venenosa);
  - as respostas de hipersensibilidade tardia da hanseníase ou tuberculose;
  - a resposta exagerada a infecções virais, tais como sarampo; e
  - os sintomas persistentes da doença alérgica.

A classificação original de Coombs e Gell está demonstrada na Figura 23.1.

Passados alguns anos, tem-se tornado aparente que a classificação de Coombs e Gell dividiu artificialmente reações de anticorpos relacionadas mecanisticamente (tais como tipos I, II e III), as quais contribuem para a fisiopatologia de muitas doenças imunomediadas comuns, enquanto inclui reações mediadas pelas células T de hipersensibilidade tipo tardia (HTT) numa mesma classificação (denominada tipo IV).

Com base no nosso atual entendimento sobre as vias subjacentes da inflamação desencadeadas pela exposição a antígenos, e a observação das condições da doença, mecanismos comuns parecem operar nas hipersensibilidades tipos I, II e III. Esses mecanismos comuns envolvem o engajamento de complexos antígeno-anticorpo com receptores celulares para a região Fc dos anticorpos (denominados **receptores Fc**).

Perspectivas históricas da hipersensibilidade imediata

A primeira doença alérgica a ser definida foi a febre do feno, causada por grãos de pólen (os quais têm uma estação definida de semanas ou meses) entrando nas vias aéreas (rinite) e olhos (conjutivite). Em casos graves, os pacientes ainda podem ter asma sazonal e dermatite sazonal. Charles Blackley, em 1873, demonstrou que os grãos de pólen inalados podiam induzir sintomas de rinite. Ele também demonstrou que o extrato de pólen podia produzir uma resposta de pápula e eritema na pele de pacientes com febre do feno.

A **resposta da pele com pápulas e eritemas** é um método extremamente sensível para detecção específica de anticorpos IgE. O tempo e a forma da resposta na pele são indistinguíveis do local da reação à histamina injetada. Além disso, a resposta cutâna imediata pode também ser efetivamente bloqueada por anti-histaminas.

Em 1903, Portier e Richet descobriram que a imunização de cobaias com uma toxina da água-viva Fisália podia sensibilizá-las, de modo que uma injeção subsequente da mesma proteína levaria ao início rápido de dificuldades respiratórias, influxo de fluido aos pulmões e morte. Eles aplicaram o termo **anafilaxia** (do grego *ana*, não, e *phylaxos*, proteção) e especularam sobre a relação com outras doenças de hipersensibilidade. Eles observaram que:

- anafilaxia humana não tinha características familiares (diferentemente da maioria das outras doenças alérgicas);
- exposição natural a alérgenos inalados não causaram anafilaxia ou urticária.

Mais tarde, ficou claro que a injeção de qualquer proteína em um indivíduo com hipersensibilidade imediata àquela proteína pode induzir anafilaxia. Portanto, a anafilaxia ocorre quando um paciente com hipersensibilidade imediata é exposto a um alérgeno relevante, de maneira que o antígeno entra rapidamente na circulação.

P. Em quais circunstâncias grandes quantidades de alérgeno podem entrar rapidamente na circulação?
R. Após a injeção direta do antígeno no tecido, tal como uma picada de abelha, uma injeção terapêutica para hipossensibilização ou injeção de uma droga, por exemplo, penicilina.

A anafilaxia também pode ocorrer como o resultado da ingestão de um alérgeno, tal como amendoim ou marisco, ou após a ruptura de cistos hidáticos com a rápida liberação de antígenos de parasitas (Fig. 23.2).

O termo **alérgeno** foi utilizado primeiro por von Pirquet, em 1906, para cobrir todas as substâncias estranhas que poderiam produzir uma resposta imune. Subsequentemente, a palavra "alérgeno"

A classifiação Coombs e Gell dos quatro tipos de reações de hipersensibilidade

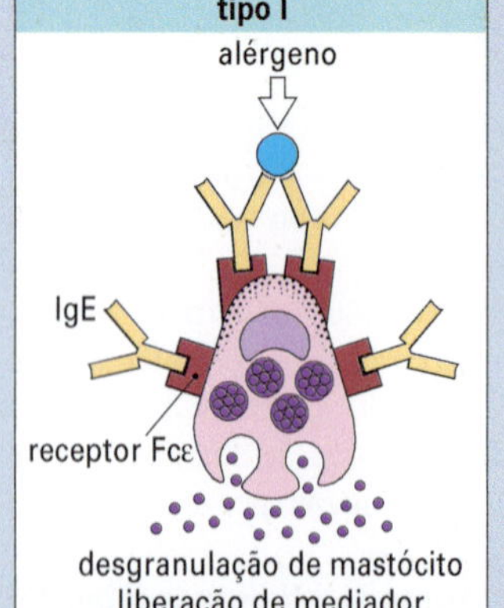

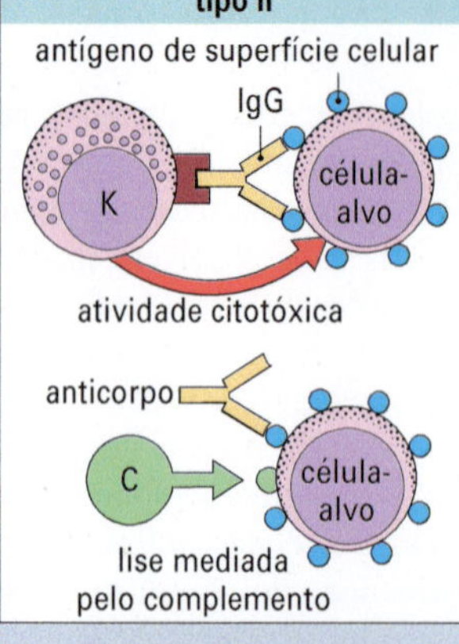

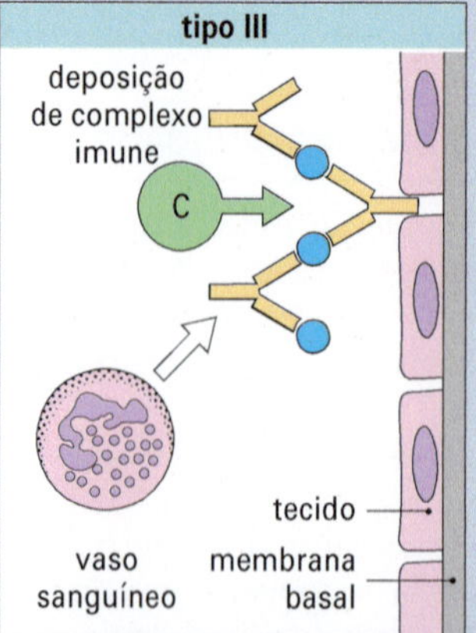

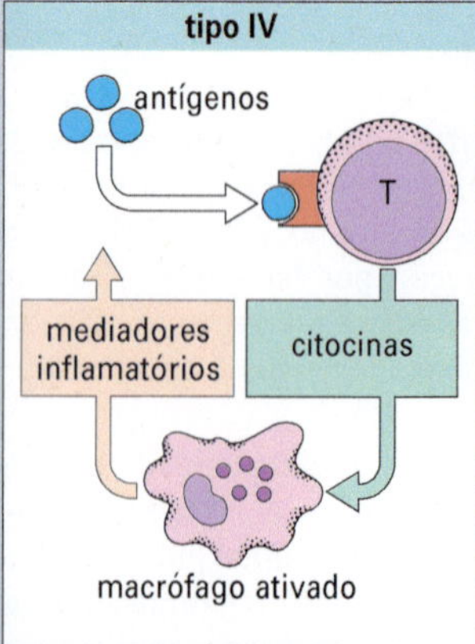

Fig. 23.1 Na hipersensibilidade tipo I, os mastócitos se ligam à IgE via seus receptores Fc. A IgE realiza ligação cruzada com o alérgeno ao encontrá-lo, o que induz a desgranulação e liberação de mediadores que produzem reações alérgicas. No tipo II, o anticorpo é direcionado contra o antígeno nas células do próprio indivíduo (célula-alvo), ou antígeno estranho, tal como eritrócitos transfundidos. Isso pode levar à atividade citotóxica de células NK, ou lise mediada pelo complemento. No tipo III, os complexos imunes são depositados no tecido. O complemento é ativado e polimorfos são atraídos para o local da deposição, causando dano ao tecido local e inflamação. No tipo IV, os linfócitos T sensibilizados pelo antígeno liberam linfocinas após um contato secundário com o mesmo antígeno. As citocinas induzem reações inflamatórias e ativam e atraem macrófagos, os quais liberam mediadores inflamatórios.

Anafilaxia e urticária

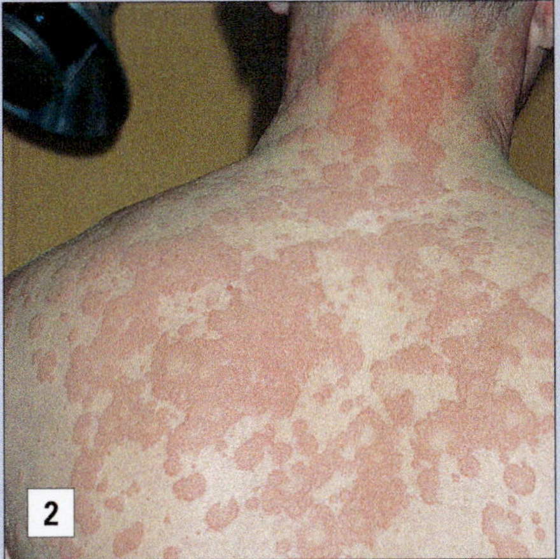

Fig. 23.2 (1) A resposta anafilática ao veneno de abelha em um paciente que tem anticorpos IgE contra a proteína do veneno, fosfolipase A. A reação imediata ocorre em 20 minutos e é mediada pela liberação de histamina e outros mediadores dos mastócitos. O paciente mostra ter sido picado no rosto, mas a reação pode se tornar generalizada, levando a uma queda da pressão sanguínea, urticária generalizada e/ou broncospasmo (*i.e.*, anafilaxia). (2) Urticária difusa em um paciente com urticária crônica grave. As lesões têm uma borda elevada e aparecem em minutos ou horas. As lesões quase sempre se resolvem em 12 horas, sem deixar marcas na pele.

passou a ser utilizada seletivamente para as proteínas que causam "supersensibilidade". Assim, **um alérgeno é um antígeno que dá início à hipersensibilidde imediata.**

Características das reações tipo I

A maioria dos alérgenos são proteínas

Substâncias que podem dar origem a respostas papuloeritematosas na pele e aos sintomas da doença alérgica são derivadas de muitas diferentes fontes (http://www.allergen.org/). Quando purificadas, elas são quase todas consideradas proteínas e seus tamanhos variam de 10-40 kDa. Essas proteínas são todas solúveis em solução aquosa, mas têm muitas diferentes funções biológicas, incluindo enzimas digestivas, proteínas carreadoras, calicinas e proteínas reconhecedoras de pólen.

Qualquer alérgeno pode ser descrito ou classificado pela sua fonte, via de exposição e natureza da proteína específica (Fig. 23.3).

Extratos utilizados para testes de pele ou mensuração *in vitro* de anticorpos IgE são feitos do material inteiro, o qual contém diferentes proteínas, podendo, qualquer uma delas, ser um alérgeno. De fato, está claro que pacientes podem reagir seletivamente a uma ou mais proteínas diferentes que estão presentes em um extrato.

P. Nomeie um fator genético que determina se um indivíduo pode montar uma resposta imune a um alérgeno específico.
R. Os haplótipos do MHC do indivíduo determinam quais antígenos e fragmentos de antígenos são apresentados aos linfócitos T.

Estimativas da exposição podem ser feitas tanto pela identificação individual das partículas (p. ex., grãos de pólen ou esporos fúngicos) ou pelo imunoensaio de alérgenos maiores (p. ex., Fel dI ou Der p1).

IgE é diferente das outras imunoglobulinas diméricas

Em 1921, Küstner, o qual era alérgico a peixe, injetou seu próprio soro na pele de Prausnitz, o qual era alérgico ao pólen de gramínea, mas não a peixe, e demonstrou que era possível transferir passivamente a hipersensibilidade imediata (o teste Prausnitz-Küstner ou P-K). Prausnitz também notou que uma pápula eritematosa imediata ocorreu no local da sensibilização passiva quando ele comeu peixe. Isso demonstrou que algumas proteínas ou parte de proteínas do peixe suficiente para desencadear mastócitos podem ser absorvidas para a circulação.

Durante os 30 anos seguintes, foi estabelecido que a atividade P-K era uma propriedade geral do soro de pacientes com hipersensibilidade imediata e que era alérgeno-específica (*i.e.*, se comportava como um anticorpo).

Em 1967, Ishizaka e seus colegas purificaram a atividade P-K de um paciente com febre do feno e provaram que este era um novo tipo de imunoglobulina – IgE. Entretanto, era óbvio que a concentração sérica deste isótipo de imunoglobulina era muito baixa, ou seja, ≤igual a 1 μg/mL.

A IgE é diferente das outras imunoglobulinas diméricas pelo fato de ter:

- um domínio com região constante extra;
- uma estrutura diferente da região da dobradiça; e
- locais de ligação para ambos receptores de IgE de **alta** e **baixa afinidades, FcεRI** e **FcεRII**, respectivamente (Fig. 3.19).

As células primárias que expressam o FcεRI são os **mastócitos** e **basófilos**, os quais são as únicas células em humanos que contêm quantidades significativas de histamina.

Receptores de baixa afinidade por IgE – FcεRII ou CD23 – também estão presentes em linfócitos B e podem desempenhar um papel na apresentação do antígeno.

Adicionalmente, na dermatite atópica as células dendríticas da pele podem expressar receptor de alta afinidade por IgE, mas esse receptor não possui a cadeia β do FcεRI.

As propriedades da IgE podem ser separadas em três áreas:

- as características da molécula, incluindo sua meia-vida e ligação a receptores IgE;
- o controle da produção de anticorpos IgE e IgG por linfócitos T; e
- as consequências da ligação cruzada do alérgeno com a IgE na superfície de mastócitos ou basófilos.

A meia-vida da IgE é curta se comparada com a de outras imunoglobulinas

A concentração da IgE no soro de indivíduos normais é muito baixa se comparada a todos os outros isótipos de imunoglobulinas. Os

Propriedades dos alérgenos

fonte	partículas transportadas pelo ar	dimensão das partículas transportadas pelo ar (μm)	alérgeno		
			nome	PM (kDa)	função/homologias
ácaro de poeira – *Dermatophagoides pteronyssinus*	fezes	10–40	Der p1 Der p2	25 13	cisteína protease (proteína epididimal)
gatos – *Felis domesticus*	partículas de pelo	2–15	Fel d1	36	uteroglobina
Barata alemã – *Blattella germanica*	pó de madeira, saliva e outros debris	≥ 5	Bla g2 Bla g4 Bla g5	36 21 23	aspártico-protease calicina glutationa-S-transferase
rato – *Rattus norvegicus*	urina na cama?	2–20	Rat n1	19	proteína ligadora de feromônio
grama	pólen	30	Lol p1	29	desconhecidas
fungos – *Alternaria alternata, Aspergillus fumigatus*	esporos esporos	14 × 10 2	Alt a1 Asp f1	28 18	desconhecidas mitogilina

Fig. 23.3 Os pacientes que se tornam "alérgicos" a uma das fontes bem reconhecidas de alérgenos, na verdade, têm produzido uma resposta de anticorpo IgE contra uma ou mais das proteínas produzidas por ácaros, árvores, grama, gatos ou fungo. As proteínas são predominantemente solúveis em água com um peso molecular (PM) variando de 10-40 kDa. Em muitos casos, a função das proteínas é conhecida, mas não está claro se essa função, tal como atividade enzimática, altera a capacidade dessas proteínas de induzirem uma resposta alérgica. As propriedades das partículas que carregam esses alérgenos são muito importantes, pois elas influenciam tanto como são transportadas pelo ar, como também onde o alérgeno é depositado no trato respiratório. As dimensões das partículas transportadas pelo ar variam de ≤2 μm para *Aspergillus* ou esporos de *Penicillium*, a ≥20 μm para bolos fecais de ácaros e alguns grãos de pólen. (Os tamanhos são dados como diâmetro em μm. Para uma lista completa de alérgenos, veja http://www.allergen.org/.)

valores variam de <10-10.000 UI/mL, e a unidade internacional (UI) é equivalente a 2,4 ng. A maioria dos soros contém <400 UI/mL (*i.e.*, <1 μg/mL). Os motivos pelos quais a IgE sérica é tão baixa incluem:

- a IgE sérica possui uma meia-vida muito mais curta que os outros isótipos (~2 dias, comparados aos 21-23 dias da IgG);
- a IgE é produzida em pequenas quantidades e apenas é produzida em resposta a um grupo seleto de antígenos (alérgenos e parasitas); e
- os anticorpos IgE são sequestrados pelo receptor de alta afinidade em mastócitos e basófilos.

P. Qual motivo principal explica a baixa produção de IgE?
R. A troca de classe de IgM para IgE ocorre pouco frequentemente e é controlada por linfócitos T. A posição do gene da região constante de IgE é mais próxima à extremidade distal da porção do gene Ig (Fig 9.17), mas a posição sozinha não pode explicar a baixa frequência da troca para IgE.

A meia-vida sérica da IgE tem sido mensurada através da injeção de IgE radiomarcada e da infusão de plasma de pacientes alérgicos em pacientes normais e imunodeficientes.

A meia-vida da IgE no soro é menor que 2 dias; em contraste, a IgE ligada a mastócitos na pele têm uma meia-vida de aproximadamente 10 dias.

As baixas quantidades de IgE no soro devem refletir uma quebra mais rápida da IgE, assim como melhor remoção da circulação através de sua ligação a mastócitos.

Acredita-se que o local mais importante de quebra da IgE seja nos **endossomas**, onde o pH baixo facilita a quebra de imunoglobulina livre pela catepsina.

O soro está constantemente sendo captado por endocitose. Muitas macromoléculas, incluindo a IgE, se degradam no endossoma. Uma grande exceção é a IgG, a qual é protegida pela ligação ao receptor gama Fc neonatal, FcγRn (Fig. 23.4).

IgG4, mas não a IgE, é transferida através da placenta

No sangue do cordão umbilical, a concentração de IgE é muito baixa, em geral <1 UI/mL (*i.e.*, <2 ng/mL). Assim, parece quase não haver transferência através da placenta.

Em contraste, a IgG, incluindo os anticorpos IgG4 contra alérgenos, tais como aqueles dirigidos contra os ácaros da poeira ou do gato, são muito eficientemente transferidos através da placenta. Este processo também envolve endocitose e transporte mediado por receptor.

A transferência passiva de IgE ao feto pode ser bloqueada, ou porque a IgE é quebrada nos endossomas ou porque um receptor Fc, que é essencial para o transporte, encontra-se ausente nas células que compreendem os tecidos placentários. Na transferência pré-natal, a IgG é protegida em endossomas pela ligação ao FcγRn.

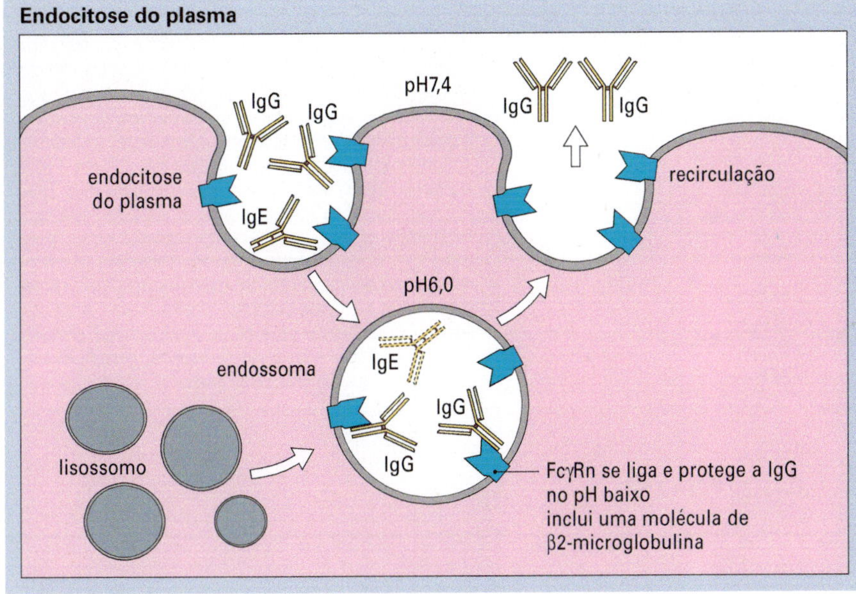

Fig. 23.4 Endocitose do plasma contribui para a meia-vida curta da IgE, uma vez que as proteínas do plasma são captadas e o pH diminui, devido aos lisossomos combinados com o endossoma. Em um pH baixo, a IgG, incluindo as moléculas de IgG4, se ligam ao receptor Fcγ neonatal (FcγRn). Em contraste, as moléculas de IgE não se ligam ao FcγRn, então não estão protegidas e são digeridas pela catepsina. À medida que os endossomas recirculam, o pH aumenta para 7,4 e as moléculas de IgG não danificadas são liberadas para a circulação. O FcγRn inclui uma molécula de β_2-microglobulina. De acordo com este modelo, a meia-vida da IgG é menor que o normal em camundongs que tiveram o gene para β_2-microglobulina removida (ou nocauteados).

Linfócitos T controlam a resposta a alérgenos inalatórios

A produção de IgE é dependente de linfócios TH2

Experimentos em animais têm estabelecido que a produção de IgE é dependente de linfócitos T. Também está claro que linfócitos T podem suprimir a produção de IgE.

Os linfócitos T que podem suprimir as respostas TH2, incluindo a produção de IgE:

- atuam predominantemente pela produção de interferon-γ (IFN-γ); e
- são produzidos quando o animal (p. ex., camundongo, rato ou coelho) é estimulado na presença de adjuvante completo de Freund.

Este adjuvante, que inclui porções das paredes celulares bacterianas e, provavelmente, DNA bacteriano, é um ativador muito potente de macrófagos.

Com a descoberta de linfócitos TH1 e TH2, ficou claro que a produção de IgE é dependente de linfócitos TH2 e que qualquer estimulação que gera a resposta TH1 irá inibir a produção de IgE.

As principais citocinas que são especificamente relevantes para uma resposta TH1 incluem:

- interleucina-12 (IL-12) produzida por macrófagos; e
- IFN-γ poduzido por linfócitos T.

Em contraste, as citocinas primárias relevantes para uma resposta TH2 são:

- IL-4 e IL-13;
- IL-5; e
- IL-10 (Fig 23.5).

Foi esclarecido a partir de experimentos em camundongos e humanos, que a expressão do gene para IgE é dependente de IL-4. Portanto, se os linfócitos B imaturos são cultivados com um anti-CD40 e IL-4, eles irão produzir anticorpos IgE.

Citocinas regulam a produção de IgE

Em humanos, os anticorpos IgE são dominantes na resposta a um grupo seleto de antígenos e a maioria das outras respostas imunes não induz IgE.

Os alérgenos clássicos são incalados em quantidades muito pequenas (5-20 ng/dia), tanto perenemente em locais fechados quanto durante um período de semanas ou meses em locais abertos. A imunização de camundongos com baixas doses repetidas de antígeno é um método muito eficaz de induzir respostas IgE.

Em contraste, a vacinação de rotina de crianças com toxina diftérica e tetânica não induz a produção persistente de anticorpos IgE. Isto é evidente, pois não tomamos precauções rotineiras contra anafilaxia ao administrar uma injeção de reforço de tétano.

P. Em quais tecidos as respostas imunes tipo TH2 predominam e em quais tecidos as respostas TH1 são promovidas?

R. As respostas TH2 predominam em tecidos de mucosas, enquanto as respostas TH1 predominam na pele e SNC (Cap. 12).

À medida que há diferenciação de linfócitos T, os linfócitos TH1 expressam o receptor IL-12 funcional com a cadeia IL-12 β2. Em contraste, os linfócitos TH2 expressam apenas parte do receptor IL-12 e esta parte não é funcional.

A IL-4 é importante na diferenciação de linfócitos TH2 e também é um fator de crescimento para estas células. Pelo fato de ser produzida por linfócitos TH2, ela atua, pelo menos em parte, na célula que a produziu (*i.e.,* de um modo autócrino). A interação da IL-4 com linfócitos T pode ser bloqueada tanto por:

- um anticorpo para IL-4, quanto por
- uma forma solúvel de receptor IL-4 (IL-4R).

A liberação da IL-4R solúvel a partir de linfócitos T pode ser um mecanismo natural para o controle da diferenciação de linfócitos T. Entretanto, evidência recente sugere que as respostas *in vivo* são controladas por linfócitos T ao produzirem tanto IL-10 ou o fator transformador do crescimento-β (TGF-β).

IgE e IgG4, são dependentes de IL-4

Os genes para as cadeias pesadas de imunoglobulina estão em sequência no cromossomo 14. O gene para ε ocorre diretamente após o gene para γ4. Ambos isótipos são dependentes da IL-4 e podem ser expressos sequencialmente (Fig. 23.6).

Diferenciação de linfócito T durante as respostas imunes humanas

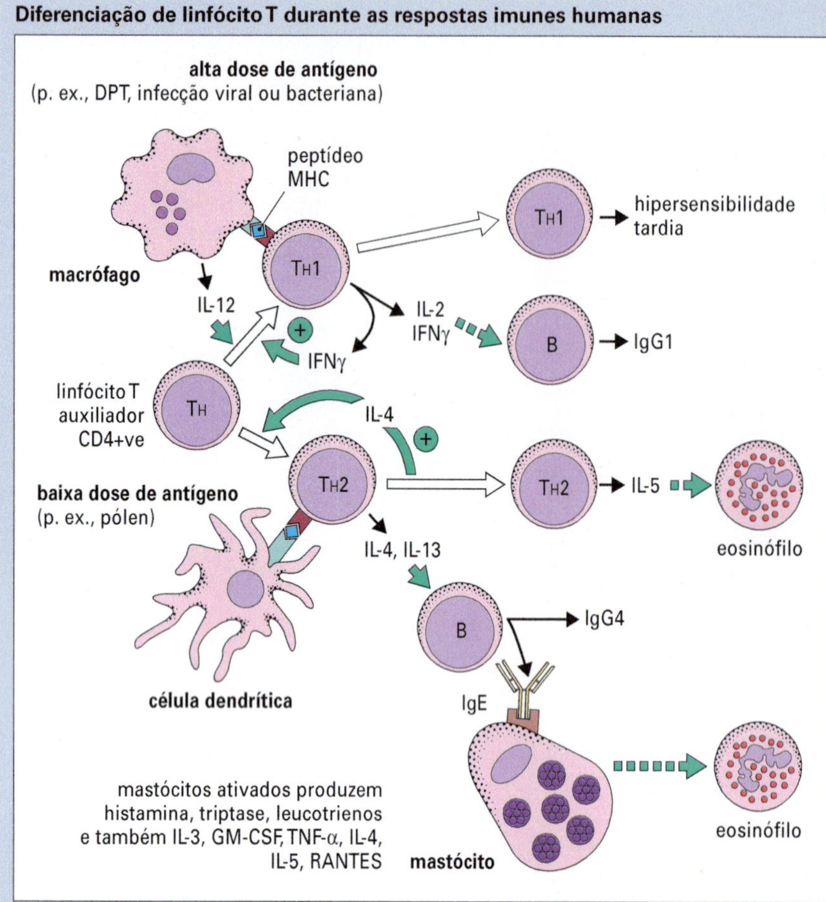

Fig. 23.5 A diferenciação dos linfócitos TH depende da fonte de antígeno, da quantidade de alérgeno e da produção de citocinas. Antígenos bacterianos ou uma alta dose de antígeno irão induzir IL-12 de macrófagos. Além disso, o desenvolvimento de linfócitos TH1 que produzem IFN-γ aumenta ainda mais a produção de linfócitos TH1. A baixa dose de antígeno sem adjuvante irá induzir linfócitos TH2, os quais produzem ambas, IL-4 e IL-5. A IL-4 desempenha um papel no (i) favorecimento do crescimento de linfócitos TH2; (ii) na expressão do gene para IgE. Por sua vez, a IgE se liga ao receptor de alta afinidade para IgE (FcεRI) em mastócitos. A IL-5 desempenha um papel crítico na produção de eosinófilos.

Genes de imunoglobulina no cromossomo 14: dois modelos de rearranjo para permitir expressão do gene IgE

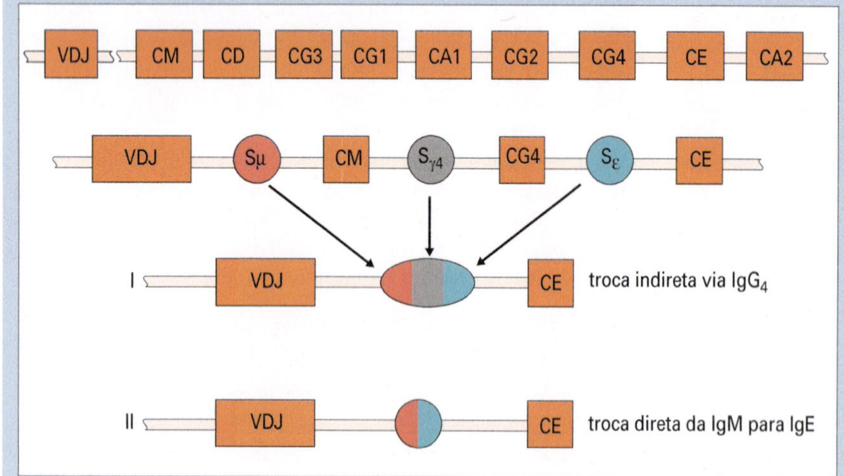

Fig. 23.6 Regiões de troca e genes da cadeia pesada para imunoglobulinas são arranjados sequencialmente no cromossomo 14. A expressão de ambas as regiões gênicas, de Cγ4 e Cε, é dependente de IL-4 produzida por linfócitos T. A região de troca de IgE geralmente inclui elementos do Sγ4, indicando que a troca ocorre sequencialmente. Entretanto, as respostas IgG4 podem ocorrer sem as respostas de anticorpo IgE.

Os mecanismos pelos quais a IgG4 é controlada separadamente da IgE não são bem entendidos, mas podem incluir a participação da IL-10. Assim, a imunoterapia em pacientes com sensibilidade anafilática ao veneno da abelha irá induzir a produção de IL-10 por linfócitos T, diminuir anticorpos IgE e aumentar IgG4 para os antígenos do veneno.

Foi demonstrado recentemente que crianças criadas em casas com gato podem produzir uma resposta IgG, incluindo anticorpo IgG4, sem se tornarem alérgicas. Uma resposta TH2 modificada (aumento de IgG4 e diminuição de IgE), portanto, representa um mecanismo importante de tolerância a alérgenos (Fig. 23.7). As respostas de anticorpo IgG4 sem anticorpo IgE são uma característica

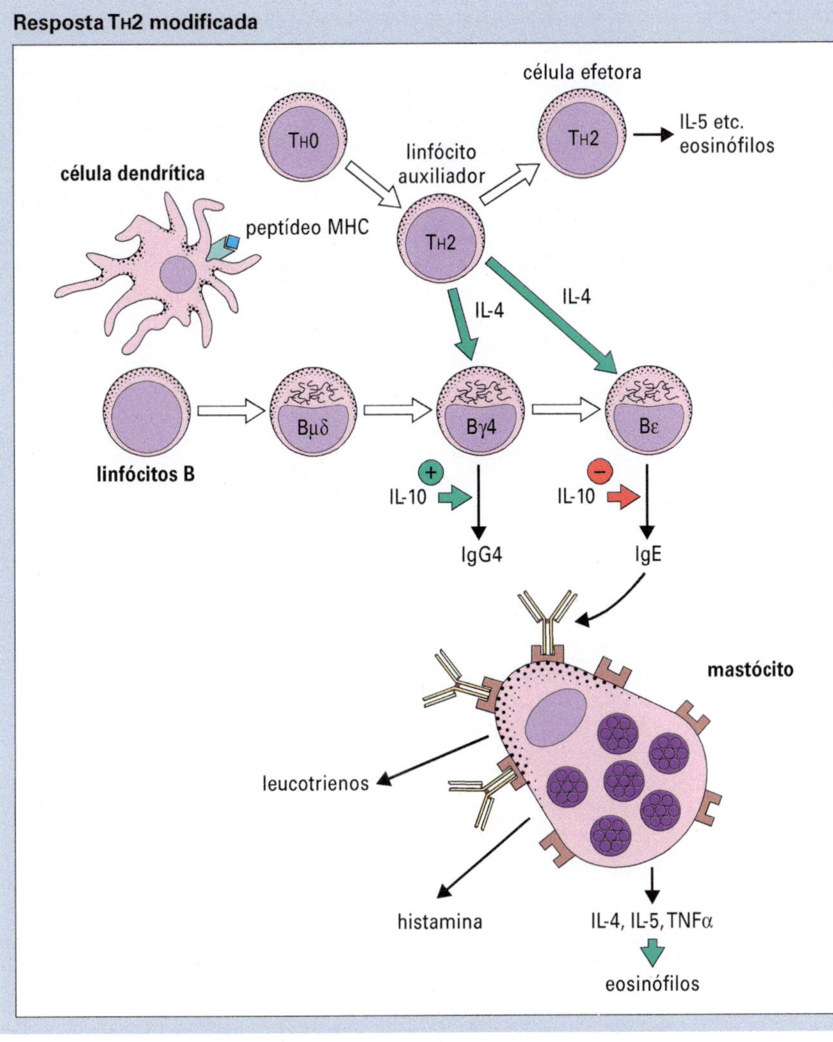

Fig. 23.7 A resposta TH2 inclui as células efetoras T, assim como o auxílio na produção de anticorpos IgE e IgG4. Por sua vez, a IgE desempenha o papel principal em ativar os mastócitos. Entretanto, fortes evidências mostram que doses maiores do alérgeno (p. ex., veneno de abelha, pelo de gato ou urina de rato) podem induzir uma resposta TH2 modificada ou tolerante. Essa resposta inclui anticorpos IgG4, mas não IgE. A citocina IL-10 pode favorecer o aumento na produção do anticorpo IgG4, enquanto suprime a produção de IgE.

da imunidade/tolerância ao veneno de inseto, alérgenos da urina de ratos e antígenos de alimentos, assim como alérgenos de gatos.

Características dos alérgenos

Alérgenos têm propriedades físicas semelhantes

Em camundongos, uma grande variedade de proteínas pode ser utilizada para indução de uma resposta de anticorpo IgE. Os fatores primários que influenciam a resposta são:

- a cepa do camundongo;
- a dose; e
- os adjuvantes utilizados.

Assim, a imunização com baixas doses repetidas de alumínio ou coqueluche (mas não adjuvante Freund completo) irá produzir respostas IgE. Entretanto, a dose necessária para induzir uma ótima resposta varia amplamente de uma cepa murina para outra.

Os alérgenos que têm sido determinados possuem propriedades físicas semelhantes (*i.e.*, livremente solúveis em solução aquosa com peso molecular de 10-40 kDa), mas são biologicamente distintos. A clonagem tem revelado a homologia da sequência entre alérgenos e proteínas, incluindo calicinas, proteínas de ligação dos feromônios, enzimas e proteínas reconhecedoras de pólen. Apesar de muitos dos alérgenos apresentarem homologia com enzimas conhecidas, isso não é surpresa, pois a atividade enzimática é uma propriedade importante das proteínas em geral. Alguns alérgenos importantes, por exemplo, Der p2 de ácaros, Fel d1 de gatos e Amb a5 de pólen de gramíneas, não possuem nem atividade enzimática nem homologia com enzimas conhecidas. Assim, a atividade enzimática não é essencial para imunogenicidade.

Apesar disso, os alérgenos de ácaros de poeira do grupo I são cisteína proteases e em diversos modelos tem-se demonstrado que a atividade enzimática da proteína influencia a imunogenicidade. Assim, a clivagem de CD23 ou CD25 em linfócitos por Der p1 pode aumentar as respostas imunes. Alternativamente, tem sido demonstrado que Der p1 pode romper as junções epiteliais e alterar a entrada de proteínas através da camada epitelial. O interesse nesta propriedade é elevado, pois muitos diferentes alérgenos de ácaros são inalados junto com partículas fecais, de modo que a atividade enzimática de uma proteína (*i.e.*, Der p1) pode auxiliar tanto a entrada física quanto a resposta imune às outras proteínas dos ácaros.

A caracterização primária dos alérgenos está relacionada à sua via de exposição. As vias incluem:

- alérgenos inalados;
- alimentos;
- drogas;

- antígenos de fungos em crescimento no corpo (p. ex., *Aspergillus* spp.); e
- venenos.

As vias são importantes, pois elas definem as formas pelas quais os antígenos são apresentados ao sistema imune. Apresentação de antígenos pode bem ser no sítio em que as influências genéticas executam o maior papel, as propriedades de diferentes grupos de alérgenos precisam ser consideradas separadamente.

Os alérgenos inalados causam febre do feno, rinite crônica e asma

Os alérgenos inalados são os agentes causadores primários da febre do feno, rinite crônica e asma entre crianças em idade escolar e adultos jovens, e eles desempenham um importante papel na dermatite atópica.

Os alérgenos podem apenas serem transportados pelo ar, em quantidade suficiente para causar uma resposta imune ou sintomas, quando são carreados em partículas. Os grãos de pólen, partículas fecais de ácaros, partículas de hifas ou esporos de fungos, e escamas da pele de animais (ou pelos) são as formas mais bem definidas pelas quais os alérgenos são inalados (Fig. 23.8).

Em cada caso é possível definir o tamanho aproximado da partícula e a quantidade de proteína na partícula, assim como a velocidade pela qual cada proteína na partícula se dissolve em solução aquosa (Fig. 23.3).

Portanto, para o pólen de gramínea, bolos fecais de ácaros e escamas de gato:

- os alérgenos relevantes estão presentes em altas concentrações nas partículas (até 10 mg/cm³);
- as partículas são "grandes" (*i.e.*, 3-30 μm de diâmetro); e
- os alérgenos se eluem rapidamente em solução aquosa.

Os alérgenos nestas partículas atingirão o epitélio nasal e os linfonodos locais, pois uma grande proporção de partículas deste tamanho irá ter impacto na membrana mucosa durante a passagem do ar inalado através do nariz.

Partículas carreando alérgenos transportados pelo ar – excretas fecais de ácaro e grãos de pólen

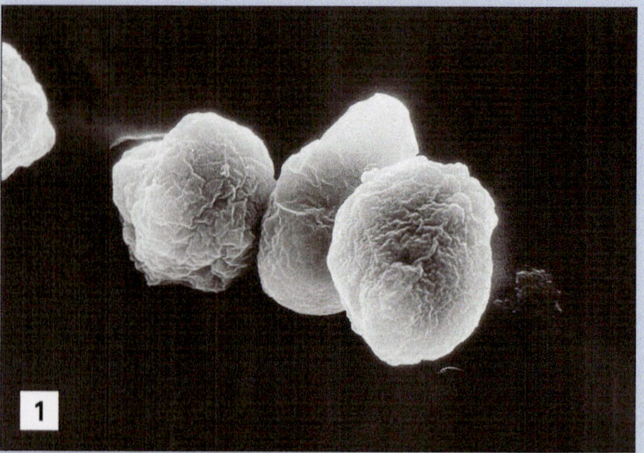

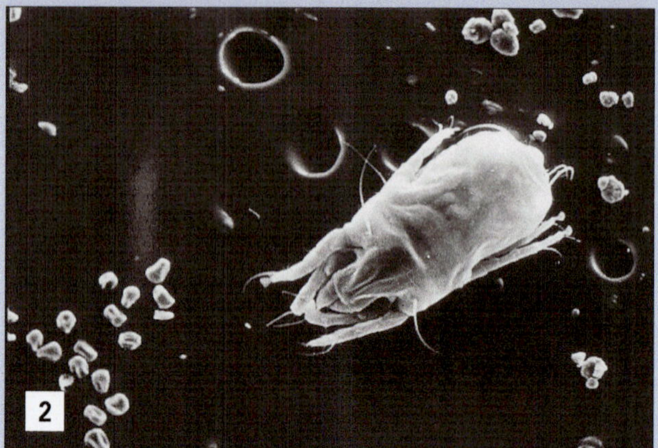

Fig. 23.8 O ácaro é a fonte mais importante de alérgenos presente na poeira da casa, principalmente na forma de partículas fecais (**1**). Um ácaro está demonstrado (**2**) com grãos de pólen abaixo, à esquerda, e partículas fecais acima, à direita. O ácaro tem aproximadamente 300 μm em comprimento (*i.e.*, apenas visível, mas não pequeno o suficiente para ser transportado pelo ar). Partículas fecais do ácaro têm aproximadamente 10-40 μm de diâmetro e são transportadas pelo ar durante os afazeres domésticos. Grãos de pólen são semelhantes, em tamanho, às partículas fecais do ácaro (*i.e.*, aproximadamente 30 μm em diâmetro). As importantes fontes alérgicas de pólen (*i.e.*, grama, arbustos e árvores) são polinizadas com o vento e os grãos são transportados pelo ar por longas distânicas.

Pequenas quantidades de alérgenos inalados causam hipersensibilidade imediata

Estimativas da quantidade de proteínas derivadas de ácaros ou pólen inalados variam de 5-50 ng/dia. Assim, a exposição a alguns alérgenos pode ser tão pequena quanto 1 μg/ano. Isso é importante, pois provavelmente explica:

- o porquê de a resposta imune ser consistentemente deste único tipo (*i.e.*, hipersensibilidade imediata); e
- o porquê de as doenças respiratórias, outras além da asma, serem associadas a esses alérgenos.

As quantidades inaladas também restringem seriamente os modos sobre como os alérgenos contribuem para asma. A inalação de um pequeno número (*i.e.*, 10-100) de partículas "grandes" (10-30 μm de diâmetro) por dia poderia produzir áreas locais de inflamação, mas não se esperaria que dessem início a alveolite, broncospasmo agudo ou fibrose pulmonar progressiva.

Apenas um pequeno número de proteínas de alimentos é causa comum de respostas alérgicas

Apesar de muitas proteínas de alimentos poderem ocasionalmente dar início a respostas IgE, apenas um pequeno número destas é causa comum de alergias alimentares. Estas incluem ovo, leite, trigo, soja, nozes, amendoim, peixe e marisco. Em contraste aos alérgenos inalados, essas proteínas geralmente são ingeridas em quantidades muito grandes (*i.e.*, ≈10-100 g/dia). Em geral, apenas uma pequena fração dessas proteínas de alimentos é absorvida. Entretanto, pequenos peptídeos podem ser livremente absorvidos e ser reconhecidos por linfócitos T e mesmo por anticorpos IgE em uma minoria de indivíduos. Mesmo assim, acredita-se que a maior parte das respostas alérgicas e anafiláticas a alimentos esteja relacionada a proteínas alimentares que não foram digeridas, tanto disparando a ativação dos mastócitos no intestino, como entrando na circulação.

P. Evidência recente do Dr. Sampson e seus colegas tem demonstrado que algumas crianças produzem anticorpos IgE contra epítopos lineares em alérgenos de alimentos. Qual implicação isso tem para a indução de alergia em alimentos cozidos?
R. A desnaturação da proteína pelo aquecimento não irá destruir epítopos lineares; consequentemente, cozinhá-los não irá alterar a alerginicidade.

Desensibilização pode ser utilizada para controlar a hipersensibilidade tipo I

Dada a importância dos linfócitos T no controle da produção de anticorpos IgE e seu papel em potencial no recrutamento de células inflamatórias, é lógico tentar tratamentos os quais "dessensibilizam" diretamente linfócitos T. Estas abordagens utilizadas incluem tratamentos com alérgenos modificados, como:

- moléculas alérgênicas modificadas *in vitro* por formaldeído ou glutaraldeído (alergoides);
- mutagênese sítio-dirigida;
- alérgenos combinados a duas ou quatro moléculas de CpG;
- peptídeos de 12-35 aminoácidos.

Ensaios terapêuticos têm sido conduzidos com peptídeos dos antígenos do pólen de ambrósia (*Ambrosia tenuifoli*) e alérgeno de gato Fel d1. Os resultados mostram que o reconhecimento do peptídeo é restrito ao HLA-DR do paciente, o que significa que uma grande variedade de peptídeos é necessária para o tratamento. Além disso, há uma clara evidência de que peptídeos podem produzir uma resposta significativa nos pulmões (Fig. 23.9), indicando que linfócitos T no pulmão podem contribuir para a resposta asmática.

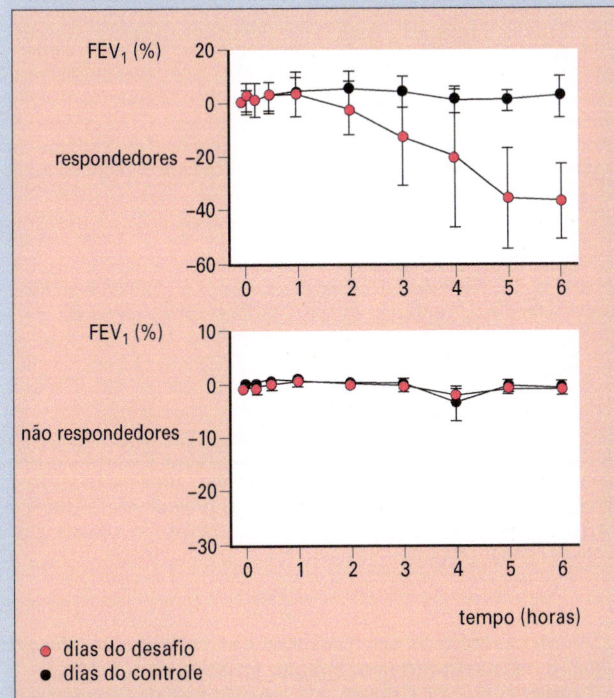

Fig. 23.9 Reações asmáticas tardias induzidas em pacientes alérgicos a gato pela injeção intradérmica de peptídeos derivados do alérgeno do gato, Fel d1. Os nove respondedores mostram uma queda média no volume expiratório forçado em 1 segundo (FEV_1) de aproximadamente 30%. A resposta aos peptídeos é restrita ao MHC e correlacionada à capacidade de os linfócitos T dos pacientes responderem a esses peptídeos *in vitro*. Nos dias do desafio (círculo preenchido em vermelho), a injeção dos peptídeos foi associada a uma queda na FEV_1, a qual não ocorreu nos dias controles (círculo preenchido em preto). Os dados estão mostrados para nove respondedores (gráfico de cima) e 21 não respondedores (gráfico de baixo). *(Cortesia do Dr. Mark Larché do J Exp Med 1999;189:1885.)*

Mediadores liberados por mastócitos e basófilos

Os únicos tipos de células humanas que contêm histamina são os mastócitos e basófilos. Além disso, estas são as únicas células que expressam o receptor de alta afinidade para IgE (FcεR1) sob condições de repouso.

A consequência primária e mais rápida da exposição ao alérgeno em indivíduos alérgicos é a ligação cruzada destes com os receptores de IgE em mastócitos e basófilos:

- basófilos são leucócitos polimorfonucleares circulantes que não estão presentes em tecidos normais, mas podem ser recrutados para uma área local por citocinas liberadas por outros linfócitos T ou mastócitos;
- mastócitos não podem ser identificados na circulação, mas estão presentes em tecido conjuntivo e em superfícies mucosas ao longo do corpo.

Mastócitos em diferentes tecidos são morfológica e citogeneticamente distintos.

Ambas as células contêm histamina, e a biologia dessas células pode ser muito diferente em outras espécies. Por exemplo:

- no coelho, o conteúdo de histamina no sangue periférico encontra-se quase todo em plaquetas;
- no camundongo, há poucos, caso haja, basófilos circulantes; e
- em ratos, a degradação de mastócitos parece ocorrer em um grânulo por vez.

Em contraste, em mastocitos e basófilos de humanos, os grânulos se fundem com a membrana exterior e liberam seus conteúdos como uma solução. A membrana do grânulo então se torna parte da membrana plasmática (Fig. 23.10).

Mastocitos em diferentes tecidos têm proteases distintas nos grânulos

Mastócitos foram originalmente identificados por Ehrlich, que os nomeou com base na presença distintiva de grânulos firmemente empacotados. (*Mast* significa bem alimentado, ou engorda, em alemão.) Mastócitos em diferentes tecidos podem ser distinguidos corando-se as proteases, e o conteúdo destas enzimas pode ser relevante no seu papel em doenças alérgicas. As proteases nos grânulos de mastócitos têm sido clonadas e sequenciadas, e são distintas para dois tipos de mastócitos (Fig. 23.11):

- mastócitos de mucosa são caracterizados pela presença de triptase sem quimase (MCT);
- em contraste, mastócitos de tecido conjuntivo contêm ambas, quimase e triptase (MCTC).

Essas enzimas podem ainda desempenhar um papel direto na inflamação pulmonar da asma, tanto pelos mediadores da ruptura ou, no caso da triptase, quanto pela atuação como fator de crescimento fibroblástico. Basófilos contêm muito pouco de ambas proteases.

A coloração de basófilos em amostras teciduais requer fixação especial e coloração. Sem esta coloração, os grânulos nos basófilos não podem ser identificados e as células aparecem como neutrófilos (*i.e.*, células polimorfonucleares sem os grânulos eosinofílicos ou basofílicos).

Ligação cruzada dos receptores FcεRI resulta na desgranulação

O processo de desgranulação em mastócitos e basófilos humanos envolve a fusão da membrana dos grânulos contendo histamina com

Basófilos humanos

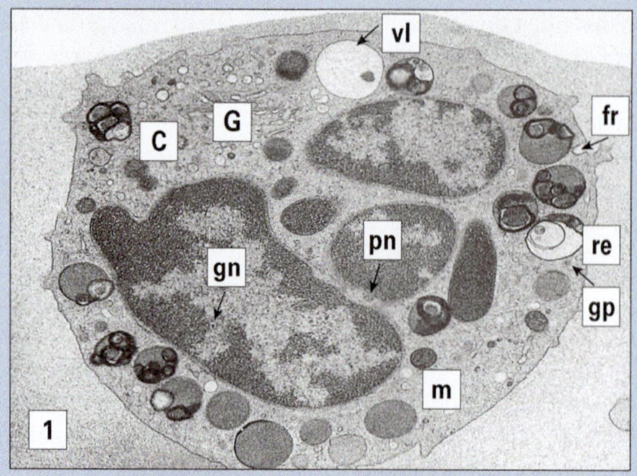

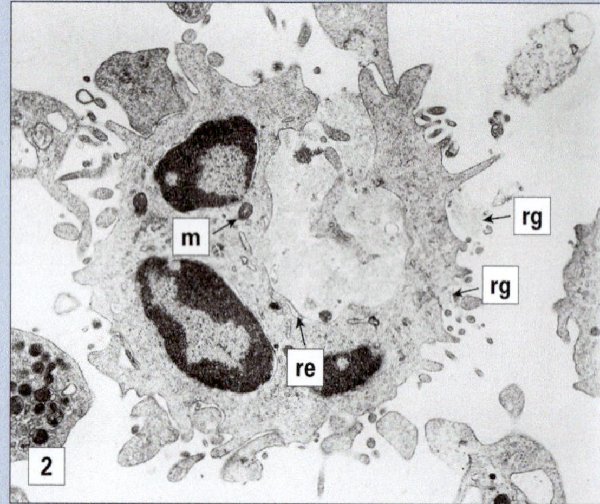

Fig. 23.10 Basófilos são células mononucleares circulantes que têm núcleo multilobulado e grânulos distintos que se coram por corantes metacromáticos (**1**). Basófilos podem ser recrutados para os tecidos locais, tais como a pele, nariz, pulmões ou intestino durante as respostas imunes alérgicas e outras. (**2**) Um basófilo desgranulando 4 minutos após a adição do alérgeno. A desgranulação que libera histamina ocorre pela fusão da membrana do grânulo com a membrana externa da célula. (C, centríolo; fr, fenda revestida; re, retículo endoplasmático; pn, poro nuclear; G, complexo de Golgi; vl, vesícula lucente; m, mitocôndria; gn, grânulo nuclear; rg, material residual dos grânulos; gp, grânulos pequenos.) (*Cortesia de Robin Hastie.*)

Diferenças entre populações de mastócitos

	MMC	CTMC
localização *in vivo*	Intestino e pulmão	ubiquoto
tempo de vida	< 40 dias (?)	> 40 dias (?)
dependente de linfócito T	+	–
número de receptores Fcε R_1	25 × 10^5	3 × 10^4
conteúdo de histamina	+	++
IgE citoplásmica	+	–
metabólito AA maior relação LTC_4: PGD_2	25:1	1:40
DSGG/teofilina inibe a liberação de histamina	–	+
proteoglicana maior	sulfato de condroitina	heparina

Fig. 23.11 (**1**) Há, no mínimo, duas subpopulações de mastócitos, os mastócitos de mucosa (MMCs) e os mastócitos de tecido conjuntivo (CTMCs). As diferenças em sua morfologia e farmacologia sugerem diferentes papéis funcionais *in vivo*. Os MMCs estão associados a infecções por vermes parasitas e, possivelmente, reações alérgicas, Em contraste ao CTMC, o MMC é menor, de vida mais curta, dependente de linfócito T, possui mais receptores Fcε e contém IgE intracitoplasmática. Ambas as células contêm histamina e serotonina em seus grânulos; o maior conteúdo de histamina do CTMC pode ser devido ao maior número de grânulos. Os principais metabólitos do ácido araquidônico (AA) (prostaglandinas [PGs] e leucotrienos [LTs]) são produzidos por ambos tipos de mastócitos, mas em diferentes quantidades. Por exemplo, as taxas de produção de leucotrienos LTC4 em relação à prostaglandina PGD_2 são 25:1 no MMC e 1:40 no CTMC. O efeito das drogas na desgranulaçao é diferente entre os dois tipos de células. Cromoglicato de sódio (DSCG) e teofilina inibem a liberação de histamina do CTMC, mas não do MMC. (Isso pode ter implicações importantes no tratamento da asma.) Observe que alguns destes dados são de estudos em roedores e podem não se aplicar a humanos. (**2**) Triptase é um tetrâmero de 134 kDa que pode compreender até 25% da proteína total do mastócito. Quimase é um monômero de 30 kDa. As proporções relativas dessas proteases nos mastócitos definem as populações MC_T e MC_{TC}, as quais têm distribuições diferentes em tecidos humanos. Basófilos têm quantidades muito baixas de ambas as proteases. (Os sufixos T e TC representam triptase e quimase presentes nas células, respectivamente.)

a membrana plasmática (Fig. 23.10). O conteúdo dos grânulos se dissolve rapidamente e é secretado, deixando para trás uma célula viável desgranulada ou parcialmente desgranulada. Este processo é iniciado, na maioria dos casos, pela ligação cruzada de duas moléculas específicas de IgE pelos seus alérgenos relevantes.

Quandos dois receptores de IgE (FcεRI) têm ligação cruzada, a transdução do sinal através das cadeias γ do receptor (Fig. 23.12) leva ao influxo de cálcio, o qual inicia tanto a desgranulação quanto a síntese de mediadores recém-formados (Fig. 23.12).

Outros mecanismos podem estar envolvidos. Experimentalmente, a desgranulação pode ser desencadeada através do FcεRI, pelo uso de:

- anti-IgE;
- lectinas, tais como fito-hemaglutinina (PHA) ou concanavalina A (Con A); ou
- formil-met-leu-phe (FMLP).

P. **Dê um exemplo de um mediador que pode causar desgranulação de mastócito sem ligação cruzada com FcεRI.**
R. Exemplos típicos incluem os componentes do complemento C5a e C3a (Fig. 6.18).

Drogas tais como a codeína ou morfina, o antibiótico vancomicina e meios de contraste utilizados para visualização de rins também desgranulam mastócitos. Reações agudas a estes agentes, as quais não se acredita haver envolvimento de anticorpos IgE, são denominadas **anafilactoides**.

Associações genéticas com a asma

Febre do feno, asma e dermatite atópica são comuns em famílias alérgicas, de modo que crianças com um parente alérgico têm

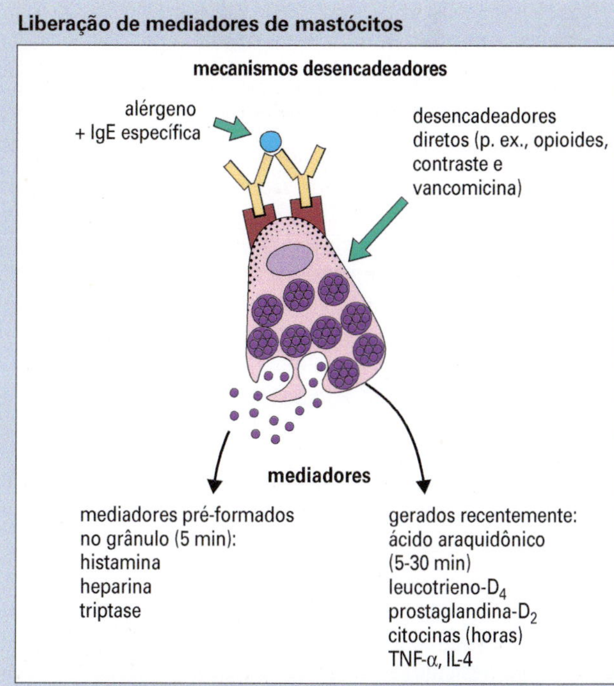

Fig. 23.12 Mastócitos liberam mediadores após reação cruzada com os receptores de IgE na superfície. Mediadores pré-formados são liberados rapidamente, enquanto os metabólitos do ácido araquidônico, tais como leucotrieno D_4 e prostaglandina D_2, são liberados mais lentamente. Mastócitos também podem ser desencadeados por opioides, contrastes, vancomicina e componentes do complemento C3a e C5a. Os mediadores, que são também liberados por basófilos incluem histamina, TNF-α e IL-4. A histamina liberada por mastócitos também pode ser mensurada no soro após anafilaxia ou urticária extensa, mas ela tem uma meia-vida de minutos. Em contraste, a triptase pode ser mensurada no soro por muitas horas após uma reação anafilática.

30% de chance de desenvolver doença alérgica; aquelas que têm dois parentes alérgicos possuem uma chance tão elevada quanto 50%.

Estudos sistemáticos de doenças alérgicas são complicados, pois os fenótipos de doenças, tais como febre do feno e asma, não estão bem estabelecidos e dependem da abordagem utilizada para se realizar o diagnóstico. Embora, na média, os valores totais de IgE aumentem progressivamente acima do normal, na febre do feno, asma e dermatite atópica os valores individuais variam amplamente (Fig. 23.13).

A asma definida por um questionário dado ao paciente é, portanto, menos específica que a asma definida pelo teste de hiper-reatividade brônquica não específica. Além disso, estudos sobre a asma são complicados, pois diversos aspectos estão sob controle genético, dos quais incluem-se:

- respostas de anticorpos IgE;
- a resposta inflamatória a alérgenos;
- mecanismos de cicatrização; e
- reatividade brônquica.

De fato, é importante não se confundir doenças genéticas simples, como fibrose cística ou hemofilia, com traços complexos, tais como asma ou diabetes melito tipo II.

Portanto, não é surpresa que múltiplos genes (no mínimo 50, atualmente), têm sido associados à asma em diferentes populações.

Um grande problema adicional na interpretação de análises genéticas da doença alérgica se origina do aumento progressivo da incidência de asma entre 1960 e 2000. Claramente, esse aumento não pode ser atribuído à mudança genética e implica que alguns dos genes identificados influenciariam a asma apenas na presença de outras mudanças, tanto no ambiente como no estilo de vida. Isso é chamado de interação genético-ambiental.

A genética da asma tem sido estudada tanto por triagem genômica quanto pelo uso de genes candidatos. A triagem genômica

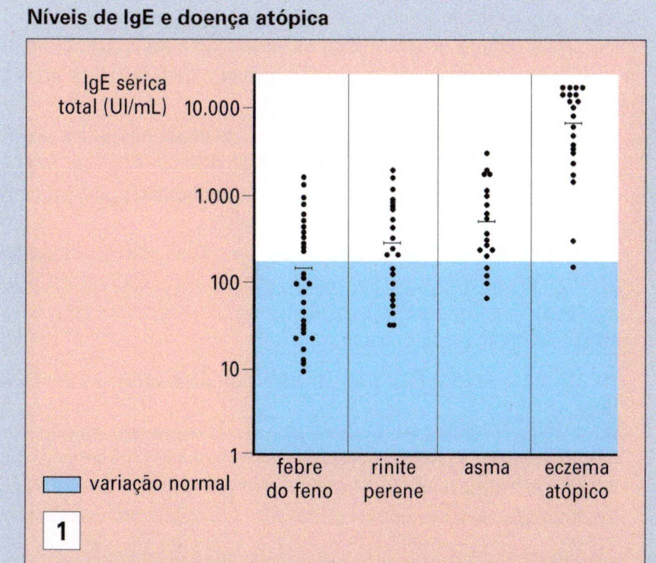

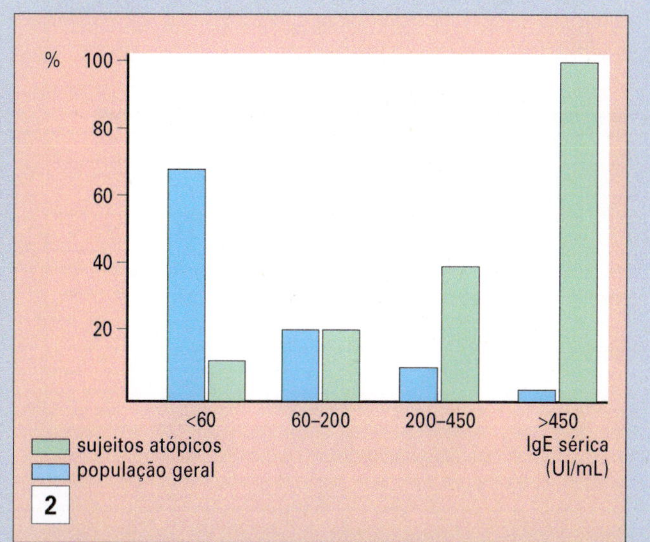

Fig. 23.13 (1) A concentração sérica de IgE (que é em torno de 100 UI/mL) é apenas de aproximadamente 0,001% àquela da IgG (aproximadamente de 10 mg/mL) e compreende menos de 0,001% do total de imunoglobulina. Os níveis em pacientes atópicos tendem a ser aumentados, e isso é principalmente verdade no eczema atópico (a Unidade Internacional [UI] para IgE equivale a 2,4 ng). (2) Quanto maior o nível de IgE, menor a porcentagem da população acometida, porém maior a probabilidade de atopia. Onde o nível é maior que 450 UI/mL, a maioria dos sujeitos é atópica.

identifica regiões do genoma que estão ligadas à asma, para que essa região possa ser examinada para identificação de genes específicos.

Se um gene candidato é identificado, é possível examinar o gene quanto a polimorfismos que estão ligados à asma. Entretanto, uma breve consideração dos possíveis alvos (Fig. 23.14) torna claro o quão complexa é provavelmente a análise da asma. Exemplos típicos incluem polimorfismos na região promotora de IL-4 e polimorfismos no gene da IL-5.

P. Qual efeito o polimorfismo nestes genes deve ter?
R. O nível de produção de IL-4 e a atividade de IL-5 irão variar entre indivíduos, cada um dos quais irá acometer o tipo de resposta imune que desenvolve – TH1 *versus* TH2 – ou os quais podem diretamente influenciar a resposta inflamatória que ocorre como resultado de uma exposição aos alérgenos.

Influências genéticas sobre a asma e doenças alérgicas

alérgeno específico	relacionado ao HLA
IgE	produção total
	FcεRI
	FcεRII
citocinas	promotor e receptor de IL-4
	IL-5
	IL-10
	IFNγ
	promotor de TGFβ
	IL-11
	IL-13 e receptor
via do leucotrieno	proteína ativadora da lipoxigenase cinco (FLAP)
	lipo-oxigenase
	LTC_4 sintase
receptor β_2-adrenérgico	receptores de leucotrienos – LTRI, LTRII
quimiocinas	polimorfismos
	receptor CCR3

Fig. 23.14 Doenças alérgicas ocorrem na família, mas a herança não é simples. Estudos baseados em populações têm estabelecido que a herança de doenças alérgicas é influenciada por múltiplos genes. Alguns desses, tais como genes sob controle do HLA que estão envolvidos na resposta a antígenos do pólen ou genes que controlam a produção de IgE total. estão relacionados á resposta imune. Entretanto, muitos outros genes estão relacionados aos mecanismos de inflamação (p. ex., polimorfismos genéticos de IL-4 e IL-5) ou à resposta ao tratamento (p. ex., genes do receptor leucotrieno ou polimorfismos do receptor β_2-adrenérgico).

Uma série subsequente de polimorfismos tem sido identificada como influenciando a resposta ao tratamento da asma. Eles incluem:

- variantes da cadeia α do receptor β_2-adrenérgico; e
- diferenças genéticas que influenciam a resposta terapêutica a antagonistas de leucotrienos.

Atualmente, parece que os efeitos são muito complexos para ter qualquer significado prático. Certamente, é muito improvável que a transferência genétia irá um dia ter significado terapêutico. Entretanto, à medida que a triagem genética se torna mais fácil, a farmacogenética pode se tornar um método importante para identificação das melhores drogas para pacientes individuais.

Testes de pele para diagnóstico e guia do tratamento

O método primário para o diagnóstico da hipersensibilidade imediata é o teste de pele. A resposta característica é uma **pápula e eritema** (Figs. 23.15 e 23.16):

- a pápula é causada pelo extravasamento de soro dos capilares da pele, que ocore como um efeito direto da histamina e é acompanhado por prurido (também um efeito direto da histamina);
- uma grande vesícula eritrematosa é mediada por um reflexo axonal.

A resposta da pele leva 5-15 minutos para se desenvolver e pode persistir por 30 minutos ou mais. As técnicas para o teste de pele incluem:

- um teste da picada, no qual uma agulha de calibre 25 ou uma lanceta é utilizada para introduzir ~0,2 μL de extrato na derme;
- uma injeção intradérmica de 0,02-0,03 mL.

Todas as injeções de alérgenos têm o potencial de causar anafilaxia e, por razões de segurança, o teste intradérmico, o qual introduz aproximadamente 100 vezes mais extrato, deve sempre ser precedido por um teste da picada.

Testes de pele são avaliados pelo tamanho da pápula comparada a um controle positivo (histamina) e negativo (salina). Em geral, uma pápula de 3 × 3 mm em crianças e uma pápula de 4 × 4 mm em adultos podem ser consideradas uma resposta positiva ao teste da picada.

Um teste de pele positivo indica que o paciente possui anticorpos IgE específicos nos mastócitos em sua pele. Por sua vez, isso implica que o desafio brônquico ou nasal poderia também ser positivo, caso antígenos suficientes fossem administrados.

Na maioria dos casos (*i.e.*, 80%) em que o teste da picada da pele é positivo, o anticorpo IgE será detectável no soro. Entretanto, testes sanguíneos para anticorpo IgE são, em geral, menos sensíveis que os testes de pele intradérmicos.

P. Sugira explicações para a alta sensibilidade do teste de pele.
R. A maioria das IgE está localizada no receptor de alta afinidade em mastócitos. Sua meia-vida é de 10 dias em mastócitos, ao contrário dos 2 dias na pele. Mastócitos sensibilizados podem reagir a concentrações tão baixas como 10^{-5} microgramas do alérgeno.

Testes de pele positivos são comuns

Epidemiologicamente, a sensibilização a um alérgeno inalado relevante é um "fator de risco" para a doença alérgica. Um indivíduo com um teste de pele positivo para pólen de gramínea tem, portanto, uma probabilidade 10 vezes maior de ter febre do feno durante a

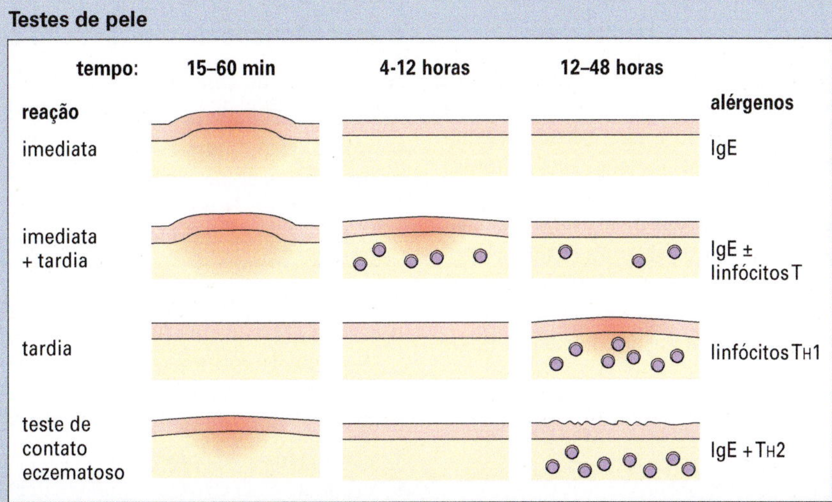

Fig. 23.15 Testes de pele são realizados pela introdução de 0,02 mL de extrato intradermicamente. Com os alérgenos, tais como pólen, gato ou ácaro de poeira, a reação positiva é uma pápula imediata (*i.e.*, em 20 min), o que em alguns casos é seguida por uma resposta de endurecimento de ocorrência tardia (*i.e.*, 4-12 horas). Indivíduos não alérgicos não apresentam reação discernível no teste com estes alérgenos. Uma resposta de pele tardia é a forma mais comum de resposta positiva à tuberculina, tétano e sarampo, ou a fungos, tais como *Trichophyton* e *Candida* spp. A pele, tipicamente, não mostra reação até 12 horas e então gradualmente desenvolve uma resposta de hipersensibilidade tardia com eritema endurecido, a qual é máxima nas 24-48 horas. Testes de contato são realizados pela aplicação de gaze com o alérgeno sobre uma parte da pele que tenha sido levemente esfoliada. Este procedimento pode fornecer uma resposta imediata de pápula, mas nas 24-48 horas é seguida de uma resposta com eritema endurecido, a qual têm muitas das características do eczema. O teste de contato não é um teste de diagnóstico, mas tem fornecido informação extensa sobre o papel dos alérgenos na dermatite atópica.

Reações do teste de pele

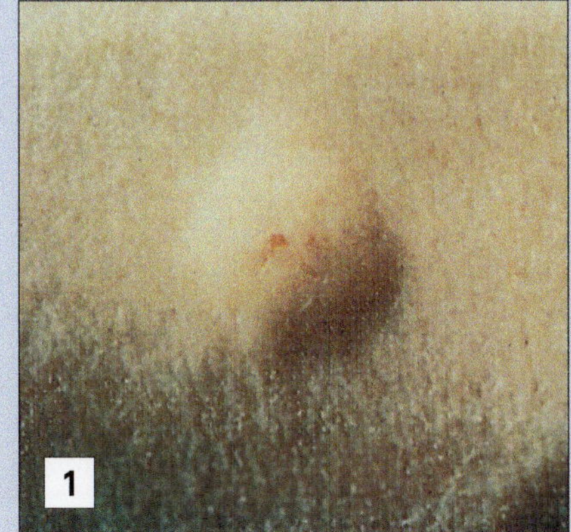

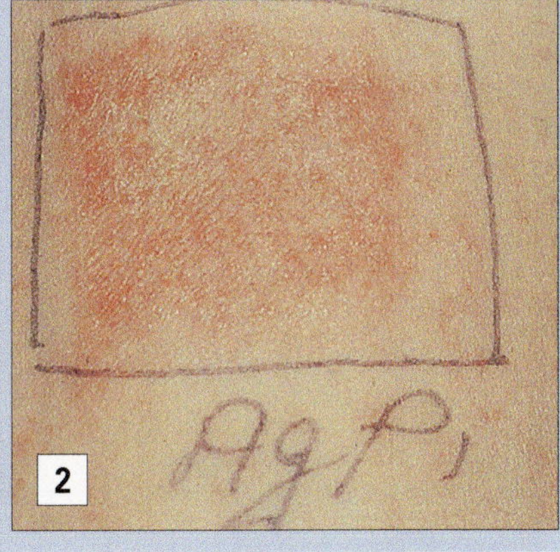

Fig. 23.16 (**1**) Uma reação de hipersensibilidade tipo I produz o surgimento de uma pápula de 5-7 mm de diâmetro e com uma borda bem definida após cerca de 15 minutos. (**2**) Uma resposta de pele eritematosa e eczematosa 48 horas após a aplicação de 5 μg do alérgeno do ácaro Der p1 à pele de um paciente com dermatite atópica, que tinha 56 UI/mL de anticorpo IgE contra o ácaro de poeira *Dermatophagoides pteronyssinus*. A biópsia do local revelou um infiltrado de eosinófios, basófilos e linfócitos.

estação do pólen de gramínea (taxa de probabilidade ≥10) do que indivíduos com teste de pele negativo. Da mesma maneira, é mais provável que um indivíduo com teste de pele positivo ao ácaro de poeira ou alérgeno de gato tenha asma (taxa de probabilidade de 2,0 a >6,0). Supõe-se que a exposição ao alérgeno contribua para o risco, mas que não seja uma simples relação.

Testes de pele positivos são comuns, pois o paciente não é exposto ao alérgeno, por exemplo:

- pólen de gramínea não é relevante para entender os sintomas que ocorrem durante o outono;
- da mesma maneira, os testes de pele para alérgenos do pelo de gato ou alérgenos de barata podem não ser relevantes, caso o paciente tenha se mudado para uma área ou casa onde esses alérgenos não estejam presentes.

Além disso, até um terço dos indivíduos com teste de pele positivo não apresenta sintomas quando exposto ao alérgeno relevante.

Após um teste de pele fortemente positivo, a resposta da pele pode evoluir em 6-12 horas como uma resposta tardia com endurecimento, que envolve os efeitos prolongados tanto dos mediadores quanto do influxo celular.

Vias que contribuem para a cronicidade das doenças alérgicas

A liberação de histamina, que ocorre em 15 minutos após a exposição ao alérgeno, pode explicar apenas uma proporção da doença alérgica. A inflamação crônica nos pulmões de pacientes com asma e na pele de pacientes com dermatite atópica não pode ser causada pela histamina, porque:

- o curso de tempo é muito longo;
- há um infiltrado celular nestes tecidos; e
- há grandes diferenças na doença entre pacientes que, aparentemente, têm títulos e especificidade de IgE em seu soro semelhantes.

Diversas vias diferentes contribuem para os sintomas crônicos e podem alterar a gravidade ou cronicidade da doença alérgica.

- O recrutamento local de mastócitos e basófilos, combinado com o aumento da "liberação" por estas células, permite um aumento da resposta ao desafio com o mesmo alérgeno – este mecanismo desempenha um importante papel no aumento dos sintomas nasais durante a estação de pólen.
- A liberação de leucotrienos, quimiocinas e citocinas por mastócitos ou basófilos; estes mediadores podem ter efeitos diretos nos vasos sanguíneos e músculos lisos. Além disso, acredita-se que a IL-5, o fator de necrose tumoral (TNF-α) e as quimiocinas contribuam para o recrutamento de células inflamatórias.
- Linfócitos T podem ser recrutados para tecidos locais e podem liberar uma grande variedade de citocinas, as quais têm efeitos inflamatórios diretos.

Dermatite atópica e o teste de contato para atopia

Pacientes com dermatite atópica (DA) têm os mais altos níveis de ambas, IgE específica e IgE total. Assim, anticorpos IgE ≥100 UI/mL (classe 6), específicos para ácaro de poeira, barata, polens ou fungos, são comuns. Da mesma maneira, níveis de IgE totais em pacientes com DA grave geralmente são ≥200 UI/mL. Entretanto, ainda há grandes divergências sobre a importância da exposição ao alérgeno para os sintomas desta donça. Isso ocorre porque:

- o curso de tempo da doença é crônico;
- a injeção de alérgeno na pele causa uma resposta de pápula e eritema, e não causa eczema consistentemente;
- a doença é multifatorial, incluindo um papel para a alergia a alimento, infecção de pele, variações genéticas na função da barreira de pele (com base na filagrina), e também alérgenos inalados.

O teste de contato para atopia proporciona um modelo importante das vias pelas quais o alérgeno aplicado sobre a pele pode induzir eczema.

Espongiose epidérmica e um infiltrado dérmico são características de um teste de contato positivo

A infiltração de células na pele que ocorre nas 24 horas após a aplicação de um alérgeno pode ser estudada de diversas maneiras:

- pelas injeções intradérmicas locais;
- pela aplicação de um adesivo ou gaze com o alérgeno, que permenece na pele por 2 dias; ou
- pela fixação de uma câmera contendo o alérgeno sobre uma área da pele desnuda.

A câmara de pele permite amostragens repetidas, enquanto as outras duas técnicas requerem biópsia da pele.

No **teste de contato** (*patch test*), 10 μg do alérgeno são aplicados em uma gaze de 2,5 cm^2, e a biópsia é realizada após 24 ou 48 horas. Uma resposta positiva do teste induz:

- eczema macroscópico;
- espongiose da epiderme (uma marca do eczema); e
- um infiltrado celular na derme (Fig. 23.16).

O infiltrado celular inclui eosinófilos, basófilos e linfócitos.

Com a persistência de alérgenos em um local (*i.e.*, 6 dias), os eosinófilos desgranulam-se localmente. Isso está de acordo com a evidência de que a pele dos pacientes com eczema contém grandes quatidades da proteína básica principal (MBP) dos grânulos de eosinófilos, mesmo que muitos poucos eosinófilos inteiros estejam visíveis (Fig. 23.17).

A biópsia seguindo os testes de contato também revela linfocitos T que são específicos para o alérgeno utilizado, o qual, na maioria dos casos, tem sido ácaro de poeira, assim esabelecendo que linfócitos T antígeno-específicos estão presentes na pele após o desafio com antígeno.

A demonstração de que os linfócitos T alérgeno-específicos estão presentes no local é importante, pois os linfócitos T poderiam desempenhar um papel como células efetoras e no recrutamento de outras células.

O reconhecimento de que os linfócitos T desempenham um papel efetor também é relevante para as vias áreas superiores na rinite, para os pulmões na asma, a conjuntiva na febre do feno, assim como para a pele na dermatite atópica.

Proteína básica principal do eosinófilo na pele afetada pela dermatite atópica

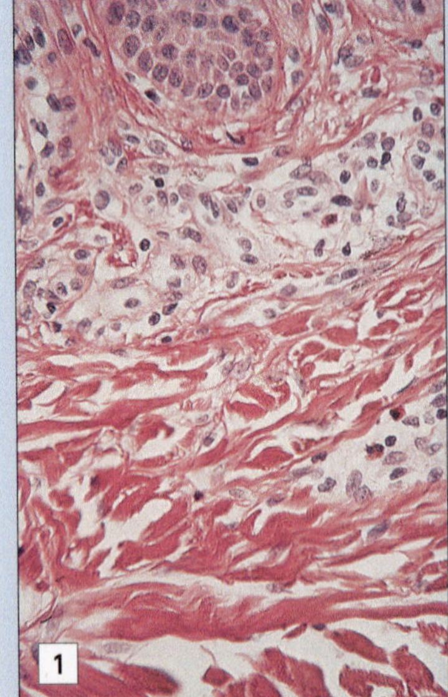

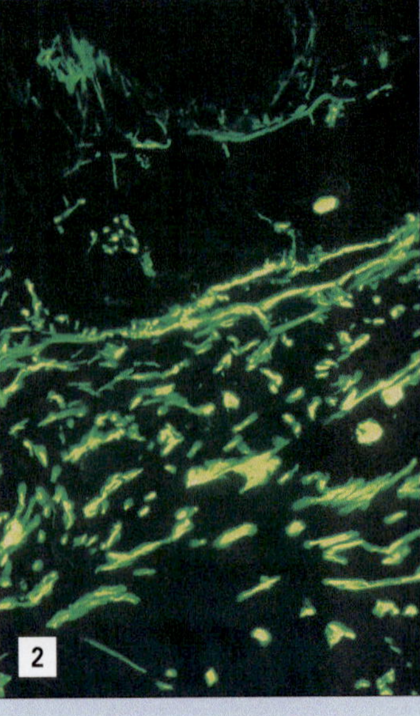

Fig. 23.17 A biópsia da pele de um paciente com dermatite atópica grave. A coloração com hematoxilina e eosina (H&E) (**1**) mostra um infiltrado inflamatório, mas com muitos poucos eosinófilos intactos presentes. A mesma secção corada com anticorpos para proteína básica principal de eosinófilo (MBP) (**2**) mostra deposição extensa de MBP na derme, demonstrando que os eosinófilos desgranularam na pele. (*Cortesia do Dr. K Lieferman.*)

A biópsia das áreas do teste de contato também tem determinado que as células de Langerhans na pele de pacientes com eczema expressam FcεRI. Supõe-se que essas células utilizam anticorpos IgE para ajudar na captura de alérgenos e aumentar a eficiência da apresentação de antígeno.

Assim, em qualquer análise dos fatores que influenciam a gravidade da doença alérgica (p. ex., a resposta ao tratamento farmacológico ou resposta à imunoterapia), é necessário considerar a relevância de ambos os tipos celulares, os mastócitos e linfócitos T efetores.

Alérgenos contribuem para asma

O papel causal do veneno de abelha na anafilaxia ou pólen de gramínea na febre do feno sazonal é evidente, pois:

- essas doenças ocorrem em indivíduos que têm testes de pele positivos; e
- os sintomas estão diretamente relacionados ao aumento da exposição.

Em contraste, o papel dos alérgenos inalados na asma crônica é menos evidente, pois a exposição é perene, os pacientes geralmente não estão cientes da relação, e apenas uma proporção dos indivíduos que tem teste de pele positivo desenvolve asma.

A evidência de que os alérgenos que se originam dos ácaros de poeira, gatos, cães e barata alemã, ou do fungo *Alternaria* spp., contribuem para a asma vem de diversas linhas diferentes de evidências:

- a evidência epidemiológica de que os testes de pele positivos ou anticorpos séricos de IgE são um fator de risco importante para asma;
- o desafio brônquico com extratos nebulizados pode produzir rápido broncospasmo, em 20 minutos, e uma reação tardia em 4-8 horas, que é caracterizada por uma produção de novos mediadores e um infiltrado celular;
- a redução da exposição a alérgenos pode levar à diminuição dos sintomas e da reatividade brônquica não específica – este controle pode ser obtido tanto pela transferência do indivíduo para uma área livre de alérgeno quanto pelo controle da exposição ao mesmo dentro de sua casa.

Os brônquios nos pulmões de pacientes com asma são caracterizados por aumento de mastócitos, linfócitos do tipo TH2, eosinófilos e produtos de eosinófilos. Além disso, há um aumento da produção de muco, secundário à hiperplasia de célula calciforme, descamação epitelial e deposição de colágeno abaixo da membrana basal. Essas alteações são um reflexo da inflamação crônica e, em geral, considera-se que os eosinófilos desempenhem um papel importante nestes eventos (Fig. 23.18).

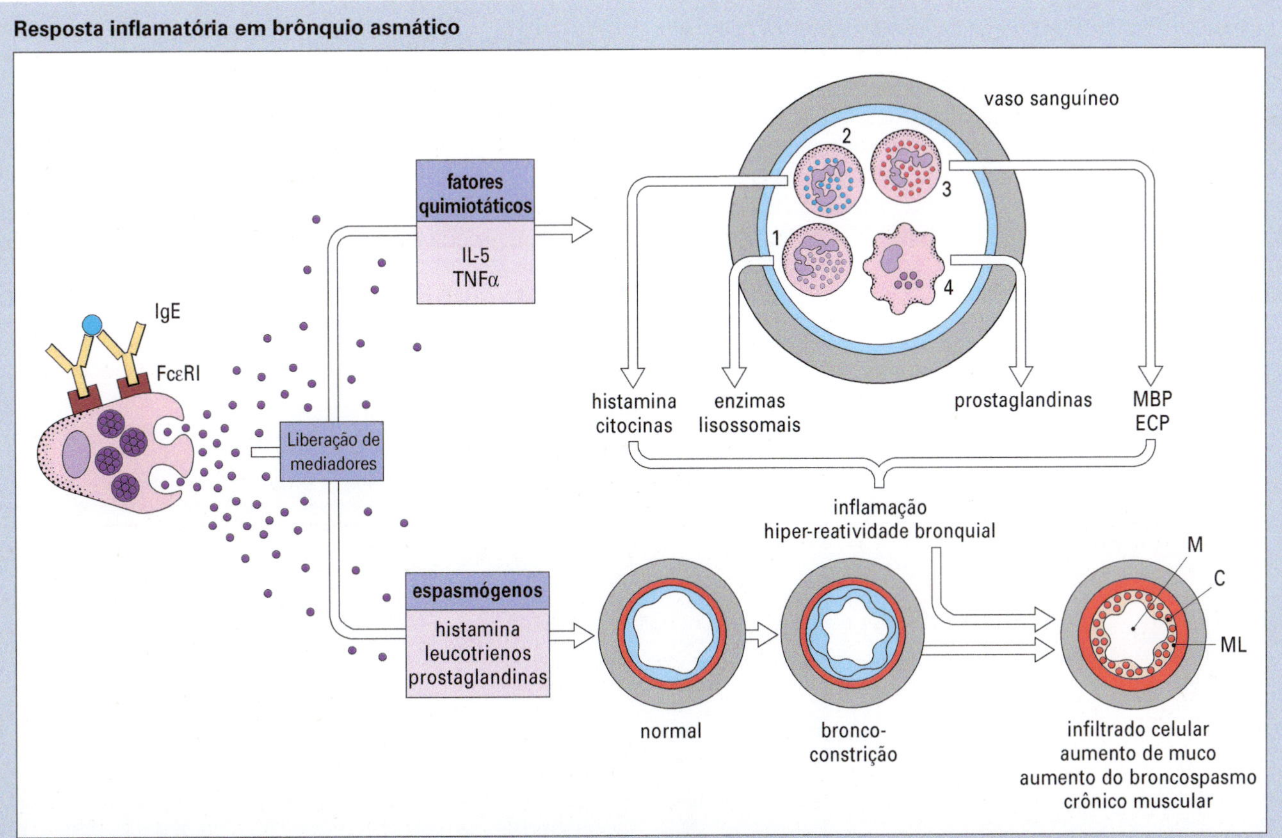

Fig. 23.18 Mastócitos liberam fatores que podem induzir broncospasmo imediato (p. ex., histamina e LTD_4), mas também liberam fatores quimiotáticos, tais como LTB_4, IL-5 e TNF-α. Os espasmos podem induzir edema, aumento de muco e constrição da musculatura lisa, resultando em uma diminuição imediata na condução da via aérea e em uma queda na FEV_1. Em contraste, os fatores quimiotáticos recrutam células de fora da circulação, incluindo eosinófilos, neutrófilos, linfócitos e macrófagos. Essas células podem modificar cronicamente o pulmão com hiperplasia de célula caliciforme, deposição de colágeno abaixo da membrana basal e, possivelmente, hiperplasia de musculatura lisa. Além disso, essas células e seus produtos produzem hiper-reatividade brônquica não específica. Assim, o broncospasmo crônico inclui elementos de hipersecreção, infiltrado inflamatório, espessamento das paredes do pequeno brônquio, e o espasmo da musculatura lisa brônquica. Evidência para esta resposta inflamatória pode ser obtida através do aumento do óxido nítrico exalado, de eosinófilos ou da proteína catiônica eosinofílica (ECP) no muco induzido; e experimentalmente de biópsias do pulmão. (1, neutrófilos; 2, basófilos; 3, eosinófilos; 4, monócitos; C, células; M, muco; ML, músculo liso.)

P. Algumas evidências recentes têm demonstrado que o tratamento com anti-IL-5 tem limitado efeitos sobre a asma, apesar de este diminuir eosinófilos circulantes. Como você interpreta este resultado?

R. Em parte, isso pode ser explicado pelo fato de outras células contribuírem para inflamação na asma. Ademais, os eosinófilos nas vias éreas superiores podem ser recrutados e mantidos por outras citocinas além da IL-5.

Análise do BAL após o desafio com alérgeno demonstra produtos de mastócitos e eosinófilos

A análise do lavado broncoalveolar (BAL) após um desafio com alérgeno demonstra a presença de produtos derivados de mastócitos e eosinófilos.

P. Quais produtos você esperaria detectar na BAL após o desafio?

R. Histamina, prostaglandinas e leucotrienos de mastócitos; proteína básica principal (MBP) e proteína catiônica eosinofílica (ECP) de eosinófilos (Cap. 2).

Além disso, a MBP está presente em biópsias dos pulmões e pode produzir alteração epitelial típica da asma *in vitro* (Fig. 23.19).

A deposição de colágeno subepitelial presente em muitos pacientes com asma provavelmente é um reflexo das respostas de fibroblastos à inflamação local.

Apesar de ter sido sugerido que essas alterações, as quais são referidas como "remodelamento", possam levar a dimimuições progressivas da função pulmonar, a evidência para esta observação não está clara. Em particular, a perda progressiva de função pulmonar não é comum na asma e não há estudos demonstrando uma correlação entre a extensão da deposição de colágeno e alterações na função pulmonar. Apesar disso, corticosteroides inalados, os quais podem bloquear muitos aspectos diferentes da inflamação, são um tratamento efetivo de longo prazo que pode controlar a asma. Os efeitos dos corticosteroides incluem:

- bloqueio da resposta tardia nos pulmões;
- inibição do influxo de eosinófilos, basófilos e linfócitos;
- redução da produção de eosinófilos na medula óssea;
- inibição da transcrição de genes para IL-5, TNF-α e algumas quimiocinas;
- redução da atividade de linfócitos T.

Corticosteroides ativos localmente são amplamente utilizados na rinite sazonal, rinite perene, asma e dermatite atópica. Além disso, cursos de corticosteroides sistêmicos são utilizados para o tratamento da exacerbação da asma.

A hiper-reatividade brônquica é uma característica principal da asma

A hiper-reatividade brônquica não específica (BHR) está presente em pacientes com asma e é uma característica principal da doença. Assim, a obstrução de vias aéreas, induzida pelo ar frio ou exercício, e a asma noturna estão correlacionadas com a reatividade brônquica não específica. A BHR pode ser demonstrada pelo desafio dos pulmões com histamina, metacolina ou ar frio.

Acredita-se que o mecanismo pelo qual o exercício ou ar frio induz uma resposta brônquica seja por evaporação da água com o resfriamento do epitélio associado. Entretanto, não está claro se este processo desencadeia terminações nervosas diretamente ou por causar liberação local de mediadores.

A evidência da inflamação nos pulmões de pacientes com asma é indireta

A broncoscopia não é possível em pacientes com asma, exceto como um procedimento de pesquisa. Assim, a única evidência para inflamação dos pulmões que pode ser obtida rotineiramente é indireta:

- há aumento de eosinófilos no sangue periférico ou corrimento nasal na maioria dos pacientes que apresentam episódio agudo de asma (Fig. 23.20);
- secreções nasais podem conter aumento de ECP e IL-8 (CXCL8).

Localização da MBP no pulmão de um asmático grave

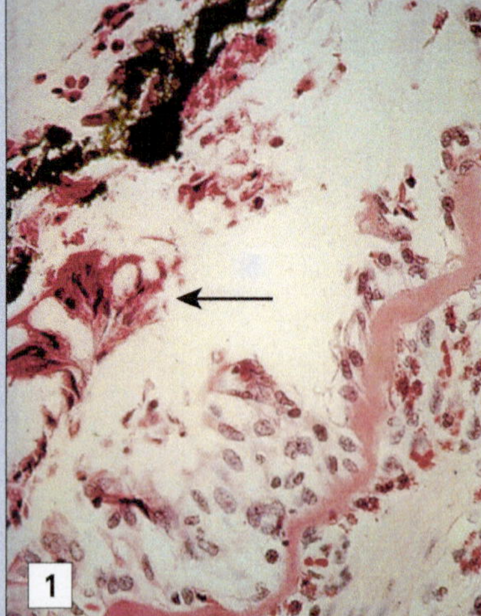

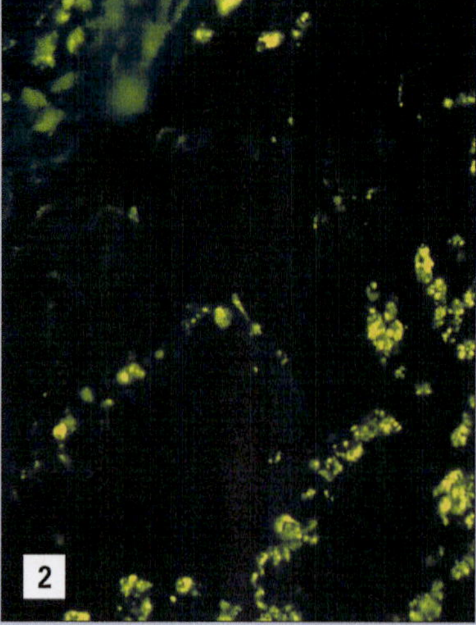

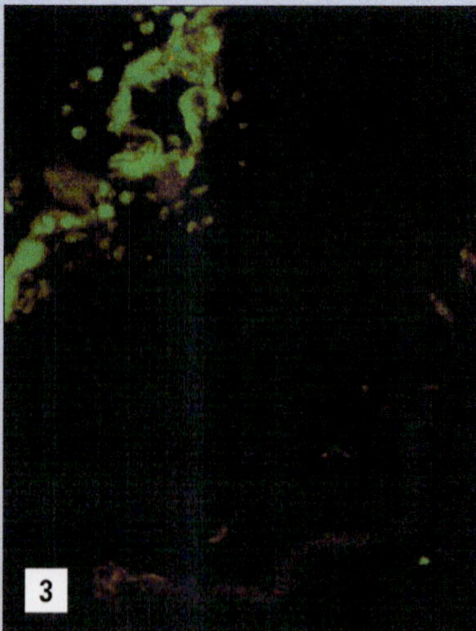

Fig. 23.19 (**1**) Epitélio respiratório mostrando infiltração eosinofílica marcante na submucosa e um aglomerado de células epiteliais descamadas no lúmen brônquico (seta) próximo a um depósito "pegajoso" de fuligem. Coloração H&E. (**2**) A mesma secção corada para proteína básica principal (MBP) mostrando a localização da imunofluorescência na infiltração de eosinófilos. Os depósitos de MBP também são vistos em células epiteliais descamadas na superfície luminal. (**3**) Uma secção-controle corada com soro de coelho normal não cora eosinófilos ou tecido brônquico, mas mostra alguma coloração não específica do depósito de fuligem. (*Cortesia do Dr. G Gleich, reimpressa do J. Allergy Clin. Immunol. 1982;70:160-169, com permissão da American Academy of Allergy Asthma and Immunology.*)

Eosinófilos nasais

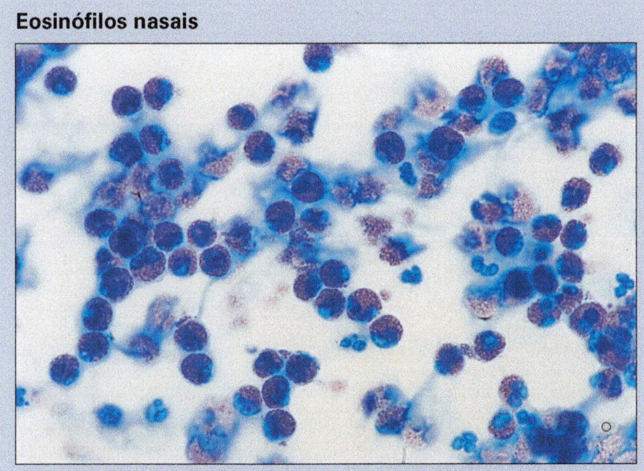

Fig. 23.20 Secreção nasal em um menino de 8 anos de idade que apresentava asma aguda. A maioria das células são eosinófilos – células polimorfonucleares com um citoplasma que cora em vermelho utilizando coloração H&E. Foi descoberto que ele era alérgico a ácaros de poeira e tinha recentemente tido uma infecção por rinovírus, conforme identificado pela reação em cadeia da polimerase das secreções nasais.

Evidência adicional sobre a inflamação nos pulmões pode ser obtida tanto a partir do ar exalado como de condensados do ar exalado. Há aumento do gás óxido nítrico ($NO^{\cdot}$) em pacientes com asma e isso diminui após tratamento com corticosteroides locais ou sistêmicos.

P. Por que deveria haver aumento do $NO^{\cdot}$ nos pulmões de pacientes asmáticos?

R. A ativação de macrófagos causa síntese de óxido nítrico sintase induzível (iNOS) e consequente produção de $NO^{\cdot}$ nos pulmões (Fig. 7.19).

Além disso, o pH do condensado diminui durante episódios agudos. O aumento de $NO^{\cdot}$ exalado pode refletir regulação positiva da enzima iNOS. Em muitos estudos, o $NO^{\cdot}$ exalado parece estar intimamente relacionado à inflamação alérgica. Em adultos, a informação subsequente sobre a inflamação no "trato respiratório" pode ser obtida a partir da tomografia computadorizada (TC) do seio nasal. A opacificação extensa do seio nasal está presente em aproximadamente um terço dos pacientes que apresentam asma aguda. Isso reflete:

- sinusite crônica, a qual é a característica principal da asma de início tardio; e
- inflamação do seio nasal secundária à infecção guda por rinovírus.

Não foi esclarecido se as alterações nos seios nasais são um reflexo de efeitos semelhantes que ocorrem nos pulmões, ou uma fonte de mediadores, ou se os linfócitos T é que contribuem para inflamação pulmonar.

Tratamentos para a hipersensibilidade tipo I

A imunoterapia é um tratamento eficaz para a febre do feno e sensibilidade anafilática ao veneno

A imunoterapia (ou hipossensibilização) com extrato de alérgenos foi introduzida em 1911 por Noon e Freeman. Naquela época eles estavam tentando estabelecer a imunidade contra toxina do pólen.

A imunoterapia requer injeções regulares de alérgenos por um período de meses. É um tratamento estabelecido para:

- febre do feno sazonal; e
- sensibilidade anafilática a abelhas, vespas e vespões.

Além disso, a imunoterapia é um tratamento eficaz para casos seletos de outras doenças alérgicas, incluindo a asma.

A dose é aumentada progressivamente, iniciando-se com 1-10 ng e aumentado-se até aproximadamente 10 µg de alérgeno por dose.

A resposta ao tratamento inclui:

- um aumento dos anticorpos IgG séricos;
- uma diminuição importante da resposta de linfócitos T do sangue periférico ao antígeno *in vitro*; e
- uma diminuição marcante das reações tardias na pele.

Por um período mais longo de tempo, há uma diminuição progressiva de anticorpos IgE no soro (Fig. 23.21).

A mudança nos anticorpos, as respostas linfocitárias e os sintomas podem todos ser secundários às alterações nos linfócitos T. Dado o mecanismo conhecido da inflamação alérgica, uma resposta de linfócitos T a injeções de alérgenos poderia influenciar os sintomas de diversas maneiras:

- diminuição local do recrutamento de mastócitos e basófilos;
- diminuição do recrutamento de eosinófilos às vias aéreas superiores ou pulmões;
- aumento de IgG, incluindo anticorpos IgG4 com diminuições progressivas de IgE – os anticorpos IgG podem atuar bloqueando anticorpos por se ligarem ao alérgeno antes da ligação cruzada com IgE nos mastócitos.

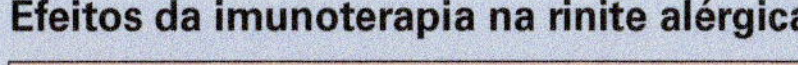

Efeitos da imunoterapia na rinite alérgica

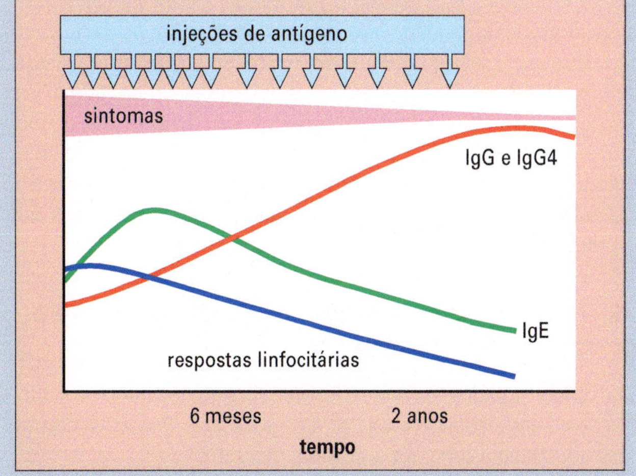

Fig. 23.21 Durante a dessensibilização ou imunoterapia, o paciente alérgico recebe injeções subcutâneas regulares do alérgeno relevante. As mudanças imunológicas que ocorrem incluem um aumento inical de anticorpos IgE, seguido por um declínio gradual, o qual ocorre em grande parte devido a um rápido aumento sazonal em pacientes alérgicos a pólen. Anticorpos do isótipo IgG e, especificamente do IgG4, aumentam progressivamente e podem alcançar concentrações 10 vezes maiores do que aquelas apresentadas antes do tratamento. Os sintomas diminuem, iniciando-se nos primeiros 3 meses, mas, em geral, não são máximos até 2 anos. Alterações nos linfócitos T são menos bem definidas, mas incluem diminuição da resposta *in vitro* aos alérgenos e aumento da produção de IL-10.

Alguns estudos com RNA de citocina têm sugerido que a imunoterapia produz um desvio de linfócitos T de um perfil TH2 (*i.e.*, IL-4 e IL-5) para um perfil que é mais típico de TH1 (*i.e.*, IFN-γ). Apesar de esses efeitos poderem explicar a diminuição da IgE e do recrutamento de eosinófilo, isso não explicaria a manutenção da síntese de IgG4. A expressão do gene para IgG4 é dependente de IL-4, e pode também requerer citocina IL-10. A resposta à imunoterapia é, portanto, mais bem vista como uma modificação da resposta TH2.

Formas modificadas de imunoterapia específica ao alérgeno

Peptídeos da sequência primária de um alérgeno que podem estimular linfócitos T in vivo

Peptídeos de uma sequência primária de um alérgeno, possuindo geralmente 20 aminoácidos de comprimento, estimulam linfócitos T *in vitro* e *in vivo*.

Em teoria, os peptídeos fornecem um mecanismo para estimulação ou dessensibilização de linfócitso T sem o risco de anafilaxia, a qual está sempre presente com alérgenos tradicionais.

Não está claro se a estimulação incompleta de linfócitos T por peptídeos pode levar à "tolerância" ou a uma alteração no perfil de citocina. Problemas na imunoterapia com peptídeo incluem:

- reações significativas no pulmão com uma queda no FEV_1; e
- o fato de que múltiplos peptídeos são necessários para permitir apresentação de antígeno em pacientes com diferentes tipos de HLA.

Alérgenos recombinantes modificados têm ligação reduzida à IgE

Alérgenos recombinantes geneticamente modificados, que possuem ligação reduzida à IgE, podem ser produzidos. Sua vantagem é que há preservação da sequência primária com os epítopos de linfócitos T. Mesmo que a molécula seja extensivamente modificada, qualquer proteína de comprimento completo tem o potencial de induzir anafilaxia em indivíduos alérgicos. Assim, o uso de moléculas geneticamente modificadas sempre iria requerer precauções semelhantes àquelas para a imunoterapia tradicional. Um problema possível, porém pouco provável, é que os pacientes iriam desenvolver anticorpos IgE contra novos epítopos.

Adjuvantes podem desviar a resposta imune além da simples resposta TH2

Adjuvantes "ligados" às moleculas do alérgeno têm sido projetados para desviar a resposta imune de TH2 para TH1. Possíveis comoléculas que atuam como um adjuvante incluem:

- a citocina IL-12; ou
- sequências imunoestimuladoras (ISSs). ISSs são sequências de DNA, tais como fosfoguanidina citosina (CpG), que são comuns no DNA bacteriano e têm um efeito profundo no sistema imune de mamíferos.

Em camundongos, a associação de um antígeno a duas ou três moléculas de CpG pode induzir uma resposta TH1 ou regular negativamente as respostas IgE.

A associação de CpG ao alérgeno não apenas influencia a resposta, mas também reduz a reatividade do alérgeno à IgE.

Assim, a imunização com alérgeno e CpG pode produzir uma resposta imune maior e com menos potencial para uma reação alérgica aguda.

Apesar de estudos preliminares com CpG terem sido encorajadores, estudos com grande número de indivíduos não foram ainda conduzidos. É importante lembrar que o CpG atua através de TLR9, que está na membrana nuclear. Uma abordagem alternativa é utilizar flagelina anexada ao alérgeno, pois ela se liga ao TLR-5, o qual está na superfície celular.

As vacinas de DNA estão sendo projetadas para alterar a resposta imune

O conceito de imunização utilizando o gene para um antígeno está bem estabelecido (*i.e.*, vacinas de DNA). Experimentos com vacinas de DNA têm tido muito sucesso em camundongos, tanto induzindo uma resposta TH1 inicialmente, como controlando uma resposta de anticorpo IgE existente. Entretanto, não se conhecem as consequências da expressão de um alérgeno no tecido de um indivíduo alérgico. Da mesma maneira, não está claro se a indução da resposta TH1 a uma alta dose de alérgeno, tais como pelo de gato que está presente em quase todas as casas, daria início a outras formas de doenças inflamatórias.

Outras formas de terapia não específica baseada na imunidade

Anti-IgE monoclonal humanizada

O tratamento com anti-IgE monoclonal humanizada pode reduzir a sensibilidade e diminuir significatimente o número de episódios agudos de asma por ano.

Anticorpos direcionados para o local de ligação ao FcεRI na IgE se ligam à IgE na circulação, mas não quando ela está anexada aos mastócitos e basófilos. Um anticorpo deste tipo pode, portanto, remover a IgE da circulação, mas não induzir anafilaxia. Um anticorpo monoclonal de camundongo para IgE tem sido progressivamente humanizado, para que a molécula possa ser seguramente injetada em pacientes e se ligar à IgE com alta afinidade.

O tratamento com anticorpos anti-IgE tem reduzido os episódios de exacerbações da asma e os sintomas de febre do feno. Além disso, o tratamento contínuo que controla a IgE livre abaixo de 10 ng/mL leva a uma diminuição progressiva no número de receptores de IgE em mastócitos. Assim, o tratamento pode alcançar um efeito secundário, diminuindo subsequentemente a sensibilidade de células contendo histamina ao alérgeno. Apesar de ter havido pequenos estudos sobre o papel da anti-IgE no tratamento da alergia a alimento, dermatite atópica, urticária e alergia a droga, este tratamento ainda não foi estabelecido.

IL-4R solúvel recombinante pode bloquear a atividade biológica da IL-4

Dado o papel central da IL-4 na resposta TH2, não é surpresa que diversos esforços tenham sido feitos para bloquear suas atividades. Estes incluem:

- uma IL-4 mutante (Y124D);
- anticorpos para IL-4; e
- receptor de IL-4 solúvel recombinante (sIL-4R). O tratamento com sIL-4R tem provado ser moderadamente eficaz nos ensaios clínicos de asma alérgica. O mecanismo é que sIL-4R se liga ao IL-4 antes que possa reagir com o receptor nos linfócitos

T ou linfócitos B, e portanto bloqueia sua atividade biológica. Entretanto, está menos claro qual das muitas atividades da IL-4 é relevante para os efeitos clínicos:

- bloqueio da atividade da IL-4 em linfócitos B pode reduzir a produção de IgE, mas isso provavelmente iria requerer muitas semanas para produção de um efeito clínico, pois os plasmócitos que produzem IgE possuem longa vida;
- o efeito autócrino da IL-4 em linfócitos TH2 pode ser um fator de crescimento essencial.

A eficácia da sIL-4R proporciona evidência indireta para o papel dos linfócitos T na doença alérgica.

Anti-IL-5 monoclonal humanizada diminui eosinófilos circulantes

Anti-IL-5 (como o anti-IgE) é um anticorpo monoclonal de camundongo humanizado.

Após estudos bem-sucedidos em babuínos, ficou claro que anti-IL-5 diminui eosinófilos circulantes em pacientes. É, portanto, suposto que exclusão da IL-5 produzida por linfócitos T (ou mastócitos) pode diminuir a produção de eosinófilos na medula óssea. Entretanto, os resultados não respondem se esse tratamento atua em IL-5 na circulação ou na IL-5 produzida por linfócitos T (mastócitos) localmente na medula óssea e/ou no trato respiratório.

Em estudos iniciais, a anti-IL-5 não foi eficaz como um tratamento para asma, apesar de haver uma diminuição de aproximadamente 90% em eosinófilos circulantes.

Algumas novas abordagens terapêuticas podem não ser práticas

O tratamento primário da doença alérgica é baseado em:

- evitar o contato com o alérgeno;
- manejo farmacológico, incluindo cromoglicato dissódio, teofilina, antagonistas leucotrienos e corticosteroides locais; e
- imunoterapia.

As abordagens terapêuticas utilizando peptídeos, alérgenos modificados ou alérgenos ligados a ligantes TLR, tais como CpG ou flagelina, têm a desvantagem de que cada alérgeno teria que ser testado por ensaios clínicos.

Apesar de antagonistas específicos contra outras citocinas parecerem ser um alvo atrativo para o tratamento, é cada vez mais improvável que eles irão ser clinicamente bem-sucedidos na competição com anti-IgE, corticosteroides inalados e antagonistas leucotrienos.

RACIOCÍNIO CRÍTICO: CHOQUE ANAFILÁTICO GRAVE (VEJA A PÁG. 450 PARA RESPOSTAS)

A Sra. Young, de 60 anos de idade, foi picada por uma abelha de uma colmeia em seu quintal. A coleta de mel a deixou com diversas picadas durante o período do verão. Após vários minutos da picada recente, ela reclamou de uma sensação de coceira em suas mãos, pés e virilha, acompanhada por uma dor abdominal. Pouco tempo depois, ela desmaiou e apresentou diminuição aguda da capacidade respiratória. Momentos após, ela entrou em colapso e perdeu a consciência. Seu marido, um médico, notou que a respiração dela estava rápida e ofegante, e que ela apresentava pálpebras e lábios inchados. Ela estava pálida e tinha eritema irregular pelo pescoço e braços.

No exame, seu batimento ápice podia ser sentido, mas seu pulso radial estava fraco. Seu marido imediatamente administrou 0,5 mL de epinefrina 1/1.000 (adrenalina) pela via intramuscular e 10 mg de clorofeniramina (clorfenamina) (um antagonista do receptor H_1 da histamina) pela via intravenosa com 100 mg de hidrocortisona. Ela recuperou a consciência e sua frequência respiratória diminuiu. No dia seguinte, ela havia se recuperado completamente. Os resultados das investigações neste momento estão mostrados na tabela.

Investigação	Resultado (variação normal)
hemoglobina (g/dL)	14,2 (11,5-16,0)
contagem de leucócitos (× 10^9/L)	7,5 (4,0-11,0)
neutrófilos (× 10^9/L)	4,4 (2,0-7,5)
eosinófilos (× 10^9/L)	0,40 (0,04-0,44)
linfócitos totais (× 10^9/L)	2,4 (1,6-3,5)
contagem plaquetária (× 10^9/L)	296 (150-400)
imunoglobulinas séricas IgG (g/L) IgM (g/L) IgA (g/L) IgE (UI/mL)	 10,2 (5,4-16,1) 0,9 (0,5-1,9) 2,1 (0,8-2,8) 320 (3-150)
RAST veneno de abelha veneno de vespa	 classe 4 classe 0
testes da picada de pele	grau (0-5)
veneno de abelha (10 μg/mL)	3+

A Sra. Young não tinha histórico prévio de reações adversas ao veneno de abelha, alimentos ou antibióticos. Além disso, não havia histórico de asma, rinite alérgica, alergia a alimento ou dermatite atópica. Um diagnóstico de choque anafilático por sensibilidade ao veneno de abelha foi feito com base no histórico e investigações, e foi tomada a decisão de iniciar a terapia de dessensibilização.

A Sra. Young foi informada sobre o possível risco do procedimento e deu seu consentimento. Ela recebeu, pela via subcutânea, doses de veneno de abelha que foram gradualmente aumentadas, sendo o procedimento realizado no hospital, com acesso ao aparato de ressuscitação. Reações alérgicas subsequentes não ocorreram e ela foi mantida com uma dose de veneno de abelha em intervalos de 1 mês, pelos próximos 2 anos. Ela foi picada por uma abelha no verão seguinte e não apresentou reações adversas.

1 Quais mecanismos estão envolvidos na anafilaxia?

2. Quais são as características clínicas e manejo da anafilaxia aguda?

3. Como tal sensibilidade pode ser detectada e o que pode ser feito para dessensibilizar os pacientes?

Leituras sugeridas

Akdis CA, Blaser K. IL-10-induced anergy in peripheral T cell and reactivation by microenvironmental cytokines: two key steps in specific immunotherapy. FASEB J 1999;13:603–609.

Ali FR, Kay AB, Larche M. Airway hyperresponsiveness and bronchial mucosal inflammation in T cell peptideinduced asthmatic reactions in atopic subjects. Thorax 2007;62:750–757.

Beaven MA, Metzger H. Signal transduction by Fc receptors: the FceRI case. Immunol Today 1993;14:222–226.

Borish L, Rosenwasser L. TH1/TH2 lymphocytes: doubt some more. J Allergy Clin Immunol 1997;99:161–164.

Chung CH, Mirakhur B, Chan E, et al. Cetuximab-induced anaphylaxis and IgE specific for galactose-alpha-1,3-galactose. N Engl J Med 2008;358:1109–1117.

Commins SP, Satinover SM, Hosen J, et al. Delayed anaphylaxis, angioedema, or urticaria after consumption of red meat in patients with IgE antibodies specific for galactose-alpha-1,3-galactose. J Allergy Clin Immunol 2009;123:426–433.

Coyle AJ, Wagner K, Bertrand C, et al. Central role of immunoglobulin (Ig) E in the induction of lung eosinophil infiltration and T helper 2 cell cytokine production: inhibition by a non-anaphylactogenic anti-IgE antibody. J Exp Med 1996;183:1303–1310.

Ege MJ, Mayer M, Normand AC, et al. Exposure to environmental micro-organisms and childhood asthma. N Engl J Med 2011;364:701–709.

Galli SJ. New concepts about the mast cell. N Engl J Med 1993;328:257–265.

Geha RF. Regulation of IgE synthesis in humans. J Allergy Clin Immunol 1992;90:143–150.

Haselden BM, Kay AB, Larch M. Immunoglobulin E-independent major histocompatibility complex-restricted T cell peptide epitope-induced late asthmatic reactions. J Exp Med 1999;189:1885–1894.

Miller JS, Schwartz LB. Human mast cell proteases and mast cell heterogeneity. Curr Opin Immunol 1989;1:637–642.

Montford S, Robinson HC, Holgate ST. The bronchial epithelium as a target for inflammatory attack in asthma. Clin Exp Immunol 1992;22:511–520.

Platts-Mills TAE, Vervloet D, Thomas WR, et al. Indoor allergens and asthma: report of the Third International Workshop. J Allergy Clin Immunol 1997;100:S2–S24.

Platts-Mills TAE, Vaughan JW, Squillace S, et al. Sensitisation, asthma and a modified TH2 response in children exposed to cat allergen. Lancet 2001;357:752–756.

Prausnitz C, Kustner H. In: Gell PGH, Coombes RRA, eds. Clinical aspects of immunology, Oxford: Blackwell Scientific Publications; 1962:808–816.

Sporik R, Holgate ST, Platts-Mills TAE, Cogswell JJ. Exposure to house-dust mite allergen (Der p I) and the development of asthma in childhood. A prospective study. N Engl J Med 1990;323:502–507.

Wan H, Winton HL, Soeller C, et al. Der p1 facilitates transepithelial allergen delivery by disruption of tight junctions. J Clin Invest 1999;104:123–133.

Wark PA, Johnston SL, Bucchieri F, et al. Asthmatic bronchial epithelial cells have a deficient innate immune response to infection with rhinovirus. J Exp Med 2005;201:937–947.

Wide L, Bennich H, Johansson SGO. Diagnosis of allergy by an *in-vitro* test for allergen antibodies. Lancet 1967;ii:1105.

CAPÍTULO 24

Hipersensibilidade (Tipo II)

RESUMO

- **A hipersensibilidade tipo II é mediada por anticorpos que se ligam a células específicas.** As reações de hipersensibilidade tipo II são causadas por anticorpos IgG, IgA ou IgM contra antígenos de superfícies celulares e de matriz extracelular. Os anticorpos danificam células e tecidos pela ativação do complemento e pela ligação e ativação de células efetoras que transportam receptores Fc γ.
- **A transfusão de eritrócitos deve ser realizada entre indivíduos que têm os mesmos grupos sanguíneos.** As reações transfusionais a eritrócitos são produzidas por anticorpos contra antígenos de grupos sanguíneos, os quais podem ocorrer naturalmente ou podem ser induzidos por contato prévio com tecido incompatível ou por diferente tipo sanguíneo após transplante, transfusão ou durante a gravidez.
- **A doença hemolítica do recém-nascido** ocorre quando os anticopos maternos dirigidos contra os antígenos do grupo sanguíneo fetal cruzam a placenta e destroem os eritrócitos fetais.
- **As reações de hipersensibilidade tipo II podem ter como alvos os tecidos.** Danos aos tecidos podem ser produzidos pelos anticorpos na matriz extracelular, moléculas de superfície celular ou proteínas intracelulares. Exemplos de doenças causadas por estes mecanismos são miastenia grave, pênfigo e síndrome de Goodpasture.
- **O papel de anticorpos na doença nem sempre está claro**. Anticorpos contra componentes intracelulares não necessariamnte são patogênicos, mas podem ser úteis para o diagnóstico.

Mecanismos de dano tecidual

As reações de hipersensibiliade tipo II são mediadas por anticorpos IgG e IgM, que se ligam a células específicas ou componentes da matriz extracelular. O dano causado é, portanto, restrito a células específicas ou tecidos que sustentam os antígenos. Em geral:

- anticorpos direcionados contra antígenos de superfície celular são usualmente patogênicos;
- anticorpos direcionados contra antígenos internos usualmente não são patogênicos.

As reações tipo II, portanto, diferem das reações tipo III, a quais envolvem anticorpos direcionados contra antígenos solúveis no soro, levando à formação de complexos antígeno-anticorpo circulantes. O dano ocorre quando os complexos se depositam em tecidos e/ou órgãos de maneira não específica (Cap. 25).

Células efetoras engajam seus alvos utilizando receptores Fc e C3

Na hipersensibilidade tipo II, o anticorpo direcionado contra a superfície celular ou antígenos teciduais interage com os **receptores Fc (FcR)** em uma variedade de células efetoras e pode ativar o complemento, acarretando dano às células-alvo (Fig. 24.1).

Uma vez que o anticorpo tenha se fixado à superfície da célula ou tecido, ele pode se ligar e ativar o componente C1 do complemento, com as seguintes consequências:

- fragmentos do complemento (C3a e C5a), gerados pela ativação do complemento, atraem macrófagos e polimorfos para o local, e também estimulam mastócitos e basófilos a produzirem quimiocinas, que atraem e ativam outras células efetoras;
- a via do complemento clássica e a ativação sequencial levam à deposição de C3b, C3bi e C3d na membrana da célula-alvo;
- a via do complemento clássica e a via lítica resultam na produção de complexo de ataque à membrana (MAC) C5b-9 e da inserção do complexo na membrana da célula-alvo.

Células efetoras – neste caso, macrófagos, neutrófilos, eosinófilos e células NK – se ligam a:

- anticorpo complexado a seus receptores Fc; ou
- C3b, C3bi e C3d ligados à membrana, via seus receptores C3 (CR1, CR3, CR4).

Os mecanismos pelos quais estes anticorpos desencadeiam reações citotóxicas *in vivo* têm sido investigados em camundongos deficientes em FcR. Anticorpos antieritrócitos desencadeiam eritrofagocitose de hemácias opsonizadas por IgG, de maneira dependente de FcR. Camundongos deficientes em cadeia γ do receptor Fc foram protegidos do efeito patogênico desses anticorpos, enquanto camundongos

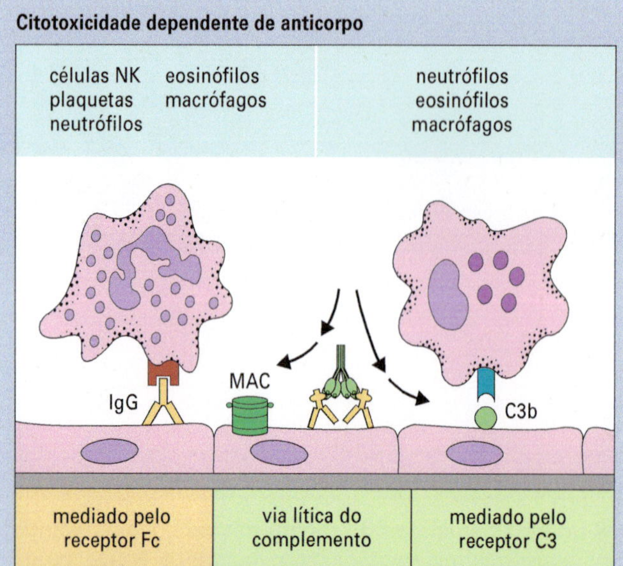

Fig. 24.1 Células efetoras – células K, plaquetas, neutrófilos, eosinófilos e células da série fagocítica mononuclear – possuem receptoers para Fc, os quais elas utilizam para engajar anticorpos ligados aos tecidos-alvo. A ativação do complemento C3 pode gerar dano lítico mediado pelo complemento nas células-alvo diretamente, e também permite que células fagocíticas se liguem em seus alvos via C3b, C3bi ou C3d, o que também ativa as células. (MAC, complexo de ataque à membrana.)

Mecanismos de dano

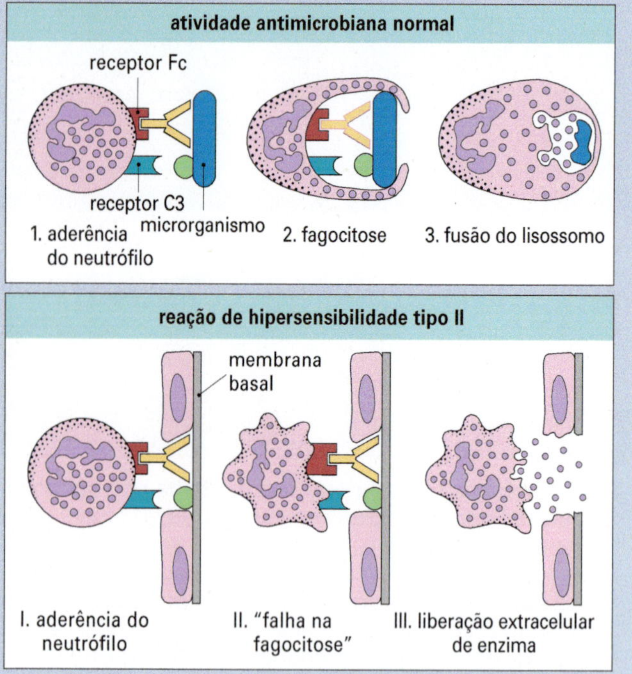

atividade antimicrobiana normal

receptor Fc

receptor C3

1. aderência do neutrófilo

microrganismo

2. fagocitose

3. fusão do lisossomo

reação de hipersensibilidade tipo II

membrana basal

I. aderência do neutrófilo

II. "falha na fagocitose"

III. liberação extracelular de enzima

Fig. 24.2 O dano mediado pelo neutrófilo é um reflexo de uma atividade antibacteriana normal. (**1**) Neutrófilos se ligam aos microrganismos através de seus receptores Fc e C3. (**2**) O microrganismo é então fagocitado e destruído à medida que os lisossomos se fundem para formar o fagolisossoma (**3**). Nas reações de hipersensibilidade tipo II, células hospedeiras individuais cobertas por anticorpos podem ser fagocitadas de modo semelhante, porém quando o alvo é grande, por exemplo, uma membrana basal (**I**), os neutrófilos falham na sua tentativa de fagocitose (**II**). Eles exocitam seus conteúdos lisossomais, causando dano às células da vizinhança (**III**).

deficientes em complemento foram indistinguíveis dos animais do tipo selvagem, em sua capacidade de depurar os eritrócitos-alvo.

P. Como você interpreta esta observação?

R. Estes experimentos indicam que a fagocitose de eritrócitos sensibilizados por anticorpos depende da ligação mediada por FcR aos fagócitos e que não é dependente da opsonização pelo C3b depositado através da via clássica.

As células danificam os alvos pela liberação de suas moléculas efetoras imunes normais

Os mecanismos pelo quais os neutrófilos e macrófagos danificam as células-alvo nas reações de hipersensibilidade tipo II refletem seus métodos normais de lidar com os patógenos infecciosos (Fig. 24.2).

Normalmente, os patógenos seriam internalizados e então submetidos a uma barreira de sistemas microbicidas, incluindo defensinas, metabólitos reativos de oxigênio e nitrogênio, hipoalite, enzimas, alteração de pH e outros agentes que interferem no metabolismo (Caps. 7 e 14).

Caso o alvo seja muito grande para ser fagocitado, os conteúdos do grânulo e do lisossomo são liberados em aposição ao alvo sensibilizado, em um processo referido como **exocitose**. A ligação cruzada dos receptores Fc e C3 durante este processo causa a ativação do fagócito, com produção de intermediários reativos de oxigênio, assim como ativação de fosfolipase A2, com consequente liberação de ácido aracnoide dos fosfolipídios de membrana.

P. Quais mediadores inflamatórios são sintetizados a partir do ácido aracnoide?

R. Este metabólito é o precursor de eicosanoides – prostaglandinas e leucotrienos.

Em algumas situações, tais como a reação de eosinófilos contra esquistossomos (Cap. 15), a exocitose do conteúdo do grânulo é normal e benéfica. Entreatnto, quando o alvo é o tecido do hospedeiro que tiver sido sensibilizado pelo anticorpo, o resultado é o dano (Fig. 24.3).

Os anticorpos podem também mediar a hipersensibilidade pelas células NK. Neste caso, entretanto, a natureza do alvo, e se ele pode inibir as atividades citotóxicas das células NK, é tão importante quanto a presença do anticorpo sensibilizador.

Fagócitos atacando uma membrana basal

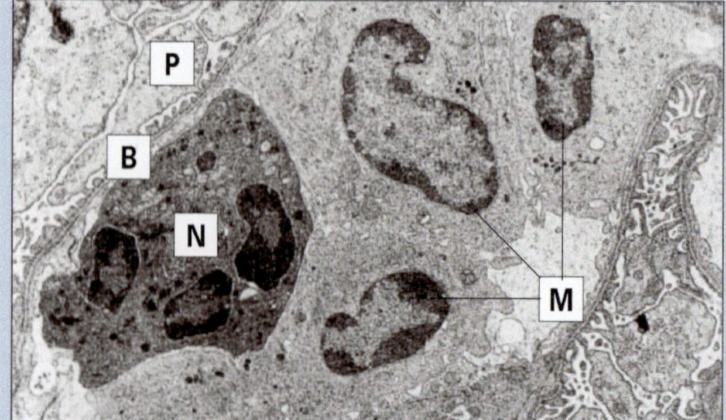

Fig. 24.3 Esta micrografia eletrônica mostra um neutrófilo (N) e três monócitos (M) se ligando à membrana basal do capilar (B) renal de um coelho contendo anticorpo antimembrana basal. 3.500×. (P, podócito.) (*Cortesia do Professor GA Andres.*)

A resistência de uma célula-alvo ao dano varia. A suscetibilidade depende da:

- quantidade de antígeno expresso na superfície das células-alvo; e
- capacidade inerente de diferentes células-alvo para sustentar o dano.

Por exemplo, um eritrócito pode ser lisado por um único sítio ativo da C5 covertase, enquanto este recruta muitos desses sítios para destruir a maioria das células nucleadas – sua capacidade de bombear íon e sua habilidade de manter a integridade de membrana com defesas anticoplementos são muito maiores.

P. Quais moléculas protegem a superfície de células nucleadas do dano mediado pelo complemento?
R. Fator acelerador da decaimento (CD55) e CD59.

Agora examinamos alguns exemplos em que se acredita que as reações de hipersensibilidade tipo II causam importante destruição da célula-alvo ou dano imunopatológico.

Reações tipo II contra eritrócitos e plaquetas

Alguns dos exemplos mais bem definidos de reações tipo II são observados nas respostas a eritrócitos. Exemplos importantes são:

- transfusões de sangue incompatíveis, em que o receptor é sensibilizado pelo antígeno na superfície dos eritrócitos do doador;
- doença hemolítica do recém-nascido, em que a gestante é sensibilizada pelos eritrócitos do feto;
- anemias hemolíticas autoimunes, em que o paciente é sensibilizado por seus próprios eritrócitos.

Reações a plaquetas podem causar trombocitopenia e reações contra neutrófilos e linfócitos têm sido associadas ao lúpus eritematoso sistêmico (LES).

Reações transfusionais ocorrem quando o receptor tem anticorpos contra os eritrócitos do doador

Mais de 20 sistemas de grupos sanguíneos, gerando mais de 200 variantes genéticas de antígenos eritrocitários, têm sido identificados em humanos.

Um sistema de grupo sanguíneo consiste em um *locus* genético que especifica um antígeno na superfície das células sanguíneas (geralmente, mas nem sempre, dos eritrócitos).

Dentro de cada sistema pode haver dois ou mais fenótipos. No sistema ABO, por exemplo, há quatro fenótipos (A, B, AB e O) e, por isso, quatro grupos sanguíneos possíveis.

Um indivíduo com um grupo sanguíneo em particular pode reconhecer eritrócitos que carreiam antígeno do grupo sanguíneo alogênico (não o próprio), e irá produzir anticorpos contra eles. Entretanto, para alguns antígenos do grupo sanguíneo, tais anticorpos podem também ser produzidos "naturalmente" (*i.e.*, sem sensibilização prévia por eritrócitos estranhos).

Alguns sistemas de grupo sanguíneo (p. ex., ABO e Rhesus) são caracterizados por antígenos que são relativamente fortes imunógenos; é mais provável que tais antígenos induzam anticorpos.

Ao se planejar uma transfusão sanguínea, é importante assegurar que os tipos sanguíneos do doador e receptor sejam compatíveis em relação a estes grupos sanguíneos maiores, caso contrário reações transfusionais irão ocorrer.

Alguns grupos sanguíneos humanos principais estão listados na Figura 24.4.

Cinco principais sistemas de grupos sanguíneos envolvidos nas reações transfusionais

sistema	*loci* genéticos	antígenos	frequência do fenótipo (%)	
ABO	1	A, B, ou O	A B AB 0	42 8 3 47
Rhesus	2 *loci* intimamente ligados: antígeno principal = RhD	C ou c D ou d E ou e	RhD+ RhD−	85 15
Kell	1	K ou k	K k	9 91
Duffy	1	Fy^a, Fy^b, or Fy	Fy^aFy^b Fy^a Fy^b Fy	46 20 34 0,1
MN	1	M ou N	MM MN NN	28 50 22

Fig. 24.4 Nem todos os grupos sanguíneos são igualmente antigênicos nas reações transfusionais – assim, RhD provoca uma reação mais forte em um receptor incompatível do que os outros antígenos Rhesus; e Fy^a é mais forte que o Fy^b. As frequências estabelecidas são de populações caucasianas – outras raças têm diferentes frequências genéticas.

O sistema de grupo sanguíneo ABO é de importância primordial

Os epítopos do **sistema de grupo sanguíneo ABO** estão presentes em muitos tipos celulares além dos eritrócitos e estão localizados nas unidades de carboidrato das glicoproteínas. A estrutura desses carboidratos, e daqueles que determinam o sistema de grupo sanguíneo Lewis relacionado, é determinada por genes que codificam enzimas que transferem açúcares terminais a um carboidrato central (Fig. 24.5).

A maioria dos indivíduos desenvolve anticorpos contra especificidades alogênicas do sistema ABO sem sensiblização prévia por eritrócitos estranhos. Essa sensibilização ocorre através do contato com epítopos idênticos que são coincidentemente expressos em uma grande variedade de microrganismos.

Anticorpos contra antígenos ABO são, portanto, extremamente comuns, tornando isso particularmente importante para combinar doador de sangue ao receptor para este sistema. Entretanto, todas as pessoas são tolerantes ao antígeno O, então indivíduos O são **doadores universais** em relação ao sistema ABO.

O sistema Rhesus é a principal causa de doença hemolítica do recém-nascido

O sistema Rhesus também é de grande importânia, pois é a principal causa de doença hemolítica do recém-nascido (HDNB, do inglês, *hemolytic disease of the newborn*).

Os antígenos Rhesus estão associados às proteínas de membrana de 30 kDa, as quais são expressas em níveis moderados na superfície de eritrócitos. Os antígenos são codificados por dois *loci* intimamente ligados, RhD e RhCcEe, com 92% de homologia.

antígenos do grupo sanguíneo ABO

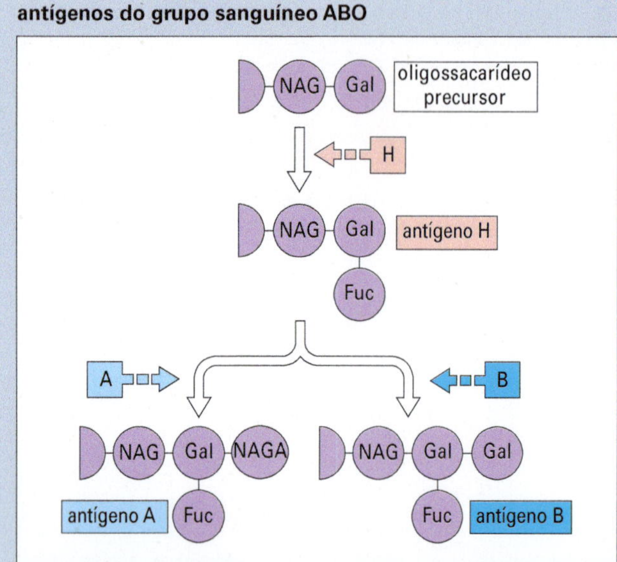

grupo sanguíneo (fenótipo)	genótipos	antígenos	anticorpos contra ABO no soro
A	AA, AO	A	anti-B
B	BB, BO	B	anti-A
AB	AB	A and B	nenhum
O	OO	H	anti-A e anti-B

Fig. 24.5 O diagrama mostra como os grupos sanguíneos ABO são construídos. A enzima produzida pelo gene H anexa um resíduo de fucose (Fuc) à galactose terminal (Gal) do oligossacarídeo precursor. Indivíduos que possuem o gene A agora anexam o *N*-acetilgalactosamina (NAGA) a esse resíduo de galactose, enquanto aqueles com o gene B anexam outra galactose, produzindo antígenos A e B, respectivamente. Pessoas com ambos os genes produzem um pouco de cada. A tabela indica os genótipos e antígenos do sistema ABO. A maioria das pessoas produz naturalmente anticorpos contra os antígenos que eles atacam. (NAG, *N*-acetilglicosamina.)

Rhd é o mais importante clinicamente, devido à sua alta imunogenicidade, mas em indivíduos RhD⁻, o *locus* RhD está completamente ausente. O *locus* RhCcEe codifica uma molécula que expressa os epítopos RhC/c e RhE/e.

A semelhança cruzada assegura que o receptor não tenha anticorpos contra os eritrócitos do doador

O objetivo da reação cruzada é assegurar que o sangue de um receptor não contenha anticorpos que serão capazes de reagir e destruir eritrócitos transfundidos (doador). Por exemplo:

- anticorpos contra antígenos do sistema ABO fazem com que células incompatíveis aglutinem em uma reação claramente visível;
- sistemas de grupos sanguíneos menores causam reações mais fracas, que podem apenas ser detectadas por um teste de Coombs indireto (Fig. 24.9).

Se o indivíduo é transfundido com sangue total, também é necessário checar se o soro do doador não contém anticorpos contra os eritrócitos do receptor. Entretanto, a transfusão de sangue total não é comum – na maioria das doações de sangue, as frações celulares e séricas são utilizadas individualmente.

As reações transfusionais envolvem destruição extensa das células sanguíneas do doador

A transfusão de eritrócitos para um receptor que possui anticorpos contra essas células produz uma reação imediata. Os sintomas incluem:

- febre;
- hipotensão;
- náusea e vômito; e
- dor nas costas e no tórax.

A gravidade da reação depende da classe e das quantidades de anticorpos envolvidos.

Os anticorpos contra os antígenos do sistema ABO geralmente são IgM e causam aglutinação, ativação do complemento e hemólise intravascular. Outros grupos sanguíneos induzem anticorpos IgG, que causam menos aglutinação que a IgM. As células sensiblizadas pela IgG geralmente são captadas pelos fagócitos no fígado e baço, embora reações graves também possam causar destruição de eritrócitos pela ativação do complemento. Isso pode causar choque circulatório e a liberação do conteúdo dos eritrócitos, levando à necrose tubular aguda dos rins. Essas reações transfusionais geralmente são vistas em indivíduos não sensibilizados previamente e se desenvolvem em dias ou semanas, já que os anticorpos contra células estranhas precisam ser produzidos. Isso pode resultar em anemia ou icterícia.

P. Por que os anticorpos do grupo sanguíneo ABO, que estão normalmente presentes em uma mãe, não danificam os eritrócitos que estão presentes em um feto que ela está gerando, quando o feto tem um grupo sanguíneo diferente?
R. Os anticorpos do grupo sanguíneo ABO geralmente são IgM, os quais não são transportados através da placenta.

Também podem ocorrer reações transfusionais a outros componentes do sangue, mas suas consequências geralmente não são tão graves quanto as reações aos eritrócitos.

A rejeição hiperaguda do enxerto está relacionada à reação de transfusão

A rejeição hiperaguda do enxerto ocorre quando o receptor do enxerto possui anticorpos pré-formados contra o tecido do enxerto. Isso é apenas observado no tecido que é revascularizado diretamente após o transplante, em enxertos de rim, por exemplo.

As reações mais graves nesse tipo de rejeição ocorrem devido aos antígenos do grupo ABO expressos nas células dos rins. O dano é produzido pelo anticorpo e ativação do complemento nos vasos sanguíneos, com consequentes recrutamento e ativação de neutrófilos e plaquetas.

Os doadores e recepores são agora sempre submetidos à análise de similaridade cruzada para os antígenos ABO, e esta reação tem se tornado extremamente rara. Anticorpos contra outros antígenos do enxerto (p. ex., moléculas do MHC), induzidas por enxertos prévios, podem também produzir este tipo de reação.

A HDNB ocorre devido à reação da IgG materna contra os eritrócitos da criança *in utero*

A doença hemolítica do recém-nascido (HDNB) ocorre quando a mãe, previamente sensibilizada pelos antígenos nos eritrócitos da criança, produz anticorpos IgG contra esses antígenos. Estes anticorpos cruzam a placenta e reagem com os eritrócitos fetais, causando sua destruição (Figs. 24.6 e 24.7). O antígeno mais comumente envolvido é o Rhesus D (RhD).

Doença hemolítica do recém-nascido

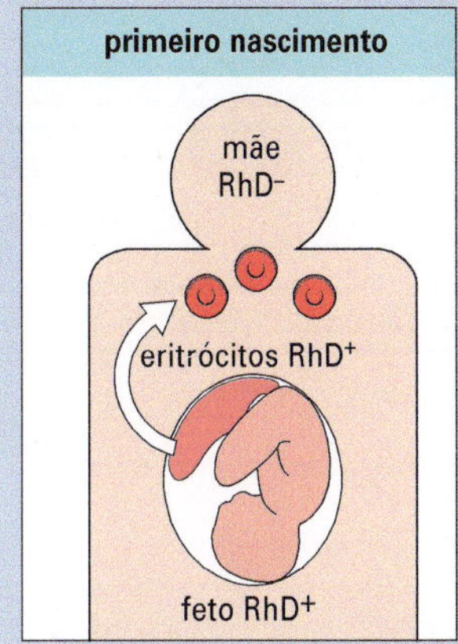

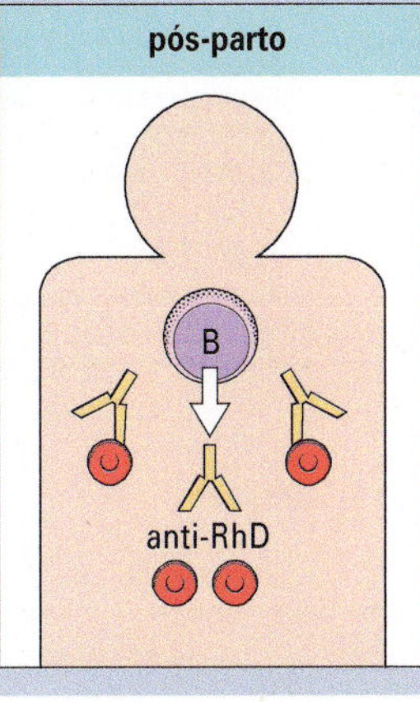

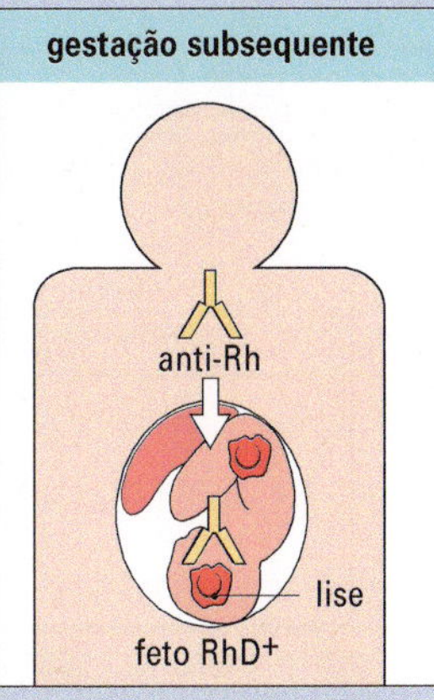

Fig. 24.6 Eritrócitos de um feto RhD^+ extravasam para a circulação materna, geralmente durante o parto. Isso estimula a produção durante o pós-parto de anticorpo da classe IgG anti-Rh. Durante as gestações subsequentes, os anticorpos IgG são transferidos através da placenta para a circulação fetal (IgM não consegue atravessar a placenta). Se o feto é novamente incompatível, os anticorpos causam destruição eritrocitária.

Uma criança com doença hemolítica do recém-nascido

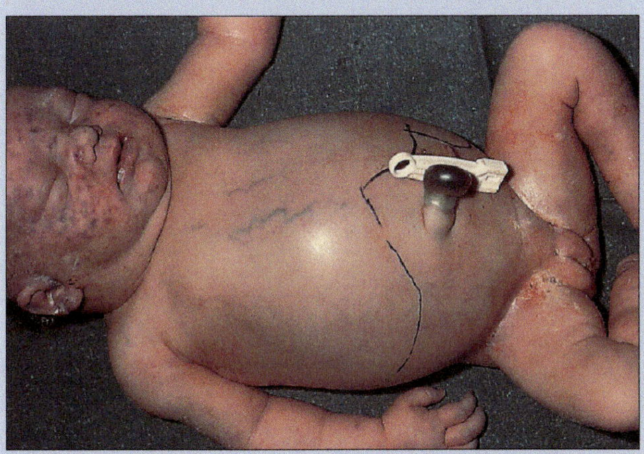

Fig. 24.7 Há um aumento considerável do fígado e baço associado à destruição de eritrócitos causada pelos anticorpos maternos antieritrocitários na circulação fetal. A criança teve aumento de bilirrubina (produto da quebra da hemoglobina). A hemorragia facial petequial ocorreu devido ao comprometimento da função plaquetária. O antígeno mais comumente envolvido é o RhD. (*Cortesia do Dr. K Sloper.*)

O risco de HDNB surge quando uma mãe Rh^+ é sensibilizada na gestação pelos eritrócitos fetais Rh^- e está grávida de uma segunda criança que é Rh^+. A sensibilização da mãe Rh^- contra os eritrócitos Rh^+ geralmente ocorre durante o nascimento da primeira criança Rh^+, quando alguns eritrócitos fetais extravasam através da placenta para a circulação materna e são reconhecidos pelo sistema imune materno. A primeira criança incompatível geralmente não é, portanto, acometida, enquanto as crianças subsequentes têm um risco elevado de serem acometidas, dado que a mãe é ressensibilizada em cada gestação sucessiva.

As reações a outros grupos sanguíneos também podem causar HDNB, a segunda mais comum sendo ao antígeno K do sistema Kell. As reações devido ao anti-K são muito menos comuns que as reações devido ao RhD, por causa da frequência relativamente baixa (9%) e da antigenicidade mais fraca do antígeno K.

Sabe-se que o risco de HDNB devido à incompatibilidade Rhesus é reduzido se o pai for de um grupo ABO diferente do da mãe. Essas observações levaram à ideia de que essas mães Rh^- estavam destruindo células Rh^+ mais rapidamnete, pois elas eram também ABO-incompatíveis. Consequentemente, os eritrócitos Rh^+ fetais não estariam disponíveis para sensibilizar o sistema imune materno ao antígeno RhD.

Esta noção levou ao desenvolvimento da **profilaxia Rhesus** – anticorpos anti-RhD pré-formados são dados para mães Rh^- imediatamente após o parto da criança Rh^+, com o objetivo de destruir eritrócitos Rh^+ fetais, antes que possam causar sensibilização Rh^-. Esta prática tem reduzido com sucesso a incidência de HDNB devido à incompatibilidade Rhesus (Fig. 24.8). Apesar de o número de casos de HDNB ter diminuído drástica e progressivamete, a proporção de casos causados por outros grupos sanguíneos, incluindo o sistema Kell e o ABO, tem aumentado.

Anemias hemolíticas autoimunes surgem espontaneamente ou podem ser induzidas por drogas

As reações aos **antígenos do grupo sanguíneo** também podem ocorrer espontaneamente nas anemias hemolíticas autoimunes, nas quais pacientes produzem anticorpos contra seus próprios eritrócitos.

Suspeita-se da ocorrência da anemia hemolítica autoimune se um paciente tem um resultado positivo em um **teste de antiglobulina direto** (Fig. 24.9), o qual identifica anticorpos presentes nos eritrócitos do paciente. Estes geralmente são anticorpos direcionados para os antígenos dos eritrócitos ou complexos imunes absorvidos na superfície do eritrócito.

O teste de antiglobulina direto também é utilizado para detectar anticorpos em eritrócitos em transfusões não compatíveis e na HDNB.

Anemias hemolíticas autoimunes podem ser divididas em três tipos, dependendo de se são causadas por:

- autoanticorpos reativos ao calor, os quais reagem com o antígeno a 37°C;
- autoanticorpos reativos ao frio, os quais podem apenas reagir com o antígeno abaixo de 37°C;
- anticorpos induzidos por reações alérgicas a drogas.

Autoanticopos reativos ao calor aceleram a depuração de eritrócitos

Autoanticorpos reativos ao calor são frequentemente encontrados contra os antígenos do sistema Rhesus, incluindo determinantes dos *loci* RhC e RhE, assim como RhD. Eles diferem dos anticor-

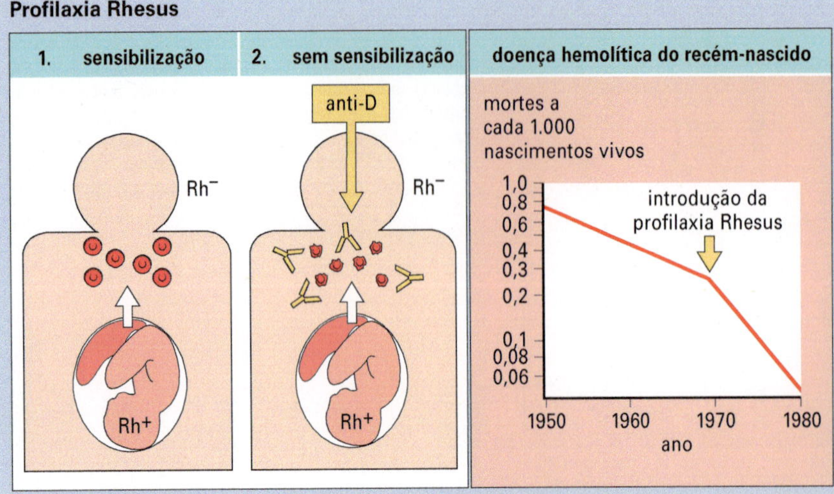

Fig. 24.8 (1) Sem profilaxia, eritrócitos Rh^+ extravasam para a circulação de uma mãe Rh^-, causando sua sensibilização ao(s) antígeno(s) Rh. (2) Se um anticorpo anti-Rh (anti-D) é injetado imediatamente após o parto, ele elimina os eritrócitos Rh^+ e evita a sensibilização. A incidência de mortes devido à HDNB diminuiu durante o período de 1950-1966 com a melhora dos cuidados ao paciente. O declínio da doença foi acelerado pelo advento da profilaxia Rhesus em 1969.

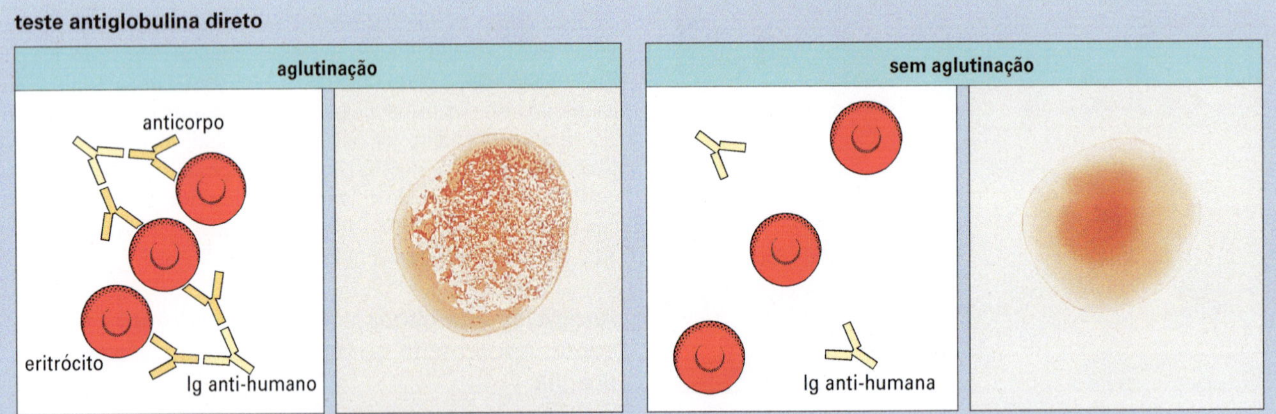

Fig. 24.9 Este teste, também chamado de teste de Coombs, é utilizado para detectar anticorpo no eritrócito de um paciente. Se o anticorpo estiver presente, os eritrócitos podem ser aglutinados por uma imunoglobulina anti-humana. Se não houver anticorpo presente nos eritrócitos, eles não são aglutinados pela imunoglobulina anti-humana.

pos responsáveis pelas reações transfusionais, pois parecem reagir com epítopos diferentes.

Existem autoanticorpos reativos ao calor contra outros antígenos de grupos sanguíneos, mas eles são relativamente raros.

A maioria dessas anemias hemolíticas é de causa desconhecida, mas algumas estão associadas a outras doenças autoimunes, incluindo LES e artrite reumatoide.

P. Quais mecanismos poderiam levar à anemia associada a esses autoanticorpos?

R. A eritrofagocitose mediada por receptor Fc ou lise dependente do complemento.

A anemia parece ser mais frequentemente o resultado de uma depuração acelerada dos eritrócitos sensibilizados pelos macrófagos no baço, por meio de lise mediada pelo complemento.

Autoanticorpos reativos ao frio causam lise de eritrócitos por fixação do complemento

Autoanticorpos reativos ao frio geralmente estão presentes em títulos mais altos que os autoanticorpos reativos ao calor. Os anticorpos são primariamente IgM e fixam fortemente o complemento. Na maioria dos casos, eles são específicos para o sistema do grupo sanguíneo Ii. Os epítopos I e i são expressos nos polissacarídeos precursores que produzem os epítopos do sistema ABO, e são o resultado de glicosilação incompleta do polissacarídeo central.

A reação do anticorpo com os eritrócitos ocorre na circulação periférica (particularmente no inverno), onde a temperatura nas redes capilares da pele exposta pode diminuir para abaixo de 30°C. Em casos graves, a necrose periférica pode ocorrer devido a agregação e microtrombose de pequenos vasos, causadas pela destruição mediada pelo complemento na periferia.

A gravidade da anemia está, portanto, diretamente relacionada à capacidade de fixação do complemento do soro do paciente (não há envolvimento da remoção mediada pelo Fc de células sensibilizadas no baço e fígado, pois estes órgãos são muito quentes para a ligação dos anticorpos.)

A maioria das anemias hemolíticas autoimunes reativas ao frio ocorre em pessoas mais velhas. Sua causa é desconhecida, mas é notável que os autoantiorpos produzidos geralmente têm uma clonalidade muito limitada.

P. Por que você esperaria que a resposta autoimune contra antígenos Ii tenha clonalidade limitada? Há duas explicações razoáveis, as quais não são mutualmente excludentes.

R. Os números dos clones autorreativos podem ter sido reduzidos pela seleção negativa durante o desenvolvimento do linfócito B. Além disso, os antígenos são carboidratos e induzem uma resposta IgM (independente de T), a qual não tem sido submetida à diversificação.

Entretanto, alguns casos podem ocorrer após infecção por *Mycoplasma pneumoniae,* e estas são doenças de início agudo e de curta duração, com autoanticorpos policlonais. Acredita-se que tais casos ocorram devido a antígenos de reação cruzada com bactérias e eritrócitos, produzindo um desvio dos mecanismos de tolerância normais (Cap. 19).

Reações a componentes sanguíneos induzidas por drogas ocorrem de três maneiras diferentes

Drogas (ou seus metabólitos) podem provocar reações de hipersensibilidade contra células sanguíneas, incluindo eritrócitos e plaquetas. Isso pode ocorrer de três diferentes maneiras (Fig. 24.10):

Reações contra células sanguíneas induzidas por drogas

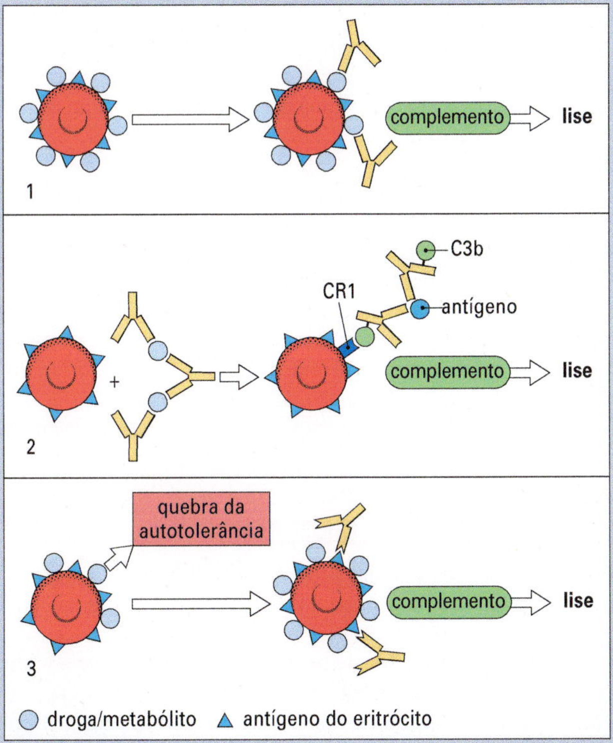

Fig. 24.10 Estão ilustradas três vias pelas quais o tratamento com drogas pode causar danos. (**1**) A droga é absorvida pelas membranas celulares. O anticorpo dirigido contra a droga se liga à célula e ocorre lise mediada pelo complemento. (**2**) Complexos imunes de drogas e anticorpo são absorvidos pelos eritrócitos. Isso pode ser mediado por um receptor Fc, porém é mais provavelmente via receptor C3b CR1. Os danos ocorrem pela lise mediada pelo complemento. (**3**) Drogas, presumidamente absorvidas nas membranas celulares, induzem a quebra da autotolerância, possivelmente pela estimulação de células T_H. Isso leva à formação de anticorpos contra outros antígenos do grupo sanguíneo na superfície celular. Observe que nos exemplos 1 e 2 a droga deve estar presente para que o dano celular ocorra, enquanto no 3 as células são destruídas se elas carreiam ou não a droga absorvida.

- **A droga se liga às células sanguíneas e anticorpos são produzidos contra a droga.** Neste caso, é necessário que ambos, droga e anticorpo, sejam apresentados para produzir a reação. Este fenômeno foi primeiramente registrado por Ackroyd, quem notou púrpura trombocitopênica (destruição de plaquetas levando às erupções púrpuras) após a administração da droga sedormid. As anemias hemolíticas têm sido relatadas após a administração de uma grande variedade de drogas, incluindo penicilina, quinina e sulfonamidas. Todas essas condições são raras.
- **Os complexos imunes anticorpo-droga são absorvidos pela membrana celular do eritrócito.** Quando os complexos imunes anticorpo-droga são absorvidos pela membrana celular do eritrócito, ocorre dano pela lise mediada pelo complemento.
- **A droga induz uma reação alérgica.** A droga induz uma reação alérgica e autoanticorpos são direcionados contra os antígenos dos próprios eritrócitos, assim como ocorre em 0,3% dos pacientes que recebem metildopa-α. Os anticorpos produzidos são semelhantes àqueles em pacientes com anticorpo reativo ao calor. Entretanto, a condição remete logo após a interrupção do tratamento com a droga.

Autoanticorpos contra plaquetas podem causar trombocitopenia

Autoanticorpos contra plaquetas são vistos em até 70% dos casos de **púrpura trombocitopênica idiopática (ITP, do inglês, *idiopathic thrombocytopenic purpura*)**, uma desordem na qual há uma aceleração da remoção de plaquetas da circulação, mediada primariamente por macrófagos esplênicos. O mecanismo de remoção ocorre via receptores de aderência imune nestas células.

A ITP, mais comumente, desenvolve-se após infecções bacterianas ou virais, mas pode também ser associada a doenças autoimunes, incluindo LES. No LES, às vezes, podem-se detectar anticorpos contra cardiolipina, a qual está presente em plaquetas. Autoanticorpos contra cardiolipina e outros fosfolipídios podem inibir um aspecto da coagulação sanguínea (**lúpus anticoagulante**) e podem estar associados, em alguns casos, a trombose venosa e abortos recorrentes.

A trombocitopenia pode também ser induzida por drogas pelos mecanismos semelhantes àqueles destacados na Figura 24.10.

Reações de hipersensibilidade tipo II nos tecidos

Inúmeras condições autoimunes ocorrem, nas quais anticorpos contra antígenos teciduais causam dano imunopatológico pela ativação de mecanismos de hipersensibilidade tipo II. Os antígenos são, na maioria das vezes, extracelulares, e podem ser expressos em proteínas estruturais ou na superfície das células. As doenças resultantes discutidas aqui incluem a síndrome de Goodpasture, pênfigo e miastenia grave.

É geralmente possível demonstrar autoanticorpos contra proteínas citoplasmáticas em particular, mas tem sido discutido se tais anticorpos poderiam, na verdade, alcançar os antígenos intracelulares para causar dano. Por essa razão, tem se acreditado que o reconhecimento do autoantígeno por linfócitos T seja provavelmente mais importante patologicamente. Mais recentemente, o papel de anticorpos intracelulares endocitosados tem sido descrito na proteção contra infecções virais, e isso indica que os autoanticorpos podem, possivelmente, seguir vias semelhantes para objetivar seus antígenos.

Anticorpos contra membranas basais produzem nefrite na síndrome de Goodpasture

Anticorpos contra colágeno tipo IV, que é o principal componente das membranas basais, são encontrados em números pacientes com nefrite. O colágeno tipo IV sofre um processo de maturação de seu RNA, produzindo inúmeras variantes de proteínas (**antígeno de Goodpasture**), mas os anticorpos parecem se ligar apenas àquelas formas que retêm as terminações N características. O anticorpo geralmente é a IgG e, em pelo menos 50% dos pacientes, parece fixar o complemento.

A **síndrome de Goodpasture** geralmente resulta em necrose grave do glomérulo, com deposição de fibrina. A associação deste tipo de nefrite à hemorragia pulmonar foi originalmente notada por Goodpasture (portanto, síndrome de Goodpasture). Apesar de os sintomas pulmonares não ocorrerem em todos os pacientes, a associação do dano pulmonar e renal ocorre devido aos autoantígenos de similaridade cruzada nas membranas basais dos dois tecidos.

O pênfigo é causado por autoanticorpos contra uma molécula de adesão intercelular

O **pênfigo vulgar** é uma doença vesicular grave da pele e membranas mucosas. Os pacientes têm **autoanticorpos contra desmogleína-1 e desmogleína-3**, componentes dos desmossomos, os quais formam junções entre células epidérmicas (Fig. 24.11). Os anticorpos quebram a adesão celular, levando ao rompimento da epiderme com separação das camadas superficiais para formar vesículas.

Perfis de doenças clínicas podem ser relacionados com a especificidade dos anticorpos. Por exemplo:

- pacientes com apenas antidesmogleína-3 tendem a apresentar doença na mucosa;
- aqueles com antidesmogleína-1 e antidesmogleína-3 têm envolvimento da pele e mucosa.

O perfil da doença também é, em parte, dependente do isótipo de anticorpos produzidos; alguns pacientes demonstram forte deposição de IgA (Fig. 24.11), enquanto outros têm títulos particularmente altos de IgG4. Recentemente, anticorpos contra componentes mitocondriais também têm sido implicados na patologia, pela indução de apoptose de queratinócitos.

O pênfigo é fortemente ligado a um raro haplótipo de HLA-DR4 (DRB1*0402), e tem sido demonstrado que esta molécula apresenta um peptídeo de desmogleína-3, que outros subtipos DR4 não podem ter. Isso é, portanto, um exemplo claro de uma doença autoimune produzindo patologia por mecanismos do tipo II.

Autoanticorpos no pênfigo

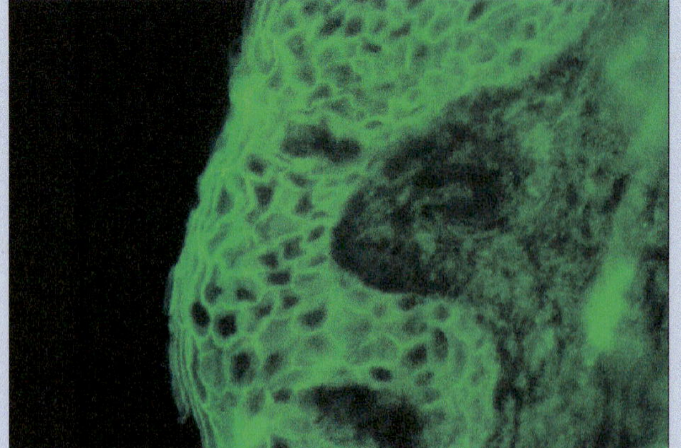

Fig. 24.11 Os anticorpos no pênfigo se ligam aos componentes do desmossomo envolvido na adesão celular. A desmogleína-1 e a desmogleína-3 estão mais comumente envolvidas, mas outras moléculas, incluindo as plaquinas e desmocolinas, também podem atuar como autoantígenos. Imunofluorescência da pele humana corada com anti-IgA. (*Cortesia do Dr. R Mirakian e Sr. P Collins.*)

Na miastenia grave, os autoanticopos contra receptores para a acetilcolina causam fraqueza muscular

A **miastenia grave** é uma condição na qual há uma fraqueza muscular extrema, que está associada a **anticorpos contra receptores de acetilcolina** na superfície de membranas musculares. Os receptores de acetilcolina estão localizados na placa motora, onde os neurônios contatam o músculo. A transmissão de impulsos do nervo para o músculo ocorre pela liberação de acetilcolina da terminação nervosa e sua difusão através da junção para fibra muscular.

Foi observado que a imunização de animais experimentais com receptores de acetilcolina purificados produziu uma condição de fraqueza muscular que lembrava intimamente a miastenia humana. Isso sugere o papel do anticorpo contra o receptor de acetilcolina na doença humana.

A análise da lesão em músculos miastênicos indicou que a doença não era causada por uma incapacidade de sintetizar acetilcolina, nem que havia algum problema na sua secreção na reposta ao impulso nervoso – a acetilcolina liberada era menos eficaz em desencadear a despolarização do músculo (Fig. 24.12).

O exame da placa neuromuscular por técnicas imunoquímicas tem demonstrado a IgG e as proteínas do complemento, C3 e C9, nas dobras pós-sinápticas do músculo (Fig. 24.13).

Evidência adicional para um papel patogenético da IgG nesta doença foi fornecida pela descoberta de uma doença muscular transitória em bebês nascidos de mães com miastenia grave. Isso é significativo, pois sabe-se que a IgG pode, e de fato, atravessa a placenta, entrando na circulação sanguínea do feto.

Acredita-se que a IgG e o complemento atuem de duas maneiras:

- pelo aumento da taxa de renovação dos receptores de acetilcolina; e
- pelo bloqueio parcial da ligação de acetilcolina.

A infiltração celular das placas terminais miastênicas é raramente observada, então supõe-se que os danos não envolvam as células efetoras.

A **síndrome de Lambert-Eaton** é uma condição com sintomas semelhantes aos da miastenia grave, em que a fraqueza muscular é causada por liberação defeituosa de acetilcolina pelo neurônio. Neste caso, os autoanticorpos são direcionados contra componentes de canais de cálcio voltagem-dependentes ou a proteína da vesícula sináptica sinaptogamina. Acredita-se que as diferentes formas da síndrome de Lambert-Eaton estejam relacionadas ao antígeno-alvo e à classe e título de anticorpos envolvidos.

P. Prediga se os inibidores de acetilcolinesterase terão qualquer valor no alívio dos sintomas da miastenia grave ou síndrome de Lambert-Eaton.

R. Estas drogas são geralmente úteis na miastenia grave, pois a acetilcolina está presente e um inibidor de acetilcolinesterase irá prolongar sua atividade. Elas são menos úteis na sindrome de Lambert-Eaton, porque a acetilcolina, em primeiro lugar, não é liberada.

Miastenia grave

impulso nervoso normal
paciente miastênico
neurônio
placa motora terminal
vesículas ACh
dobras pós-sinápticas
fibra muscular
receptor ACh
anticorpo anti-AChR
ACh
receptor ACh

Fig. 24.12 Normalmente, um impulso nervoso que passa a um neurônio chega a uma placa motora terminal e causa a liberação de acetilcolina (ACh). Ele se difunde através da junção neuromuscular, liga-se a receptores ACh (AChR) no músculo, e promove abertura de canais de íons na membrana muscular, o que, por sua vez, desencadeia a contração muscular. Na miastenia grave, os anticorpos contra o receptor bloqueiam a ligação do transmissor ACh. O efeito da vesícula liberada é, portanto, reduzido, e o músculo pode se tornar muito fraco. Os anticorpos bloqueadores de receptores são apenas um dos fatores que operam a doença.

Placa motora terminal na miastenia grave

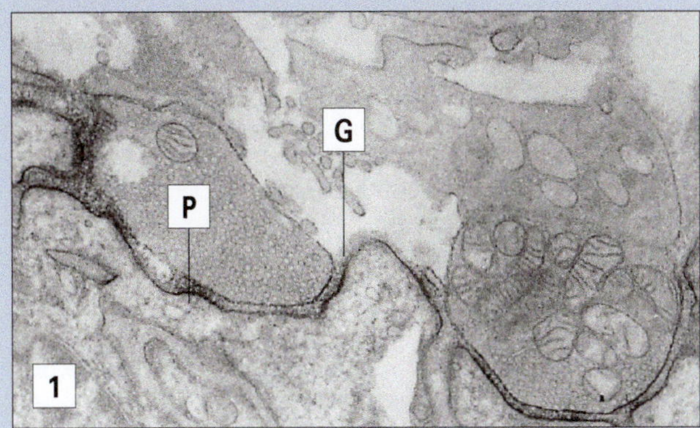

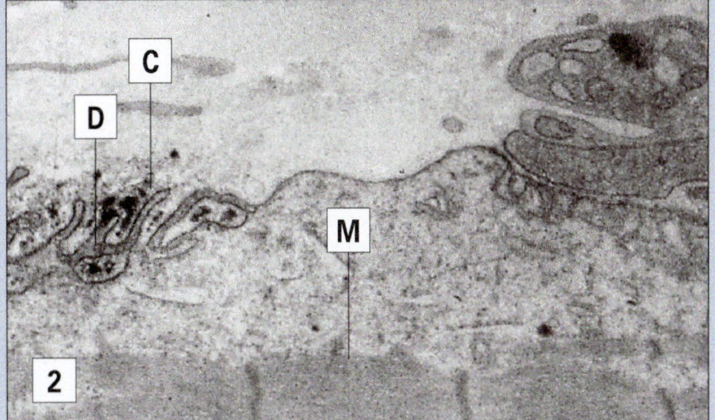

Fig. 24.13 (**1**) Micrografia eletrônica mostrando depósitos de IgG (G) em lâminas da membrana pós-sináptica (P). 13.000×. (**2**) Micrografia eletrônica ilustrando C9 (C) mostra a região pós-sináptica desnuda de seu nervo terminal – ele consiste em debris e dobras degeneradas (D). Há uma forte reação contra C9 nestes debris. 9.000×. (M, fibra muscular.) (*Cortesia do Dr. AG Engel.*)

Autoanticorpos e doença autoimune

Apesar de muitos autoanticorpos reagirem a antígenos teciduais, seu significado na causa do dano tecidual e patologia *in vivo* nem sempre está claro. Por exemplo, apesar de autoanticorpos contra células das ilhotas pancreáticas poderem ser detectados *in vitro,* utilizando soro de alguns pacientes diabéticos (Fig. 24.14), acredita-se que a maioria do dano imunopatológico no diabetes autoimune seja causado por linfócitos T autorreativos.

Até recentemente, acreditava-se que geralmente os autoanticorpos contra antígenos intracelulares não causariam imunopatologia, pois eles não poderiam alcançar seus antígenos em uma célula viva. Entretanto, agora parece que anticorpos tais como antirribonucleoproteína (anti-RNP) e anti-DNA podem alcançar o núcleo celular e modular a função celular – em alguns casos, eles podem induzir apoptose.

Apesar de ainda se debater sobre a relativa importância do anticorpo na causa do dano celular, autoanticorpos contra antígenos internos de células são excelentes marcadores de doença, pois são frequentemente detectáveis antes da ocorrência do dano imunopatológico.

Enfim, há um grupo de condições em que, na verdade, autoanticorpos estimulam as células-alvo. Por exemplo, em algumas formas de doença da tireoide autoimune, anticorpos contra o receptor do hormônio estimulador da tireoide (TSH) mimetizam o TSH, estimulando então a função tireoidiana (Cap. 21).

Autoanticorpos de célula da ilhota

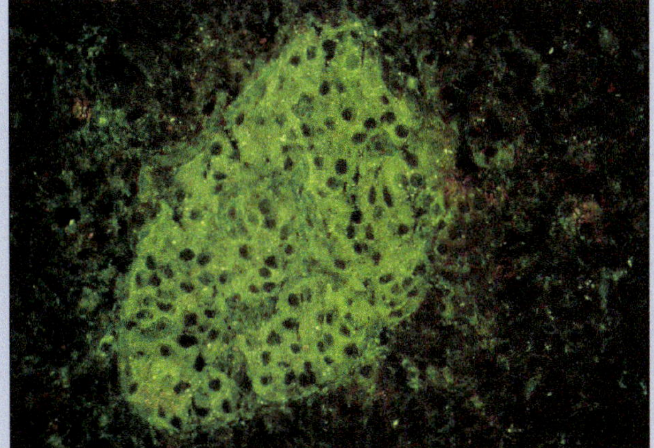

Fig. 24.14 Autoanticorpos contra o pâncreas no diabetes melito podem ser demonstrados por imunofluorescência. Os anticorpos são diagnosticamente úteis e podem contribuir para a patologia. (*Cortesia do Dr. B Dean.*)

RACIOCÍNIO CRÍTICO: GRUPOS SANGUÍNEOS E DOENÇA HEMOLÍTICA DO RECÉM-NASCIDO (VEJA A PÁG. 451 PARA RESPOSTAS)

A Sra. Chareston tem o grupo sanguíneo O, Rhesus-negativo, e seu marido, o Sr. Chareston, é A, Rhesus-positivo. Eles tiveram quatro crianças, das quais duas foram acometidas pela doença hemolítica do recém-nascido (HDNB), assim como se segue:

- primeira criança nascida em 1968 – não acometida;
- segunda criança nascida em 1974 – acometida levemente;
- terceira criança nascida em 1976 – acometida gravemente, requereu transfusão sanguínea intrauterina;
- quarta criança nascida em 1980 – não acometida.

Em ambos casos acometidos (segunda e terceira crianças), a causa da doença hemolítica foi identificada como anticorpos para ligação do Rhesus D contra os eritrócitos da criança. Após o segundo, terceiro e quarto partos, a Sra. Chareston recebeu anticorpos contra o grupo sanguíneo Rhesus D (a profilaxia Rhesus foi introduzida no Reino Unido em 1972).

1. A partir desta informação, o que você pode deduzir sobre o grupo sanguíneo da primeira criança?
2. Por que a HDNB geralmente se torna mais grave com as gestações sucessivas?
3. Qual é a razão para o fornecimento de anticorpos anti-Rhesus D para a mãe?
4. Por que os anticorpos foram dados após o parto e não antes?
5. Dê uma explicação de por que a profilaxia Rhesus após o segundo parto não evitou a HDNB na terceira criança.
6. Qual explicação pode ser dada para justificar o fato de a quarta criança não ter sido acometida?

Quando os grupos sanguíneos das crianças são examinados, encontra-se que eles são:

- primeira criança – O, Rh^+;
- segunda criança – B, Rh^+;
- terceira criança – A, Rh^+;
- quarta criança – A, Rh^-.

7. Pelo fato de a Sra. Chareston ter anticorpos contra o grupo sanguíneo A, por que a quarta criança não foi acometida por HDNB causada por estes anticorpos?
8. Uma dessas crianças definitivamente não tinha o Sr. Chareston como pai – qual criança?

Leituras sugeridas

Alarc¸on-Segovia D, Ruiz-Argu¨elles A, Llorente L. Broken dogma: penetration of autoantibodies into living cells. Immunol Today 1996;17:163–164.

Amagai M. Autoantibodies against desmosomal cadherins in pemphigus. J Dermatol Sci 1999;20:92–102.

Anstee DJ. Blood group active substances of the human red blood cell. Vox Sang 1990;58:1.

Black M, Mignogna MD, Scully C. Pemphigus vulgaris. Oral Dis 2005;11:119–130.

Dean FG, Wilson GR, Li M, Edgtton KL, et al. Experimental utoimmune Goodpasture's disease: a pathogenetic role for both effector cells and antibody injury. Kidney Int 2005;67:566–575.

Engelfriet CP, Reesink HW, Judd WJ, et al. Current status of immunoprophylaxis with anti-D immunoglobulin. Vox Sang 2003;85:328–337.

Lang B, Newsom-Davis J. Immunopathology of the Lambert–Eaton myasthenic syndrome. Springer Semin Immunopathol 1995;17:3–15.

Mauro I, Colin Y, Chenif-Zahar B, et al. Molecular genetic basis of the human Rhesus blood group system. Nat Genet 1993; 5:62–65.

Payne AS, Hanakawa Y, Amagai M, Stanley JR. Desmosomes and disease: pemphigus and bullous impetigo. Curr Opin Cell Biol 2004;16:536–543.

Race R, Sanger R. Blood groups in man. 6th edn. Oxford: Blackwell Scientific Publications; 1975.

Russo D, Redman C, Lee S. Association of XK and Kell blood group proteins. J Biol Chem 1998;273:13950–13956.

Schulz DR, Tozman EC. Anti-neutrophil cytoplasmic antibodies: major autoantigens, pathophysiology, and disease associations. Semin Arthritis Rheum 1995;25:143–159.

Vincent A. Antibody-mediated disorders of neuro-muscular transmission. Clin Neurophysiol Suppl 2004;57:147–158.

Yamamoto F-I, Clausen H, White T, et al. Molecular genetic basis of the histo-blood group ABO system. Nature 1990; 345:229.

CAPÍTULO 25

Hipersensibilidade (Tipo III)

RESUMO

- **Complexos imunes são formados quando o anticorpo encontra o antígeno.** Eles são removidos pelo sistema fagocitário mononuclear após a ativação do complemento. A persistência do antígeno seguindo uma infecção crônica ou em doença autoimune pode levar à doença do complexo imune.
- **Complexos imunes podem desencadear uma variedade de processos inflamatórios.** Interações Fc-FcR são os mediadores-chave da inflamação. Mais importante, as regiões Fc nos depósitos imunes nos tecidos engajam receptores Fc em neutrófilos ativados, linfócitos e plaquetas para induzir inflamação. Durante a inflamação crônica, os linfócitos B e macrófagos representam os tipos celulares majoritários dentre os tipos de células infiltrantes, e a ativação de células endógenas no órgão participa da fibrose e progressão da doença.
- **Modelos experimentais demonstram as principais doenças do complexo imune.** A doença do soro pode ser induzida pela injeção de grandes quantidades de antígeno estranho. A autoimunidade causa doença do complexo imune no camundongo NZB/NZW. A injeção de antígeno na pele de animais pré-sensibilizados produz uma reação de Arthus.
- **Complexos imunes normalmente são removidos pelo sistema fagocitário mononuclear.** O complemento ajuda a romper as ligações antígeno-anticorpo e mantém os complexos imunes solúveis. Os eritrócitos de primatas possuem um receptor para C3b e são importantes para o transporte dos complexos imunes contendo complemento para serem removidos pelo baço. As deficiências do complemento levam à formação de grandes complexos relativamente insolúveis, os quais se depositam nos tecidos.
- **O tamanho dos complexos imunes influencia sua deposição.** A deposição de complexos imunes solúveis circulantes é limitada pelos fatores físicos, tais como o tamanho e a carga dos complexos. Complexos pequenos, carregados positivamente, têm maior propensão para deposição nos vasos. Complexos imunes grandes são rapidamente removidos no fígado e baço.
- **A deposição de complexo imune nos tecidos resulta em dano tecidual.** Os complexos imunes podem se formar tanto na circulação, levando à doença sistêmica, como nas regiões locais, tais como o pulmão. Antígenos catiônicos carregados têm propriedades de se ligar ao tecido, particularmente no glomérulo, e ajudam a localizar complexos no rim. Fatores que tendem a aumentar a permeabilidade de vasos sanguíneos aumentam a deposição de complexos imunes nos tecidos.

Doenças do complexo imune

Complexos imunes são formados quando o anticorpo encontra o antígeno, e em geral eles são removidos eficazmente pelo fígado e baço, via processos envolvendo complemento, fagócitos mononucleares e eritrócitos.

Complexos imunes podem persistir e eventualmente se depositar em uma variedade de tecidos e órgãos. A ativação com subsequente dano mediado pela célula efetora é conhecida como reação de hipersensibilidade tipo III ou doença do complexo imune.

Os locais de deposição do complexo imune são, em parte, determinados pela localização do antígeno nos tecidos e, em parte, pela forma com que os complexos circulantes se depositam.

A formação dos complexos imunes pode resultar da(s):

- persistência da infecção;
- inalação do material antigênico (Fig. 25.1);
- doença autoimune;
- crioglobulinas.

As reações de hipersensibilidade tipo II e tipo III são semelhantes no conceito e ação e uma não exclui a outra. Ambos os tipos de reações podem ser vistos nas desordens reumáticas autoimunes, tais como o lúpus eritematoso sistêmico, em que podem ocorrer a anemia hemolítica autoimune e a púrpura trombocitopênica imune.

Três categorias de doença do complexo imune

causa	antígeno	local de deposição do complexo
infecção persistente	antígeno microbiano	órgão(s) infectado(s), rim
autoimunidade	antígeno próprio	rim, articulação, artérias, pele
antígeno inalado	mofo, planta ou antígeno animal	pulmão

Fig. 25.1 Esta tabela indica a fonte de antígeno e os órgãos mais comumente acometidos.

Estudo da imunofluorescência de complexos imunes na doença infecciosa

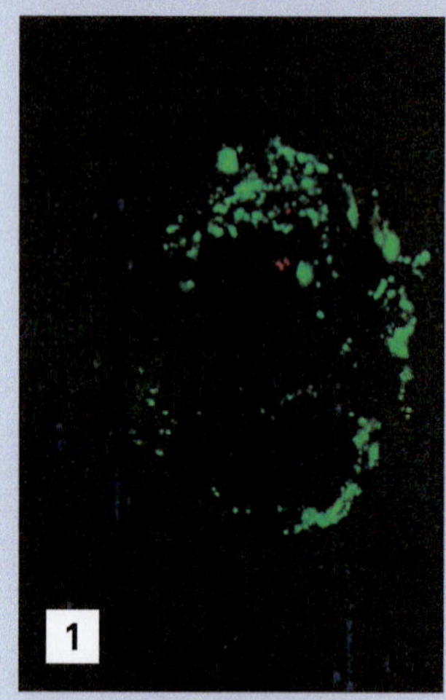

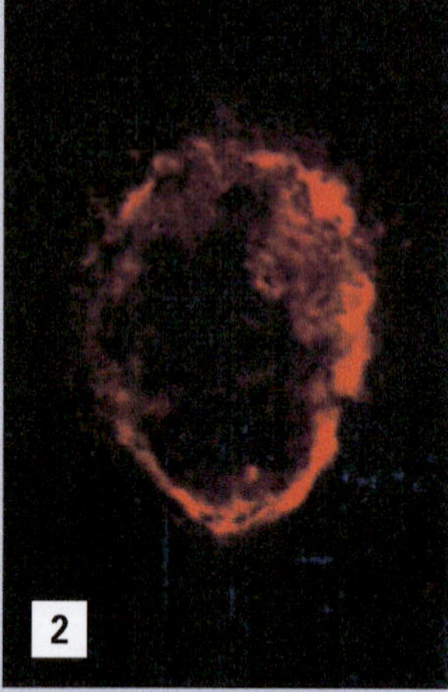

Fig. 25.2 Estas secções seriadas da artéria renal de um paciente com infecção por hepatite B crônica estão coradas com antígeno de anti-hepatite B fluorescente (**1**) e anti-IgM marcada com rodamina (**2**). A presença de antígeno e anticorpo na íntima e média da parede arterial indica a deposição de complexos nestes locais. IgG e depósitos de C3 também são detectáveis com a mesma distribuição. (*Cortesia do Dr. A Nowoslawski.*)

A persistência da infecção com uma resposta de anticorpo fraca pode levar à doença do complexo imune

Os efeitos combinados de uma infecção persistente de baixo grau e uma resposta de anticorpo fraca levam à formação crônica de complexo imune e à deposição eventual de complexos nos tecidos (Fig. 25.2). As doenças com esta etiologia incluem:

- hanseníase;
- malária;
- febre hemorrágica da dengue;
- hepatite viral; e
- endocardite infecciosa estafilocócica.

Complexos imunes podem ser formados com antígenos inalados

Os complexos imunes podem ser formados em superfícies corporais após exposição a antígenos extrínsecos.

Tais reações são observadas nos pulmões, após inalação repetitiva de materiais antigênicos de mofo, plantas ou animais. Isso é exemplificado em:

- pulmão de fazendeiros, em que há anticorpos circulantes contra o fungo actinomiceto (encontrado em feno mofado); e
- pulmão de apreciadores de pombos, em que há anticorpos circulantes contra antígenos de pombos.

Ambas doenças são formas de **alveolite alérgica extrínseca**, e ocorrem apenas após a exposição repetitiva ao antígeno. Observe que os anticorpos induzidos por esses antígenos são principalmente IgG, em vez da IgE vista nas reações de hipersensibilidade tipo I. Quando o antígeno novamente entra no corpo pela inalação, os complexos imunes locais são formados no alvéolo, levando a inflamação e fibrose (Fig. 25.3).

Anticorpos precipitantes contra os antígenos do actinomiceto são encontrados no soro de 90% dos pacientes com pulmão de fazendeiro. Entretanto, eles também são encontrados em algumas pessoas que não possuem a doença, e são ausentes em alguns pacientes; então parece que outros fatores também estão envolvidos no processo da doença, incluindo as reações de hipersensibilidade tipo IV.

A doença do complexo imune ocorre nas desordens reumáticas autoimunes

A doença do complexo imune é comum na doença autoimune, em que a produção continuada de autoanticorpos contra um antígeno próprio leva à formação prolongada de complexos imunes. Uma vez que o número de complexos no sangue aumenta, os sistemas responsáveis pela remoção dos mesmos (fagócito mononuclear, eritrócito e complemento) se tornam sobrecarregados e os complexos são depositados nos tecidos (Fig. 25.16). O lúpus eritematoso sistêmico (LES) é a doença clássica, caracterizada pela deposição de complexo imune, e outras incluem púrpura de Henoch-Schönlein e síndrome de Sjögren primária.

Crioglobulinas precipitam-se em baixas temperaturas

As crioblobulinas são imunoglobulinas que se precipitam reversivelmente em baixas temperaturas. Elas podem ser divididas em três classes:

- o tipo I consiste em uma imunoglobulina monoclonal única e é tipicamente encontrado em associação com doenças linfoproliferativas;
- o tipo II é IgM monoclonal com ação de fator reumatoide, ou seja, se liga à IgG;
- o tipo III consiste em fatores reumatoides IgM policlonais.

Os tipos II e III, também referidos como crioglobulinas mistas, são encontrados em associação com doenças infecciosas, imunológicas e neoplásicas. Vasculite crioglobulinêmica mista é a manifestação extra-hepática principal da infecção crônica pelo vírus da hepatite C. As características clínicas incluem artralgia, vasculite purpúrica cutânea, glomerulonefrite e neuropatia periférica. O vírus da hepatite C associado à crioglobulinemia mista é caracterizado por uma expansão clonal de linfócitos B secretores de IgM-RF, os quais podem ser encontrados no fígado, na medula óssea e nas células mononucleares do sangue periférico de pacientes infectados pelo vírus da hepatite C.

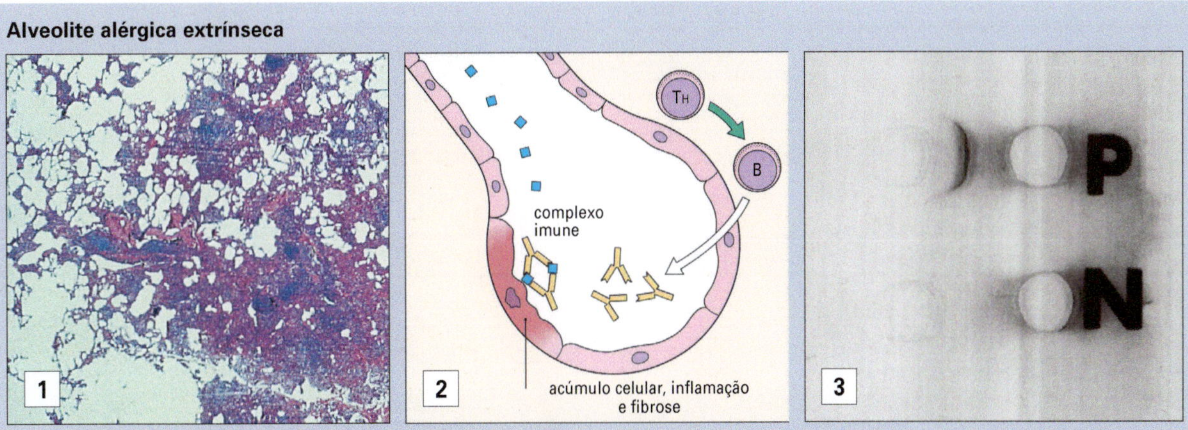

Alveolite alérgica extrínseca

Fig. 25.3 A aparência histológica do pulmão na alveolite alérgica extrínseca (**1**) mostra áreas consolidadas devido ao acúmulo celular. Quando o antígeno fúngico é inalado para o pulmão de um indivíduo sensibilizado, os complexos imunes são formados no alvéolo (**2**). A fixação do complemento leva a acúmulo celular, inflamação e fibrose. Anticorpo precipitina (P) presente no soro de um paciente com pulmão de apreciador de pombo (**3**) é direcionado contra o antígeno fúngico *Micropolyspora faeni*. Soro normal (N) não possui anticorpo para esse fungo.

Complexos imunes e inflamação

Complexos imunes são capazes de desencadear uma grande variedade de processos inflamatórios:

- eles interagem diretamente com basófilos e plaquetas (via receptores Fc) para induzir a liberação de aminas vasoativas (Fig. 25.4);
- macrófagos são estimulados a liberar citocinas, particularmente fator de necrose tumoral-α (TNF-α) e interleucina-1 (IL-1), as quais desempenham importantes papéis na inflamação;
- eles interagem com o sistema complemento pela geração de **C3a** e **C5a**, os quais estimulam a liberação de aminas vasoativas (incluindo histamina e hidroxitriptamina-5) e fatores quimiotáticos de mastócitos e basófilos; C5a também é quimiotática para basófilos, eosinófilos e neutrófilos.

Estudos com camundongos nocauteados indicam que o complemento desempenha um papel menos pró-inflamatório do que se pensava, enquanto as células que possuem receptores Fc para IgG e IgE parecem ser críticas para o desenvolvimento de inflamação, com o complemento tendo um efeito protetor.

As aminas vasoativas liberadas por plaquetas, basófilos e mastócitos causam a retração das células endoteliais e, assim, aumentam a permeabilidade vascular, permitindo a deposição de complexos imunes na parede dos vasos sanguíneos (Fig. 25.5). Os complexos depositados continuam a gerar C3a e C5a.

As plaquetas também se agregam no colágeno exposto da membrana basal do vaso para formar microtrombo.

P. A agregação pode ser diretamente aumentada pela presença de complexos imunes na membrana basal. Como as plaquetas podem reconhecer os complexos imunes?

R. Elas têm um receptor Fc, FcγRIIa (Fig. 25.4).

As plaquetas agregadas continuam a produzir aminas vasoativas e a estimular a produção de C3a e C5a. As plaquetas também são uma fonte rica de fatores de crescimento – elas podem estar envolvidas na proliferação celular vista nas doenças do complexo imune, tais como **glomerulonefrite**.

Os polimorfos são quimiotaticamente atraídos para o local pelo C5a. Eles tentam engolfar os depósitos imunes, mas são incapazes de fazê-lo, pois os complexos são ligados à parede vascular. Assim, eles exocitam suas enzimas lisossomais no local de deposição (Fig. 25.5). Caso simplesmente liberados no sangue ou fluidos teciduais, é improvável que essas enzimas lisossomais causem muita inflamação, pois são rapidamente neutralizadas por inibidores enzimáticos séricos. Porém, se o fagócito encontra-se próximo aos complexos aprisionados nos tecidos através da ligação Fc, então os inibidores séricos são excluídos e as enzimas podem danificar o tecido subjacente.

O complemento é um mediador importante da doença do complexo imune

Em muitas doenças, a ativação do complemento é desencadeada inadequadamene e conduz a um círculo vicioso, causando:

- danos teciduais subsequentes;
- aumento da inflamação; e
- perpetuação da doença.

Este cenário é particularmente evidente nas doenças autoimunes, em que os complexos imunes se depositam em tecidos e ativam o complemento, causando dano e destruição de células hospedeiras. Exemplos incluem:

- o rim em diversas doenças glomerulares autoimunes; e
- a pele em doenças autoimunes nas quais a vasculite cutânea é uma característica tal como no LES, na síndrome de Sjögren e na púrpura de Henoch-Schönlein.

A coloração desses tecidos-alvo dos depósitos de complemento revela a extensão completa do envolvimento. Os tecidos geralmente são enriquecidos com fragmentos de C3 e de outras proteínas do complemento. Nessas doenças, a ativação do complemento também é evidente no sangue; a atividade do complemento e as concentrações plasmáticas dos principais componentes, C3 e C4, encontram-se reduzidas, devido ao consumo nos tecidos e ao aumento dos níveis dos fragmentos de ativação do complemento.

No LES, os autoanticorpos são gerados contra conteúdos celulares, incluindo DNA, proteínas citoplasmáticas e ribonucleoproteínas nucleares pequenas. A fonte destes autoantígenos é a apoptose, e a falência de depurar eficazmente os corpos apotóticos tem sido demonstrada no LES, resultando no acúmulo de remanescentes de

Complexos imunes como desencadeadores de permeabilidade vascular

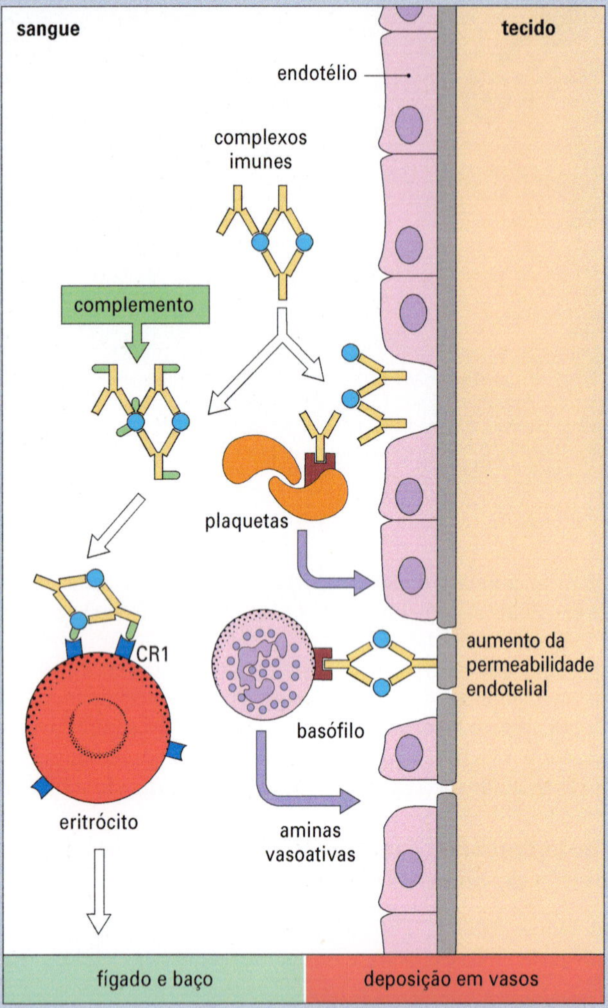

Fig. 25.4 Complexos imunes normalmente se ligam ao complemento e são removidos pelo fígado e baço após se ligarem ao CR1 nos eritrócitos. Na inflamação, os complexos imunes atuam em basófilos e plaquetas (em humanos) para promover a liberação de aminas vasoativas. As aminas liberadas (p. ex., histamina, 5-hidroxitriptamina) causam retração de célula endotelial e assim aumentam a permeabilidade vascular.

Deposição de complexos imunes nas paredes de vasos sanguíneos

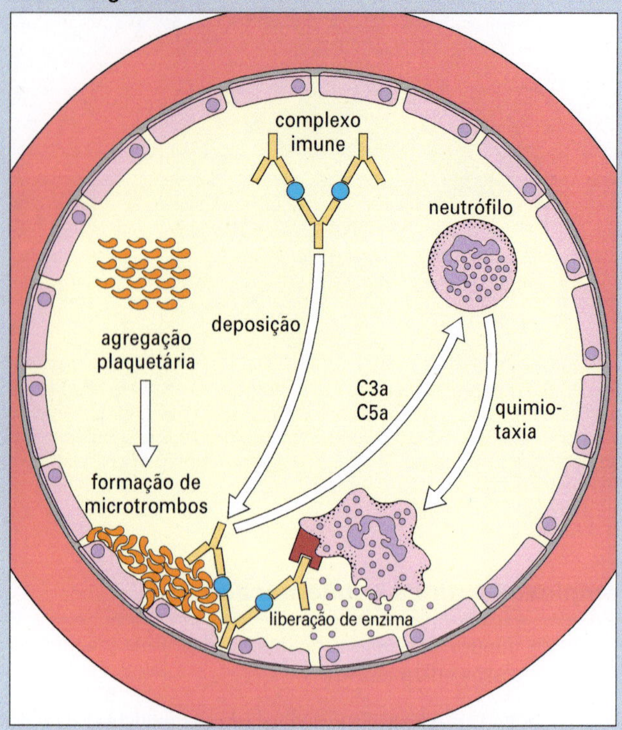

Fig. 25.5 O aumento da permeabilidade vascular permite que os complexos imunes sejam depositados na parede do vaso sanguíneo. Isso induz agregação plaquetária e ativação do complemento. As plaquetas agregadas formam microtrombos no colágeno exposto da membrana basal do endotélio. Os neutrófilos são atraídos ao local por produtos do complemento, mas não podem ingerir os complexos. Eles, assim, exocitam suas enzimas lisossomais, causando danos subsequentes à parede vascular.

célula apoptótica. Complexos imunes se formam quando anticorpos se ligam aos debris pós-apoptóticos e estes se depositam nos leitos capilares em órgãos tais como pele, rim, articulação e cérebro, onde ativam o complemento causando dano tecidual subjacente. Aqui o complemento está desempenhando dois papéis:

- os papéis importantes de solubilização dos complexos imunes que irão evitar o depósito de complexos imunes até exceder a capacidade do sistema;
- além deste limiar, os complexos depositam e ativam o complemento nos tecidos, causando patologia.

Pacientes com LES ativo geralmente apresentam diminuição marcante dos níveis plasmáticos da atividade do complemento e componentes C3 e C4, devido à ativação massiva e propagada do sistema.

Autoanticorpos contra componentes do complemento podem modular a atividade do complemento

Autoanticorpos, capazes de reagir diretamente com os componentes do complemento e complexos, podem também se desenvolver. Por exemplo, os autoanticorpos contra C1q são comumente encontrados no LES, correlacionando-se particularmente com o envolvimento renal.

Anticorpos contra a via alternativa e C3 convertase se ligam e estabilizam o complexo, aumentando marcadamente sua meia-vida funcional e, assim, consumindo C3. Esses autoanticorpos foram primeiramente identificados em pacientes com **glomerulonefrite membranoproliferativa (MPGN)** e foram assim nomeados **fatores nefríticos C3 (C3NeF)**, mas eles também podem ser encontrados no LES.

Depuração de complexos imunes pelo sistema fagocitário mononuclear

Complexos imunes são opsonizados pelo C3b, após ativação do complemento, e removidos pelo sistema fagocitário mononuclear, particularmente no fígado e baço. A remoção é mediada pelo receptor C3b do complemento, o CR1.

Em primatas, a maior expressão de CR1 no sangue é detectada em eritrócitos. (Não primatas não possuem CR1 eritrocitário, e assim devem contar apenas com CR1 plaquetário.) Há cerca de 700 receptores por eritrócito e sua eficácia é aumentada pelo grupamento de receptores em placas, permitindo a ligação de alta avidez aos complexos grandes.

O CR1 se liga prontamente aos complexos imunes com complemento fixado, como tem sido demonstrado por experimentos com animais que não possuem complemento (Fig. 25.6).

Em primatas normais, os eritrócitos proporcionam um mecanismo de tamponamento, ligando complexos que possuem complemento fixado e removendo-os eficazmente do plasma. Em pequenos vasos sanguíneos o "fluxo agilizado" permite que os eritrócitos viajem no centro de vasos rodeados pelo plasma. Assim, é apenas o plasma que faz contato com a parede dos vasos. Apenas em sinusoides do fígado e baço, ou em locais de turbulência, que os eritrócitos têm contato com o revestimento dos vasos.

Os complexos são transportados para o fígado e baço, onde são removidos pelos macrófagos teciduais locais (Fig. 25.7). A maioria dos CR1 também é removida neste processo, então em situações de contínua formação de complexo imune, o número de receptores ativos cai rapidamente, comprometendo a eficiência da depuração do complexo imune.

Em pacientes com LES, por exemplo, o número de receptores pode também ser reduzido pela metade. Com menos receptores de complemento, os complexos são depurados rapidamente pelo fígado, mas esses complexos, que chegam diretamente, em vez de ser pelos eritrócitos, são mais tarde liberados na circulação e novamente podem então se depositar em outros tecidos e levar à inflamação.

Depuração de complexos imunes no fígado

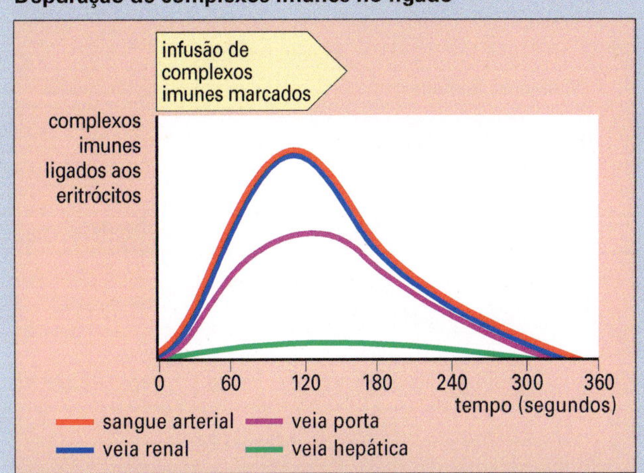

Fig. 25.7 Complexos ^{125}I-BSA/anti-BSA foram infundidos em um primata por um período de 120 segundos. Amostras de sangue foram obtidas das veias renal, porta e hepática, e o nível de complexos imunes ligados aos eritrócitos foi mensurado por contagem radioativa. Os níveis dos complexos nas veias renal e porta foram semelhantes aos do sangue arterial. Entretanto, os complexos eram virtualmente ausentes do sangue venoso hepático ao longo do estudo, indicando que complexos ligados aos eritrócitos são removidos durante um trânsito único através do fígado. (*Baseada nos dados de Cornacoff JB, et al. J Clin Invest 1983;71:236-247.*)

Efeitos da depleção do complemento no manuseio dos complexos imunes

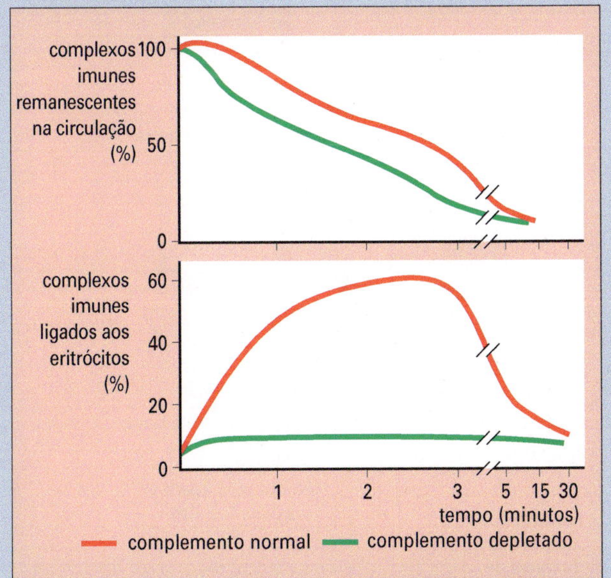

Fig. 25.6 A rede de complexos imunes foi infundida na circulação de um primata. Em animais com um sistema complemento normal, os complexos foram ligados rapidamente pelo CR1 nos eritrócitos. Nos animais cujos complementos foram depletados pelo tratamento com fator de veneno de cobra, os eritrócitos se ligaram mal aos complexos imunes. Paradoxalmente, isso resulta na remoção um pouco mais rápida de complexos nos animais depletados, com complexos sendo depositados nos tecidos, em vez de serem removidos do baço. (*Baseada nos dados de Waman FJ, et al. J Clin Invest 1984;74:1329-1340.*)

Os complexos também podem ser liberados de eritrócitos na circulação pela ação enzimática do fator I.

P. Qual ação o fator I tem no sistema complemento?
R. Ele cliva C3b e C4b em fragmentos (Fig. 4.7).

Esta ação deixa um fragmento pequeno (C3dg) ligado ao CR1 na membrana celular. Estes complexos solúveis são então removidos pelas células fagocitárias, particularmente aquelas no fígado, que possuem receptores para Fc da IgG (Fig. 25.8).

Solubilização pelo complemento dos complexos imunes

É sabido, desde o trabalho de Heidelberger sobre a curva de precipitação nos anos 1930, que o complemento retarda a precipitação de complexos imunes, apesar de esta informação ter sido esquecida ao longo do tempo.

A capacidade de manter os complexos imunes solúveis é uma função da via clássica do complemento. Os componentes do complemento reduzem o número de epítopos do antígeno que os anticorpos podem se ligar (*i.e.*, eles reduzem a valência do antígeno) por se intercalarem na associação do complexo, resultando em complexos solúveis menores. Em primatas, esses complexos que possuem o complemento são prontamente ligados pelo receptor C3b (CR1) nos eritrócitos.

O complemento pode rapidamente ressolubilizar os complexos precipitados através da via alternativa. A solubilização parece ocorrer pela inserção dos fragmentos do complemento C3b e C3d nos complexos.

Pode ser que os complexos sejam continuamente depositados em indivíduos normais, mas são removidos pela solubilização. Se este for o caso, então o processo será inadequado em pacientes hipocomplementêmicos e levará ao prolongamento da deposição de complexos.

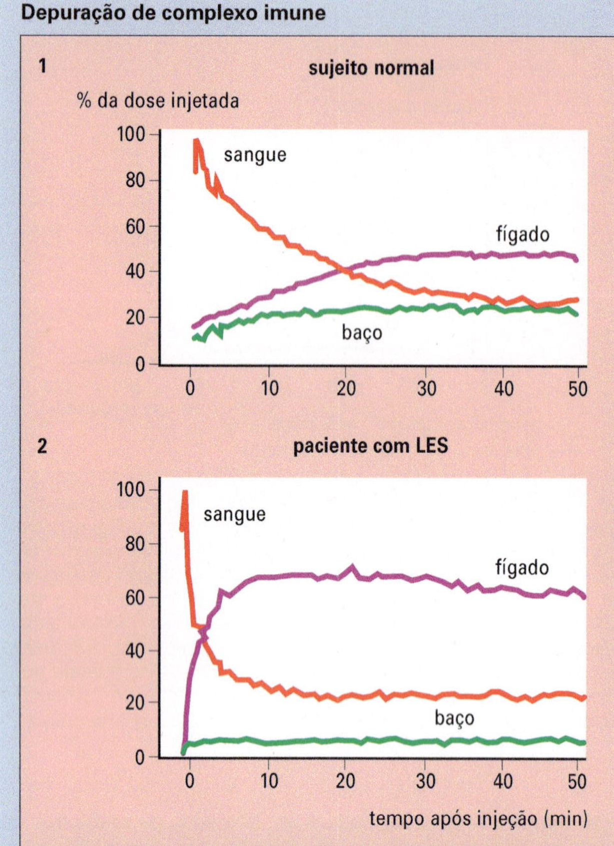

Fig. 25.8 (**1**) Depuração de complexo imune em um sujeito normal saudável. (**2**) Depuração de complexo imune em um paciente com LES. Complexos solúveis radiomarcados foram injetados pela via intravenosa e a localização dos complexos imunes foi monitorada por imagem dinâmica. Nos sujeitos normais, os complexos permaneceram por mais tempo no sangue através da ligação com CR1 em eritrócitos, seguidos da depuração no fígado e baço, onde os complexos imunes participam da imunorregulação. No paciente hipocomplementêmico com LES, há pouca ligação aos eritrócitos, mas rápida depuração para órgãos, tais como fígado, com pouca localização no baço, levando ao comprometimento da imunorregulação, a qual pode ser um fator na peristência da autoimunidade.

Defeitos nos mecanismos de solubilização têm sido, de fato, observados no soro de pacientes com doença do complexo imune sistêmico, mas não se sabe se o defeito é primário ou secundário.

P. Qual evidência implica que a solubilização defeituosa de complexos seja uma causa primária da doença por complexo imune?
R. A deficiência genética dos componentes da via clássica (*i.e.*, defeitos primários) são associados ao LES e a algumas outras doenças do complexo imune (Figs. 4.16, 16.13; Cap. 20).

A deficiência de complemento compromente a depuração de complexos

Em pacientes com níveis baixos de componentes da via clássica, os complexos imunes se ligam mal aos eritrócitos. A deficiência de complemento pode resultar da:

- depleção, causada pela doença do complexo imune; ou
- desordem hereditária, assim como no caso da deficiência de C2.

Isso pode ser esperado como resultado de complexos imunes persistentes na circulação, mas de fato o reverso ocorre, com os complexos desaparecendo rapidamente da circulação. Esses complexos que não se ligam aos eritrócitos são captados rapidamente pelo fígado (mas não pelo baço) e são então liberados para deposição em tecidos, tais como pele, rim e músculo, onde podem estabelecer reações inflamatórias (Fig. 25.9).

A infusão de plasma fresco, contendo complemento, restaura as vias de depuração a níveis normais, ilustrando a importância do complemento na depuração de complexos imunes.

A falha do baço em depurar os complexos imunes não apenas resulta na doença do complexo imune, mas também tem importantes implicações para o desenvolvimento de respostas imunes adequadas. Isso ocorre porque o baço desempenha um papel vital no processamento de antígeno e na indução de respostas imunes (Cap. 2).

O tamanho dos complexos imunes influencia sua deposição

Em geral, grandes complexos imunes são rapidamente removidos pelo fígado em poucos minutos, enquanto complexos menores cir-

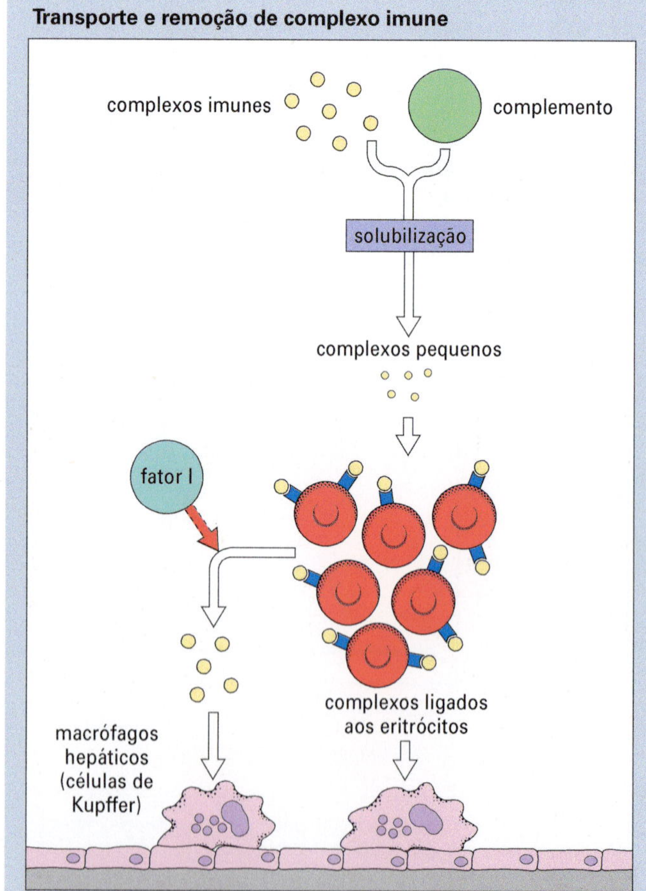

Fig. 25.9 Em primatas, os complexos solubilizados pelo complemento são ligados pelo CR1 em eritrócitos e transportados ao fígado, onde são removidos pelos macrófagos hepáticos. Complexos liberados de eritrócitos pelo fator I são captados pelas células (incluindo macrófagos) que expressam receptores para Fc e complemento.

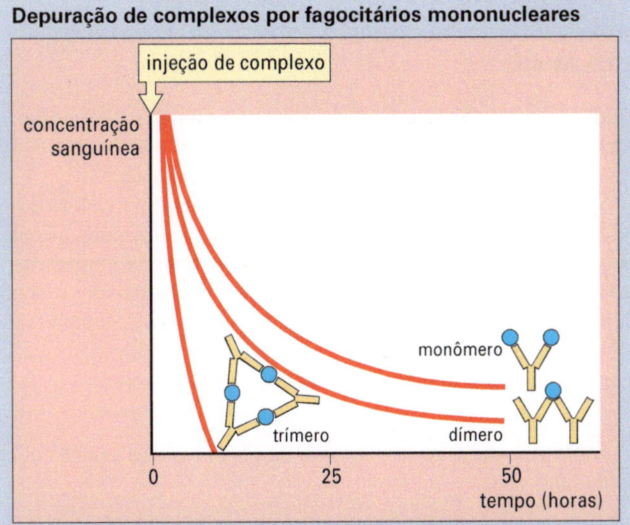

Fig. 25.10 Grandes complexos imunes são depurados mais rapidamente, pois eles apresentam uma associação IgG-Fc com os receptores Fc presentes nas células fagocitárias mononucleares, permitindo maior avidez da ligação a essas células. Eles também fixam complemento melhor que complexos menores.

culam por longos períodos (Fig. 25.10). Isso ocorre porque complexos maiores são:

- mais eficazes em se ligar a receptores Fc e fixar o complemento, então se ligando melhor aos eritrócitos;
- liberados mais lentamente dos eritrócitos pela ação do fator I.

É provável, portanto, que qualquer fator que influencie o tamanho dos complexos influencie sua depuração.

Tem sido sugerido que um defeito genético que favorece a produção de anticorpo de baixa afinidade poderia levar à formação de complexos menores e então à doença do complexo imune.

Anticorpos para antígenos próprios podem ter baixa afinidade e reconhecer apenas poucos epítopos. Isso resulta em complexos pequenos e longos períodos de depuração, já que a formação de largas estruturas contendo ligações cruzadas entre os antígenos-anticorpos é restrita.

A maturação da afinidade é dependente de uma eficiente mutação somática e seleção das células B nos centros germinativos após ligação ao antígeno. Este processo é muito mais eficaz quando os linfócitos B são estimulados pelo antígeno ou complexos imunes cobertos por complemento. Pacientes com deficiência de complemento são particularmente propensos a desenvolver doença do complexo imune, e recente evidência indica que outra forma de prejudicar esses eventos nas células B é através da má ligação dos complexos do antígeno aos centros germinativos, evitando então a maturação da afinidade.

Classes de imunoglobulina influenciam a eficiência de depuração do complexo imune

Diferenças marcantes têm sido observadas na depuração de complexos com diferentes classes de imunoglobulinas:

- complexos IgG são ligados aos eritrócitos e são gradualmente removidos da circulação;
- complexos IgA se ligam mal aos eritrócitos, mas desaparecem rapidamente da circulação, com aumento da deposição no rim, pulmão e cérebro.

P. Forneça uma explicação para os diferentes padrões de localização dos complexos imunes contendo IgG e aqueles contendo IgA.

R. Complexos imunes contendo IgG ativam a via clássica do complemento e podem se ligar ao CR1 nos eritrócitos. A IgA não ativa a via clássica, mas pode se ligar aos receptores Fcα nos fagócitos mononucleares (Fig. 3.15).

Defeitos dos fagócitos permitem a persistência do complexo

Complexos imunes opsonizados são normalmente removidos pelo sistema fagocitário mononuclear, principalmente no fígado e baço. Entretanto, quando grandes quantidades de complexo estão presentes, o sistema fagocitário mononuclear pode ser sobrecarregado, levando à elevação no nível de complexos circulantes e ao aumento da deposição no glomérulo e outros locais.

Fagócitos mononucleares defeituosos têm sido observados na doença do complexo imune humano, mas isso tem sido o resultado de sobrecarga, em vez de um defeito primário. No LES, os defeitos na depuração de debris apoptóticos pelo macrófago aumentam a exposição de constituintes intracelulares ao sistema imune. Os complexos imunes formados entre autoanticorpos e ácidos nucleicos do material apoptótico podem ativar as células dendríticas plasmocitoides, o que então produz grandes quantidades de interferons pró-inflamatórios tipo I – uma citocina marcante no LES.

Células dendríticas podem também capturar complexos imunes contendo fragmentos de DNA via receptores FcγRIII e TLR9, gerando produção de TNF-α na presença de fator estimulador de colônia de granulócitos e macrófagos (GM-CSF). Células dendríticas podem também serem ativadas pelos complexos imunes contendo fragmentos de RNA, os quais ativam TLR7 intracelular.

Os carboidratos nos anticorpos influenciam a depuração do complexo

Os grupos de carboidratos em moléculas de imunoglobulinas têm-se demonstrado importantes para a remoção eficiente de complexos imunes por células fagocitárias.

Anormalidades nesses carboidratos ocorrem nas doenças do complexo imune, tais como artrite reumatoide, agravando assim o processo da doença. Oligossacarídeos associados à região Fc da IgG que não possuem a terminação normal de resíduo de galactose aumentam a ligação do fator reumatoide, e tem-se demonstrado que a proteína ligadora de manana se liga às terminações galactosil da IgG com subsequente ativação do complemento.

Deposição do complexo imune nos tecidos

Complexos imunes podem persistir na circulação por longos períodos de tempo. Entretanto, a simples persitência geralmente não é em si danificadora; o problema se inicia apenas quando os complexos são depositados nos tecidos.

Duas questões são relevantes para a deposição tecidual:

- Por que os complexos se depositam?
- Por que os complexos mostram afinidade por tecidos em particular nas diferentes doenças?

O desencadeador mais importante para deposição de complexo imune é, provavelmente, o aumento na permeabilidade vascular

Experimentos em animais têm demonstrado que substâncias inertes, tais como carbono coloidal, são depositadas nas paredes vasculares após a administração de substâncias vasoativas, tais como histamina ou serotonina. Complexos imunes circulantes são depositados de modo semelhante após a infusão de agentes que causam a liberação de aminas vasoativas pelos mastócitos (incluindo histamina). O pré-tratamento com anti-histaminas bloqueia estes efeitos.

Nos estudos de doenças do complexo imune experimental em coelhos, a administração de longo prazo de antagonistas de amina vasoativa, tais como clorofeniramina e metisergida, tem demonstrado reduzir consideravelmente a deposição de complexo imune (Fig. 25.11). Mais importante, camundongos NZB/NZW novos, os quais normalmente desenvolvem proteinúria aos 9 meses de idade, têm menos patologia renal quando tratados com metisergida. Metisergida bloqueia a formação da amina vasoativa 5-hidroxitriptamina (5-HT) e, assim, bloqueia uma variedade de eventos inflamatórios (p. ex., deposição de complexos, infiltração de neutrófilos nas paredes capilares e proliferação endotelial), todos os quais produzem a patologia glomerular.

O aumento na permeabilidade vascular pode ser iniciado por uma variedade de mecanismos, os quais variam em importância, dependendo das doenças e espécies em questão. Esta variabilidade dificulta a interpretação de alguns dos modelos animais. Em geral, entretanto, complemento, mastócitos, basófilos e plaquetas devem todos ser considerados como possíveis produtores de aminas vasoativas.

Efeitos de antagonistas de aminas vasoativas na doença do complexo imune

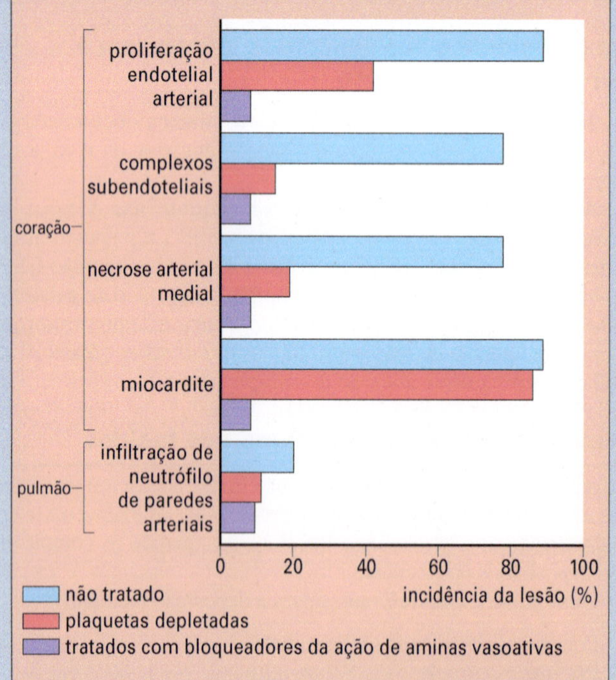

Fig. 25.11 A doença do soro foi induzida em coelhos com uma injeção única de albumina sérica bovina. Os animais foram ou não tratados, depletados de plaquetas, ou tratados com drogas para bloquear a ação da amina vasoativa. A incidência das lesões causadas pela doença do soro no coração e pulmão foi pontuada. O tratamento com droga reduziu consideravelmente os sinais de doença pela diminuição da permeabilidade vascular e, assim, minimizou a deposição de complexo imune.

A deposição de complexo imune é mais provável onde há pressão sanguínea elevada e turbulência

Muitas macromoléculas se depositam nos capilares glomerulares, onde a pressão sanguínea é aproximadamente quatro vezes maior do que aquela da maioria de outros capilares (Fig. 25.12).

Se a pressão sanguínea glomerular de um coelho é reduzida por constrição parcial da artéria renal ou pela ligação do ureter, há redução também da deposição. Se a pressão sanguínea glomerular é aumentada por hipertensão induzida experimentalmente, a deposição do complexo imune é aumentada, assim como demosntrado pelo desenvolvimento de doença sérica. Em outros locais, as lesões mais graves também ocorrem em áreas de turbulência:

- em curvas ou bifurcações de artérias;
- em filtros vasculares, tais como no plexo coroide e corpo ciliar do olho.

P. Por que o local de bifurcação em uma artéria é mais suscetível ao dano do que outros locais?
R. Este local é submetido à alta pressão e a mais forças de cisalhamento erráticas, as quais acometem a integridade do endotélio (Fig. 25.12). Além disso, células sanguíneas e plaquetas não são segregadas da parede vascular pelo fluxo laminar.

Afinidade dos antígenos por tecidos específicos pode direcionar a deposição dos complexos em locais particulares

A pressão sanguínea local alta explica a tendência para a formação de depósitos em certos órgãos, mas não explica por que os complexos são depositados em órgãos específicos em certas doenças. No LES, o rim é um alvo em particular, enquanto na artrite reumatoide, apesar dos complexos circulantes estarem presentes, o rim é geralmente poupado e as articulações são o alvo principal.

É possível que o antígeno no complexo proporcione a especificidade ao órgão, e um modelo convincente tem sido estabelecido

Fatores hemodinâmicos que influenciam a deposição do complexo

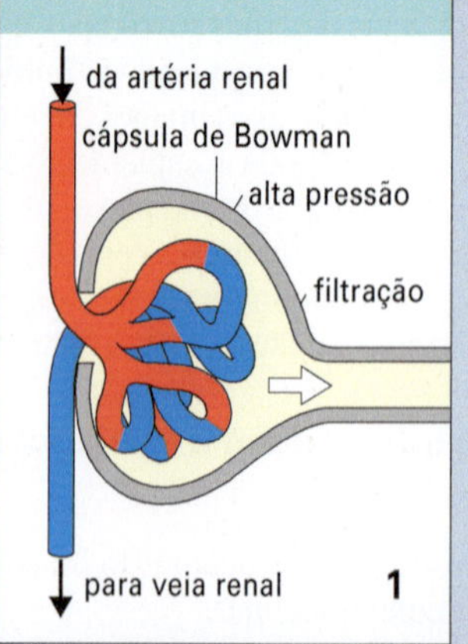

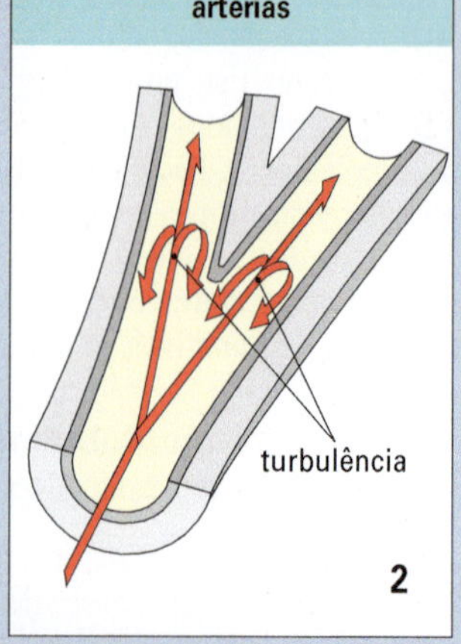

Fig. 25.12 Fatores que acometem a deposição de complexo incluem filtração e pressão sanguínea alta, ambas as quais ocorrem na formação de ultrafiltrado no glomérulo renal (**1**). Turbulência nas curvas ou bifurcações de artérias (**2**) também favorecem a deposição de complexos imunes.

Tecido ligador de antígeno com formação de complexo imune local

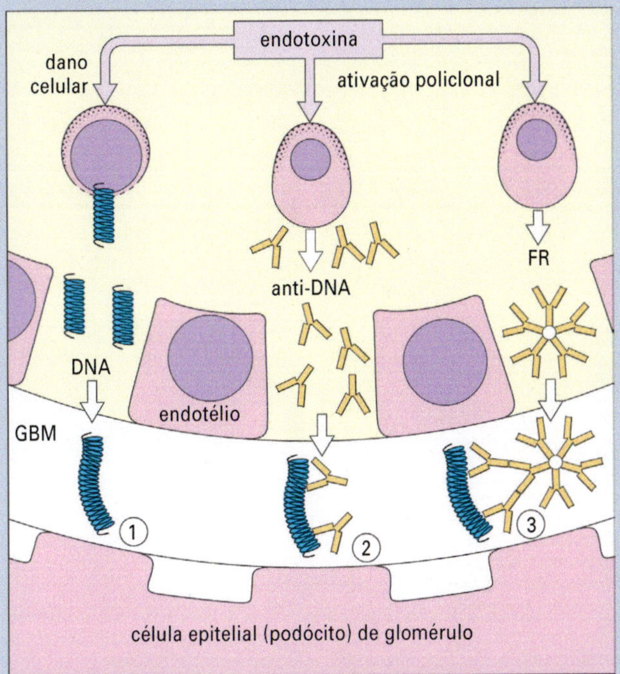

Fig. 25.13 Endotoxina injetada no camundongo aumenta a permeabilidade vascular e induz dano celular e liberação de DNA. O DNA pode então se depositar (**1**) no colágeno da membrana basal do glomérulo (GBM) no rim. A endotoxina pode também induzir uma estimulação policlonal de linfócitos B, algumas das quais produzem autoanticorpos, tais como anti-DNA ou anti-IgG – os últimos são conhecidos como fatores reumatoides (FRs). O anticorpo anti-DNA pode então se ligar à deposição de DNA, formando um complexo imune local (**2**). Os FRs têm uma baixa afinidade por IgG monomérica, mas se ligam com alta avidez ao complexo da associação DNA-anti-DNA (**3**). Assim, a formação subsequente de complexo imune ocorre *in situ*.

Deposição de complexo imune no rim

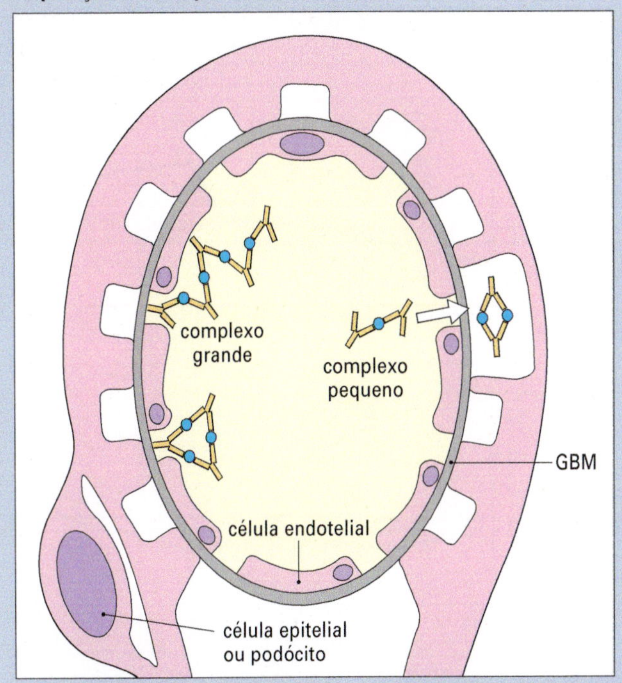

Fig. 25.14 O local da deposição do complexo imune no rim é dependente do tamanho dos complexos na circulação. Grandes complexos se depositam na membrana basal do glomérulo, enquanto pequenos complexos passam através da membrana e são vistos no lado epitelial do glomérulo.

para suportar esta hipótese. Nesse modelo, camundongos recebem endotoxina, que causa dano celular e liberação de DNA, o qual então se liga à membrana basal glomerular saudável. Anti-DNA é então produzido pela ativação policlonal de linfócitos B, e é ligado ao DNA fixado, levando à formação do complexo imune local (Fig. 25.13). A produção do fator reumatoide (IgM anti-IgG) permite a formação subsequente do complexo imune *in situ*.

É possível que em outras doenças, os antígenos sejam identificados pela afinidade por órgãos particulares.

A carga dos antígenos e anticorpos pode ser importante em alguns sistemas. Por exemplo, antígenos e anticorpos carregados positivamente são muito mais prováveis para deposição na membrana basal glomerular carregada negativamente.

O grau de glicosilação também influencia o destino dos complexos contendo antígeno de glicoproteína, pois certos mecanismos de depuração são ativados pelo reconhecimento de moléculas de açúcar (p. ex., proteína ligadora de manana).

Em certas doenças, os anticorpos e antígenos são ambos produzidos no órgão-alvo. O extremo disso é alcançado na artrite reumatoide, em que a IgG anti-IgG do fator reumatoide é produzida por plasmócitos na sinóvia; esses anticorpos então combinam-se entre si (autoassociação), estabelecendo assim uma reação inflamatória.

O local de deposição do complexo imune depende em parte do tamanho do complexo

O fato de que o local de deposição do complexo imune depende parcialmente do tamanho do complexo está exemplificado no rim:

- complexos imunes pequenos podem passar através da membrana basal glomerular e terminar no lado epitelial da membrana;
- grandes complexos não são capazes de atravessar a membrana e, em geral, acumulam-se entre o endotélio e a membrana basal ou no mesângio (Fig. 25.14).

O tamanho dos complexos imunes depende da valência do antígeno, do título e da afinidade do anticorpo.

A classe de imunoglobulina em um complexo imune pode influenciar a deposição

Há variações marcantes relacionadas à idade e ao sexo na classe e subclasse de anticorpos anti-DNA vistos no LES.

De modo semelhante, à medida que camundongos NZB/NZW envelhecem, há uma troca de classe, predominentemente, de IgM para IgG2a. Isso ocore mais cedo em fêmeas do que em machos e coincide com o início da doença renal, indicando a importância da classe de anticorpo na deposição tecidual de complexos (Fig. 25.15).

Diagnóstico da doença do complexo imune

O local ideal para procurar complexos imunes é no órgão acometido (Figs. 25.2, 25.16).

Classes de anticorpos na doença do complexo imune

porcentagem de ligação total ao DNA em cada caso
fêmeas
início da nefrite
IgM
IgG2a
machos
IgM
IgG2a
0 10 20 30 40 50 60
14 18 25 27 29 33 35 37
idade (semanas)

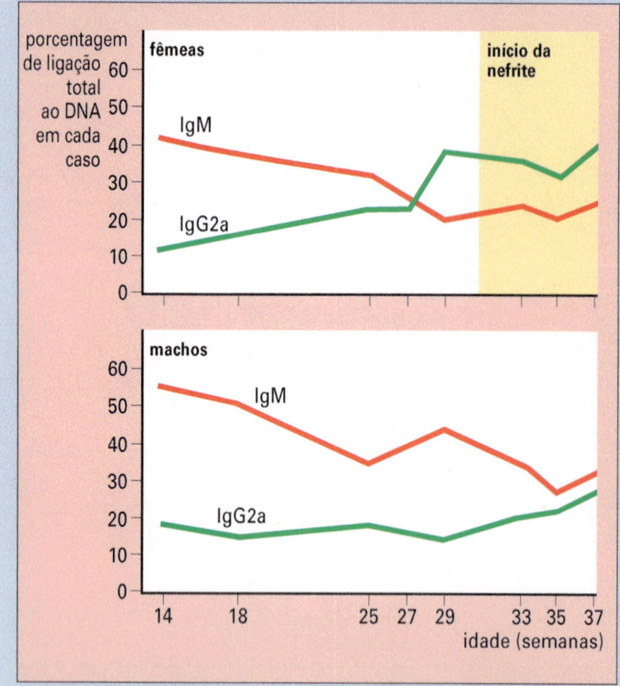

Fig. 25.15 Doença do complexo imune é espontânea no camundongo NZB/NZW e segue uma troca de classe durante o desenvolvimento incial, de IgM para IgG2a. Os gráficos mostram as proporções de anticorpos anti-DNA dos isótipos de IgM e IgG2a em fêmeas e machos. Há troca de ambas as classes e ocorrência de doença renal fatal mais cedo nos camundongos fêmeas desta linhagem.

Estudo de imunofluorescência dos complexos imunes na doença autoimune

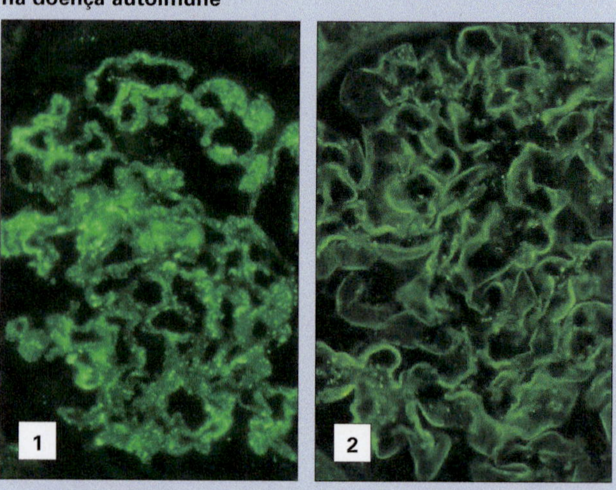

Fig. 25.16 Estas secções renais comparam o efeito do lúpus eritematoso sistêmico (hipersensibilidade tipo III) (**1**) e da síndrome de Goodpasture (hipersensibilidade tipo II) (**2**). Em cada caso, o anticorpo é detectado com anti-IgG fluorescente. Os complexos, formados no sangue e depositados no rim, formam depósitos "irregulares acidentais" característicos (**1**). O anticorpo antimembrana basal na síndrome de Goodpasture forma uma camada uniforme na membrana basal glomerular (**2**). (*Cortesia do Dr. S Thiru.*)

Amostras de tecidos podem ser examinadas por imunofluorescência para a presença de imunoglobulina e complemento. A composição, o padrão e as áreas particulares do tecido acometido fornecem informações úteis sobre a gravidade e o prognóstico da doença. Por exemplo:

- pacientes com depósitos subepiteliais granulares e contínuos de IgG, encontrados na glomerulonefrite membranosa, têm um prognóstico ruim com forte e prolongada proteinúria;
- em contraste, aqueles cujos complexos estão localizados no mesângio têm um prognóstico bom e respondem às terapias imunossupressoras.

Observe que todos os complexos ligados ao tecido dão início a uma resposta inflamatória; por exemplo, os complexos LES são frequentemente encontrados nas biópsias de pele de aparência normal, assim como na pele inflamada.

Ensaios para complexos imunes no soro são mais prontamente realizados do que a imunofluorescência *in situ*, apesar de que os resultados devem ser cuidadosamente interpretados.

RACIOCÍNIO CRÍTICO: DOENÇA DO SORO TIPO III APÓS ADMINISTRAÇÃO DE FATOR IX (VEJA A PÁG. 451 PARA RESPOSTAS)

Um menino de 8 anos de idade, com deficiência de fator IX, teve episódios repetidos de sangramento em suas articulações e pele, apesar de requerer administração de fator IX. Dez dias após receber uma dose, ele desenvolveu febre, inchaço de múltiplas articulações e erupções de pele. No exame físico, sua temperatura era de 39° C, ele tinha tido uma erupção cutânea maculopapular difusa, envolvendo seu dorso e extreminades, e tanto os cotovelos quanto os joelhos estavam vermelhos, quentes e pareciam inflamados. Sua mãe achou que a aparência e distribuição eram muito diferentes da aparência típica após trauma leve ou sangramento em suas articulações, as quais ele tinha apresentado nas múltiplas ocasiões anteriores. Seu pediatra solicitou os seguintes testes (resultados mostrados na Tabela 25.1) e prescreveu um curso curto de corticosteroides.

1 Quais são os mecanismos imunológicos envolvidos nesta reação inflamatória após o menino receber o fator IX?

2 Por que os corticosteroides foram prescritos?

3 Qual é a probabilidade de que este tipo de reação se desenvolva novamente?

4 Quais medidas você tomaria para prevenir que esta reação ocorresse novamente?

Tabela 25.1

Variável	Resultado (variação normal)
C3 (mg/mL)	38 (85-155)
C4 (mg/mL)	4 (12-45)
anticorpo antinuclear	Negativo
hemoglobina (g/dL)	11,2
contagem de leucócitos (células/mm^3)	11.000
eosinófilos (%)	1

Ele respondeu ao tratamento e seus sintomas se resolveram, mas 1 ano mais tarde sua mãe nota que seu rosto está inchado de manhã e seus pés estão inchados no final do dia. Sob os demais aspectos, o menino se sente bem.

No exame físico, sua pressão sanguínea está elevada em 140/90 mmHg e seus tornozelos estão muito edemaciados. Suas articulações não parecem inflamadas e a pele não mostra evidência de sangramento recente ou inflamação. Os resultados dos testes estão demonstrados na Tabela 25.2.

5 Quais mecanismos imunológicos estão envolvidos nesta reação inflamatória, após o menino receber o fator IX? Como eles diferem dos episódios anteriores?

6 Qual é a probabilidde de que este tipo de reação ocorra novamente?

7 Quais medidas você tomaria para evitar esta reação novamente?

Tabela 25.2

Variável	Resultado (variação normal)
C3 (mg/dL)	142 (85-155)
C5 (mg/dL)	44 (12-45)
anticorpo antinuclear	Negativo
hemoglobulina (g/dL)	11,6
contagem leucocitária (células/mm^3)	8.600
eosinófilos (%)	< 1
albumina (g/dL)	2,5 (3,5-5,5)
proteína urinária (g/24h)	8 (< 0,2)

Leituras sugeridas

Agnello V. Immune complex assays in rheumatic diseases. Hum Pathol 1983;14:343–349.

Arthus M. Injections répétées de sérum de cheval chez le lapin. C R Seances Soc Biol Fil 1903;55:817.

Birmingham DJ, Herbert LA, Cosio FG, et al. Immune complex erythrocyte complement receptor interactions in vivo during induction of glomerulonephritis in non-human primates. J Lab Clin Med 1990;116:242–252.

Boackle SA, Holer VM, Karp DR. CD21 augments antigen presentation in immune individuals. Eur J Immunol 1997;27:122–129.

Boruchov AM, Heller G, Veri MC, et al. Activating and inhibitory IgG Fc receptors on human DCs mediate opposing functions. J Clin Invest 2005;115:2914–2923.

Bruhns P, Samuelsson A, Pollard JW, Ravetch JV. Colonystimulating factor-1-dependent macrophages are responsible for IVIG protection in antibody-induced autoimmune disease. Immunity 2003;18:573–581.

Clynes R, Maizes JS, Guinamard R, et al. Modulation of immune complex--induced inflammation in vivo by the co-ordinate expression of activation and inhibitory Fc receptors. J Exp Med 1999;189:179–185.

Cornacoff JB, Hebert LA, Smead WL, et al. Primate erythrocyte immune complex clearing mechanism. J Clin Invest 1983;71:236–247.

Czop J, Nussenzweig V. Studies on the mechanism of solubilization of immune precipitates by serum. J Exp Med 1976;143:615–630.

Davies KA, Hird V, Stewart S, et al. A study of in vivo immune complex formation and clearing in man. J Immunol 1990;144:4613–4620.

Davies KA, Peters AM, Beynon HLC, Walport MJ. Immune complex processing in patients with systemic lupus erythematosus – in vivo imaging and clearance studies. J Clin Invest 1992;90:2075–2083.

Davies KA, Chapman PT, Norsworthy PJ, et al. Clearance pathway of soluble immune complexes in the pig. Insights into the adaptive nature of antigen clearance in humans. J Immunol 1995;155:5760–5768.

Davies KA, Schifferli JA, Walport MJ. Complement deficiency and immune complex diseases. Springer Semin Immunopathol 1994;15:397–416.

Dixon FJ, Joseph D, Feldman JD, et al. Experimental glomerulonephritis: the pathogenesis of a laboratory model resembling the spectrum of human glomerulonephritis. J Exp Med 1961;113:899–919.

Dixon FJ, Vazquez JJ, Weigle WO, et al. Pathogenesis of serum sickness. Arch Pathol 1958;65:18–28.

Emlen W, Carl V, Burdick CG. Mechanism of transfer of immune complexes from red blood cell CR1 to monocytes. Clin Exp Immunol 1992;89:8–17.

Finbloom DS, Magilvary DB, Harford JB, et al. Influence of antigen on immune complex behaviour in mice. J Clin Invest 1981;68:214–224.

Fukuyama H, Nimmerjahn F, Ravetch JV. The inhibitory Fc gamma receptor modulates autoimmunity by limiting the accumulation of immunoglobulin Gþ anti-DNA plasma cells. Nat Immunol 2005;6:99–106.

Heidelberger M. Quantitative chemical studies on complement or alexin. J Exp Med 1941;73:681–709. Inman RD. Immune complexes in SLE. Clin Rheum Dis 1982;8:49–62.

JohnstonA,AudaGR,KerrMA,et al.Dissociationofprimaryantigen–antibody bonds is essential for complement mediated solubilization of immune complexes.Mol Immunol 1992;29:659–665.

Kijlstrea H, Van Es LA, Daha MR. The role of complement in the binding and degradation of immunoglobulin aggregates by macrophages. J Immunol 1979;123:2488–2493.

Lachmann PJ. Complement deficiency and the pathogenesis of autoimmune complex disease. Chem Immunol 1980;49:245–263.

Lucisano Valim M, Lachmann PJ. The effects of antibody isotype and antigenic epitope density on the complement-fixing activity of immune complexes: a systematic study using chimaeric anti-NIP antibodies with human Fc regions. Clin Exp Immunol 1991;84:1–8.

McGaha TL, Sorrentino B, Ravetch JV. Restoration of tolerance in lupus by targeted inhibitory receptor expression. Science 2005;307:590–593.

McKenzie SE, Taylor SM, Malladi P, et al. The role of the human Fc receptor FcgRIIA in the immune clearance of platelets: a transgene mouse model. J Immunol 1999;162:4311–4318.

Miller GW, Nussenzweig V. A new complement function: solubilization of antigen–antibody aggregates. Proc Natl Acad Sci USA 1975;72:418–422.

Mun˜oz LE, Lauber K, Schiller M, et al. The role of defective clearance of apoptotic cells in systemic autoimmunity. Nat Rev Rheumatol 2010;6:280–289.

Moll T, Nitschke L, Carroll M, et al. A critical role for Fc gamma RIIB in the induction of rheumatoid factors. J Immunol 2004;173:4724–4728.

Olsson M, Bruhns P, Frazier WA, et al. Platelet homeostasis is regulated by platelet expression of CD47 under normal conditions and in passive immune thrombocytopenia. Blood 2005;105:3577–3582.

Park SY, Ueda S, Ohno H, et al. Resistance of Fc receptordeficient mice to fatal glomerulonephritis. J Clin Invest 1998;102:1229–1238.

Qiao J-H, Castellani LW, Fishbein MC, et al. Immune complexmediated vasculitis increases coronary artery lipid accumulation in autoimmune-prone MRL mice. Arterioscler Thromb 1993;13:932–943.

Ravetch JV. Fc receptors. Curr Opin Immunol 1997;9:121–125.

Ravetch JV. A full complement of receptors in immune complex diseases. J Clin Invest 2002;110:1759–1761.

Schifferli JA, Ng YC, Peters DK. The role of complement and its receptor in the elimination of immune complexes. N Engl J Med 1986;315:488–495.

Sylvestre DL, Ravetch JV. A dominant role for mast cell Fc receptors in the Arthus reaction. Immunity 1996;5:387–390.

Takata Y, Tamura N, Fujita T. Interaction of C3 with antigen–antibody complexes in the process of solubilisation of immune precipitates. J Immunol 1984;132:2531–2537.

Terino FL, Powell MS, McKenzie IF, Hogarth PM. Recombinant soluble human FcgRII: production, characterization, and inhibition of the Arthus reaction. J Exp Med 1993;178: 1617–1628.

Theofilopoulos AN, Dixon FJ. The biology and detection of immune complexes. Adv Immunol 1979;28:89–220.

Warren JS, Yabroff KR, Remick DG, et al. Tumour necrosis factor participates in the pathogenesis of acute immune complex alveolitis in the rat. J Clin Invest 1989;84:1873–1882.

Waxman FJ, Hebert LE, Cornacoff JB, et al. Complement depletion accelerates the clearance of immune complexes from the circulation of primates. J Clin Invest 1984;74:1329–1340.

Whaley K. Complement and immune complex diseases. In: Whaley K, ed. Complement in health and disease, Lancaster: MTP Press Ltd; 1987.

Williams RC. Immune complexes in clinical and experimental medicine. Massachusetts: Harvard University Press 1980.

World Health Organization Scientific Group. Technical report 606. The role of immune complexes in disease. Geneva: WHO; 1977.

CAPÍTULO 26

Hipersensibilidade (Tipo IV)

RESUMO

- **A DTH reflete a presença de inflamação mediada por linfócito T antígeno-específica.**
- **Há três variantes da reação de hipersensibilidade tipo IV –** de contato, tipo tuberculina e granulomatosa.
- **Hipersensibilidade de contato ocorre no local de contato com um alérgeno.** A sensibilização ocorre quando as células dendríticas da pele internalizam-se e processam o hapteno aplicado epicutaneamente e migram para os linfonodos de drenagem, onde ativam linfócitos T antígeno-específicos. Na reexposição ao antígeno, as citocinas produzidas pelas células da pele (p. ex., queratinócitos, células de Langerhans), recrutam linfócitos T antígeno-específicos e também não específicos, além de macrófagos.
- **A hipersensibilidade tipo tuberculina é induzida pela resposta do linfócito T CD4 a antígenos solúveis de uma variedade de organismos.** É útil como um teste de diagnóstico para detectar infecção por inúmeros agentes infecciosos.
- **A hipersensibilidade granulomatosa é clinicamente a forma mais importante de hipersensibilidade tipo IV.** A persistência do antígeno leva à ativação crônica de linfócito T crônica, diferenciação dos macrófagos em células epitelioides, e sua fusão para formar células gigantes. Essa reação granulomatosa resulta em patologia tecidual. A formação do granuloma é conduzida pela ativação dos macrófagos pelas células T, e é dependente de TNF. A inibição de TNF leva à dissolução dos granulomas.
- **Muitas doenças crônicas manifestam hipersensibilidade granulomatosa tipo IV.** Estas incluem tuberculose, hanseníase, esquistossomose, sarcoidose e doença de Crohn.

Hipersensibilidade tardia

A hipersensibilidade tipo tardia (DTH, do inglês, *delayed-type hypersensitivity*) é uma resposta inflamatória mediada por linfócito T, na qual a estimulação de linfócitos T efetores antígeno-específicos leva à ativação de macrófago e inflamação com edema nos tecidos acometidos. Essa resposta de linfócito T efetor é essencial para o controle de patógenos intracelulares e outros patógenos. Se a resposta for excessiva, entretanto, ela pode danificar os tecidos do hospedeiro.

A resposta de linfócito T pode ser direcionada contra agentes exógenos, tais como antígenos microbianos e químicos sensibilizadores, ou contra antígenos próprios. Tipicamente, linfócitos T são sensibilizados pelo antígeno estranho, durante a infecção por um patógeno ou pela absorção de um agente sensibilizador de contato através da pele.

P. Onde no corpo, e como, os linfócitos T são sensibilizados?
R. Tipicamente, os linfócitos T são sensibilizados nas áreas de células T de tecidos linfoides secundários por células dendríticas, as quais carreiam agentes infecciosos ou sensibilizadores de sítios periféricos.

A exposição subsequente do indivíduo sensibilizado ao antígeno exógeno, tanto injetado pela via intradérmica como pela aplicação na epiderme, resulta no recrutamento de linfócitos T antígeno-específicos ao local e no desenvolvimento de uma resposta inflamatória local por 24-72 horas.

Se o antígeno estranho persiste nos tecidos, a ativação crônica de linfócitos T e de macrófagos pode levar à formação de granuloma e dano tecidual.

Se o antígeno é um antígeno próprio órgão-específico, os linfócitos T autorreativos podem produzir inflamação celular localizada e doença autoimune, tal como diabetes melito tipo I.

De acordo com a classificação de Coombs e Gell, as reações DTH ou tipo IV levam mais de 12 horas para se desenvolver e envolvem as reações imunes mediadas por células, em vez de respostas de anticorpos contra antígenos. Algumas outras reações de hipersensibilidade podem ser definidas, de maneira equivocada, como DTH, por apresentarem:

- uma fase rápida mediada por anticorpo;
- uma fase tardia mediada por célula.

Por exemplo, a fase tardia da reação mediada por IgG pode ter pico em 12-24 horas após o contato com o alérgeno, e os linfócitos TH2 e eosinófilos contribuem para a inflamação, assim como a IgE (Cap. 23).

Em contraste com outras formas de hipersensibilidade, a hipersensibilidade tipo IV é transferida de um animal para outro por linfócitos T, particularmente linfócitos TH1 CD4 em camundongos, mais do que pelo soro. Assim, a DTH pode se desenvolver em humanos deficientes em anticorpos, mas é perdida uma vez que linfócitos T CD4 diminuem na infecção por HIV e AIDS.

Reações de hipersensibilidade tardia

tipo	tempo da reação	aparência clínica	histologia	antígeno
contato	48-72 horas	eczema	linfócitos, macrófagos mais tarde; edema de epiderme	epidérmico (p. ex., antígeno, níquel, borracha, hera venenosa)
tuberculina	48-72 horas	endurecimento local	linfócitos, monócitos, macrófagos	intradérmico (p. ex., tuberculina)
granuloma	21-28 dias	endurecimento (p. ex., pele do pulmão)	macrófagos, células epitelioides, células gigantes, fibrose	antígeno persistente ou complexos de anticorpos ou estímulo não imunoglobulina (p. ex., talco)

Fig. 26.1 As características das reações tipo IV comparando as reações de contato, tipo tuberculina e granulomatosa.

A hipersensibilidade tipo IV reflete a presença de linfócitos T CD4 antígeno-específicos e está associada à imunidade protetora contra patógenos intracelulares e outros. Entretanto, não há uma correlação direta entre a hipersensibilidade tipo IV e imunidade protetora, e as infecções progressivas podem se desenvolver, apesar da presença da forte reatividade da DTH .

Há três variantes de reação de hipersensibilidade tipo IV

Três variantes de reação de hipersensibilidade tipo IV são reconhecidas (Fig. 26.1):

- **hipersensibilidade de contato** e **hipersensibilidade tipo tuberculina,** ambas ocorrem com 72 horas da reexposição ao antígeno;
- reações de **hipersensibilidade granulomatosa**, que se desenvolvem por um período de 21-28 dias – os granulomas são formados por uma agregação de macrófagos e linfócitos e podem persistir por semanas – este é o tipo de hipersensibilidade tipo IV mais importante para produção de consequências clínicas.

Estes tês tipos de DTH foram originalmente distinguidos de acordo com a reação que produzem quando o antígeno é aplicado diretamente na pele (epicutaneamente) ou injetado intradermicamente. O grau de resposta geralmente é avaliado nos animais pela mensuração da espessura da pele. Essa resposta local é acompanhada por evidência de ativação sistêmica de linfócito T, tal como proliferação das células T antígeno-específicas e síntese de citocina, como interferon-γ (IFN-γ).

P. O que faz com que a pele se torne espessada durante a resposta imune crônica?
R. A migração de linfócitos e macrófagos para a derme, a proliferação de células na derme em resposta às citocinas e a deposição de novos componentes da matriz extracelular podem contribuir para o espessamento da pele.

Hipersensibilidade de contato

A hipersensibilidade de contato é caracterizada pela reação eczematosa da pele no local do contato com um alérgeno (Fig. 26.2). Agentes sensibilizantes para humanos incluem íons metais, tais como níquel e cromo, muitos químicos industriais presentes em corantes, drogas, fragrâncias e plantas, tais como pentadecacatecol, o químico sensibilizador da hera venenosa. Isso é diferente da resposta inflamatória não imunomediada a irritantes.

Aparência clínica e do teste de contato da hipersensibilidade de contato

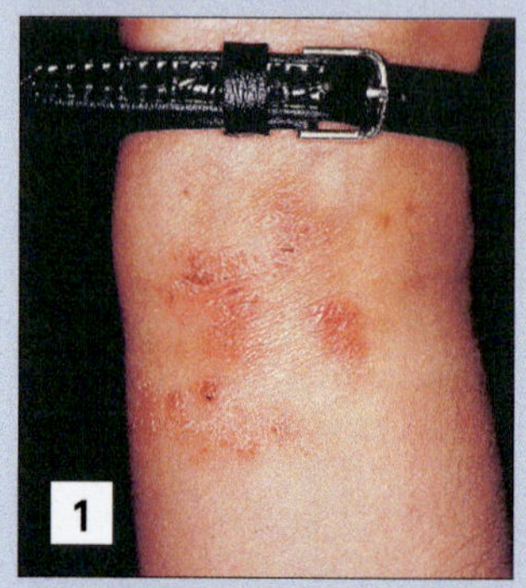

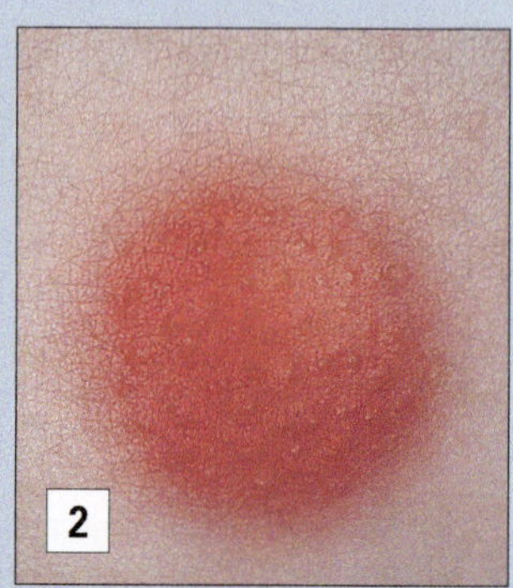

Fig. 26.2 (1) A área eczematosa no pulso é devido à sensibilidade ao níquel da fivela do bracelete do relógio. (2) A suspeita de alergia pode ser confirmada pela aplicação de possíveis alérgenos, nas concentrações e veículos relevantes, na parte de cima das costas do paciente (teste de contato). Uma reação positiva causa uma área de eczema localizada no local do alérgeno agressor, 2-4 dias após aplicação.

Agentes sensibilizantes se comportam como **haptenos**. Haptenos são:

- químicos de baixo peso molecular (< 1 kDa) que não são imunogênicos em si;
- lipofílicos e penetram na epiderme e derme, onde se ligam covalentemente a resíduos de cisteína ou lisina de proteínas próprias para formar novos determinantes antigênicos.
- íons metais, os quais quelam peptídeos próprios na fenda do MHC classe II.

Alguns alérgenos de contato são modificados por enzimas detoxificadoras encontradas na pele para formar metabólitos altamente reativos que se ligam a proteínas próprias.

Haptenos potentes, tais como dinitroclorobenzeno (DNCB), sensibilizam quase todos os indivíduos e são utilizados em modelos animais de dermatite de contato alérgica.

Uma reação de hipersensibilidade de contato possui dois estágios – sensibilização e elicitação

Células dendríticas e queratinócitos desempenham papéis-chave na fase de sensibilização

Células apresentadoras de antígeno (APC) na pele incluem as **células de Langerhans** (LCs), localizadas na epiderme suprabasal, e

Células de Langerhans

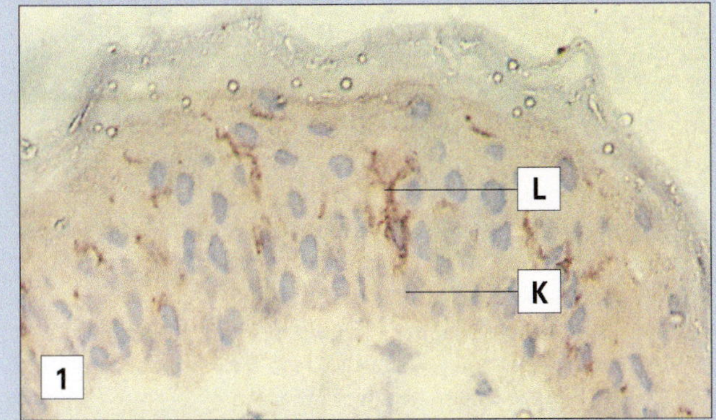

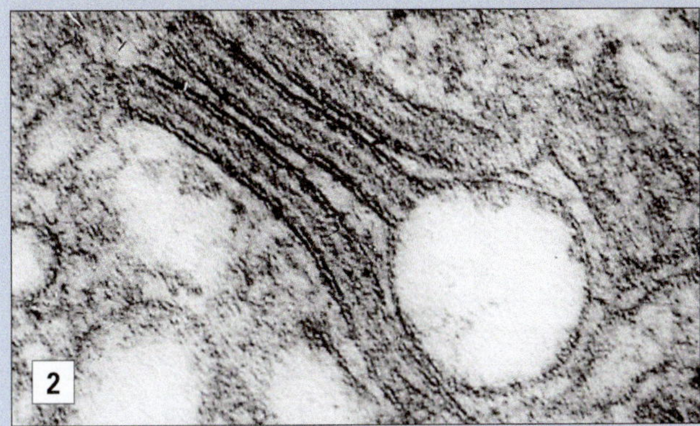

Fig. 26.3 (1) Estas células dendríticas constituem 3% de todas as células na epiderme. Elas expressam uma variedade de marcadores de superfície, incluindo Langerina e CD1. Aqui elas foram identificadas na pele normal, utilizando-se anticorpos monoclonais anti-CD1 (contracorado com hemalum de Mayer). (L, célula de Langerhans; K, queratinócito.) 132×. (2) Micrografia eletrônica de uma célula de Langerhans mostrando o característico "grânulo de Birbeck". Esta organela é uma estrutura tipo prato, derivada das membranas celulares, geralmente com uma extensão tipo bolha em uma das extremidades. 132.000×.

células dendríticas dérmicas (dDCs). Hipersensibilidade de contato é primariamente uma reação epidérmica, e LCs epidérmicas foram consideradas as APCs responsáveis para iniciar a reação de sensibilidade de contato (Fig. 26.3). Estudos mais recentes têm estabelecido que dDCs são essenciais para estimulação de linfócitos T hapteno-específicos.

As células de Langerhans (Cap. 2) são DCs especializadas, as quais estendem processos dendríticos ao longo da epiderme, permitindo que eles capturem antígenos ambientais. As LCs expressam MHC classe II, CD1 e lectina tipo C, **langerina** (CD207), a qual é responsável pelo desenvolvimento de **grânulos de Birbeck**, a organela derivada da membrana celular, característica de LCs (Fig. 26.3). A maioria das DCs dérmicas são Langerina$^-$, mas há uma pequena população de dDCs Langerina$^+$, as quais diferem das LCs, mas também migram rapidamente para linfonodos drenantes seguindo a exposição a sensibilizantes. Nesses linfonodos, tais APCs ativam linfócitos T CD8$^+$ hapteno-específicos. Ambas, LCs e dDCs, captam proteínas hapteno-modificadas por micropinocitose, mas elas também podem adsorver haptenos solúveis em lipídios que modificam proteínas citoplasmáticas. Sob a influência de IL-1 e TNF secretados pelos queratinócitos e outras células, essas DCs são submetidas à maturação e aumentam a expressão de moléculas do MHC e coestimuladoras. Ambas, LCs e dDCs, são inativadas pelos raios ultravioleta B, que podem, assim, evitar ou aliviar os efeitos da hipersensibilidade de contato.

Queratinócitos produzem citocinas importantes para a resposta de hipersensibilidade de contato

Queratinócitos não apenas fornecem a integridade estrutural da epiderme, como também têm um papel central na imunologia epidérmica. Os queratinócitos podem ser ativados por inúmeros estímulos, incluindo agentes sensibilizadores e irritantes. Eles podem expressar moléculas do MHC classe II e molécula de adesão intercelular-1 (ICAM-1) na membrana celular.

Queratinócitos ativados produzem uma grande variedade de citocinas, incluindo:

- TNF, IL-1 e o fator estimulador de colônias de granulócitos e macrófagos (GM-CSF), que ativam LCs e dDCs;
- IL-3, a qual ativa LCs e coestimula respostas proliferativas de linfócito T, recruta mastócitos e induz secreção de citocinas imunossupressoras, tais como IL-10 e fator transformador de crescimento-β (TGF-β). Estes diminuem a resposta imune e podem induzir anergia clonal ou irresponsividade imunológica em linfócitos TH1.

Sensibilização estimula uma população de linfócitos T de memória

A sensibilização leva 10-14 dias em humanos. As LCs que possuem hapteno e dDCs que possuem proteínas modificadas migram, através de linfáticos aferentes, para áreas paracorticais de linfonodos regionais, onde elas ativam linfócitos T CD8$^+$ e CD4$^+$.

Linfócitos T CD8$^+$ restritos ao MHC classe II são importantes nas respostas de hipersensibilidade de contato em humanos e camundongos e são as principais células efetoras para muitos alérgenos. Por exemplo, o urushiol solúvel em lipídio, da hera venenosa, entra no citoplasma das APCs e as proteínas citoplasmáticas haptenadas são processadas através da via do MHC classe I, levando à ativação de linfócitos T CD8$^+$ alérgeno-específicos. Linfócitos T CD4$^+$ hapteno-específicos também são ativados por conjugados hapteno-peptídeos associados às moléculas do MHC classe II e se tornam linfócitos T CD4$^+$ efetores/de memória, os quais contribuem para a inflamação de pele, ou linfócitos T CD4$^+$ reguladores (Fig. 26.4).

Linfócitos T ativados mudam o padrão de expressão de moléculas de adesão em sua superfície por reduzir a expressão do receptor de quimiocina, CCR7, e da molécula CD62L.

P. Qual efeito a perda de CCR7 e CD62L tem sobre a função do linfócito T?

R. CD62L promove a adesão de linfócitos às vênulas endoteliais altas e CCR7 permite que as células respondam ao CCL21 expressas nos tecidos linfoides secundários (Fig. 8.15). Além disso, células que não possuem estes receptores irão perder sua capacidade de transitar pelos tecidos linfoides.

A expressão do antígeno associado à função do leucócito-1 (LFA-1), do antígeno muito tardio-4 (VLA-4) e dos receptores de quimiocina CXCR3 e CCR5 encontra-se aumentada. Como resultado, os linfócitos T ativados/de memória permanecem na circulação, em vez de transitar através do tecido linfoide, e são capazes de se ligar a moléculas de adesão no endotélio de tecidos inflamados.

Fase de sensibilização da hipersensibilidade de contato

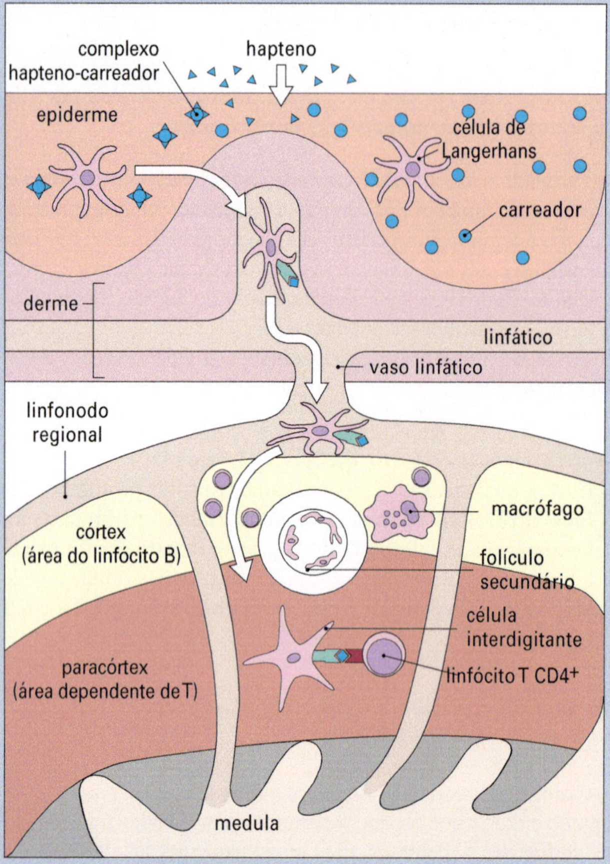

Fig. 26.4 O hapeteno forma um complexo hapteno-carreador na epiderme ou no citoplasma. As células de Langerhans e as células dendríticas dérmicas internalizam o antígeno, são submetidas à maturação e migram via linfáticos aferentes para a área paracortical do linfonodo regional, onde os complexos peptídeo-molécula do MHC na superfície da célula de Langerhnas podem também ser diretamente haptenados. Como células interdigitantes, elas apresentam o antígeno para linfócitos T CD4+ e CD8+.

A elicitação envolve o recrutamento de linfócitos CD4+ e CD8+ e monócitos

A aplicação de um alérgeno de contato leva:

- à rápida expressão de citocinas inflamatórias; e
- ao recrutamento de linfócitos T efetores e monócitos ao local (Fig. 26.5).

Há indução de mRNA para TNF, IL-1β e GM-CSF em células de Langerhans em 30 minutos da exposição ao alérgeno e aumento da transcrição de mRNA para IL-1α, proteína inflamatória de macrófago-2 (CXCL2) e proteína induzida por interferon-10 (CXCL10) por queratinócitos.

TNF e IL-1 são potentes indutores de moléculas de adesão de células endoteliais, incluindo:

- E-selectina e molécula de adesão celular vascular-1 (VCAM-1) em 2 horas; e
- ICAM-1 em 8 horas (Fig. 26.6).

VCAM-1 e ICAM-1 são os receptores para VLA-4 e LFA-1, respectivamente, na superfície de linfócitos T efetores/de memória e contribuem para o recrutamento através do endotélio. Esta liberação local de citocinas e quimiocinas também produz um gradiente de sinal capaz de induzir o movimento de células mononucleares para a junção dermoepidérmica e epiderme.

A alteração histológica mais precoce, vista após 4-8 horas, é o aparecimento de células mononucleares ao redor de vasos sanguíneos. Macrófagos e linfócitos invadem a derme e epiderme, com pico em 48-72 horas (Fig. 26.7).

O recrutamento de linfócitos T de memória não é específico ao antígeno, com menos de 1% do infiltrado de linfócitos apresentando receptores de linfócitos T αβ hapteno-específicos. Entretanto, os linfócitos T hapteno-específicos são estimulados por DCs dérmicas expressando complexos hapteno-peptídeo para expandir e aumentar a expressão das moléculas de adesão. Isso leva à retenção de linfócitos T hapteno-específicos no local inflamado.

O infiltrado linfocitário inclui linfócitos T tipo TH1 CD4+ secretando IFN-γ, com até 50% dessas células sendo de linfócitos T CD8+. Os linfócitos T CD8+ são essenciais para indução de sensiblidade alérgica experimental, através de seu efeito citolítico direto sobre os queratinócitos e liberação de IFN-γ.

Linfócitos T αβ efetores são essenciais para a sensibilidade de contato experimental em camundongos, mas linfócitos T NK e linfócitos T γδ também contribuem para a indução e elicitação desta resposta.

Interessantemente, anticorpos IgM hapteno-específicos de linfócitos B-1 também são importantes durante a fase de elicitação em camundongos devido à sua capacidade em ativar o complemento e recrutar linfócitos T para o local do desafio.

Experimentos com camundongos transgênicos mostram que selectinas, ICAM-1 e integrinas, LFA-1 e VLA-4 são todos requeridos para elicitação da hipersensibilidade de contato tardia.

A supressão da reação inflamatória é mediada por mecanismos múltiplos

A reação à aplicação cutânea de sensibilizador diminui após 48-72 horas. Isso ocorre devido à remoção do estímulo antigênico, após a degradação do hapteno-conjugado e uma variedade de mecanismos inibitórios (Fig. 26.6), incluindo:

- queratinócitos, mastócitos e macrófagos dérmicos secretam citocinas anti-inflamatórias, IL-10 e TGF-β, e a prostaglandina PGE, que inibe a proliferação de linfócitos T, produção de citocina e inflamação;
- linfócitos T regulatórios CD4+ FoxP3+ e IL-10 secretora de células TH1 inibem diretamente a ativação de linfócitos T efetores;
- fatores externos, tais como luz UV, também podem inibir a expressão da sensibilidade de contato.

Hipersensibilidade tipo tuberculina

A hipersensibilidade tipo tuberculina foi originalmente descrita por Koch. Ele observou que se os pacientes com tuberculose recebessem injeção subcutânea de filtrado de cultura de tuberculina (antígenos derivados do agente causador da tuberculose, *Mycobacterium tuberculosis*), eles reagiam com febre e doença generalizada. Uma área de espessamento e inchaço se desenvolvia no local da injeção.

Antígenos solúveis de outros microrganismos, incluindo *Mycobacterium leprae* e *Leishmania tropica*, induzem reações semelhantes de hipersensibilidade tipo tuberculina em pessoas sensibilizadas. A reação de pele é frequentemente utilizada para testar as respostas aos organismos mediadas por linfócito T, após uma exposição prévia (Fig. 26.8).

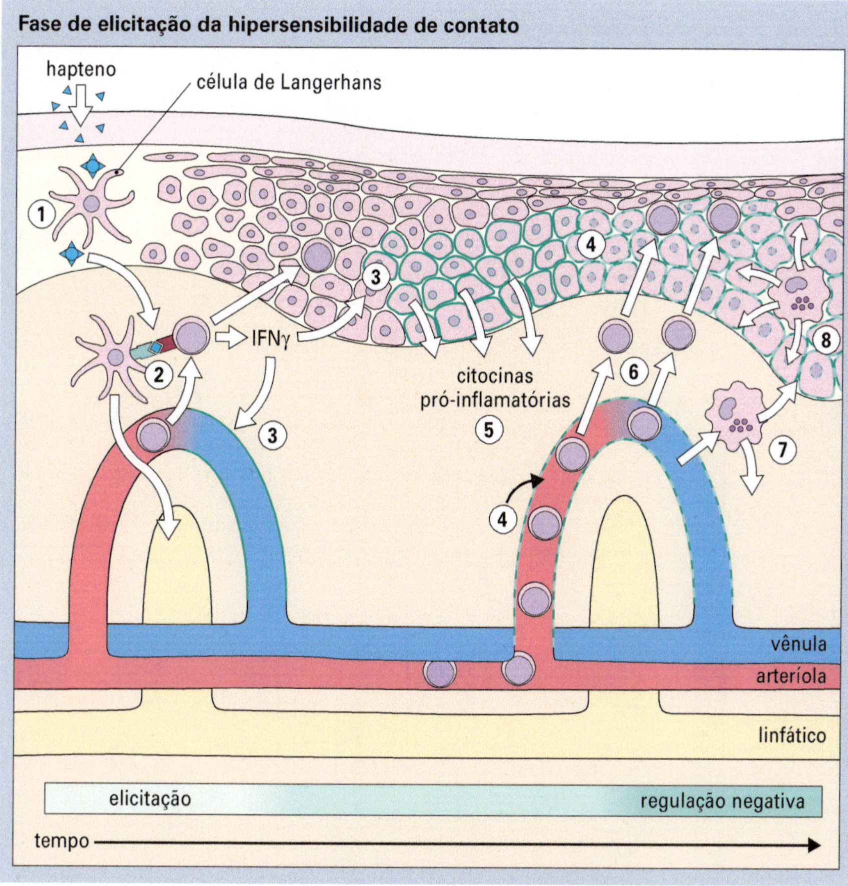

Fig. 26.5 As células de Langerhans que carreiam o complexo hapteno-carreador (**1**) se movem da epiderme para a derme, onde apresentam o complexo hapteno-carreador para linfócitos T CD8+ e CD4+ de memória (**2**). Linfócitos T CD8+ e CD4+ ativados liberam IFN-γ, que induz a expressão de ICAM-1 (**3**) e, mais tarde, moléculas de MHC classe II (**4**) na superfície de queratinócitos e nas células endoteliais de capilares dérmicos, e ativam queratinócitos, os quais liberam citocinas pró-inflamatórias, tais como IL-1, IL-6 e GM-CSF (**5**). Linfócitos T CD8+ hapteno-específicos induzem apoptose de queratinócitos que expressam peptídeos próprios haptenados (**6**). Linfócitos T não específicos de antígenos são atraídos ao local por citocinas (**7**) e podem se ligar a queratinócitos via ICAM-1 e moléculas do MHC classe II. Macrófagos ativados são também atraídos para a pele, mas isso ocorre mais tarde. Em seguida, a reação começa a regular-se negativamente. Esta supressão é conduzida por eicosanoides, tais como prostaglandina E2 (PGE2), produzida por queratinócitos e macrófagos ativados, e citocinas inibitórias, IL-10 e TGF-β (**8**).

Essa forma de hipersensibilidade pode também ser induzida pelas respostas de linfócito T para antígenos não microbianos, tais como berílio e zircônio.

A reação ao teste de pele para tuberculina envolve monócitos e linfócitos

O teste de pele para tuberculina é um exemplo da resposta de memória para antígeno solúvel previamente encontrado durante a infecção. Células dendríticas infectadas por *M. tuberculosis* no pulmão maturam e migram para os linfonodos mediastínicos de drenagem, onde ativam linfócitos T CD4+ e CD8+.

P. Como as células dendríticas ativam linfócitos T CD8+?
R. Isso envolve o processo de apresentação cruzada (Cap. 8).

Após o desafio com tuberculina intradérmica em um indivíduo previamente infectado, os linfócitos T de memória micobactéria-específicos são recrutados e ativados pelas DCs dérmicas para secretar IFN-γ, o qual induz macrófagos a produzir TNF-α e IL-1. Essas citocinas e quimiocinas pró-inflamatórias de linfócitos T e macrófagos atuam em células endoteliais dos vasos sanguíneos dérmicos, induzindo a expressão sequencial de moléculas de adesão E-selectina, ICAM-1 e VCAM-1. Essas moléculas se ligam a receptores em leucócitos e os recrutam ao local da reação.

O influxo inicial, após 4 horas, consiste em neutrófilos, que são, porém, substituídos após 12 horas por monócitos e linfócitos T. O infiltrado, que se estende depois desse tempo e tem o pico após 48 horas, rompe o feixe de colágeno da derme. Linfócitos T CD4+ ultrapassam em número os linfócitos CD8+ em cerca de 2:1. Poucos linfócitos CD4+ infiltram a epiderme entre 24-48 horas.

Monócitos constituem 80-90% do total das células do infiltrado. Ambos, linfócitos e macrófagos infiltradores, expressam moléculas do MHC classe II e isso aumenta a eficiência dos macrófagos ativados como APCs. As DCs CD1+ também estão presentes após 24-48 horas. Queratinócitos subjacentes expressam moléculas HLA-DR após 48-96 horas da aparição do infiltrado linfocitário. Estes eventos estão resumidos na Figura 26.9.

P. Qual é a função de CD1?
R. Ele pode apresentar antígenos glicolipídicos derivados do patógeno para linfócitos T.

A circulação de células imunes para e a partir dos linfonodos regionais é dita similar àquela da hipersensibilidade de contato. A lesão de tuberculina normalmente se resolve em 5-7 dias, mas se há persistência do antígeno nos tecidos, ela pode se desenvolver para uma reação granulomatosa.

Reações DTH tipo tuberculina são utilizadas praticamente de duas formas

Primeiro, a reação a antígenos solúveis de um patógeno demonstra infecção anterior por aquele patógeno. Assim, a reatividade à tuberculina confirma infecções anteriores ou latentes por *M. tuberculosis*, mas não necessariamente doença ativa. Entretanto, sujeitos com tuberculose latente têm um risco aumentado de 8-10% para a reativação da tuberculose ativa ao longo da vida.

Em segundo lugar, as respostas DTH a microrganismos frequentemente encontrados são uma medida geral de imunidade mediada por célula. Isso pode ser testado com a injeção intradérmica de antígenos únicos de patógenos comuns ou antígenos de vacina, tais

Citocinas, prostaglandinas e interações celulares na hipersensibilidade de contato

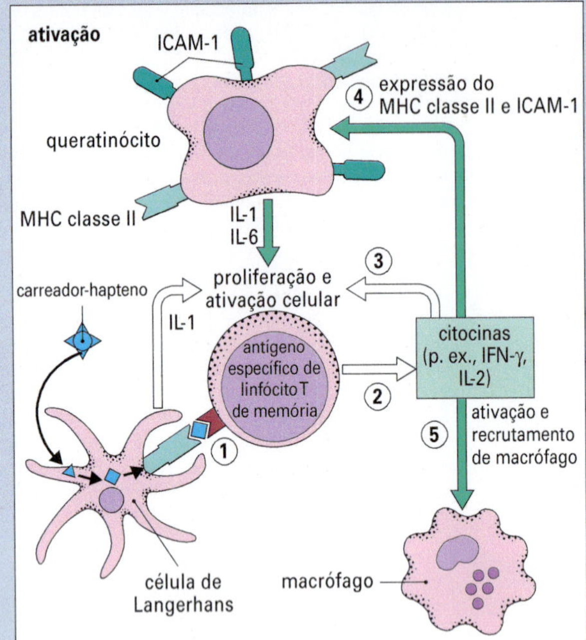

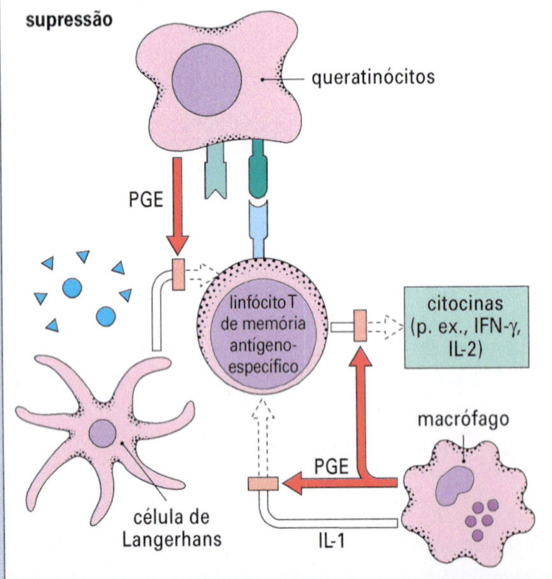

Fig. 26.6 Citocinas e prostaglandias são centrais para as interações complexas entre células de Langerhans, linfócitos T CD8+ e CD4+, queratinócitos, macrófagos e células endoteliais na hipersensibilidade de contato. O ato de apresentar o antígeno (**1**) causa a liberação de uma cascata de citocinas (**2**). Esta cascata incialmente resulta na ativação e proliferação de linfócitos T CD4+ (**3**), indução da expressão de ICAM-1 e moléculas do MHC classe II em queratinócitos e células endoteliais (**4**), e atração de mais linfócitos T e macrófagos na pele (**3, 5**). Subsequentemente, o influxo de linfócitos T reguladores CD4+ CD25+ FoxP3+ inibe a ativação e função de linfócito T por efeitos diretos mediados por CTLA4 e secreção de IL-10 e TGF-β. A IL-10 também é liberada por queratinócitos e mastócitos, enquanto queratinócitos e macrófagos produzem PGE, a qual inibe a produção de IL-1 e IL-2. Os efeitos combinados da degradação celular e enzimática do complexo hapteno-carreador, linfócitos T CD4+ reguladores e citocinas supressoras e liberação de PGE por células da pele levam à regulação negativa da reação.

Aparência histológica da lesão na hipersensibilidade de contato

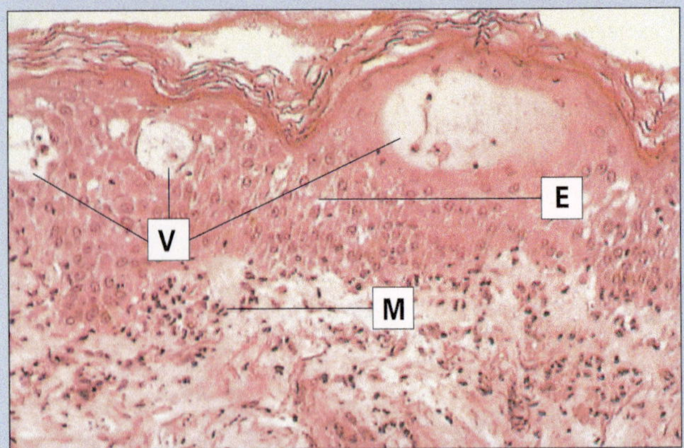

Fig. 26.7 Células mononucleares (M) infiltram em tanto a derme quanto a epiderme. A epiderme é empurrada para fora e microvesículas (V) se formam em seu interior devido ao edema (E). Coloração H&E. 130×.

Aparência clínica e histológica da sensibilidade tipo tuberculina

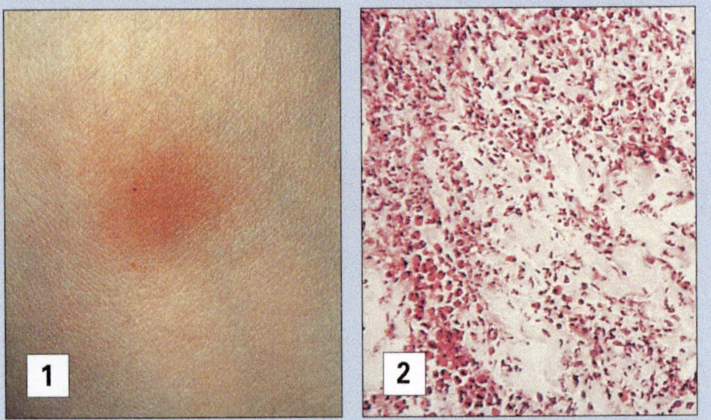

Fig. 26.8 A resposta a uma injeção de bacilo da hanseníase em indivíduos sensibilizados é conhecida como reação de Fernandez. A reação é caracteizada por uma área de inchaço firme e vermelha na pele e é máxima 48-72 horas após o desafio (**1**). Histologicamente (**2**), há uma infiltração dérmica densa de leucócitos. Coloração H&E. 80×.

como *Candida albicans* ou toxoide tetânico. A perda das respostas de memória a antígenos específicos ocorre em uma grande variedade de doenças e infecções, incluindo infecção por HIV, a qual compromete a função da célula T, e durante a terapia com corticosteroides ou agentes imunossupressores.

Hipersensibilidade granulomatosa

A hipersensibilidade granulomatosa é, clinciamente, a forma mais importante de hipersensibilidade tipo IV, uma vez que é responsável pela imunopatologia de muitas doenças que envolvem a imunidade mediada por linfócito T. Ela geralmente resulta da persistência em macrófagos de:

- microrganismos intracelulares, os quais são capazes de resistir ao extermínio pelos macrófagos; ou
- outras partículas que a célula é incapaz de destruir.

Hipersensibilidade tipo tuberculina

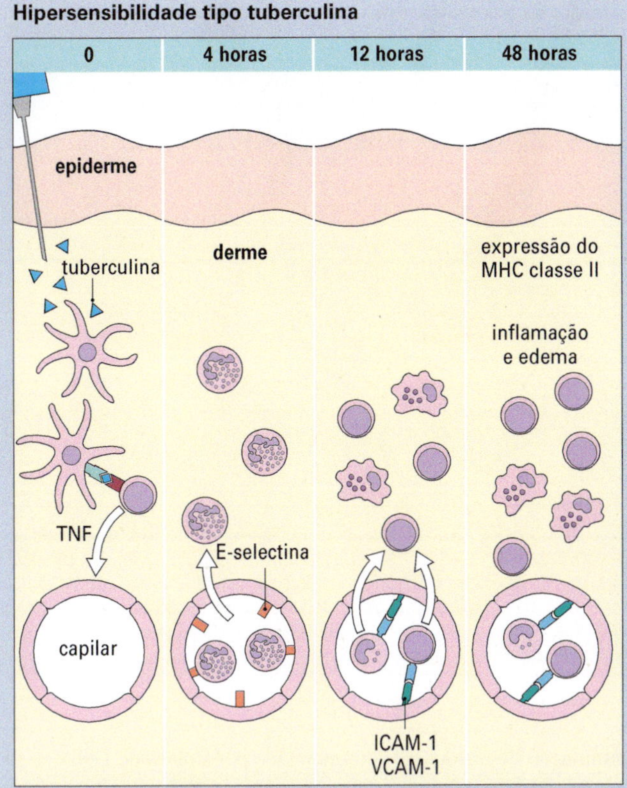

Fig. 26.9 Este diagrama ilustra os movimentos celulares após a injeção intradérmica de tuberculina. Em 1-2 horas há expressão de E-selectina no endotélio capilar, levando a um breve influxo de leucócitos neutrófilos. Aproximadamente após 12 horas, as moléculas ICAM-1 e VCAM-1 expressas no endotélio se ligam às integrinas LFA-1 e VLA-4 em monócitos e linfócitos, levando ao acúmulo de ambos tipos celulares na derme. Essa reação tem pico em 48 horas e é seguido pela expressão de moléculas do MHC classe II em queratinócitos. Não há edema da epiderme.

Isso leva à estimulação crônica de linfócitos T e à liberação de citocinas. O processo resulta na formação de **granulomas de célula epitelioide** com uma coleção central de células epitelioides e macrófagos circundados por linfócitos.

A aparência histológica das reações granulomatosas é bastante diferente das reações do tipo tuberculina, apesar de ambos os tipos de reações serem causados por linfócitos T sensibilizados por antígenos microbianos semelhantes, como, por exemplo, aqueles de *M. tuberculosis* e *M. leprae*.

Granulomas ocorrem nas infecções crônicas associadas a predominantemente respostas de linfócito T tipo TH1, como na tuberculose, hanseníase e leishmaniose, e de linfócitos T tipo TH2, como na esquistossomose.

A formação de granuloma imunomediado também ocorre na ausência de infecção, como nas reações de sensibilidade ao zircônio e berílio, e em sarcoidose e doença de Crohn, em que os antígenos não são conhecidos.

A formação de grauloma de corpo estranho ocorre em resposta ao talco, sílica e uma variedade de outros agentes particulares, quando macrófagos são incapazes de digerir a matéria inorgânica. Esses granulomas não imunológicos podem ser distinguidos pela ausência de linfócitos na lesão.

Células epitelioides e células gigantes são típicas da hipersensibilidade granulomatosa

Células epitelioides são grandes e achatadas, com retículo endoplasmático aumentado (Fig. 26.10). Elas:

- são derivadas de macrófagos ativados sob a estimulação crônica de citocinas;
- continuam a secretar TNF e assim potencializam a inflamação contínua.

Células gigantes são formadas quando células epitelioides se fundem para formar células gigantes multinucleares (Fig. 26.11), às vezes referidas como **células gigantes de Langerhans** (não confundir com

Micrografia eletrônica de uma célula epitelioide

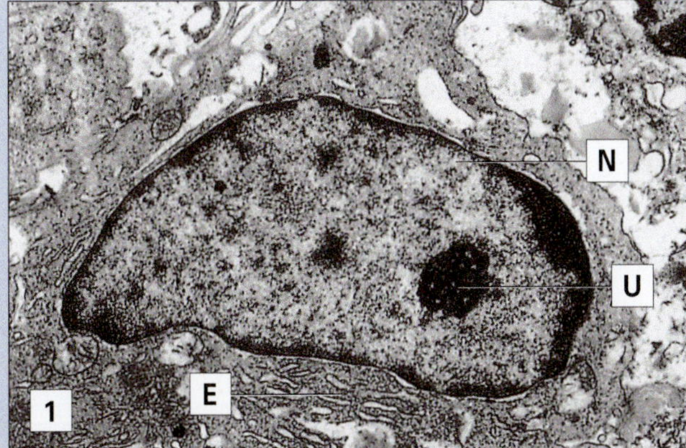

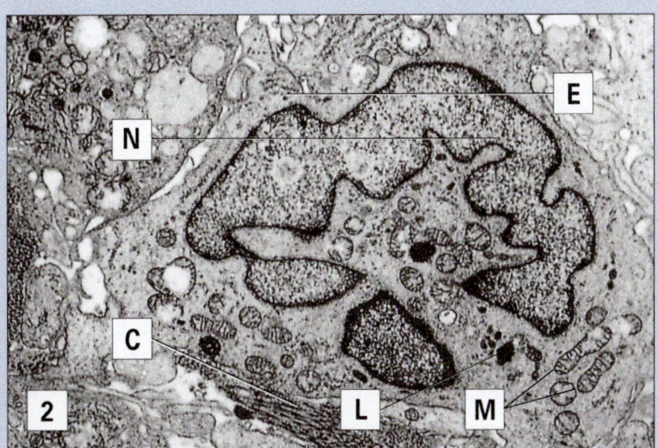

Fig. 26.10 A célula epitelioide é a célula característica da hipersensibilidade granulomatosa. Compare a extensão do retículo endoplasmático (E) na célula epitelioide (**1**, 4.800×) com aquela de um macrófago tecidual (**2**, 4.800×). (C, colágeno; L, lisossomo; M, mitocôndria; N, núcleo; U, nucléolo) (*Cortesia de MJ Spencer.*)

Aparência clínica e histológica da reação de Mitsuda na hanseníase vista aos 28 dias

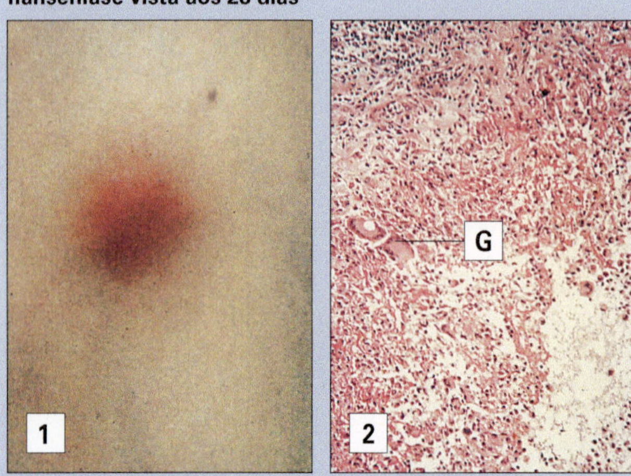

Fig. 26.11 (1) O inchaço de pele resultante (que pode ser ulcerada) é muito mais duro e bem definido do que nas 48 horas. (2) A histologia mostra um granuloma celular epitelioide típico (coloração H&E). 60×). Células gigantes (G) são visíveis no centro da lesão, a qual é rodeada por uma abinha de linfócitos. Esta resposta é principalmente vista nos processos granulomatosos patológicos em doenças de hipersensibilidade tardias do que numa reação do tipo tuberculina autolimitante. A reação ocorre devido à presença continuada de antígeno micobateriano.

Linfócitos transformados

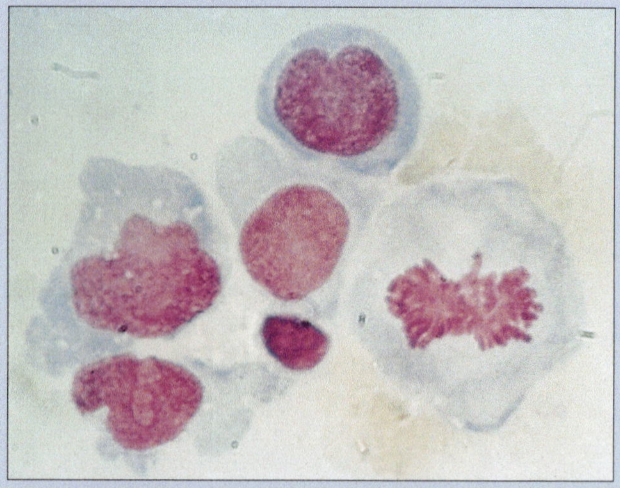

Fig. 26.12 Após estimulação com antígeno adequado, os linfócitos T são submetidos à transformação linfoblastoide antes da divisão celular. Blastócitos com núcleo e citoplasma expandido (assim como um linfócito na metáfase da divisão celular) estão demonstrados. A divisão celular resultante pode ser mensurada pela captação de timidina tritiada.

célula de Langerhans, discutidas anteriormente). Células gigantes têm diversos núcleos na periferia da célula. Há poucos retículos endoplasmáticos, e as mitocôndrias e os lisossomos parecem estar passando por degeneração. A célula gigante pode, portanto, representar um estágio de diferenciação terminal da linha monócito/macrófago.

Um granuloma contém células epitelioides, macrófagos e linfócitos

Um granuloma tipicamente imunológico tem um centro de células epitelioides e macrófagos, às vezes com células gigantes. Em algumas doenças, tais como na tuberculose, esta área central pode ter uma zona de necrose, com destruição completa de toda arquitetura celular.

O centro com macrófago/epitelioide é circundado por linfócitos, e pode também ser consideravelmente fibroso (deposição de fibras de colágeno), induzido pela proliferação de fibroblastos e aumento da síntese de colágeno. Um exemplo de uma reação granulomatosa é a **reação de Mitsuda** tardia à *M. leprae* morta (Fig. 26.11).

Os três tipos de hipersensibilidade tardia estão resumidos na Figura 26.1.

Reações celulares na hipersensibilidade tipo IV

Linfócitos T que possuem TCRs αβ são essenciais

Experimentos com camundongos transgênicos têm confirmado que linfócitos T que possuem TCRs αβ, em vez de TCRs γδ, são essenciais para iniciar as reações de hipersensibilidade tardias em resposta à infecção por bactéria intracelular.

Linfócitos T αβ sensibilizados, estimulados pelo antígeno e APCs adequados, sofrem transformação linfoblastoide antes da divisão celular (Fig. 26.12). Isso forma a base do teste de estimulação de linfócitos como uma medida de função de linfócito T. A estimulação de linfócito é acompanhada por síntese de DNA, e isso pode ser medido pelo ensaio de captação de timidina radiomarcada, um nucleosídeo requerido para síntese de DNA. Linfócitos de um paciente são estimulados em cultura com o antígeno suspeito para determinar se há indução da proliferação. É importante enfatizar que esse é um teste para avaliar apenas células T de memória, e não necessariamente implica a presença de imunidade protetora.

Após a ativação por APCs, os linfócitos T liberam inúmeras citocinas pró-inflamatórias, as quais atraem e ativam macrófagos. Estas incluem IFN-γ, linfotoxina-α, IL-3 e GM-CSF. A presença de linfócitos T de memória pode ser detectada pelos ensaios de liberação de IFN-γ antígeno-específicos.

P. Como o IFN-γ pode causar atração de macrófagos para o local de inflamação?
R. Ele induz a produção de quimiocinas, incluindo CCL2, CCL5 e CXCL10, além de induzir a expressão das moléculas de adesão ICAM-1 e VCAM-1 no endotélio (Cap. 6).

Este padrão tipo TH1 de citocinas encontra-se aumentado quando os linfócitos T virgens são ativados na presença de IL-12, a qual é liberada por células dendríticas seguindo exposição a produtos bacterianos. A IL-12 suprime a resposta de citocina dos linfócitos TH2.

IFN-γ é requerido para formação de granuloma em humanos

O papel isolado das citocinas pode ser analisado em camundongos nocautes para genes que codificam uma citocina específica. Por exemplo, os camundongos deficientes para IFN-γ são incapazes de ativar macrófagos e controlar infecção por *M. tuberculosis* (Fig. 26.13).

O requerimento absoluto de IFN-γ para a formação de granuloma em humanos é ilustrado pela síndrome da suscetibilidade mendeliana à doença micobacteriana. Sujeitos deficientes em receptor para o IFN-γ têm elevada suscetibilidade à micobactéria do ambiente e à cepa da vacina, BCG, e falham em desenvolver granulomas.

A importância de IFNγ na ativação de macrófagos

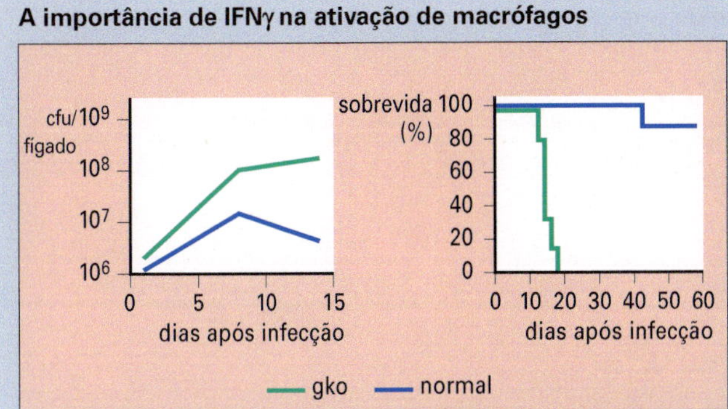

Fig. 26.13 Camundongos deficientes em IFN-γ (camundongo geneticamente nocauteado [gko]), infectados por uma dose subletal de *M. tuberculosis*, são capazes de ativar macrófagos em resposta à infecção por uma bactéria intracelular. Macrófagos inicialmente se acumulam no local da infecção, mas não formam granulomas típicos. Infecção descontrolada (gráfico, à esquerda) causa necrose tecidual propagada e morte (gráfico, à direita). (cfu, unidades formadoras de colônia de agente infeccioso no fígado.)

Diferenciação de macrófago

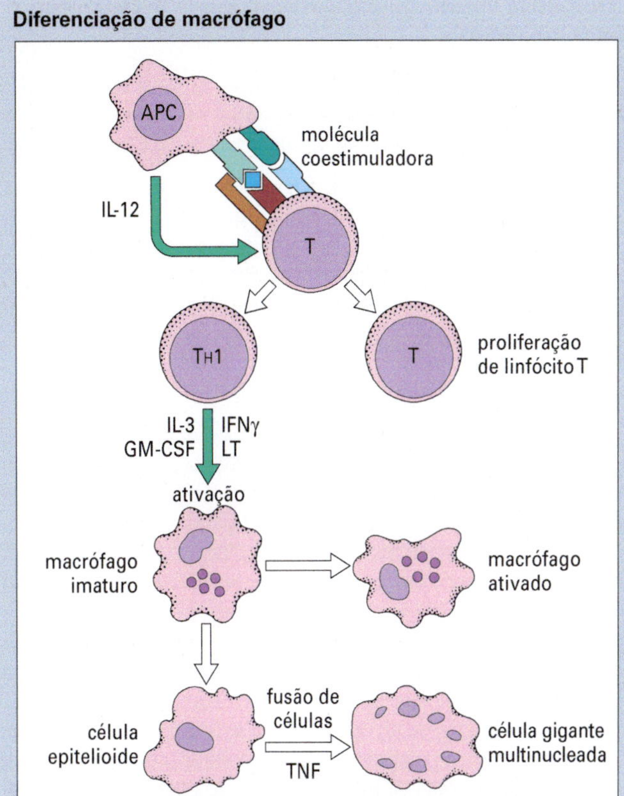

Fig. 26.14 Produtos bacterianos estimulam macrófagos a secretarem IL-12. A ativação de linfócitos T na presença de IL-12 leva à liberação de IFN-γ e outras citocinas, tais como linfotoxina (LT), IL-3 e GM-CSF. Essas citocinas ativam macrófagos a exterminarem parasitas intraelulares. A falha em erradicar o estímulo antigênico causa liberação persistente de citocina e promove diferenciação de macrófagos em células epitelioides, as quais secretam grandes quantidades de TNF-α. Algumas se fundem para formar células gigantes multinucleadas.

TNF e linfotoxina-α são essenciais para formação do granuloma durante infecções micobacterianas

TNF e a citocina relacionda, linfotoxina-α, são essenciais para formação de granulomas durante infecções micobacterianas (Fig. 26.14), e atuam em parte através da regulação da produção de quimiocina.

TNF derivado tanto do macrófago quanto do linfócito T contribui para este processo, mas nos granulomas os macrófagos ativados se tornam a principal fonte de TNF, conduzindo à diferenciação de macrófagos em células epiteiais e à fusão de células epitelioides para formar células gigantes (Figs. 26.14 e 26.15). A manutenção de granulomas também é dependente de TNF. Consequentemente, a inibição da atividade de TNF suprime a inflamação granulomatosa na doença de Crohn e sarcoidose.

Reações granulomatosas em doenças crônicas

Há muitas doenças humanas crônicas que manifestam hipersensiblildade tipo IV. A maioria ocorre devido a agentes infecciosos, tais como micobactérias, protozoários e fungos, apesar de que em outras doenças granulomatosas, tais como sarcoidose e doença de Crohn, nenhum agente infeccioso tem sido estabelecido.

Uma característica comum dessas infecções é que o patógeno causa um estímulo antigênico persistente crônico. A ativação de macrófagos por linfócitos limita a infecção, mas a estimulação contínua leva ao dano tecidual, através da liberação de produtos de macrófagos, incluindo intermediários reativos de oxigênio e hidrolases.

Apesar de a hipersensibilidade tardia ser uma medida da ativação de linfócito T, a infecção nem sempre é controlada, confirmando que imunidade protetora e hipersensibilidade tardia não necessariamente coincidem. Assim, alguns sujeitos que apresentam hipersensibilidade tardia podem não estar protegidos contra doença no futuro.

A importância de TNF na formação de granulomas

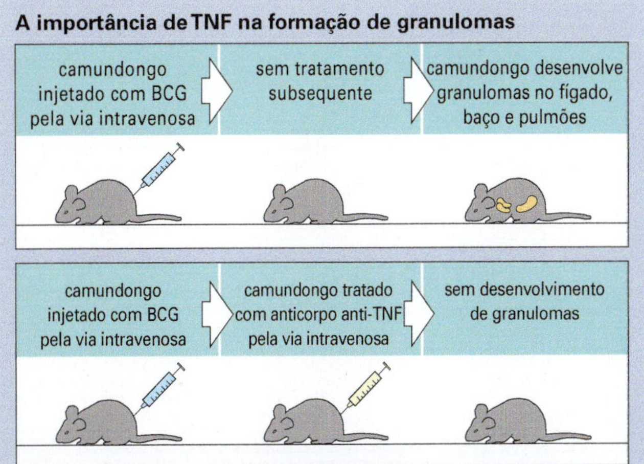

Fig. 26.15 TNF é essencial para o desenvolvimento de granulomas de células epitelioides. Se camundongos injetados com BCG são tratados com anticorpos anti-TNF-α, eles não desenvolvem granulomas.

A resposta imune na hanseníase varia grandemente entre indivíduos

A hanseníase é uma doença granulomatosa crônica de pele e nervos, causada pela infecção por *M. leprae*. É dividida clinicamente em três tipos principais – tuberculoide, *borderline* e lepromatosa:

- na hanseníase tuberculoide, a pele pode ter algumas placas cutâneas hipopigmentadas bem definidas, que mostram intenso infiltrado linfocítico e de célula epitelioide sem microrganismos;
- em contraste, a reação do polo da hanseníase lepromatosa mostra múltiplas confluências lesões de pele, caracterizadas por inúmeros bacilos, macrófagos "espumantes" e uma escassez de linfócitos;
- hanseníase *borderline* tem característica de ambas hanseníases, tuberculoide e lepromatosa (Fig. 26.16).

Na hanseníase, a imunidade protetora é geralmente associada à imunidade mediada por célula, mas declina à medida que a doença evolui para o polo lepromatoso da hanseníase, com um aumento no número de micobactéria e de anticorpos anti-*M. leprae* não protetores.

A reação da hanseníase *borderline* é um exemplo dramático de hipersensibilidade tardia. As reações *borderline* ocorrem tanto espontaneamente quanto após o tratamento com droga. Nessas reações, as lesões de pele hipopigmentadas, contendo *M. leprae,* tornam-se inchadas e inflamadas (Fig. 26.17), pois o paciente é agora capaz de montar uma resposta via linfócito T à micobactéria, resultando em uma reação de hipersensibilidade tipo tardia. A aparência histológica mostra um padrão mais tuberculoide, com um infiltrado de linfócitos secretores de IFN-γ. O processo pode ocorrer em nervos periféricos, onde células de Schwann contêm *M. leprae*; esta é a causa mais imporante de destruição do nervo nesta doença. A lesão na hanseníase *borderline* é típica de hipersensibilidade granulomatosa (Fig. 26.17).

O espectro imunológico da hanseníase

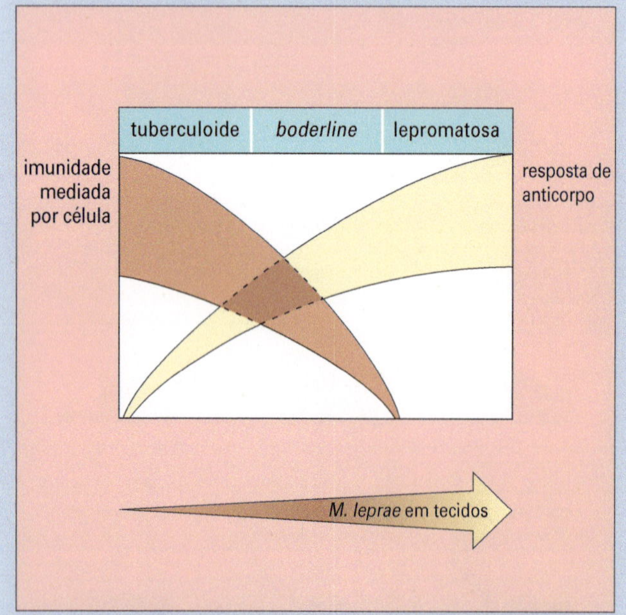

Fig. 26.16 O espectro clínico da hanseníase varia da doença tuberculoide com poucas lesões e bactérias, para hanseníase lepromatosa, com múltiplas lesões e crescimento bacteriano não controlado. Esta variação reflete a imunidade do hospedeiro, conforme mensurada por respostas celulares e de anticorpo específicas contra *M. leprae* e a expressão tecidual de citocinas.

Hanseníase

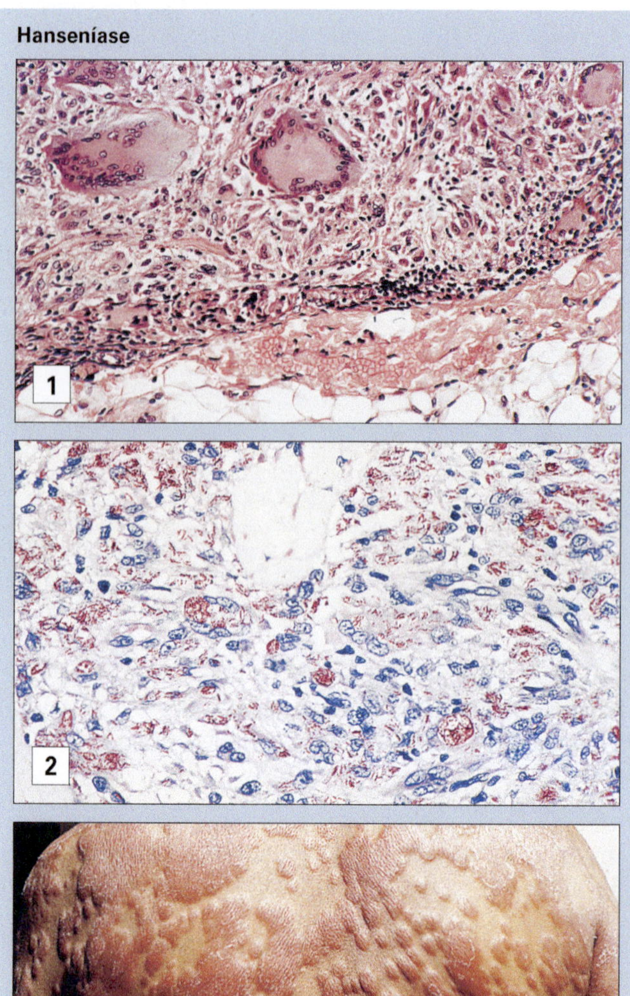

Fig. 26.17 (**1**) Uma reação leprosa *borderline*. Este pequeno nervo é quase completamente substituído por infiltrado granulomatoso (**2**). Hanseníase lepromatosa. Grandes números de bacilos estão presentes (**3**) Hanseníase lepromatosa *borderline*. Estes são infiltrados grosseiros de placas eritematosas com bordas bem definidas. *((2) Cortesia do Dr. Phillip McKee. (3) Cortesia do Dr. S Lucas.)*

Em pacientes com uma reação tipo tuberculina, a sensibilização de linfócito T pode ser avaliada *in vitro* pela proliferação de linfócitos ou pela liberação de IFN-γ, após estimulação com antígenos *M. leprae*.

Infecções granulomatosas são necessárias para controlar a tuberculose

Na tuberculose, o granuloma fornece um microambiente no qual os linfócitos estimulam macrófagos a exterminarem *M. tuberculosis* intracelulares. A formação e manutenção de granulomas são essenciais para controlar a infecção.

Na maioria (>90%) dos sujeitos com infecção de tuberculose latente, a micobactéria permanece dormente em pequenos granulomas no pulmão. Há, entretanto, um equilíbrio entre os efeitos de macrófagos ativados:

- controlando o crescimento bacteriano; e
- causando dano tecidual em órgãos infectados. Naqueles que progridem para tuberculose clínica, reações granulomatosas ocorrem nas vias aéreas, levando à cavitação pulmonar e à propagação de bactéria. As reações são frequentemente acompanhadas por extensa fibrose e as lesões são visíveis nas radiografias torácicas de pacientes acometidos.

P. Quais fatores podem influenciar o equilíbrio que controla uma infecção latente por tuberculose?

R. A imunossupressão por drogas ou infecção (p. ex., AIDS) (Cap. 17) pode permitir reativação da infecção por tuberculose.

A aparência histológica da lesão é típica de uma reação granulomatosa, com necrose caseosa (queijo) central (Fig. 26.18). Ela é rodeada por uma área de células epitelioides com algumas células gigantes. A infiltração de células mononucleares ocorre ao redor da borda.

Granulomas rodeiam os ovos do parasita na esquistossomose

Na esquistossomose, que é causada pelos vermes trematódeos (esquistossomos), o hospedeiro se torna sensibilizado pelos ovos do parasita, levando a uma reação granulomatosa típica no tecido parasitado, mediado essencialmente por linfócitos TH2 (Fig. 26.19; Cap. 15). Neste caso, as citocinas IL-5 e IL-3 são responsáveis pelo recrutamento de eosinófilos e formação de granulomas ao redor dos ovos. Quando os ovos são depositados no fígado, a fibrose dependente de IL-13 subsequentemente causa cicatriz hepática e hipertensão portal.

A causa de sarcoidose é desconhecida

A sarcoidose é uma doença crônica de etiologia desconhecida, na qual macrófagos ativados e granuloma não caseoso se acumulam em muitos tecidos, frequentemente acompanhados por fibrose (Fig. 26.20). A doença acomete particularmente o tecido linfoide e os pulmões, assim como osso, tecido nervoso e pele. Linfonodos aumentados podem ser detectados nas radiografias de tórax de pacientes acometidos. Nenhum agente infeccioso foi isolado, embora micobactérias tenham sido implicadas, devido às similaridades na patologia.

Um dos paradoxos da imunologia clínica é que essa doença geralmente é associada à depressão da hipersensiilidade tardia, tanto *in vivo* quanto *in vitro*. Pacientes com sarcoidose são anérgicos ao teste tuberculínico; entretanto, quando se injeta cortisona com antígeno tuberculina, o teste de pele é positivo, sugerindo que células inibitórias T sensíveis à cortisona são responsáveis pela anergia.

P. Qual efeito a cortisona normalmente tem em uma resposta imune, e por que seu efeito aqui parece paradoxal?

R. A cortisona normalmente suprime a hipersensibilidade tardia, principalmente pelas suas ações em macrófagos.

Pacientes podem apresentar febre e mal-estar agudos, apesar de que, no longo prazo, aqueles com envolvimento pulmonar desenvolvem prejuízo na capacidade respiratória causado pela fibrose pulmonar.

Aparência histológica de uma secção tuberculosa do pulmão

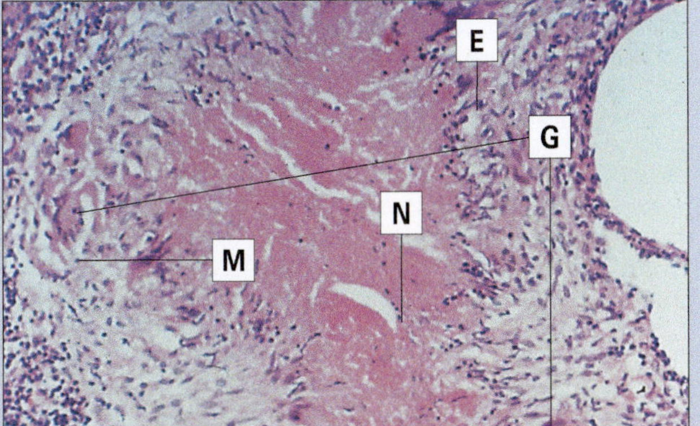

Fig. 26.18 Demonstração de um granuloma de célula epitelioide (E) com células gigantes (G). Pode-se observar a infiltração de células mononucleares (M). Há também um caseamento marcante e necrose (N) no granuloma. Coloração H&E. 75×.

Aparência clínica e histológica de esquistossomose no fígado

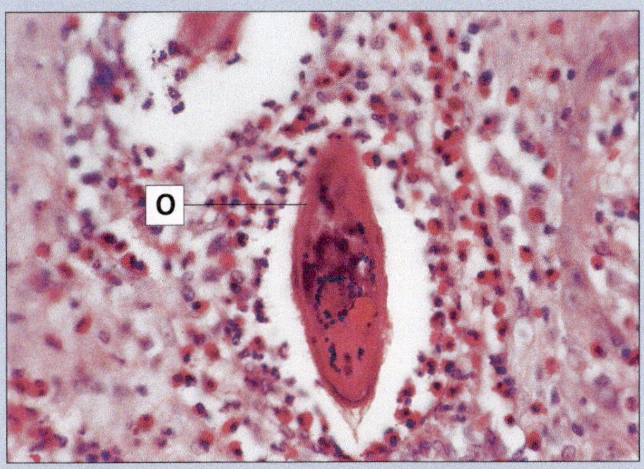

Fig. 26.19 O granuloma de célula epitelioide circunda o ovo de esquistossomo (O) e eosinófilos são proeminentes. Coloração H&E. 300×. *(Cortesia do Dr. Phillip McKee.)*

Aparência histológica de sarcoidose em uma biópsia de linfonodo

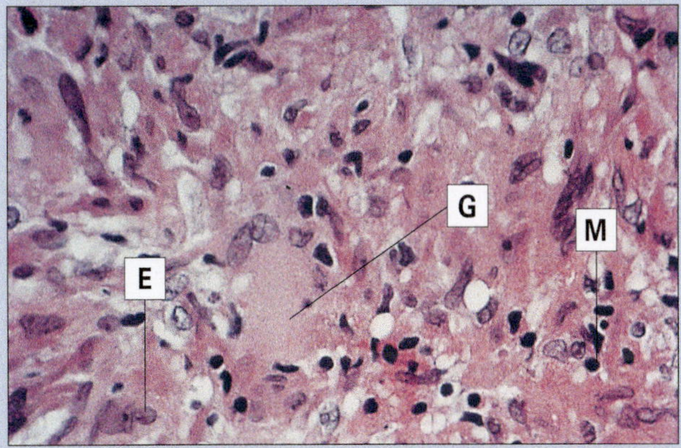

Fig. 26.20 O granuloma de sarcoidose tipicamente é composto por células epitelioides (E) e células gigantes multinucleadas (G), mas sem necrose caseosa. Há apenas um infiltrado celular mononuclear (M) esparso evidente na periferia do granuloma. Coloração H&E. 240×.

O diagnóstico geralmente é sugerido pelo padrão clínico e pelas alterações radiográficas, que são confirmadas pela biópsia tecidual. A enzima conversora de angiotensina (ECA) e níveis séricos de cálcio encontram-se, às vezes, aumentados, pois os macrófagos ativados são uma fonte de ECA e 1,25-di-hidróxi-colecalciferol (o metabólito ativo da vitamina D_3).

A causa da doença de Crohn é desconhecida

A doença de Crohn é uma doença inflamatória crônica do íleo e cólon, na qual os linfócitos e macrófagos se acumulam em todas as camadas do intestino. A reação granulomatosa e fibrose causam estreitamento do intestino e fístulas penetrantes em outors órgãos (Fig. 7.17). Apesar de os antígenos que iniciam essa reação granulomatosa serem desconhecidos, defeitos nas respostas sinalizadoras intracelulares mediadas por inflamassoma contra produtos bacterianos na doença de Crohn têm sido descritos. Isso pode resultar em excessiva resposta imune mediada pelo linfócito T contra antígenos microbianos em indivíduos geneticamente predispostos.

O infiltrado de linfócitos T revela um repertório de receptor de linfócito T restrito e o perfil de citocinas característico dos linfócitos TH17 pró-inflamatórios conduzidos pela IL-23, assim como linfócitos TH1. Estes são responsáveis pela ativação de macrófago e liberação de citocinas inflamatórias, tais como IL-17, IL-21, IL-22 e TNF, metabólitos reativos de oxigênio e óxido nítrico. Eles iniciam e mantêm a inflamação intestinal transmural.

A inibição da atividade de TNF com anticorpo ou receptor TNF solúvel reduz a inflamação em pacientes com doença de Crohn, mas esta terapia pode ser associada à reativação de tuberculose em sujeitos com tuberculose latente e com outras doenças infecciosas granulomatosas.

RACIOCÍNIO CRÍTICO: UMA REAÇÃO DE HIPERSENSIBILIDADE TIPO IV (VEJA A PÁG. 452 PARA RESPOSTAS)

Um menino de 8 anos de idade, com perda de peso recente e febre leve, apresenta um lifonodo aumentado do lado direito do pescoço. Ele não tem tosse e sua radiografia torácica é normal. A biópsia cirúrgica do linfonodo revela um infiltrado granulomatoso sem evidência de bacilos álcool-acidorresistentes. O resultado de uma cultura microbiana para *Mycobacterium tuberculosis* é aguardado. O teste de pele intradérmico com tuberculina causou inchaço e eritema de 20 mm de diâmetro após 48 horas.

1 Quais tipos celulares produzem os granulomas no linfonodo e quais citocinas estão envolvidas em sua formação?

2 Qual é a patologia no local do teste de pele e como ela difere daquela no linfonodo?

3 Qual tipo de linfócito é responsável pela reatividade no teste de pele?

4 Quais outras condições causam granulomas nos linfonodos e como elas são diagnosticadas?

5 Quando os membros da família são testados, verifica-se que o irmão de 5 anos do menino tem uma reação positiva ao teste tuberculínico (18 mm nas 48 horas), mas ele está bem, com uma radiografia torácica normal. O que este resultado indica sobre suas respostas imunes e qual seu significado?

Leituras sugeridas

Ananworanich J, Shearer WT. Delayed-type hypersensitivity skin testing. In: Manual of Clinical Laboratory Immunology, 6th edn. Washington: ASM Press; 2002:212–219.

Askenase PW. Yes T cells, but three different T cells (ab, gd and NK T cells) and also B-1 cells mediate contact sensitivity. Clin Exp Immunol 2001;125:345–350.

Baughman RP, Lower EE, du Bois RM. Sarcoidosis. Lancet 2003;361:1111–1118.

Bean AGD, Roach DR, Briscoe H, et al. Structural deficiencies in granuloma formation in tumor necrosis factor gene-targeted mice underlie the heightened susceptibility to aerosol *Mycobacterium tuberculosis* infection which is not compensated for by lymphotoxin. J Immunol 1999;162:3504–3511.

Brand S. Crohn's disease: TH1, TH17 or both? The change of a paradigm: new immunological and genetic insights implicate TH17 cells in the pathogenesis of Crohn's disease. Gut 2009;58:1152–1167.

Britton WJ, Lockwood DN. Leprosy. Lancet 2004;363:1209–1219.

Casanova J-L, Abel L. Genetic dissection of immunity to mycobacteria: the human model. Annu Rev Immunol 2002;40:581–620.

Cavani A, De Luca A. Allergic contact dermatitis: novel mechanisms and therapeutic perspectives. Curr Drug Metabol 2010;11:228–233.

Cho JH. The genetics and immunopathogenesis of inflammatory bowel disease. Nat Rev Immunol 2008;8:458–466.

Cooper AM. Cell-mediated immune responses in tuberculosis. Ann Rev Immunol 2009;27:393–422.

Daniel H, Present MD, Rutgeerts P, et al. Infliximab for the treatment of fistulas in patients with Crohn's disease. N Engl J Med 1999;18:1398–1405.

Flynn JL, Chan J, Triebold KJ, et al. An essential role for interferon-g in resistance to *Mycobacterium tuberculosis* infection. J Exp Med 1993;178:2249–2254.

Hagge DA, Saunders BM, Ebenezer GJ, et al. Lymphotoxin-alpha and TNF have essential but independent roles in the evolution of the granulomatous response in experimental leprosy. Am J Pathol 2009;174:1379–1389.

Igyarto BZ, Kaplan DH. The evolving function of Langerhans cells in adaptive skin immunity. Immunol Cell Biol 2010;88:361–365.

Kalish RS, Wood JA, LaPorte A. Processing of urushiol (poison ivy) hapten by both endogenous and exogenous pathways for presentation to T cells in vitro. J Clin Invest 1994;93:2039–2047.

Kaplan DH. In vivo function of Langerhans cells and dermal dendritic cells. Trends Immunol 2010;27:446–451.

Kindler V, Sappino A-P, Gran GE, et al. The inducing role of tumour necrosis factor in the development of bactericidal granulomas during BCG infection. Cell 1989;56:731–740.

Klimas N. Delayed hypersensitivity skin testing. In: Manual of clinical laboratory immunology, 5th edn. Washington: ASM Press; 1997:276–280.

Martin SF, Esser PR, Schmucker S, et al. T-cell recognition of chemicals, protein allergens and drugs: towards the development of in vitro assays. Cell Mol Life Sci 2010;67:4171–4184.

Roach DR, Briscoe H, Saunders B, et al. Secreted lymphotoxinalpha is essential for the control of intracellular bacterial infection. J Exp Med 2001;193:239–246.

Roach DR, Bean AGD, Demangel C, et al. Tumor necrosis factor regulates chemokine induction essential for cell recruitment, granuloma formation and clearance of mycobacterial infection. J Immunol 2002;168:4620–4628.

Salgame P. Host innate and TH1 responses and the bacterial factors that contain Mycobacterium tuberculosis infection. Curr Opin Immunol 2005;17:374–380.

Saunders BM, Britton WJ. Life and death in the granuloma: immunopathology of tuberculosis. Immunol Cell Biol 2007;85:103–111.

Vocanson M, Hennino A, Rozieres A, et al. Effector and regulatory mechanisms in allergic contact dermatitis. Allergy 2009;64:1699–1714.

Von Andrian UH, Mackay CR. T cell function and migration: two sides of the same coin. N Engl J Med 2000;343:1020–1034.

Wallis RS, Broder MS, Wong JY, et al. Granulomatous infectious disease associated with tumor necrosis factor. Clin Infect Dis 2004;38:1261–1265.

Wynn TA, Thompson RW, Cheever AW, Mentink-Kane MM. Immunopathogenesis of schistosomiasis. Immunol Rev 2004;201:156–167.

Yamamura M, Uyemura K, Deans RJ, et al. Defining protective immune responses to pathogens: cytokine profiles in leprosy lesions. Science 1991;254:277–279.

Referência da internet

http://www.who.int/lep/disease/disease.htm – uma *homepage* descrevendo a infecção da hanseníase.

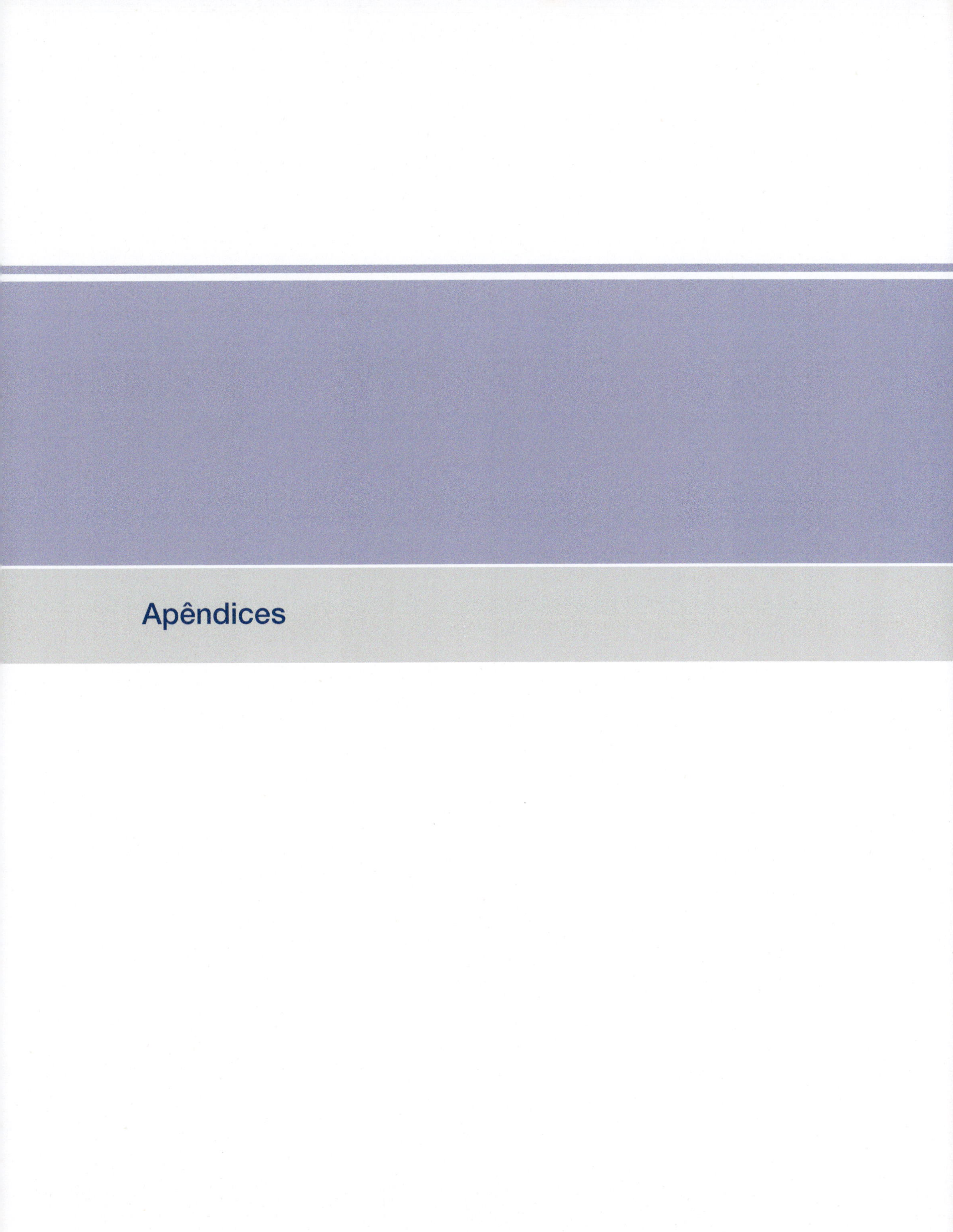

Apêndices

APÊNDICE 1

Complexo Principal de Histocompatibilidade

O complexo principal de histocompatibilidade (MHC) é o *locus* gênico polimórfico mais conhecido em humanos.

As moléculas do MHC classe I e classe II dos principais *loci* (HLA-A, HLA-B, HLA-C e HLA-D) foram distinguidas originalmente utilizando-se anticorpos específicos, os quais poderiam reconhecer variantes polimórficas nestes *loci*. Por exemplo, o HLA-A2 identifica uma variante em particular no *locus* HLA-A. Estes são denominados especificidades sorológicas HLA.

Mais tarde ficou claro que a região HLA-D contendo diversos *loci* classe II (HLA-DP, HLA-DQ e HLA-DR) e que algumas especificidades sorológicas eram específicas para variantes nestes *loci*.

À medida que as análises sorológicas se tornaram mais refinadas, encontrou-se que algumas especificidades poderiam ser subdivididas em dois ou mais tipos, utilizando-se anticorpos mais novos. Por exemplo, HLA-A9 é formado por dois subgrupos, HLA-A23 e HLA-A24.

Em alguns casos, a designação das moléculas do MHC definidas sorologicamente não estava completamente determinada, então designações/*workshop* provisórias "w" foram dadas (p. ex., HLA-DPw1).

Mais tarde, a análise da sequência dos genes do MHC foi realizada e as sequências puderam ser relacionadas às especificidades sorológicas. Por exemplo, as sequências denominadas HLA-B*1301, HLA-B*1302, HLA-B*1303, HLA-B*1304, HLA-B*1305 e HLA-B*1306 são seis sequências diferentes, todas as quais codificam as moléculas HLA-B, que podem ser definidas sorologicamente pelo anticorpo anti-HLA-B13.

Em 2010, introduziu-se um novo sistema, o qual podia acomodar um grande número de variantes genéticas associadas a cada *locus* HLA (veja a figura a seguir). Os detalhes sobre as alterações que foram introduzidas entre as nomenclaturas nova e antiga estão demonstrados em http://hla.alleles.org/nomenclature/nomenclature_2009.html.

O número de variantes identificadas é muito grande (6.944 em julho de 2011) e as sequências e informações podem ser acessadas por meio do European Bioinformatics Institute em http://www.ebi.ac.uk/imgt/hla/.

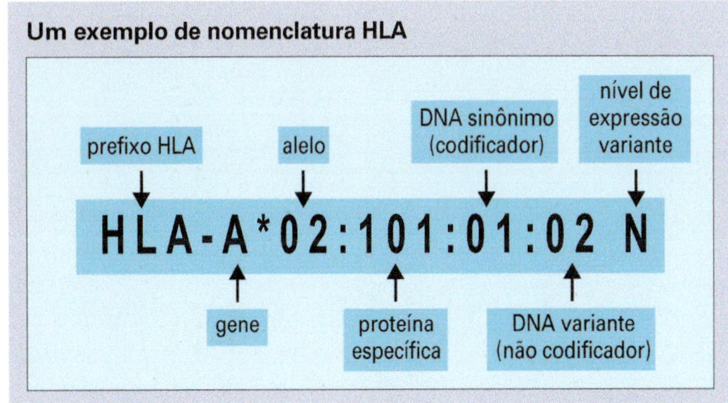

APÊNDICE 2

Sistema CD

O sistema CD (sigla em inglês para *cluster of differentiation* – grupo de diferenciação) foi originalmente desenvolvido para identificar e agrupar anticorpos que identificavam antígenos em subconjuntos específicos de leucócitos. Subsequentemente, as designações CD1, CD2 etc. passaram a ser mais utilizadas para identificar o antígeno-alvo, do que os anticorpos propriamente ditos. O sistema tem sido cada vez mais expandido em feiras internacionais e agora inclui ~350 moléculas de superfície celular diferentes, expressas em ambos os tipos de células hematopoiéticas e muitas células teciduais. Algumas das moléculas são confinadas a grupos únicos de células diferenciadas (p. ex., células T $CD8^+$) e são conhecidas por marcadores, pelo fato de poderem ser utilizadas para identificar células daquela linhagem. Muitas das moléculas CD são expressas em uma variedade de tipos celulares e/ou em estágios específicos do desenvolvimento ou ativação celular. A tabela a seguir resume a distribuição de alguns dos mais importantes marcadores CD. Listas para compreensão do sistema CD e *links* para recursos, descrevendo a estrutura e função das moléculas, estão amplamente disponibilizados: http://www.sciencegateway.org/resources/prow/index.html. Revisões sobre proteínas na internet do NIH.

	Identidade/função	linfócito T	linfócito B	célula NK	monócito/macrófago	granulócito	outros
CD1	apresentação de lipoproteína de antígenos	Thy					IDC
CD2	liga-se a CD58 ou CD48; coestimulação						
CD3	TCR; transdução de sinal						
CD4	receptor do MHC classe II						
CD5	diferencia subclasse de linfócitos B						
CD8	receptor do MHC classe II						
CD11a	LFA-1; cadeia α integrina						
CD11b	CR3 (Mac-1); cadeia α integrina						
CD11c	CR4; cadeia α integrina						
CD13	aminopeptidase N						
CD14	receptor de lipopolissacarídeo						
CD15	Lewis X/sialyl LeX; liga-se à E-selectina						
CD16	FcγRIII						
CD18	β_2-integrina (veja CD11)						
CD19	complexo correceptor de linfócito B (veja CD21 & 81)						
CD20	regulação de linfócito B						
CD21	CR2; complexo correceptor de linfócito B						FDC
CD23	FcεRII				.	Eo	
CD25	cadeia α IL-2R	.	.		.		
CD28	liga-se a CD80 e CD86; coestimulação		.				
CD29	β_1-integrina (veja CD49)						
CD30	regula proliferação e morte cellular	.	.				
CD31	PECAM; regula adesão						End
CD32	FcγRII						
CD34	adesão celular						End
CD35	CR1						FDC
CD37	transdução de sinal						
CD38	ciclase ribosil ADP, regula proliferação	.	PC				
CD40	liga-se a CD154; coestimulação						IDC
CD43	leucosialina						
CD44	adesão de matriz						
CD45	antígeno comum de leucócito (LCA)						
CD45R	LCA restrito						
CD46	Proteína cofator de membrana (MCP)						
CD48	liga-se a CD2 (camundongo)						
CD49a	VLA-1; cadeia α integrina	.					
CD49b	VLA-2; cadeia α integrina	.					
CD49c	VLA-3; cadeia α integrina						
CD49d	VLA-4; liga-se a VCAM-1 & fibronectina	.					
CD49e	VLA-5; liga-se a fibronectina						
CD49f	VLA-6; liga-se a laminina						
CD50	ICAM-3; coestimulação						

Chave Marcador útil Subpopulação . Células ativadas
B = Basófilo End = Endotélio Eo = Eosinófilo FDC = Célula dendrítica folicular
IDC = Célula dendrítica interdigitante Thy = Timócitos PC = Célula plasmática

	Identidade/função	linfócito T	linfócito B	célula NK	monócito/macrófago	granulócito	outros
CD53	transdução de sinal						
CD54	ICAM-1; adesão	.	.	.			End
CD55	DAF						
CD56	NCAM; adesão	.	.				
CD57	HNK-1						
CD58	LFA-3; coestimulação						
CD59	proteção						
CD62E	E-selectina						End
CD62P	P-selectina						End
CD62L	L-selectina						
CD64	FcγRI						
CD68	macrosialina						
CD71	receptor de transferrina	.	.	.	.		.
CD73	ecto 5´-nucleotidase						
CD74	cadeia associada ao MHC classe II						IDC
CD79ab	sIg; transdução de sinal						
CD80	liga-se a CD28; coestimulação						
CD81	TAPA; complex correceptor de linfócito B						
CD86	liga-se a CD28; coestimulação		.				
CD87	receptor ativador de plasminogênio urocinase	.					
CD88	receptor C5a						
CD89	FcαR						
CD90	Thy-1						Thy
CD94	inibe a citotoxicidade de células NK – veja CD159a						
CD95	liga-se a CD178; citotoxicidade						
CD102	ICAM-2						End
CD103	cadeia α integrina; adesão intraepitelial						
CD105	endoglina; regula β-receptor TGF						End
CD106	VCAM-1						End
CD143	enzima conversora de angiotensina						End
CD144	VE-caderina; adesão homotípica						End
CD152	CTLA-4, liga-se a CD80/86; inibe ativação	.					
CD153	liga-se a CD30	.					
CD154	liga-se a CD40	.				BEo	
CD158	killer inhibitory receptor family						
CD159a	inibe citotoxicidade de NK – veja CD94						
CD162	PSGL-1, adesão						
CD178	ligante fas, liga-se a CD95	.					
CD204	receptor depurador de macrófago						
CD206	receptor manose de macrófago						IDC
CD244	receptor para CD48, adesão de célula NK						
CD247	cadeia ζ de receptor de linfócito T						

Chave Marcador útil Subpopulação . Células ativadas
B = Basófilo End = Endotélio Eo = Eosinófilo FDC = Célula dendrítica folicular
IDC = Célula dendrítica interdigitante Thy = Timócitos PC = Célula plasmática

Reprodução autorizada de Male D, Immunology: An Illustrated Outline, 4th edition. Elsevier: Mosby, 2004.

APÊNDICE 3

As Principais Citocinas

citocina	fonte no sistema imunológico	outras células	principais alvos	principais efeitos
IL-1α IL-1β	macrófagos LGLs, linfócitos B	fibroblastos do endotélio, astrócitos etc.	linfócitos T, linfócitos B, macrófagos, endotélio, células teciduais	ativação de linfócito, estimulação de macrófago, ↑ adesão leucocitária/ endotelial, febre, proteínas de fase aguda
IL-2	linfócitos T		linfócitos T	proliferação e diferenciação de linfócitos T, ativação de linfócitos citotóxicos e macrófagos
IL-3	linfócitos T	células-tronco		fator estimulador de colônia de diferentes linhagens
IL-4	linfócitos T		linfócitos B, linfócitos T	fator de crescimento de linfócito B, seleção de isótipo, IgE, IgG1
IL-5			linfócitos B	crescimento e diferenciação de linfócito B, seleção de IgA
IL-6	monócitos	fibroblastos	linfócitos B, hepatócitos	diferenciação de linfócito B, indução de proteínas de fase aguda
IL-7		células-tronco da medula óssea	linfócitos pré-B, linfócitos T	proliferação de linfócito B e linfócito T
IL-8	monócitos	fibroblastos	neutrófilos, basófilos, linfócitos T, queratinócitos	quimiotaxia, angiogênese, liberação de superóxido, liberação de grânulo
IL-9	linfócitos T			aumenta a sobrevida de linfócito T, ativação de mastócito, sinergia com eritropoetina
IL-10	linfócitos T		linfócitos T_H1	inibição da síntese de citocina
IL-11		células-tronco da medula óssea, fibroblastos	progenitores hematopoiéticos, osteoclastos	formação de osteoclasto, fator de estimulador de colônia, aumenta a contagem plaquetária *in vivo*, inibe a produçaõ de citocina pró-inflamatória
IL-12		monócitos	linfócitos T	indução de linfócitos T_H1
IL-13	linfócitos T ativados		monócitos, linfócitos B	crescimento e diferenciação de linfócito B, inibição da produção de citocina pró-inflamatória
IL-14	linfócitos T			estimulação da proliferação de linfócitos B ativados, inibe secreção de Ac

continua

citocina	fonte no sistema imunológico	outras células	principais alvos	principais efeitos
IL-15	monócitos	epitélio, músculo	linfócitos T, linfócitos B ativados	proliferação
IL-16	eosinófilos, linfócitos T CD8+		linfócitos T CD4+	quimiotaxia de linfócitos CD4+
IL-17	linfócitos T CD4+		epitélio, fibroblastos, endotélio	liberação de IL-6, IL-8, G-CSF, PGE_2, aumento de ICAM-1, estimula fibroblastos para sustentar progenitores de CD34+
IL-18	macrófagos	hepatócitos, queratinócitos	PBMC, cofator na indução de TH1	indução da produção de IFN-γ, aumenta atividade de NK
IL-21	linfócitos T, mastócitos		linfócitos T, linfócitos B, mastócitos, eosinófilos, hepatócitos	indução de reagentes de fase aguda, aumento dos níveis após LPS
IL-22	linfócitos T ativados		linfócitos TH2	inibição da produção de IL-4
IL-23	células dendríticas, macrófagos		linfócitos T	indução de resposta de TH17
IL-25	linfócitos TH2 mastócitos		linfócitos T	indução da secreção de IL-8, promove respostas de TH2
IL-27	células apresentadoras de antígeno		linfócitos T, linfócitos B	indução de respostas de TH1, inibição do desenvolvimento de TH17
IL-32	células NK, linfócitos T		monócitos	indução da secreção de TNFα e IL-8
IL-33		HEV, músculo liso, epitélio brônquico	linfócitos T, mastócitos, eosinófilos, basófilos	promove síntese de citocinas de TH2
IL-35	Tregs		linfócitos TH17, Tregs	supressão de resposta inflamatória, promove proliferação de Treg
TGFβ1			maioria dos tipos celulares	diminui a produção de citocina inflamatória, promove respostas de cicatrização de ferida e tecido cicatricial, inibição de crescimento
TNFα	macrófagos, mastócitos, linfócitos		macrófagos, granulócitos, células teciduais	ativação de macrófagos, granulócitos e células citotóxicas, adesão celular de leucócito/endotelial, caquexia, febre, indução de proteína de fase aguda, estimulação de angiogênese, aumento da produção de MHC classe I
TNFβ (LT)	linfócitos			mesmos que para TNFα
IFNα	leucócitos	epitélio, fiboblastos	células teciduais	indução de MHC classe I, estado antiviral, estimulação de células NK, antiproliferarção, estimulação da produção de IL-12 e linfócitos TH1
IFNβ	fibroblastos, epitélio		céluals teciduais, leucócitos	indução de MHC classe I, estado antiviral, antiproliferação
IFNγ	linfócitos T, células NK	epitélio, fibroblastos	leucócitos, céluals teciduais, linfócitos TH2	indução de MHC classe I e II, ativação de macrófago, ↑ adesão de célula endotelial/linfócito, síntese de citocina MØ, estado antiviral, antiproliferação (linfócitos TH1)

continua

citocina	fonte no sistema imunológico	outras células	principais alvos	principais efeitos
M-CSF	monócitos	endotélio, fibroblastos		proliferação de precursores de macrófagos
G-CSF	macrófagos	fibroblastos	céluals tronco	estimula divisão e diferenciação
GM-CSF	linfócitos T, macrófagos	endotélio, fibroblastos		proliferação de granulócitos e precursores e ativadores de macróagos
MIF	linfócitos T, macrófagos		macrófagos	inibição de migração, ativação de macrófagos, aumento da ativação de linfócitos T

APÊNDICE 4

Quimiocinas Humanas e seus Receptores

A tabela a seguir lista os principais receptores de quimiocinas humanas e seus principais ligantes. Quimiocinas individuais (p. ex., CCL5, RANTES) geralmente se ligam a mais de um receptor. De maneira semelhante, receptores individuais (p. ex., CXCL1) geralmente se ligam a mais de uma quimiocina. A nomenclatura sistemática tem recentemente substituído os nomes descritivos, apesar de os nomes antigos serem amplamente conhecidos na literatura científica e ainda serem encontrados às vezes em artigos científicos recentes. A tabela lista apenas os nomes mais frequentemente utilizados; algumas quimiocinas possuem diversos nomes.

BCA, quimiocina atrativa de linfócitos B; BRAK, quimiocina expressa nos rins e mamas; CTAK, quimiocina atrativa de linfócitos T cutâneos; ENA, proteína ativadora de neutrófilos derivados de células epiteliais; GCP, proteína quimiotática granulocítica; Gro, oncogene relacionado ao crescimento; HCC, hemofiltrado de quimiocina-CC; I-309, proteína-309 induzida; IL-8, interleucina-8; IP-10, proteína-10 induzida; I-TAC, quimioatrativo α de linfócito T induzida; LARC, quimiocina regulada pela ativação e fígado; MCP, proteína quimiotática de monócito; MDC, quimiocina derivada de macrófago; MEC, quimiocina enriquecida mamária; Mig, monocina induzida por interferon-γ; MIP, proteína inflamatória de macrófago; NAP, peptídeo ativador de neutrófilo; MPIF, fator inibidor progenitor de mieloide; PARC, quimiocina regulada pela ativação e pulmonar; PF4, fator plaquetário-4; RANTES, regulado na ativação, expresso e secretado por linfócito T normal; SCM, *single-C-motif*; SDF, fator derivado de célula stromal; SLC, quimiocina tecidual linfoide secundária; TARC, quimiocina regulada pela ativação e timo; TECK, quimiocina expressa no timo.

Quimiocina	Nome	Receptores CCR1-CCR10									
		1	2	3	4	5	6	7	8	9	10
CCL1	1-309								I		
CCL2	MCP-1	I	I	I							
CCL3	MIP-1α	I			I	I					
CCL4	MIP-1β	I				I					
CCL5	RANTES	I		I	I	I					
CCL7	MCP-3	I	I	I							
CCL8	MCP-2	I	I								
CCL11	Eotaxin		I			I					
CCL13	MCP-4	I	I	I		I					
CCL14	HCC-1	I				I					
CCL15	MIP-1δ	I		I							
CCL16	HCC-4	I	I								
CCL17	TARC				I						
CCL18	PARC			I							
CCL19	MIP-3β							I			
CCL20	MIP-3α						I				
CCL21	6Ckine							I			

APÊNDICE 4 Quimiocinas Humanas e seus Receptores

Quimiocina	Nome	Receptores CCR1-CCR10									
		1	2	3	4	5	6	7	8	9	10
CCL22	MDC				I						
CCL23	MPIF-1	I									
CCL24	Eotaxin-2			I							
CCL25	TECK									I	
CCL26	Eotaxin-3		I	I							I
CCL27	CTACK										I
CCL28	MEC			I							I

Quimiocina	Nome	Receptores CXCR1-CXCR6					
		1	2	3*	4	5	6
CXCL1	Groα		I				
CXCL2	Groβ		I				
CXCL3	Groγ		I				
CXCL4	PF4			I			
CXCL5	ENA-78		I				
CXCL6	GCP-2	I	I				
CXCL7	NAP-2		I				
CXCL8	IL-8	I	I				
CXCL9	Mig			I			
CXCL10	IP-10			I			
CXCL11	ITAC			I			
CXCL12	SDF-1			I	I		
CXCL13	BCA-1					I	
CXCL14	BRAK						
CXCL16	–						I

*Também se liga a CCL5, CCL7, CCL19 e CCL20.

Quimiocina	Nome	Receptor
XCL1	Linfotactina	XCR1
CX3CL1	Fractalcina	CX3CR1

Raciocínio Crítico: Respostas

1. Especificidade e memória na vacinação

1.1 A "memória" imunológica induzida pela vacinação não depende apenas dos anticorpos. A memória ocorre devido aos linfócitos de memória de longa vida, os quais persistem nos tecidos linfoides por muitos anos. Eles serão reativados caso o indivíduo encontre a toxina ou a vacina em uma situação posterior.

1.2 O toxoide tetânico é uma molécula estável – não se altera ou sofre mutação, então os anticorpos e linfócitos que o reconhecem continuam a ser eficazes. Em contraste, a influenza A sofre mutação todo ano. Os anticorpos do último ano são pouco eficazes ou ineficazes contra o vírus atual. Os pesquisadores devem identificar cepas de vírus emergentes recentemente e preparar a vacina a partir destas cepas que eles acham que produzirão novas epidemias. Geralmente eles acertam, mas nem sempre.

1.3 As recomendações são baseadas na praticidade. É impossível preparar vacina suficiente a cada ano para imunizar todos contra influenza. Não há tempo suficiente para fazê-lo e não há recursos laboratoriais disponíveis suficientes. Assim, os grupos de maior risco são tidos como alvo – trabalhadores da área da saúde, pois é mais provável que entrem em contato com a doença, e pessoas idosas, pois a doença pode levar a complicações graves.

Ponto de discussão

Se pudéssemos imunizar cada pessoa no mundo contra a influenza A em 1 ano, você acha que isso levaria a uma erradicação total da doença?

2. Desenvolvimento do sistema imune

2.1 O número total de linfócitos no sangue é drasticamente reduzido, com linfócitos T sendo virtualmente ausentes e linfócitos B significativamente reduzidos – os linfócitos B precisam dos linfócitos T para completarem seu próprio desenvolvimento. Os linfonodos encontram-se muito reduzidos em tamanho, e isso particularmente acomete o paracórtex (áreas de linfócitos T). Compare isso com a síndrome de DiGeorge. Os animais possuem uma diminuição da capacidade de eliminar infecções, mas isso é seletivo, acometendo particularmente alguns vírus e parasitas – possivelmente pelo fato de ainda haver uma boa atividade de linfócito NK e defesas antibacterianas mediadas por macrófagos.

2.2 A timectomia em adultos tem efeito muito pequeno na capacidade do indivíduo em combater infecção. Na idade adulta, há uma grande reserva de linfócitos T periféricos, que pode, até certo ponto, se autorrenovar. O timo progressivamente involui e se torna menos importante como um local de desenvolvimento de linfócito T no adulto.

2.3 Pelo fato de os precursores de linfócitos falharem em realizar rearranjos produtivos dos seus genes de receptores de antígeno, eles morrem por apoptose durante o desenvolvimento. Isso leva a uma importante deficiência imune de todos os linfócitos, que é análoga à imunodeficiência combinada grave (SCID) em humanos.

2.4 A interleucina-7 é necessária para o desenvolvimento linfocitário em órgãos linfoides primários. Há uma redução importante de timócitos e linfócitos periféricos e uma ausência total de linfócitos T $\gamma\delta$.

2.5 A integrina-$\alpha_4\beta_7$ é necessária para ligação de células a moléculas de adesão na vênula endotelial alta (HEV) do tecido linfoide associado ao intestino (GALT), assim esta deleção resulta em redução drástica nos números de linfócitos nestes tecidos.

3. A especificidade de anticorpos

3.1 Na presença de anticorpos, há seleção de variantes mutantes de vírus, as quais não se ligam aos anticorpos. Pela detecção de quais proteínas virais são mutantes, pode-se inferir que elas são as proteínas que normalmente se ligariam ao anticorpo. A neutralização de anticorpos contra vírus em geral é direcionada contra proteínas do capsídeo do vírus, particularmente contra as proteínas que o vírus utiliza para se ligar à superfície de sua célula-alvo. Os anticorpos não podem adquirir acesso ao interior do vírus, então anticorpos neutralizantes não se ligam à proteína nuclear VP4.

3.2 O anticorpo VP1-a se liga a um epítopo que inclui dois resíduos espacialmente próximos (91 e 95). Este é um "epítopo contínuo" e está localizado em uma alça externa única de polipeptídeo. Em contraste, o epítopo reconhecido pela VP1-b está localizado em no mínimo duas áreas distintas da cadeia polipeptídica (83-85 e 138- 139). Este é um "epítopo descontínuo": o exame do antígeno VP1 mostra que estes resíduos estão localizados em duas áreas adjacentes da folha β-pregueada.

3.3 Uma mutação do resíduo 138 não acomete o epítopo reconhecido pelo anticorpo VP1-a, então ele continua a se ligar com alta afinidade ao antígeno. Isso confirma que os ecpítopos reconhecidos pelo VP1-a e VP1-b estão fisicamente separados. A mutante com Gli na posição 95 ainda liga o anticorpo VP1-a fracamente. A glicina é um aminoácido menor que o aspartato, o qual está presente no tipo selvagem, então o anticorpo ainda pode se ligar ao epítopo, apesar de o "encaixe" não ser tão bom, então a afinidade da ligação é menor. Em contraste, a lisina (Lis) é um resíduo maior que o aspartato. Ela se projeta mais para longe no local de ligação do anticorpo e rompe completamente a ligação antígeno-anticorpo.

4. Deficiência de complemento

4.1 As deficiências de componentes do complemento das vias clássica ou alternativa, particularmente C3, produzem uma diminuição da capacidade de opsonização bacteriana, resultando em comprometimento da fagocitose pelos macrófagos e neutrófilos. Pacientes sofrem de infecções bacterianas repetitivas por bactérias gram-positivas (p. ex., estafilococos, estreptococos). Estas crianças não são capazes de depurar infecções bacterianas, pois seus fagócitos não captam bactérias eficientemente. Deficiências nos componentes da via lítica (C5-C9) podem tornar os pacientes mais suscetíveis a infecções por *Neisseria*, pois a via lítica prejudica a membrana externa de bactérias gram-negativas, tais como *Neisseria* spp.

4.2 Há uma evidente deficiência em C3 e componentes da via alternativa. Componentes da via clássica encontram-se no limite inferior do normal. Primeiramente isso parece inesperado, pois o ensaio inicial para o complemento lítico requer a atividade das vias clássica e lítica. Mesmo assim, ambas, as infecções bacteriana e a falta de complemento hemolítico total, podem ser explicadas pelos níveis muito baixos de C3. Observe que os genes para C3, fB e fI não estão geneticamente ligados, então não podem explicar esta aparente deficiência múltipla dos componentes da via alternativa por alguma deleção genética múltipla. A explicação está baseada na alça de amplificação da via alternativa. Devido à falta de fI, as crianças não podem quebrar a C3 convertase C3bBb da via alternativa. Portanto, C3 é continuamente ativado e se liga a fB. Todo o fB é consumido, assim como a maior parte do C3 livre. A deficiência genética de fI então leva a deficiências secundárias nos componentes da via alternativa e isso então acomete C3 e a função das vias clássica e lítica.

4.3 As crianças apresentam uma deficiência fI homozigota – há falta de ambas as cópias do gene. A substituição de fI, tanto por uma infusão de soro normal como pelo fornecimento de fI puro, restaura todos os outros componentes para níveis normais e permite que as crianças depurem as infecções bacterianas. Profilaxia com antibióticos ajudará a prevenir infecções bacterianas.

Ponto de discussão

Qual problema pode ocorrer se você injetar uma proteína, tal como fI, em um indivíduo que não a possui devido à deficiência genética?

5. Hipermutação somática

5.1 Há pelo menos três teorias para explicar o porquê de os TCRs não sofrerem hipermutação somática.

1. Linfócitos T controlam a maioria das respostas de anticorpos – eles então representam um importante mecanismo para manutenção de autotolerância. De acordo com este ponto de vista, o sistema imune pode se dar o luxo de deixar que os genes para imunoglobulinas sofram hipermutação somática, pois linfócitos T (não mutantes) retêm o controle.
2. TCRs devem reter a capacidade de reconhecimento próprio (MHC), e assim não são permitidos sofrerem hipermutação somática.
3. O principal propósito da hipermutação somática dos anticorpos é proporcionar uma resposta secundária mais robusta.

No caso dos linfócitos T, diferentemente dos anticorpos, é possível aumentar a eficácia/avidez de linfócito T de memória pela influência na densidade de TCR, presença de moléculas coestimuladoras/inibidoras ou outros aspectos da rede de sinalização de linfócito T. A mutação do receptor, portanto, simplesmente não é necessária, pois também é potencialmente perigosa. De acordo com esta teoria, é melhor que seja evitada.

5.2 Este é um exemplo de restrição genética na apresentação de antígeno. Os linfócitos SM/T são preparados com antígeno em moléculas de MHC do haplótipo SM/J e apenas irão responder a esta combinação de antígeno-MHC. Eles não reconhecem o mesmo antígeno apresentados por outras moléculas do MHC. Pelo fato de as moléculas MHC serem expressas codominantemente, as moléculas do MHC H-2v estão presentes nas APCs do animal F1 e então também estimulam os linfócitos T.

5.3 O peptídeo mínimo necessário para ativar linfócitos T parece ser 80-94, o que representa 15 resíduos em comprimento e, portanto, corresponde bem ao tamanho esperado de peptídeos antigênicos que podem ajustar-se no local de ligação do MHC classe II. Este peptídeo está incluso no peptídeo 80-102, o qual também estimula fortemente. Os peptídeos 84-98 e 73-88 não possuem terminações N e C do peptídeo antigênico, respectivamente, e portanto não possuem alguns dos resíduos âncoras necessários para segurá-los no sulco de ligação do peptídeo do MHC.

5.4 Isso é chamado de peptídeo superagonista ou um forte agonista. Tipicamente, tal peptídeo irá apresentar uma afinidade de ligação mais forte para molécula de MHC e/ou TCR.

6. O papel das moléculas de adesão na migração de linfócito T

6.1 IL-I induz a expressão de inúmeras moléculas de adesão, incluindo ICAM-1 e VCAM-1, ambas as quais podem mediar potencialmente a migração leucocitária pela interação com as integrinas LFA-1 e VLA-4, respectivamente.

6.2 Por requerer muitas horas para aumentar a migração, ICAM-1 e VCAM-1 parecem estar envolvidas no processo, podendo-se inferir que suas expressões encontram-se aumentadas como resultado de uma síntese proteica (a qual leva muitas horas), em vez de uma liberação relativamente rápida a partir de estoques intracelulares.

6.3 Anticorpos para ICAM-1/LFA-1 reduzem a migração de células através do endotélio não estimulado. Assim, este par de moléculas de adesão é requerido para migração através do endotélio em repouso.

6.4 Anticorpos para ambas, ICAM-1/LFA-1 e VCAM-1/VLA-4, reduzem a migração através de células ativadas por IL-1, assim ambos pares de moléculas de adesão controlam este evento. Na prática, sabe-se que a ICAM-1 está presente no endotélio cerebral não estimulado e é aumentada pela IL-1, enquanto VCAM-1 encontra-se virtualmente ausente no endotélio cerebral não estimulado, mas pode ser sintetizada após estimulação por citocinas inflamatórias.

7. O papel de macrófagos na síndrome do choque toxêmico

7.1 TNF-α, IL-1, IL-6, IL-10.

7.2 Sedentarismo, agitação dos pelos, estresse respiratório, possivelmente leva à morte em 24 horas.

7.3 BCG ativa macrófagos através da infecção de APCs e indução de IFN-γ por linfócitos NK e T CD4+, os quais estimulam macrófagos. O estímulo dado pelo LPS via proteína de ligação do LPS, CD4, receptores tipo Toll e ativação de NFκB, para aumentar a liberação de citocina pró-inflamatória. TNF-α e IL-1, principalmente, atuam local e sistemicamente no endotélio vascular, neutrófilos e centros nervosos centrais, causando hipotensão e colapso circulatório.

7.4 Camundongos nocaute para CD14 são extremamente resistentes ao choque séptico. Camundongos nocaute para depurador de receptor A são mais suscetíveis ao choque séptico. Camundongos nocaute para IFN-γ são relativamente resistentes ao choque séptico.

7.5 CD14 é essencial para o reconhecimento de LPS e das via de sinalização. SR-A depura LPS da circulação para proteger o hospedeiro. IFN-γ é necessário para estimular macrófagos.

7.6 Avalie a cinética da produção de citocinas pró- e anti-inflamatórias para estabelecer a regulação endógena da ativação de macróago. Utilize anticorpos bloqueadores para TNF-α e outras citocinas, e camundongos nocaute para receptor para estabelecer os papéis de cada um. Avalie a produção de citocina pelos macrófagos peritoneais captados de camundongo estimulado por BCG após desafio com LPS *in vitro*.

7.7 O choque séptico é a maior complicação da infecção gram-negativa (p. ex., *Neisseria meningitidis*). As abordagens terapêuticas incluem suporte circulatório, antibióticos e possivelmente combinações de antagonistas de citocina e receptor (anticorpos bloqueadores, inibidores da clivagem de TNF-α, receptores solúveis).

Referências relevantes

Haworth R, Platt N, Keshav S, et al. The macrophage scavenger receptor type A (SR-A) is expressed by activated macrophages and protects the host against lethal endotoxic shock. J Exp Med 1997;186:1431–1439

Haziot A, Ferrero E, Kontgen F, et al. Resistance to endotoxin shock and reduced dissemination of Gram-negative bacteria in CD14 deficient mice. Immunity 1996;4:407–414.

7.8 Empregue anticorpos bloqueadores de receptores fagocíticos (p. ex., receptores vitronectina) ou células de camundongos nocaute, se disponíveis.

7.9 A ligação e ligação cruzada de receptores fagocíticos por células apoptóticas induz vias de sinalização, resultando na supressão de respostas inflamatória e antimicrobiana.

7.10 Utilize antibióticos e antagonistas de receptores para estudar as respostas inibitórias candidatas, tais como produção de prostaglandina E_2 e TGF-β.

7.11 Patógenos podem explorar e induzir a regulação negativa de inflamação por células apoptóticas para evadir o extermínio por células hospedeiras. Isso pode ser contraposto pelo uso de drogas que previnem vias inibitórias, mesmo *in vivo*.

Referências relevantes

Stein M, Keshav S, Harris N, Gordon S. IL-4 potently enhances murine macrophage MR activity; a marker of alternative immunologic macrophage activation. J Exp Med 1992;176:287–292.

Freire-de-Lima CG, Nascimento DO, Soares MBP, et al. Uptake of apoptotic cells drives the growth of a pathogenic trypanosome in macrophages. Nature 2000;403:199–203.

7.12 A ativação de macrófago envolve um padrão complexo de alteração da expressão genética, abrangendo um espectro de atividades e não apenas opostos polares entre ativação (TH1, IFN-γ) e desativação (TH2, IL-10). IL-4 e IL-13, citocinas TH2, utilizam cadeias de receptores comuns para induzir uma via alternativa de ativação de macrófago envolvida na imunidade humoral e possivelmente no reparo (aumento da função de APC via expressão do MHC classe II e MRs, assim como outros efeitos na produção de anticorpo por linfócito B). IFN-γ e IL-10 regulam as funções efetoras imunes celulares.

7.13 Amplie a variação de marcadores de macrófagos examinados, pela análise final da porção de gene DNA, e procure pela consistência e reprodutibilidade de padrões semelhantes de expressão genética alterada pelas citocinas anteriores. Analise funções de macrófagos em camundongos com nocautes de citocinas ou seus receptores.

7.14 Encontre antígenos modelos (p. ex., parasitas) que induzem respostas TH2 *in vivo* e estabeleça se estes são reconhecidos pelos receptores APCs que aumentam IL-4/IL-13 ou inibem a produção de IFN-γ por células apropriadas.

8. Processamento e apresentação de antígeno

8.1 Macrófagos expressam tanto moléculas do MHC classe I quanto classe II, e podem, portanto, apresentar antígeno para ambos os clones. Fibroblastos em geral não expressam moléculas do MHC classe II e não se esperaria que estimulassem o clone restrito ao MHC classe II.

8.2 Vírus flu vivo infecta macrófagos, e polipeptídeos do vírus flu são sintetizados no citoplasma da célula, então os antígenos virais são apresentados pela via interna (MHC classe I), assim como a via externa (MHC classe II). Vírus inativado é captado pelo macrófago, processado e apresentado apenas através da via classe II – pelo fato de não haver síntese de proteína viral, não há apresentação através da via MHC classe I.

8.3 Ementina bloqueia síntese de proteína, então fragmentos de proteína não são carregados na via MHC classe I pelos proteossomos. Cloroquina evita a fusão de fagossomo/lisossomo, então o vírus endocitado não pode ser quebrado em peptídeos. Consequentemente, não há peptídeos disponíveis para a via MHC classe II.

8.4 Os linfócitos T restritos à MHC classe I expressam CD8, e os linfócitos restritos à MHC classe II expressam CD4, pois CD8 e CD4 são correceptores para moléculas de MHC classe I e classe II, respectivamente.

9. Desenvolvimento de resposta de anticorpo

9.1 No desenvolvimento de uma resposta imune contra um antígeno TD, linfócitos B irão trocar da produção de IgM para IgG. Pelo fato de o antígeno estar continuamente presente como um acúmulo, por volta do dia 14º a resposta possui as características de uma resposta secundária – títulos de anticorpo IgG se elevam rapidamente.

9.2 Talvez os dois camundongos já tenham sido infectados por um vírus de hepatite de camundongo. Ao redor do 5º dia, eles já estão produzindo uma resposta IgG secundária. Isso poderia ser um problema na colônia, apesar de que geralmente todos os animais abrigados juntos se tornariam infectados. Se estes camundongos tiverem sido naturalmente infectados, seria através do intestino (ao contrário da vacina) e se esperaria por uma resposta IgA mais forte.

9.3 Clones produtores de IgA tendem a se localizarem nos tecidos linfoides associados à mucosa (Cap. 2) e não é surpresa que clones produtores de IgA não fossem gerados no baço.

9.4 Clones produtores de IgG no 14º dia provavelmente têm afinidade mais alta que os produtores de IgM.

10. Mecanismos de citotoxicidade

10.1 CTLs e células NK efetuam a citotoxicidade pela indução de apoptose em seus alvos. Neste ensaio, presumiu-se que alvos com DNA fragmentado estejam sofrendo apoptose. Observe que sempre há um baixo nível de fragmentação de DNA nos controles que não contêm células efetoras.

10.2 Tumor da linha 1 é suscetível à eliminação por CTLs, mas menos à eliminação por células NK. Tumor da linha 1S é suscetível à eliminação por linfócitos NK, mas resistentes à eliminação por CTLs. Essas observações são consistentes com a expressão de moléculas do MHC classe I por tumor da linha 1, as quais são reconhecidas como estranhas por CTLs, enquanto o tumor da linha 1S é negativo para MHC classe I, e, portanto, um alvo para linfócitos NK.

10.3 Linfócitos NK auxiliam na eliminação do tumor da linha 1, apesar de expressarem MHC classe I. Portanto, os linfócitos NK devem reconhecer as células tumorais via receptores ativados. Células tumorais geralmente expressam proteínas de superfície que podem ativar linfócitos NK via NKG2D, então este é um provável candidato. Você poderia testar esta hipótese pelo bloqueio da interação de NKG2D com seus ligantes celulares, tanto utilizando anticorpo bloqueador como ligantes NKG2D solúveis.

10.4 Interações bloqueadoras com MHC classe I evitam que CTLs eliminem tumor da linha 1, pois ele não é mais capaz de reconhecer as moléculas classe I da célula-alvo como estranha. Nessa condição, entretanto, ocorre aumento da eliminação de tumor da linha 1 pelos linfócitos NK. Provavelmente isso ocorre pelo fato de linfócitos NK serem agora capazes de reconhecer as células-alvo cobertas por anticorpo via seus receptores Fc, CD16. Observe que a adição de anticlasse I não tem efeito no tumor da linha 1S negativo para MHC classe I.

11. Regulação da resposta imune

11.1 A ativação imune excessiva é prejudicial para o hospedeiro. Uma resposta imune incorreta ou excessiva pode levar a autoimunidade ou alergia. Anergia, morte celular, supressão por citocinas e células reguladoras são três formas de prevenção e indução de tolerância.

11.2 Anticorpo regula o sistema imune através de inúmeros mecanismos de *feedback*. Anticorpos podem formar complexos imunes com antígeno; estes podem levar à expansão ou supressão de respostas imunes. IgM passiva pode aumentar uma resposta imune, enquanto IgG passiva suprime a resposta através de bloqueio de anticorpo ou reação cruzada com receptor. Além disso, algumas imunoglobulinas são idiotípicas e possuem uma sequência imunogênica nelas. Durante uma resposta imune, anticorpos podem ser gerados contra esta sequência idiotípica, levando à regulação negativa da resposta.

11.3 A transferência de linfócitos T reguladores para camundongos com autoimunidade pode causar uma redução da doença, entretanto não se sabe como isso poderia influenciar outras respostas imunes se o sistema fosse utilizado no tratamento de autoimunidade humana. É possível que possa haver uma diminuição da resposta imune contra infecções virais e bacterianas, levando a um aumento destas doenças.

12. Reações imunes no intestino

Ostras são itens alimentares que normalmente são tolerados pelo organismo. Comer um marisco infectado leva à apresentação de antígenos da comida associados aos componentes do patógeno que podem ativar receptores PAMP, induzir moléculas coestimuladoras e romper a tolerância. Além disso, toxinas bacterianas podem danificar o epitélio intestinal novamente, aumentando a apresentação de antígeno e permitindo que antígenos acessem os tecidos linfoides associados ao intestino mais rapidamente. Uma vez que a tolerância é quebrada, a resposta tipo TH2, a qual é característica do intestino, irá levar à produção de anticorpos IgE antígeno-específicos. Consequentemente, comer outro marisco, mesmo que não esteja infectado, irá levar a uma reação alérgica contra o antígeno na comida.

13. Interações do sistema imune viral

13.1 Os anticorpos não neutralizantes podem proporcionar proteção mediada pela ativação do complemento para mediar virólise, opsonização do virion para captação e destruição por macrófagos ou destruição de células infectadas pelo vírus expressando glicoproteína D em sua superfície. Eles podem também proporcionar proteção mediada por mobilização de células efetoras expressando receptor Fc para combater a infecção, promovendo captação do virion por macrófagos ou tendo como alvo macrófagos ou linfócitos NK para lisar células infectadas pelo vírus e produzir fatores antivirais solúveis.

13.2 Se a capacidade protetora dos anticorpos não neutralizantes era dependente da presença de suas regiões Fc, poderia ser avaliada testando-se a capacidade da porção $F(ab')_2$ do anticorpo de mediar a proteção. Apesar de os anticorpos não serem capazes de neutralizar vírus *in vitro* sozinho, se eles foram capazes de fazê-lo na presença do complemento, macrófagos ou linfócitos NK poderiam ser avaliados. Os papéis desempenhados pelo complemento, macrófagos e linfócitos NK na neutralização *in vivo* de vírus mediada por anticorpo poderiam também ser explorados pela depleção de complemento em camundongos ou dessas subpopulações inatas imediatamente antes da administração de anticorpo e determinando-se se os anticorpos ainda são capazes de mediar a proteção em sua ausência.

13.3 Linfócitos T $CD8^+$ direcionam a atividade efetora contra céluals infectadas por vírus, ou seja, eles não são capazes de bloquear a aquisição da infecção por completo. Se houver linócitos T $CD8^+$ de memória efetores induzidos pela vacina presentes nos locais da mucosa onde a infecção por HIV é tipicamente iniciada, estas células podem ser capazes de extinguir a infecção antes de o vírus se disseminar para estabelecer uma infecção sistêmica propagada e gerar uma reserva de células infectadas de forma latente (as quais não podem ser detectadas pelo sistema imune do hospedeiro). Entretanto, se números moderados de linfócitos T $CD8^+$ de memória em repouso estiverem presentes em um indivíduo vacinado no momento da infecção, o tempo necessário para estas células serem reativadas e se expandirem após a exposição ao HIV permite a amplificação e disseminação do vírus para estabelecer uma infecção sistêmica que os linfócitos T, então, não são capazes de eliminar.

13.4 Não. Apesar de os epítopos derivados de todas as proteínas do HIV poderem ser apresentados nas células infectadas e células-alvo para o reconhecimento por linfócitos T, os linfócitos T que reconhecem epítopos em proteínas que não estão presentes nas células inicialmente após a célula se tornar infectada são prováveis de serem capazes de controlar a replicação viral mais eficientemente, assim como estes linfócitos T terão uma janela maior de oportunidade de detectar e lisar a célula infectada antes que novas partículas virais comecem a ser produzidas a partir deles. Epítopos derivados de estruturas de proteínas que estão presentes nos virions em quantidades suficientes para a proteína introduzida no citoplasma à medida que ocorre a infecção para ser processada e apresentada (p. ex., a proteína Gag do HIV) serão exibidos em uma célula infectada mais rapidamente, seguidos de epítopos derivados de proteínas que são sintetizadas em células infectadas relativamente antes no ciclo de vida viral (p. ex., a proteína Nef do HIV).

13.5 Uma forma através da qual isso poderia ser alcançado é pelo desenvolvimento de vacinas que induzam respostas de linfócitos T contra epítopos nas regiões mais invariáveis do vírus, onde não haja probabilidade de que nenhuma mudança de aminoácido, introduzido para conferir escape do reconhecimento por linfócito T, tenha um alto custo para a aptidão viral. Isso seria útil para as vacinas estimularem respostas de linfócitos T fortes contra um grande número de diferentes epítopos virais, para que o vírus precisasse adquirir múltiplas mutações para escapar de toda resposta induzida pela vacina.

14. Interações imunoendócrinas na resposta à infecção

14.1 O sistema imune não pode ser compreendido isoladamente do restante da fisiologia dos mamíferos. Um dos muitos efeitos do estresse é aumentar a produção do hormônio adrenocorticotrópico (ACTH) da hipófise. Isso, por sua vez, conduz ao aumento da produção de cortisol pela adrenal. A prova é que, em modelos animais mencionados, o agente estressante pode ser substituído pela mimetização de níveis de cortisol induzidos pelo estresse (ou o equivalente murino, corticosterona), através da implantação de pastilhas de cortisol de liberação lenta. O cortisol diminui a imunidade medidada por célula contra tuberculose.

14.2 Essas observações proporcionam dicas do porquê do aumento dos níveis de cortisol poder levar à redução da imunidade contra tuberculose. Elevados níveis de cortisol causam liberação de mais IL-10 e menos IL-12 pelas APCs, então linfócitos T recentemente recrutados tendem a desenvolver um perfil de citocina TH2. Além disso, o cortisol na verdade tem sinergia com algumas funções de citocinas TH2 e aumenta a capacidade de a IL-4 conduzir a produção de IgE. É interessante que a vacinação com BCG não leva à imunidade protetora se a BCG é dada a animais com pastilhas de cortisol que mimetizam níveis de cortisol do estresse. O cortisol também reduz as funções antimicobacterianas dos macrófagos.

Estes pontos enfatizam a necessidade de uma abordagem fisiológica para o entendimento da infecção. Uma abordagem estritamente imunológica tem resolvido algumas infecções, mas emergências globais, tais como tuberculose, infecção por HIV e choque séptico, podem requerer pensamento fisiológico integrado, assim como imunologia pura.

15. Imunidade contra protozoários e helmintos

15.1 Os protozoários se replicam no hospedeiro, então geralmente há um equilíbrio entre a eficácia da resposta imune e a virulência do parasita. Com certos parasitas, as infecções podem ser de curta duração e podem matar o hospedeiro, mas isso pode não ser uma desvantagem para o parasita se ele já tiver sido transmitido para um novo hospedeiro. Um bom exemplo é o *Plasmodium falciparum*, o qual é potencialmente fatal, particularmente em crianças de áreas endêmicas que não tenham desenvolvido nenhuma imunidade, mas são prováveis de ter sido picadas durante o curso da infecção por mosquitos, os quais irão certificar a transmissão subsequente. Helmintos, em contraste, não se reproduzem dentro do hospedeiro e em geral são de infecções crônicas de longa duração. Transmissão ocorre pela liberação dos ovos e larvas de um parasita adulto, o qual pode ser excretado ou captado por um vetor.

15.2 Ao adotar um modo intracelular de existência, os parasitas podem ser capazes de se "esconder" da resposta imune. Um bom exemplo é o *Plasmodium falciparum*, o qual vive em eritrócitos maduros. Como esse tipo celular não apresenta núcleo, ele não pode expressar moléculas do MHC classe I em sua superfície, então o parasita é invisível para os linfócitos T CD8$^+$ citotóxicos. Outros parasitas vivem em células nucleadas, as quais irão expressar moléculas do MHC classe I, mas experimentos têm demonstrado que isso pode ser regulado negativamente em células infectadas por alguns parasitas. *T. gondii* evita ser eliminado por macrófagos pela inibição da fusão do lisossomo com o fagossomo; *T. cruzi* escapa do fagossomo no citoplasma da célula; e *Leishmania* spp. podem resistir ao baixo pH dos fagolisossomas e são resistentes às enzimas lisossomais.

15.3 Parasitas extracelulares podem adotar inúmeras formas de escapar do ataque imune. Os parasitas podem se "disfarçar", por exemplo, através de variação antigênica (tripanossomos africanos) ou pela adsorção de moléculas do hospedeiro ou submetendo-se ao mimetismo molecular do hospedeiro (esquistossomos). Parasitas podem se "esconder" da resposta imune tornando-se cistos (*Entamoeba* spp.) ou por viverem em uma localização imunoprivilegiada (*Toxoplasma* no cérebro). Eles podem "resistir" ao ataque por apresentarem uma barreira física (helmintos) ou pela produção de enzimas que resistem ao *burst* oxidativo ou desativar anticorpos. Muitos parasitas são capazes de "modular" a resposta imune do hospedeiro para vantagem própria.

16. Imunodeficiência hiper-IgM

16.1 Esta criança apresentou-se com pneumonia bacteriana, um histórico de infecções recorrentes do trato respiratório, linfadenopatia e níveis anormais de imunoglobulinas, com aumento de IgM e baixas IgG e IgA. Estas características são consistentes com um fenótipo hiper-IgM. O número e distribuição normais de linfócitos T e B eliminam ambas, SCID e agamaglobulinemia congênita. A deficiência de CD40L é herdada como um traço ligado ao X e é caracterizada por infecções graves (incluindo infecções oportunistas) e neutropenia. O paciente era uma criança do sexo feminino e não apesentou infecções oportunistas ou neutropenia. Isso torna o diagnóstico de CD40L muito improvável.

16.2 A associação de fenótiopo hiper-IgM e lifadenopatia recorrente é típica de deficiência AID, a qual é herdada como um traço autossômico, acometendo ambos os sexos, masculino e feminino. Este é o diagnóstico mais provável neste paciente.

16.3 Anticorpos formados para imunização do toxoide tetânico são da classe da IgG. Pelo fato de essa criança ser incapaz de ser submetida à troca de isótipo, ela não pode produzir anticorpos IgG. Entretanto, anticorpos contra as substâncias do grupo sanguíneo são predominantemente do isótipo IgM, o qual esta criança pode sintetizar.

16.4 A criança deve receber imunoglobulina intravenosa (IVIG) em intervalos regulares (a cada 3-4 semanas) para protegê-la contra infecções bacterianas. Pelo fato de essa criança ser incapaz de produzir IgG, ela necessitará de IVIG por toda a sua vida. Ela pode se beneficiar também de antibióticos profiláticos, junto com administração de IVIG. Este tratamento deve resultar em uma redução significativa de episódios infecciosos. Entretanto, a deficiência de AID também carrega um aumento do risco de manifestações autoimunes.

17. Imunodeficiência secundária

17.1 Aproximadamente 95% dos indivíduos HIV-positivos soroconvertem em 3 meses de infecção. ELISAs de anticorpos para gp41, uma glicoproteína de superfície do HIV, e p24, uma proteína do cerne, são os mais utilizados para detectar a infecção por HIV. A confirmação é obtida por análise de *Western blot* para diminuir a taxa de resultados falso-positivos. O Centers for Disease Control and Prevention recomendam que o *blot* deva ser positivo para dois dos marcadores p24, gp41 e gp120/160 (gp160 é o precursor para a forma da gp41, e gp120, a proteína do envelope). ELISAs para o antígeo p24 podem também ser utilizados, apesar de a taxa de falso negativo ser maior. A PCR é uma técnica para amplificação de sequências específicas de DNA ou RNA para produção de quantidades que são prontamente detectáveis. O teste no contexto do HIV é altamente sensível e específico, mas é mais caro que as técnicas de ELISA.

17.2 O estado sorológico da mãe deve ser testado por ELISA e, se positivo, confirmado por *Western blot*. Cerca de 20%-30% das crianças nascidas de mães HIV-positivas estão infectadas pelo vírus. A transmissão pode ocorrer *in utero* ou muito raramente pela amamentação. O diagnóstico é um problema, pois a IgG materna específica para antígenos HIV cruza a placenta e pode ser detectada na criança, mesmo que ela não tenha sido infectada. A presença de anticorpos HIV-específicos das classes IgA e IgM na criança deve supor infecção, pois eles não cruzam a placenta. Testes atuais carecem de sensibilidade e encontram-se em desenvolvimento. O método mais amplamente utilizado no Reino Unido e EUA é a PCR, a qual demonstra diretamente o vírus. Com menos de 1 mês de idade, a PCR pode ser negativa em crianças infectadas. Tem sido demonstrado que, em muitas crianças, o HIV é sequestrado em linfonodos regionais nesta idade. O estabelecimento da infecção nestes locais é seguido por uma viremia.

17.3 A figura mostra a mudança em uma variedade de índices de infecção por HIV no tempo. A soroconversão aguda causa uma doença tipo mononuclear infecciosa em até 50% dos infectados por HIV. Sintomas comuns são febre, linfadenopatia, faringite, erupções e mialgia. Nesse ponto, há uma queda na contagem linfocitária CD4 (e CD8) e um aumento na viremia plasmática e concentração do antígeno p24. Os anticorpos para glicoproteínas de superfície do HIV gp120 e gp41 são produzidos a partir de, aproximadamente, 6 semanas após a infecção e são inicialmente da classe IgM. Os anticorpos IgG das mesmas especificidades seguem a resposta IgM e persistem durante a fase latente. A viremia e antigenemia p24 são, em geral, baixas durante este período. A progressão da doença é identificada por um declínio na contagem linfocitária CD4 e um aumento da viremia plasmática. Clinicamente, as contagens de CD4 têm se tornado um índice de progressão altamente utilizado. A viremia plasmática é a medida de progressão da doença mais acurada, e está se tornando um método mais comumente utilizado.

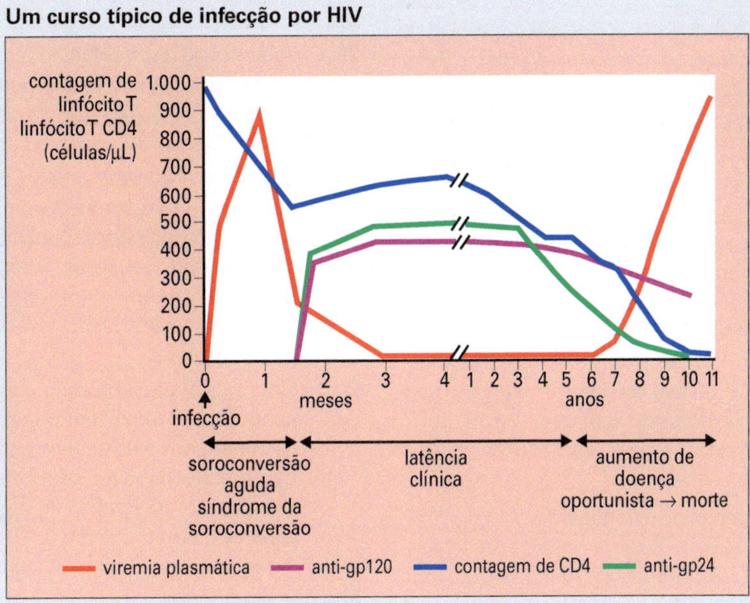

18. Vacinação

18.1 A atenuação bem-sucedida resulta em um organismo ainda capaz de gerar uma resposta imune contra o organismo virulento do tipo selvagem, mas não mais capaz de causar doença. Este é um equilíbrio delicado a ser atingido. Em alguns exemplos (p. ex., vírus das hepatites B e C), os organismos não podem ser cultivados, então a atenuação por passagens repetidas *in vitro* é impossível.

18.2 Não há razão para se acreditar que a natureza de uma vacina não pode melhorada. Muitos organismos expressam produtos genéticos que interferem com as repostas imunes. A remoção destes da vacina pode permitir a geração de respostas protetoras.

18.3 Embora a varíola tenha sido eliminada pelo fato de não haver reservatório animal ou o estado de portador, este também é o caso de alguns outros microrganismos e deve ser possível eliminá-los. Para outros organismos, a eliminação será difícil e a manutenção da imunidade de grupo permanecerá importante.

18.4 As vacinas provavelmente não vão substituir os antibióticos completamente. Os microrganismos evoluem muito rapidamente e a produção de vacinas contra organismos complexos, tais como a micobactéria, tem provado ser muito difícil. Além disso, indivíduos imunodeficientes e os idosos permanecem com risco de infecção após vacinação.

18.5 A BCG claramente possui múltiplos efeitos. Respostas imunes específicas para antígenos BCG podem ser detectadas, mas a parede celular e outros componentes da bactéria possuem potentes efeitos imunomodulatórios. Tem sido sugerido que a eficácia da BCG como uma vacina dependa das reações cruzadas da BCG com micobactéria ambiental, assim como com a *Mycobacterium tuberculosis* em si.

18.6 Respostas imunes fortes podem causar dano tecidual em indivíduos que já apresentam os parasitas. Entretanto, uma vacina que prevenisse o estabelecimento da infecção teria pouca probabilidade de causar danos.

18.7 Antígenos que induzem imunidade por linfócito T podem ser úteis antígenos de vacina. Moléculas que contribuem para virulência, tais como toxina, podem ser os melhores alvos para as vacinas. Devido aos genomas de muitos patógenos terem sido ou estarem sendo sequenciados, a pesquisa por produtos genéticos homólogos pode identificar possíveis alvos.

19. Tolerância imunológica

19.1 **Deleção clonal:** Linfócitos B imaturos que reconhecem o antígeno na medula óssea podem sofrer deleção clonal. Linfócitos T iniciam o rearranjo de seus receptores de antígeno no timo, onde sofrem os processos de seleção positiva e negativa. Os linfócitos T que não recebem sinais de sobrevivência durante a seleção positiva e linfócitos T que reconhecem antígenos próprios com alta afinidade sofrerão apoptose.

Edição de receptor: Este é um mecanismo de tolerância específica de linfócito B. Linfócitos B imaturos que reconhecem antígeno na medula óssea adquirem uma segunda chance: eles podem continuar a recombinação V(D)J para reunir outro receptor de antígeno não autorreativo. Eles apenas sofrerão apoptose se isso falhar. Os linfócitos T reúnem um receptor que não pode ser alterado durante o desenvolvimento.

Anergia: É a incapacidade de um linfócito responder a uma estimulação antigênica. Isso foi descrito primeiro em linfócitos B, mas também ocorre em linfócitos T. Os mecanismos moleculares para anergia podem diferir entre as duas populações de linfócitos.

Ausência de auxílio do linfócito T: Linfócitos B precisam de auxílio dos linfócitos T para trocarem de IgM para outros isótipos. Assim, a tolerância forte no compartimento de linfócito T também irá ajudar a assegurar a tolerância de linfócito B. Linfócitos T dependem de sinais coestimuladores de células apresentadoras de antígeno. Isso pode ser visualizado de alguma maneira como semelhante à dependência dos linfócitos B ao auxílio de linfócito T.

19.2 Mutações no AIRE têm sido identificadas como a causa da síndrome APECED (poliendocrinopatia autoimune associada à candidíase e distrofia ectodérmica), e camundongos que não apresentam AIRE têm um fenótipo semelhante. Tem sido demonstrado que o AIRE direciona a expressão ectópica de antígenos, de outra maneira restrita ao tecido, por células epiteliais tímicas medulares (mTECs) no timo.

19.3 Linfócitos T que tenham rearranjado seu TCR no timo precisam receber sinais de sobrevivência (citocinas) da APC tímica cortical. Para receber estes sinais, o TCR deve ser capaz de reconhecer seu próprio MHC. Apenas linfócitos T que expressam TCRs capazes de reconhecer MHC próprios irão receber sinais de sobrevivência; os outros linfócitos T sofrerão apoptose. Linfócitos T reconhecem apenas antígeno que esteja complexado com MHC próprio. Assim, um linfócito T que não pode reconhecer MHC próprio seria inútil. Em contraste, linfócitos B podem reconhecer antígeno sem a ajuda de células apresentadoras de antígeno. Assim, linfócitos B não precisam ser selecionados para reconhecimento de MHC próprio.

19.4 Células dendríticas do timo contribuem para a seleção tímica do repertório de linfócito T. Fora do timo, células dendríticas são importantes células apresentadoras de antígeno para infócitos T, em particular para linfócitos T virgens. Células dendríticas estão localizadas em muitos órgãos e constantemente captam antígeno, tanto próprios quanto não próprios. Apenas se células dendríticas reconhecerem sinais de perigo (PAMPs), via seus receptores de reconhecimento padrão (PRRs, p. ex., TLRs), elas irão maturar, incluindo a regulação positiva de ligantes coestimuladores de linfócitos T, que os transformam em potentes células apresentadoras de antígeno. Para se tornarem células efetoras ativadas, os linfócitos T necessitam reconhecer o antígeno e receber sinais coestimuladores. Se uma DC apresentar apenas antígeno, mas não proporcionar sinais coestimuladores, o linfócito T correspondente irá se tornar anérgico ou sofrerá apoptose. Autoantígenos geralmente não fornecem sinais de perigo para a DC. Assim, a DC não irá proporcionar sinais coestimuladores para os linfócitos T, e os linfócitos T reconhecedores de antígeno próprio apresentado por uma DC não ativa irão se tornar anérgicos ou apoptóticos, em vez de ativados.

19.5 Estes patógenos não apresentam sinais de perigo às células apresentadoras de antígeno no tecido. Consequentemente, a APC não capta o patógeno e o entrega às zonas de linfocito T nos linfonodos de drenagem. Assim, uma resposta imune adaptativa contra tais patógenos não é ativada.

19.6 A tolerância imunológica descreve um estado no qual linfócitos T completamente funcionais são mantidos longe dos antígenos os quais eles reconhecem *in vitro*. A anergia descreve um estado no qual linfócitos não respondem com funções efetoras até o reconhecimento do antígeno. Se os linfócitos T transgênicos TCR fossem tolerantes *in vivo*, eles ainda responderiam ao antígeno *in vitro*, por exemplo, eles iriam se proliferar e produzir citocinas. Estas funções efetoras podem ser reproduzidas *in vitro*. Se os linfócitos T transgênicos TCR fossem anérgicos, eles iriam se proliferar muito pouco e falhar em produzir IL-2 em resposta à apresentação do antígeno *in vitro*.

19.7 Esta ainda é uma questão aberta. As duas explicações mais prováveis são (i) as células efetoras têm se tornado resistentes à regulação pelos Tregs, ou (ii) os Tregs não apresentam as funções efetoras relevantes necessárias para evitar que as células efetoras causem dano.

20. Autoimunidade e doença autoimune

20.1 Acredita-se que o DNA livre filtrado nos rins se fixa à membrana basal glomerular e pode então se ligar a anticorpos anti-DNA, os quais então formam um complexo imune *in situ*. O complemento é então fixado, resultando em dano local.

20.2 Esta é uma questão complicada. Apesar de os complexos DNA anti-DNA serem encontrados nos tecidos, os esforços para encontrar estes complexos no soro têm falhado. Além disso, a imunização de animais suscetíveis ao lúpus com DNA não produz lúpus clínico. Entretanto, a introdução de transgenes codificadores anti-ds DNA em camundongos pode produzir lúpus.

20.3 Uma possível explicação é que o sistema fagocitário mononuclear se torna saturado e, portanto, incapaz de depurar os complexos solúveis, os quais se acredita que sejam, provavelmente, os mais patogênicos. Também é possível que a redução dos receptores de complemento em eritrócitos (receptor do complemento 1, CR1) também possa predispor à depuração insuficiente de complexos.

20.4 Mais de 95% dos pacientes com LES têm o ANA como principal autoanticorpo. Anticorpos contra antígenos nucleares extraíveis também são vistos, mas muito menos frequentemente. Anticorpos anti-ds DNA são os mais específicos para LES, pois anticorpos anticadeia simples são encontrados em uma variedade de outras situações, tais como outras doenças autoimunes, uma variedade de infecções e condições inflamatórias.

21. Transplante de rim

21.1 Há uma grande escassez de doadores de órgãos. O suprimento de órgãos cadavéricos depende da morte de indivíduos saudáveis e da intenção de seus parentes de permitir a doação. Além disso, os órgãos disponíveis são dados a receptores com a melhor compatibilidade tecidual HLA. Ao acaso, as chances de se encontrar uma compatibilidade perfeita são de menores que 1 em 20.000. A Sra. X é do grupo sanguíneo B, que é incomum (< 10%), e então irá apresentar anticorpos para tecidos de doadores do grupo sanguíneo A. O grupo sanguíneo A é o grupo sanguíneo mais comum (cerca de 45% dos indivíduos).

21.2 A Sra. X é HLA-idêntica a seu irmão Fred e compartilha um haplótipo HLA com seu irmão Gary. Há uma chance de 1 em 4 dos irmãos herdarem as mesmas característias mendelianas de seus pais.

21.3 Assim como a Sra. X e seu irmão Fred, Bert e Edna são HLA-idênticos entre si. Das cinco crianças da Sra. X, quatro possuem o Sr. X como seu pai biológico. Entretanto, está claro que o pai de Dave é um outro homem diferente do Sr. X! Isso não é incomum. Aproximadamente 5%-10% das crianças podem ser como Dave!

21.4 HLA idêntico: Fred; compatibilidade do haplótipo HLA: Anne, Bert, Chas, Dave, Gary; HLA completamente incompatível: Sr. X.

21.5 Se for considerada apenas a compatibilidade HLA, Fred seria o melhor doador, pois não haveria incompatibilidade HLA entre o doador e o receptor.

21.6 A Sra. X é do grupo saguíneo B e, assim, possui anticorpos para o grupo sanguíneo A, excluindo, portanto, o Sr. X, Anne, Bert, Edna e Fred. Apenas Chas, Dave e Gary seriam adequados. Pelo fato de a Sra. X ser Rhesus-positiva (Rh+) (possui antígeno D), ela não irá apresentar anticorpos anti-Rh, então a tipagem para este grupo sanguíneo pode ser ignorada neste exemplo.

21.7 Chas é a primeira escolha. Ele é compatível para haplótipo HLA, ele é compatível para ABO e é um homem jovem. Em geral, rins mais jovens duram mais tempo que rins mais velhos, e pessoas mais jovens respondem melhor à cirurgia. Gary pode ser considerado. Ele também tem haplótipo idêntico e é ABO-compatível. De fato, em termos de seu grupo sanguíneo ABO, ser do grupo sanguíneo O o faz "doador universal", não apresentando antígenos do grupo sanguíneo A ou B em seus tecidos. Entretanto, ele é mais velho e, por isso, não é um doador ideal. Dave é como seu irmão Chas, idêntico para haplótipo HLA e ABO-compatível com sua mãe. Entretanto, ele possui apenas 15 anos de idade, e menores de idade, em geral, são excluídos deste tipo de cirurgia.

21.8 O órgão de Chas sofreu rejeição hiperaguda. Isso é mediado por anticorpos pré-formados no receptor, na ligação de antígenos ao enxerto. Os anticorpos fixam o complemento e iniciam o processo de trombose no enxerto. A agregação plaquetária nos vasos sanguíneos bloqueia o fluxo sanguíneo e o enxerto morre pela falta de oxigênio (isquemia).

21.9 Os principais estímulos para os anticorpos que causam rejeição hiperaguda são rejeição prévia de um enxerto, transfusões sanguíneas, e múltiplas gestações do mesmo parceiro. A Sra. X teve quatro gestações do mesmo pai, o Sr. X, e é provável que tenha se sensibilizado contra antígenos HLA classe I que o Sr. X tenha, mas que a Sra. X não possui. Neste caso, anticorpos para ambos, HLA-A3 e HLA-B7, poderiam ter sido responsáveis pela rejeição hiperaguda.

21.10 Os testes de reação cruzada são utilizados para detectar anticorpos antidoador antes do transplante. Estes testes estão se tornando cada vez mais e mais sensíveis, mas ocasionalmente um anticorpo em título baixo pode não ser detectado. Parece que o teste de reação cruzada utilizado durante o transplante falhou em detectar um anticorpo contra um antígeno HLA classe I. Felizmente, isso raramente ocorre hoje e a rejeição hiperaguda é agora muito rara.

21.11 Existem três membros da família que eram originalmente adequados para doação, Chas, Dave e Gary. O rim de Chas foi transplantado e rejeitado pela Sra. X. Gary tem agora 60 anos e é um doador menos atrativo. De qualquer forma, ele compartilha o antígeno HLA-B14 com o Sr. X, o qual, devido à sensibilização da Sra. X ao Sr. X, pode ser um alvo para rejeição hiperaguda. A possibilidade de que a Sra. X tenha um anticorpo contra HLA-B14 teria de ser investigada muito cuidadosamente! Dave agora atingiu a idade de maioridade e poderia ser considerado como um doador. Ele é idêntico à sua mãe para o hapótipo HLA e é ABO-compatível. Além disso, pelo fato de ele ter tido um pai diferente, Dave é menos provável de expressar antígenos que possam ser o alvo da rejeição hiperaguda. Parece que Dave seria o doador mais adequado. Você ainda gostaria de considerar a pressão emocional que isso impõe ao Dave, dada a seriedade da condição de sua mãe e como provavelmente sua família reagiria se ele quisesse mudar de opinião sobre a doação.

21.12 Imunossupressão tripla é padrão na maioria dos centros de transplante. Ela consiste de corticosteroide associado à ciclosporina ou tacrolimus e à azatioprina ou ao micofenolato. Alguns centros adicionam outros agentes, tais como soro antilinfocitário ou um anticorpo monoclonal contra linfócitos T (OKT3).

21.13 Cerca de um terço de todos os receptores de transplante sofre de um episódio de rejeição aguda nas primeiras semanas. Esta é principalmente uma resposta imune mediada por célula.

21.14 A terapia de antirrejeição geralmente utilizada é para se administrar três grandes doses de corticosteroide em 3 dias consecutivos (totalizando 2-3 g de corticosteroide). Isso causa apoptose (morte celular programada) de linfócitos ativados e interrompe o episódio de rejeição muito eficazmente. Outras terapias de antirrejeição são utilizadas, tais como anticorpo monoclonal antilinfócito T OKT3.

21.15 Devido à imunossupressão, os pacientes são mais propensos à infecção. As drogas imunossupressoras utilizadas podem ser tóxicas, então uma redução da dose ou uma mudança na medicação pode ser necessária. Além disso, os pacientes de transplante sob altas doses de imunossupressão podem desenvolver uma desordem linfoproliferativa após o transplante causada pela infecção do vírus Epstein-Barr. A redução da dose geralmente ajuda. A longo prazo, pacientes de transplante têm um risco mais alto de câncer devido à depressão da vigilância imune.

21.16 A Sra. X enfim perdeu seu transplante de rim para rejeição crônica. Isso pode envolver tanto danos imunológicos quanto não imunológicos. O dano inicia um processo de cicatrização envolvendo a produção de fatores de crescimento no enxerto. Nenhuma das drogas em uso atual controla esse processo muito bem, então apesar de o médico mudar as drogas e doses, é muito difícil controlar a rejeição crônica.

22. Imunidade aos cânceres

22.1 Quando animais são imunizados profilaticamente, ocorre geração de uma resposta imune adaptativa aos tumores. Quando o mesmo animal é desafiado mais tarde com células cancerígenas vivas, a resposta imune preexistente é rapidamente amplificada e pode eliminar o desafio do tumor. Em contraste, quando um animal virgem é desafiado, em geral um tumor já cresceu para um tamanho considerável no momento que a resposta imune é gerada. Ao mesmo tempo, esta resposta imune em desenvolvimento é comprometida por inúmeros mecanismos reguladores negativos imunes (citocinas imunossupressoras, linfócitos T supressores CD4^{+} etc.) que são ativados em um hospedeiro com um tumor em crescimento. Assim, mesmo que o tumor continue crescendo, a resposta imune contra ele é comprometida e o hospedeiro cede ao tumor.

22.2 A imunidade desencadeada pelas preparações HSP não deriva das moléculas HSP em si, mas dos peptídeos antigênicos acompanhados por eles. Os HSPs isolados de tumores estão associados aos peptídeos específicos antigênicos do tumor, além dos peptídeos não imunogênicos normais. Em contraste, os HSPs isolados de tecidos normais estão associados apenas aos peptídeos normais não imunogênicos. Esta diferença é responsável pela ausência de imunogenicidade de HSPs derivados de tecidos normais e imunogenicidade de HSPs derivados do tumor.

22.3 Os antígenos do tumor têm sido identificados por inúmeros métodos, tais como pela capacidade de desencadear uma rejeição do tumor em modelos animais ou pelo reconhecimento de linfócitos T ou anticorpos em animais ou em pacientes com câncer. No total, os antígenos dos tumores podem ser distribuídos nas seguintes classes:

- antígenos de diferenciação;
- antígenos de testes de câncer;
- antígenos mutantes exclusivos;
- antígenos mutantes comuns (incluindo antígenos codificados por oncogene);
- antígenos virais; e
- proteínas de choque térmico (as quais atuam como carreadores de todas as categorias anteriores de antígeno).

22.4 A imunidade concomitante é definida como a presença, no hospedeiro, de uma resposta imune antitumor que é capaz de erradicar com sucesso um tumor em um local na presença concomitante de outro tumor, que é aparentemente irresponsivo a ele. Este fenômeno é uma demonstração dramática das duas forças opostas na imunidade do câncer – a resposta imune para um câncer em crescimento e a subversão desta resposta.

22.5 Diversas observações podem ser citadas em apoio à regulação negativa da resposta imune no estado de sustentação do tumor, assim como se segue:

- O fenômeno de imunidade concomitante é evidência clara neste respeito. Linfócitos T protetores do tumor e reativos ao tumor podem ser isolados no início durante o crescimento do tumor. Em um estágio tardio, pode-se demonstrar a presença de linfócitos T supressores de imunidade no mesmo animal. Os linfócitos T reguladores $CD4^+CD25^+$ também têm demonstrado desempenhar uma influência de regulação negativa da resposta imune contra o câncer.
- O fenômeno que o mesmo animal pode rejeitar um aloenxerto de pele enquanto não rejeita um tumor expressando o mesmo alo-MHC mostra que há fatores locais que fazem o tumor aparentemente resistente à resposta imune sistêmica existente contra o tumor.
- Os diferentes dados de murinos e clínicos emergentes de que o bloqueio da molécula CTLA-4 (a qual transmite um sinal inibidor a linfócitos T ativados) leva à regressão do tumor ou a outras formas de proteção contra o crescimento do tumor, sugerem fortemente que a resposta imune contra o tumor em um hospedeiro que sustenta um câncer é regulada negativamente.

23. Choque anafilático grave

23.1 Tradicionalmente, o termo anafilaxia tem sido utilizado para descrever uma síndrome clínica sistêmica causada pela desgranulação de mastócitos e basófilos mediada por IgE. Indivíduos suscetíveis expostos a um antígeno sensibilizador produzem anticorpos IgE específicos, os quais se ligam a receptores de IgE de alta afinidade (FcεR1) encontrados em mastócitos e basófilos. O receptor se liga à porção Fc do anticorpo, deixando os locais de ligação Fab disponíveis para interação com anticorpo. A avidez desta reação de ligação Fc é alta e, portanto, a dissociação de IgE do receptor é lenta, com uma meia-vida longa. Na exposição subsequente, o antígeno é ligado pelos complexos de receptores IgE, os quais causam ativação mediada por receptor de células com liberação de mediadores pré-formados e sintetizados *de novo*. A desgranulação é rápida e se completa em 30 minutos. Esses mediadores, liberados em uma grande escala, são responsáveis pelas manifestações clínicas da anafilaxia. O mecanismo mediado por IgE da desgranulação de mastócitos tem sido implicado na patogênese de anafilaxia desencadeada por uma variedade de agentes. Estes incluem antibióticos (p. ex., penicilinas, cefalosporinas), alimentos (p. ex., leite, nozes, mariscos) e agentes farmacológicos (p. ex., estreptocinase, vacinas). Os pacientes que têm anafilaxia podem ou não apresentar um histórico de atopia. A exposição natural a alérgenos comuns, tais como pólen ou ácaros de poeira, é apenas muito raramente a causa de anafilaxias. Entretanto, quando pacientes que também têm asma desenvolvem anafilaxia devido a veneno, penicilina ou antígenos de alimentos, as reações são mais perigosas, pois elas podem incluir rápido início de broncospasmo.

A desgranulação de mastócito pode ocorrer por vias independentes de IgE. Nesses casos, a exposição prévia não é um pré-requisito, pois anticorpos IgE- específicos não estão envolvidos. Três possíveis mecanismos de reações anafiláticas são descritos a seguir:

- Sangue, produtos sanguíneos e imunoglobulinas podem causar uma reação anafilática. O mecanismo sugerido é a formação de imunocomplexos com subsequente ativação de complemento e produção de C3a e C5a. Ambos componentes do complemento (anafilatoxinas) são capazes de desgranular mastócitos diretamente. Além disso, ambos os componentes aumentam a vasopermeabilidade e podem induzir hipotensão.
- Certos agentes terapêuticos e diagnósticos, tais como opioides, relaxantes musculares e meios de contrastes, também são capazes de diretamente causar desgranulação de mastócios e anafilaxia.
- 5%-10% dos sujeitos asmáticos produzem uma reação a drogas anti-inflamatórias não esteroidais (AINEs), tais como aspirina ou indometacina. Sintomas comumenete incluem broncoespasmo, rinorreia e, raramente, colapso vascular. A capacidade desses agentes de causar anafilaxia parece se correlacionar com a efetividade de inibir a síntese de prostaglandina. Os mecanismos desta sensibilidade são desconhecidos, mas o aumento da produção de leucotrieno ocorre, o que sugere que o desencadeamento de mastócitos faz parte da reação.

23.2 Existe uma grande variação no tempo e natureza dos sintomas anafiláticos. O início geralmente ocorre em segundos ou minutos da exposição, apesar de atrasos de 1 hora terem sido relatados. Os sintomas listados a seguir são apresentações comuns, as quais podem ocorrer isoladamente ou em associação:

- cutâneos – eritema, prurido nas mãos, pés e abdome, urticária, angioedema;
- respiratório – edema laríngeo causando rouquidão, que pode progredir para asfixia;
- cardiovasculares – hipotensão, arritmias, taquicardia, colapso vascular;
- gastrointestinais – cólica abdominal dolorosa, náusea, vômito, diarreia.

A maioria dos casos de reação anafilática não é fatal. Tem sido estimado que 1%-2% dos cursos de terapia de penicilina são complicados pelas reações sistêmicas, mas apenas 10% destes são sérios. Nos EUA, aproximadamente 400-800 pessoas morrem anualmente de anafilaxia à penicilina, com números semelhantes aos meios de contraste – 70% das mortes resultam de complicações respiratórias (edema laríngeo e/ou broncospasmo), com 25% resultando de disfunção cardiovascular. O pronto-tratamento da anafilaxia é essencial, pois a morte pode ocorrer rapidamente. O paciente é colocado na posição de recuperação, é dado oxigênio por máscara, e 0,5-1,0 mL de epinefrina 1:1.000 w/v é injetado pela via intramuscular. Isso tem o efeito de aumentar a pressão sanguínea, relaxando a musculatura lisa brônquica e evitando subsequente liberação de mediador. Anti-histamínicos intravenosos (p. ex., 10 mg de clorfeniramina) podem ser úteis, pois a histmina pode causar vasodilatação, cardioarritmias e broncospasmo. Corticosteroides (p. ex., 100 mg de hidrocortisona) pela via intravenosa podem auxiliar na redução e qualquer resposta da fase tardia.

23.3 O primeiro passo consiste em obter um histórico minucioso das reações adversas prévias. O tempo e a natureza de tais reações devem ser anotados. O teste cutâneo com veneno de inseto é um método rápido e sensível de detectar IgE antiveneno. Os testes de radioalergossorbente podem detectar IgE específica do veneno, mas são positivos apenas em 80% daqueles com reações significativas nos testes cutâneos com veneno. A imunoterapia é fornecida aumentando-se as dosagens subcutâneas e então dando-se uma dose de 100 μg para manutenção mensal. A taxa de proteção clínica encontra-se na ordem de 98% para ambos, adultos e crianças.

24. Grupos sanguíneos e doença hemolítica do recém-nascido

24.1 Pelo fato de a Sra. Chareston ter claramente sido sensibilizada pelo Rhesus D, é mais provável que sua primeira criança seja RhD+. A explicação alternativa, que ela tenha sido sensibilizada por uma transfusão de sangue, é altamente improvável, devido à compatibilidade de rotina deste grupo sanguíneo ao se realizar transfusões.

24.2 HDNB geralmente se torna mais sério com gestações sucessivas, pois a mãe é sensibilizada pelos eritrócitos fetais e sensibilizações sucessivas produzem respostas progressivamente mais fortes na mãe e doença mais séria em crianças susceptíveis.

24.3 Anticorpos anti-Rhesus D são fornecidos à mãe para eliminar os eritrócitos RhD+ fetais antes que tenham uma chance de sensibilizar o sistema imune da mãe.

24.4 Se os anticorpos fossem fornecidos no pré-parto, eles iriam atravessar a barreira da placenta e produzir ou exacerbar o HDNB no feto.

24.5 A profilaxia Rhesus nem sempre tem sucesso, mas neste caso não houve tratamento após a primeira gestação e a Sra. Chareston já foi sensibilizada ao RhD. A prevenção de respostas subsequentes em um indivíduo que já seja sensibilizado é menos provável de ser bem-sucedida, devido à natureza das respostas imunes secundárias – menos antígeno é necessário para desencadear a resposta.

24.6 A explicação mais provável é que a criança seja Rh−. De fato, esse acabou sendo o caso. Uma criança Rh− deve ter recebido um gene Rh− de ambos os pais. Presumindo-se que o Sr. Chareston seja o pai da quarta criança, podemos dizer que seu genótipo seja RhD+/RhD− (heterozigoto), e que a criança recebeu genes RhD− de ambos os pais.

24.7 Antígenos do grupo sanguíneo ABO são carboidratos e tendem a induzir anticorpos IgM, os quais não sofrem maturação de afinidade ou troca de classe (Cap. 8). A IgM não cruza a placenta (Cap. 3) e então não produz HDNB.

24.8 A segunda criança definitivamente não é filha do Sr. Chareston, pois os grupos sanguíneos ABO são codominantemente expressos. Para uma criança ter o grupo sanguíneo B, um ou ambos os pais devem ser do grupo sanguíneo B. Uma vez que nem o Sr. ou a Sra. Chareston são desse grupo sanguíneo, o gene B deve ter vindo de outra pessoa.

25. Doença sérica tipo III após administração de fator IX

25.1 Este é um exemplo clássico de doença sérica induzida por uma "proteína estranha" do fator IX, pois o menino não o produz.

25.2 Corticosteroides foram prescritos para diminuir a inflamação e para imunossupressão.

25.3 A probabilidade de que este tipo de reação irá se desenvolver é relativamente alta, pois uma resposta de memória irá ser produzida; linfócitos T e células plasmáticas irão responder mais rapidamente durante a reexposição ao mesmo antígeno estranho (*i.e.*, fator IX).

25.4 Cursos curtos de corticosteroides com/sem imunossupressão transitória.

25.5 Neste caso, a apresentação clínica está associada a um aparente processo não inflamatório (ocorre apenas proteinúria e a inflamação não reduziu a taxa de filtração glomerular). Apesar de a patogênese precisa ser incerta, acredita-se que o fator IX administrado se modifica (se torna mais positivamente carregado) na circulação. Devido à sua carga, ele se prende durante a filtração normal, entre a membrana basal glomerular carregada negativamente e as células epiteliais glomerulares, onde serve como um "antígeno plantado" para anticorpos circulantes antifator IX. As regiões Fc de imunocomplexos formados localmente ou "*in situ*" ativam o sistema complemento clássico, em que C5b-9 causa dano sublítico às células epiteliais, levando à sua desconexão. Pelo fato de essas células normalmente participarem da manutenção da integridade glomerular e limitarem a filtração de proteína, esse processo patológico causa perda de grandes quantidades de proteína pela urina. A inflamação não é observada, pois o envolvimento de FcR nas células inflamatórias circulantes é prevenido pela membrana basal intacta. Patologicamente, ocorre "obliteração" da célula epitelial da membrana basal, mas uma ausência notável de inflamação. Em contraste, na doença sérica aguda, quando os depósitos imunes se formam entre o endotélio e a membrana basal (ou na membrana basal), a IgG depositada se liga com FcR nas células circulantes, e a inflamação (com infiltração celular) é a característica predominante.

25.6 A probabilidade de que este tipo de reação irá se desenvolver é relativamente alta, pois uma resposta de memória irá ser produzida; linfócitos T e células plasmáticas irão responder mais rapidamente durante a reexposição ao mesmo antígeno estranho (*i.e.*, fator IX).

25.7 A imunossupressão até a resolução da proteinúria para tratar o episódio presente. Devido à probabilidade de a memória imunológica ser alta, a imunossupressão transitória com tratamento com cada fator IX é indicada para reduzir a produção de anticorpos para o fator IX.

26. Uma reação de hipersensibilidade tipo IV

26.1 Granulomas são compostos de linfócitos, macrófagos e células epitelioides. O último se desenvolve a partir de macrófagos após estimulação antigênica crônica e pode se fundir para formar células gigantes multinucleadas, típicas de granulomas. As citocinas envolvidas neste processo incluem IFN-γ e TNF derivados do linfócito T, ambos para ativação de macrófagos e para organização do granuloma.

26.2 O exame histológico no local de uma reação DTH revela edema da derme com um infiltrado de monócitos e linfócitos. Isso se resolve durante 1-2 semanas. Os granulomas não se formam nos locais de reações DTH se o antígeno solúvel, tal como tuberculina, é utilizado. Em contraste, uma resposta granulomatosa crônica se desenvole no linfonodo à medida que a micobactéria sobrevive nos macrófagos, levando à estimulação persistente de linfócitos T e à inflamação crônica.

26.3 Linfócitos T CD4 são as principais células responsáveis pelo reconhecimento de antígenos de memória solúveis e a estimulação de reações DTH.

26.4 Outras infecções, tais como febre da arranhadura do gato devido à *Bartonella henselae*, histoplasmose e tularemia, podem causar granulomas em linfonodos. Estes são diagnosticados pelo padrão clínico e culturas microbianas. Sarcoidose causa granulomas não caseosos e é diagnosticado por características clínicas, histologia e ausência de uma causa de infecção. Granulomas também podem se desenvolver em resposta a corpos estranhos, tais como talco e sílica, ou por exposição ao berílio.

26.5 O irmão da reação DTH é a evidência de uma forte resposta de linfócito T a antígenos solúveis do *M. tuberculosis*. Isso indica que ele tenha sido infectado por *M. tuberculosis*, mas não significa que tenha a doença tuberculose ativa no momento. Normalmente, ele seria investigado para excluir a tuberculose ativa, e se ela não estivesse presente, ele seria considerado para quimioprofilaxia para erradicar a infecção e evitar a progressão para doença em sua vida mais tarde.

Glossário

β_2-Microglobulina. Um polipeptídeo que constitui parte de algumas proteínas de membrana, incluindo moléculas do MHC classe I.

5-Hidroxitriptamina (serotonina). Uma amina vasoativa presente em plaquetas e o principal mediador de inflamação em roedores.

Acoplamento. A condição em que dois genes estão presentes em uma localização próxima em um único cromossomo e geralmente são herdados juntos.

ADCC (citotoxicidade mediada por célula dependente de anticorpo). Uma reação citotóxica, na qual células exterminadoras, sustentadoras de receptor Fc, reconhecem células-alvo via anticorpos específicos.

Adjuvante de Freund. Uma emulsão de antígeno aquoso em óleo. O adjuvante de Freund completo contém *Mycobacterium tuberculosis* inativado, enquanto o adjuvante de Freund não o contém.

Adjuvante. Uma substância que aumenta de forma não específica a resposta imune contra um antígeno.

AFCs (células formadoras de anticorpo). Funcionalmente equivalentes a células plasmáticas.

Afinidade. Uma medida de força de ligação entre um determinante antigênico (epítopo) e um local de combinação do anticorpo.

AIRE. Um fator de transcrição que promove expressão de genes de múltiplos tecidos no timo e ainda está envolvido na educação do linfócito T.

Alça de amplificação. A via alternativa de ativação do complemento que atua como uma alça de *feedback* positivo quando C3 é partido na presença de um ativador de superfície.

Alérgeno. Um agente (p. ex., pólen, poeira, pelos de animais) que causa reações de hipersensibilidade mediada por IgE.

Alótipo. A proteína de um alelo que pode ser detectável como um antígeno por outro membro da mesma espécie.

Aminas vasoativas. Produtos tais como histamina e 5-hidroxitriptamina (serotonina) liberadas por basófilos, mastócitos e plaquetas, que atuam no endotélio e musculatura lisa da vasculatura local.

Anafilatoxinas. Peptídeos do complemento (C3a e C5a) que causam desgranulação de mastócito e contração de musculatura lisa.

Anafilaxia. Uma reação imune antígeno-específica mediada primariamente por IgE, que resulta em vasodilatação e constrição de musculatura lisa, incluindo aquela do brônquio, e pode resultar em morte.

Anel de Waldeyer. Os tecidos linfoides secundários da nasofaringe, que inclui as tonsilas e adenoides.

Anergia. Falha em produzir uma resposta imune após a estimulação com um antígeno em potencial.

Animal transgênico. Um animal no qual um ou mais genes novos tenham sido incorporados. Estes geralmente são colocados sob promotores específicos para que expressem apenas em determinados tecidos por períodos limitados.

Anticorpo. Uma molécula produzida pelos animais em resposta ao antígeno, que tem uma determinada propriedade de se combinar especificamente com o antígeno que induziu sua formação.

Antígeno. Uma molécula que reage com o anticorpo pré-formado e os receptores específicos em linfócitos T e B.

Antígenos dependentes de T/independentes de T. Antígenos dependentes de T requerem reconhecimento imune por ambos linfócitos, T e B, para produzir resposta imune. Antígenos independentes de T podem diretamente estimular linfócitos B para produzir anticorpo específico.

Antígenos Ly. Um grupo de marcadores de superfície celular encontrado em linfócitos T murinos, que está relacionado com a diferenciação de subpopulações de linfócito T. Muitos são agora atribuídos ao sistema CD.

APCs (células apresentadoras de antígenos). Uma variedade de tipos celulares que carreiam antígeno em uma forma que pode estimular linfócitos.

Apoptose. Morte celular programada que envolve fragmentação nuclear e condensamento de citoplasma, membranas plasmáticas e organelas em corpos apoptóticos.

Apresentação de antígeno. O processo pelo qual certas células do corpo (células apresentadoras de antígeno) expressam antígeno em sua superfície celular de forma reconhecível pelos linfócitos.

Aprimoramento. Prolongamento da sobrevivência do enxerto pelo tratamento com anticorpos direcionados a aloantígenos do enxerto.

Associação genética. A condição em que determinados genótipos estão associados a outros fenômenos, tais como determinadas doenças.

Atopia. Uma manifestação clínica de reações de hipersensibilidade tipo I, incluindo eczema, asma, rinite e alergia a alimento.

Autócrino. Isso se refere à capacidade de uma citocina atuar em uma célula que a produziu.

Autoimunidade. Reconhecimento imune e reação contra o próprio tecido do indivíduo.

Avidez. A força de associação funcional de um anticorpo com seu antígeno, que é relatada para ambas, afinidade da reação entre os epítopos e paratopos e valências do anticorpo e antígeno.

B7-1 (CD80), B7-2 (CD86). Duas moléculas que estão presentes nas células apresentadoras de antígenos. Elas ligam CD28 aos linfócitos T e atuam como sinais coestimuladores poderosos.

Baço. O principal órgão linfoide secundário na cavidade peritoneal próximo ao estômago.

Basófilo. Uma população de leucócitos polimorfonucleares que se coram com corantes básicos e possuem papéis importantes no controle da inflamação.

BCG (bacilo Calmette-Guérin). Uma cepa atenuada de *Mycobacterium tuberculosis* utilizada como uma vacina, adjuvante ou modificadora de resposta biológica em diferentes circunstâncias.

Bcl-2. Uma molécula expressa transitoriamente em linfócitos B ativados que tenham sido resgatados da apoptose.

Bradicinina. Um nonapeptídeo vasoativo que é o mediador mais importante gerado pelo sistema cinina.

Bursa de Fabricius. Um órgão linfoepitelial que é o local de maturação de linfócito B e é encontrado na junção do intestino posterior e a cloaca em aves.

***Burst* respiratório.** Aumento no metabolismo oxidativo de fagócitos após captação de partículas opsonizadas.

C1-C9. Os componentes do complemento clássico e vias líticas, os quais são responsáveis pela mediação de reações inflamatórias, opsonização de partículas e lise de membranas celulares.

Cadeia J. Um polipeptídeo monomórfico presente na IgA e IgM poliméricas e essencial para suas formações.

Cadeias κ (kappa). Um dos isótipos da cadeia leve da imunoglobulina.

Cadeias λ (lambda). Um dos isótipos da cadeia leve de imunoglobulinas.

Camundongo *nude*. Um camundongo geneticamente atímico que não posui um fator de transcrição, o qual também é requerido para produção de pelo.

Camundongos Biozzi. Linhas de camundongos bidirecionalmente criados para produzir respostas de anticorpos altas ou baixas a uma variedade de antígenos (originalmente eritrócitos de ovelha).

Capeamento *(capping)*. Um processo pelo qual moléculas de superfície celular são induzidas a se agregar (geralmente utilizando anticorpo) na membrana celular.

Cariótipo. A constituição cromossômica de uma célula que pode variar entre indivíduos de uma única espécie, dependente da presença ou ausência de determinados cromossomos sexuais ou da incidência de translocações entre secções de diferentes cromossomos.

Carreador. Uma molécula imunogênica ou parte de uma molécula que é reconhecida pelo linfócito T em uma resposta de anticorpo.

Caspases. Um grupo de enzimas que estão particularmente envolvidas na transdução de sinais para apoptose.

Catelicidinas. Um grupo de peptídeos citotóxicos produzidos por granulócitos.

CDRs (regiões determinadoras de complementaridade). As secções de um anticorpo ou região V do receptor de linfócito T, responsáveis pela ligação do antígeno ou anticorpo à molécula do MHC.

Célula-plasmócito. Um linfócito B produtor de anticorpo que atingiu o final de sua via de diferenciação.

Células de Kupffer. Células fagocitárias que revestem os sinusoides hepáticos.

Células de Langerhans. Células apresentadoras de antígenos da pele, que retornam para os linfonodos para se tornarem células dendríticas; elas são muito ativas na apresentação de antígenos aos linfócitos T.

Células de memória. Linfócitos de vida longa que já tenham sido pré-ativados pelo seu antígeno, mas que não tenham sofrido diferenciação terminal em células efetoras. Eles reagem mais prontamente que linfócitos virgens quando reestimulados pelo mesmo antígeno.

Células de Paneth. Células presentes nas cristas do intestino delgado que secretam peptídeos antimicrobianos.

Células dendríticas foliculares (FDCs). Células apresentadoras de antígeno nas áreas de linfócito B de tecidos linfoides que retêm estoques de antígeno.

Células dendríticas. Um conjunto de células presentes em tecidos que capturam antígenos e migram para linfonodos e baço, onde são particularmente ativas na apresentação de antígeno processado a linfócitos T. Células dendríticas podem ser derivadas de linhagens fagocitárias linfoides ou mononucleares.

Células efetoras. Um conceito funcional que, no contexto, significa aqueles linfócitos ou fagócitos que produzem um efeito final.

Células epitelioides. Uma população de fagócitos mononucleares ativados, presente em reações granulomatosas.

Células exterminadoras ativadas por linfocina (LAKs). Células citotóxicas geradas *ex vivo* pela estimulação de interleucina-2 (IL-2) e possivelmetne outras citocinas.

Células gigantes. Células multinucleadas grandes vistas às vezes em reações granulomatosas, que se acredita ser o resultado da fusão de macrófagos.

Células mieloides. As linhagens de fagócitos derivados da medula óssea, incluindo neutrófilos, eosinófilos e monócitos.

Células NK. Um grupo de linfócitos que são capazes de destruir seus alvos por citotoxicidade mediada por célula dependente de anticorpo.

Células passageiras. Leucócitos doadores presentes em um enxerto tecidual que podem sensibilizar o receptor do enxerto.

Células supressoras (Ts). Populações de linfócitos T definidas funcionalmente, que reduzem as respostas imunes de outros linfócitos T ou B, ou troca de resposta em uma via diferente daquela sob investigação. Veja também "Tregs".

Células veladas. Células da linhagem de células dendríticas, conforme vistas na linfa aferente. Elas podem ser derivadas de células de Langerhans ou de outros tipos de células dendríticas.

Centros germinativos. Áreas de tecido linfoide secundário, nas quais ocorrem a diferenciação de linfócito B e troca de classe de anticorpo.

Ciclosporina. Uma droga supressora de linfócito T que é particularmente útil na supressão da rejeição ao enxerto.

Cininas. Um grupo de mediadores vasoativos produzidos após o dano tecidual.

Citocinas. Um termo genérico para moléculas solúveis que medeiam interações entre células.

Citometria de fluxo. Análise de populações celulares em suspensão de acordo com a expressão de cada célula individual de marcadores de superfície selecionados.

c-Kit (CD117). Um receptor para fator de célula-tronco, que é necessário para o desenvolvimento inicial de leucócitos.

CMI (imunidade mediada por célula). Um termo utilizado mais para se referir a reações imunes que são mediadas por células, do que ao anticorpo ou outros fatores humorais.

Coestimulação. Os sinais necessários para ativação de um linfócito, além do sinal específico do antígeno entregue via seus receptores de antígeno. CD28 é uma molécula coestimuladora importante para linfócitos T e CD40, para linfócitos B.

Colectinas. Um grupo de proteínas poliméricas grandes, incluindo conglutinina e lectina ligadora de manose (MBL), que pode opsonizar patógenos microbianos.

Compartimento MIIC. Um compartimento endossomal onde moléculas do MHC classe II são carregados com peptídeos antigênicos.

Complemento. Um grupo de proteínas séricas envolvidas no controle da inflamação, ativação de fagócitos e ataque lítico em membranas celulares. O sistema pode ser ativado pela interação com anticorpos do sistema imune (via clássica).

Complexo correceptor de linfócito B (BCR). Imunoglobulina de superfície do linfócito B e suas moléculas de sinalização associadas, CD79a e CD79b.

Complexo de ataque à membrana (MAC). A reunião de componentes C5b-C9 terminais do complemento da via lítica, que se insere nas membranas celulares.

Componente secretor. Um polipeptídeo produzido por células de alguns epitélios secretores que está envolvido no transporte de IgA polimérica secretada através da célula e a protegendo da digestão no trato gastrointestinal.

ConA (concanavalina A). Um mitógeno de linfócitos T.

Congênico. Animais que são geneticamente construídos para se diferenciar um determinado *locus*.

Conjugado. Um reagente que é formado pela associação covalente de duas moléculas, tais como fluoresceína ligada a uma molécula de imunoglobulina.

Convertases C3. Os complexos enzimáticos C3b, Bb e C4b2a que clivam o componente C3.

CSFs (fatores estimulantes de colônia). Um grupo de citocinas que controlam a diferenciação de células-tronco hematopoiéticas.

CTLA-4 (CD152). Uma molécula de sinalização de regulação negativa de linfócitos T que competem com CD28 para ligação com B7 em células apresentadoras de antígenos.

DAMPs. Padrões moleculares associados a danos são assinaturas associadas ao dano ou células apoptóticas.

Defensinas. Um grupo de proteínas antibacterianas pequenas produzidas por neutrófilos.

Desaminase citidina induzida pela ativação (AID). Uma enzima expressa em linfócitos B ativados, que causa mutação somática no *locus* gene de imunoglobulina.

Desequilíbrio de acoplamento. Uma condição em que dois genes são encontrados juntos em uma população, em uma frequência maior do que a prevista simplesmente pelo produto da frequência de seus genes individuais.

Desgranulação. Exocitose de grânulos de células, tais como mastócitos e basófilos.

Determinantes antigênicos. Ver "epítopos".

Dobradiça. A porção de uma cadeia pesada de imunoglobulina entre as regiões Fc e Fab, que permite flexibilidade na molécula e que os dois locais combinados operem independentemente. A região da dobradiça é codificada geralmente por um éxon separado.

Domínio. Uma região de um peptídeo tendo uma estrutura terciária coerente. Tanto as imunoglobulinas quanto as moléculas do MHC classes I e II têm domínios da superfamília de imunoglobulina.

Domínios C. O domínio constante do anticorpo e o receptor de linfócito T. Estes domínios não contribuem para o local de ligação do antígeno e mostram relativamente pouca variabilidade entre moléculas de receptores.

Domínios de oligomerização de nucleotídeo (NODs). Domínios em receptores intracelulares para padrões moleculares associados ao patógeno.

Domínios de proteína de controle do complemento (CCP) (também chamadas repetição consensuais curtas). Uma estrutura do domínio encontrado em muitas proteínas das vias clássica e alternativa do complemento e em alguns receptores de complemento e proteínas de controle.

Domínios V. Os domínios terminais N de cadeias leve e pesada de anticorpo e as cadeias α, β, γ e δ do receptor de linfócito T, que se recombinam com conjuntos adequados de genes D e J durante ontogenia linfocitária.

DTH (hipersensibilidade tipo tardia). Este termo inclui as reações de pele tardias associadas à hipersensibilidade tipo IV.

Ducto torácico. Drena linfa eferente para o sistema venoso.

Edição de receptor. Um processo pelo qual os genes de imunoglobulinas podem sofrer um evento de recombinação secundária para resgatar linfócitos B que estejam produzindo anticorpos não funcionais ou autorreativos.

Eicosanoides. Produtos do metabolismo do ácido araquidônico, incluindo prostaglandinas, leucotrienos e tromboxanos.

Encaixe induzido. Uma descrição da forma na qual um antígeno pode alterar a estrutura terciária normal do local de ligação em um receptor após ligação, pelo deslocamento de aminoácidos.

Endocitose. Internalização de material por uma célula por fagocitose ou pinocitose.

Endotélio. Células de revestimento de vasos sanguíneos e linfáticos.

Endotoxina. Lipopolissacarídeo produzido por bactérias gram-negativas que ativam linfócitos B e macrófagos.

Eosinófilos. Uma população de granulócitos polimorfonucleares que se coram com corantes ácidos e estão particularmente envolvidos em reações contra vermes parasitas e em algumas reações de hipersensibilidade.

Epítopos. As partes de um antígeno que contatam os locais de ligação do antígeno de um anticorpo ou receptor de linfócito T.

Exclusão alélica. Isso ocorre quando o uso de um gene do cromossomo materno ou paterno evita o uso do outro. É observado com genes de anticorpo e de receptores de linfócito T.

Fab. A parte de uma molécula de anticorpo que contém o local de ligação do antígeno, consistindo em uma cadeia leve e uma parte da cadeia pesada; é produzida por digestão enzimática.

Fagocitose frustrada. Um termo para descrever os eventos que ocorrem quando o fagócito tenta internalizar o antígeno ou partícula antigênica, mas é incapaz de fazê-lo (p. ex., devido a seu tamanho).

Fagocitose. O processo pelo qual linfócitos englobam material e o enclausuram em um vacúolo (fagossomo) no citoplasma.

Fas (CD95). Uma molécula expressa em uma variedade de células que atuam como alvo para ligação a ligantes Fas (FasL) na superfície de linfócitos citotóxicos.

Fator acelerador de decaimento (DAF). Uma molécula de superfície celular em células de mamíferos, que limita a ativação e deposição do complemento C3b.

Fator de célula-tronco (SCF). Também chamado de fator do ferro. Uma citocina requerida para os estágios iniciais do desenvolvimento de leucócito na medula óssea.

Fatores B, P, D, H e I. Componentes da via do complemento alternativa.

Fatores de necrose tumoral (TNFs). Um grupo de citocinas pró-inflamatórias codificadas no MHC.

Fatores de restrição homólogos. Componentes do complemento que restringem a ação do complexo de ataque à membrana em células do hospedeiro.

Fc. A porção de um anticorpo que é responsável pela ligação a receptores de anticorpo nas células e o componente C1q do complemento.

Fenótipo. As características expressas de um indivíduo (veja genótipo).

Ficolinas. Um grupo de opsoninas que reconhecem carboidratos PAMPs.

Foxp3. Um fator de transcrição requerido para diferenciação de linfócitos T reguladores.

GALT (tecido linfoide associado ao intestino). O acúmulo de tecido linfoide associado ao trato gastrointestinal.

Genes C. Os segmentos de genes que codificam a porção constante de cadeias leves e pesadas de imunoglobulinas e as cadeias α, β, γ e δ do receptor de antígeno de linfócito T.

Genes D. Conjuntos de segmentos de genes localizados entre os genes V e J nos genes de cadeia pesada da imunoglobulina e em genes de cadeias β e δ do receptor de linfócito T, os quais são recombinantes com genes V e J durante ontogenia.

Genes de resposta imune (Ir). Genes que influenciam o nível de respostas imunes. Genes do MHC classe II são muito importantes no controle de respostas a antígenos específicos.

Genes J. Conjuntos de segmentos genéticos nos genes das cadeias leve e pesada de imunoglobulinas e nos genes para as cadeias do receptor de linfócito T, os quais são recombinados durante a ontogenia do linfócito e contribuem com os genes para domínios variáveis.

Genoma. O material genético total contido na célula.

Genótipo. O material genético herdado dos pais; nem é necessariamente todo expresso no indivíduo.

Granulócitos. Neutrófilos, eosinófilos e basófilos.

Granzimas. Enzimas associadas a grânulos de linfócitos Tc e linfócitos granulares grandes.

Grupos sanguíneos. Conjuntos de moléculas variáveis alelicamente expressas em eritrócitos e, às vezes, em outros tecidos que podem ser os alvos de reações transfusionais.

GVHD (doença do enxerto-*versus*-hospedeiro). Uma condição causada por linfócitos do doador alogênico que reagem contra o tecido do hospedeiro em um receptor comprometido imunologicamente.

H-2. O complexo de histocompatibilidade principal do camundongo.

Haplótipo. Um conjunto de determinantes genéticos localizado em um único cromossomo.

Hapteno. Uma pequena molécula que pode atuar como um epítopo, mas que por si só é incapaz de desencadear uma resposta de anticorpo.

Hemaglutinação. Agrupamento de eritrócitos causado por anticorpo. Isso forma a base de inúmeros imunoensaios e tipagem de grupo sanguíneo.

Heterólogo. Refere-se a diferenças antigênicas interespécies.

HEV (vênula endotelial alta). Uma área de vênula a partir da qual linfócitos migram para linfonodos, placas de Peyer e outros tecidos linfoides secundários encapsulados.

Hibridioma. Linhagem celular criada *in vitro* pela fusão de dois diferentes tipos celulares, geralmente linfócitos, sendo um deles uma célula tumoral.

Hipersensibilidade de contato. Uma reação inflamatória tardia na pele vista na hipersensibilidade do tipo IV.

Hipersensibilidade. Uma resposta imune forte e desordenada, que causa mais danos que o antígeno ou patógeno que induziu a resposta.

Histamina. A principal amina vasoativa liberada por grânulos de mastócitos e basófilos.

Histocompatibilidade. A capacidade de aceitar enxertos entre indivíduos.

HIV (vírus da imunodeficiência humana). O agente causador da síndrome da deficiência imune adquirida (AIDS).

HLA. O complexo de histocompatibilidade principal em humanos.

Humoral. Pertencente aos fluidos extracelulares, incluindo o soro e linfa.

ICAM-1 (CD54), ICAM-2 (CD102) e ICAM-3 (CD50) (moléculas de adesão intercelular). Moléculas de superfície celular encontradas em uma variedade de leucócitos e células não hematógenas que interagem com o antígeno 1 de função leucocitária (LFA-1).

Icossomos. Complexos imunes na forma de corpos celulares pequenos encontrados em células dendríticas foliculares.

Idiótipo. A caraterística antigênica da região V de um anticorpo.

Idiotopo. Um único determinante antigênico em uma região V do anticorpo.

IELs (linfócitos intraepiteliais). Uma população de linfócitos definidos de acordo com a localização, na qual linfócitos T gδ estão fortemente representados.

***Imunoblotting (western blotting)*.** Uma técnica para identificação e caracterização de proteínas utilizando anticorpos.

Imunocomplexo. O produto de uma reação de antígeno com anticorpo que também pode conter componentes do sistema complemento.

Imunofluorescência. Uma técnica utilizada para identificar determinados antígenos microscopicamente em tecidos ou em células pela ligação de um conjugado de anticorpo fluorescente.

Imunogênico. Capacidade de desencadear reação imune mediada por linfócito T e/ou linfócito B.

Imunoglobulinas. Os anticorpos séricos, incluindo IgG, IgM, IgA, IgE e IgD.

Inflamação. Uma série de reações que traz células e moléculas do sistema imune a locais de infecção ou dano. Isso ocorre como um aumento no fluxo sanguíneo, aumento da permeabilidade vascular e aumento da migração transendotelial de leucócitos.

Inflamassoma. Uma complexa multiproteína que se reúne em uma célula em resposta a PAMPS e a qual pode ativar a caspase 1. A composição exata depende do estímulo inicial.

Inibidores teciduais de metaloproteinases da matriz (TIMPs). Um grupo de proteínas liberadas por células nos tecidos, que limita a atividade de metaloproteinases da matriz.

Integrinas. Uma grande família de moléculas de adesão de superfície celular, algumas das quais interagem com moléculas de adesão celular (CAMs), outras com fragmentos de complemento e outras com componentes da matriz extracelular.

Interferons (IFNs). Um grupo de moléculas envolvido na sinalização entre células do sistema imune e na proteção contra infecções virais.

Interleucinas (IL-1–L-35). Um grupo de moléculas envolvidas na sinalização entre células do sistema imune e os tecidos.

Isótipo. Refere-se à variação genética dentro de uma família de proteínas ou peptídeos, em que cada membro da espécie terá cada isótipo da família representado em seu genoma (p. ex., classes de imunoglobulina).

ITAMs (motivo de ativação do imunorreceptor baseado em tirosina) e ITIMs (motivos de inibição do imunorreceptor baseado na tirosina). Estes são sequências-alvo para fosforilação por cinases envolvidas na ativação ou inibição celular.

JAKs (cinases Janus). Um grupo de enzimas com dois domínios catalíticos. Eles se ativam por fosforilação cruzada e estão particularmente envolvidos na sinalização dos receptores de citocina tipos I e II.

LES (lúpus eritematoso sistêmico). Uma doença autoimune (não específica ao órgão) de humanos geralmente envolvendo anticorpos antinucleares.

Leucotrienos. Uma coleção de metabólitos do ácido araquidônico que possui efeitos farmacológicos poderosos.

LFAs (antígenos funcionais de leucócito). Um grupo de três moléculas que medeiam a adesão intercelular entre leucócitos e outras células de modo não específico para o antígeno. LFA-1 é CD11a/CD18, LFA-2 é CD2 e LFA-3 é CD58.

Ligação GPI (glicosilfosfatidilinositol). Uma forma na qual proteínas se ligam ao folheto externo da bicamada fosfolipídica que forma a membrana plasmática.

Ligante. Uma molécula de ligação (ou vinculação).

Linfocinas. Um termo genérico para moléculas que não sejam anticorpos, que estão envolvidas na sinalização entre células do sistema imune e são produzidas por linfócitos (veja interleucinas).

Linfócitos B. Linfócios que se desenvolvem na medula óssea de adultos e produzem anticorpo. Eles podem ser subdivididos em dois grupos, B1 e B2. Linfócitos B1 utilizam minimamente receptores mutantes, os quais estão próximos das sequências de imunoglobulinas da linha germinativa, enquanto linfócitos B2 são a população respondedora principal nas respostas imunes comvencionais a proteínas de antígenos.

Linfócitos granulares grandes (LGLs). Um grupo de linfócitos determinados morfologicamente, que contém a maioria das atividades de linfócito NK e célula K. Eles possuem ambos marcadores, para linfócito e monócito/macrófago.

Linfócitos NK (*natural killer*). Um grupo de linfócitos que tem a capacidade intrínseca de reconhecer e destruir algumas células infectadas por vírus e algumas células tumorais.

Linfócitos T auxiliares (TH). Uma subclasse funcional de linfócitos T que pode auxiliar na geração de linfócitos T citotóxicos (Tc) e cooperar com linfócitos B na produção de respostas de anticorpo. Linfócitos TH reconhecem antígeno associado a moléculas do MHC classe II.

Linfócitos T citotóxicos (Tc). Células que podem exterminar alvos infectados por vírus expressando peptídeos antigênicos apresentados por moléculas do MHC classe I.

Linfócitos T gδ. A menor subclasse de linfócitos T que expressa a forma gδ do receptor de linfócito T.

Linfócitos T. Linfócitos que se diferenciam primariamente no timo e são centrais para o controle e desenvolvimento de respostas imunes. Os principais subgrupos são linfócitos T citotóxicos (Tc) e linfócitos auxiliares T (TH0, TH2 e TH17).

Linfotoxinas. Um grupo de citocinas relacionadas aos fatores de necrose tumoral, que atua em receptores TNF e medeia reações inflamatórias e ativação de leucócito.

Linha germinativa. O material genético que é passado verticalmente através de gametas, antes de ser modificado por recombinação ou maturação somática.

Linhagem. Uma coleção de células produzidas pelo crescimento contínuo de uma determinada cultura celular *in vitro*. Tal linhagem celular geralmente irá conter inúmeros clones individuais.

Lise *bystander*. Lise mediada pelo complemento de células na vizinhança imediata de um local de ativação do complemento, que não são elas mesmas responsáveis pela ativação.

Lisossomos. Vesículas intracelulares contendo estoque de enzimas, moléculas de adesão ou moléculas tóxicas, dependendo do tipo de célula.

LPS (lipopolissacarídeo). Um produto de algumas paredes celulares de bactérias gram-negativas que podem atuar como mitógeno de linfócito B.

MALT (tecido linfoide associado à mucosa). Termo genérico para o tecido infoide associado ao trato gastrointestinal, árvore brônquica e outras mucosas.

MAMPs. Padrões moleculares associados a microrganismos são assinaturas moleculares que se originam de bactérias, parasitas e fungos e que são reconhecidas pelo sistema imune inato.

MAP Cinases. Um grupo de enzimas intracelulares envolvidas nas cascatas de sinalização, que levam à ativação de fatores de transcrição.

Marcadores CD. Moléculas de superfície celular de leucócitos e plaquetas que são diferentes dos anticorpos monoclonais e podem ser utilizados para diferenciar diferentes populações celulares.

Mastócitos. Células encontradas distribuídas próximas aos vasos sanguíneos na maioria dos tecidos. Estas células estão cheias de grânulos contendo mediadores inflamatórios.

Maturação da afinidade. O aumento na afinidade média do anticorpo, frequentemente observado durante uma resposta imune secundária.

MCPs (proteínas quimiotáticas de macrófagos). O nome antigo para um grupo de quimiocinas.

Metaloproteases da matriz. Um grupo de enzimas degradadoras contendo zinco, que podem quebrar componentes da matriz extracelular (p. ex., colagenase).

MHC (complexo principal de histocompatibilidde). Uma região genética encontrada em todos os mamífeors, cujos produtos são primariamente responsáveis pela rápida rejeição de enxertos entre indivíduos e funcionam na sinalização entre linfócitos e células expressando antígeno.

Micróglia. Fagócitos mononucleares residentes no cérebro e medula espinal. Precursores microgliais colonizam o sistema nervoso central humano no início da gestação.

Mieloma. Um linfoma produzido a partir de células da linhagem de linfócito B, que pode invadir o osso.

MIF (fator inibitório de migração). Um grupo de peptídeos produzidos por linfócitos, que são capazes de iniciar a migração de macrófago.

MIPs (proteínas inflamatórias de macrófagos). O nome antigo para um grupo de quimiocinas.

Mitógeno de lectina da fitolaca americana. Um mitógeno de linfócitos B e T.

Mitógenos. Substâncias que induzem ativação de células, particularmente linfócitos, a sofrerem divisão celular.

MLR/MLC (reação linfocitária mista/cultura linfocitária mista). Sistema de ensaio para reconhecimento de linfócito T de células alogênicas, em que a resposta é mensurada pela proliferação na presença de células estimuladoras.

Moléculas de adesão celular (CAMs). Um grupo de proteínas de imunoglobulinas da família supergene envolvida na adesão intercelular, incluindo ICAM-1, ICAM-2, ICAM-3, molécula de adesão celular vascular-1 (VCAM-1), molécula de adesão da célula de adressina da mucosa-1 (MAd-CAM-1) e molécula de adesão celular endotelial e plaquetas (PECAM).

Moléculas de adesão. Moléculas da superfície celular envolvidas na ligação de células à matriz extracelular ou a células vizinhas, em que a função principal é a adesão, em vez de ativação celular (p. ex., integrinas e selectinas).

Moléculas DM. Moléculas relacionadas a moléculas do MHC classe II que são requeridas para carregar peptídeos antigênicos em moléculas da classe II.

Moléculas do MHC classes I/II/III. Três principais classes de moléculas são codificadas no MHC. Moléculas da classe I têm um peptídeo codificado de MHC complexado com b_2 microglobulina, moléculas da classse II possuem dois peptídeos codificados de MHC, os quais não são covalentemente associados, e moléculas da classe II são outras moléculas, que incluem componentes do complemento.

Mutação somática. Um processo que ocorre durante a maturação de linfócito B e acomete a região do gene de anticorpo, que permite o refinamento da especificidade do anticorpo.

Neoplasma. Um sinônimo para tecido cancerígeno.

Neutrófilos. Granulócitos polimorfonucleares, os quais formam a principal população de leucócitos sanguíneos.

NF-κB. Um fator de transcrição que é amplamente utilizado por diferentes populações de leucócitos para ativação de sinal – às vezes chamado de troca-mestre do sistema imune.

Nocaute *(knockout)*. Um animal cujo gene endógeno para uma determinada proteína tenha sido deletado ou mutado para não ser funcional.

Opsonização. Um processo pelo qual há facilitação da fagocitose pela deposição de opsoninas (p. ex., anticorpo e C3b) no antígeno.

Óxido nítrico sintase induzível (iNOS). Uma enzima induzida por citocinas inflamatórias em macrófagos que catalisam a síntese de óxido nítrico (NO).

Padrões moleculares associados ao patógeno (PAMPs). Macromoléculas biológicas produzidas por patógenos microbianos que são reconhecidos por receptores em fagócitos mononucleares e algumas opsoninas no soro e fluidos teciduais.

PAF (fator de ativação plaquetária). Um fator liberado por basófilos que causa agregação de plaquetas.

PALS (bainha linfática periarteriolar). Os acúmulos de tecido linfoide constituindo a polpa branca do baço.

Parácrina. A ação de uma citocina em uma célula distinta daquela que a produziu.

Patógeno. Um organismo que causa doença.

PC (fosforilcolina). Um hapteno comumente utilizado que também é encontrado na superfície de inúmeros microrganismos.

Pentraxinas. Um grupo de moléculas pentaméricas da fase aguda presentes no soro, que reconhece PAMP e opsoniza bactérias para fagocitose.

Peptídeos antagonistas. Análogos de peptídeos antigênicos que se ligam a moléculas MHC e evitam a estimulação de clones específicos de linfócitos T.

Peptídeos antigênicos. Fragmentos de peptídeos de proteínas que se ligam a moléculas do MHC e induzem ativação de linfócito T.

Peptídeos formil-metionil. Procariotas iniciam a síntese de proteínas com f-Met. Peptídeos tais como f-Met-Leu-Phe são altamente quimiotáticos para fagócitos mononucleares e neutrófilos.

Perforina. Uma molécula associada ao grânulo de células citotóxicas, homóloga ao complemento C9. Ela pode formar poros na membrana de uma célula-alvo.

PFC (célula formadora de placa). Uma célula produtora de anticorpo detectada *in vitro* pela sua capacidade de lisar eritrócitos sensibilizados por antígeno na presença de complemento.

PHA (fito-hemaglutinina). Um mitógeno de linfócitos T.

Pirógeno. Um produto microbiano ou quimiocina que induz febre (p. ex., LPS, IL-1).

Placas de Peyer. Coleções de células linfoides na parede do intestino que formam um tecido linfoide secundário.

Polimorfos. Um acrônimo comum para leucócitos polimorfonucleares, incluindo basófilos, neutrófilos e eosinófilos.

Polpa branca. O componente linfoide do baço, que consiste em bainhas periarteriolares de linfócitos e células apresentadoras de antígenos.

Processamento de antígeno. A conversão de um antígeno em uma forma que pode ser reconhecida pelos linfócitos.

Prostaglandinas. Derivados farmacologicamente ativos do ácido araquinoide. Diferentes prostaglandinas são capazes de modular a mobilidade celular e respostas imunes.

Proteassomos. Organelas que degradam proteínas celulares identificadas para quebra pela ubiquitinação.

Proteína A e proteína G. Componentes da parede celular de algumas cepas de estafilococos que se ligam ao Fc da maioria dos isótipos de IgG.

Proteínas da fase aguda. Proteínas séricas cujos níveis aumentam durante a infecção ou reações inflamatórias.

PRRs (receptores de reconhecimento padrão) são grupos de moléculas que podem detectar PAMP, como, por exemplo, receptores tipo Toll e colectinas.

Pseudoalelos. Variantes *tandem* de um gene: eles não ocupam uma posição homóloga no cromossomo (p. ex., C4).

Pseudogenes. Genes que têm estruturas homólogas a outros genes, mas que são incapazes de serem expressos (p. ex., *Jk3* no camundongo).

Quimiocinas. Um grande grupo de citocinas classificadas em quatro famílias, cujas principais famílias são o grupo CC e CXC. Quimiocinas são designadas como ligantes pertencendo a uma determinada família (p. ex., CCL2). Muitas quimiocinas têm nomes descritivos mais antigos, por exemplo, CCL2 é a proteína quimiotática de macrófago-1 (MCP-1). Elas atuam em receptores transmembrana de sete passagens ligados à proteína G e possuem uma variedade de propriedades quimiotáticas e de ativação celular.

Quimiocinese. Aumento aleatório da atividade migratória de células.

Quimiotaxia. Aumento direcional da migração de células, particularmente em resposta à concentração de gradientes de certos fatores quimiotáticos.

Radioimunoensaio (RIA). Inúmeras técnicas sensíveis diferentes para mensuração de títulos de antígenos ou anticorpos utilizando reagentes radiomarcados.

RAG-1 e RAG-2. Genes ativadores da recombinação requeridos para recombinação de segmentos dos genes V, D e J durante geração de genes de receptor de antígeno funcional.

Rapamicina. Um produto bacteriano utilizado como um agente imunossupressor no transplante.

Reação cruzada. O compartilhamento de determinantes antigênicos por dois antígenos diferentes.

Reação de Arthus. Inflamação vista na pele algumas horas após injeção de antígeno. É a manifestação de uma reação de hipersensibilidade tipo III.

Reações granulomatosas. Reações inflamatórias crônicas (geralmente uma manifestação de hipersensibilidade tipo IV) causadas por uma falha na depuração do antígeno.

Receptor de manose (MR). Um receptor tipo lectina encontrado em fagócitos mononucleares.

Receptor. Uma molécula de superfície celular que se liga especificamente a determinadas moléculas extracelulares.

Receptores de antígeno. Os receptores de linfócitos para antígenos, incluindo receptores de linfócito T (TCR) e imunoglobulina de superfície em linfócitos B, os quais atuam como receptor de antígeno de linfócito B (BCR).

Receptores de complemento (CR1-CR4 e C1qR). Um conjunto de quatro receptores de superfície celular para fragmentos do complemento C3. CR1 e CR2 possuem inúmeros domínios de proteínas de controle do complemento (CCP) e CR3 e CR4 são integrinas. C1qR se liga a C1q.

Receptores de varredura. Um grupo de receptores que reconhecem debris celulares e estão envolvidos na fagocitose de células apoptóticas e alguns patógenos.

Receptores Fc. Moléculas de superfície em uma variedade de células que se ligam às regiões Fc das imunoglobulinas. Elas são anticorpos de classe específica e isótipos seletivos.

Receptores semelhantes à imunoglobulina exterminadora (KIRs). Receptores em linfócitos NK que pertencem à superfamília de Ig, apresentando dois ou mais domínios extracelulares. Eles podem inibir ou ativar a citotoxicidade, dependendo de seus domínios intracelulares.

Receptores tipo Nod (NLRs). Receptores tipo domínio de oligomerização de nucleotídeo são receptores de reconhecimento padrão que percebem patógenos intracitoplasmáticos.

Receptores tipo Toll (TLRs). Um grupo de receptores, a maioria localizada na membrana plasmática, que reconhecem PAMPs e transduzem sinais para inflamação.

Recombinação. Um processo pelo qual a informação genética é rearranjada durante a meiose. Este processo também ocorre durante os rearranjos somáticos de DNA, que ocorrem na formação de genes codificadores de moléculas de anticorpos e recpetores de antígeno de linfócito T.

Região hipervariável. As áreas mais variáveis dos domínios V de imunoglobulinas e cadeias do receptor de linfócito T. Essas regiões são agrupadas na porção distal do domínio V e contribuem para o local de ligação do antígeno.

Regiões constantes. As partes relativamente invariantes das cadeias pesada e leve das imunoglobulinas, e as cadeias α, β, γ e δ do receptor de linfócito T.

Regiões N. Segmentos genéticos presentes em genes de receptores de antígenos recombinantes que não estão presentes no DNA da linha germinativa.

Resposta primária. A resposta imune (celular ou humoral) após o primeiro encontro com um determinado antígeno.

Resposta secundária. A resposta imune que ocorre após um segundo ou subsequente encontro com um determinado antígeno.

Ressonância plasmônica de superfície. Um fenômeno biofísico que pode ser utilizado para mensurar a associação e ligação constante de proteínas e solução interagindo com ligantes de acoplamento.

Restrição da classe I/II. A observação de que células ativas imunologicamente irão cooperar efetivamente apenas quando compartilham de haplótipos MHC nos *loci* da classe I ou II.

Restrição do MHC. Uma característica de muitas reações imunes, nas quais células cooperam mais efetivamente com outras células que compartilham de um haplótipo MHC.

Restrição genética. O termo utilizado para descrever a observação de que linfócitos e células apresentadoras de antígenos cooperam mais efetivamente quando compartilham de determinados haplótipos do MHC.

Risco relativo. Um número que expressa qual a maior probabilidade (>1) ou menor probabilidade (<1) de um indivíduo desenvolver uma determinada doença se ele possuir um determinado genótipo.

RLRs (receptores tipo RIG). Um gupo de helicasas intracelulares que podem detectar dsRNA e atuam como sensores de infecção viral.

ROIs/RNIs (intermediários reativos de oxigênio/intermediários reativos de nitrogênio). Metabólitos bactericidas produzidos por células fagocitárias, incluindo peróxido de hidrogênio, hipoaleto e óxido nítrico.

SCID (imunodeficiência combinada grave). Um grupo de condições genéticas levando a deficiências maiores ou à ausência de linfócitos B e T.

Segmentos-moldura. Secções de regiões V de anticorpos que se situam entre as regiões hipervariáveis.

Seleção clonal. A base fundamental de ativação do linfócito na qual o antígeno seletivamente causa ativação, divisão e diferenciação apenas naquelas células que expressam receptores com o qual pode se combinar.

Seleção de linfócito T. O processo pelo qual timócitos em desenvolvimento são selecionados por aqueles que reconhecem peptídeos em moléculas do MHC próprias, mas não por aqueles que reconhecem peptídeos antigênicos próprios.

Selectinas. Três moléculas de adesão (P-selectina [CD62P], E-selectina [CD62E] e L-selectina [CD62L]) envolvidas na desaceleração de leucócitos durante seu trânsito através das vênulas.

Sensibilização. Indução de uma sensibilização inicial do antígeno.

Separação celular ativada por fluorescência (FACS). Uma máquina que analisa células pela citometria de fluxo e então permite que sejam classificadas em diferentes populações e coletadas separadamente.

Serotonina. 5-Hidroxitriptamina.

Sinapse imunológica. Uma região aposta próxima da membrana plasmática na interação entre linfócitos T e células apresentadoras de antígenos, centrada na interação de TCRs e complexos peptídeo-MHC.

Síndrome da imunodeficiência adquirida (AIDS). Uma deficiência imune progressiva causada pela infeção de linfócitos T CD4 pelo retrovírus humano HIV.

Sinergismo. Interação cooperativa.

Singeneico. Linhagens de animais produzidas pela reprodução repetida para que cada par de autossomos em um indivíduo seja idêntico.

Sistema fagocitário mononuclear. A linhagem de células fagocitárias de vida longa móveis e fixas, incluindo monócitos sanguíneos e macrófagos teciduais.

Sistema plasmina. Um dos sistemas de enzimas plasmáticas que geram a enzima fibrinolítica, plasmina e também contribuem para inflamação e remodelamento tecidual.

Sistema reticuloendotelial. Um sistema difuso de células fagocitárias derivadas de células-tronco da medula óssea, que estão associadas à rede de tecido conjuntivo do fígado, baço, linfonodos e outras cavidades serosas. Um termo da moda antiga que raramente é utilizado – sistema fagocitário mononuclear é o termo preferido.

STATs. Um grupo de proteínas que formam componentes dos fatores de transcrição após ativação por cinases.

Superantígenos. Antígenos que estimulam clones de linfócitos T com diferentes especificidades de antígenos, mas utilizando os mesmos genes V TCR.

Superfamília de imunoglobulina (IgSF). Moléculas que possuem domínios homólogos àqueles vistos em imunoglobulinas, incluindo moléculas do MHC classes I e II, receptor de linfócito T, CD2, CD3, CD4, CD8, ICAMs, VCAM e alguns receptores Fc.

TCR (receptor de linfócito T). O receptor de antígeno de linfócito T consiste em um dímero aβ (TCR-2) e um dímero gδ (TCR-1) associado ao complexo molecular CD3.

Tecidos linfoides primários. Órgãos linfoides nos quais linfócitos completam seu desenvolvimento de maturação inicial; eles incluem o fígado fetal, medula óssea adulta e timo, e bursa de Fabricius em aves.

Tecidos/locais privilegiados. No contexto do transplante, estes são tecidos que induzem respostas imunes fracas ou locais do corpo que são parcialmente protegidos das reações de rejeição do enxerto.

Teste cutâneo. Introdução de quantidades mínimas de antígeno na pele para testar a hipersensibilidade tipo I.

Teste de contato. Aplicação do antígeno na pele sobre um adesivo para testar quanto a reações de hipersensibilidade tipo IV.

TGFs (fatores transformadores do crescimento). Um grupo de citocinas identificadas pela sua capacidade de promover crescimento de fibroblasto; eles também são em geral imunossupressivos.

Timo. Um órgão linfoide primário na cavidade torácica sobre o coração.

Tipagem de tecido. Determinação de variantes alotípicas de moléculas do MHC de um indivíduo.

TNF (fator de necrose tumoral). Uma citocina liberada por macrófagos ativados, que está estruturamente relacionada à linfotoxina liberada por linfócitos T ativados.

Tolerância central. Tolerância de linfócitos T ou B induzida durante seu desenvolvimento no timo ou medula óssea.

Tolerância. Um estado de irresponsividade imunológica específica.

Tonsilas. Órgãos linfoides pareados na garganta que formam parte do tecido linfoide associado à mucosa (MALT).

Transformação. Mudanças morfológicas em um linfócito associado ao início da divisão. Também utilizada para denotar a mudança no estado de divisão autonômica de uma célula de câncer.

Transportadores TAP. Um grupo de moléculas que transportam proteínas e peptídeos entre compartimentos intracelulares.

Tregs (linfócitos T reguladores). Um grupo definido funcionalmente de linfócitos T que controlam (principalmente) reações autoimunes e inflamação no intestino e pele.

Troca de classe. O processo pelo qual um linfócito B único pode ligar genes C de cadeia pesada de imunoglobulina a seu gene V recombinante para produzir uma classe diferente de anticorpo com a mesma especificidade. Este processo também reflete na troca de classe global vista durante a maturação de uma resposta imune.

Tromboxanos. Produtos do metabolismo do ácido araquidônico, alguns dos quais estão envolvidos na inflamação.

Vacinação. Um termo genérico para imunização contra doença infecciosa, originalmente derivado da imunização contra varíola, a qual utiliza o vírus vacínia.

Via alternativa. As vias de ativação do sistema complemento envolvendo C3 e fatores B, D, P, H e I, os quais interagem na vizinhança de um ativador de superfície para formar uma via alternativa da convertase C3.

Via clássica. A via pela qual complexo antígeno-anticorpo pode ativar o sistema complemento, envolvendo componentes C1, C2 e C4 e gerando uma convertase C3 da via clássica.

Via da lectina. Uma via da ativação do complemento iniciada pela lectina ligadora de manose (MBL) que intercepta a via clássica.

Via lítica. A via do complemento efetuada por componentes C5-C9 que é responsável pela lise de membranas plasmáticas celulares sensibilizadas.

Vírus Epstein-Barr (EBV). Agente causador do linfoma de Burkitt e mononucleose infecciosa que têm a capacidade de transformar linfócitos B humanos em linhagens de células-tronco.

VLA-1-VLA-6 (antígenos muito tardios). O conjunto de integrinas que compartilham uma cadeia b1 em comum (CD29).

***Western blotting*.** Uma técnica para identificação e caracterização de proteínas utiizando anticorpos. Sinônimo de *imunoblotting*.

Xenogeneico. Refere-se às diferenças antigênicas interespécies.

Zona marginal. Uma área circundante da polpa branca esplênica que separa as áreas linfoides da polpa vermelha circunjacente.

Índice

Nota: Números de páginas seguidos por *q* indicam quadros, por *f* indicam figuras e por *t* indicam tabelas.

B

D

E

F

G

Q

R

10 1 2 3 4 5 6 7 8 9
2021